SV

Viktor von Weizsäcker
Gesammelte Schriften

Herausgegeben von
Peter Achilles
Dieter Janz
Martin Schrenk
Carl Friedrich von Weizsäcker

Viktor von Weizsäcker

9

Fälle und Probleme
Klinische Vorstellungen

Bearbeitet von
Peter Achilles
Martin Schrenk

unter Mitwirkung von
Dieter Janz
Mechthilde Kütemeyer
Wilhelm Rimpau
Walter Schindler

Suhrkamp Verlag

Foto: Viktor von Weizsäcker, um 1950

Erste Auflage 1988

Druck: Wagner GmbH, Nördlingen
Printed in Germany

CIP-Titelaufnahme der Deutschen Bibliothek
Weizsäcker, Viktor von:
Gesammelte Schriften / Viktor von Weizsäcker.
Hrsg. von Peter Achilles ... –
Frankfurt am Main : Suhrkamp
NE: Weizsäcker, Viktor von: [Sammlung]
9. Fälle und Probleme; Klinische Vorstellungen /
Bearb. von Peter Achilles ; Martin Schrenk.
Unter Mitw. von Dieter Janz ... –
1. Aufl. – 1988
NE: Achilles, Peter [Bearb.]
ISBN 3-518-57795-6 kart.
ISBN 3-518-57797-2 Gewebe

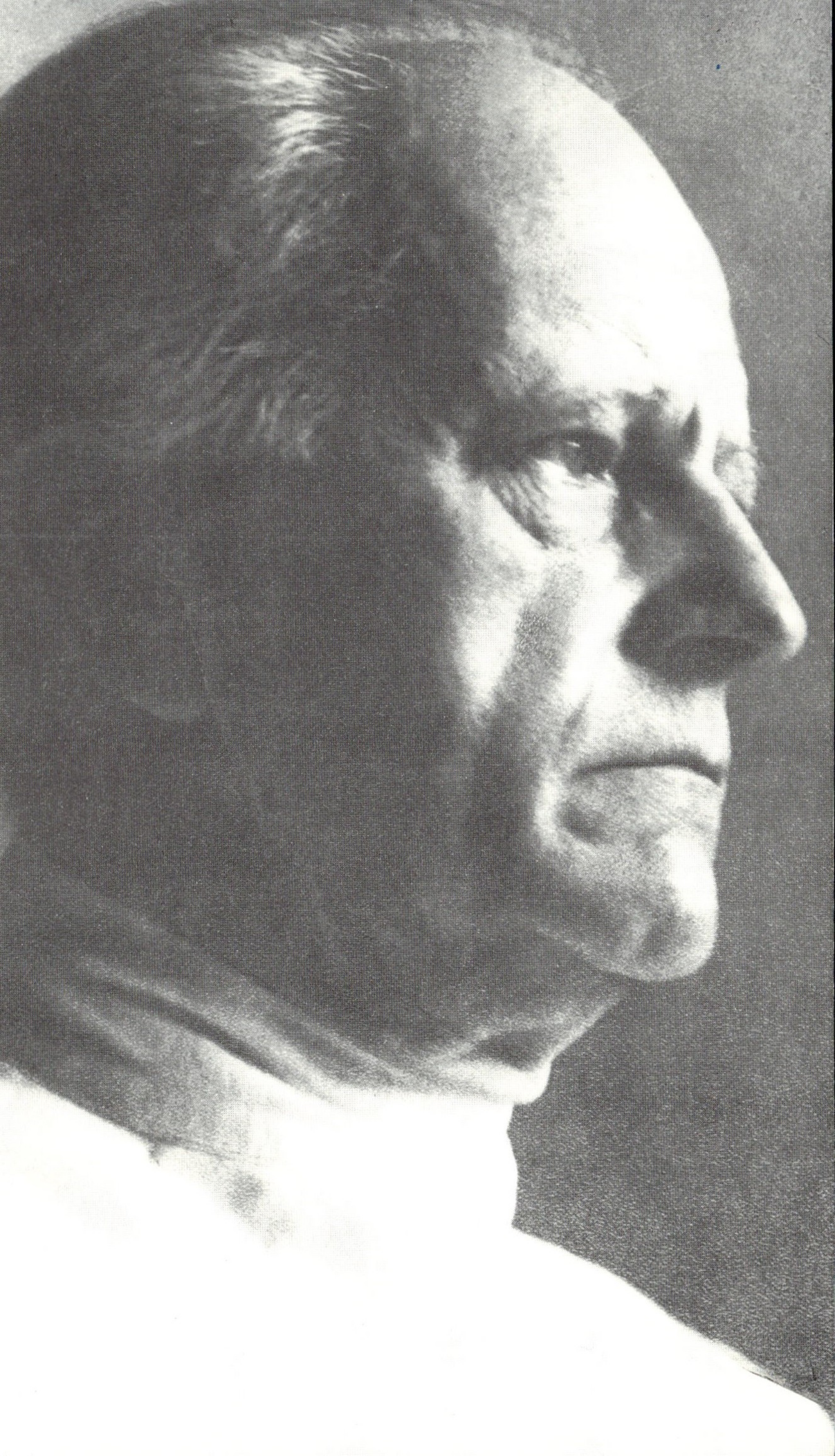

Fälle und Probleme

Anthropologische Vorlesungen
in der Medizinischen Klinik

Inhalt

Es ist gleich tötlich für den Geist, ein System zu haben und keines zu haben, er wird sich wohl entschließen müssen, beides zu verbinden. *Friedrich Schlegel.*

Weder der Titel dieses Buches noch seine Kapitelüberschriften verraten dem Leser, was er zu erwarten hat. Deshalb erläutere ich hier zuvor: es sind klinische Vorlesungen in Innerer Medizin, gehalten zwischen Mai 1946 und März 1947, nach Stenogramm und Gedächtnis sogleich niedergeschrieben und dann nicht mehr verändert. In mancher Hinsicht sind sie eine Fortsetzung der „Klinischen Vorstellungen", die jetzt in dritter Auflage erscheinen sollen (1941, ³1947). Die weiter hier vorausgeschickten Bemerkungen sind kein Vorwort, denn sie sind ebensosehr Nachwort; eigentlich der Versuch einer Ortsbestimmung des literarischen Charakters, um einer Kritik vorzubeugen, der ich mich nicht gewachsen fühlen würde, und ein Versuch, den Leser zu einer Einschränkung seiner Wünsche zu bewegen, die ich fordern zu dürfen glaube. Denn, was ich selbst fordern zu dürfen meine, das liegt nicht irgendwo schon fertig vor, es muß vielmehr erst geschaffen werden.

Die moderne Medizin erscheint mir wie ein Koloß, der mir nicht gefällt, den ich irgendwie besitzen wie beseitigen möchte; aber er kommt mir zu groß, zu stark vor, und ich habe dann nicht die Zuversicht des kleinen David, der mit seiner Schleuder den Riesen-Philister Goliath doch wirklich erschlagen hat. Trotzdem muß etwas geschehen. Die Abschätzung der Kräfte sollte uns nicht irre machen. Es kommt nur darauf an, die empfindlichste Stelle des Gegners zu erspähen, und es ist auch eine Kriegslist erlaubt. Außerdem ist der Koloß bereits krank. Ich weiß, es sind das keine besonders edlen Erwägungen. Aber ich traue auch meinem Gegner keinen reinen Edelmut zu. Wie auf die rohe Muskelkraft kein Verlaß ist, so auch auf die sogenannte moralische Überlegenheit nicht. Jedenfalls: auf dem Gebiet, das wir mit dem Gegenwärtigen betreten, wird weder die Gewaltanwendung noch die moralische Qualität uns viel helfen. Es handelt sich hier um etwas anderes. Es gibt nämlich Fälle von Konflikt, die sich dadurch erledigen, daß plötzlich eine veränderte Situation eintritt.

Zunächst ist die Rede vom Gegensatz von Naturwissenschaft und Psychologie in der Medizin. Zwei Leute streiten sich um eine wertvolle Briefmarke; dann stellt sich heraus, daß sie gefälscht ist – der Streit war sinnlos. Etwas derartiges liegt bei den Dingen vor, die nunmehr zur Sprache kommen. Hätte man damit begonnen, die Echtheit der Briefmarke zu prüfen, dann wäre der Streit gar nicht entstanden. Was man so genannt hatte, war in Wirklichkeit etwas anderes; und worum man sich stritt, war auch nicht nur eine Briefmarke, denn ohne sie wäre man über etwas anderes in Zwist geraten, denn streiten mußte man. Die Sache hat demnach zwei Seiten: der Gegenstand ist nicht das, was er geschienen hatte, und das Verhalten der Menschen zu ihm galt nicht nur dem vermeinten Gegenstand. Auf unser Thema angewendet besagt das Gleichnis, daß auch hier zwei Aspekte da sind: die eine Aufgabe besteht darin, sehend zu werden für ein neues Objekt, die andere, dem menschlichen Verhalten zum Objekt ein neues Gesicht abzugewinnen.

Jene Zweiteilung in Naturwissenschaft und Psychologie ist aber nicht ohne Gefahr. Man könnte vermuten, die beiden Aufgaben dürften nicht nur getrennt, sondern auch unabhängig voneinander gelöst werden; ja man könne die eine eventuell verschieben, um wenigstens die andere zu bewältigen. Beides ist nämlich von mehreren Forschern bereits versucht worden. Unser Fall wäre dann etwa dieser: die naturwissenschaftliche Grundlage der Medizin müsse unangetastet respektiert und erhalten bleiben; aber der Mensch müsse dem Kranken doch *auch* noch ganz anders gegenüberstehen, nämlich als Psychologe. Und ohne Zweifel können wir in vielen Fällen gar nicht anders verfahren. Aber das ist nur vorläufig, eine Unvollkommenheit und sogar ein Fehler von Anfang an. Die Absicht ist, zu einer einfachen und einheitlichen Medizin vorzustoßen, und zwar theoretisch wie praktisch. Da wir im Besitz einer solchen einheitlichen Medizin noch nicht sind, so besteht die Schwierigkeit darin, daß man etwas voraussetzt, was man nicht besitzt. Und damit bin ich bei der Art dieser Darstellung.

Der klinische Unterricht kann nicht systematisch verfahren, sondern ist darauf angewiesen, welche Krankheiten in der Klinik gerade verfügbar sind. Ich habe mich in der Reihenfolge aber auch von Anregungen der Assistenten beeinflussen lassen. Weiter ging ich davon aus, daß an jedem beliebigen Kranken das Problem gegeben ist, welches ich immer und einfach im Sinne habe, nämlich, daß die Krankheit eine Weise des Menschseins ist. Um diesen Gedanken Schritt für Schritt zu entfalten, ist es dann nebensächlich, welche Krankheit der klassischen Pathologie gerade herangezogen wird. Denn die Idee des Krankseins hätte doch ein ganz anderes und eigenes System in sich. Dann aber müßte dieses medizinisch-anthropologische System fertig vorliegen, und das ist nun nicht der Fall.

Man könnte versuchen, einen vorläufigen Entwurf aufzustellen und niederzuschreiben. Von dieser Versuchung hält mich die Gewißheit ab, daß der Entwurf heute ein zu persönliches, sagen wir ruhig zu subjektives Gepräge haben würde. Die eigene Überzeugung von seiner Richtigkeit wäre zwar eine Stütze; aber die Wissenschaft hat seit dem 17. Jahrhundert Züge angenommen und Forderungen befriedigt, die wir meines Erachtens noch nicht aufgeben können: einmal, daß sie auf Erfahrung beruhen, an Erfahrung auch bewährt sein soll; und dann, daß dieses empirische Verhalten nicht nur individuell vorhanden, sondern von anderen Personen nach Wunsch wiederholbar sein und bei ihnen zu denselben Ergebnissen führen soll. Man darf sagen, daß in Deutschland die Zahl derer, die sich am Ausbau einer psychosomatischen Medizin beteiligt haben, bisher (verglichen besonders mit den Vereinigten Staaten) erstaunlich klein blieb. Hoffen wir, daß dafür eine größere Vertiefung des Problems eintritt. Dazu wird neben anderem nötig sein, daß die Mißhandlung der Psychoanalyse bei uns endlich einmal aufhört.

Bedenkt man dies alles, sowohl das Erfordernis einer breiteren empirischen Basis wie die Zurückhaltung gegenüber einem antizipierten theoretischen System, so ergibt sich vielleicht eine tolerante Beurteilung der unsystematischen Form, in der diese Vorlesungen auf eine voraussichtlich systematische Lehre zusteuern. Die Kapitelüberschriften lassen von einem solchen System wenig erkennen. Sie bezeichnen in Stichworten eines oder das andere der Probleme, welche in der betreffenden Stunde besonders aufgegriffen wurden. Einige dieser Stichworte nennen freilich Themen, die sich, wie ich glaube, schon jetzt als zentrale erwiesen haben; aber sie sind nicht als solche markiert. Auch existiert im ganzen so etwas wie eine Entwicklung, die nicht ganz systemlos ist; auch diese ist aber nicht herausgehoben worden, und schließlich bricht die Reihe einfach ab. Das beste, was man, vom Systembedürfnis aus gesprochen, davon sagen kann, ist, daß eben wenigstens das Bedürfnis nach einem solchen erweckt wird.

Dann taucht noch eine letzte Frage auf: kann eine medizinische Anthropologie überhaupt Systemform haben und ist eine solche auch nur wünschenswert? Darauf kann man nur antworten, wenn man zugleich sagt, was hier unter »System« verstanden werden soll. Was Friedrich SCHLEGEL (1798) in seinem Aperçu vom Geiste sagt, gilt wohl vor allem vom Leben, vom Menschen. Mit einem Paradoxon, mit einem dialektischen Gedankensplitter wird ein Zustand erzeugt, aber keine Erkenntnis verbreitet. So muß also die Systemfrage in der Hauptsache offen bleiben. Ich kann ohne Mühe einen Anspruch anerkennen, welchen dieses Buch noch nicht befriedigt: den des Lernenden. Dieser hat ein Recht, nun auch in geordneter Form darüber unterrichtet zu werden, welchen Begriffen er sich zuwenden soll als den grundlegenden, unerläßlichen, klaren. Denn wir sollen weder nur erklären, noch nur verstehen – wir sollen begreifen, und das geschieht durch Begriffe. Ich kann aber nur die Versicherung abgeben, daß diese Aufgabe inzwischen nicht ruht; über die Bedingungen der Durchführung habe ich keine vollständige Macht.

Heidelberg, im Juli 1947 *Viktor v. Weizsäcker.*

I. Einleitung

Meine Damen und Herren! Zuerst möchte ich sagen, was ich in dieser Vorlesung Ihnen vortragen werde. Ich werde Ihnen Kranke aus der Medizinischen Klinik zeigen, in der ich, dank meinem Freunde SIEBECK, wieder arbeiten kann. Interne Fälle also, aber auf eine bestimmte Art. Neben den organisch Kranken werden wir aber auch einige Neurosen sehen. Dafür habe ich mehrere Gründe. Erstens ist es eine wichtige und schwierige Aufgabe, zwischen organischen und neurotischen Erscheinungen zu unterscheiden. Das spielt in der Praxis eine große Rolle. Wir müssen lernen, einen epileptischen von einem hysterischen Anfall, eine Herzneurose von einer Herzmuskelerkrankung zu unterscheiden. Denn danach ist auch die Therapie verschieden. Zweitens sind die so häufigen Neurosen im akademischen Unterricht ein Stiefkind; sie werden Ihnen selten gezeigt und doch sind sie im Leben so sehr häufig. Diese Lücke möchte ich ein wenig auszufüllen suchen, so gut ich kann. Und drittens sind diese Neurosen wirklich ein interessantes Thema. Sie sind nicht nur an sich interessant, sie spielen in der Entwicklung der Medizin der letzten Jahrzehnte eine zentrale Rolle, nehmen eine Art Schlüsselstellung ein. Das Verhältnis der Neurose zur Organkrankheit ist freilich problematisch. Gehört etwas so Problematisches in den Unterricht?

Die Universität ist in diesem Lande keine reine Fachschule und sie soll auch keine werden. Und Sie hören es auch immer wieder verkündet: Lehre und Forschung gehören hier zusammen. Was bedeutet dies? Es besagt, daß im Hörsaal nicht nur das längst Bekannte, allgemein Anerkannte, von keiner Seite Bestrittene vorkommen soll, sondern auch das noch Unerforschte. Ja, darüber hinaus, das Unerforschliche soll hörbar werden. Was ich hier vortrage, ist oft nichts, was Sie ins Kollegheft schreiben können, um es nachher fürs Examen zu lernen. Sie werden nicht darüber geprüft, es ist das kein eigenes Fach. Auch nichts, was Sie brauchen, um es später in der Praxis anwenden zu können, um damit Geld zu verdienen. Wir gestatten uns hier gleichsam den Luxus, etwas zu treiben, was keinen unmittelbaren Nutzen zu haben braucht.

Die Wissenschaft blickt also in eine unbekannte Zukunft. Sie ist so wie ein See, den man im großen und ganzen gut übersehen kann; aber der See hat Buchten, die man noch nicht genau kennt; in die

Buchten münden vielleicht Zuflüsse oder Abflüsse, die noch nicht erforscht sind, auf denen man in unbekannte Gegenden kommt. Solche Buchten wollen wir studieren.
In der Geschichte ist dies Unerforschte jeweils etwas anderes. Vor ziemlich genau hundert Jahren, etwa als HELMHOLTZ hervortrat, war dies Unbekannte das exakt Naturwissenschaftliche in der Physiologie und Medizin. Heute ist es das, was man »Psychologie« nennt. Was ist das, Psychologie? Und welche Psychologie? – Wir könnten nach einer Definition suchen, wie sie etwa die Philosophen versucht haben. Man hat zum Beispiel gesagt, psychisch sei das, was nur ein Mensch für sich wahrnimmt, während das Physische immer von mehreren wahrgenommen werden kann. Oder man sagte, das Psychische sei das, was nicht im Raume, sondern nur in der Zeit erscheint. So hat KANT (1781) die Zeit die Form des inneren Sinnes genannt. Aber solche Definitionen nützen uns im Augenblick nicht allzu viel. Psychologie nenne ich hier nicht einen auf bestimmte Art definierten Gegenstand, unter Psychologie verstehe ich hier eine *besondere Haltung* des Beobachters. Es ist etwas, was man zu jeder Zeit und bei jeder Gelegenheit des Alltags *betätigen* kann. Ich möchte dies an einem Beispiel erläutern.
Als ich heute früh in der Straßenbahn stand, war ich Zeuge einer Szene, die man jetzt oft erlebt. Man kann sie mit dem Motto beschreiben: »Ein Mann will nicht ins Wageninnere gehen«. Da steht jemand auf der vollgedrängten Plattform und ein anderer versucht, auch noch aufzusteigen. Dieser bittet den vor der Türe ins Innere Stehenden, doch hinein zu gehen, freilich ziemlich barsch. Aber der vor der Türe Stehende weigert sich. Jetzt bilden sich unter den Umstehenden zwei Parteien; die einen meinen, es sei noch genug Platz im Inneren, die anderen, dies sei nicht der Fall. So entsteht ein allgemeiner Streit. Es gibt aber noch eine dritte Gruppe, die mürrisch oder betreten schweigt, aber zuhört. Innerlich beteiligt sind alle. – Da gibt es nun eine primäre Reaktion. Sie lautet: wer hat recht? Dabei nimmt man also Partei oder meint wenigstens, die Frage sei, wer recht hat. Das ist eine unpsychologische Reaktion. Es gibt aber auch ein psychologisches Verhalten, das ich die sekundäre Reaktion nennen will. Wie verhält man sich psychologisch zu diesem Falle? Psychologisch ist, zu fragen: »Worauf beruht es denn, daß diese Menschen sich in der gleichen Situation so verschieden verhalten?« Da läßt sich mit etwas Psychologie eine ganze Menge erkennen oder vermuten. Erstens: Jener

Mann vor der Türe, der nicht ins Wageninnere gehen will, hat ein junges, glattes, hübsches, aber kaltes Gesicht. Offenbar ist er ein unsozialer Typus. Mit dem Ausdruck von C. G. JUNG kann man sagen, er ist einer, dessen Anima sich nicht entfalten kann, der seine hingabefähige, weibliche Seite nicht verwenden kann, der vielleicht deswegen auch kein natürliches Verhältnis zum Weibe hat. Denn das Wageninnere hat symbolische Bedeutung, es repräsentiert das weibliche Prinzip. – Zweitens: die sich am Streite beteiligen, ohne Hemmung mitspielen, sind offenbar die Extravertierten auf der Plattform; die schweigend verharren, sind dagegen die Introvertierten. So bekommen wir eine Typeneinteilung, die das verschiedene Verhalten erklärt. – Drittens: alle Anwesenden sind durch eine verborgene, magische Gewalt zur Beteiligung irgendwie gezwungen. Es ist nicht möglich, völlig unbeteiligt zu sein. Sie alle unterstehen einem massenpsychologischen Gesetz, welches im Nu aus ihnen ein Kollektiv gemacht hat. Das ist besonders schwer zu verstehen.

Entscheidend an diesen psychologischen Einsichten (die sich noch weiter vermehren ließen) ist aber, daß ich bei psychologischer Einstellung nicht verurteile, sondern begreife; nicht den Streit verschärfe oder verewige, sondern auflöse; zuerst durch Verständnis, dann, gegebenenfalles, auch auf die rechte Weise beschwichtige (zum Beispiel, indem ich selbst noch besser Platz schaffe und durch mein Beispiel anregend wirke). Entscheidend ist bei der sekundären, der psychologischen Reaktion die Art, wie ich einen Streit verarbeite, nämlich nicht mit den Mitteln des Streites, der Parteinahme, des Urteilens, sondern durch eine begreifende Haltung.

Mit anderen Worten: die Psychologie hat eine soziologische Bedeutung, denn sie ist ein bestimmtes Verhalten zum Problem des Streites, eine bestimmte Art, den Streit aufzulösen, womöglich von Anfang an zu vermeiden. Und ich scheue mich nicht, dies mit einem politischen Ausdruck zu bezeichnen: die Psychologie hat eine pazifische, besser: pazifizierende Bedeutung. Sie ist berufen, eine Frieden stiftende Aufgabe zu erfüllen, und darum hat sie, diese Art Psychologie, auch einen inneren Anteil an der ärztlichen Aufgabe. Ein Arzt sucht nicht den Streit, sondern die Beruhigung der streitenden Gewalten. Nun weiß ich, die Psychologie ist nicht jedermanns Sache. Wenn ich mich in diesem Auditorium umsehe, so sind unter Ihnen sicher solche, welche Anlage, Neigung, Begabung zur Psychologie haben, aber auch solche, denen das weniger oder gar nicht liegt. Es erhebt sich die Frage, ob die Psychologie jedermanns Sache werden kann oder werden soll. Ich bin nicht immer sicher, was man mit denen anfangen soll, die kein Talent und auch gar keinen Willen dazu haben. Aber meine persönliche Meinung ist, daß schließlich jeder Mensch auch psychologisch befähigt ist, auch der scheinbar Widerstrebende, und dieser dann so, daß er selbst eines Tages psychisch behandelt wird.

Und so ist auch die Begegnung von Psychologie und Medizin ein Vorgang, dem ich eine allgemeine, eine allgemein gültige Notwendigkeit zuschreiben möchte. Was für eine Psychologie aber müßte dies sein? Darauf kommen wir jetzt wieder zurück. Sie wissen, ich halte die durch Freud entstandene Psychologie des Unbewußten für die entscheidende, hier notwendige. Um das zu verstehen, ist ein langer Weg nötig, man kann sich das Nötige nur allmählich aneignen. Eine vorläufige Orientierung wäre zum Beispiel durch einen historischen Rückblick zu erlangen. Man würde dabei aus der neueren Geschichte der Medizin manches lernen. Im 18. Jahrhundert gab es die Medizin der Systeme, deren Grundgedanken von Sthenie und Asthenie, Lebenskraft, Reizbarkeit usw. sich auch heute in Sprachgebrauch und Gedankenbildung der Medizin finden. Dann, im Anfang des 19. Jahrhunderts, gab es die Romantische Medizin, der wir heute wieder so viel näher und mit dem Verständnis bereiter gegenüberstehen. Sie war gleichsam eine einzige Ahnung der Seele. Aber seit dem zweiten Drittel des Jahrhunderts wird sie völlig verdrängt, ja vernichtet durch die Herrschaft der naturwissenschaftlichen Medizin und ihre überlegenen Erfolge. Diese stellt sich auch heute wie unerschüttert, ist aber nicht mehr allein herrschend. Und sie bestimmt in der Hauptsache den heutigen Aufbau Ihres Studiums, Ihres Stundenplans und der Examensordnung. Seit der Wende zum 20. Jahrhundert würdigt man die große Bedeutung der Konstitution, die eigentlich kein ganz klarer Begriff ist. Er soll sagen, daß den Menschen eine bestimmte Art der Zusammenfügung seiner Funktionen eigen ist und daß dies ein entscheidendes Wort bei der Antwort auf Bakterien und andere Schädigungen spricht. Es entsteht jetzt auch eine Pathologie der Person, in der nun das ganze Individuelle und Selbständige eines ganzen Menschen in der Krankheit wieder zum Bewußtsein der Ärzte kommt. Und um dieselbe Zeit erfolgt der Einbruch der Psychologie in die Medizin, vor allem in der Gestalt der Psychoanalyse. Davon wird hier noch oft zu reden sein. Mit alledem entsteht ein immer umfassenderes Bild des kranken Menschen, ein Umfang und eine Vielfalt der Gesichtspunkte, daß manche wähnten, nun sei die sogenannte Ganzheit des Menschen in der Medizin greifbar geworden. Aber die große Zersplitterung ihrer Fächer und die Kraftlosigkeit der Versuche zu einer Synthese werden uns warnen, so Großes zu behaupten. Doch ist die Richtung unverkennbar und dem wird es auch verdankt, daß es hier nun einen Lehrstuhl für »Allgemeine Klinische Medizin« gibt, dem jedenfalls die grundsätzlichen Fragen anvertraut sind. Ich zögere noch, eine systematische Vorlesung über ihre Theorie zu halten, werde aber die Grundfragen von Fall zu Fall immer wieder in Bruchstücken zu zeigen suchen. Sie können als Bruchstücke einer medizinischen Anthropologie bezeichnet werden.

Aber eines wollen Sie doch bei alledem nicht übersehen: viel wichtiger, die Hauptsache, ist dabei etwas ganz anderes. Es ist die menschliche Haltung in der Medizin. Als Ärzte sollen wir menschlich sein, und das ist gar nicht selbstverständlich. Es ist nicht im geringsten so, daß etwa durch das Hinzufügen der Psychologie die Medizin nun von selbst menschlich würde. Sie bietet nicht die Spur einer Garantie dafür, daß die Medizin nicht unmenschlich würde. Vielmehr ist der Untergang der Menschlichkeit zu allen Zeiten und bei allen Formen der Medizin ihre chronische Krankheit, das sozusagen perennierende Übel, in das wir abzugleiten drohen, mit Psychologie und ohne Psychologie. Es ist zum Beispiel ebenso unmenschlich, wenn in einem Kulturlande heute Unkenntnis oder Notstand dazu führen, daß unseren Kranken das Insulin oder die Sulfonamide vorenthalten bleiben, wie wenn infolge des Mangels an Psychologie eine Klinik eine Fabrik wird, wenn mit den Teufeln der Technik, der Bürokratie, im Kassenunwesen die Seelenlosigkeit des modernen Lebens ihren zerstörenden Einzug hält. Medizin, das ist eine Weise des Umganges des Menschen mit dem Menschen.

Zeitgemäß, der Gegenwart als Aufgabe heute aufgetragen, ist also in der Tat eine psychologische Medizin. Das ist das jetzt fällige Thema. Es ist mir nun bekannt, daß es Leute gibt, welche diese Sache ablehnen, herabsetzen und bekämpfen. Ich habe aber nicht die Absicht, diesen Widerstand zum Thema zu machen. Polemik, das ist doch ein Thema dritten Ranges. Unser erstes Thema ist die Forschung, das Streben zum Unerforschten. Das zweite ist das

Wissen. Man kann gar nicht genug wissen. Erst das dritte ist, wenn unvermeidlich uns aufgezwungen, die Verteidigung. Ich studiere diese Widerstrebenden, ich beobachte sie, und sogar mit Wohlwollen; denn wir wollen gar nicht, daß uns die Aufgabe besonders leicht gemacht werde. Und wenn es an der Zeit ist, dann werde ich auch einmal etwas über diesen Widerstand sagen. Auch habe ich mich mein Leben lang an der exakten Naturwissenschaft beteiligt und werde es auch künftig tun.

Da ist dann noch ein Punkt, den ich erwähnen muß. Es ist die Frage der Leichtverständlichkeit. Oft höre ich die Klage, dies oder jenes sei zu schwer verständlich; oder die Forderung, man müsse die Dinge so vorgesetzt bekommen, daß man sie auch verstehen und lernen könne. Da möchte ich Ihnen sagen, daß dies ein Abweg ist. Wenn man das, was seiner Natur nach schwer ist, leicht macht, dann macht man es falsch. Vor dieser Fälschung müssen Sie sich hüten. Die wichtigsten Dinge sind zwar einfach, aber schwer. Gewiß will ich mich bemühen, auch erleichternde Schemata zu benutzen; sie sind Abkürzungen, helfen zum Überblick; aber vergessen Sie nie, daß es nur Schemata sind, die einen vorläufigen Charakter haben, und daß sie mit Anstrengung wieder umgeschmolzen werden müssen in die lebendige, konkrete Wirklichkeit.

Damit können wir uns dem ersten Kranken zuwenden, den Sie hier kennen lernen.

II. Christian Science – Jenseits der Therapie (Diabetes und Polyarthritis)

W: Wie fing die Krankheit denn an, Frau J.?

K: Vor drei Jahren; ich hatte immer so Durst und einen ganz trockenen Mund und habe ganz schnell dreißig Pfund verloren. Und die Augen wurden schlecht.

W: Und dann wurde die Zuckerkrankheit entdeckt?

K: Der Herr Doktor konnte das Wasser nicht kochen, weil kein Gas mehr da war. Dann bekam ich eine Ohnmacht und kam ins Krankenhaus. Durch die Insulinspritzen ist das Koma vorbeigegangen.

W: Haben Sie solche Zustände auch später bekommen?

K: Ja, einmal noch, als das Insulin ausging.

W: Wieviel brauchen Sie denn?
K: 50 Einheiten. Als ich nur noch 40 bekam, kam das Koma.
W: Haben Sie noch andere Krankheiten gehabt?
K: Ja, nach dem ersten Kind, Gelenkrheumatismus, vor 20 Jahren.
W: Sie sehen die starke Veränderung der Hände. Die Kranke kann die Finger längst nicht mehr gerade machen, es sind Versteifungen da, die Finger sind nach der Kleinfingerseite abgewichen, die Gelenke sind stark verdickt. Auch das Handgelenk ist nicht ausgiebig beweglich, den Ellenbogen kann sie nicht völlig strecken. Die Gestalt der Hände ist entstellt. Die Faust kann sie einigermaßen schließen; soweit die Bewegungen frei sind, sind sie auch ganz locker und durchaus nicht schmerzhaft. – Die Füße sind, wie Sie sehen, ganz ähnlich. – Können Sie damit arbeiten?
K: Ja, schreiben und nähen und kochen, nur nicht waschen und putzen. Laufen kann ich nicht weit.
W: Haben Sie nie Fieber und Schmerzen?
K: Nur am Anfang hatte ich erhöhte Temperaturen. Nach sechs Jahren hat die Krankheit aufgehört. Seitdem ist alles gleich geblieben.
W: Also, nach der ersten Geburt entstand ein akuter Gelenkrheumatismus, der dann subakut, subchronisch wurde, und nach sechs Jahren trat ein Stillstand, besser eine Defektheilung, ein, die nun vierzehn Jahre lang gehalten hat. – Frau J., von was kamen eigentlich Ihre Krankheiten, wie denken Sie darüber?
K: Der Diabetes kam von der Aufregung bei den Fliegerangriffen.
W: Aber das haben doch fast alle erlebt; haben Sie sich über etwas gegrämt?
K: Wir mußten aus der Wohnung heraus.
W: War das so ärgerlich für Sie?
K: Nun, eben die Zuteilung der Wohnung – – –
W: Da waren bestimmte Autoritäten tätig. Meinen Sie, es sei nicht ganz gerecht zugegangen?
K: (zögert): Nein, nicht gerecht.
W: Darüber haben Sie sich am meisten gekränkt?
K: Ich denke, das war die Aufregung –
W: Durch die Sie krank wurden. – Glauben Sie, daß der Rheumatismus auch durch Aufregung kam?
K: Nein. Die Geburt ging drei Tage lang. Der Arzt wollte mir eine Spritze geben, damit es voranging, aber die Hebamme sagte, es sei

zu früh, der Muttermund sei erst zweimarkstückgroß. Aber der Arzt gab mir die Spritze doch und in fünf Minuten war alles fertig, aber ich habe Zerreißungen bekommen, innerlich und äußerlich. Die Geburt wurde dadurch *unnatürlich*. Von den Zerreißungen bekam ich eine Infektion und hohes Fieber. Davon kam dann der Gelenkrheumatismus (nach vierzehn Tagen).

W: Frau J., durch was ist der Rheumatismus so schön geheilt? Sind Sie behandelt worden?

K: Mit Salicyl, und später Bäder und Spritzen und Massieren.

W: Was hat denn am besten geholfen davon?

K: Gar nichts hat geholfen.

W: Sie sind aber doch besser geworden! Sagten Sie nicht heute früh etwas von »Christlicher Wissenschaft«?

K: Ja. Dadurch bin ich gesund geworden.

W: Haben Sie Schriften gelesen, von der Mary Baker? Oder die Bibel?

K: Ja.

W: Oder hat Ihnen jemand das nahe gebracht? Ist ein Vertreter der Christian Science dort, wo Sie wohnen?

K: Das ist eine Gemeinde, 200 Menschen. Wir haben unseren Gottesdienst.

W: Da heißt es also: »Dein Glaube hat Dir geholfen«.

K: Die Erkenntnis.

W: Ja, ich weiß, es ist da eine Erkenntnis, kein Erlebnis, die hilft. Aber, Sie sagen immer »gesund«; Ihre Hände sind doch ganz verkrümmt geblieben.

K: *Das ist gar nicht.*

W: Sie wollen sagen, wenn man die richtige Erkenntnis hat, ist so etwas gar nicht vorhanden?

K: Ja.

W: Also, wenn man die Erkenntnis hat, gibt es gar keine Krankheit. – Aber später haben Sie doch die Zuckerkrankheit bekommen und sind zweimal beinahe daran gestorben.

K: (lächelt.)

W: Vielleicht war die Erkenntnis noch keine vollkommene; man muß eben erst allmählich fortschreiten darin. – Aber Sie brauchen doch das Insulin und sind zum Arzt in die Klinik gegangen. Ich habe mir sagen lassen, daß die Mitglieder der Christian Science in Amerika versprechen müssen, keinen Arzt zu fragen.

K: O, kein Gedanke. Das ist nicht so.

W: Aber dann hilft doch einmal die Erkenntnis und einmal das Insulin. Das Insulin hat sogar den Tod abgewendet.
K: Die Medizin kann nur den Tod verhindern, aber nicht heilen.
W: Sie glauben also, daß Sie, wenn Sie die rechte Erkenntnis haben werden, der Diabetes auch *geheilt* wird; ist es so?
K: Ja.
W: Ich danke Ihnen sehr, Frau J., daß Sie so frei und offen darüber mit uns gesprochen haben. Bitte, gehen Sie jetzt wieder hinüber.

Meine Damen und Herren! Ich frage mich, ob man diesen Eindruck abschwächen sollte, indem man etwas hinzufügt; wir müssen aber doch Stellung nehmen. Die Hauptsache ist mir, daß Sie sich gewöhnen, die Gedanken und die Gefühle der Kranken, besonders über ihre Krankheit, ganz in sich aufzunehmen und ihnen freien Eingang in Ihr eigenes Bewußtsein zu gewähren. Und besonders wichtig sind dabei die Gedanken, woher die Krankheit kommt; dann, wodurch sie geheilt wird. GALILEI hat gesagt, es interessiere ihn gar nicht, warum die Erscheinung ist, sondern nur, wie sie ist. Damit hat er die neuzeitliche Naturwissenschaft eröffnet und ihr den Weg gewiesen. Jetzt kehren wir zu der Kinderfrage: »warum?« zurück, und die Kranken fragen alle »warum?«; das »wie« interessiert sie nicht. Die Kranke macht ihre eigene Krankheitsforschung und hat ihre eigene Krankheitstheorie.
Sie leidet an einem sogenannten mittelschweren Diabetes mellitus, neigt aber gelegentlich zum Koma, obwohl sie mit 200 g Brot und 50 Einheiten Insulin zuckerfrei ist. Bei Verwahrlosung steigt ihr Blutzucker schnell auf 500 mg%; Acidose war nur einmal schwach angedeutet. – Sie hat offenbar jene berühmte, oft vererbbare Konstitution, welche die französische Klinik als arthritisme bezeichnete, eine Konstitution, auf der ihre beiden Krankheiten erwachsen sind; sie neigt auch ein wenig zum Fettansatz. (Merkwürdig ist bei ihr die seltene Erscheinung, daß an den Schenkeln, dort, wo ein Insulindepot gesetzt wird, ein handtellergroßer völliger Fettschwund entsteht; man sieht dort tiefe Mulden im Fettpolster, die bis auf die Muskulatur reichen und bestehen bleiben – ein Phänomen, das bisher unerklärt ist und in der Physiologie des Diabetes einmal zu einer großen neuen Erkenntnis führen könnte: vielleicht wird einer von Ihnen einmal der Forscher, dem dieser Wurf der Wissenschaft gelingt.)

Also, wir folgen jetzt zuerst der Krankheitstheorie, welche die Patientin selbst hat. Da ist ein Unterschied. Den Diabetes hat sie von der Aufregung und dem Verdruß bei den Bombenangriffen bekommen. Ich neige, wegen der Erfahrungen der Psychoanalyse, zu der Ansicht, entscheidend sei der Zorn über die ungerechte Wohnungsverteilung durch eine Dienststelle oder eine bestimmte Person gewesen: die wirksamste »Aufregung« war eine Kränkung ihres Rechtssinnes. – Anders bei der deformierenden Gelenkerkrankung. Hier folgt sie mehr der Pathologie der Schule: eine lokale Infektion war das erste; von da aus entstand eine Polyarthritis. Diese wurde chronisch, weil, wie man jetzt sagt, eine Allergie, eine Umstimmung des Organismus entstand. Vielleicht blieb die lokale Infektion noch einige Zeit bestehen, es entstand ein »fokaler Herd«, der die umgestimmten Gewebe an den Gelenken immer wieder zur Reaktion brachte. Im Groben gesehen denkt die Kranke ähnlich – nur mit dem Zusatz, daß letzten Endes der Arzt mit der vorzeitigen Spritze schuld war, durch welche die Geburt eine unnatürliche Geburt wurde: wir wollen nicht verkennen, daß dies psychologisch eine tiefe Bedeutung bekommen haben kann, und die Kranke denkt nach zwanzig Jahren gerade daran noch sehr deutlich. In der Kette der Ursachen ist die prima causa doch die wichtigste, weil ohne das erste Glied auch alle anderen nicht wären. Und von einer Konstitution weiß die Kranke nichts; keiner beweist ihr, daß sie ihren Rheumatismus auf alle Fälle bekommen hätte. Der Arzt war doch schuld. Aber nun tritt sie unter den Einfluß der christlichen Wissenschaft und jetzt entsteht eine *Gabel:* die Krankheit kommt nicht nur von einer äußeren Ursache, sondern auch von dem Abfall des Menschen von Gott. Nun hat aber die Christian Science das Besondere, daß es vor allem einer *Erkenntnis* bedarf, daß ein geistiger Akt, ein Wissen das ist, welches allein den Menschen vor Krankheit bewahrt, ihn von Krankheit frei macht. Diesen Zug hat Christian Science mit Anthroposophie gemeinsam, und man darf beide als moderne Formen der Gnosis ansehen. Unsere Kranke aber kann uns belehren, bis zu welcher Stärke diese Art von christlicher Wissenschaft anwachsen kann. Denn sie glaubt nicht nur an die Heilung körperlicher Krankheit auf diesem Wege; sie geht so weit, das, was unheilbar geblieben ist – die Verkrümmung und Versteifung ihrer Glieder –, einfach zu leugnen: »Das ist gar nicht«, sagt sie. Psychologisch darf man sagen, durch diesen Akt der Verneinung werde dieser Teil ihres Leidens verdrängt, also fürs Bewußtsein scheinbar unwirksam gemacht, entwertet und als Störungsfaktor ausgeschaltet. Dies erinnert mich an den indischen Mythos. Ein Mann geht am Wasser. Dem Wasser entsteigt die Schlange, umwindet seine Beine, seinen Rumpf, Arme, Hals, und sie zieht sich immer enger zusammen. In der höchsten Erstickungs- und Todesangst fällt ihm ein: die Schlange ist gar nicht; und siehe da, sie ist verschwunden, sie war gar nie vorhanden. Wir leiden am Irrtum, nicht an der Wirklichkeit, denn diese ist nur eine Vorstellung von uns. Indiens Weisheit, SCHOPENHAUERS Philosophie und die christliche Wissenschaft unserer Patientin kommen darin überein.

So versteht man auch den scheinbaren Widerspruch der Kranken gegenüber ihrem Arzt. Sofern es nur um Lebensfragen, Krankheitsstörungen sich handelt, kann sie Insulin und Arzt noch nicht entbehren. Selbst der leibliche Tod kann und darf vom Arzte abgewendet werden; aber auch der Tod ist nur ein ungeistiges Ereignis, nicht von entscheidender Bedeutung. Aber Heilen, das kann der Arzt nicht, das kann nur die Erkenntnis, die Erkenntnis Christi, und von dieser Erkenntnis aus, wäre sie einmal vollkommen geworden, würde die Krankheit samt allem, was dazu gehört, nur Irrtum, Schein, gar nicht vorhanden sein.

Nun meine ich, daß wir von dieser Kranken, die wir in der Klinik nach der Regel der internen Diabetes-Therapie behandeln, etwas Bestimmtes gelernt haben. Wir drücken es am besten aus, wenn wir sagen: die internistische Therapie, wie jede andere, ist nicht bestimmt, Krankheiten zu heilen. Geheilt wird ein Mensch nicht durch Therapie, sondern durch etwas, was *jenseits der Therapie* liegt. Ich überlasse es dem Kranken und seinem Arzte, ob und wie er dieses Jenseits-der-Therapie benennen will. Der eine sagt, heilen kann nur die Natur, nicht die Kunst; ein anderer sagt, nur Gott heile; ein weiterer, wie CHARCOT (1893): c'est la foi qui guérit; er hat sich das Wort aus dem Evangelium geholt; und unsere Kranke sagt: die Erkenntnis. Sie sehen also: wir sind tolerant, wenn wir vom Jenseits-der-Therapie sprechen, aber wir werden vielleicht sehr intolerant werden müssen, wenn jemand dieses Jenseits ganz ableugnen würde.

Und dann taucht noch eine weitere Frage auf. Wenn wir das Jenseits, das wir die Metatherapie nennen können, anerkennen, dann wird sich vielleicht auch die Pathologie, die Vorstellung vom krankhaften Prozeß in einer gewissen Weise verändern. Das wäre dann eine neue Aufgabe der medizinischen Forschung, von der wir mehr zu hören begierig sind. In jedem Falle: unsere Kranke, ihre paradoxe Einstellung zum Arzt hat uns diesmal doch mehr gelehrt als bloß ein subjektives Hirngespinst. Es ist auch sehr bemerkenswert, wie heiter, freimütig und tapfer sie mit ihrem schweren Leiden auskommt. Sie ist für den Arzt eine angenehme Patientin, denn sie hilft sich und ihm bei seiner Arbeit.

III. Zwei Ursachen, eine Wirkung (Tuberkulose)

W: Konnten Sie schon aufstehen, Frl. K.?
K: Ganz kurz.
W: Wie geht es Ihnen jetzt?
K: Besser.
W: Haben Sie noch Beschwerden?
K: Ganz wenig.
W: Erzählen Sie mal, wie Sie in die Klinik kamen.
K: Weil ich mich von der Blinddarmoperation vor zwei Monaten nicht erholt habe. Es war eine chronische Blinddarmentzündung.
W: Wie lange hatten Sie Beschwerden?
K: Einmal hatte ich Darmschmerzen, die ich mir nicht erklären konnte. Der Arzt sagte, die Entzündung sei schon sehr lange, der Darm sei vereitert gewesen.
W: Finden Sie, daß Sie schon länger leidend sind?
K: Vorher hatte ich keine Beschwerden.
W: Waren Sie gesund bis daher?
K: Seit drei Jahren bin ich appetitlos, immer müde.
W: Waren das richtige Krankheiten?
K: Nicht so, daß ich im Bett liegen mußte. Nun hat ein Arzt gesagt, das sei eine chronische Blinddarmentzündung, der Blinddarm sei wie Leder gewesen. Die Wunde ist sieben Wochen lang nicht zugewachsen, hat geeitert, ich habe nichts gegessen.
W: Und weil Sie sich nicht erholt haben, sind Sie in die Klinik gekommen?
K: Ich hatte so Ohnmachtsanfälle, zu Hause Schmerzen, mir wurde schwarz vor den Augen, habe nichts gehört und bin dann umgefallen. Der Arzt sagte, ich dürfte schon aufstehen, die Schwe-

ster sagte, ich solle noch nicht aufstehen, und als ich doch versuchte, aufzustehen, bin ich umgefallen.

W: Wie lange dauerte denn so eine Ohnmacht?

K: Fünf bis zehn Minuten. – Die Operationswunde hat sehr weh getan, erst habe ich nichts gemerkt, erst nach dem Aufstehen. Am Tage habe ich weniger gespürt, nur abends und besonders beim Abtasten an der Narbe, oft hatte ich auch im Rücken Schmerzen.

W: Sind die Rückenschmerzen alt?

K: Seit etwa einem Jahr.

W: Ich hörte, Sie holten sich diese Schmerzen in amerikanischer Gefangenschaft?

K: Nein, schon bei der Flak, die Schmerzen wurden immer mehr. In Berlin war es am Steißbein, und wenn ich mich gebückt habe, bin ich gerade so zusammengeklappt. Das hat aber dann wieder aufgehört, und in der Gefangenschaft hat sich das vermehrt und mehr nach der Seite verzogen.

W: So, mehr die Gegend des Sacralgelenks.

K: Und wenn ich mal fest draufgedrückt habe, hat's nachgelassen.

W: Haben Sie noch andere Gegenden, wo es weh tut?

K: Oben am Hals, vier bis fünf Wirbelknochen sind von Zeit zu Zeit angeschwollen, ich habe nicht drauf geachtet.

W: Also der Rücken ist nach dieser Beschreibung cum grano salis zu verstehen. Ich habe auch noch etwas vom Magen gelesen?

K: Drei bis vier Wochen nach der Operation bekam ich Krämpfe, bekam keine Luft, schrie auf, mußte heulen, dann wurde es besser.

W: Wenn Sie geheult haben, wurde es besser? Hatten Sie Angst?

K: Meist war es, wenn ich unwohl war, im Magen hat's dann so geklopft, wie wenn das Herz im Magen wäre. Ach, das war so furchtbar, hat zwei bis drei Minuten angehalten, habe keine Luft mehr gekriegt, die Mutter mußte mich halten, ich habe geschrieen und dann kamen die Tränen.

W: Und dann war's gut?

K: Ja.

W: Auf was führen Sie denn die Anfälle zurück? Kam das von Aufregung, wie denken Sie über Ihre Krankheit?

K: Ich habe das mal meinem Arzt gesagt, er meinte, das hängt alles mit dem Blinddarm zusammen.

W: Was denken Sie selbst?
K: Ich weiß nicht.
W: Haben Sie gedacht, das könnte auch seelisch sein?
K: Das wäre möglich.
W: Meinen Sie, daß Sie jetzt gesund werden, oder geht es nicht voran?
K: Doch, es geht mir schon besser.

Sie sahen ein Mädchen, das sich von einer Blinddarmoperation, die vor zwei Monaten erfolgte, nicht recht erholt hat. Die Wunde hat lange geeitert, noch jetzt ist die Narbe feucht. Sie hat immer noch Schmerzen an der Stelle, auch ist die Gegend druckempfindlich geblieben. Seitdem sie aufsteht, hat sie öfters Ohnmachten bekommen, aber nicht bei dem ersten Sichaufrichten, wie man das gelegentlich sieht, wenn jemand lange krank gelegen hat, sondern nachher, im Gang. Diese Ohnmachten dauerten zehn Minuten lang; auch das ist doch auffallend. Sie hat noch andere Zufälle, eigentlich Anfälle. Diese beginnen in der Magengegend, »als ob das Herz im Magen wäre«, sagt sie. Sie bekommt dabei Atemnot mit laut seufzendem Einziehen der Luft; dann folgt Schreien und Weinen, die Mutter nimmt sie in den Arm, dann löst sich der Krampf und sie wird ganz ruhig. – Sie hat noch andere Beschwerden, nämlich Rückenschmerzen. Die begannen schon vor einem Jahr, aber in der Gegend des Steißbeins. Dann waren sie, nach Behandlung, in der Kreuzbeingegend und, nach einer sehr harten Unterbringung im Gefangenenlager, an den Halswirbeln lokalisiert.
Wer etwas klinische Erfahrung hat, muß sich wundern, daß bei einer einfachen Blinddarmentzündung eine solche Wucherung von Symptomen, ein so vieldeutiges Bild entstehen soll. Ist nicht das ganze eine Hysterie? Sollte nicht der Arzt, wie so manches Mal geschieht, an einer organisch Gesunden vorschnell den Blinddarm operiert haben? Die Anfälle, die in den Armen der Mutter sich lösen, sind sie nicht eine fast dekorative Szene, die auf seelische Krisen hinweist? Steißbeinschmerz (Coccygodynie) ist ein bekanntes neurotisches Symptom. Allmähliche Verlagerung von Symptomen vom unteren zum oberen Körperende, das ist ein dem psychologisch Geschulten vertrauter Vorgang, der nach Art der Veränderung bestimmter Wünsche vor sich geht.
Bitte, seien Sie sehr wachsam. Die Beobachtung in der Klinik zeigt,

wie nötig das ist. Die Temperatur steigt rektal an vielen Tagen auf 37,6 bis 37,9. Gibt es hysterisches Fieber? Es ist noch nie bewiesen worden, daß höheres Fieber *ohne* eine der bekannten organischen Ursachen entsteht. Freilich, es ist schwerer, zu beweisen, daß etwas nicht existiert, als daß es existiert. Auch subfebrile Temperaturen sind verdächtig und immer ernst zu nehmen. Wir haben den Chirurgen, der die Appendektomic gemacht hat, nach dem Operationsbefund gefragt und nun erfahren, daß in der Gegend des Blinddarmes ein Paket von vergrößerten Mesenterialdrüsen gefunden wurde, wie es besonders bei der Tuberkulose vorkommt und als Ileocoecaltumor bekannt ist. Leider wurde keine histologische Untersuchung gemacht. Aber die Röntgenaufnahme der Lungen zeigt ebenfalls alte, wiewohl jetzt nicht aktive Herde. An einer Tuberkulose ist nun kein Zweifel mehr, und wir müssen das Steuer nun wohl ganz auf anderen Kurs legen. Wir werden nicht den Fehler machen, den Eindruck psychogener Erscheinungen nun plötzlich zu verleugnen, weil sich eine organische Krankheit herausgestellt hat. Selbstverständlich ist beides wahr; die Kranke hat tuberkulöse *und* psychogene Symptome. Wie aber soll man sich das Verhältnis dieser beiden Gruppen vorstellen? Das ist doch unser Hauptthema.

Sie werden neugierig sein, Näheres über die seelischen Vorgänge bei diesem entschieden hübschen und überdies anziehenden Mädchen zu hören. Sie wissen, daß, seitdem es die Psychoanalyse gibt, man sich nicht mit der Beschreibung der Hysterie begnügen, sondern ihre tiefenpsychologische Entstehung aufdecken sollte. Zum Glück hat ein Kollege durch mehrere Unterhaltungen wertvolle Zusammenhänge klargestellt. Trotzdem scheue ich mich in diesem Falle, diese ihre Geheimnisse in der Vorlesung preiszugeben; ich möchte das Vertrauen der Patientin lohnen und ihr wahrheitsgetreu sagen können, ich hätte von ihren Intimitäten natürlich nichts preisgegeben. Überdies entsteht durch diese Diskretion kein Schaden für meine Zuhörer. Was sich da nämlich ergeben hat, ist nichts, was man nicht bei einer beliebigen Anzahl anderer junger Mädchen auch erfährt; es ist typisch. Und ihre äußeren Schicksale im Arbeitsdienst, als Wehrmachtshelferin, im Gefangenenlager sind auch das, was wir nun immer wieder gehört haben. Was ich also jetzt skizziere, ist ein Typus, und zwar ein psychologischer, nichts an sich Originelles.

Es gibt Mädchen, die nach Erreichung der Reife sich nicht verlieben können, aber umworben werden, ohne das ganz abzulehnen. Es kommt dann zu Verlobungen, die man wieder löst, zu Beziehungen, bei denen die Sinne nicht mitsprechen, zu Verhältnissen mit Männern, die weder zur Liebe noch zur Ehe die passenden wären. Kurz, ein Verhängnis waltet über dem Lebensgebiet, welches gerade jetzt das wichtigste wurde. Dann zeigt sich bei den Mädchen eine überstarke Bindung an den Vater; sie ist bewußt oder unbewußt; doch so, daß der spätere eigene Mann unbedingt wie der Vater sein müßte; daß die Tochter den Tod des Vaters sich gar nicht vorstellen kann. Auch darin zeigt sich ein kindliches Zurückbleiben, daß die Mutterbindung kaum weniger stark ist. Wir erkennen sie in unserem Falle an der Anfallszene, worin das Mädchen sich an der Brust der Mutter ausweint. Auch übermäßige Spannung, ja Haß gegen die Mutter kann solche Bindung verraten. Alles trägt bei, die Zuwendung zum Mann und Liebhaber durch Jahre zu hemmen oder zu verhindern. Die Folge ist eine Kette von kleinen und großen Unglücksfällen in Liebessachen und über kurz oder lang von hysterischen Erscheinungen. Immer? Nicht immer so offenkundig, aber um so wahrscheinlicher, je gesünder die ursprüngliche Liebesfähigkeit geblieben ist. Denn sonst würde ihre Unterdrückung keine solchen Folgen haben.

Alles bis jetzt Vermerkte ist noch keine Psychoanalyse, aber wir haben das Gesetzmäßige durch sie kennengelernt und viele Einzelzüge des Bildes werden dadurch verständlich. Zum Beispiel hat auch unsere Kranke in der Wahl ihrer Symptome und in ihrem Verhalten die Krankheiten oder Eigenheiten ihrer Eltern einfach nachgemacht.

Wie aber ist nun die tuberkulöse Erkrankung in solchem seelischen Zusammenhang zu beurteilen? Zufällig, notwendig oder sinnvoll? Das ist eine Frage, die sich die Psychoanalyse nicht vorgelegt, und die sie nicht beantwortet hat. Gewöhnlich denkt man, daß eine chronische Infektionskrankheit und eine Anlage zur Hysterie gar nichts miteinander zu tun haben. Auf der anderen Seite redet man seit einiger Zeit viel von der Ganzheit, der Unteilbarkeit oder der Einheit des Menschen. Offenbar können wir aus der Krankheitslehre der Schule nichts für dieses große Problem entnehmen. Halten wir uns an das Nächstliegende, an die Tatsachen. Die Drüsentuberkulose in der Blinddarmgegend ist ein Faktum, erklärt gut die Schmerzen in der rechten Unterbauchgegend. Aber die Kranke weiß nichts davon, man hat ihr nur gesagt, es sei eine chronische Blinddarmentzündung und sie kann kaum verstehen, warum die Schmerzen nach der Operation nicht aufhören. Wenn nun zu dieser organischen Quelle von Beschwerden verschiedener Art ein psychischer Vorgang, wie wir ihn bei diesem Mädchen uns denken, hinzutritt, so entsteht ein Zustand, in dem der Kranke selbst, zunächst aber auch der Arzt, nicht zu unterscheiden vermögen, was davon organisch, was psychogen ist. So verschiedenartig die Wurzeln sein mögen, so einheitlich erscheint das Resultat. Der Arzt ist es dann, welcher die verschlungenen Fäden der Pathogenese wieder zu trennen versucht, der Kranke kann ihm dabei mit dem Verstande zu folgen suchen, ist aber kaum imstande, den Unterschied in der Entstehungsweise seiner Beschwerden bei sich zu bestätigen. Er hat auch wohl irgendein Recht, sich als unteilbar zu empfinden und dies eben ist es, was auch den Arzt wieder nachdenklich macht.

Kommt alle Krankheit nicht auch letzten Endes aus etwas Einheitlichem der Person? Es könnte so sein, es könnte aber auch ganz anders sein. Offenbar rühren wir da an ein ganz gewaltiges Problem, und ich möchte von den vielen möglichen Gesichtspunkten hier nur einen einzigen hervorheben, eben den, welchen unsere Patientin besonders nahelegt. Es ist klar, daß bei ihr in den letzten drei oder vier Jahren sich *zwei* Entwicklungsreihen zugespitzt haben: die Vorgänge ihres Liebeslebens im weiteren Sinne und die tuberkulösen Prozesse an ihren Organen. Diese Gleichzeitigkeit birgt dann auch die Verschlingung beider Reihen. Betrachtet man die Dinge nun weder psychologisch noch organpathologisch, dann bleibt immer das einfach Menschliche, wie es etwa ein Dichter oder Novellist sehen würde, welcher das Schicksal der Menschen zu ergründen sucht. Dieser würde etwa sagen: ein junges Mädchen schreitet ins Leben hinein, auf seine Bestimmung zu und gerät dabei in Verwirrung und stößt auf die Krankheit. Beides, die Verwirrung des Gefühls und die Krankheit des Leibes, sind nur zwei Darstellungsarten des gleichen Vorganges; das eine wie das andere drückt dieselbe Geschichte nur auf verschiedene Weise aus. So, wie ein Geheimnis ihrer Seele sie an der Zuwendung zu den Menschen, besonders zum Manne, hemmt, so stört auch das Geheimnis ihrer Krankheiten sie bei der freien Bewegung im Leben. Beide Erscheinungen weisen auf das gleiche, eben eine Störung hin; aber der tiefere Grund liegt verborgen, ist ihr selbst jedenfalls unbewußt. Halten wir davon fest, was sich einigermaßen formulieren läßt, dann können wir sagen: eine unbewußte Störung hat ihr Schicksal bestimmt. Und was trägt diese Formel nun zur Antwort auf unsere Frage bei? Die Frage war, ob die tuberkulöse Erkrankung und die psychogenen, hysterischen Symptome etwas miteinander zu tun haben. Die Antwort lautet: offenbar dann, wenn sie wirklich nur zwei Darstellungen einer einzigen schicksalhaften, aber unbewußten Störung sind. Das ist es nun, was wir wahrscheinlich machen müssen, wenn das alles mehr als eine Spielerei sein soll.

Im vorliegenden Falle wird man sicher sehr geneigt sein, an etwas recht Einheitliches zu glauben. So, wie wir große Mühe haben, die organischen und die psychologischen Momente zu trennen, so muß auch eine Kraft da sein, welche sie zusammenbindet. Wir *spüren* jenen Widerstand gegen unser analytisches Trennungsbedürfnis geradezu; ermessen daran gleichsam den Willen der Natur, uns das Trennen recht schwer zu machen. Aber das ist kein Beweis. Etwas Beweisendes besteht nur darin, daß zwei so verschiedene Entwicklungsreihen schließlich konvergieren und in der Tatsache zusammenkommen, daß dieses Mädchen infolge ihrer Krankheit jetzt nicht heiratet. Und so viel muß ich nun doch noch zum Schlusse von ihrem Privatleben hier preisgeben: sie steht gerade jetzt vor diesem Entschluß.

Weiter kommen wir heute nicht. Wenn das ein Faktum ist, dann ist es auch eine Tatsache, daß die seelischen und die körperlichen Reihen im Leben des Menschen mindestens so wenig getrennt verlaufen und so wenig trennbar sind, daß ihr gemeinsamer *Erfolg* auf *einem* Punkte sich vereinigt. Damit haben wir aber doch einen sehr festen Halt gewonnen für die so verworren und so schwierig aussehende Frage nach dem sogenannten psychophysischen Zusammenhang. Wir sagen: seelischer und körperlicher Vorgang können ein und dasselbe Resultat haben. Diese zwei Welten können also nicht völlig unabhängig voneinander sein. Jene Redewendung der Patientin, es sei, »als ob das *Herz im Magen* wäre«[1], ist nun doch wie ein unbewußter Ausdruck größeren Wissens; wir hören von ihr in drei Worten etwas recht Tiefsinniges: das Gemüt kann an einer falschen Stelle des Leibes Platz nehmen.

1 Der Volksmund: »Das Herz ist mir in die Hose gefallen«.

IV. Ärger und Angst (Kreislaufdekompensation)

W: Sie sehen besser aus heute, geht's besser?
K: Gut.
W: Was war denn schlecht? Wie war die Krankheit?
K: Ich hab' nimmer laufen können.
W: Warum denn?
K: Wegen dem Wasser, die Beine waren so dick.
W: Was war denn noch? Erzählen Sie doch mal, wir möchten's doch auch gern wissen.
K: Ich hab' keinen Atem gehabt und am Herz.
W: Schmerzen?
K: Klopfen, hat immer so geklopft. Wenn ich nen Berg rauflaufen wollte, mußt ich stehen bleiben.
W: Was sind Sie eigentlich?
K: Ich war im Steinbruch.
W: Wie alt sind Sie jetzt?
K: Neunundsechzig, war invalid.
W: Seit wann denn?
K: Seit dem Unfall.
W: Einen Unfall haben Sie auch gehabt?
K: Ja.
W: Merken Sie das Herz schon lange?
K: Ich hab' noch lange schaffen können, bis voriges Jahr habe ich geschafft.
W: Bis voriges Jahr im Steinbruch?
K: Nein, im Steinbruch war ich bis 1935.
W: Aber jetzt sind Sie doch viel kränker geworden?
K: Ja, ich habe so abgenommen, erst im Herbst ist das Wasser gekommen.
W: Wie ist es denn im Gemüt?
K: – – – (schweigt).
Jetzt ist es besser geworden und mit der Luft auch.
W: Haben Sie früher schon mal etwas wie dicke Beine gehabt?
K: Nein, gar nicht, das ist das erste Mal. Früher Gelenkrheumatismus.
W: So, Gelenkrheumatismus, wann war der denn?
K: 1913.
W: Ist da etwas zurückgeblieben? Am Herzen?
K: Ich hab' immer schaffen können, auch meine Arbeit im Steinbruch.

W: Sie meinen, es ist nichts zurückgeblieben? Sie haben immer schaffen können und der Arzt hat auch nichts gesagt?
K: Nein.
W: Können Sie mir erzählen, wie die Krankheit gekommen ist? Was denken Sie?
K: (weint.) – Ich muß erst eine Weile warten.
Ich habe so viel Ärger mit meinem Sohn und seiner Frau gehabt, viel Auseinandersetzungen, er hat mich allerhand geheißen.
W: Was hat er Sie denn geheißen?
K: Sie wolle das Haus haben, ich geb's aber nicht her. Der Sohn will es übernehmen.
W: Wie alt ist denn der Sohn?
K: Vierzig.
W: Beruf?
K: Zugführer. Ich hab' zu ihm gesagt, wenn ich Dir's Haus geb', dann hab' ich nichts mehr, und was soll werden, wenn ich mal krank werde? Auf mein Haus krieg ich Geld, wenn ich welches brauch', wenn ich krank bin. Und jetzt bin ich krank, nach mir guckt kein Mensch. Wir haben da viel gestritten.
W: Was hatten Sie denn für Streit?
K: Hauptsächlich die Schwiegertochter, die stichelt und stichelt. Und der Sohn hat mich dann allerhand geheißen.
W: Was hat er Sie denn geheißen?
K: Sie vor allen Dingen; einmal ist sie fortgerannt und hat geschrieen: »Friß Dein Häusel!«, weil ich immer gesagt hab', ich geb's nicht her.
W: Sie haben mir erzählt, daß Sie schon lange prozessieren mit den Kindern. Ist das nun eigentlich die Ursache Ihrer Krankheit?
K: Ja, ich kann das nicht vertragen, dieses Streiten, ich bin meiner Lebtag nicht streitsüchtig gewesen und meine Frau auch nicht. Wenn ich mal sterb', tät der Sohn nicht nach mir gucken. Ich hab' die sechs Kinder im Haus.
W: Wie geht's denn jetzt weiter, die Geschichte? Fühlen Sie sich denn so krank, daß Sie meinen, Sie könnten bald sterben?
K: Nein, das hab' ich nicht.
W: Haben Sie Angstzustände?
K: Ja, ich hab' Angst um die Mutter.
W: Warum haben Sie denn Angst? Mehr als um sich selbst?
K: Mein Sohn hat doch gesagt, er tät sie totschlagen.

W: Die Anzeige haben Sie auch wegen dem gemacht?
K: Ja, ich hab' ihn deswegen verklagen müssen.
W: Warum soll er denn die Mutter totschlagen?
K: Der Vater von der Schwiegertochter hat auch seine Mutter totgeschlagen, die Frau hatte auch immer geschürt.
W: Ist er nicht bestraft worden?
K: Er hat nur vier Jahre bekommen.
W: Das ist aber bei Muttermord nicht viel.
K: Ja, der Bürgermeister war da mit in der Freundschaft.
W: Aber dafür ist doch das Gericht da.
K: Ja, die Sachen kennen Sie nicht so.
W: Aber ist das nicht alles wesentlich übertrieben, daß die Mutter auch totgeschlagen werden könnte?
K: Ach, der trau' ich nicht.

Bei diesem Kranken ist es jetzt gar nicht mehr so einfach, die Spuren der schweren Herzinsuffizienz noch nachzuweisen. Die Beine sind nicht mehr geschwollen, ein Ödem ist nicht mehr feststellbar. Der anfangs erhöhte Blutdruck ist jetzt normal, ein systolisches Geräusch an der Mitralis war vorhanden, ist jetzt aber nicht mehr hörbar. Die Ansammlung von Flüssigkeit in den Pleuren ist zurückgegangen. Lediglich durch die Ruhe in der Klinik im Bett und eine geeignete Ernährung hat der Patient seine Wassersucht verloren; er hat in drei Wochen, das meiste davon schon in den ersten Tagen, achtzehn Pfund abgenommen. Das Herz ist noch deutlich vergrößert, aber er hat keine Atemnot mehr. Der Puls, der anfänglich schneller und sehr unregelmäßig war, ist jetzt langsam, unter sechzig pro Minute und regelmäßiger. Die Aufnahme der Aktionsströme zeigt, daß es sich um eine Flimmerarhythmie handelt, bei der im Ventrikel entstehende Extrasystolen eingestreut sind. Es handelte sich also um einen jener Fälle von dekompensierter Herzinsuffizienz, welche allein durch Bettruhe und Diät in kurzer Zeit gut werden; eine Behandlung mit spezifisch wirkenden Pharmaka war nicht nötig.
Unser Gespräch mit dem Kranken verlief in zwei scharf getrennten Abschnitten und etwas überraschend. Zuerst antwortete er ziemlich nüchtern, so sachlich, wie er gefragt wurde. Dann ereignete sich etwas wie eine Katastrophe. Auf die Frage, wie das so gekommen sei, schwieg er, dann kam bei dem Neunundsechzigjährigen ein Tränenausbruch.

Es ist nicht angenehm, sieht unziemlich aus, wenn hier im Hörsaal die persönlichen Dinge so öffentlich werden. Wir danken es der bäuerlich-schlichten Art, daß dieser alte Steinbrecher sich nicht geniert. Er scheint nicht erst lernen zu müssen, daß man gerade in der Öffentlichkeit das Reinmenschliche sprechen lassen soll. Ein gebildeter Bürger hätte sich sicher reservierter verhalten. Bei diesem alten Manne hat das Menschliche noch eine gesunde Gewalt. So hörten wir gleich alles. Ihn verfolgt seit Jahren ein Verhängnis. Die Jugend denkt leicht, *sie* stehe im schlimmsten Kampf; im Alter sei das Leben klarer. Aber die ärgsten Verwicklungen, die unentrinnbarsten Konflikte können im Alter kommen. Ein schwacher Sohn und seine Frau, welche die Hosen an hat, wie der Kranke sagt, wohnen mit sechs Kindern seit Jahren im Hause des Alten. Ein Idyll? Im Gegenteil. Unter Führung der Schwiegertochter entstand ein wahrer Krieg. Diese Schwiegertochter will die Alten heraussetzen, um sie gleich jetzt zu beerben. Sie ist grausam und roh. Es kam zum Prozeß. Es kam zu wüstem Geschimpfe. Sogar der Sohn beschimpft seine Eltern. Eines Tages wurde es zu viel. Da wurde er krank, sein Herz versagte. *Das* ist die Krankheitsursache in den Augen des Kranken.

Man kann solche Zusammenhänge auch mit der statistischen Methode klinischer Wissenschaft untersuchen und auch das ist lehrreich. SIEBECK hat einmal durch Fräulein WALLENBERG (1933) feststellen lassen, welche offenbaren Ereignisse dem Zusammenbruch der Herzinsuffizienzen vorhergehen. Soviel ich erinnere, war die Hälfte der Fälle unauffällig und »von selbst« entstanden, 25% durch körperliche Anstrengung und 25% durch seelische Aufregung; also immerhin ein Viertel waren »psychogen« ausgelöst. Leider erfahren wir nichts von der besonderen Art dieser seelischen Ursachen und diese fassen wir hier noch näher ins Auge. Da hören wir eine tolle Geschichte. Unser Kranker gibt auf Befragen zu, er habe auch Angst; aber weniger vor seiner eigenen Krankheit als davor, es könnte in seiner Abwesenheit die böse Schwiegertochter die schutzlose Schwiegermutter, also die Frau des Kranken, – umbringen. Wieso? Sie hörten es: ein ähnlicher Mord war von dem Vater der Schwiegertochter tatsächlich verübt worden: dieser hat die eigene Mutter im Streit um ein Schwein ermordet.

Unsere Krankengeschichte versteigt sich jetzt wahrhaft ins Mythische. Der Muttermord, das ist das furchtbarste aller Verbrechen.

Orestes hat seine Mutter Klytämnestra ermordet. Er hatte einen Grund: seine Mutter war ihrem Gemahl Agamemnon, da dieser vor Troja weilte, untreu geworden. Nur darum hat das Gericht Orestes freigesprochen – ein ungeheueres Wagnis der Richter, aus dem, wie man gesagt hat, der Umschwung vom Mutterrecht zum Vaterrecht abstammt. In unserer Dorfgeschichte war es aber doch noch anders. Jener Mörder bekam nur vier Jahre Gefängnis. Das kam, denkt unser Patient, von gewissen bedenklichen Konnexionen mit dem Bürgermeister. Was haben wir hier in der Klinik damit zu tun? Genau dies, daß unser Kranker seine Krankheit davon ableitet. Denn es droht das ewige Verhängnis der Menschen, daß fortzeugend alte Schuld neue Tat erzeugen könnte: was der Vater der Schwiegertochter tat, dessen würde auch sie fähig sein. Das ist seine Angst. Davon ist er todkrank geworden. Ich sehe nicht ein, warum wir seine Gedanken von unserem Denken fernhalten sollten. Seine Angst wird erst jetzt ganz verständlich.
Das ist nun wieder ein Fall, der nicht gerade gewöhnlich, eher eine Ausnahme zu sein scheint. Aber die Ausnahmen sind nicht nur aufregender, sondern auch lehrreicher. Was ist daraus zu lernen? Ich möchte nur zwei Dinge anknüpfen. Ein unbefangener Laie würde so sagen: die Angst vor dem Verhängnis hat diesen Mann überwältigt, so wurde er krank. Als Kliniker wissen wir aus der Erfahrung noch Genaueres: Herz und Angst hängen besonders enge zusammen. Nicht nur wissen wir alle, daß wir in der Angst Herzklopfen spüren. Wir kennen auch aus der Inneren Klinik die Erfahrung, daß umgekehrt die Herzkranken es sind, welchen die Angst oft im Gesichte steht: keine Gruppe unserer Kranken ist so der Angst ausgeliefert wie die Herzkranken, obwohl die Krebskranken, die Lungentuberkulösen oft viel mehr Anlaß hätten. So sehr, daß, wenn die Angst sich bei einer Lungenentzündung, einer Sepsis zeigt, wir unwillkürlich zum Kreislauf- und Herzmittel greifen. »Herzangst« ist unser geläufiger Ausdruck. Halten wir fest: Angst und Herz gehören ganz eigenartig zusammen. Wir haben daraus etwas sehr Beachtliches für unser Wissen von den seelisch-körperlichen Zusammenhängen gelernt. –
Mit dem anderen Gesichtspunkte kehren wir zu unserem Kranken zurück. Sie haben bemerkt, daß er nach dem Tränenausbruch zu einer sehr gescheiten und maßvollen Schilderung der Zustände in der Familie und im Dorfe übergegangen ist. Es lohnt sich jetzt, daß er schon immer diese antike Tragödie in zähem Rechtskampf und

als ein vernünftiger Hausvater durchgedacht, durchgefühlt und durchgekämpft hat. Jede Tragödie ist auch eine Art von Komödie, und er konnte selbst lachen über diesen Hexensabbath in seinem Hause. Wie menschlich, wie sympathisch wurde uns der alte Herr dabei! Vergessen wir aber nicht, daß dazu die Tränen geführt haben; in wenigen Minuten verwandelte sich der im Verdruß Verstockte und gar Verzweifelte in einen Weisen, von dem man nur lernen kann. »Die Zähre rinnt, die Erde hat mich wieder«. So, wie er seine Ödeme los wurde und nun erleichtert neu beginnen kann, so hat sich im Gespräch mit den Tränen die heilsame Wendung vollzogen, mit der er den immer noch unerledigten Streitfall neu in Angriff nehmen und hoffentlich zu einem guten Ende führen wird.

Diejenigen unter Ihnen, die einen guten Sinn für menschliche Zusammenhänge haben, werden nicht nur die innere Übereinstimmung zwischen Krankheitsverlauf und Lebensschicksal spüren; sie werden auch verstanden haben, daß diese Krankheit in der Tat nur ein Mittel war, um diesen Menschen aus einer ausweglosen Situation des Hasses und Verhängnisses zu befreien und zu einer ruhigeren Weisheit zu führen, die ihm schließlich mehr Wertvolles bringt als die Durchsetzung seines Rechtes. Er hat durch die Krankheit wirklich etwas bekommen, nichts Wesentliches verloren. Es geht ihm jetzt tatsächlich besser als zuvor, und die Hilfe brachte ihm sein krankes Herz. Er hat diesem Organ etwas zu verdanken.

V. Ausdrucksgemeinschaft (Epilepsie)

W: Wie geht's denn?
K: Danke, gut.
W: Erinnern Sie sich an mich? Haben Sie mich schon mal gesehen?
K: Ja, letzte Woche.
W: Da haben wir uns unterhalten. Wie geht's denn jetzt?
K: Immer gleichmäßig.
K: Hat sich irgend etwas ereignet seit dem Donnerstag?
K: Am Freitag war ja der Anfall.
W: Was war das denn für ein Anfall?
K: Wenn das starke Zittern der Hände auftritt, weiß ich gar nichts

mehr von mir... (minutenlanges Schweigen, das von keiner Seite unterbrochen wird).
W: Haben Sie sich verletzt?
K: Nein. Ich hab' aber viel Schwindel.
W: Öfters am Tage bekommen Sie Schwindel? Was nennen Sie eigentlich Schwindel, was ist das für ein Zustand?
K: Bei den stärkeren Anfällen kommt das Zittern, bei den leichten nicht.
W: Was ist denn das, was ist da anders?
K: Ich merke bloß ganz kurz, daß irgend etwas nicht in Ordnung ist.
W: Sind Sie nicht ganz bei sich? Wir nennen Schwindel, wenn man den Eindruck hat, daß das Zimmer sich im Kreis herumdreht. Haben Sie so etwas?
K: Nein, drehen tut sich's nicht.
W: Oder wird Ihnen schwarz vor den Augen?
K: Mit dem hat's damals angefangen, mit Schwarzwerden, als der erste Anfall gekommen ist. Aber das hat jetzt nachgelassen.
W: So, also weder Kreisdrehung noch Schwarzwerden. Wie ist es denn?
K: Da ist so ein komisches Gefühl, daß es da drinnen hochsteigt, gerade als ob ein elektrischer Strom hochgeht. Das kenne ich jetzt, ich muß mich dann hinsetzen und achtgeben, es ist etwas nicht in Ordnung, und im nächsten Moment ist es auch schon da, es geht ganz blitzschnell.
W: Und was ist denn da? Wie ist es im Kopf?
K: Da ist es ein bißchen durcheinander.
W: Und wenn Sie gerade im Gespräch sind?
K: Ist es gut, wenn ich abbreche.
W: Warum? Sagen Sie dummes Zeug?
K: Erstens die Atemnot, es steigt so das Gefühl hoch, und ich muß tief atmen. Es ist gut, wenn ich frische Luft atmen kann.
W: Wie lange dauert das denn?
K: Eine Weile.
W: Passiert dann etwas?
K: Nein.
W: Wie lange haben Sie solche Geschichten schon?
K: 43 war der erste Anfall.
W: So?
K: Ja, da war ich im Geschäft, im Büro bin ich gesessen, bin

bewußtlos geworden, das hat dann eine Stunde gedauert. Aber so lange hat das seither nicht mehr gedauert, die letzte Zeit manchmal ½ Stunde, manchmal auch ¼ Stunde.

W: So, und sonst?

K: Da bin ich ganz steif.

W: Und wie kommt das? Haben Sie auch mal naß gemacht?

K: Ja, das kommt auch mal vor, im Anfang nicht, das hat erst in der letzten Zeit eingesetzt.

W: Woher kommt das denn?

K: Das weiß ich nicht. Unser Hausarzt hat das als Nervenzusammenbruch ausgelegt.

W: So, waren Sie überanstrengt?

K: Ja, was vorausgegangen ist, muß ich eigentlich darauf schließen. Ich war ab 1942 im Warthegau als Lagerführerin und habe eben dort alles in mich reingedrückt. Den Mädeln habe ich das nicht sagen können, waren ja alle selber noch junge Mädels, siebzehn, achtzehn; die haben so viele Sorgen gehabt. Hab' eben alles in mich reingedrückt. Und einen richtigen Klagebrief konnte ich ja auch nicht nach Hause schreiben, meine Eltern haben es weniger gern gesehen, daß ich in den Warthegau gegangen bin, und da wollte ich auch keinen Klagebrief heimschreiben.

W: Sind Sie von sich selber dahin gegangen?

K: Ich war bis 1942 in der Stadtverwaltung, wollte gern die Stelle wechseln, kam aber nicht weg, wenn ich nicht außerhalb des Landes ging, und da habe ich das auf mich genommen. Ich wollte gern mal meine Stelle wechseln, weil ich doch so lange schon dort war.

W: Ich danke Ihnen schön. Auf Wiedersehen.

Ich möchte Ihnen hier, unter dem Siegel der Berufsverschwiegenheit, noch Andeutungen über die persönlichen Erlebnisse der Kranken machen. Jener Entschluß, die städtische Anstellung zu verlassen und ins Arbeitslager zu gehen, hatte doch intimere Gründe. Eine Enttäuschung mit einem Manne mußte den Wunsch hervorrufen, den Ort zu verlassen, eine Entfernung von einem Menschen herbeizuführen. Dazu kam noch irgendeine Vergewaltigungs-Szene. Aber statt dieser Art von Aufregungen kamen dafür andere. Sie mußte als verantwortliche Führerin erleben, wie das sittliche Gefühl der jungen Mädchen mit Füßen getreten wurde; wie andere von diesen sich der sexuellen Verwahrlosung einfach überließen. Die vorgesetzte Stelle hatte taube Ohren für ihren Protest. Dieser Stelle gegenüber war sie einerseits zum Gehorsam verpflichtet; auf der anderen Seite bedrängte sie das eigene moralische Gewissen. Es ist uns geläufig geworden, wie ein Mensch zwischen zwei unvereinbare Forderungen gerät, zwischen Verpflichtung und Pflicht. Die meisten von uns kennen diese Lage aus eigener Erfahrung. Und wie sie früher nicht wagen konnte, bei den Eltern Anlehnung und Geborgenheit für ihren privaten Konflikt zu suchen, so konnte sie jetzt bei der vorgesetzten Dienststelle keine Hilfe in ihrem Zwiespalt erwarten. Es waren wirklich ausweglose Situationen, und es ist nicht schwer, sich die Spannung und Erregung ihres Inneren vorzustellen.

Ich möchte mich aber jetzt unserer eigenen Erfahrung mit dieser Kranken zuwenden. Die Hauptsache war da, daß wir zuerst eine falsche Diagnose gemacht haben. Wir hielten das für eine Hysterie. Auch der einweisende Arzt hat sie uns als solche überwiesen. Wir bekamen denselben Eindruck. Freilich fiel mir gleich die sachliche Klarheit des Mädchens auf; aber ich bezog sie auf die dem schwäbischen Volksstamme eigene Nüchternheit und Klarheit im Denken. Trotzdem war wohl eine gewisse Einstellung aufs Psychogene wirksam; wir neigen zu dieser Betrachtungsweise, und ich will auch meinen eigenen Anteil an dieser Mode nicht verleugnen. Dann aber kam das, was wir in der Beobachtungszeit von wenigen Tagen mit ihr erlebt haben. Sie haben keinen solchen Anfall mitangesehen. Aber als Sie die Kranke sahen, hatte sie am Vormittag einen solchen gehabt, und da sind massive Dinge zu berichten: es bestand Bewußtlosigkeit, Pupillenträgheit, tonische Krämpfe der Muskulatur, Einnässen. Als ich dazu kam, mußte man sie festhalten, um eine Blutentnahme vorzunehmen. Sie nestelte an ihren Kleidern, bäumte sich auf, reagierte auf keinen Anruf, außer auf ihren Namen. Darum konnte sie sich vorhin gar nicht erinnern, mich heute schon einmal gesehen zu haben. Das sind die bekannten Merkmale eines epileptischen, nicht eines hysterischen Anfalles. Damit ist die Diagnose entschieden. Wie war die Fehldiagnose aber möglich? Auch heute nachmittag noch kann ich Sie darauf aufmerksam machen, daß die Kranke im Gespräch merkwürdig undurchdringlich war. Eine Abwesenheit, Leerheit spürte man, ohne zu wissen, ob sie in anderen Sphären war oder nur verlangsamt, verschlafen, benommen, unproduktiv oder wie wir es nennen wollen. Als ich nichts mehr sagte, sprach sie auch nichts, und

absichtlich ließ ich eine lange Pause eintreten. Ein gesunder Mensch empfindet solches Schweigen peinlich, unterbricht es mit irgendeiner Bemerkung. Das tat sie nicht; sie war unempfindlich gegen diese lange Stille. Auch das ist charakteristisch für den Bewußtseinszustand mancher Epileptischen, besonders nach dem Anfall. Jeder, selbst der kleinste Anfall des Epileptikers ist mit einer Veränderung des Bewußtseins verknüpft. Wie aber kam die Verwechslung zustande?
Zunächst erlebt die Patientin selbst ihre Krankheit zwiespältig. Sie selbst hat zuweilen das Gefühl, die Krankheit hänge mit ihren aufregenden Erlebnissen zusammen. Aber nur mit Vorbehalt und Zweifel denkt sie das. Dann wieder sagte sie, sie wisse nicht, woher die Anfälle kommen. Der Hausarzt meinte, es sei ein Nervenzusammenbruch. Sie weiß das nicht. Jedenfalls beginnt sie dann, von ihren seelischen Anstrengungen zu erzählen. Darin sind ihr die Ärzte, auch wir, gefolgt und haben uns für die Psychogenie entschieden. Die anderen Eindrücke haben wir damit ohne Grund übergangen, fast möchte ich sagen, wir haben sie überrannt. Und wir wissen ja, daß der hysterische Anfall den epileptischen in manchen Zügen nachahmt.

Meine Damen und Herren! Die Entscheidung zwischen epileptischen und hysterischen Anfällen ist eine der allerhäufigsten Aufgaben, und Sie können diese Differentialdiagnose in jedem Lehrbuch nachlesen. Sie werden aber in keinem die Frage beantwortet oder auch nur gestellt finden, *warum* sich im Wesen so verschiedene Dinge so verwechselbar ähnlich abspielen können. Es ist doch offenkundig, daß solche Formähnlichkeit einen verborgenen Grund hat. Freilich, es gibt Zwillinge; es gibt auch Doppelgänger. Aber gerade wenn jeder Mensch seinen Doppelgänger haben würde, müßte auch dies einen Grund haben.
Zunächst muß ich auf eine Verwirrung hinweisen, die Sie sich vielleicht noch nicht klar gemacht haben. Es macht wirklich einen großen, oft verhängnisvollen Unterschied, ob diese Kranke Epileptikerin oder Hysterica ist. Nichts ist verantwortungsvoller, als diese beiden Krankheiten zu trennen, diagnostisch richtig zu unterscheiden. Und dann sagen wir: die Epilepsie ist eine rein organische Krankheit, die niemals psychogen entsteht; so, wie die Hysterie rein psychisch entsteht und niemals organische Ursachen hat. Soweit herrscht Ordnung. – Ist aber ein solcher radikaler Dualis-

mus von Körper und Seele unsere Meinung, ist er wissenschaftlich zu verantworten? Der Tatsachen, die dagegen stehen, sind viele. Wir lernten: die epileptischen Anfälle können oft genug durch seelische Erregung ausgelöst werden; die Kranke selbst neigt dazu, schwere Gemütsbelastungen für die Entstehung der Krankheit anzuschuldigen. Und auf der anderen Seite: die hysterischen Anfälle, welche zuerst vermutet wurden, wenden sich regelmäßig ins körperliche, motorische Gebiet. – Kaum also haben wir jene strenge Trennung von organisch und psychisch vorgenommen, so finden wir uns beschäftigt, unter dem Druck der klinischen Beobachtung die Brücken wieder herzustellen und eine gemeinsame Wurzel, ein Zusammenhangsprinzip herauszufinden. An was sollen wir nun glauben? an die Getrenntheit oder an die Einheit von Körper und Seele? Die eine wie die andere Vorstellung erweist sich als unentbehrlich, wollen wir gute Kliniker bleiben; aber damit scheinen wir schlechte Philosophen zu werden. Ich hoffe nun, es kann Ihnen nützlich werden, sich hier eine Einteilung einzuprägen. Diese Einteilung geht davon aus, daß wir in der Erforschung und Behandlung körperlich-seelischer Zusammenhänge – und der Mensch, gerade der Kranke, ist nun einmal so in sich zusammenhängend – eine ganze Reihe von Arten oder Stufen der *Vorstellung* nacheinander durchlaufen müssen. Bei der Untersuchung, bei dem Verständnis der Krankheiten sind wir gezwungen, diese Reihe verschiedener Vorstellungen, und zwar eine nach der anderen, anzuwenden; Vorstellungen nämlich, in denen wir uns den körperlich-seelischen Zusammenhang auf verschiedene Weise denken. Es sind hauptsächlich drei solcher Denkarten, welche wir benutzen müssen: 1. die psychophysische Kausalität, 2. die Beseelung, 3. die Stellvertretung. Diese drei Vorstellungen bitte ich Sie, sich zu merken, denn Sie werden dieselben immer wieder nebeneinander benutzen müssen. Die Sinnesreize verursachen seelische Vorgänge, seelische Vorgänge verursachen Muskelbewegungen. Wenn ein Sinnesnerv unterbrochen wird, dann bekommen wir keine Empfindung bei der Erregung der Netzhaut oder des Gehörorgans. Wir sind blind oder taub. Auch wenn ein motorischer Nerv durchschnitten wird, ist unser Wille unfähig, den zugehörigen Muskel zu bewegen. Das sind also psychophysische Kausalzusammenhänge zwischen Psyche und Organ, die in beiden Richtungen, der sensibel-afferenten oder der motorisch-efferenten unterbrochen werden können. Die normale psychophysische Kausalität kann gestört werden; durch sie verstehen wir die gesunden und die pathologischen Zusammenhänge zwischen Körper und Seele in beiden Richtungen. – Die zweite Gruppe ist anders. Wenn ein Mensch aus Scham errötet oder aus Schreck blaß wird, wenn ein anderer bei Schwerarbeit müde wird, wenn ein Kreislaufkranker Angst hat, dann merken wir, unser Körper ist beseelt. Unser Körper vermag das auszudrücken, was die Seele erlebt, ist ausdrucksfähig; und unsere Seele erlebt auch, was dem Körper geschieht, ist eindrucksfähig. Ausdruck und Eindruck, das sind Zeichen der Beseeltheit des Körpers, der Unzertrennlichkeit von Körper und Seele. Ohne Seele ist der Körper tot, er verwest. Ohne Körper ist die Seele nicht mehr nachweisbar, wird, sollte sie noch existieren, unsichtbar. – Aber eine völlige Einheit bis zur Identität läßt sich doch nicht behaupten. Die Seele lebt zwar oft im Frieden mit dem Körper, aber dann kommt es auch zum Kriegszustand zwischen beiden. Wir haben Müdigkeit oder Schmerzen, dann kämpft die Seele gegen den Körper; oder der Körper schenkt der Seele die Lust des Behagens, die Wonne der Geschlechtlichkeit. Von altersher hat man ihr Verhältnis zueinander mit dem von Reiter und Roß verglichen, die ebenfalls miteinander um die Führung ringen oder, obwohl sie zweie sind, im Einvernehmen stehen. Das körperlich-seelische Verhältnis ist hier ein sehr lebhaftes, lebendiges geworden. Aber diese Zweieinheit beruht auf etwas Besonderem, und das ist das Wichtigste: Körper und Seele können einander wechselseitig vertreten. So, wie die Organe unsere Wünsche befriedigen (wenn auch anders, als wir es uns vorstellen), so gehorchen wir auch in Wahrnehmung und Gefühl dem, was im Körper vor sich geht. So *ersetzen* wir Vorsätze durch Bewegungen und wieder Leiberregungen durch Erlebnisse. Jedesmal also vertritt die eine Seite die andere, und die interessantesten Beispiele dafür werden wir der Pathologie entnehmen. Diese bilden die dritte Gruppe unserer Vorstellungen.

Auch unsere Kranke hat so etwas vollzogen, als sie aus den unheilbaren Konflikten der städtischen Stellung in den Arbeitsdienst flüchtete, freilich um dort in ein neues Dilemma zu geraten. Ist es zu gewagt, auch die Anfälle als ein Ausweichen ins Körperliche sich vorzustellen? Bei der Hysterie ist so etwas ganz geläufig, und erst, nachdem wir hier eine Epilepsie erkannt haben, werden wir zögernder. Es ist doch nicht so einfach, im epileptischen Anfall einen Ersatz für Gemütsbewegungen zu erblicken. Einige Psychoanalytiker haben auch dies behauptet, aber FREUD (1928) hat sich dem nicht angeschlossen. Es ist überhaupt gefährlich, den Epileptiker zu analysieren, und ich möchte davor warnen. Es sieht ganz so aus, als sei die Gefahr, aus welcher diese Menschen in die Krankheit flüchteten, eine viel ernstere als bei den Hysterischen. Ebenso viel gefährlicher ist es, die seelischen Tendenzen, welche sich beim Epileptiker durch Krankheit vertreten lassen, wieder ans Bewußtsein zu holen. Wir ziehen es zurzeit vor, dieses Gebiet zu räumen, doch nicht, ohne sozusagen eine Beute für unsere Erkenntnis mitzunehmen. Die frappante Ähnlichkeit hysterischer und epileptischer Anfälle, die in manchen Fällen uns so leicht täuscht, hat ihren Grund in einer bestimmten Gesetzmäßigkeit *aller* körperlich-seelischen Verhältnisse. Mitnichten darf man sich das Verhältnis von Körper und Seele als ein in der Hauptsache freies vorstellen. Zunächst einmal haben wir es in seiner strikten Gebundenheit zu nehmen und daher kommt es, daß die allerverschiedensten Anlässe zu der immer gleichen Grundform des epileptischen Anfalles führen. Seine Form ist eben vorgeschrieben durch ein psychosomatisches Gesetz, und so erklärt sich die Ausdrucksgemeinschaft, die Symptom-Ähnlichkeit bei so verschiedenen Krankheiten. – Wir konnten diese Gelegenheit benutzen, einen Überblick zu versuchen über die Arten, sich den körperlich-seelischen Zusammenhang vorzustellen. Auch hier sind wir nicht frei. Einige ziemlich verschieden anmutende Vorstellungsarten müssen immer durchlaufen werden, wenn wir uns mit der Erscheinungswelt beschäftigen.

VI. Gerade jetzt und gerade hier (Gastritis, Ikterus)

W: Diese Patientin hat eine Gelbsucht. Bei dieser Beleuchtung freilich ist das nicht sehr eindrucksvoll. – Sie waren wohl immer etwas blaß?
P: Ja.
W: An der Sklera ist der gelbliche Schimmer noch zu sehen. Wie war der Urin, wohl ein bißchen dunkler?
P: Ja, dunkel, rotbraun.
W: Sie muß wohl Bilirubin im Urin gehabt haben, und der Stuhl war auch entfärbt. War der Stuhl schneeweiß, oder wie war er denn?

P: Nein, so grau.
W: Haben Sie draußen Fieber gehabt?
P: In den ersten Tagen, bis 39°. Dann habe ich nachts so sehr geschwitzt.
W: Wann war denn das?
P: Vor einem Monat hatte ich die ersten Tage Schmerzen, Ekelgefühl, konnte nichts essen.
W: Haben Sie auch erbrochen?
P: Nein, nur gereizt.
W: Wo waren denn die Schmerzen?
P: Hier, und auf der rechten Seite und im rechten Bein.
W: Im Epigastrium. Dann kam das Fieber, und dann erst nach einigen Tagen die Gelbsucht. – Haben Sie noch andere Erscheinungen gehabt?
P: Ja, dann hatte ich die Anfälle von Schmerzen, und es zog sich hier im Leib alles zusammen und ich schwitzte so.
W: Das könnte die Beschreibung einer beginnenden Infektionskrankheit sein. – Was ging der Krankheit voraus?
P: Ich hatte einen nervösen Erschöpfungszustand.
W: Was verstehen Sie denn darunter?
P: Der Kontrollarzt nannte das so.
W: Hat Ihnen das eingeleuchtet?
P: Ja, ich fühlte mich so matt, hatte Magenschmerzen, konnte nachts nicht mehr schlafen.
W: Seit wann haben Sie das denn?
P: Seit Dezember hab' ich's so stark.
W: Konnten Sie nicht arbeiten?
P: Doch. Dann ging ich zum Kontrollarzt, wurde geröntgt. Er hat mich für acht Wochen nach Hause geschickt.
W: Da muß er doch etwas gefunden haben?
P: Ja, ich hatte so Magenstörungen, ich weiß nicht, wie man das nennt.
W: Haben Sie bei dem Kontrollarzt einen Stein im Brett, oder ist er streng?
P: Nein, er ist sehr streng.
W: Das hat ganz plötzlich im Dezember begonnen?
P: Nein, vorher war's schon ein bißchen, im Dezember wurde es stark.
W: Mit anderen Worten: wir erfahren, daß die Patientin von Dezember bis April – vier Monate – magenkrank war, und daß nun

vor vier Wochen eine Infektionskrankheit eintritt mit hohem Fieber und einem Ikterus. Das ist die Zusammenfassung der Geschichte. –

Haben Sie früher schon Krankheiten gehabt? Auf was führen Sie die Krankheit zurück?

P: Ja, durch die Arbeit und die Aufregungen der letzten Jahre. Wir mußten täglich 10-12 Stunden arbeiten, auch jetzt noch, wo die Franzosen da sind.

W: Ist das eine Kopfarbeit?

P: Ja, das ist eine Buchhaltungsmaschine, die elektrisch geht. Der elektrische Strom überträgt sich auch auf den Körper.

W: So, merkt man das? Kriegt man da Schläge?

P: Der Monteur sagt das.

W: Ich persönlich glaube nicht, daß der Strom etwas schadet. Wie fühlen Sie sich jetzt?

P: Zurzeit habe ich noch so Anfälle.

Ich will Ihnen jetzt noch berichten, was wir durch Erkundigung gehört haben über jene seit dem Dezember besonders stark ausgebrochene Magenerkrankung. Es handelt sich um eine Gastritis, eine Magenentzündung, und, wie sich jetzt ergeben hat, auch um eine Duodenitis. Diese Veränderung der Magenschleimhaut ist auch im Röntgenbild zu sehen, sie ist also objektiv. Es besteht eine Schwellung, es sind Sekretionsstörungen dabei, auch Motilitätsstörungen, was die Beschwerden zunächst befriedigend erklärt. Eine Geschwürsbildung ist nicht festgestellt worden. Der Kontrollarzt hat also gute Gründe gehabt und muß den Eindruck gewonnen haben, daß hier etwas geschehen muß.

Wenn wir jetzt als Internisten unsere Diagnose stellen, dann sagen wir: die Patientin hat schon lange an Magenbeschwerden gelitten; aber vor einem halben Jahr ist sie an Gastritis erkrankt. Trotz zwei Monate langen Krankheitsurlaubs ist sie davon nicht genesen. Im Gegenteil: vor vier Wochen erkrankte sie mit fieberhaftem Ikterus. Die noch bestehende Duodenitis läßt an die alte Theorie von Naunyn vom »Katarrhalischen Ikterus« denken, wonach eine Schwellung an der Papilla Vateri den Gallenabfluß hemmt. Aber das Fieber, der Urobilingehalt des Blutes, die Schwellung der Leber vereinigen sich doch zu dem Bilde des hepato-cellulären Icterus infectiosus, der wegen seiner im letzten Kriege so enormen epidemischen Ausbreitung als Infektionskrankheit aufgefaßt wird, obwohl wir einen Erreger nicht kennen, (und den wir daher auch von der Weil'schen Krankheit, die den gleichen Namen führt, und die von einer Spirochäte hervorgerufen wird, scharf trennen müssen). Damit ist das diagnostische Wissensbedürfnis des Internisten befriedigt. Nicht dagegen die Neugierde desjenigen, der nun einmal auf die seelische Vorgeschichte innerer Krankheiten aufmerksam geworden ist. Diese Aufmerksamkeit ist in den Fällen der letzten Vorlesungen noch jedesmal befriedigt worden. Jedesmal ließen sich da seelische Zusammenhänge zum Teil erstaunlicher Art aufdecken.

Was sollen wir damit nun anfangen? Da gibt es verschiedene Möglichkeiten, viele Gesichtspunkte, und allmählich sollten wir daran gehen, sie zu sichten und einzeln zu prüfen. Es sind nun leider nur wenige Vorarbeiten da, und Sie müssen verstehen, daß auf solchem Neuland feste Lehrsätze nicht vorzubringen sind. Es fehlen die wohlbegründeten Allgemeinbegriffe, und wir haben nur den einen, freilich großen Vorteil, daß wir uns dicht an die Beobachtung halten dürfen, ja müssen. Was also an Allgemeingültigkeit fehlt, wird an Lebensnähe gewonnen. Noch einmal habe ich hier durch einfaches Gespräch erhaltene, merkwürdige Aufschlüsse mitzuteilen. Auch dieses Mädchen hat eine diesmal wunderliche Liebesgeschichte hinter sich. Ehe ich sie erzähle, erinnere ich nochmals warnend an die Pflicht der ärztlichen Verschwiegenheit.

Seit mehr als drei Jahren liebt sie einen Mann, den sie noch niemals gesehen hat. Das kam von der in diesem Kriege aufgekommenen Sitte, mit einem im Felde stehenden unbekannten Soldaten einen Briefwechsel zu führen, der dann hier zu gegenseitiger Liebe führte. Aber als der Soldat heim kam, vermied sie eine Begegnung. Sie bekam eine begreifliche Angst. Es entstand eine Spannung, schließlich eine Absage von seiner Seite. Er schrieb, er könne überhaupt nie heiraten, denn bei einem Unfall sei sein Gesicht durch Verbrennungen völlig entstellt worden. Um diese Zeit erfolgte die heftigere Erkrankung an Gastritis bei der Patientin. Nun näherte sie sich ihm wieder an. Da schrieb er, er habe nun eine andere Frau gefunden, die, welche seine richtige Lebensgefährtin werden müsse. Unmittelbar nach diesem Brief entstand die fieberhafte Gelbsucht. – Jetzt ist alles in der Schwebe und verworren; klar ist nur, daß sie jetzt krank und in der Klinik ist.

All dies ist seltsam und doch nicht etwas, was noch nie vorgekommen wäre. Ein berühmter Briefwechsel unserer Literatur, der von

Wilhelm von HUMBOLDT (1847) mit einer Unbekannten, nie Gesehenen, ist so entstanden. Jakob und Lea, die Sage von Amphitryon, ein bekanntes indisches Märchen, das sind Erzählungen von Liebe in der Nacht und zwischen einander unbekannten oder verwechselten Personen, die oft tragischen Ausgang haben müssen. Sie beschäftigen den Geist der Erzähler und Dichter seit Jahrtausenden, weil sie etwas Allmenschliches berühren: die Spaltung von individueller und überindividueller Liebe. Geschieht das dann einmal in unserer nächsten Umgebung, so werden wir ergriffen, besinnen uns wohl auch jeder auf seine eigensten Erfahrungen.

In unserem Falle kommt es nun nicht zum Untergang in der Katastrophe, wie es die Dichter erzählen, sondern zum Ausgang in Krankheit. Die Krankheit übernimmt die Rolle, welche der tragische Dichter dem Tode gibt. Diese Lösung ist also abgeschwächt; andersartig und doch vergleichbar. Statt des Unterganges eines ganzen Menschen sind es nur die Zellen eines Organs, welche geopfert werden; aber sie sind doch ein Stück einer Person, sie gehören ihr lebendig zu. – Da haben wir nun eine recht phantastische Deutung, und Sie fordern einen besseren Beweis. Aber ich habe keinen und kann nur auf Ihre Bereitschaft zählen, eine Hypothese zuzulassen, die man wenigstens prüfen sollte. Eindrücke, nicht Beweise müssen zugelassen werden, wollen wir hier weiter kommen. Und am eindrucksvollsten ist gewiß, daß die Gastritis gerade dann klinisch ausbricht, als die erste Absage kommt, und daß der Ikterus ausbricht, als die Nachricht eintrifft, eine andere Frau habe die Kranke bei ihrem Freunde ersetzt – wahrscheinlich für immer. Dieses *zeitliche* Zusammentreffen würde ein Problem der Klinik aufhellen, das sie vorher nicht lösen oder nur unglaubwürdig deuten konnte, die Frage nämlich, warum ein Mensch *gerade jetzt* erkrankte. »Warum gerade jetzt?« – das ist die bei so vielen Krankheiten ganz dunkle Frage. Man spricht oft von Überarbeitung, vom Wetter oder von Erkältung. Aber Derartiges wäre an erschütternder Kraft mit einer solchen Lebenswende doch unvergleichbar.

Es gibt noch eine zweite Frage, der die klinische Pathologie meist ratlos gegenübersteht, und das ist die: warum gerade diese Krankheit und keine andere? Wenn wir verstehen, »warum gerade jetzt?«, dann wissen wir doch nicht »warum *gerade dies*?« An diesem Problem haben die wenigen Forscher, die sich auf psychologischem Wege darum bemühten, sich die Zähne ziemlich vergebens ausgebissen. Eine Vermutung, die recht unbestimmt ist, will ich Ihnen, beinahe zur Abschreckung, nicht vorenthalten. Den Neid heißt die Sprache bekanntlich »gelb«. Nun, eine Eifersucht ist auch eine Art von Neid, eben eine erotische Variante desselben. Diese Kranke hatte alle Ursache dazu, und sie ist nicht die erste Ikteruskranke, die ich unter solchen Umständen mit dieser Krankheit erkranken gesehen habe. Mehr sage ich nicht, denn wir müssen mißtrauisch gegen solche Vermutungen sein, und ich kann Ihnen versichern, daß alle Einwendungen, die man erheben kann, mir vertraut sind.

Begnügen wir uns mit dem erstgenannten Fingerzeig: es ist nicht abzuweisen, daß die Kranke gerade jetzt erkranken mußte, weil gerade jetzt ihr Gemüt so tief enttäuscht wurde, daß der Ausweg in die Krankheit wie eine Linderung kam. Darin stimmt unser heutiger Fall mit allen anderen der letzten Vorstellungen, besonders der Mesenterialtuberkulose, der Herzinsuffizienz und der Epilepsie, überein. Wir werden also nicht so leicht loskommen von der Erkenntnis, die Krankheitsentstehung organischer Leiden sei doch tief verbunden mit seelischen Ereignissen. Aber wir werden auch darüber allmählich uns klar: welche besondere Art seelischer Vorgänge so wirksam ist, diese Frage ist noch ebenso verborgen wie die umgekehrte, welche besondere Bedeutung jedes Organ, etwa Herz, Gehirn, Leber, für die Bewegung des seelischen Ganzen besitze.

Zum Schluß noch eine Bemerkung: Sie können denken, das seien eben doch ganz ungewöhnliche und seltene Fälle, die ich Ihnen ausgesucht habe. Bei den meisten Erkrankungen finde man dergleichen nicht. Das ist irrig, das liegt nur an einer Blindheit dessen, der vergeblich danach gesucht zu haben vorgibt. Ein Leben, in welchem die großen Lebenskrisen nicht vorkommen, gibt es nicht. *Immer* ist etwas von dieser großen Dimension am Werke, also auch bei jeder Krankheit. Ich weiß, es ist nicht ganz einfach für viele Menschen, das einzusehen, und man muß viel bedenken und erforschen, um die richtige Anerkennung dieser Sätze zu bekommen. Sie werden vielleicht geneigter dazu werden, wenn Sie, jeder einzelne, sich fragt: ob *er* für sich bereit wäre, *sein* Leben als unberührt von den großen und größten Lebensfragen zu beurteilen? Dann zeigt sich: dazu ist doch keiner bereit. Viele haben nur eine ganz sonderbare Neigung sich angewöhnt, bei sich und anderen das seelische Leben zu bagatellisieren.

VII. »Überlagerung« – Abspaltung (Polyarthritis und Hysterie)

W: Guten Tag, Fräulein N. – Ist es recht, daß ich Sie mal zeige?
P: Ja.
W: Wie alt sind Sie?
P: Zwanzig.
W: Wie geht's denn jetzt?
P: Der rechte Fuß tut ein bißchen weh.
W: Würden Sie uns mal erzählen, wie's angefangen hat?
P: Was denn?
W: Die Krankheit.
P: Der Fuß war angeschwollen, ich dachte erst, er sei eingeschlafen, dann konnte ich nicht auftreten. Er war ganz dick verschwollen und hatte große rote Flecken. Nach ½ Stunde waren die Flecken bis zum Knie, die nächsten Tage habe ich es an beiden Beinen gehabt, dann ging's bis zur Hüfte und dann über den ganzen Körper. Erst, als ich versuchte aufzutreten, merkte ich, daß es Rheumatismus war.
W: Woran merkten Sie, daß es Rheumatismus war?
P: Wenn ich auftreten wollte, setzten die Schmerzen ein, und auch beim Beklopfen. Die Schmerzen waren fast nur anfallsweise.
W: Und dann war wieder alles weg?
P: Nein, nie ganz, die Schwellungen waren geblieben, bloß die Schmerzen waren weg.
W: Also, jetzt entwickelt sich doch das Bild, das wir von der Polyarthiritis rheumatica acuta kennen. – Hatten Sie auch Fieber?
P: Zu Hause bis 40°, jetzt nicht mehr. Vor drei Jahren hatte ich das schon mal.
W: Genau dasselbe?
P: Nein, da war es viel schlimmer, ich konnte mich gar nicht bewegen, war ganz steif, das dauerte vier Monate.
W: Hatten Sie noch etwas?
P: Vorher Mittelohreiterung, und dann bekam ich den Rheumatismus.
W: Also, eine der Ursachen, die an verschiedenen Orten liegen können, haben wir auch hier; nicht, wie so oft, die Tonsillen, sondern das Mittelohr scheint hier der »fokale Herd« für die dann im ganzen Organismus ausgebreitete Krankheit gewesen zu sein. Denn nicht nur zahlreiche Gelenke wurden ergriffen. Ein Befund

am Herzen beweist, daß eine Endocarditis mitralis auftrat. Wir hören ein systolisches Geräusch, finden eine Vergrößerung des Herzens und bei der Durchleuchtung eine Stauungslunge. Der Urin enthält Eiweiß und Erythrocyten, die Zeichen der Stauungsniere. Es besteht also eine Dekompensation des Kreislaufs mit Ödemen an den Beinen, die zugleich mit dem Gelenkrheumatismus eintrat. Dieser ist nur ein neuer Schub, ein Rezidiv einer früher schon stattgehabten Krankheit, bei der der Herzklappenfehler entstanden sein dürfte. –
Wie steht es denn mit der Beweglichkeit?
Wollen Sie mal ein bißchen aufstehen, ich helfe Ihnen.
Warum schnaufen Sie denn so? (Keine Antwort.)
Warum machen Sie denn so ein ernstes Gesicht? War das früher auch so?
P: Ich hab's erst lernen müssen damals, war ohnmächtig geworden. Jeden Tag ging ich dann einen Schritt mehr.
W: War das ganz ähnlich wie jetzt?
P: Nein, ich war ganz steif.
W: Haben Sie eigentlich Angst?
P: Nein.
W: Geht es denn nun ohne die Verbände besser?
P: Ja.
W: Jetzt danke ich Ihnen schön, nun dürfen Sie wieder rüberfahren.

An sich ist das soweit ein ganz übersichtlicher Fall, doch es sind Einzelheiten da, die vielleicht etwas nachdenklich oder stutzig machen können. Die Beschreibung des ersten Anfangs will mir nicht recht aus dem Sinn. Wenn nämlich jemand sagt, er habe das Gefühl von Eingeschlafensein gehabt, so sieht das nicht aus, das müssen Sie mir schon glauben, wie wenn jemand eine Polyarthritis bekommt, die eben mit Schmerzen anfängt. Aber eine solche liegt vor, viele Gelenke sind geschwollen und schlecht beweglich. Auch das anfallsartige Kommen und Gehen der Schwellung, Rötung und Schmerzen ist dabei gewöhnlich. Und doch ist das so sehr rasche Kommen und Vergehen eben auch anders wie bei einer voll entwickelten gelenkrheumatischen infektiösen Krankheit. Immer, wenn die Patientin ihre Krankheit beschreibt, dann ist ein gewisser unwahrscheinlicher, phantastischer Zug beigemischt. Etwas stimmt da nicht.

Bei der Einlieferung ging es hoch her, da hat die Patientin geschrien; noch auf der Tragbahre hat sie eine sonderbare motorische Erscheinung gezeigt, nämlich einen richtigen hysterischen Kreisbogen. Es handelt sich um ein Sichbäumen in Rückenlage, bei dem sich der Rumpf wie ein Bogen emporwölbt und die Kranke sich nur mit den Füßen und dem Kopfe aufstemmt. Dieses seit CHARCOT in der Klinik klassisch gewordene, unter dem Namen arc en cercle berühmte Symptom ist sicher uralt. Es ist sozusagen ein motorischer Archetypus, dem Organismus der Frau unbewußt eingeboren. Es dient auch dem Unerfahrenen als Beweis der Hysterie. Jetzt fügt sich uns ein neues Bild zusammen: der todernste, aber leere Blick, die sonderbare Gangart, als ob sie über die dünne Eisdecke eines kaum zugefrorenen Sees ginge, die wie in Angst aufgerissenen Augen, die etwas unglaubhaft ausgemalte Beschreibung ihrer verschiedenen Krankheitszustände, dann aber die grobtheatralischen Szenen beim Eintritt in die Klinik – dies alles läßt keinen Zweifel über die psychische Komponente. Schließlich erfuhren wir auch, sie habe in früheren Jahren einige Male »Nervenzusammenbruch«, sogar mit mehrtägiger Bewußtlosigkeit, gehabt. Es werden wohl auch hysterische Zustände gewesen sein, bei denen ja die Erinnerung oft angeblich fehlt. Diesmal konnte ich freilich von Fräulein N. hören, sie wisse wohl, wie sie bei der Aufnahme geschrien habe und sie habe sich nachher geschämt. Das spricht für ein Schuldgefühl, das bei organischer Krankheit doch gewöhnlich fehlt. Bei ihr ist das anders. Als ich nämlich von ihrer Erkrankung ganz allgemein sprach und sie frug: »Woher kam denn die Krankheit?«, erwiderte sie: »Das hab' ich doch nicht gewollt!« Mit dieser Abwehr hat sie ein wichtiges Stück aus der Psychologie der Hysterie verraten. Es ist das unbewußte Schuldgefühl, was sich so ans Licht eines halben Bewußtseins drängt.

Wir haben diesmal festen Boden unter den Füßen. Von Anfang an herrscht kein Zweifel: die Kranke hat sowohl einen akuten Gelenkrheumatismus mit Kreislaufstörung, wie auch eine Hysterie. Wir können uns von der Beschämung erholen, die wir an der Fehldiagnose bei jener Epilepsie erlebten. Diesmal interessiert uns nicht ein Entweder-Oder, sondern ein Sowohl-als-auch. Wie hängen die organischen und die psychischen Vorgänge zusammen, wenn auf beiden Gebieten krankhafte Symptome sich bilden? Zurzeit ist die Organkrankheit am wichtigsten; die psychischen Erscheinungen sind nur ein Anhang. Die Internisten nennen so etwas »Überlagerung«; das soll heißen, daß auf die physische Krankheit psychische Begleiterscheinungen aufgesetzt seien. Wir wollen das annehmen, aber näher studieren. Die Sache ist nicht so einfach.

Mit dem hysterischen Kreisbogen ist doch eine Paradoxie gegeben. Ein Kranker mit heftigen Gelenkschmerzen pflegt so ausladende Bewegungen gerade zu vermeiden. Dieses Mädchen überrascht uns dadurch, daß sie im Anfall genau das ausführt, was ihre angeblich furchtbaren Schmerzen ins Maßlose steigern muß. Das ist ein Gegensatz zur gewöhnlichen Überlagerung; denn bei dieser gehen die organischen Symptome gleichsam nahtlos in die psychogenen über. Was die Krankheit erzeugt, erscheint so einfach übertrieben, in sich selbst verlängert. Auch diesen eigentlichen Überlagerungstypus sehen wir, nachdem die Patientin ruhiger wurde. Jetzt meidet sie jede Bewegung, selbst in Gelenken, die gar nicht krank sind. Das Bild der Kranken bekommt so den Wert der Übertreibung; sie steuert gleichsam auf die Etikette »schwerkrank« zu; sie dirigiert damit auch die Pflegerin, den Arzt in der Richtung »schwerer Fall«, zwingt zu erhöhter Rücksicht, Sorgfalt, Bemühung. Man hat ihr Hände und Füße in Watte gepackt, obwohl das unnötig war. – Beides, dies sonderbare Wüten im Gegensatz und das wehleidige Übertreiben im Gleichsinn mit der Gelenkentzündung, ist aber charakteristisch für die Hysterie, bei der sowohl die Selbstbestrafung, wie die Selbstverherrlichung gespielt werden. Sowohl Hyperpathie wie Analgesie wird in der Neurologie der Hysterischen beschrieben, und hier sehen wir den Gegensatz auch bei der sogenannten Überlagerung wiederkehren. Das hat also einen tiefenpsychologischen Sinn. Es hat aber auch den Sinn, neben der Krank*heit* das innere Bild der Kranken für ihre Umgebung, die Situation des Krank*seins* recht sinnfällig und auf eine bestimmte Art *darzustellen.*

Wir haben nun einen großen Vorteil davon, wenn wir zu unterscheiden verstehen zwischen dem, was durch die organische Krankheit und dem, was durch die hysterische Psyche hervorgerufen ist. Man sollte denken, auch der Kranke habe davon Nutzen; aber es zeigt sich, daß es selten vorkommt, daß derselbe Arzt ein guter Internist und ein guter Psychotherapeut ist. Ich hoffe, daß das mit der Zeit anders wird. Der Grund, warum Anlage wie Ausbildung der Ärzte bisher meist so auseinanderfällt, ist auch der, daß in der bisherigen Medizin die ärztliche Haltung ganz gespalten ist. Wenn Sie an eine Hysterie herantreten, dann müssen Sie den Kranken, die Krankheit auffassen wie eine menschliche Problematik. Etwas Derartiges kommt in der Schule der pathologischen Anatomie und Physiologie überhaupt nicht vor. Ich will wenigstens aus der Geschichte der Hysterielehre einiges schon Halbvergessene erzählen, was Ihnen zeigt, wie die menschliche Problematik hier eingeführt wurde. Als FREUD zuerst auftrat, gab es eine Art von Skandal, weil er behauptete, *jede* Hysterie beruhe auf abartiger Verwendung des Geschlechtstriebes. In unserem Falle sind die Andeutungen dieses Zusammenhanges unschwer zu erkennen. Der Kreisbogen ist unmißverständlich ein freilich unbewußtes sexuelles Angebot; dieser Triumphbogen ist eine übertriebene Coitusstellung und als solche schon immer verstanden worden. Noch einen anderen Zug muß ich erwähnen. Mir und anderen Ärzten ist bei dieser Kranken eine unbewußte Tendenz aufgefallen, die Genitalien zu entblößen, wenn man sie untersucht. Sie scheint merkwürdig unempfindlich gegen den Blick der Ärzte in diese Gegend zu sein, und es ist dies eine Äußerung eines Zeigetriebs, einer Art von unbewußtem Exhibitionismus. Die Sexualtheorie der Psychoanalyse hat, aller Ablehnung zum Trotz, sich behauptet, denn sie wird eben von der Erfahrung bestätigt. Einen Haupteinwand, den wichtigsten, bildeten dann die Hysterien, welche nach Unfällen und Kriegseinwirkungen, in großer Zahl besonders im Ersten Weltkrieg, entstanden. Bei der traumatischen Hysterie schien die Sexualtheorie zu versagen. Schon vorher hatte sich Alfred ADLER von der psychoanalytischen Schule FREUD's abgezweigt, indem er anstelle des Sexualtriebs den Geltungstrieb für viele Fälle verantwortlich machte.

Diese Auffassung versteht man am besten, wenn man sich klar macht, daß eine Hauptaufgabe des Menschen sein Zusammenleben mit anderen Menschen ist. Im Zusammenleben ist aber, sobald die Liebesbindung nicht ausreicht, ein Machtkampf unvermeidlich. Auch das erotische Verhältnis ist allemal zugleich ein soziales, und im sozialen Gegenüber pflegt einer von beiden der Stärkere zu sein. Der eine hat die Macht, der andere die Ohnmacht. Im sozialen Kampf ist dann die Frage unvermeidlich, die am kürzesten formuliert lautet: »Wer wen?«. Wer zwingt und wer gehorcht? Dieser fundamentalen Bedeutung des Machtwillens hatte bekanntlich NIETZSCHE Geltung und Popularität verschafft. Sie ist führend auch im Denken des Sozialismus und ADLER war Sozialist. Wer nun die äußere Macht nicht besitzt, will wenigstens etwas gelten, und so wurde hier das Geltungsstreben als psychologische Triebkraft auch in die Hysterielehre eingeführt. – Auch dieser Wesenszug ist bei unserer Patientin ganz offenkundig vorhanden. Allen Beobachtern ist ihr Geltungsbedürfnis aufgefallen. Es ist, als ob sie irgendein Schwächegefühl dauernd zu überwinden suchte, indem sie sich in Szene setzt, ihre Vortrefflichkeit herauszustellen strebt. So gilt sie bei ihren Kolleginnen als ein Greuel. Wir fanden auch, dieser Zug habe sich wahrscheinlich schon in der Kindheit in der Konkurrenz mit einer jüngeren, leichtlebigeren, unbefangeneren und erfolgreicheren Schwester ausgebildet.

Faßt man zusammen, so sieht man gerade an unserer Patientin, wie gut sich die Sexualtheorie mit der Geltungstheorie vereinigen läßt, wie unnötig der erbitterte Kampf der ADLER'schen gegen die FREUD'sche Schule war, der sie doch alles verdankte. Die sexuale und die soziale Problematik des Menschen sind nur zwei Seiten derselben Sache. Der Wettstreit im Interesse des Geschlechtes ist ein soziales Phänomen. Die Schwierigkeit liegt auf einer anderen Ebene. Wir möchten gerne wissen, ob die Organkrankheit und die hysterische Reaktionsweise einheitlich verstanden und dann auch einheitlich behandelt werden können. Für dieses heute viel schwerere Problem haben wir diesmal anscheinend nichts gewonnen. Wir mußten im Gegenteil zur Klärung der Situation die beiden Dinge vor allem unterscheiden. Überblickt man die Fälle, die wir in den letzten Stunden kennen lernten, so muß man sagen: das Problem hat eigentlich jedesmal eine andere Gestalt angenommen. Erinnern wir uns noch einmal an diese Variationen. Eine Kranke mit Diabetes war überzeugt, daß sie diese Krankheit durch Aufregung bekommen und daß sie eine andere, ältere Krankheit (Gelenkrheumatismus) durch Christliche Wissenschaft überwunden habe. Bei allem Respekt vor ihrer Auffassung fiel es uns schwer, ihr ganz zu folgen. Bei einer anderen Kranken mit Drüsentuberkulose wurde es sehr plausibel, daß sowohl die Infektion wie die seelischen Kämpfe ihren Anteil an dem einheitlichen Resultat gehabt haben. Dann kam ein alter Kranker, dessen Kreislauf unter der Dauerwirkung tiefen Verdrusses und steigender Angst zusammenbrach; gewiß war das vorbereitet durch Altersveränderungen an Herz und Gefäßen. Die folgenden Fälle zwangen uns aber, die psychogene und die organische Entstehung des Bildes streng zu scheiden, um eine Fehldiagnose zu vermeiden, teils um zu erkennen, es handele sich nur um eins von beiden, teils um zu konstatieren, daß die beiden Leidensarten zu Recht bestehen.

Wir sehen demnach sowohl den Fall, daß die Entstehungsweise eine doppelte, das Ergebnis aber einheitlich ist, wie auch den umgekehrten, daß eine einfache Wurzel in zwei Äste sich gabelt. Alles in allem imponiert am meisten die Vielfalt, aber auch die Kompliziertheit der Verhältnisse. Und so anziehend der Plan ist, einen großen, einfachen Grundgedanken für alle Fälle zu entdekken, so nötig scheint es, eine voreilige Formulierung zu vermeiden. Unser Ziel kommt mir vor wie die geographische Entdeckungsgeschichte des afrikanischen Kontinentes; von den verschiedensten Küstenpunkten wurden Expeditionen nach Zentralafrika vorgetrieben. Aber im Zentrum bleibt bis heute ein großes unentdecktes Gebiet.

Eines ist aber aus unserem heutigen Falle doch zu lernen. Die »Überlagerung« der Internisten ist keine Erklärung, sondern etwas, was selbst erklärt werden muß. Ich schlage Ihnen vor, sich den Sachverhalt anders vorzustellen, als die Internisten es zu tun pflegen. Diese stellen sich vor, daß jemand einen Organprozeß bekommt und nun, infolge einer seelischen Anlage zur hysterischen Reaktion, psychogene Symptome auflagert. Demgegenüber empfehle ich, sich die Krankheit ursprünglich einfach vorzustellen und das Auseinandertreten von organischen und psychogenen Symptomen als sekundär zu betrachten. Ich weiß, daß Sie damit im Augenblick wenig anfangen können. Halten Sie deshalb nur so viel fest: unsere heutige Patientin hat uns gezwungen, bei der Therapie in Rechnung zu stellen, daß sie, wie jeder Mensch, auch ein sexuales und ein soziales Wesen ist. Diesen Zwang übt sie dadurch aus, daß sie in ihrem Kranksein bestimmte nur psychologisch verständliche Symptome produziert und gleichsam besonders herausstellt. Nehmen wir daraus die Anregung, bei jedem Kranken eine Komponente dieser Art zu vermuten, auch wenn sie nicht in so auffälliger Weise herausgestellt wird. Dieser Gedankengang wird uns noch weiter beschäftigen müssen. Statt »Überlagerung« würden wir aber besser von neurotischer *Abspaltung* sprechen; denn hier hat sich etwas zunächst Einfaches besonders weitgehend gespalten. Indem nämlich die Darstellung des Krankseins als solchen, die Demonstration des Krankseins an sich von der Krankheit abgespalten wird, bekommen wir eine Zweiheit, wo vorher Einheit war. Man kann in einem Vergleiche sagen: ein gewöhnlicher Mensch tritt als Schauspieler auf eine Bühne. In diesem Augenblick zwingt er uns, an ihm den Darsteller und seine Rolle zu unterscheiden.

VIII. Phantasie (Struma)

W: Was hat Sie denn zum Arzt geführt?

P: Mein zweites Kind ist 1943 geboren, darnach wurde ich krank, das war der erste Anlaß dazu.

W: Also, seit dem zweiten Kind sind Sie krank?

P: Ja, aber durch die Kriegsumstände bin ich nie dazu gekommen, zum Arzt zu gehen, hab's immer wieder aufgeschoben. Aber jetzt ist es mit den Träumen so schlimm geworden, und ich dachte, es käme vom Hals und bin zum Arzt gegangen.

W: War das früher nie, daß Sie Angstträume hatten?

P: Als Kind von 3-4 Jahren habe ich oft nachts aufgeschrieen und habe aus dem Bett heraus gewollt, aber an Träume kann ich mich nicht erinnern.

W: Sie wissen nur, daß das Schreien auf Träume schließen läßt, erinnern sich aber nicht an diese Träume?

P: Nein.

W: Aber jetzt erinnern Sie sich; welcher Art waren die Träume jetzt?

P: Männer brechen bei mir ein und nehmen mir etwas weg, oder ich laufe auf einer belebten Straße herum und habe nur ein Hemd an, alle Leute sehen auf mich, oder zwei Ochsen laufen im Kreise herum, und ich habe eine rote Bluse an und fürchte, daß die Ochsen dadurch besonders gereizt sind. Ein Bauer steht dabei und verhindert die Ochsen aber nicht, auf mich loszugehen.

W: Nur Ochsen, oder auch andere Tiere?

P: Auch Hunde, Katzen und solche Tiere.

W: Und die Einbrecherträume?

P: Da träume ich auch immer so auffallendes Zeug, so Verfolgungsträume, da kommen Männer mit Messern und Stangen und stechen mich überall hin, in die Brust und hier vorne. Oder sie kommen zu mir und nehmen mir etwas weg.

W: Das war der eine Grund, warum Sie zum Arzt gingen, die Träume. Haben Sie noch andere Beschwerden?

P: Herzbeklemmung, wenn ich mich aufregte, oder anstrengte, oder bückte. Besonders beim Bücken, da drückt der Hals so nach vorn.

W: Im Krankenblatt ist auch von Schwitzen die Rede.
P: Wenn ich furchtbar Angst hatte, z.B. als die Franzosen erwartet wurden, voriges Jahr, da war ich in Schweiß gebadet.
W: Strecken Sie mal Ihre Hände aus (Untersuchung). – Ich kann keine ausgesprochen thyreotoxischen Zeichen finden.
P: Ich kann gar nicht verstehen, daß ich so furchtbar viel Hunger habe, ich könnte immerzu essen. Ich dachte, das alles kommt von meinem Hals.
W: Es ist eine ziemlich derbe, nicht pulsierende Vergrößerung der Schilddrüse da, die Haut ist nicht besonders feucht. Rechts hat sie eine periphere Facialisparese, der Stirnast und der mittlere Ast sind gelähmt. – Woher haben Sie das?
P: Das war schon als Kind, als ich mich mal verletzt hatte.
W: Wie alt waren Sie da?
P: Drei bis vier Jahre.
W: So, jetzt können Sie wieder rübergehen.

Es war ein sehr richtiger Entschluß des behandelnden Arztes, diese Kranke in die Klinik einzuweisen. Hier haben wir die Hilfsmittel zur Entscheidung, ob eine übermäßige Funktion der Schilddrüse mit ihrer Vergrößerung verbunden ist. Die übergroße Munterkeit, die seelische Erregung, die Gewichtsabnahme bei Appetit könnten sehr wohl darauf beruhen. Andererseits fehlen einige der bezeichnenden Symptome einer Hyperthyreose. Der Puls ist nicht besonders beschleunigt, ein Tremor der Hände fehlt; auch Haarausfall, Durchfälle, Verminderung der Menstrualblutung liegen nicht vor. Sie hat Schweißausbrüche, aber hauptsächlich bei den schweren Träumen. Eine Lymphocytose fehlt gleichfalls. Schließlich wurde, als entscheidendes Prüfmittel, der Grundumsatz bestimmt und normal gefunden. Damit ist nach den Anschauungen des Internismus entschieden, daß keine Hyperthyreose vorliegt. Ich glaube, man sollte sich daran halten, obwohl in diesem und ähnlichen Fällen das Bild der Thyreotoxikose ohne Grundumsatzsteigerung die Frage nahelegt, ob dieses Zeichen nicht auch einmal fehlen dürfte. Bei unserer Kranken aber stellt sich heraus, daß zwischen ihrem Kropf und ihrem psychischen Leben eine ganz andere Beziehung als bei den Basedow-Kranken besteht; bei ihr besteht eine Beziehung, die ebenfalls merkwürdig, aber anders ist. Sie hat sich nämlich die Auffassung zu eigen gemacht, der Druck der Geschwulst am Halse bewirke ihre ganz übermäßigen und angstvollen Träume. Sogar am Tage gerate sie leicht in eine Art Schlummer oder Halbschlaf, und dann stellten sich sofort diese Träume ein. Immer kommt sie auf dieses Thema zurück und diskutiert sie die mögliche Abhilfe durch Operation.

Es sind zwei Arten von Träumen. Die einen sind Verfolgungen durch Einbrecher oder Tiere, nämlich Katzen, Hunde, Ochsen. Bei der anderen Art geht sie nackt auf einer von Menschen belebten Straße.[2] Was bedeutet dies? FREUD (1900) hat gezeigt, daß Traum und Neurose nach den gleichen psychologischen Prinzipien gebaut sind. Dies besagt, daß der Neurotische seine Symptome nach denselben Regeln bildet, wie der Schlafende seine Träume; der Schlafende ist also, wenn er träumt, auf die gleiche Art psychisch tätig wie der Neurotische, wenn er ein Symptom bildet. Ohne die Träume der Patientin zu analysieren, können wir uns davon hier nicht überzeugen; es ist auch unnötig, denn diese Erkenntnis hat die Psychoanalyse längst gefestigt. Unser Fall bietet nur einen Anlaß zu einer orientierenden Anmerkung. Stellen Sie sich vor, ein Kranker bekäme die Angstvorstellungen ihrer Träume auch im Wachen, fürchte sich also vor bestimmten Tieren und vor der Schaustellung seiner Nacktheit auf der Straße. Dann bekommen Sie zwei Formen der Angstneurose, die beide sehr bekannt sind: die Tierphobie und die Platzangst.

Eine Tierphobie haben die meisten von uns etwa um das dritte oder vierte Lebensjahr herum durchgemacht und regelmäßig bezieht sie sich auf Hunde, seltener auf andere Tiere, wie Kühe, Pferde. Vor dieser Zeit liegt gewöhnlich eine Episode der Angst vor unbekannten Menschen; man sagt dann, daß die Kinder »fremdeln«. Diese Kinderneurosen sind flüchtig, verschwinden nach einiger Zeit, aber man findet sie in der Anamnese der Platzangst-Kranken wieder als deren Vorläufer. Die Disposition zur Angst bleibt, nur das Thema wechselt. Da ist dann die Nacktheit. Für kleinere Kinder ist die Nacktheit ein nicht nur harmloses, sondern ein beglückendes Vergnügen. Früher oder später, das hängt von der Erziehung ab, jedoch stets vor der körperlichen Pubertät, schlägt dies um. Jetzt wird die Entblößung zu einer Quelle der Scham, die zu Abwehr und Angst weiterführen kann. Im Falle der Neurose wird dann die »Entblößung« durch »Öffentlichkeit«

2 Sie hatte dies in der Tat geträumt. Vor dem Auditorium korrigierte sie »nur mit einem Hemde«, weil sie sich schämte.

ersetzt; das heißt: die Öffentlichkeit der Straße bewirkt das, was früher einmal die Entblößung hervorrief, und das ist dann die Agoraphobie.

Dieser Exkurs gehört eigentlich nicht hierher; er soll nur illustrieren, was die Träume unserer Kranken bedeuten könnten: eine Angst, die entstanden ist aus dem Konflikt von Wunsch und Verbot oder, besser: von sexuellem Wunsch und Keuschheitswunsch. Die Psychoanalyse hat uns gelehrt, daß beides sich ursprünglich auf den Vater bezogen hat. Unsere Patientin kommt unserem Verständnis auch hier entgegen, denn tatsächlich taucht in einem ihrer Träume auch der Vater selbst mit einem Messer bewaffnet auf, was einen Phallus bedeutet.

Viel mehr Mühe macht es uns aber, die Beziehung zur Schilddrüsenschwellung zu verstehen, die nach der Theorie der Patientin die Angstträume hervorrufen soll. Sie folgt darin der Ansicht des ARISTOTELES, nach dem Leibreize die Träume bewirken. Das braucht nicht falsch zu sein, weil unsere psychologische Deutung richtig ist. Knüpfen wir an das an, was wir in der letzten Stunde an der mit Hysterie überlagerten Polyarthritis gelernt haben. So ähnlich wäre es auch diesmal: die körperliche Veränderung – die Struma – wird überlagert von Träumen, welche ja, das haben wir jetzt hinzunehmen, dem psychologischen Bau nach ein Analogon der hysterischen Symptombildung sind. Indes hat uns diese »Überlagerung« nicht befriedigt, weil der innere Zusammenhang zwischen Gelenkentzündung und hysterischem Kreisbogen so unwahrscheinlich wie nur möglich ist. So ist es auch hier: was soll der dicke Hals mit dem sexuellen Entblößungskomplex zu tun haben?

Ich schlage nun vor, wir lassen einmal unserer Phantasie die Zügel schießen; wagen wir einmal eine spekulative Konstruktion! Wann wurde die Kranke krank? Sie bekam die Struma nach der Geburt des zweiten Kindes, damals aber bekam sie auch die massenhaften Träume. Jetzt ist sie, naiv betrachtet, mehr traumkrank als kropfkrank. – Das zweite Kind ist für viele Frauen der Anfang der vollen Reife als Weib *und* Mutter. Viele Frauen sind nach dem ersten Kinde noch ein halbes Mädchen. Erst das zweite Kind erweckt die reife Mütterlichkeit. Jetzt erst entsteht das Bild der ganzen Familie. Mit dem Tode der Eltern würde kein zahlenmäßiger Verlust der Menschheit entstehen. Nicht selten überlegen sie jetzt zum ersten Male, ob sie sich weitere Kinder noch »leisten könnten«. Nicht selten beginnt jetzt jene Störung der Ehe, welche durch Verhütung der Empfängnis entstehen muß. Dies geschieht durch die eine oder die andere Methode; aber für jede gilt: wie man's macht, ist's falsch. Der natürliche Ablauf ist unterbrochen. – In unserem Falle (es war eine sehr glückliche Ehe) trat eine viel grausamere Störung ein: der Ehemann kam durch einen Unfall ums Leben. Jetzt muß sie noch einen aufreibenden Prozeß um eine Entschädigung führen; die Schuldfrage ist nicht geklärt. Kurz darnach verlor die Witwe ihre Mutter durch Fliegerangriff. Befragen wir die Krankengeschichte im Sinne der Frage: »Warum gerade jetzt?«, so lautet die Antwort: gerade damals erlitt die Patientin zwei der schwersten Verluste, und dann erkrankte sie. Es ist nun nicht sonderbar, daß auch die Sexualkonflikte, die wir aus den Träumen erraten haben, aktualisiert wurden. Leib und Seele sehnen sich nach einem Mann und einem weiteren Kind. Was sie bekommt, sind sexuell zu deutende Träume und – statt Schwangerschaft – die Geschwulst am Halse. Das Organ, welches sich vergrößert, ist nach oben disloziert worden; nicht das, was größer werden soll, sondern ein anderes vergrößert sich.

Ich habe Ihnen gesagt, daß wir unsere Phantasie gewähren lassen wollen. Ich entschuldige mich nicht, halte dies für erlaubt und sogar für notwendig, bin aber gerne bereit, über das Verhältnis von Phantasie und Wissenschaft bei Gelegenheit einen Vortrag zu halten, bei dem die Wissenschaft und ihre Moral bestimmt nicht zu kurz kommen wird. Wir haben in der akademischen Luft meist vor der Phantasie eine sonderbare Angst, die auf unsere wissenschaftliche Selbstsicherheit gar kein gutes Licht wirft.

Aber wir können noch eine Überlegung anschließen, die ungefährlicher ist. Unerledigt ist noch das Problem der Überlagerung in unserem Falle, das schon vorhin einmal berührt wurde. Die Internisten erblicken eine Schwierigkeit darin, wenn der Patient, anstatt sich brav damit zu begnügen, daß er eine Geschwulst am Halse bekommen hat, auch noch psychische Schwierigkeiten macht. Sie nennen das eine »Komplikation«. Es soll unverständlich sein, daß jemand zusätzlich an Angstträumen leidet, obwohl er doch nur eine Vergrößerung der Schilddrüse bekommen hat. Sie schließen, daß dafür eine andere Ursache vorliegen müsse, entschließen sich vielleicht, diesen Zusatz dem Psychiater zu zeigen. Ich bin anderer Meinung und finde, daß der Fall gerade dadurch verständlicher, durchsichtiger, einfacher wird. Es ist doch wohl zu erwarten, daß die Überraschung uns überrascht, das heißt erregt, unser Denken anregt, unser Gefühl in Wallung bringt. »Das hätte ich mir nicht träumen lassen«, sagen wir; wir setzen also voraus, daß am ehesten wenigstens unsere Träume es uns verraten, wenn etwas Unerwartetes unsere friedliche Ruhe stört, denn unser Schlaf ist sogar empfindlicher als unser waches Bewußtsein. Welcher Mensch dächte daran, er werde eine Krankheit und gerade diese »sich zuziehen«. Krank-werden, das ist doch das Überraschtwerden schlechthin.

Der Mensch ist also bestimmt ein Wesen, welches überrascht werden kann; und darin liegt nun dies: die Krankheit ist ein ganz vorzügliches Beispiel für diese Beschaffenheit des Menschen. Es kann doch gar nicht anders sein, als daß wir die Krankheit als *Fremdling* erfahren. Wenn die Patientin also sagt: »Mein Hals ist dick geworden«, dann ist ihr Hals oder etwas an ihrem Hals dieser Fremdling geworden. Sie hat diesen Teil ihres Halses von sich abgespalten, das heißt: entdeckt, daß dieser Teil ihr nur noch halb gehört. Aber sie hat nicht so weit gehen können, diesen Teil von sich zu tun, wie eine Halskette, die man abends ablegen kann; er gehört doch auch zu ihr. Das ist ein Zwiespalt. – Es wäre aber doch merkwürdig, wenn diese sonderbare Erfahrung gar keinen Grund hätte. Wir sind doch nicht gewohnt, Menschen in unserem Zimmer zu sehen, die gar nicht da sind; oder unbekleidet umherzugehen, wenn wir ein Kleid besitzen. Wenn wir so Unmögliches wahrnehmen oder tun, dann wissen wir auch schon: dies ist ein Traum oder eine Täuschung. Und wir sind auch diesmal überrascht, daß so etwas möglich ist.

Wenn also ein Mensch überrascht wird, dann kann es doch gar nicht anders sein, als daß wirklich etwas objektives, reales Fremdes in der Welt herankam und da ist, und es kann auch nicht anders sein, als daß diese Befremdung von ihm auch subjektiv *erlebt* wird. Das objektive Geschehnis und das subjektive Erlebnis fordern einander, sind unzertrennlich. Das eine ohne das andere wäre ganz und gar unverständlich. Verständlich wird das überraschende Fremde doch nur, wenn ich etwas Geschehendes erlebe, das Erlebte auch geschehen ist. Man kann das auch so ausdrücken: wenn es überhaupt etwas für uns Fremdes oder Unverständliches gibt, dann gibt es offenbar nur eine Möglichkeit, nämlich, daß wirklich etwas sich verändert hat, und daß wir es merken. Die wirkliche Veränderung und das Bemerken sind dann der sozusagen normale

Tatbestand; fehlte eines von beiden, dann würde die Überraschung völlig unverständlich.

Ich weiß gut, daß diese Überlegungen Ihnen gar nicht liegen, daß Sie geneigt sind, so etwas Philosophie zu nennen und als solche für ein zusätzliches Vergnügen zu halten oder als eine unnötige Belastung abzuwehren. Deshalb kann ich, da ich doch nicht darauf verzichten will, Ihnen etwas, wie ich glaube, Nützliches vorzutragen, nur noch einen anderen Weg zeigen, der Sie vielleicht mehr fesselt, obwohl er nicht so weit führt. Versuchen Sie einmal, bei sich selbst festzustellen, ob Sie in irgendeinem Falle der Überraschung die Verhältnisse nicht so finden, wie wir sie bei dieser Patientin angetroffen haben. Nehmen wir als Beispiel etwa die Überraschung, daß Sie in Ihrer Tasche einen Groschen finden, dessen Anwesenheit Sie nicht vermutet haben. Dieser Vorgang ist ganz genau so zwiegespalten wie der Kropf und die Träume bei der Kranken. Der Groschen ist da; kein Zweifel. Woher er aber kommt? Sie können sich nicht erinnern, vermuten aber: Unachtsamkeit bei der letzten Geldausgabe? oder bei der letzten Zählung? oder beim letzten Entleeren der Tasche? oder gar einen Trick Ihres Freundes? Kurzum, Sie *denken* und Sie *phantasieren.* Genau das tut die Kranke – sie *denkt,* indem sie den Kropf anschuldigt; sie *phantasiert,* indem sie träumt. Es wäre unverständlich, wenn sie es täte, ohne einen objektiven Grund dafür zu haben.

Wir halten im übrigen fest, daß die Phantasie nicht weniger wertvoll ist als das Denken. Wir geraten in die Brüche, wenn wir an dem Rechte zur Phantasie nicht festhalten. Sie ist freilich in unserer modernen Welt (die aber unmodern geworden ist) eine unterdrückte, eine verachtete Funktion geworden; sie ist trotzdem notwendig. Wenn ein Mensch ein phantasierendes Wesen ist, dann kann man ihm ohne Phantasie auch nicht beikommen.

IX. Spaltung der Vernunft (Ulcus ventriculi)

Meine Damen und Herren! Der achtundvierzigjährige Kranke, den Sie hier sehen, sieht blaß aus und ist abgemagert. Aber er sieht heute viel besser aus als vor drei Wochen, als er zu uns kam. Der Anlaß war, daß er aus völligem Wohlbefinden heraus Blut erbrochen hatte. Wir konnten auch im Stuhl Blut nachweisen und in der mittleren Oberbauchgegend bestand und besteht noch eine Druckempfindlichkeit. Alles wies auf ein Magengeschwür hin, und die Röntgenaufnahme hat diese Annahme bestätigt. Sie zeigt eine charakteristische, kirschgroße Nische an der kleinen Kurvatur mit Begleitgastritis. Der Hämoglobingehalt des Blutes war merklich herabgesetzt; er betrug 50% und hat sich inzwischen auf 65% gehoben. Überhaupt ist die Erholung bei allmählichem Kostaufbau gut erfolgt; der Kranke hat zwölf Pfund zugenommen. Das spricht dafür, daß er schon vor der Blutung trotz der Beschwerdefreiheit unterernährt war.

Was Sie hier sehen, ist also ein Schulfall von Ulcus ventriculi. Indes wählte ich gerade diesen Kranken, um ihn Ihnen zu zeigen, weil mir im Gespräch etwas an ihm auffiel. Nämlich: daß einem nichts auffällt. Die Magenkranken sind sonst nicht so gleichmütig und ausgeglichen. Hat das etwas zu bedeuten? Das Leben ist ja bunter, als man, hat man die Naturgesetze kennengelernt, glauben möchte. Leibniz, von einer seiner fürstlichen Freundinnen gefragt, was er unter dem principium individuationis eigentlich verstehe, machte die Prinzessin aufmerksam, daß unter den Blättern des Schloßparks nicht eines dem anderen völlig gleiche. Wir erwarten das gar nicht und beachten es auch nicht. – Die neuere Medizin kümmert sich mehr um die Gruppen des Individuellen und nennt sie Typen. Sonderbar, daß unser Ich sich dagegen sträubt, selbst ein Typ zu sein. – Eine dritte Art der Besonderung läge dann in der Art der Beseelung eines Organismus. Wir neigen mehr dazu, unsere Eigenheit als seelisch denn als körperlich begründet uns vorzustellen. So, als ob uns unsere Seele näher wäre als unser Körper. Aber auch das braucht nicht richtig zu sein. Jedenfalls: Der Kranke hat ein Magengeschwür, die Diagnose ist durch die Blutung gestützt, durch das Röntgenbild gesichert. Wir brauchen keine individuelle Psychologie, um das zu erläutern. Also erwarten wir vielleicht auch diesmal irgendeine interessante Lebensgeschichte, durch welche dieser Erkrankungsfall erst seine Eigenart, sein rechtes Leben bekommt. Ich will Ihnen daher erzählen, wie es uns damit ergangen ist. Herr Dr. H. hat sich sorgfältig bemüht, die Biographie des Kranken zu erforschen. Die Anregung dazu kam aber nicht nur von meiner persönlichen Neigung zu solchen Erkundigungen. Wer die Geschichte der Klinik der Magenleiden in den letzten fünfzig oder sechzig Jahren kennt, weiß, daß auf kaum einem Gebiete der inneren Medizin so früh und so ausgiebig nach den nervösen und psychischen Begleiterscheinungen eines streng lokalisierten Prozesses geforscht worden ist. Diese historische Entwicklung ist so interessant, daß wir einige Marksteine kurz betrachten wollen. HUFELAND (1796), ein Zeitgenosse GOETHE's, hat gesagt, daß Gemüt und Magen eng zusammenhängen. Aufregungen schlagen auf den Magen; das sagen wir auch heute. Als dann aber die Medizin sehr materialistisch wurde, drückte man sich auch darüber materialistisch aus. Wenn LEUBE vor solchen offenkundig nervösen Magenleidenden stand, dann nannte er das eine »nervöse Dyspepsie« (1879, 1884). Das soll heißen, daß die Verdauung durch Nerveneinflüsse in Unordnung sei; er denkt dabei an den Nervus vagus. Auch wir finden: unser Patient hatte einen sehr langsamen Puls von fünfundfünfzig Schlägen. LEUBE riet aber: »Mit dem langen Ausfragen wird nur Zeit für präzise Diagnostik des Magenpatienten verloren«. Noch krasser physiologisch denkt dann EWALD (1888). Er unterscheidet so verschiedene Arten dieser nervösen Dyspepsie, je nachdem es die Sekretion, die Motilität, der Brechakt, die Hungerfunktion usw. ist, die in Mitleidenschaft gezogen ist. Er spricht von »Neurasthenia gastrica«. An seelische Momente denkt auch er nicht. Nach der Jahrhundertwende ändert sich dies. STRÜMPELL deutet das Wort »nervös« jetzt psychologisch und nennt die Krankheit »psychogene Dyspepsie« (1902). Damals hatte besonders MÖBIUS (1882, 1894) auf die Leipziger Kliniker zu wirken begonnen. Zum ersten Male findet man, daß die Hauptursachen im Seelischen zu suchen sind. Statt der materialistischen findet die psychologische Auffassung Anhänger, und der Ausdruck »Neurose« bekommt eine ganz andere Bedeutung: er soll jetzt besagen: psychogen. Eine Menge von Kranken sind fälschlicherweise als organische aufgefaßt worden, sagte man jetzt; sie sind nur psychisch krank. Das Ulcus und die Magenneurose müssen streng getrennt und ganz verschieden behandelt werden. Das war ein gewaltiger Fortschritt. Um diese Zeit entstand die Röntgendiagnostik und diese brachte eine neue Überraschung. Es war ganz richtig: es gibt Magenkranke, die einen sehr nervösen Eindruck machen, Psychoneurotiker sind, und andere, die seelisch sehr gesund sind und plötzlich eine Magenblutung bekommen. Man hätte erwarten können, daß die ersten kein Geschwür, nur die zweiten aber ein Geschwür haben. Die Röntgendiagnostik aber zeigte, daß das gerade falsch ist. Es gibt nämlich Nervöse, die auch ein Ulcus haben, und es gibt solche, die keines haben. Mit der Trennung war es also nichts. Man mußte eine neue Vorstellung suchen. Offenbar gibt es ganz verschiedene Typen von Menschen, die magenkrank werden: neurotische und nicht neurotische. Beide können Ulcus bekommen, und ob sie dabei nervös werden, hängt offenbar vom Typus ab.

Trotzdem ging es nicht an, das Zusammentreffen von Nervosität und Ulcuskrankheit für einen Zufall zu halten. Denn unter den Ulcuskranken sind eben doch besonders viele Nervöse und ihre Nervosität hat ein ganz bestimmtes Gepräge. Verstimmt, empfindlich, klagsam, ewig mit ihren Lebensbedingungen und ihrer Diät beschäftigt, leistungsschwach und bei jeder ausnahmsweisen Unternehmung versagend, so sind sie eine rechte Last für sich und andere. Die Bilder der Hypochondrie und der Neurasthenie fallen nicht damit zusammen, aber die übermäßige Ichbezogenheit und Symptomgebundenheit haben die Menschen mit dem Magen mit jenen Typen gemeinsam. Es gab nun eine Vorstellung, sie wurde von VON BERGMANN und seiner Schule ausgebaut, bei der man die alte nervöse Dyspepsie und die Geschwürskrankheit verband. Man dachte sich, daß nervös bedingte Gefäßkontraktionen, auch Schleimhautentzündung, Sekretions- und Motilitätsstörungen, Erosionen beim nervösen Magen so zusammenwirken, daß schließlich auch ein Geschwür entstehen kann, aber durchaus nicht immer muß. Aus dem Unterschied der Art wurde ein solcher des Grades oder des Stadiums und diese sogenannte Ulcuskrankheit umfaßte das, was man wirklich beobachten kann, doch sehr gut.

Freilich gibt es eine Anzahl von Menschen mit Ulcus, welche die allgemein nervösen und psychischen Symptome eben gar nicht zeigen, und gerade zu diesen gehört nun unser Kranker. Die Bemühung, aus seiner Lebensgeschichte etwas für die Krankheit Wichtiges zu erfahren, wurde, ich sagte es schon, eifrig betrieben. Aber es ist eine Enttäuschung gewesen für den, der Antwort sucht auf die zwei Fragen: »Warum gerade jetzt?« und: »Warum gerade hier?«. Weder Zeitpunkt noch Lokalisation der Erkrankung sind ersichtlich mit den Erlebnissen besonderer Größe verknüpft. Die Schicksalsschläge fehlen zwar nicht; wie bei den meisten von uns, die wir von 1914 bis 1946 gelebt haben. Aber jede schlagende Koinzidenz fehlt. Gerade darum zeige ich diesen Kranken und damit Sie sehen: ich wähle nicht nur die positiven »psychischen« Fälle aus, um etwas zu beweisen und das zu sehen, was ich sehen will. Diesmal sind es gerade die Behauptungen der Internisten, die wir in der Geschichte der Wissenschaft antreffen, aber nicht bestätigen können. Es bleibt unverständlich, warum die eine Gruppe der Ulcuskranken nervös ist, die andere nicht.

Ich versuche Ihnen nun einen Weg zu zeigen, den wir weitergehen können. Eine alte Regel der Wissenschaft lautet, man solle bei einer hartnäckigen Schwierigkeit auch sich besinnen, ob etwa die *Frage* falsch gestellt war. Man fragte immer, warum ist dieser Ulcuskranke nervös und sagte etwa, daß die dauernden Schmerzen ihn nervös gemacht haben; oder man drehte um und sagte, die Nervosität habe zu funktionellen und diese zu ulcerativen Störungen geführt. Hätte man nicht auch einmal umgekehrt fragen sollen, warum bestimmte Kranke ein Ulcus bekommen und *doch nicht* nervös sind. Ist es vielleicht so, daß der sogenannte Nervöse der normale Mensch, der sogenannte Gesunde der Anormale ist? Sie spüren die Revolte, die sich in Ihrem Inneren gegen so etwas erhebt und schon regen sich Urteile, wie: das ist nun wieder einmal eine dekadente, zersetzende, neidische und mißgünstige Lehre. Wo käme man da hin? Gemach. Sie werden zugeben, daß wir, auch wenn wir uns gesund preisen dürfen, nicht ganz so sind, wie wir wünschen müssen. Nur liegen unsere Bedenken dann auf einem anderen Gebiete. Wir dürfen uns manches wünschen, was wir, trotz Gesundheit, nicht besitzen. Warum soll sich jemand kein Auto, keine Reise, kein Mädchen wünschen? Blicken wir dann nach innen, so fehlt uns auch da dieses oder jenes, dem einen der nötige Fleiß, dem anderen der richtige Lebensernst, und wenn wir moralisch veranlagt sind, vermissen wir an uns die Tugend, wenn wir sittlich beschaffen sind, die große Leidenschaft für Gerechtigkeit. Stellen wir keine allgemeinste Forderung auf, die gleich für alle lautet; begnügen wir uns damit, daß jedem etwas, das Seine eben, fehlt. Nun hat der Mensch aber in der Regel eine, man darf schon sagen, bedauerliche Neigung, das, was ihm fehlt, zu verdrängen, anstatt es zu beschaffen. Es gibt da viele Auswege. Entweder man schafft sich Ersatz anderer Art, oder man verkleinert das Fehlende durch eine Ausflucht der Gedanken, oder man vergißt es. Sonst könnten wir gar nicht leben, sagen wir, und wir haben nicht ganz unrecht. Denken wir die Sache aber durch, dann dürfen wir uns einmal wundern, daß dies Zudecken dessen, was jedem fehlt, gerade dem Gesunden erstaunlich gut gelingt, und wir dürfen ihn tadeln, daß er so dankbar dafür ist. Und wir werden den Gedanken nicht los, daß es erwünscht wäre, wir fänden einen

Ausweg aus der Situation. Die Situation ist nämlich jetzt, daß wir für unsere Gleichgültigkeit gegen das Fehlende einen Preis bezahlt haben: wir haben die Unzufriedenheit, die Unlust dafür bezahlt und dafür das Gleichgewicht der Gesundheit bekommen. Das ist natürlich eine tückische Versuchung und mehr noch, es ist eine unentrinnbare: wir müßten uns eine Unlust wünschen, um so empfindlich, so leidenschaftlich gegen das uns Fehlende zu werden, wie ⟨*dieses*⟩ es verdient. Wenn das Fehlende einen Wert hat, daß wir es wünschen müssen, dann müssen wir auch die Unlust wünschen, die uns die Kraft gäbe, es herbeizuschaffen. Wie aber soll sich ein Mensch Unlust wünschen? Es ist vielleicht ein Dilemma.

Jetzt wenden wir uns wieder zum nervösen Magen. Sollte jener nervöse Magenleidende nicht etwa einer sein, in welchem dieses Suchen nach dem ihm Fehlenden sich zu regen begonnen hat? Eine noch unbekannte Macht in ihm hat angefangen, die Unlust herbeizuschaffen, die wir offenbar brauchen, um die Kraft zu bekommen, die wir brauchen, um das Fehlende herbeizuschaffen. Das ist eine Vermutung, und ich schlage vor, sie weiterzuverfolgen. Was der Nachbar hat, dessen Ulcus wenige Beschwerden und keine Nervosität macht, das ist offenbar ein Minus auf *seiner* Seite, denn dieser hat noch nicht einmal zu suchen begonnen, *was* ihm eigentlich fehlt. Er sucht nur seine Gesundheit, sonst nichts. Aber der bloß Nervöse sucht etwas, er weiß nur noch nicht, *was*. Das ist nun der springende Punkt: es gibt Menschen, die suchen und wissen nicht, was. Dazu also brauchen wir eine Unlust, darum ist der nervöse Kranke schon weiter als der nicht nervöse; dies ist das Plus des Nervösen gegenüber dem Nicht-Nervösen.

Wir haben in der vorletzten Vorlesung einen solchen Gedankengang schon vorbereitet. Wir sagten, die »psychogene Überlagerung« ist kein Zusatz zur organischen Krankheit, sondern sie ist eine Abspaltung von der Krankheit schlechtweg. Jetzt machen wir eine Erläuterung. Was sich da abspaltet, ist eine sozusagen blinde Suchbewegung nach dem Sinn der Krankheit. Wer etwas sucht, ohne zu wissen, was, der sucht unbewußt. Jene Abspaltung ist also eigentlich eine Bereicherung, freilich nur Anfang oder Vorbereitung dazu; denn was sucht er nun eigentlich? Das können uns offenbar die nicht nervösen Kranken so wenig lehren wie die Gesunden. Hier liegt unsere Arbeit noch völlig im argen. Soll der Arzt nun den Kranken noch nervös machen, der es nicht ist? Jetzt dürfen wir nicht ausweichen, und wir müssen antworten: ja; *der* Arzt soll es, der es wagen darf, der andere nicht. Welcher also darf es wagen? Nur der, welcher sich zutrauen dürfte, dem Kranken auch den Sinn, das Ziel seiner Krankheit zu weisen; und dazu sind wir nur ausnahmsweise imstande. Aber gerade diese Ausnahmen sind von großer Bedeutung, denn sie zeigen uns wenigstens ein Ideal, dem wir genügen müßten, so selten wir es wirklich können. Und nur der darf so etwas wagen, welcher bereit ist, selbst mit dem Kranken auf die gefährliche Reise zu gehen. Damit ist genug gesagt für heute. Wir wissen jetzt, wie die Situation steht. –

Noch bin ich Ihnen aber einige Worte über das Verhältnis von Wissenschaft und Phantasie schuldig. Wir haben Kollegen, welche die Frage der Psychogenese organischer Krankheiten, die wir hier prüfen, für pure Phantasie halten. Sie weisen gerade auf das hin, was uns bei diesem Ulcus-Kranken beschäftigt hat, daß nämlich in vielen Fällen gar nichts psychisch Besonderes aufzufinden ist. Sie sagen: es läßt sich statistisch widerlegen, daß diese psychischen Momente etwas entscheiden oder erklären, denn in der Überzahl der Fälle findet man solches nicht. Und wo soll die Grenze sein? welches seelische Moment ist das wesentliche? welche Stärke muß es haben? welcher zeitliche Abstand soll gelten? Hier fehlen doch alle exakten Anhaltspunkte, alle objektiven Maßstäbe, sagen sie. Also: Phantasien.

Ich muß sagen, daß die Kritiker einen sonderbaren Begriff von Phantasie haben. Es sieht aus, als sei für sie Phantasie so viel wie: unexakt, unobjektiv, unsauber, kurzum: unwissenschaftlich und darum schlecht. Wenn aber beim Forscher und Arzt von schöpferischer Phantasie die Rede ist, sind sie auf einmal für die Phantasie, geben ihr den Vorzug vor dem bloß wiederholenden, korrekten Arbeiten. Offenbar handelt es sich gar nicht um einen Gegensatz von Phantasie und Wissenschaft, sondern von unordentlicher und unbegründeter Behauptung und systematischer und gewissenhafter Tätigkeit. Da sind wir einig. Wie aber ist nun dieses Mißverständnis entstanden? Darüber habe ich eine ganz bestimmte Meinung. Der Gegensatz von objektiver Wissenschaft und subjektiv schaffender Phantasie entstand aus einer *Spaltung der Vernunft.* Ich kann das nur andeuten. Im sechzehnten und siebzehnten Jahrhundert trennte sich die Naturwissenschaft von Theologie und Kirche. Damit haben wir heute (scheinbar wenigstens) nicht mehr viel zu tun. Im achtzehnten und neunzehnten Jahrhundert aber trennte sich die Naturwissenschaft und die Medizin von der Philosophie. Dies sind die Spaltungen der Vernunft, die ich meine. Für den Naturforscher und Mediziner ist die Methode der Philosophie und Theologie nicht mehr brauchbar, sondern etwas anderes, Fremdes geworden. So, wie KANT den Verstand von der Vernunft, die Kausalität von den Ideen schied, so müsse der Arzt die objektive, naturwissenschaftliche von der spekulativen, philosophischen Denkweise trennen. Vermische man sie nun wieder, indem man in der exakten Wissenschaft zu philosophieren anfange, dann entstehe eben jene Unsauberkeit, die mit dem Scheltworte »spekulieren« abgetan wird.

Wir hoffen zu lernen, daß die Psychologie eine Hilfe leisten kann, um die Spaltung der Vernunft wieder zu beseitigen, die feindlichen Brüder zu versöhnen. Die psychologische Betrachtungsform ist für uns ein Mittel, den Menschen einheitlicher und einfacher zu begreifen, und wir haben dadurch den Gewinn, eine lange Zeit unterdrückte Funktion wieder nutzbar zu machen – eben die Phantasie.

X. Wirksame Bilder (Obstipation)

W: Würden Sie uns einmal erklären, warum Sie uns aufgesucht haben?

P: Als ich vor 10 Jahren in andere Umstände kam, fing die Verstopfung an.

W: Warum erwähnen Sie, daß Sie schwanger waren? Dachten Sie an einen Zusammenhang?

P: Ich weiß nicht.

W: Haben Sie Beschwerden von Ihrer Verstopfung? Könnten Sie das mal beschreiben, wie stark sie ist? Wie oft haben Sie Stuhlgang?

P: Alle vier Tage, oft auch bis zu acht Tagen keinen Stuhlgang.

W: Ist das immer so? Haben Sie die zehn Jahre lang immer Mittel genommen?

P: Ja.

W: Haben Sie nie von selbst Stuhlgang gehabt?

P: Nein.

W: Was nehmen Sie für Mittel?

P: Leopillen wirken am besten.

W: Genügen Ihnen die Mittel?

P: Ja, es geht dann.

W: Wurde nie etwas anderes angewandt?
P: Nie.
W: Waren Zeiten, in denen es manchmal leichter ging?
P: (Schüttelt den Kopf. Pause).
W: Wie war es zum Beispiel vor der Periode?
P: Ja, das hatte ich vergessen. Bei der Periode habe ich besseren Stuhlgang.
W: Ich habe gehört, regelmäßig einen Tag vor der Periode?
P: Ja.
W: Wie oft haben Sie denn die Periode?
P: Alle vierzehn Tage bis drei Wochen.
W: Also sehr häufig; ist das für Sie eine Erleichterung?
P: Ja, ich bekomme dadurch besseren Stuhlgang.
W: Ist das seit der Geburt des Kindes so?
P: Ja.
W: Glauben Sie, daß da ein Zusammenhang besteht?
P: Nach der Schwangerschaft wurde ich untersucht wegen Verdacht auf Blinddarmentzündung, ich wurde dann operiert. Drei Wochen war es mit dem Stuhl gut, dann bekam ich wieder meine Verstopfung. Später kam ich dann vierzehn Tage ins Krankenhaus nach Mannheim und bekam dort Glyzerinspritzen und Einläufe.
W: War's dann besser? Wirken die Einläufe?
P: Ja.
W: Sie haben mir immer noch nicht berichtet, woher Sie glauben, daß die Störung kommt.
P: – – –
W: Ich muß Sie auf etwas bringen. Sie sehen, ich weiß mehr als Sie. Hat niemand in der Familie auch Verstopfung?
P: Doch, der Vater hat's auch so.
W: Und die Mutter?
P: Nein.
W: Arbeitet der Vater auch immer mit Mitteln?
P: Ja.
W: Sind noch mehr Fälle in der Familie, ist es ein Erbstück?
P: Ja, die Schwester hat auch Stuhlverstopfung und der Bruder ebenso.
W: Ist die Schwester verheiratet? Hat sie Kinder?
P: Ja, sie ist verheiratet, hatte ein Kind und bekam dann siebzehn Jahre keine Kinder mehr. Dann bekam sie noch ein Kind, und nach dem zweiten Kind verschwand die Verstopfung.

W: Haben Sie es also darauf zurückgeführt, daß es in der Familie ist?
P: Ja.
W: Hatten Sie in Ihrer Kindheit schon Verstopfung?
P: Es ist mir nichts bekannt.
W: Was sind Sie sonst für ein Mensch? Sind Sie als Kind heiter gewesen?
P: Nein.
W: Haben Sie gut gelernt?
P: Ja.
W: Haben Sie einen Beruf?
P: Ich war immer im Haushalt.
W: Jetzt machen Sie also Ihren Haushalt? Und das geht?
P: Ja, das geht so.
W: Leiden Sie an Ihrer Verstopfung?
P: Ja, ich habe oft Schwindel und Kopfweh und bin immer müde. Ich bekomme auch Blähungen.
W: Danke, ich glaube, das genügt; Sie können hinübergehen.

Dies ist nun etwas, was Ihnen allen in der Praxis begegnen wird, und was gar nicht selten ist. Wir werden, wie immer, klinisch vorgehen, uns durch genaue Untersuchung überzeugen, ob eine grobmechanische Störung der Stuhlentleerung vorliegt. Bei völliger Lähmung des Darmes, beim Darmverschluß durch Strangulation oder Obturation pflegen weder Kot noch Gase abzugehen. Hier nimmt der Darm die bezeichnende Trennung vor: er befördert die Gase, aber nicht die festen Massen, ist also durchaus nicht gelähmt, sondern benimmt sich, als ob er wüßte, welchen Inhalt er befördert, welchen nicht. Daß das Leiden schon seit zehn Jahren besteht, läßt vermuten, daß es sich nicht um eine der schweren Organerkrankungen handelt. Die Röntgenbilder zeigen keinen spastischen, eher einen atonischen Zustand der Darmmuskeln.
Folgen wir jetzt der biographischen Methode, dann ist mehreres zu berichten. Die Kranke glaubte zuerst, die Schwangerschaft sei an der Verstopfung schuld. Als dann das Kind geboren war, die Obstipation aber bestehen blieb und eine chronische wurde, mußte sie diese Erklärung natürlich aufgeben. Sie weiß jetzt angeblich nicht, woher das Leiden stammt. Aber sie hat uns erzählt, daß auch ihr Vater, ihr Bruder und ihre Schwester an Obstipation litten. Die Erbbiologie würde also von einer familiären Organminderwertig-

keit sprechen. Die Psychologie dagegen weiß, daß Kinder, wenn sie neurotische Symptome bilden, oft die Krankheit des Vaters (oder der Mutter) imitieren. Eine seelische Bindung führt zur psychischen Identifizierung mit dem geliebten Menschen und so zur Nachahmung seines Symptoms. Ein Beweis für eine organische Erbanlage ist daher nicht erbracht, wenn das Symptom in einer Sippe gehäuft auftritt. – Die Schwester der Patientin aber verlor die Krankheit, als sie, nach siebzehnjähriger Ehe, ihr zweites Kind bekam; auch hier zeigt sich eine Beziehung zwischen Obstipation und Kinderkriegen – nur im umgekehrten Sinne: so, wie die Kranke das Symptom durch die Schwangerschaft bekommen zu haben wähnte, so, meinte sie, habe ihre Schwester es dadurch verloren. – Noch eine sonderbare Beziehung zwischen Geschlechtsleben und Symptom tauchte auf: immer am Tage vor der Menstruation hat sie ohne Abführmittel die normale Stuhlentleerung. So etwas ist in der Frauenklinik meines Wissens sonst unbekannt. Es sieht jetzt so aus, als habe unsere Kranke eine Verbindung gestiftet zwischen ihrem Symptom und dem Sexualleben.

Eine solche Vermutung bestätigt sich, wenn wir hören, unter welchen Umständen ihre bisher einzige Schwangerschaft entstand. Damals war sie Angestellte in der Familie ihres jetzigen Mannes. Es waren drei Kinder da; deren Mutter aber erkrankte, offenbar an Uteruscarcinom. Jedenfalls entstand eine üble, jauchige Gewebszerstörung zwischen After und Scheide. Unsere Patientin mußte die widerlichste Pflege übernehmen, und als der Tod eintrat, auch die Reinigung der Leiche vornehmen. Beschmutzung, schreckliche Erlebnisse hafteten in ihrer Erinnerung. Aber eben um die Zeit des Todes muß sie die unerlaubte Beziehung zum Hausherrn und dann Witwer eingegangen sein; denn kurz nachher fand sie sich schwanger und, um sich vor Schande zu retten, beschlossen die beiden die Ehe; so heirateten sie schon fünf Monate nach dem Tode der Frau. Es gab trotzdem einen tüchtigen Skandal in den beiden Familien. Der Mann war zwanzig Jahre älter als seine zweite Frau, die damals erst einundzwanzig zählte. Er wollte nun keine weiteren Kinder mehr, und von Anfang an stand diese neue Ehe unter dem Zeichen der Empfängnisverhütung. Wir können uns dazu denken, daß die junge Frau gerne mehr Kinder gehabt hätte; ihre Ehe wurde kein volles Glück; ihr Leben war durch den verkehrten Anfang für immer verdorben. Wir ahnen, warum sie geneigt war, die vorzeitige Schwangerschaft für ihr Leiden anzuklagen und finden unsere

Vermutung bestätigt, denn wir hören, sie habe auch befürchtet, sich bei der ekelhaften Pflege mit irgendeiner Krankheit angesteckt zu haben. Ihr nicht eben unbegründetes Schuldgefühl wird es gewesen sein, welches sie die Krankheit mit dem ganzen Erlebniskomplex jener Zeit in Verbindung bringen ließ. Ihre fatalen Erinnerungsbilder waren *wirksam* geworden bei der Entstehung ihrer eigenen Krankheit.

Ich glaube nicht, daß wir hier allzu weit gegangen sind in der Rekonstruktion einer Psychogenese. Warum aber wurde die Obstipation eine chronische? Und warum wählte ihr Organismus gerade die Obstipation als Ausdruck ihres inneren Konfliktes? Da wir nicht allzu viel wissen von der Persönlichkeit dieser Patientin, wollen wir heranziehen, was man sonst von der Psychologie der Obstipation weiß. Diese Störung ist bei jungen Mädchen sehr häufig. Gewöhnlich handelt es sich um solche, welche man als ein wenig gehemmt, verschlossen und störrisch auch sonst beurteilen kann. Gehemmt, verschlossen und störrisch benimmt sich auch der Darmabschnitt, der nun einmal der Defäkation dient. Wenn man diese Analogie vor den Patienten erwähnt, so bringt man sie nicht selten zum Lachen. Vorsichtiger muß man sein, sie daran zu erinnern, daß die Natur beim Weibe den Enddarm und die Vagina in so enge Nachbarschaft gebracht hat. Und doch ist nicht zu übersehen, daß jener Typus von Mädchen sich auch gegenüber dem sexuellen Leben als gehemmt, verschlossen und störrisch zeigt; sie scheinen fast zu sehr auf ihre Jungfräulichkeit stolz zu sein; in jenem Alter der Pubertät, in dem so häufig die religiöse Leidenschaft eine überstarke, jedoch meist nicht endgültige Form annimmt. So war es, wie wir nachtragen müssen, auch bei unserer Patientin gewesen, ohne daß sie damals obstipiert wurde. Bei ihr kam die Verstopfung *nach* dem Sündenfall und als Antwort auf die Schwangerschaft. Es ist klar, daß diese unerwünscht, die nahende Geburt unwillkommen war. Wir folgern jetzt: so, wie sie das Kind am liebsten zurückgehalten hätte, so hielt ihr Darm seinen Inhalt zurück. Und wir können die beiden Motive: das der Jungfräulichkeit und das des Nichtgebären-Wollens in eins zusammenziehen, indem wir sagen: Der Darm benimmt sich so, als wollte er, anstelle des Genitaltraktes, sagen: »Es darf nichts herein und nichts heraus«. Wir haben da einen kühnen Schritt getan, indem wir dem *Organ Gedanken* zuschreiben, sehr anschauliche Gedanken und so, als ob es denken und in seiner Organsprache sprechen könnte.

Es ist jetzt an der Zeit, der Befunde psychoanalytischer Forschung zu gedenken, welche derartige Vermutungen angeregt haben und stützen können. Sie wissen, daß wir das meiste Freud (1905) selbst verdanken, der gefunden hat, daß der Mensch in den ersten Lebensjahren eine Phase durchläuft, in der der Anus und die Funktion der Defäkation eine viel größere Rolle als später spielen, eine Phase, in der die anale und die genitale Funktion sich noch nicht ordentlich voneinander getrennt haben, und in der überdies und im Zusammenhang damit die agressiven Neigungen des Kindes hervorbrechen. Als Name dieser Epoche ist dann der Terminus der »anal-sadistischen Phase« üblich geworden. Ich kann diese Entdeckung nicht näher behandeln und nur darauf hinweisen, daß Rectum und Vagina entwicklungsgeschichtlich ja in der Tat durch die Bildung eines Septums aus der gemeinsamen Kloake entstanden sind. Daß für diesen Zusammenhang auch ein psychisches Äquivalent existiert, ist durch zahlreiche Tatsachen erwiesen. Eine dieser Tatsachen ist die, daß in der Neurose des Erwachsenen vielfache Rückgriffe (»Regressionen«) auf die anale oder anal-sadistische Phase möglich sind. Freud (1908) hat gefunden, daß es einen Charaktertypus gibt, in dem eine Verkümmerung der Erotik, eine geizige Anklammerung an Besitz und Geld, ein Hang zu peinlicher Sauberkeit, Pedanterie und rechenhafter Ordnungsliebe sich zusammenfinden. Solche Menschen können ferner ein übermäßiges Interesse an ihren Darmfunktionen, am Stuhlgang bekunden; sie wachen über ihrer regelmäßigen Entleerung, finden oft, sie hätten zu wenig Stuhl, neigen zur Obstipation. Lesen Sie die 1. Szene in Molière's »Malade Imaginaire« von 1673, so finden Sie dort diesen Typus. Eine Unmenge klinischer Beobachtungen rechtfertigt es, von analem Charakter, von Analerotik zu sprechen. Pedanterie, Geiz, Reinlichkeitssucht und zuweilen Hang zur Grausamkeit finden sich vereint und stammen ab von jener frühzeitlichen Entwicklungsphase. Wenn Sie darüber mehr wissen möchten, müssen Sie sich an die psychoanalytische Literatur wenden.

Finden wir etwas davon bei unserer Patientin? Auch dies ist der Fall. Die Sparsamkeit, die Beschäftigung mit den Besitz- und Geldfragen, der Ordnungssinn spielen in ihrem Leben tatsächlich eine hervorstechende Rolle, eine größere, als wir es durchschnittlich erwarten, in einer Zeit, da die Armut immer mehr in unserem Volke zur Gewohnheit wurde. Das ursprünglich zentral erscheinende Symptom der Obstipation erweist sich jetzt als beinahe peripherer Teil eines ganz typisch zusammenhängenden psychophysischen Personaufbaues.

Beschränken wir uns jetzt auf die eine Frage, wie hier das Symptom der Obstipation zustande kam. Es ist nicht ein Motiv, es sind eine Reihe von Determinanten, die zusammenkamen. Das erste war eine Familienanlage, die aber, psychologisch betrachtet, aus einer Identifizierung mit dem Vater abstammen kann. Das zweite war eine Art von Zufall: die Hinwendung des Vorstellungslebens auf die genito-anale Körperregion bei der Pflege jener Frau, an deren Stelle sie dann alsbald als zweite Gattin des Mannes treten sollte. Das dritte war, daß die Hemmung des Geschlechtslebens, sowohl bei der Hingabe wie bei der Fortpflanzung, eine gehemmte, verschlossene und störrische Seelenhaltung bewirkte; eine Haltung, die sich durch eine Obstipation bildhaft leicht ausdrücken ließ: die Verstopfung wird zum Sinnbild jener seelischen Haltung. Einer unserer Ärzte bemerkte noch, daß die Kranke stundenlang mit angehobenem Kopfe im Bette liegt. Das ist wieder dasselbe.

Wir können hier abbrechen, obwohl sich noch viele Einzelzüge besprechen ließen. Zum Beispiel ist die sonderbare Unterbrechung der Obstipation vor jeder Menstruation nun nicht mehr so fremdartig. Der Menstruationszyklus des Weibes zeigt eine Steigerung der sexuellen Empfänglichkeit unmittelbar vor und nach der monatlichen Blutung. Wir verstehen jetzt nicht mehr so schwer, daß gerade hier die verdrängte Empfängnisbereitschaft und der Fortpflanzungstrieb die Schranke durchbricht. Da wir die Verstopfung als ein Sinnbild der Abwendung vom Sexuellen verstanden haben, so wäre die Aufhebung der Verstopfung auch als ein Sinnbild der stärkeren Zuwendung zu Mann und Kind leicht zu durchschauen.[3]

Ich möchte Ihnen aber noch eine Anregung geben, die es Ihnen leichter machen kann, so unwahrscheinlich klingende Behauptungen ernst zu nehmen. Was die Psychoanalyse dem theoretischen Bewußtsein zumutet, das hatte die schaffende Phantasie des Volksgeistes unbewußt längst entdeckt. Sie kennen das GRIMM'sche Märchen von jenem armen Handwerksburschen, der mit drei

3 Die bewußt machende Psychotherapie hatte Erfolg. Die Kranke hat sich einige Monate später vorgestellt und berichtet, daß sie von der Obstipation völlig geheilt geblieben ist.

Zaubersprüchen sein Glück macht: Tischlein deck' dich, Esel streck' dich, Knüppel aus dem Sack. Hier sind ja die drei Funktionen des anal-sadistischen Charakters bereits vereinigt; denn das Tischlein befriedigt die Darmtätigkeit, der Esel gibt die Dukaten von sich, der Knüppel aber übernimmt die aggressiven Wünsche. Darm, Geld und Züchtigung gehören auch hier zusammen, und wir erfahren, daß das Märchen nur erzählt, was die Natur dem Arzte erzählt, der sich nicht sträubt, auf eine neue, aber gewissenhafte Art umsichtig genug zu beobachten. Wir müssen nur begreifen, daß Bilder der Seele im Körper wirksam sind, daß Erscheinungen des Körpers Bilder des seelischen Vorganges sind.

XI. Wertvolle Krankheit (Hysterische Epidemie)

W: Können Sie von den Anfällen erzählen?
P: Wenn ich die Anfälle kriege, werde ich besinnungslos.
W: Ist es ein Krampfanfall?
P: Ja.
W: Wann kriegen Sie die Anfälle?
P: Im Betrieb.
W: Und dann haben Sie unter der Arbeit einen Anfall gehabt; was war da?
P: Mir wurde übel.
W: Übel, was meinen Sie damit, mit übel?
P: Ich weiß selbst nicht, mir wurde schlecht.
W: Schlecht, so, als ob Sie erbrechen müßten?
P: Ich spürte Kopfweh.
W: Wissen Sie das genau?
P: Ja, das weiß ich noch.
W: Und dann waren Sie ganz weg?
P: Ja, ich habe dann nichts mehr gespürt.
W: Und sind hingefallen?
P: Nein, ich habe mich dann hingesetzt.
W: Es ist also eine gewisse Vorbereitung, die ihr ermöglicht, Vorsichtsmaßregeln zu treffen. – Wie lange dauerte der Anfall?
P: Der erste dauerte fünfzehn Minuten, ich hatte Krämpfe dabei.
W: Was meinen Sie mit Krämpfen? Haben Sie die Hände zur Faust geballt?
P: Ja, das hat man mir erzählt.

W: Haben Sie eine Ahnung, woher der Anfall kam?
P: (schweigt).
W: Das wissen Sie nicht?
P: Nein, das kann ich nicht sagen.
W: Sind noch andere Fälle vorgekommen?
P: Sechzehn Stück.
W: Sechzehn Mädchen sind ähnlich erkrankt wie Sie?
P: Ja, die sind ähnlich erkrankt.
W: Haben Sie das selbst gesehen?
P: Ja, ich habe es selbst gesehen.
W: Sie waren nicht die erste, die es bekam?
P: Nein, es fing bei einer Kollegin an.
W: Können Sie mir noch erzählen, ob diese Anfälle noch anders ausgesehen haben?
P: Ja, bei manchen blieben die Krämpfe fort, sie lagen still.
W: Haben Sie sonst noch etwas beobachtet?
P: Ich habe sonst nichts gesehen.
W: Was haben Sie so gedacht, woher das käme?
P: Na, ich glaubte, es käme von den Kleidern in der Wäscherei.
W: Also von der Kleidung durch die schlechte Ausdünstung?
P: Ja, von der Ausdünstung.
W: Und sind Sie bei dieser Meinung geblieben?
P: Ja, ich blieb dabei.
W: Was haben die Mädchen untereinander gesagt?
P: (schweigt).
W: Das möchten Sie wohl nicht so gern erzählen?
P: (schweigt, lächelt).
W: Waren Sie sonst noch krank?
P: Ja, ich hatte Kinderkrankheiten und voriges Jahr Typhus.
W: Anfälle dieser Art hatten Sie keine?
P: Nein, ich hatte keine Anfälle.
W: Nervenkrank sind Sie nicht gewesen? Sie waren nie beim Nervenarzt?
P: Nein.
W: Wieviele Anfälle haben Sie gehabt?
P: Fast jeden Tag.
W: Hatten Sie denn sechs Wochen jeden Tag einen Anfall?
P: Ja, aber es wurde besser, die Anfälle kamen nicht mehr so oft.
W: Seit wann wurde es besser?

P: Nachdem ich zu Hause war.
W: Danke schön, dann gehen Sie jetzt wieder heraus.

Diese Kranke wurde der Klinik mit noch zwei anderen jungen Mädchen überwiesen, weil zu klären war, ob es sich um eine Vergiftung oder um eine hysterische Epidemie unter den Arbeiterinnen jenes Betriebes handelt. Es war die Vermutung aufgetaucht, ob etwa Bleivergiftungen vorlägen, die eine Massenerkrankung verursacht hätten. Wir haben nicht versäumt, den Urin der Kranken auf Bleispuren untersuchen zu lassen; das Ergebnis war negativ, was freilich nicht beweisend ist, da dieses Metall im Organismus längere Zeit zurückgehalten werden kann. Aber eine genauere Prüfung an Ort und Stelle hat doch die Entscheidung gebracht, daß die Anfälle ziemlich verschieden aussahen, daß sie (soweit sie genauer beobachtet wurden), mit einer Ausnahme, alle einen hysterischen Eindruck machten, und daß die Verhältnisse in der Belegschaft des Betriebes eine psychische Epidemie durchaus verständlich machen. Ich gehe darauf nicht näher ein; es genügt, zu sagen, daß die Turbulenz unserer Zeit, der Mangel an geordneten Familienverhältnissen, die seelische Verwahrlosung, kurzum ein sozialer Hintergrund vorliegt, welcher begreiflich macht, daß ein gleichartiger Seelenzustand gleichartige Folgen zeitigte. Das wäre ein Problem der Massenpsychologie und damit auch eine gut bekannte Entstehungsart der Hysterie, nämlich die, welche auch auf Nachahmung oder Suggestion beruht und zum Beispiel von Babinski (1901, 1917) besonders betont worden ist. Babinski schlug vor, solche Hysterien als »pithiatisme« zu bezeichnen, weil er die Suggestion als eine Art »Überredung« auffaßte; ich überrede aber heißt griechisch: πείθω.
Aber die Massenpsychologie enthebt uns nicht der Aufgabe der Individualpsychologie. Und wir dürfen auch fragen, welche von den jungen Mädchen es waren, die sich an der Epidemie beteiligten, welche nicht. Sie werden sogleich hören, daß unsere Patientin doch auch neben den kollektiven bestimmte individuelle Züge hat, welche für die Pathogenese der Anfälle wesentlich sind. Ich greife daher aus der Psychologie der Hysterie nur ein Moment heraus, welches lehrreich ist. Hören wir, was sie glaubhaft erzählt.
Ihr Schicksal ist freilich ein leider nicht mehr seltenes, aber darum nicht weniger aufregendes. Sie ist Ostflüchtling. Als der Feind kam, wurde die noch junge Mutter der Kranken vergewaltigt, ihr

Vater, beim Versuch, sie zu schützen, getötet. Dann wurden auch die Mutter und zwei Geschwister der Kranken getötet. Sie selbst ist im Verlaufe einiger Wochen etwa zwanzigmal vergewaltigt worden, wobei ihr Widerstand allmählich erlahmt zu sein scheint. Schließlich kam sie, als einzige Überlebende ihrer Familie, in den Westen, und hier entspann sich zum ersten Male eine Neigung zu einem Manne. Als diesmal nun das Ansinnen zur sexuellen Hingabe an sie gestellt wurde, weigerte sie sich. Am gleichen Tage bekam sie den ersten hysterischen Anfall. – Sie wissen, daß seit dem Altertum die Hysterie aus sexueller Ursache erklärt wird, und daß diese Erklärung dem Leiden auch seinen Namen gab. Warum aber hat der vielfache sexuelle Mißbrauch keine Hysterie, die erste Leidenschaft aber einen Anfall entstehen lassen? Ich hatte erst neulich Anlaß, die Ansicht eines Psychiaters zurückzuweisen, der Ihnen vortrug, die relative Seltenheit psychogener Krankheiten während der ungeheueren Unglücksstürme durch den Krieg und seine Begleitvorgänge beweise die relative Bedeutungslosigkeit des psychologischen Momentes bei der Entstehung der Hysterien und Psychosen. Ich aber meine: nicht die seelische Erregung überhaupt, sondern eine ganz bestimmte Art von seelischen Vorgängen wirkt pathogen, und wir müssen lernen, welche Art. Und ich wiederhole: das Unglück macht nicht krank. Was lehrt uns aber dieser Fall? Er lehrt, daß nicht die Erschütterung, sondern eine bestimmte Art von Konflikt pathogen wirke. Und welcher Konflikt? Nicht der mit Vergewaltigung verknüpfte, sondern der, welcher entsteht, wenn eine Triebforderung und eine sittliche Haltung in Konflikt geraten.

Was bedeutet nun die Vergewaltigung? Ich kenne eine Auffassung, die besagt: Vergewaltigung ist Schändung, Schändung ist Schande; ein stolzes Mädchen darf sie nicht überleben. Ich kannte einen Bruder, der seiner Schwester sagte: Wenn Dir das passiert, mußt Du Dir das Leben nehmen. Es gelang mir, seine Zustimmung zu erreichen, daß dies falsch ist, indem ich ihm sagte, daß dieser Vorgang nicht mit einer Schuld oder Sünde, sondern mit einer Verwundung, einer Feindeinwirkung gleichgesetzt werden muß. Man behauptete zuweilen, das Christentum sei es, welches ein falsches Sündenbewußtsein und verkehrtes Schuldgefühl in die Menschen hineintrage. Auch das ist falsch; es ist gerade umgekehrt: das Christentum befreite den Menschen von einem falschen Ehrgefühl; befreite ihn damit auch von der Vorstellung einer unlöschbaren Schande, die viel vernichtender wirkte als eine Schuld, die man sühnen kann, eine Sünde, die vergeben wird. Ein Zeuge des Christentums von höchstem Rang sei dafür genannt: AUGUSTINUS.

Als die Westgoten unter Alarich die Stadt Rom eroberten und plünderten, geschahen alle jene Greuel, deren Zeugen auch wir geworden sind. Auch damals waren die Meinungen über die Vergewaltigung geteilt, wie heute. Der Kaiser nun ließ AUGUSTINUS bitten, eine Verteidigung der christlichen Lehre gegen die Heiden zu verfassen; denn die heidnisch gebliebenen Römer beschuldigten die Christen, sie seien schuld an dem Unglück. So entstand die »Civitas Dei«, AUGUSTINUS umfassendstes Werk. Er lehrt darin, die Vergewaltigung sei weder Schande noch Schuld, da der Wille der Frauen unfrei gewesen, und er mahnt die Menschen, den Getroffenen zu helfen, sie zu trösten, sie zu belehren, ihre Keuschheit sei dadurch unberührt geblieben. Ich meine, wenn wir uns daran halten, und die Besten tun es heute, dann folgen wir nicht einer falsch-heroischen, sondern einer menschlicheren Überzeugung, die jedenfalls, auch wenn sie sich nur human nennt, der christlichen näher ist als der vorchristlichen. Auch unsere psychologische Erfahrung, daß dieses Mädchen nicht durch Vergewaltigung, sondern durch Unterdrückung ihres Triebes erkrankt ist, sagt, im Lichte der Menschlichkeit betrachtet, aus: *wirksam* ist nicht die »Schändung«, sondern der Konflikt ihrer vitalen mit ihren moralischen Kräften. So kommt es dahin, daß sie auf den ihrer Person fremden Akt *nicht*, auf den ihrem eigentlichen Ich nahen Konflikt aber sehr *sichtbar* reagiert.

Damit haben wir nun etwas Wichtiges über das Wesen hysterischer Symptomentstehung gelernt. Ich meine, wir dürfen auch vom Standpunkte der Sittlichkeit aus zustimmender sein, wenn ein Mensch, anstatt nach den Erfahrungen der Vergewaltigung in die sexuelle Widerstandslosigkeit hineinzugleiten, bei dem ersten Erlebnis keimender Neigung des Herzens reagiert, und zwar im Sinne des Widerstandes. Denn jener hysterische Anfall bedeutet zwar eine Flucht in die Krankheit, aber er bedeutet auch Widerstand gegen die sexuelle Hingabe, nicht obwohl sie liebt, sondern *weil* sie zu lieben beginnt. Wir werden uns also nicht auf das hohe Roß einer Biologie setzen, die bei der Hysterie eine unterwertige Anlage konstatiert, sondern wir haben zu verstehen, daß diesmal ein hysterisches Symptom als erste Ankündigung eines sittlichen

Konfliktes zu werten ist. Erst nachdem eine sittliche Instanz sich der triebhaften entgegengestellt hatte, konnte überhaupt das hysterische Symptom entstehen, und dies wird dem Wächter der Tugenden bedeutend lieber sein, als die Etablierung eines sittenlosen Lebenswandels im Gefolge jener vom Kriege entfesselten Schutzlosigkeit, jener Überwältigungen.

Darum dürfen wir wohl wagen zu urteilen: auch jene hysterische Epidemie unter den Arbeiterinnen ist bedeutend mehr zu begrüßen, als ein sozialer Zustand, in dem die ausgebreitete Sittenlosigkeit sozusagen unsichtbares Gewohnheitsrecht geworden wäre. Die allgemeine Verwahrlosung hat doch nicht ausgereicht, die menschlichere Gegenkraft in jedem einzelnen der Mädchen völlig zu überrennen. Wir erfahren dabei: die, welche gesund geblieben, sind nicht notwendig auch die besseren, denn es könnten zwar die Widerstehenden, aber auch die Widerstandslosen unter ihnen zu finden sein. Ich habe also vielleicht ein Recht, die Tatsache jener Epidemie, wo nicht zu begrüßen, so doch nicht von vorneherein zu verurteilen.

Ich weiß, daß es bei einigen der Hörer Widerspruch erregt hat, als ich aus Anlaß des Ulcus-Kranken sagte, eine neurotische Überlagerung sei in dem Sinne willkommener, als ein konfliktloses Kranksein, weil der Kranke den Sinn der Krankheit wenigstens suche. Es wurde protestiert gegen diese künstliche, übertreibende Konstruktion. Ich dränge diesen Gedanken niemandem auf, gebe aber zu bedenken, ob man, wenn man ihn abweist, nicht sich auch das Verständnis der Neurose verbaut. Denn das heutige Beispiel kann doch deutlicher zeigen, wie so etwas gemeint ist. Wieder ist es das psychologische Verstehen allein, welches zeigt, daß das neurotische Symptom aus dem Zusammenstoß der natürlichen mit der menschlichen, und das heißt doch: der geistigen Kraft des Menschen entsteht. Ich sehe nicht ein, warum wir uns gegenüber dieser zweiten Lesart in der praktischen Medizin so zugeknöpft verhalten sollen.

Es gibt noch einen anderen Grund dafür, der hoffentlich einleuchtet. Die Ärzte, welche sich den ziemlich alarmierenden Vorfällen in jenem Betriebe gegenüber gewohnheitsmäßig naturwissenschaftlich einstellten, waren sicher im Rechte, ja verpflichtet, nach einer möglichen Vergiftung, sei es nach Blei, sei es nach einem anderen Gifte, zu fahnden. Sie sind aber, das lehrt auch eine lange Beobachtung der Ärzte, meist dieselben, welche, wenn sie sich dann überzeugen, es handle sich um Hysterie, dazu neigen, zu sagen: »Also *nur* Hysterie«. Verstehen Sie, daß in diesem Wörtchen »nur« eine soziale Entwertung steckt? Das möchte sich heute nun niemand vorwerfen lassen. Der, dem jenes »nur« entschlüpft ist, wird sich beeilen, zu sagen: der sittliche Wert der naturwissenschaftlichen Medizin sei doch gerade der, daß man in strenger Objektivität sich jedes Werturteils über den Kranken enthalte. Wie kommt es aber, daß man beim in diesem Sinne objektiven Mediziner die Geringschätzung des Hysterischen so häufig findet? Ich will es Ihnen sagen: es kommt daher, daß das Ideal der »wertfreien Wissenschaft« (der Ausdruck stammt von Max Weber, 1917/18), auf den Menschen angewendet, *automatisch* den Menschen entwertet. Dieser Automatismus ist unentrinnbar; ebenso unentrinnbar ist aber auch der Gegenschlag des wertfrei behandelten Menschen, mit dem er seine Bewertung wieder durchsetzt. Ich weiß, daß auch diesmal ein Widerspruch sich regen wird. Aber Sie haben verstanden, daß wir uns bereits inmitten des politischen Kampfes befinden. Die wertfreie Wissenschaft ist gegen ihre beste Absicht dem Verhängnis der Entwertung des Menschen verfallen, auch da, wo sie sich zur biologischen Weltanschauung vergröberte. Ich trete auch für eine Wissenschaft ein, aber für eine andere. Wir sollen in der Wissenschaft den Gegenstand bewerten, nicht entwerten.

XII. Verstandesmäßige Reflexe (Ileus)

W: Wie alt sind Sie?
P: Dreiundsiebzig.
W: Was ist Ihr Beruf?
P: Bauer.
W: Haben Sie aufgehört zu arbeiten, wegen Krankheit?
P: Ja.
W: Was ist denn nun passiert?
P: Ich bin einmal naß geworden, hab' geschwitzt und mich dabei erkältet, und da hat sich's im Bauch entzündet.
W: Haben Sie denn im Bauch etwas gemerkt?
P: Ja, da war so'n Druck.
W: Druck im Unterbauch. Und die Bettflasche hat nichts geholfen?

P: Doch.
W: Haben Sie am Herzen etwas gehabt?
P: Nein.
W: Wie war denn der Stuhlgang?
P: Wenn ich mich stark aufgeregt habe, ist es gar nicht gegangen, ganz wenig Stuhl, kleine Nägele.
W: Der Bauch ist aber nun sehr dick. Der Patient ist im übrigen sehr dünn, der Bauch aber gebläht. – Gehen denn die Winde gar nicht fort?
P: Ein bißchen.
W: Wie ist denn Ihr Allgemeinbefinden, Ihre Gesundheit so im Ganzen, wie fühlen Sie sich?
P: Appetitlos. Nicht mal der Kaffee schmeckt mir mehr.
W: So, also nicht mal der Kaffee schmeckt ihm. – Wie sind die Kräfte? Haben Sie auch abgenommen?
P: Ja, das glaub' ich.
W: Durch die Ernährung? Oder erst durch die Krankheit?
P: Nein, ich hab' zu essen.
W: Er hat also abgenommen bei gutem Essen. – Strecken Sie mal die Zunge heraus! Sie ist schmierig belegt, starker Foetor ex ore.

Magerer Körper, reduziertes Fettpolster, starke Aufblähung. Abdomen zwar nicht hart, aber doch entschieden gespannt, man kann nur mit Kraft den Leib eindrücken, und wenn man perkutiert, dann ist auch an den abhängigen Partien der tympanitische Klopfschall da. Kollege H. hat den Patienten auch aus dem Bett herausgenommen und im Stehen untersucht; auch dann findet sich nicht etwa die Dämpfung in der unteren Region, die dann auftritt, wenn Flüssigkeit sich im Peritonealraum angesammelt hat. Bei dem Versuch, die Flüssigkeit durch Klopfen nachzuweisen, entstehen kleine Wellen. Ich vermute, daß das aber eine Erscheinung ist, die von der Flüssigkeit, die sich im Darm befindet, herrührt. Es sind keine Darmgeräusche zu hören. Am Stuhl ist nichts Besonderes zu sehen. Wenn man ihn rectal untersucht, findet man kleine Mengen Stuhl im Rectum. Aber offenbar ist die Sache so, daß der Kranke deswegen keinen Stuhl hat, weil eben kein Stuhl ankommt, nicht weil die Defäkation fehlte. Im Ganzen bietet sich also das Bild einer Stuhlverstopfung, die durch Zurückhaltung von Darminhalt in den höher liegenden Abschnitten verursacht wird. –

W: Außer Aufstoßen sind keine Erscheinungen mehr da? Gebrochen haben Sie nie?
P: Nein.
W: Es sind also sonst keine Störungen da. Wir danken Ihnen, nun können wir Sie wieder hinausfahren.

Jetzt wollen wir wissen, was da vorgegangen ist. Trotz des blassen Aussehens des Kranken besteht keine Anämie, die Leukozytenzahl ist normal. Hämoglobin normal. Er hat auch keine besonders beschleunigte Blutsenkungsgeschwindigkeit. Kein Fieber, Blutdruck normal. Internistisch ist sonst nichts zu finden, Herz und Lungen sind in Ordnung. Aber wenn man ihn rectal untersucht, dann fühlt man eine ziemlich große Prostata und einen Widerstand hinter der Darmschleimhaut, der gut abgrenzbar ist. Es findet sich eine etwa apfelgroße Geschwulst nach vorne und über der Prostata, die ganz fest sitzt. – Diese nun kann nicht das Hindernis der Passage sein. Durch Einlauf einer Kontrastmasse fanden wir im Röntgenbilde, daß der Brei ungehindert durch das ganze Colon bis zum Coecum aufsteigt. Der Darm ist teilweise gut ausgedehnt, teilweise gut kontrahiert, aber nirgends eingeschnürt. Ich stelle mir vor, daß eine maligne Neubildung vorliegt, vielleicht ein Carcinom, welches sich auf dem Peritoneum ausgebreitet hat und so den Darm lähmt, eventuell auch den Dünndarm einschnürt. So entsteht das Bild eines unvollständigen und daher chronischen Ileus, eines »Subileus«.
Wir werden den Kranken zur Chirurgischen Klinik verlegen, obwohl der Chirurg sich bis jetzt nicht zur Operation entschließen konnte. Das ist sehr verständlich. Zwar würde die Öffnung der Bauchhöhle wohl Klarheit bringen, ob unsere diagnostischen Annahmen richtig sind. Aber das Alter, der schlechte Kräftezustand sind nicht ermutigend, und wenn unsere Vermutungen zutreffen, ist eine operative Heilung nicht zu erwarten; allenfalls ließe sich ein grobes Passage-Hindernis beseitigen, nicht mehr. Wir müssen fürchten, daß der Kranke in jedem Falle unabwendbar vor dem Tode steht.
Wie aber steht es nun hier mit der Psychologie? Diesmal war nun so gut wie gar nichts aus ihr zu gewinnen. Als einziges fällt uns die Äußerung ein: wenn er sich über etwas aufgeregt habe, sei es mit der Verdauung gar nicht gegangen. Das ist nichts Ungewöhnliches. Wir wissen aus vielen Erfahrungen, daß nicht nur der Schluckakt,

nicht nur die Defäkation, nicht nur der Magen seelisch beeinflußt werden, nein, daß auch der ganze Darm zum Ausdrucksorgan seelischer Regung werden kann; und zwar in positivem wie negativem Sinne. Es gibt Menschen, die durch Erregungen Durchfälle und solche, die dadurch Verstopfung bekommen. Gerade, wenn es eilt, zum Bahnhof zu gehen, müssen sie noch verschwinden, besonders auch Kinder. Ich entsinne mich sehr gut an eine solche Szene. Im Straßburger Münster ist eine berühmte alte Uhr, an der mittags um zwölf Uhr die zwölf Apostel in feierlicher Prozession vorbeiziehen. Um dreiviertel sammelte sich täglich eine Besucherschar, um das bewegende Schauspiel zu sehen, so auch ich mit fünf Jahren. Genau mit dem ersten Glockenschlag spürte ich das unwiderstehliche Bedürfnis, und man mußte mich wegführen. – Es ist nun aber nicht so, daß nur die ungewohnte Aufregung die Funktionen stört. Auch die Langeweile, der Stillstand, des »Dienstes ewig gleichgestellte Uhr«, die Monotonie ist dazu imstande. Der »Hämorrhoidarier« ist das Beispiel. SCHWENINGER, der berühmte Arzt Bismarck's, gab den Rat: »Lebe unregelmäßig!« Diesen Rat habe ich mir oft zu eigen gemacht. Freilich, man muß wissen, wem man das sagt. Es gibt Menschen, die nicht verstehen können, daß Gleichmaß Stillstand und Stillstand Gefahr bedeutet. Der Spießer will auch gar nicht wissen, daß ein volles Lebensdrama gesünder ist als die Stubenhockerei. Er versteht auch nichts vom Tode.
Wie aber steht es mit einer Psychologie des Carcinoms? Freilich, so sehr selten ist es nicht, daß ein Mensch, der vom Leben gar nichts mehr zu erwarten hat, gerade jetzt einen Krebs bekommt. Man sieht das des öfteren. Aber viel häufiger scheinen doch die Fälle zu sein, in denen die tödliche Krankheit ins blühende Leben eingreift. Dann hat uns die Psychologie nichts zu sagen. FREUD's (1920) tiefste Gedanken und Erfahrungen stießen freilich auf einen Todestrieb in jedem Menschen. Aber er spricht dann nicht mehr von Psychologie. Und die Psychoanalyse hat sich um den organischen Prozeß überhaupt nur ausnahmsweise bekümmert. Gerade das, was wir hier immer wieder versuchen, hat sie bewußt vermieden.
Unsere Frage ist aber eben, wie weit wir den organischen Vorgang mit der Psychologie *begleiten* können. Gibt es eine Grenze, und wo ist sie? Aus der Inneren Medizin haben wir früher darüber nichts gelernt. Das Problem des Todes kommt in ihr so nicht vor. Und in der Allgemeinen Pathologie der Anatomen hören Sie nichts

darüber. In der Physiologie ebensowenig. Wenn jemand sterben soll oder stirbt, ist das Verhalten des Arztes völlig freigegeben, und es gibt keine Schulvorschrift, wie er sich dabei verhalten soll.

Das ist nicht überall so. Wenn ein Katholik stirbt, hat die Kirche ein genau bestimmtes Verfahren vorgeschrieben: Darreichung des Sakramentes und mit dem Mysterium fest umschriebene Gedanken, welche die Unsterblichkeit betreffen.

Gerade in diesem letzten Punkte kam dann die Biologie zu anderen Resultaten, als der Fernerstehende meist annimmt. OEHME (1944) hat kürzlich daran erinnert, daß August WEISMANN (1892) die Unsterblichkeit des Keimplasma gelehrt hat. Solche Gedanken hat bereits LEIBNIZ vertreten. Die Experimente von CARELL (1910, 1938), die endlose Züchtung in Gewebskulturen, haben großen Eindruck hinterlassen. Die potentielle Unsterblichkeit führt freilich nicht zu der Erwartung, daß jedem Sterbenden ein ewiges Leben bevorstehe. Der von HARVEY abstammende, von PASTEUR in vielen Versuchen erhärtete Satz: »omne vivum ex vivo« läßt sich nicht umkehren in den anderen: »ex omni vivo vita«. Nochmals: in der ärztlichen Schule ist das Verhalten zum Tode freigegeben. Jeder kann wählen, wie er sterben, wie er sterben lassen will. Auch die medizinische Psychologie gibt keine Auskunft. Und der Weg zum Tode läßt sich psychologisch nicht begleiten.

Aber in der Inneren Medizin schwenken wir ja überhaupt *viel früher* von der psychischen Biographie ab. Der naturwissenschaftliche Internismus, die Physiologie ist doch von Anfang an ein einziges Abschwenken von der Psychologie. Das muß doch einen Grund haben! Er ist sehr einfach: wir *begreifen* von den organischen Krankheiten viel mehr, wenn wir sie naturwissenschaftlich und unpsychologisch betrachten; und außerdem: wir können dem Kranken damit viel mehr *nützen.* Es gelingt bisher ja gar nicht, die organischen Krankheiten psychologisch zu heilen; so scheint es doch. Und so entsteht die *Spaltung;* die in Körper und Seele und die in den Methoden. Das ist unangenehm, denn es zerstört die Einheit des Menschen.

Gibt es aber nicht noch andere Wege? Und gibt es nicht noch andere Gesichtspunkte? Muß die seelische, die menschliche Erfassung schon so früh an dem Granit des materiellen Vorganges scheitern? Kehren wir zu unserem Kranken zurück. Wenn wir den Ileus durch Darmverschluß, den Darmverschluß durch das Carcinom erklären, verhalten wir uns dann als Mechanisten, Materialisten? Wir haben keine Angst davor und wollen uns im Gegenteil gerade dazu bekennen, wenn wir nur so die Wahrheit erkennen. Nur die Freiheit wollen wir nicht opfern, daß man auch im Falle einer Organkrankheit, wie etwa der Angina, psychologisch doch viel tiefer ins Organische eindringen kann, als man früher annahm. Ich weiß, daß einige von Ihnen, als ich kürzlich Fälle von »psychogener Angina« besprach, Abneigung empfanden, so weit mitzugehen. Es gibt viele Menschen, die sich lieber auf die streng verstandesmäßige Betrachtung verlassen. Aber ich kann meine Beobachtung nicht ganz unterdrücken: Ich fand, daß es oft der Philister ist, der den Verstand so besonders hochschätzt.

Aber wir wollen dem Verstandesmenschen eine Chance geben und ein Beispiel der Verstandeserklärung genau ansehen. Ich wähle dafür den Reflex. Unser Patient gibt dafür einen Anlaß. Was bei ihm sicher gestört wurde, sind seine Darmreflexe, durch die der Transport des Darminhalts vor sich geht. Freilich findet dieser Transport auch jetzt noch und seit Wochen statt, aber schlechter, anders als früher. Es ist also eine Störung, aber auch wieder ein neues Gleichgewicht entstanden. Seit Monaten lebt er ja mit diesem neuen Gleichgewicht immerfort. Wir dürfen also annehmen, daß seine Reflexe sich umgestellt, neu angepaßt haben. Doch ist dies wenig durchsichtig, schwer objektiv kontrollierbar. Wir wählen daher ein genau bekanntes, seit Jahrzehnten durchgearbeitetes Beispiel: den einfachsten Reflex, den Sie kennen, den Patellarreflex. Durch die rasche Dehnung, die Zerrung des Muskels ausgelöst, läuft eine Erregung zum Rückenmark und zurück zum gleichen Muskel. Das sieht zuerst sinnlos und verstandlos aus. Nun erkannte man aber, daß eben dieser Vorgang bewirkt, daß solche plötzlichen Dehnungen durch eben diesen Reflex aufgehalten, gemildert, kompensiert werden. Der Reflex dient also der Kompensation äußerer Störung und dadurch der Erhaltung des gestörten Gleichgewichtes. Wenn jemand von einem Stuhle springt, ist diese Leistung sehr wichtig und nützlich, gar nicht dumm, sogar geistreich zu nennen. Man darf sagen: dieser Reflex ist die *Darstellung eines Gedankens;* der Gedanke lautet: das Gleichgewicht soll erhalten werden. Wir können diese Betrachtung beliebig weiterführen und so erhärten: wenn mein Fuß dabei auf einen spitzen Stein tritt, wird das Reflexgesetz unterbrochen: diesmal tritt eine Beugung des Knies ein, und der Erfolg ist Schonung der Haut, das Gleichgewicht wird einem höheren Interesse geopfert. Auch das ist

ein guter Gedanke, und er wird durch einen neuen, den Flucht- oder Beugereflex dargestellt.
Die Definition »Reflexe sind Darstellungen von Gedanken« (wenn auch nur ⟨*von*⟩ beschränkten Gedanken) – diese Definition ist bedeutsam; sie besagt, daß im Organismus Gedanken beheimatet sind. Aber noch wichtiger ist: es sind *unbewußte* Gedanken. Wären sie bewußt, dächte jemand beim Springen, Sport oder Spiel jedesmal an den Reflex, so würde die Leistung schlecht, vielleicht sogar unmöglich. So lernen wir nebenbei, daß es nützlich und lebensnötig sein kann, daß gewisse Gedanken unbewußt bleiben. Haben wir aus der Psychoanalyse gelernt, daß gewisse unbewußte Gedanken schädlich, pathogen sind, so lernen wir hier, daß es auch nützlich sein kann, wenn gewisse andere unbewußt bleiben. Es könnte also sehr wohl sein, daß es auch heilsame Unbewußtheiten und Verdrängungen gibt, und ich vertrete diese Ansicht.
Auch jene Selbstregulierung der Darmfunktionen erfolgt unbewußt, sie ist eine Darstellung unbewußter Gedanken. Wenn jene Reflexe sich vorteilhaft umstellen, so gut es gehen kann, so ist dies eine Art von Geistesblitz der Materie. Es wäre aber ein hohes Ziel unserer Einsicht, selbst den Tod zuletzt als einen solchen Geistesblitz der Materie zu begreifen, aber wir bleiben hier bei leichteren Aufgaben stehen und wollen nur ein Stück Pathologie erforschen.
Wir haben diesmal dem Verstandesmenschen eine Chance gegeben, aber wir sind nicht dahin gelangt, wo er zu landen dachte. Er hatte wohl erwartet, bei verstandesscharfer Physiologie den Ungewißheiten der Psychologie zu entrinnen. Indes ist uns die Psychologie in die Reflexanalyse nachgefolgt und überdies in eine Psychologie des Unbewußten. Nur war es eben eine verstandesartige Leistung der unbewußten Psyche, und diese erwies sich als ziemlich aufschlußreich, überdies als unvermeidlich. Es ist also nichts mit der sauberen, verstandesmäßigen Abwendung von der Psychologie; sie folgt uns doch. Der Organismus ist selbst verständig.
Aber nicht nur. Wenn uns der Kranke erzählt, daß er gerade bei Aufregung die schlechte Darmfunktion bekam, so verrät sich doch eine Teilnahme seiner Funktion am Gemütsleben. Wir werden also auch beim Verstandesmäßigen in der Physiologie nicht stehen bleiben können. Das läßt sich schon jetzt voraussehen.

XIII. Es-Bildung (Nephritis)

W: Wie alt sind Sie?
K: Einundzwanzig Jahre.
W: Was haben Sie für eine Krankheit?
K: Nierenentzündung.
W: Würden Sie uns mal was erzählen?
K: Also, wie das angefangen hat, dann auf einmal wurden die Beine dick.
W: Wann war das?
K: Im Dezember 1944.
W: So, über eineinhalb Jahre.
K: Ja, eines Morgens wurde mir das Gesicht dick, auch die Hände und der Bauch, ich kriegte keine Luft mehr und ging zum Arzt, der auch Nierenentzündung feststellte.
W: Der Bauch? Was war damit?
K: Er war voll Wasser.
W: Also, dicke Beine, geschwollenes Gesicht, dicker Bauch und keine Luft mehr gekriegt. – Wo waren Sie denn damals?
K: In Kroatien.
W: In dienstlicher Verrichtung?
K: Im Einsatz gegen die Partisanen. Wir haben immer im Dreck gelegen.
W: Es waren also schlechte Naturverhältnisse im Dezember. Und was ist dann erfolgt?
K: Ich kam dann ins Lazarett und kriegte Spritzen, dadurch ging das Wasser weg.
W: Wann war das Wasser weg?
K: Nach zwei Wochen war's weg.
W: So, nach zwei Wochen schon? Hatten Sie Fieber?
K: Nein, Fieber hatte ich keins.
W: Na, und dann weiter.
K: Dann war das Wasser so weit weg, dann habe ich Eiweiß gehabt und etwas erhöhten Blutdruck. Und dann waren wir in Oberschlesien und sollten von dort wieder fortkommen, waren vierzehn Tage unterwegs, sind viel gelaufen und da merkte ich, daß die Beine wieder dick wurden.
W: Also, wie lange waren Sie krank?
K: Seit Dezember 1944 immer, ich war nicht entlassen, sondern wir mußten mit dem Lazarett zu Fuß weg.

W: Also, obwohl Sie das Wasser nicht mehr hatten, fühlten Sie sich noch nicht gesund. Sie mußten wieder mitmarschieren, und dann fing's wieder an?
K: Ja, da fing's wieder an, die Beine wurden dick, dann ging's so bis zum Juni, die Beine wurden immer wieder dick, wenn ich mal aufgestanden war. Ich kam dann in Freiburg wieder in Behandlung, hatte Eiweiß im Urin und immer erhöhten Blutdruck. – Dann war ich drei Monate im Lager.
W: Mußten Sie in dem Lager Dienst machen?
K: Nein, gar nichts.
W: Wurden Sie dort behandelt?
K: Nein.
W: Wie geht es Ihnen jetzt?
K: Ab und zu habe ich Kopfschmerzen, aber sonst nichts.
W: Haben Sie Durst?
K: Nein.
W: Auch damals nicht?
K: Nein. Getrunken haben wir regelmäßig, aber nicht besonders.
W: Der Kranke hat keine Schienbeinödeme, keine Knöchelödeme, kein Ödem im Gesicht, kein konjunktivales Ödem. Die Farbe, der Ernährungszustand sind mittelmäßig. Sie haben gehört, daß er kein Fieber gehabt hat; bei uns hat er jetzt auch nicht gefiebert, oder doch nur ganz leicht, mal 37,1-37,2 axillar. Der Puls ist wohl immer etwas langsam, geht gelegentlich bis 55 herunter, der Blutdruck aber ist auch jetzt nicht normal. Der Kranke hat hier bei seiner Aufnahme 180 mm Hg gemessen, dann geht das ein bißchen herunter, aber doch nie unter 140 mm Hg bei völliger Bettruhe. Im Urin findet sich reichliches Eiweiß, 4-5‰, nach der alten Esbach'schen Methode, auch Erythrozyten und Zylinder. Das spezifische Gewicht stieg auch an einem Dursttage nicht über 1018. Einen Trinkversuch haben wir unterlassen. –
Nicht wahr, Sie waren immer im Bett?
K: Ja.
W: Sein Körpergewicht zeigt allerdings eine Bewegung, die dafür spricht, daß jetzt kein völliges Gleichgewicht in der Wasserbewegung da ist. Wir können das nicht genau sagen, aber wenn man unter primitiven Verhältnissen mit einfachen Methoden arbeiten muß, dann ist das einzig Objektive, das Gewicht zu vergleichen. Wenn also ein Patient in wenigen Tagen zwei oder drei Kilo abnimmt, dann ist es am wahrscheinlichsten, daß das Wasser ist.

Auch sein Reststickstoff ist etwas zu hoch. – Nun, er hat also 62,6 kg beim Eintritt gewogen, und die sind in wenigen Tagen dann auf 59,1 kg heruntergegangen, im ganzen doch fast 3½ kg, nicht ganz 7 Pfund hat er abgenommen. – Wie war's denn mit der Ernährung hier bei uns, haben Sie Hunger?

K: Nein, ich werde immer satt.

W: Haben Sie nicht das Gefühl, daß Sie zu wenig kriegen?

K: Nein.

W: Sagen Sie mir noch, ob auch andere Kameraden der Kompanie krank wurden?

K: Zuerst ich; am nächsten Tag kamen noch vier andere mit dicken Füßen ins Lazarett.

Die Krankheit, welche wir hier sehen, ist in den beiden Weltkriegen sehr häufig aufgetreten, und obwohl wir nichts von Ansteckung wissen, fällt die Gruppen-, ja Massenerkrankung an bestimmten Orten und mit einer gewissen Gleichzeitigkeit immer wieder auf; so auch in unserem Falle. Ihre Auffassung als Infektionskrankheit ist daher von jeher aufgetaucht und hat sich, ähnlich wie beim epidemischen Ikterus, wohl überwiegend durchgesetzt. Im akuten Stadium haben viele von den Kranken ja auch Fieber. Wie bei so vielen Infektionskrankheiten sehen wir dann auch die merkwürdig abschattierte Schwere im Verlauf: einige Kranke sterben; die Mehrzahl übersteht das Leiden in ein bis zwei Monten; dann kommen einige ganz leichte Formen vor. Und schließlich bleiben einige, die aus dem akuten Stadium nicht völlig heraustreten und eine chronische Nephritis bekommen. Aber ein Erreger ist nicht bekannt.

Es ist mir lieb, daß Sie einen der Fälle sahen, welche zur letzten Gruppe gehören, bei der aus einem Zustande akuter »Feldnephritis« sich nun eine chronische Nierenkrankheit mit deutlichen, wenn auch nicht schweren Zeichen der Funktionsinsuffizienz gebildet hat. Damit treten nämlich die zwei Fundamentalereignisse der Inneren Medizin vor Sie: das Bild der akuten Krankheit (das hier früher vorlag) und das Bild des chronischen Leidens – beide doch eine Einheit.

Zuerst wollen wir wissen, was hier vor eineinhalb Jahren vorging. Wohl die interessanteste Wendung der Nephritis-Pathologie ist die Einsicht, daß nicht nur das Organ, sondern der Organismus erkrankt. Der Wassertransport durch die Nieren (immer ist diese

Nephritis doppelseitig, das ist beachtlich) ist gestört; aber auch die Fähigkeit der Kapillaren im übrigen Körper, Wasser zu transportieren, ist gestört. Und wir wissen, daß für das Wassergleichgewicht im Ganzen die Tätigkeit einer Stelle im Gehirn, auch die Steuerung durch den Durst, bestimmend ist. Die meisten Kranken mit Feldnephritis leiden Durst, führen dem überwässerten Organismus also immer mehr Wasser zu. Der erste Gesichtspunkt ist also der, daß die Nephritis auch eine Krankheit der allgemeinen Wasserbewegung ist und dasselbe findet sich dann, wenn man die Bewegung der Salze, die der stickstoffhaltigen Substanzen verfolgt.

Der zweite Gesichtspunkt ist völlig anderer Art. Wir wollen wissen, warum jetzt, wo wir von dieser Art der Störung nur Andeutungen gewahren, dieser Mensch doch noch müde ist, Kopfweh leidet, Blutdruckerhöhung zeigt und reichlich Eiweiß ausscheidet, kurz: chronisch krank blieb. Wir könnten ebenso gut fragen, warum andere Kranke nicht chronisch werden, ausheilen. Denn die halbe Innere Medizin hat es mit chronischen, irgendwie unheilbaren Krankheiten zu tun: Arteriosklerose, Herzleiden, Diabetes, Leberzirrhose usw. – Halten wir einstweilen nur fest: gerade unser Kranker zeigt einen Übergang, eine Verbindung zwischen jenem Phänomen der vorübergehenden Krankheit und des permanent eingenisteten Leidens. Es ist ja klar, daß diese zwei Situationen auch für die Therapie zwei völlig verschiedene Einstellungen nötig machen.

Aber ob nun der Therapeut dem akuten Prozeß mit seiner Wassersucht und deren vielfachen Gefahren oder dem chronischen Leiden gegenübergestellt sei – in jedem Stadium gehört ein solcher Fall zu jenen, in denen wir mit der psychologischen Forschung wenig gewinnen, mit der Psychotherapie wenig zu helfen pflegen. Und ich möchte deshalb auch diesen Kranken zum Anlaß nehmen, nicht den Vorstoß, sondern den Rückprall der Psychologie am organischen Vorgang näher anzusehen. Ich erinnere Sie daran, daß bereits unsere letzten Überlegungen hierüber (XII) ein überraschendes Ergebnis hatten. Indem man nämlich die Körperfunktionen (es handelte sich dort um die Darmreflexe) einer rein verstandesmäßigen Betrachtung unterzog, erwies sich das Organ gerade als ein unbewußt verständiges. Wenn also der Verstand auch als eine Leistung der Seele angesehen werden darf, so hat auch diese, ganz im Sinne der Körperwissenschaft vorgenommene Analyse das

Resultat gehabt, die Psyche habe ihren Anteil am Geschehen und sogar einen entscheidenden. Die gleiche Art von Erwägungen, führt man sie bei den Funktionen des Wasserhaushaltes und seiner Regulation durch, ergibt auch hier den Befund, dieses Körpergeschehen habe eine ihm einwohnende Verständigkeit. Dieser Befund, so werden wir zugeben müssen, beweist jedoch keineswegs die Anwesenheit einer unbewußten Psyche. Auch ein fallender Stein, eine Maschine der Technik folgt ja ihrem Naturgesetz, und man fühlt sich da nicht berechtigt, auf eine immanente Psyche, auf einen unsichtbaren Maschinenmeister zu schließen, hält dies vielmehr für eine längst veraltete metaphysische oder theologische Verunreinigung der Wissenschaft. Ja, man pflegt sogar zu sagen: weil der Vorgang sich rein mechanisch erklären läßt, ist eine zusätzliche Einmischung eines unmechanischen Faktors überflüssig, ja fehlerhaft.

Trotzdem ist der Fall damit nicht erledigt. Wir müssen uns eines Versäumnisses anklagen, wenn wir die Tatsache ganz übergehen, daß der Kranke selbst hier ein Wort mitredet. Indem er sagt: meine Füße sind geschwollen, mein Kopf schmerzt, mein Atem ist kurz, fällt er Urteile, und zwar über sich und, genauer angesehen, über etwas an ihm, über Teile von ihm. Diese Sätze bestehen aus Subjekt und Prädikat, sind verständig und sind objektiv. Halten wir nun zusammen, daß seine Füße, wie unser Auge zeigt, geschwollen *sind*, und daß er es *sagt*, dann dürfen wir feststellen, daß der Sachverhalt und seine Erkenntnis des Sachverhaltes offenbar auch zusammengehören. Um diese Zusammengehörigkeit recht deutlich auszudrücken, geben wir den beiden Dingen: dem Sachverhalt und seiner Aussage einen einzigen Namen: wir nennen beides zusammen eine *Es-Bildung*. Dieser Terminus drückt jedenfalls aus: das hier Geschehene sei von solcher Art, daß man eine Aussage davon machen, ein Urteil darüber fällen, das Geschehen also zum *Gegenstande* eines Urteils, einer Aussage machen kann – dies eben soll das Wort »Es« bedeuten. Indem wir aber von einer Es-»Bildung« sprechen, bringen wir auch gleich mit zum Ausdruck, daß hier etwas erschienen ist, was vorher nicht da war, daß irgendein Ereignis stattgefunden hat, und daß das hier Geschehene eben eine Neuigkeit im Dahinleben des Kranken war, gewissermaßen einen geschichtlichen Charakter hat.

Auf dieser neuen Stufe unserer Überlegung ist es nun ganz ohne Bedeutung, ob der Vorgang einem bestimmten mechanischen oder osmotischen oder chemischen Typus angehört, also einen bestimmten körperlichen, materiellen Charakter hat. Wichtig ist nur dies eine: als dieser Mensch krank wurde, geschah zweierlei: er hatte eine Veränderung, und er bemerkte sie. Das ist es, was wir Es-Bildung nennen wollen. Für denjenigen nun, welcher sich ernstlich für die Geschichte der Philosophie interessiert, wäre es instruktiv zu betrachten, daß diese Zusammengehörigkeit von Sein und Erkennen, die wir von dem Kranken abgelesen haben, nichts anderes ist als das wichtigste Problem der abendländischen Philosophie, und zwar von PARMENIDES bis HEGEL; es ist das Problem der Ontologie. Instruktiv auch, wie seit dem Tode HEGEL's, also seit etwa hundertzwanzig Jahren eine gewaltige Krise dieses Problems im Gange ist. Aber ich bin mir klar darüber, daß dieser Hinweis hier mehr schadet als nützt, denn die, welche die Philosophie nicht interessiert, würden dadurch nicht gefesselt, und die, welche sie interessiert, würden meinen, es komme hier auf ein philosophisches und kein medizinisches Problem hinaus. Darum ist es vorzuziehen, daß wir uns ungeteilt der klinischen Situation hingeben, und diese besagt: bei diesem Kranken entstand zugleich zweierlei: ein Symptom und eine Beschwerde, und es hieße pflichtwidrig den Horizont beschränken, wenn man eines von beiden und den Zusammenhang von beiden unterdrücken würde. Fassen wir jetzt zusammen, dann sagen wir: noch ehe die wissenschaftliche Analyse begonnen hat, war beides vorhanden: ein Symptom und eine Beschwerde, und wir würden zunächst wenig Neues gewinnen, wenn wir diese beiden Phänomene noch einmal anders benennten, indem wir etwa das Symptom als »objektiv« oder »physisch« und die Beschwerde etwa »subjektiv« oder »psychisch« bezeichnen, womit schon wieder der Geist auf gewisse erkenntnistheoretische oder metaphysische Probleme aufmerksam gemacht würde. Es genügt vollkommen, wenn wir uns vornehmen, sowohl dem Symptom wie der Beschwerde mit gerechter Parität nachzuforschen und ihren Zusammenhang zu studieren. Wir tun damit nur, was die Krankheit uns vormacht, was der Kranke als erster selbst tut. Unsere Methode ist sozusagen nichts als eine Nachahmung der Natur.

Ich versage es mir, nun etwa kritisch zu beleuchten, in welchem Ausmaße die neuere Medizin sich diesen Forderungen entzogen hat. Als Folgerung ausgesprochen, besagt unsere gewiß sehr einfache Überlegung, daß auch in diesem scheinbar so unpsychologi-

schen Falle einer Nephritis die Psychosomatik begonnen hat, noch ehe wir ihn klinisch untersucht hatten. Das gilt aber nun, das ist doch wichtig, nicht nur für diesen, sondern für jeden Kranken der Klinik oder der Sprechstunde. Damit tritt nun aber eine veränderte Situation ein. Bei früheren Gelegenheiten konnten Sie denken, es handele sich hier darum, zu beweisen, daß in diesem oder in jenem Falle psychische Ursachen an der Krankheitsentstehung mitgewirkt hätten. Das ließ sich auch wirklich in einigen Fällen zeigen. Dann aber sahen Sie Kranke, bei denen wir einig waren, daß ein solcher Nachweis mit den einfachen Befragungen und Beobachtungen durchaus mißlingt. Was wir nun heute besprechen, ist etwas anderes. Symptom und Beschwerde sind bei jeder Krankheit gegeben, und *darum* ist bei jeder Krankheit ein psychologisches Problem aufgegeben, sei es nun gerade lösbar oder nicht.
Ich weiß aber, daß der Gegner nicht so leicht zu entmutigen ist. Diesmal sagt er: es gibt aber doch Kranke, die gar keine Beschwerde haben, und andere, die gar nicht wissen, daß sie krank sind, weil sie kein Symptom bemerken. Ein Diabetiker kann jahrelang sich gesund fühlen; ein Geisteskranker kann sich für gesund halten und die anderen für krank. Nun, die ersten halten wir für unwissend, die zweiten für irr. Ich behaupte gar nicht, daß ein Kranker nie unwissend und nie im Irrtum sein könne. Aber wo sich irgend jemand, der Kranke, der Arzt oder ein anderer Mitmensch für Krankheit entschieden hat, da ist auch immer beides vorhanden: das Symptom und das Urteil über das Symptom. Diese Fälle führen aber doch zu einer sehr wichtigen Ergänzung. Es ist ja nicht zu übersehen, obwohl noch nicht ausdrücklich hervorgehoben, daß unser Begriff der Es-Bildung, also die Bündelung von Symptom und Beschwerde zu einer Einheit, einen sehr bestimmten allgemeinen Krankheitsbegriff aufstellt. Etwa so: Krankheit ist ein Vorgang, der zugleich bemerkt wird, also Gegenstand wird. Diese Definition ist wohl erwogen, wird uns aber noch viel zu schaffen machen. Sie ist nicht selbstverständlich. Der Hinweis nun auf unbemerkte Krankheiten, deren es genug gibt, und die wir keinesfalls verleugnen werden, erinnert uns zunächst daran, daß unter Krankheit hier etwas verstanden wird, was nicht nur das Verhältnis eines Menschen zu sich selbst, sondern auch das Verhältnis eines Einzelnen zu anderen Menschen betrifft. Die Krankheit ist ihrem allgemeinsten Wesen nach auch eine Beziehungsstörung der Menschen untereinander, und wir sehen, daß unser neuer Krankheits-

begriff ein wesentlich auch sozialer ist. Damit werden nun Gedankenketten ausgelöst, die uns ein andermal beschäftigen sollen. Kehren wir jetzt, bewaffnet mit unserer neuen Definition der Es-Bildung in der Krankheit, zu unserem Patienten noch einmal kurz zurück, dann erheben sich sogleich eine solche Menge bisher unberührter Fragen, daß wir nur eine oder zwei der nächstliegenden herausgreifen können. Schon DUNS SCOTUS fragte sich, »ob die Materie nicht denken könne«, aber die Philosophen stellen solche Fragen in einer allgemeinen Form, während wir nur den gerade vorgestellten Organismus fragen, was er sich gedacht habe.

XIV. Trauma, Traum und Krankheit (Asthma bronchiale)

W: Wie alt sind Sie, Frl. S.?
K: Sechsunddreißig Jahre.
W: Was fehlt Ihnen denn?
K: Ich habe Asthma.
W: Können Sie mir das etwas beschreiben?
K: Bei jeder geringen Erkältung kann ich nicht schnaufen, das heißt: ich kann schon schnaufen, aber krampfartig.
W: Haben Sie sich diesmal erkältet?
K: Diesmal wollte ich vorbeugen und ging zur Homöopathin.
W: Also nicht immer nur bei Erkältung? Zu einer Homöopathin sind Sie gegangen? Da haben Sie Tropfen bekommen?
K: Ja, ich habe Tropfen genommen.
W: Wie haben die gewirkt?
K: Die haben so stark gewirkt, daß alles aufgewühlt wurde. Und da hab' ich erst mein Asthma bekommen, ich bin beinahe erstickt.
W: War das eine Homöopathin, die Sie von früher schon kannten?
K: Ja, vor vier Jahren wurde ich behandelt. Danach hatte ich keine Beschwerden mehr. Bis jetzt zum Frühjahr, dort hatte ich einen Autounfall, und seitdem habe ich wieder das Asthma.
W: Jetzt wird die Sache klarer. Also, Sie sind vor vier Jahren schon von der Homöopathin behandelt worden und danach hatten Sie vier Jahre kein Asthma. – Sie sind angefahren worden?
K: Ja, ich stand neben dem Rad auf der Straße und wartete, daß das große Auto vorüberfahren sollte. Da kam ein kleines Personenauto von der anderen Seite und schleuderte mich auf das Trottoir.

W: Sie hatten also das Rad in der Hand und wurden weggeschleudert?
K: Ich wurde mit dem Rad erfaßt. Habe mir die Rippen gebrochen, es tat am Rücken weh, ich hatte eine leichte Gehirnerschütterung.
W: Und wie kam das Asthma?
K: Im Krankenhaus, drei bis vier Stunden nach dem Unfall, kam das Asthma. Ich konnte schlecht durchatmen.
W: Sie spürten also, daß es mit dem Atmen schlechter ging? Hatten Sie wieder Husten?
K: Nein.
W: Und ließen Sie gleich die Homöopathin rufen?
K: Nein, erst vierzehn Tage danach.
W: Was hat sie mit Ihnen gemacht?
K: Ich habe inhaliert und Tropfen bekommen.
W: Und wie waren Sie zufrieden mit der Homöopathin?
K: Die Homöopathin gab mir Gegenspritzen gegen das Asthma, kalte Abwaschungen, Tee aus Johannistrauben.
W: Jetzt haben Sie beschrieben, was Sie gemacht haben, aber wie Sie diesmal mit ihr zufrieden waren, sollte ich wissen.
K: Das erstemal war ich sehr zufrieden. Das zweitemal wurde die Homöopathin durch ein Auto totgefahren.
W: Nun ist auch noch die Homöopathin totgefahren worden.
K: Ich hatte gerade die Tropfen zwei Tage lang genommen, dann habe ich die Tropfen noch drei Tage weiter genommen, und dann ist es so schlimm geworden.
W: Also, die Tropfen haben verschlimmernd gewirkt?
K: Ja.
W: Genau so, wie vor vier Jahren, das wäre ja kein Einwand.
K: Ich will sie nie wieder nehmen, das ist eine Pferdekur.
W: Haben Sie denn jetzt eine andere Meinung darüber?
K: Frau Sch. sagte, es würde diesmal nicht so schlimm wie damals auf die Tropfen; weil ich aber die Tropfen weitergenommen habe und sie den Autounfall hatte, kam die große Verschlechterung.
W: Aber dafür kann die Homöopathie doch nichts und Frau Sch. auch nichts.
K: Das sage ich auch nicht, wenn sie leben täte, hätte sie mir vielleicht geholfen.
W: Wollten Sie denn danach nicht zu einer anderen Homöopathin gehen?

K: Nein, da muß man Zutrauen haben, man kann doch nicht gleich zu einem anderen gehen.
W: Sie meinen, das liegt an der Homöopathin und nicht an der Homöopathie? Nun, wie die Krankheit das allererstemal anfing, wann war denn das?
K: Vor fünfzehn Jahren.
W: Da waren Sie einundzwanzig Jahre alt. War da auch ein Unfall?
K: Nein, eine Erkältung.
W: So, eine Erkältung. Na, erkälten tut man sich doch oft.
K: Da war ich in der Schweiz und habe mich erkältet und ging nicht gleich zum Arzt und habe nachts viel gehustet. Als ich zum Arzt dann ging, war es zu spät.
W: War da auch eine Aufregung?
K: Da war eine große Aufregung im Haus. Die Frau des Hauses war von einem Auto totgefahren worden. Sie stürzte am Straßenrand hin. Sie war im Skianzug.
W: Waren Sie dabei?
K: Nein.
W: Das hat Sie aufgeregt?
K: Ja, ich war doch eineinhalb Jahr im Hause und kannte die Frau gut, und sie hatte drei Kinder.
W: Hat sich da das Asthma zum erstenmal gezeigt nach dem Unfall?
K: Ja, da kam es das erstemal, zehn Tage nach dem Unfall.
W: Vorher nicht?
K: Nein, ich erkältete mich.
W: Darauf bekamen Sie das Asthma?
K: Ja.
W: Haben Sie das Asthma auch sonst nach Aufregungen?
K: Eigentlich nur nach Erkältungen, wenn ich schnell laufe, oder wenn das Wetter schlecht ist.
W: Was nennen Sie Erkältung?
K: Schnupfen oder Husten.
W: Wenn man die Kranke ansieht, ist das doch auch jetzt noch eindrucksvoll genug. Es ist jetzt schon nicht mehr so schlimm als zu Anfang, als sie zu uns kam. Sie ist cyanotisch; wenn man sie abhorcht, ist ein charakteristischer Befund da. Über allen Lungenpartien reichlich grobe, feuchte Bronchitis mit Giemen und Schnurren, im Exspirium wesentlich mehr und anders als im

Inspirium. Es ist ein eindeutiger und unverwechselbarer Befund. Die größere Mühe hat die Kranke beim Exspirium. – Jetzt möchten wir noch hören, ob Sie noch andere Krankheiten hatten?
K: Zweimal Lungenentzündung; die erste 1936.
W: War das vor dem Asthma?
K: Nein.
W: Und sonst?
K: Zweimal Angina und Rippenfellentzündung.
W: Hautausschläge, Durchfälle, Kinderkrankheiten?
K: Nein.
W: Wie sind denn Ihre Nerven? Sind sie ein nervöser Mensch?
K: (Lächelt, bejaht).
W: Wie äußert sich denn das?
K: Ich erschrecke leicht, dann bekomme ich Herzklopfen und Zittern.
W: Auf was führen Sie das zurück? Haben Sie innere Aufregungen, träumen Sie?
K: Ja, ich habe schwere Träume!
W: Was für Träume?
K: Ich träume von Rosen und schwarzen Katzen.
W: Wo ist die Katze?
K: Am Hals.
W: Auch andere Tiere?
K: Ja, andere Tiere, auch Schlangen, sie sitzen immer am Hals und am Arm!
W: Ist das immer das gleiche?
K: Ja, es sieht immer ähnlich aus.
W: Sie bringen sie nicht weg?
K: Nein.
W: Haben Sie noch andere Träume?
K: Ich muß vor Feinden über eine Brücke laufen, der Verfolger holt mich ein, ich kann nicht weiter und springe ins Wasser, um mich zu retten. Wenn ich im Wasser bin, wache ich auf.
W: Ist die Atembeklemmung erst im Wasser?
K: Im Wasser ist es besser.
W: Und wenn sie aufwachen haben Sie den Anfall?
K: Der Anfall kommt, wenn der Traum war.
W: Ist das immer derselbe Traum?
K: Ja.
W: So, danke schön.

Sie haben jetzt gesehen, wie Körper und Seele auf zwei Arten zusammenhängen, die ziemlich verschieden aussehen. Zuerst lernten wir Kranke kennen, deren Organkrankheit so wie eingebettet erschien in irgendein persönliches, meist aufregendes Erlebnis oder in eine Lebensgeschichte, in der es Konflikte, Verluste oder Katastrophen gab. Dann jedoch sahen wir Kranke, bei denen ein solcher Zusammenhang nicht auffallend, nicht wahrscheinlich war, wo die Krankheit wie ein Fremdkörper hinzustieß. Aber auch bei der zweiten Art konnte man dem psychophysischen Zusammenhang nicht ausweichen, da, wie bei jedem Zahnschmerz, jedem Magengeschwür objektives Symptom und subjektive Beschwerde doch allemal zusammengehören; hier ist dieser Zusammenhang ein unpersönlicher. Im ersten Falle ist die Krankheit einfach ein konsequentes Stück der Biographie, das Krankwerden ein gar nicht ganz sinnloser Ausdruck der Lebensgeschichte. Warum sie »gerade jetzt« eintritt, ist nicht mehr so seltsam; nur warum sie »gerade hier« erfolgt, macht meistens große Mühe, einzusehen. – Im zweiten Fall ist die Krankheit einfach eine Gegebenheit, aber darum doch keine rein und nur körperliche, denn auch die organischen Vorgänge sind psychophysisch gebaut. – Auf solche Weise aber entsteht ein ganz anderer Gegensatz als der zwischen Leib und Seele, nämlich der von Geschichte und Natur. Die Krankheit in der Lebensgeschichte ist so gut wie die Funktionsstörung im Organismus psychophysisch gebaut. Auch besteht gar kein Widerspruch zwischen dem geschichtlichen und dem natürlichen Vorgang; sie erscheinen vielmehr verwandter, vereinbarer dadurch, daß sie beide psychophysische Struktur haben. Zugleich aber tritt das Eigentümliche der beiden Sphären, der geschichtlichen und natürlichen, erst richtig hervor, wenn man von der falschen Ansicht befreit ist, als sei das Moralisch-Geistige nur in der psychisch-subjektiven Sphäre vorhanden, während das Natürliche und Biologische nur in der unbewußten Materie beheimatet sei.

So ausgerüstet mit einer neuen und klaren Auffassung vom Menschen können wir daran gehen, unseren Fall von Bronchialasthma durchzudenken und das früher Gelernte dabei zusammenzusetzen. Dieser Fall lädt dazu wirklich ein, weil in ihm die lebensgeschichtlichen wie die organpathologischen Phänomene sehr eindrucksvoll sind. Wir hören, daß nicht weniger als drei tief erschreckende Autounfälle in der Krankengeschichte bedeutsam waren; jedenfalls hat die Kranke das so aufgefaßt. Wir hören ferner, daß die besondere Art ihres Leidens, das Asthma, sich bis in ihre Träume fortsetzt; das fesselt uns so, weil der Traum doch eine Brücke ist, auf der wir vom Bewußten zum Unbewußten gelangen. Und endlich belehrt uns der Anblick der Kranken sowie der Untersuchungsbefund über einen stürmischen Kampf zwischen Körper und Seele. Symptom und Beschwerde sind auf eine Weise im Anfall verkoppelt, die unsere Teilnahme noch viel mehr als unsere Wißbegier herausfordert. Wenn es nun so ist, daß ein tiefes Erschrecken die Anfälle ausgelöst hat, daß dies aber bei einem dafür schon disponierten Menschen geschah, dessen eigenartiges Wesen uns seine besonderen Äußerungen, namentlich auch seine Träume, verraten, und wenn endlich dieses Zusammentreffen von Unfall, Disposition und Funktionsstörung zu den typischen Asthmaanfällen führt – dann hätten wir hier ja wirklich bereits Gelegenheit, die biographische Pathogenese und die pathophysiologische Vorstellung dieses Leidens in *einem* Zuge zu erkennen. Was nämlich die Lebensgeschichte erzählt, das bildet der Anfall in Kurzschrift noch einmal ab, so, wie im Märchenbuch die Abbildung den kritischen Augenblick der Geschichten festhält und ihm Dauer in unserem Gemüt gibt.

Die pathologische Physiologie des Bronchialasthma ist äußerst interessant und reichhaltig, und ich muß Sie bitten, sich gründlich damit zu beschäftigen, denn ich setze hier das meiste davon als bekannt voraus. Die Beobachtung, daß viele dieser Kranken Nervöse sind und dem Arzte psychologische Rätsel aufgeben, hat der Krankheit schon vor vielen Jahren den Namen Asthma »nervosum« gegeben. Der Krampf der Bronchialmuskeln und die eigenartige Sekretbildung weisen ja auf den Nervus vagus hin. Dann kamen die Beziehungen zum Heuschnupfen und -fieber, zu Hautausschlägen usw. hinzu; die Allergie wurde entdeckt; das Studium der spezifischen Überempfindlichkeit gegen pflanzliche und tierische Eiweiße (besonders solche, die im Integument, z. B. Haut, Haare, Federn gebildet werden) setzte ein; das Asthma wurde als allergisches Leiden aufgefaßt und konnte mit gewissen Phänomenen bei Infektionskrankheiten, besonders den akuten Exanthemen, verglichen werden. Auf der anderen Seite konnte man die strenge klinische Einheit und Abgrenzbarkeit nicht aufrechterhalten, da man sah, wie oft eine Bronchitis, eine Pneumonie die Anfallbereitschaft aktiviert. Man lernte die vielen Fälle von asthmatischer Bronchitis kennen. Schließlich wurde man auf das

Verhalten des Kapillarkreislaufs, besonders in der Lunge, aufmerksamer; auch der ist im Anfall verändert und beteiligt. Man kann die Ähnlichkeit des bronchialen und des kardialen Asthmas doch auch nicht ganz verleugnen. Erst kürzlich sah ich einen Fall von schwerem Bronchialasthma, der unter Strophantinbehandlung ganz entscheidend besser wurde. Daß hier weitverzweigte Umstimmungen, Beteiligung scheinbar fernliegender Funktionen bestehen, zeigt zum Beispiel auch die Anhäufung der eosinophilen Blutzellen vor dem Anfall im Blut, während des Anfalles im Sputum; kurzum, wir haben das Bild eines konstitutionellen Allgemeinleidens. Wenn Sie nun die Unterhaltung, die ich mit der Kranken hatte, und ihre Krankengeschichte genau durchlesen, so finden Sie von den meisten dieser mannigfaltigen Beziehungen etwas auch hier.

Aber wir wollen jetzt einen anderen Weg noch gehen, in der Hoffnung, damit wieder zu einer einfacheren Vorstellung zu kommen und die divergenten Gedanken wieder zur Konvergenz zu bringen. Die Kranke erzählt also, den ersten Anfall habe sie nach dem furchtbaren Schreck über den tödlichen Unfall jener Mutter dreier Kinder, bei der sie zu Gaste war, bekommen. Zehn Jahre später half ihr eine Homöopathin. Und erneut sei das Leiden nach vierjähriger Pause wenige Stunden nach einem selbst erlittenen Unfall ausgebrochen, der ihren Brustkorb traf und der noch das Besondere hatte, daß sie ihn während Sekunden kommen sah mit dem deutlichen Gefühl, nun sei es zu Ende. Endlich aber griff noch ein drittes Mal ein tödlicher Unfall ein, indem er nach eben begonnener Kur die Homöopathin wegraffte, zu der sie ein Vertrauensverhältnis hatte, dessen besondere Art wir später noch untersuchen wollen. Seitdem ging es dauernd bergab. – Das ist das erste; es ist eine traumatische Genese und zweifellos auch eine psychotraumatische. Das Trauma bedeutet auch eine Psychogenese im Sinne einer Auslösung.

Zum zweiten können nun die Träume etwas verraten über diese Psyche. Sie hat Träume, welche man, weil sie gleichartig sich wiederholen, als Stereotypträume bezeichnet. Das ist zu beachten, weil Stereotypträume als psychisches Konstitutionsmerkmal gelten dürfen. Eine alte, schon bei Aristoteles vorkommende Traumerklärung reicht hier also nicht aus, denn sie besagt, daß bestimmte Körpervorgänge im Schlaf, sogenannte Leibreize, vom Träumer bildlich wahrgenommen werden. Das paßt hier gut, denn, wenn sie von einem Kater oder einer Schlange am Hals oder vom Ertrinken im Wasser geträumt hat, dann erwacht sie mit Asthmaanfall. Man könnte sagen: die physische Atemnot wurde im Schlafe bildlich wahrgenommen, denn schon im Schlafe begann der Anfall. Aber der Traum kommt bei ihr auch sonst, ohne Bronchialasthma vor, und vor allem längst ehe sie Asthma hatte, schon in der Kindheit. Er sagt mehr als dieses aus, er ist ein typischer Angsttraum, und jetzt fragen wir psychologisch: wie ist die Angst bei diesem Menschen zu erklären? Offenbar ist sie älter als das Asthma. Aus der Psychoanalyse haben wir vieles gelernt über die Genese der Angst beim Neurotiker und überhaupt. Katzen und Schlangen repräsentieren allgemein, auch in Kunst und Mythos, die Anfechtungen aus der triebhaften Welt; konkreter beim Weibe: den Mann als Geschlechtswesen überhaupt, als Bringer der sowohl erwünschten wie gefürchteten Überwältigung. Dieser Mann taucht denn auch bei dem anderen Traume der Patientin in Person auf; er verfolgt sie, überholt sie, und sie rettet sich durch den Sprung ins Wasser, um dort – zu ertrinken, das heißt: zu ersticken. Das ist nun nichts, was besonders individuell wäre, aber bei dieser Kranken spielt es doch eine besondere Rolle. – Was aber bedeutet die Brücke? Die Brücke verbindet zwei Ufer, zwei Landschaften, manchmal zwei Welten. Sie ist auch schmal, man kann nicht ausweichen und kann sie doch nicht entbehren, wenn man hinüber will. Wird man verfolgt, dann wird sie zum Verhängnis, wie die Traumszene zeigt. Jetzt sehen wir einen Menschen vor uns, der dem Anblick seiner geordneten Lebensverhältnisse zum Trotz in der Tiefe seiner Psyche etwas von unausweichlichem, verhängnisvollem Konflikt birgt. Der Konflikt bringt Angst, atemberaubende Angst – im Traum; erst das Erwachen befreit, dafür aber tauscht sie den Asthmaanfall ein, der ähnlich aussieht. Nehmen wir nun die verborgene psychische Angst und das Asthma zusammen und stellen uns eine Art Abhängigkeit dabei vor, dann können wir sagen: die Angst macht etwas, was wieder Angst macht.

Ich will nicht unerwähnt lassen, daß in der psychoanalytischen Schule viel davon die Rede war, daß die früheste Angstsituation in jedem menschlichen Leben die eigene Geburt sei. Der Durchtritt durch die enge Geburtspforte, die Unterbrechung der Sauerstoffzufuhr beim Übergang von der Plazentaversorgung zur Lungenatmung, das sind gewiß Erlebnisse gewesen, die wir alle vergessen haben, und die doch eine Spur im Unbewußten hinterlassen, eine Angstdisposition für Lebensdauer geschaffen haben könnten. Ich habe über dieses Problem keine eigene Meinung, will aber doch daraus die Anregung schöpfen, um noch auf die besondere Verknüpfung von Angst und Atmung einzugehen. Denn wir erführen doch auch darüber gerne etwas, wieso die Asthmakranke gerade dieses Leiden zum Ausdruck einer Tiefenangst erwählt oder bekommen hat. Auch dieser Frage wollen wir nicht allgemeinbegrifflich, sondern kasuistisch nachgehen. Und auch dafür ergab sich Stoff. Unsere Kranke hat eine eigentümliche Geruchsempfindlichkeit, deren Ursprung leicht zu finden ist. Bestimmte Blumendüfte sind ihr unerträglich, und wir erfahren, daß sie dies auf jene Leichenfeier zurückführt, nach der sie den ersten Anfall bekam und bei der der Sarg mit üppig riechenden Blumen bedeckt war. Ich denke, die meisten von uns kennen selbst einen Anklang an die ängstlich-peinliche Assoziation von Sterben und Blumengeruch. – Aber diese Überempfindlichkeit ist nicht die einzige. Von klein auf ist sie ein Mensch, dem Unsauberkeit, besonders als Staub, aber auch sonst, übermäßige Unruhe erzeugt. Sie muß auch dort abstäuben, wo gar kein Staub liegt. Solche Hausfrauen kennen wir mehr. Sie muß sich und ihre Gebrauchssachen auch viel putzen und waschen, übermäßig, wie sie selbst einsieht, wenn sie es auch nicht zu dem eigentlichen Waschzwang gebracht hat, den wir als Form schwerer Zwangsneurosen kennen. Düfte und Staub nun gehören zusammen als Reize der oberen Luftwege, Reize, die sowohl fördernd und beglückend wie hemmend und störend, bis zu Hustenreflex, Glottiskrampf usw., führen können. Wieder sind wir in der Nähe des Asthmas angekommen. Nur daß beim Bronchialasthma Muskulatur und Sekretion in den tiefen Lungenabschnitten sich so betragen wie beim Schnupfen, Niesen, Husten, Weinen die oberen Partien des Luftweges. Wir haben übrigens noch eine andere Kranke, eine Tabakarbeiterin, in der Klinik, bei der der Asthmaanfall eintritt, wenn sie den mit Tabakstaub und -geruch geschwängerten Fabrikraum betreten will. Was bei unserer Patientin nur ein Nebenweg ist, hat sich hier als Hauptweg gebildet. Und ähnlich ist es wohl bei denen, welche das Bronchialasthma im Verlauf des Heuschnupfens durch Blütenstaub bekommen. Dies alles zeigt aber wiehmen. Dies alles zeigt aber wieder das gleiche: die psychophysische Parallelität der Erscheinungen unserer Kranken, eine Verhaltungsweise ihrer Sinne und ihrer Motorik, in der das Organ der Atmung eine psychische Situation abbildet, die Psyche aber wieder das Organverhalten ausdrückt.

Diesmal ist es uns offenbar gelungen, das psycho-biographische mit dem organpathologischen Bild in eine leidliche Übereinstimmung zu bringen und so den geschichtlichen mit dem natürlichen Aspekt zu versöhnen. Ich möchte aber zum Schluß noch einiges über die Einstellung der Kranken zur Therapie anmerken, nämlich über ihr Verhältnis zur Homöopathie. Das erste, was Ihnen da auffiel, war ihr vollkommen unlogisches Verhalten, wenn sie sagt, die homöopathischen Tropfen hätten ihr das erste Mal vier Jahre Befreiung von den Anfällen gebracht, das zweite Mal sei die Homöopathin zur Unzeit gestorben, aber *nie mehr* würde sie sich einer solchen Roßkur unterziehen. Warum, wenn ihr die Ärzte doch überhaupt nicht halfen? Nun ist dies eine Einstellung, die bei nervösen Kranken gar nichts Ungewöhnliches ist. Viele von ihnen behaupten, durch die Behandlung seien sie erst recht krank geworden, oder sie setzen den Arzt beständig herab, dem sie aber immer treu bleiben; sie scheinen zu ihrem Glück jemanden zu brauchen, dem sie Schlechtes nachsagen können. Aber darüber hinaus sehen wir noch etwas Besonderes. Die Unlogik besteht auch noch insoferne, als der Tod der Homöopathin für sie eine gleichsam mystische, orakelhafte Bedeutung angenommen hat. Dabei ist auch hier eine Art Vorstufe da, nämlich die, daß nicht die Tropfen, sondern auch das Vertrauen zu jener Frau dazu gehört haben. Das hören wir als Ärzte selbst nicht so ungerne, wenn der Kranke behauptet, das Vertrauen sei so wirksam wie die Tropfen. Ein klein wenig Erhöhung zum Mystagogen halten wir mit der strengen Naturwissenschaft für vereinbar und lassen sie uns, nicht ganz konsequent, gefallen. Auch könnte ja die richtige Dosierung usw. das Kunststück sein, das nicht jedem gelingt. Aber selbst wenn der Verlust jener Helferin ein unersetzlicher war, und selbst wenn wir eine gewisse Haßliebe gegenüber dem Arzte bei nervösen Kranken zugestehen, so bleibt darüber hinaus etwas Radikales bei unserer Kranken fühlbar, eine sozusagen steinharte Unlogik, mit der sie auf der Verurteilung der homöopathischen Kur beharrt, und die uns fürchten läßt, sie werde eines Tages vielleicht auch unserer eigenen Therapie ein solches Mißtrauen entgegensetzen, daß wir ohnmächtig bleiben und gerade darin des psychologischen Hilfsmittels verlustig gehen, dessen wir auch bedürfen: der Suggestivwirkung.

Dieser Zug ist nun bei Asthmapatienten ziemlich häufig; sie gelten mit Recht als oft schwierig, eigenwillig und sozusagen mit einem therapeutischen Privatmystizismus behaftet. Wir dürfen jedenfalls damit rechnen, daß nicht nur die Homöopathie es war, gegen die die Kranke sich so inkonsequent einstellte; sie wird gegen Allopathie denselben Charakterzug bewähren. Aber freilich ist klar, daß das wissenschaftlich undurchsichtige Wesen der Homöopathie der Ausbildung des privaten Mystizismus besonderen Vorschub leistet.

Endlich aber noch ein Wort, um ein Mißverständnis abzuwehren, das freilich fast unvermeidbar zu sein scheint. Die Mystik ist kein Gegner der Wissenschaft, sie ist vielmehr ein objektiver Akt der Religion. Wenn die Kranke sich am unrechten Ort gleichsam mystisch verhält, dann regt sie eine Frage an, die wir heute nicht beantwortet und kaum vorbereitet haben. Behalten wir nur dies im Gedächtnis: unsere Kranken sind alle auf die eine oder die andere Weise Mystiker.

XV. Wer hat angefangen (Arteriosklerose)

Meine Damen und Herren! Der Kranke, den Sie hier sehen, wurde uns von der Chirurgischen Klinik überwiesen. Vor etwa vier Wochen bekam dieser vierundsechzigjährige Arbeiter morgens plötzlich einen äußerst heftigen Schmerz im linken Arm von der Bizepsgegend bis in die Finger. Die Hand sei blaurot geworden, und die anfangs noch erhaltene Beweglichkeit sei bald verschwunden und die Hand in eine Krampfstellung übergegangen. In der Folge trat bei fortgesetzten Schmerzen ein Gewebstod, eine Gangrän, ein, was den Chirurgen zur Amputation in der Mitte des Oberarms nötigte. Unterdessen zeigte der Kranke aber auch Schwellungen der Beine und Herzerscheinungen, und so wurde der Patient, nachdem die Amputationswunde sich ohne Komplikation geschlossen hatte, zur Weiterbehandlung nach der Medizinischen Klinik verlegt. Hier fanden wir ein Vorhofsflimmern mit der langsamen Form der Arhythmia absoluta und den Befund eines dekompensierten Kreislaufs; aber die Ödeme verschwanden bei rein diätetischer Behandlung innerhalb von drei Tagen. Es bleibt das Bild eines sehr abgemagerten, vorzeitig verbrauchten und gealterten Menschen, wie wir es jetzt so oft sehen.

Was aber ist mit dem linken Arme geschehen? Man hat die Diagnose auf eine Embolie der Arteria brachialis gestellt, also angenommen, daß im Herzen sich ein Thrombus gebildet, losgelöst und den seltenen Weg in die Armarterie genommen habe. Allerdings finden sich keine Zeichen der Klappen-Endokarditis; indes können sich im insuffizienten Herzen, im Vorhof oder Kammer wandständige Thromben bilden. Aber die Unterhaltung mit dem Kranken zeigt doch, daß er schon vor diesem Ereignis seit Jahren unangenehme Schmerzen im linken Arm, zuweilen auch anginöse Beschwerden am Herzen und Insuffizienzerscheinungen gehabt und darauf behandelt worden ist. Weitere Fragen ergaben dann, daß er auch im rechten Ober- und Unterschenkel sowie Fuß Schmerzen bekommt, die er mit voller Bestimmtheit als von »ganz gleicher« Art wie die im linken Arme bezeichnet. Ferner schildert er mit großer Klarheit, daß er diese Beinschmerzen jedesmal dann bekommt, wenn er ein Stück Weges gegangen ist; dann muß er stehen bleiben, sich anlehnen und erst nach einiger Ruhe kann er weiter. Dann wiederholt sich dasselbe Spiel. Mit anderen Worten: was er schildert, ist das ziemlich klassische Bild des von Wilhelm Erb (1898) beschriebenen intermittierenden Hinkens. Wir wissen, daß diese Claudicatio intermittens ein Analogon der Angina pectoris ist; wie diese auf der Erkrankung der Kranzarterien, so beruht das Hinken auf der Sklerose der Beinarterien. Und wir finden als objektive Bestätigung, daß die Pulse der Arteria dorsalis pedis und der Malleolararterie am rechten Fuße nicht mehr zu fühlen sind, während sie am linken Fuße ohne weiteres getastet werden können.

Jetzt fügt sich ein Bild zusammen, das man doch gut kennt, nämlich eine ausgebreitete Arteriosklerose mit Arterialgien, Angina pectoris, Krampfneigung in verschiedenen Arteriengebieten und einer Kreislaufinsuffizienz bei Herzvorhofflimmern. Wie so häufig, ist der Blutdruck des Kranken dabei nicht erhöht. Wir werden ihn weiterhin mit Bettruhe, Diät und auch mit Strophantin behandeln. – Hören wir nun aber auch einiges Persönliche von ihm. Er ist etwas schwer zu verstehen. Die Mundart des Städters hat er nicht sprechen gelernt, und er versteht sie auch schwer. Seine Äußerungen sind primitiv, aber klar. Er ist wirklich ein armer Mensch in jedem Sinn. Seine Frau scheint nicht gut zu ihm zu sein; sie steht außerdem in Anklage wegen gemeinen Betrugs. Als wir weiter reden, erwähnt er den jüngst erfolgten Tod seiner Schwester und bricht in Tränen aus; es ist klar, daß sie noch ein Halt für ihn war. Ein Bruder ist schon mit wenig über vierzig Jahren an

»Verkalkung« gestorben. Und überdies hatte er von früh an vor allem mit sich selbst zu leiden. Er erzählt, daß er schon in jüngeren Jahren an ängstlichen Halluzinationen litt: er glaubt sich dann verfolgt von Eindringlingen. Er hat auch viele Träume, in denen große Hunde, eine Kuh, Stiere ihn bedrängen. Auch in der eben jetzt ablaufenden Krankheit war er von solchen halluzinatorischen Verwirrtheiten bedrängt, deren Unwirklichkeit er aber selbst kennt. Ich glaube, daß er von jeher wohl als ein wenig schwachsinnig galt; aber dieses Urteil wirkt sich für solche Menschen bekanntlich meist wie eine Verurteilung durch die Umgebung aus. Kurzum, er wird ein schweres Leben hinter sich haben, und nun hat er die Gesundheit und auch noch einen Arm verloren. Er meint, das hätte sich vermeiden lassen. Es ist natürlich möglich, daß auch eine Arteriosklerose des Gehirns besteht und einen Teil dieser Erscheinungen erklärt; aber diese Lokalisation erzeugt, wenn überhaupt, doch noch andere Symptome, nämlich Schwindel, Kopfweh, Unruhe, Schlaflosigkeit, Gedächtnisabnahme. Derartiges hat er nicht.

Ich neige jetzt zu der Annahme, daß auch der Gefäßverschluß im linken Arm nur die letzte Etappe einer Atheromatose der Armaterie mit Schmerzen und Gefäßkontraktionen war, die schon lange besteht und zuletzt zur Thrombose geführt hat. Eine Embolie ist eine nicht unbedingt nötige Annahme. Nimmt man aber alles zusammen, dann ist dies ein Mensch, der an Arteriosklerose der Herz- und Extremitätengefäße schon längere Zeit leidet, in dessen Familie diese Krankheit öfters vorkommt, dessen Leben früh von Schatten heimgesucht war, dessen Uhr vielleicht bald abgelaufen sein wird. Der Ausdruck »Aufbrauchkrankheit«, den man der Arteriosklerose gab, drängt sich hier wirklich auf. Aber die neuere Pathologie ist von dieser Auffassung, die ja auch wenig besagt, abgerückt. Die Krankheit, so wissen wir jetzt, kann schon in der Kindheit und Jugend einsetzen, sie kann in hohem Alter fehlen. Die Einlagerung von Cholesterin in die veränderte Intima und die Sklerose der elastischen Fasern weist doch auf eine besondere Veränderung im Zelleben der Arterien hin; aber es ist ein Geheimnis, welcher Art diese ist. Wir kommen hier nicht viel weiter, und unser Geist kehrt zurück zu einem Gesamteindruck, der sich zwar aus den klinischen und anatomischen Befunden ableitet, aber doch auch über diese hinausgeht: ich meine den Eindruck eines Krankheitsprozesses, dessen Spitze auf Lebensbeendigung hinweist, ohne daß wir daran viel ändern, ohne daß wir eine völlige Wendung des Kurses, den dieses Lebensschiff genommen hat, anstreben können. Da ist doch eine Analogie zu dem Gesetz des Sterbens, dem alle Lebewesen unterworfen sind und das hier das Kostüm der Krankheit angenommen hat. Warum nun eigentlich ein solches Gesetz des Todes über die Lebenden verhängt ist, und warum es sich zu seiner Vollstreckung gewisser, sozusagen konsequenter, zielstrebiger Organprozesse (etwa der Sklerosen) bedient – dafür bleibt uns die pathologische Anatomie, aber auch die Psychologie, die Antwort schuldig.

Machen wir uns dieses Versagen der genannten Wissenschaften zunutze! Vielleicht ist gerade diese Lücke sehr sinn- und aufschlußreich. Verzichten wir auch diesmal auf eine theologische oder metaphysische Ergänzung und schließen wir uns an die Beobachtung des gegebenen Falles an, der uns vielleicht nichts Vollständiges, dafür aber ein Stück der Wirklichkeit erzählen kann. Wie spielt sich denn diese langwierige Reise, die ein einziges Sterben genannt werden kann, aber aus vielen einzelnen Tagereisen besteht – wie spielt sie sich ab? Für den Kranken in einem schrittweisen Abbau seiner Leistungsfähigkeit. Immer weniger kann er arbeiten, und dann kommt der Tag, wo sein intermittierendes Hinken ihn zu immer kürzeren Fußmärschen zwingt, der Tag, an dem sein Kreislauf insuffizient wird, schließlich der Tag, an dem er seinen Arm einbüßt. Jede dieser Etappen ist ein schmerzliches Erlebnis, das seinen Protest weckt, seinen Willen zum Widerstand aufweckt. So entsteht ein langwieriger Verteidigungskrieg und dieser muß leidenschaftlich geführt werden. Wir sehen, wie die Seele mit dem Körper kämpft, und diesmal ist psychophysisches Verhältnis genau so viel wie Kampf zwischen Körper und Seele. Das ist also etwas ganz anderes wie prästabilierte Harmonie, etwas anderes wie gegenseitige Vertretung, wechselseitiger Ausdruck des einen durch das andere. Wir sehen: in immer neuen Figuren begegnet uns das psychophysische Verhältnis und diesmal als ein richtiger Streit.

Wo in der menschlichen Gesellschaft Streit ist, da ist Leidenschaft und gewöhnlich auf beiden Seiten. Aber wir vermeiden, hier eine Analogie in die Deutung einzuführen, die vielleicht auf eine ganz falsche Fährte lockt. Nur die Beobachtung soll uns leiten und die zeigt, daß dieser Kranke, wie alle seiner Art, zwei ganz entgegengesetzte Feststellungen macht: er behauptet, die Krankheit komme von Aufregung, Anstrengung, Sorge und Mühe; und er behauptet auch, sein Arm, Bein oder Herz sei krank, also nicht er, sondern sein Körperteil, nicht sein Ich, sondern sein Es, nicht sein inneres Leben, sondern sein Werkzeug, das den Dienst versagt. Er selbst klagt sich zuweilen sogar an; beklagt die Fehler, die er hätte vermeiden müssen; dann aber klagt er wieder den Körper an, der nichts mehr taugt. Je theoretisch ungebildeter die Kranken sind, um so naiver und überzeugender ist diese Doppelgleisigkeit ihrer Ansichten über die Krankheit. – Und hier machen wir noch eine zweite Bemerkung. Welche Partei nun eigentlich recht hat, welche von beiden schuld ist, welche den Streit begonnen hat – dies bleibt für den Kranken zunächst ganz unentschieden. In diesem Punkte ist es gerade so wie beim Streit in der menschlichen Gesellschaft, wo ohne einen Richter die streitenden Parteien regelmäßig beide recht zu haben meinen und keine angefangen haben will.

Und hier muß ich auf eine Denk- und Arbeitsweise in der pathologischen Anatomie hinweisen, die man nur als Kompetenzüberschreitung bezeichnen kann, nämlich dort, wo sie Todesursachen festzustellen vermeint. Ich weiß, daß kritische und tieferblickende Pathologen erkannt haben, daß sie die eigentliche und letzte Todesursache gar nie mit ihrer Methode feststellen können. Oft gelingt es, zu zeigen, daß diese Strukturänderung gar nicht die Ursache, sondern die Folge der Funktionsänderung ist, also der Prozeß bei *der* Funktion angefangen haben muß, welche anatomisch gar nicht zu zeigen ist. Die Anatomie muß in allen Punkten ihrem Stoff, den gegebenen Verhältnissen folgen. Aber ebenso bestimmt ist festzuhalten, daß der Arzt so gut wie der Anatom in *einem* Punkte genau so wenig weiß wie der Kranke, nämlich wer in jenem Streit zwischen Körper und Seele, der den Krankheitsprozeß begleitet, nun eigentlich *angefangen* hat; auch nicht, wer es im Fortschreiten ist, der immer wieder neu anfängt und den Prozeß, etwa der Sklerose, weitertreibt.

Vielleicht finden Sie nun, mit diesen Erörterungen befänden wir uns längst auf einem Gebiete, auf dem niemand etwas Sicheres weiß und daher alles behauptet werden kann, nur nichts wissenschaftlich Begründetes. Dieser Meinung bin ich nicht. Vielmehr ist der Satz, daß wir in der Analyse psychophysischer Relationen keine wissenschaftlichen Kausalsätze aufstellen können, so negativ er lautet, doch von großer Wichtigkeit, weil wir ihn nämlich recht ausführlich und zuverlässig begründen können. Um dies zu zeigen,

müßte ich Ihnen aber Experimentalanalysen vortragen, die uns auf ein ganz anderes, nicht-klinisches Gebiet führen würden. Es ist aber von selbständigem Gewichte, daß aus der klinischen Beobachtung kein einziger Fall anzuführen ist, in welchem wir beweisen können, daß ein krankhafter Prozeß entweder einsinnig aus psychischen oder ebenso einsinnig nur aus materiellen, physiologischen Vorgängen entstanden sei. Es ist daher sinnlos, zu fragen, wer angefangen hat, wenn man die Entscheidung darüber aus Beobachtungen erwartet. Wie wir uns zur Ursachenfrage stellen, das hängt im psychophysischen Verhältnis immer von den leidenschaftlichen Vorentscheidungen ab, welche wir am Boden aller Lebenserscheinungen vermuten müssen.
Die schleichende Entwicklung also eines solchen Alters- oder Aufbrauchleidens ist ein geeignetes Beispiel, um einzusehen, daß sein Anfang grundsätzlich verborgen ist, und daß man nicht beobachten kann, ob der Anfang im körperlichen oder im seelischen Bereiche liegt. Man hat eine Zeitlang die Auffassung vertreten, daß die seelische Dauerspannung mancher sehr tätiger Menschen auf nervösem Wege zur Blutdruckerhöhung, die permanente Gefäßspannung zur Arteriosklerose und ihren Konsequenzen führe. Daß eine solche Darstellung möglich ist, beweist aber mehr, daß man sie nicht widerlegen kann, als daß sie beweisbar ist. Sie ist es so wenig wie die umgekehrte, daß man durch die sogenannte Verkalkung seelisch alt werde.
Wenden wir uns noch einer letzten Beobachtung zu: das ist der Armverlust. Der Kranke hat ein ausgesprochenes Amputationsphantom. Er empfindet den verlorenen Arm, als ob er da wäre; die Schmerzen sind noch darin. Er nimmt die Hand mit eben jener krampfhaft geschlossenen Fingerstellung wahr, die bestand, ehe amputiert wurde. Beides, die Stellung und der Schmerz, überdauern in seiner Sinneswahrnehmung die Gegenwart des Gliedes und pflegen es durch Jahre zu tun. So kommt es dann, daß sonst gesunde Menschen gezwungen werden, sich mit einer Sinnestäuschung, welche ihnen als Täuschung bekannt ist, völlig auseinandersetzen zu müssen. Dieser Fall ist interessant und vorbildlich. Unsere zahlreichen Kriegsamputierten beweisen nämlich, daß die dazu nötige psychische Arbeit möglich ist, und daß sie gelingt: nämlich einer zwanghaften, nicht auflösbaren Täuschung bewußt zu sein und ihrer Herr zu werden. Nun gibt es aber auch sehr viele andere Krankheiten mit ähnlichen Verhältnissen. Nämlich etwas

irreparabel Verlorenes wird als noch vorhanden wahrgenommen. Ich sah heute zwei solche Krankheiten: eine häufige, eine multiple Sklerose, und eine sehr seltene, eine myotonische Muskeldystrophie. Beide Kranke bildeten sich ein, daß ihre unwiederbringlich verlorenen Körperleistungen eigentlich nur etwas Vorübergehendes oder jedenfalls nicht eigentlich zu ihnen Gehörendes wären. Dafür bildeten sie sich Gefahren und Schäden ein, vor denen sie sich ganz unbegründeterweise fürchteten. Es war also nötig und auch möglich, ihnen sowohl das Reale ihrer irreparablen und unbehandelbaren Verluste, aber auch das Illusionäre ihrer eingebildeten Symptome und Besorgnisse ins Bewußtsein zu bringen. Ich glaube, daß beide Patienten von dieser Aufklärung mehr Vorteil hatten als von der Verordnung der Medikamente, deren Machtlosigkeit wir doch kennen. Worin besteht die Analogie zu unserem Beispiel der Amputation? Darin, daß jeder von einer irreparabeln Störung heimgesuchte Kranke die psychische Arbeit leisten muß, diesen Defekt sich auch seelisch einzuverleiben, genau wie der Amputierte zum Trotz der zwangsmäßigen, phantomatischen Reparationstendenz unserer Natur. Diese Einverleibungsarbeit zu leiten, heißt dann Therapie; jede illusionäre Behandlung des Unheilbaren ist dagegen Antitherapie, Kunstfehler. Ich sage aber nicht zu viel, daß die Mehrzahl von uns Ärzten in solchen Fällen mehr mit diesem Kunstfehler beschäftigt ist, namentlich auch in Sanatorien und Kliniken; sie geben sich nämlich selbst solchen Halluzinationen und Illusionen hin, und die chemische Industrie unterstützt sie dabei, mehr als sie weiß.

XVI. Materialisierung (Neuromyelitis optica)

Meine Damen und Herren! Sie haben hier eine vierundfünfzigjährige Kranke gesehen, die unsere ganze Teilnahme erweckt. Sie ist seit drei Jahren erblindet. Seit ihrem 19. Lebensjahr leidet sie unter einem Gelenkrheumatismus, der sie immer wieder, es mögen in fünfunddreißig Jahren etwa zehn Schübe gewesen sein, aufs Krankenlager warf. Trotzdem hat sie drei Kinder geboren, und eine schwere dauernde Versteifung, die der linken Hand, trat erst vor etwa drei Jahren ein. Aber auch an anderen Gelenken finden wir Veränderungen; z. B. ist das linke Ellenbogengelenk nicht mehr ganz zu strecken, und an beiden Kniegelenken spürt man starkes

Knirschen bei der Bewegung. Vor zehn Jahren entstand oder fand man eine Geschwulst in der rechten Brust und wegen des Verdachtes auf Carcinom wurde die Mamma amputiert. Doch konnte diese Diagnose anatomisch nicht sicher bestätigt werden. Sieben Jahre später, im September 1942, begann die eigentliche Wendung zum Schlimmen. Zuerst trat ein neuer Anfall von fieberhaftem Gelenkrheumatismus auf, der sich im Februar 1943 wiederholte. Diesmal hatte sie auch heftige Kopfschmerzen und eine Angina tonsillaris. Vier Wochen später ist sie dann plötzlich und innerhalb weniger Stunden auf beiden Augen erblindet. Der Nacken war ganz steif. Später kamen auch heftige Magen- und Darmbeschwerden auf; es entstand ein sehr schweres, lebensgefährlich aussehendes Krankheitsbild, das unklar und heute nicht mehr zu entwirren ist. Ein zugezogener Neurologe soll, im Hinblick auf jene Vermutung eines Brustkrebses, einen Hirntumor angenommen haben und nahm entsprechende Untersuchungen vor. Als die Krankheit sich besserte, habe er diese Diagnose fallen lassen. Sie nahm dann Bäderkuren, und jetzt kann sie wieder etwas gehen, hat nur geringe Schmerzen. Die Blindheit ist geblieben und wird auch bleiben, denn der augenärztliche Befund zeigt vollständige Atrophie der beiden Sehnervenpapillen; daraus erklärt sich auch die fast vollständige Lichtstarre der Pupillen. Wir hatten nur noch die Aufgabe, das Krankheitsbild womöglich zu klären und für die Zukunft einen Rat zu geben.

Die spezielle Neurologie kann das Problem lösen. Ein Hirntumor hätte doch andere Erscheinungen gemacht. Nie wurde eine Stauungspapille gefunden. Die Plötzlichkeit der Erblindung, die Nakkensteifigkeit weisen in andere Richtung. Durch Befragen hören wir, daß damals auch Parästhesien und Vertaubungen in den Füßen auftraten.

Untersuchen wir jetzt, so finden wir an der rechten Fußsohle noch eine deutliche Überempfindlichkeit, das Gefühl ist hier »anders«. Das ist wohl ein Residuum neuritischer Prozesse. Auch eine meningitische Beteiligung ist nach der Anamnese wahrscheinlich. So schließt sich der Ring zu der Diagnose: es hat sich um eine Gehirnentzündung mit Beteiligung der Sehnerven und auch peripherer oder Wurzelnerven gehandelt. Diese Krankheit trägt in der Neurologie den Namen Neuromyelitis oder Neuroencephalitis optica. Ihre nosologische Stellung ist etwas umstritten. Ich vertrete eine bestimmte Ansicht, für die unser Fall etwas beiträgt.

Knüpfen wir an die Frage an, ob diese akute Erkrankung des Nervensystems etwas mit dem rezidivierenden Gelenkrheumatismus zu tun hat. Dies ist gerade in unserem Falle sehr wahrscheinlich, denn es geschah im Zuge besonders schwerer Schübe der Polyarthritis, daß die Neuromyelitis optica einsetzte. So ist der Fall ein Beitrag zur modernsten Auffassung, nämlich, daß der Rheumatismus, selbst eine allergische Krankheit, auch die Allergie des Nervensystems erzeuge. So wäre auch dessen Erkrankung eine allergische. Es ist interessant, daß schon in der alten Klinik des neunzehnten Jahrhunderts der Begriff des »Gehirnrheumatismus« auftaucht. Wir haben in den letzten zwei Jahrzehnten die Kombination von solchen Encephalitiden mit Angina, Arthritis, aber auch anderen Infekten, wie Zystitis, Nephritis wieder mehr beachtet, weil wir versuchten, Neurologie und Internismus wieder zu vereinigen. Erkrankungen, die in akuten, zuweilen fieberhaften Schüben verschiedene Stellen des Nervensystems befallen, wurden auch als Encephalomyelitis disseminata bezeichnet. Oft sind dabei verschiedene Infekte eingeflochten, und sie pflegen Verschlechterungen der Nervenkrankheit nach sich zu ziehen. Unsere Patientin hatte Polyarthritis, Angina, jetzt ein Ekzem am Ohr – alles paßt zu dem Begriffe der Allergie bei ihr.

Ich nenne diese Krankheit nicht multiple Sklerose. Obwohl disseminierte Herde bei der multiplen Sklerose ebenfalls bezeichnend sind, und obwohl die pathologische Anatomie der multiplen Sklerose und der disseminierten Encephalomyelitis bisher keine klaren und sicheren Verschiedenheiten aufweist, bin ich nicht damit einverstanden, daß man die beiden Krankheiten als identisch bezeichnet. Die Encephalomyelitis disseminata, zu der auch unser Fall zu rechnen wäre, ist eine sehr akute, oft ausheilende, mit Infekten anderer Art oft verbundene Krankheit. Die multiple Sklerose dagegen verläuft in vielen Fällen ganz schleichend, unaufhaltsam, zeigt selten die völlige Erblindung und keine evidente Beziehung zu Infekten. Darum halte ich an ihrer klinischen Sonderstellung fest, wenn ich auch zugebe, daß es genug Übergänge zur akuten disseminierten Encephalomyelitis gibt. Man braucht sich nicht an veraltete Begriffe der Krankheitseinheiten zu klammern, kann sich sehr wohl daran gewöhnen, in den neueren Kategorien der Pathogenese, wie Allergie, Parainfektion zu denken und doch darauf bestehen, daß Symptomenbild, Verlaufsweise und Prognose eine Einheit, nämlich eben eine *klinische* Einheit, begründen, nach der wir uns ärztlich zu richten haben. Besonders lege ich aber Wert darauf, daß das, was histologisch gleich aussieht, darum klinisch und pathogenetisch keineswegs dasselbe ist. Wie besonders SPIELMEYER zeigte, kann der Anatom dem histologischen Bilde nicht ansehen, ob die Veränderung durch Infektion, Intoxikation oder endogen entstanden ist. Das liegt daran, daß das nervöse Gewebe nur eine ziemlich monotone Möglichkeit hat, auf die verschiedenen Schädigungen zu reagieren. Darum halte ich an dem alten Begriffe der Sklerosis multiplex auch künftig fest und bin der Ansicht, daß unsere Kranke diese Krankheit nicht hatte und ein Fortschritt ihres Nervenleidens nicht zu befürchten ist. Das habe ich ihr auch gesagt. Ich gebe jedoch zu, daß wir uns mit alledem nicht auf einem Boden abgeschlossenen Wissens befinden.

Nun kommt noch die Frage, welcher die Kliniker und Pathologen nicht systematisch nachzuforschen pflegen, welche aber das Denken dieser Kranken und ihrer Angehörigen stark beschäftigt hat: woher kam die üble Wendung vor drei Jahren? Sie hat im September 1942 eingesetzt. Unmittelbar zuvor, Ende August, erfuhr sie, daß ihr einziger Sohn gefallen war. –

Und die Erblindung? »Ich habe zu viel geweint«, sagte die Kranke mehrmals zu mir. Sie sei immer empfindsam gewesen, habe immer viel Angst vor der Zukunft gehabt – »vielleicht mit Recht«, sagte sie, und wir können nur beistimmen: ja, mit Recht. Sie hat den einzigen Sohn, dann auch Hab und Gut und Wohnort durch den Krieg verloren. Sollen wir es wissenschaftlich ernst nehmen, daß sie die Erblindung der Augen mit dem vielen Weinen in Beziehung setzt? Sie tut es ohne jeden Eigensinn. Auch wir brauchen, so meine ich, nicht eigensinnig jede solche Beziehung abzulehnen. Wir sind doch nicht etwa so stolz auf unsere Wissenschaft, daß wir ein Geheimnis dort ablehnen, wo wir nichts wissen? Und wir sind an dieser Stelle auch nicht so erhaben über die in ihrem Lebenskern betroffene Kranke, daß *ihr* Ahnungssinn uns nichts, *unser* Nichtwissen alles bedeutet. Ich sehe auch keinen Vorteil darin, der Kranken zu versichern, daß der Verlust, der Schmerz, die Tränen nichts mit der Verschlimmerung ihrer Krankheit, nichts mit dem Verlust ihres Augenlichtes zu tun habe. Offenbar wäre es oberflächlich, eine Beziehung zwischen der Tränenfunktion und der Opticus-Neuritis zu behaupten, und so physiologisch meint sie es ja gar nicht. Der Zusammenhang liegt anders, tiefer, und was sie sagt, ist für sie und uns nur ein unbeholfenes Symbol des Gedankens: der Tod meines Sohnes hat auch mein Leben zu zerstören begonnen. Ich habe ihr nicht vorgeredet, daß die Augen wieder gut werden könnten. Sie lernt jetzt Blindenschrift, und ich war damit einverstanden.

Ich habe viel nachgedacht über die Möglichkeit, über diesen Fall etwas Vernünftiges zu sagen. Auch darüber, daß ich früher hier einmal behauptet habe, das Unglück mache nicht krank, und daß ich mir widerspräche, wenn ich jetzt nahelege, der seelische Schmerz habe hier zur pathologischen Katastrophe geführt. Ich will aber gar nicht versuchen, mich aus diesem Widerspruch herauszureden und ziehe es vor, ihn vor Ihnen bestehen zu lassen. Das Leben ist voll Widerspruch, und ich bezweifle, daß die Wissenschaft die Aufgabe hat, den Widerspruch im Leben zu beseitigen. Gerade dieser Versuch führte zu den größten Irrtümern der Biologie. Halten wir uns hier an das der Beobachtung Gegebene, dann sagt es, ein großer seelischer Schmerz sei von einem lokalen Gewebstod gefolgt gewesen. Das ist nun nichts, was unerhört wäre. Einer unserer größten Lyriker, Hugo von Hofmannsthal, ist am Tage nach dem Tode seines Sohnes an einem Angina pectoris-Anfall gestorben. Es ist also der Schmerz, der sich materialisiert. Niemand bestreitet, daß die Tränen schon eine Materialisierung des Schmerzes sind. Niemand leugnet, daß unser ganzes Leben lang Seelisches sich materialisiert. Das ist so selbstverständlich, daß es unverständlich wäre, warum in der Krankheit dies nicht gelten solle. Und ich verstehe deshalb auch nichts davon, daß kürzlich ein Kollege gesagt hat, der Arzt habe es nur mit dem Leibe zu tun, und alle richtigen Krankheiten kämen vom Leibe. Wenn also das Unglück als solches nicht krank macht, so heißt das doch nicht, daß die Seele selbst nicht krank werden, nicht krank machen kann. Wie gesagt, ich verstehe das nicht.

Ich habe dabei aber noch eine andere Vorstellung. Wenn ein Schmerz sich materialisiert, dann kann man das auch so auffassen, daß die Materie selbst noch etwas anderes ist als das, was der Verstand etwa in physikalischen oder physiologischen Aussagen darstellt. Man kann also sagen: unsere verstandesmäßige Darstellung der Materie braucht nicht die einzige zulässige, die einzig richtige zu sein. Ein Kliniker sagt nicht mehr, als er durch Beobachtung begründen kann, wenn er aussagt: das Auge tut weh. Er wiederholt nur, was ihm der Kranke gesagt hat. Wenn ein Gehirn denken kann, dann kann ein anderes Organ auch fühlen. Und wenn ein fallender Stein das Fallgesetz darstellen kann, dann braucht eine Körperzelle nicht unfähig zu sein, ein Gefühl darzustellen. Wir brauchen keine Naturphilosophie von anderswo herzunehmen, um dies zu begreifen, aber wir können begreifen, daß wir daraus eine Naturlehre ableiten können, die den Tatsachen nicht widerspricht. Ich sehe daher keinen Grund, sich gegen die fühlende Materie zu sträuben. Ein neuerer Physiker hat jüngst gesagt, die Natur der theoretischen Physik sähe heute aus wie ein Gedanke. Wir haben uns offenbar nicht der spekulativen Philosophie, sondern der Physik angenähert, wenn wir sagen, die Natur der Lebewesen sähe manchmal aus wie ein Gefühl, nicht nur wie ein verständiger Gedanke. Offenbar ist es dann nicht unwissenschaftlich, auch dem Verhältnis von Verstand und Gefühl nachzuforschen, und damit sind wir ja auch sonst beschäftigt, solange wir Menschen sind.

XVII. Viele Krankheiten (Darmblutung)

Meine Damen und Herren! Mit dem Ausdruck »Krankengeschichte« machen wir eine Voraussetzung, die gar nicht selbstverständlich ist. Wir lassen uns eine Anamnese über die Eltern und von der Kindheit an der Reihe nach erzählen; dann schreiben wir auf, was sich von Tag zu Tage ereignet. Wir scheinen da zu erwarten, daß die historisch-zeitliche Folge den Schlüssel für Gegenwart und Zukunft – Diagnose und Prognose – liefert. Die Erkenntnistheorie, welche uns die wissenschaftlichen Methoden vorschreibt, spricht aber von kausalem Denken und teleologischen Urteilen und verfährt damit ganz anders. Hier schließen wir von der Wirkung auf ihre vorhergehende Ursache, also rückwärts in der Zeit; oder wir betrachten etwas als zweckmäßig, verstehen also etwas Gegenwärtiges aus einem Zukünftigen; also wieder rückwärts in der Zeit. Das ist nun gar nicht so gleichgültig, es wäre vom Standpunkt der Logik vieles darüber zu sagen, aber hier interessiert uns die Art, wie wir mit den Kranken und ihrer Krankheit umgehen. Da kann man nämlich wirklich im Zweifel sein, ob man die Dinge richtiger darstellt, wenn man die Geschichte nach der Zeitfolge erzählt, oder wenn man von der Gegenwart aus die Vergangenheit und Zukunft mit dem Scheinwerfer absucht und dabei die richtigen Ereignisse viel besser findet als bei der historischen Reihenfolge. Genau in diesem Falle befinde ich mich bei dieser letzten Kranken.

Ich habe Sie nach der Vorstellung gebeten, zunächst nur den allgemeinen Eindruck, den Sie hatten, festzuhalten. Die einzelnen Tatsachen wirken zu massenhaft und verwirrend. Der Eindruck war ein doppelter. Das ist ein Mensch, der unglaublich viele verschiedene Krankheiten gehabt hat. Das ist das eine. Und dann wirkt sie wie eine Hysterische auf uns, denn da ist doch vieles so unwahrscheinlich, betont und tragikomisch, als sei dies eine Frau, die immer krank sein muß und dabei recht vergnügt, gut genährt und jugendlich mit ihren fünfzig Jahren aussieht. Wie reimt sich das alles zu einem Verse?

Sie kommt zu uns, weil sie zweimal Blut mit dem Stuhl entleert hat. Bei der Untersuchung fand sich gar nichts. Keine Hämorrhoiden, bei der Rektoskopie völlig normale Darmschleimhaut, keine Geschwüre, nicht einmal Entzündung. Der Stuhl normal geformt; freilich folgt dann etwas dünner Stuhl, aber ohne Blut oder Schleim. Sie hat schon lange an Leibschmerzen mit Durchfällen gelitten, immer wenn sie sich über ihren Mann aufregte. Aber sie sei auch wegen »Magen- und Darmgeschwüren« behandelt worden. Das klingt nicht recht verständlich für den Internisten. Im Bauch war aber auch sonst vieles nicht in Ordnung. Vor achtzehn Jahren schon war sie einige Wochen in der Nervenabteilung unserer Klinik, als ich diese leitete. Sie hatte Kopf-, Ohren- und Kreuzschmerzen, bei Nacht Brechreiz, Schmerzen beim Stuhlgang und Wasserlassen, auch zuweilen Inkontinenz. Sie war in der Frauenklinik, wurde aber, weil man dort nichts fand, zu uns verlegt. Hier wurde eine Psychotherapie versucht; die Kranke lächelt dabei: *sie* habe nicht gewußt, daß sie seelisch krank war. Der Eintrag jenes psychoanalytisch ausgebildeten Arztes zeigt, daß er sich über sie geärgert hat; er sagt, er habe die Therapie aufgegeben, weil »weitere Behandlung zwecklos oder zum mindesten der Erfolg nicht dem Aufwand entsprechend« sein würde. Sie habe eben eine »narzißtisch-neurotische Einstellung« – nun, das ist eben so bei der Neurose und der Arzt hätte sich, statt über die Kranke, wohl über sich selbst ärgern müssen.

Zu ihrem Manne heimgekehrt, bekam sie nach drei Tagen eine Blinddarmentzündung; sie wurde operiert und die Appendix sei schon durchgebrochen gewesen. Dabei sah der Chirurg, daß auch

Uterus und Adnexe so erkrankt waren, daß kurz nachher die Radikalentfernung der inneren Genitalien vorgenommen wurde. Bei beiden Operationen heilte die Wunde nicht per primam. Dann entstand ein Narbenbruch und auch dieser wurde noch operiert. Damals war sie dreißig. Aber mit den weiblichen Sexualorganen war es längst nicht mehr in Ordnung gewesen. Sie hatte mit neunzehn Jahren geheiratet. Dann kam das erste Kind, danach eine sichere und eine zweifelhafte Fehlgeburt. Als sie wieder schwanger wurde, entdeckte man ein Lungenleiden, unterbrach deshalb die Schwangerschaft und schloß eine Kastrations-Bestrahlung an, um weitere Gravidität für wenigstens zwei Jahre zu verhindern. Da der Mann »zu geizig war«, um die Bestrahlung zu bezahlen, ging man auf die Bedingung ein, bei dieser Gelegenheit einen neuen Apparat zu erproben. Sie erlitt Verbrennungen und die Menstruation ist dann niemals wiedergekehrt; denn die Bestrahlung war zu stark; das war also die Folge davon, daß ihr Mann sie »verkauft« habe. Dann wurde eine Bestrahlung der Hypophyse vorgenommen, um die Ovarien wieder anzuregen. Erfolglos.

Das ist noch nicht alles. Sie hatte später oft Anginen. Deshalb wurden die Tonsillen operiert. Die Anginen kamen doch wieder. Später wurde sie auch noch wegen Stirnhöhleneiterung von der Nase aus operiert. Auch an trockener Pleuritis erkrankte sie später. Und blickt man in die Kindheit, dann hört man, daß sie nicht nur Masern hatte, sondern mit zwei Jahren Rachitis, mit vierzehn Jahren Nieren- und Blasenentzündung, mit fünfzehn Jahren die Ruhr. Sie war als Kind schwächlich und blutarm, ängstlich, schreckhaft, hatte Pavor nocturnus, träumte und weinte im Schlaf. Auch ihre Töchter haben Pavor, Bettnässen, Lungenleiden und sind sehr nervös gewesen. Jetzt sind sie aber ganz kräftig geworden. Von ihrem Mann ist zu berichten, daß auch er sehr nervös ist und auch er, wenn er sich über die Frau ärgert, Durchfälle bekommt. Das ist Symmetrie. Ich möchte aus Gründen der Verschwiegenheit weder seinen Charakter noch die Ehe schildern. Es ist übrigens nichts dabei, was der Arzt und Frauenarzt nicht immer wieder sieht. Und meine Vermutung, daß die Patientin sich nie vom eigenen Vater so gelöst hatte, daß eine volle Zuwendung zum eigenen Manne erfolgte, erwies sich als ganz richtig. Zum Überfluß produzierte sie die so häufige Fehlleistung, indem sie sich versprach und statt »mein Vater« »mein Mann« sagte.

Nachdem wir das alles haben an uns vorbeiziehen lassen, wollen wir uns zu jenem ersten Allgemein-Eindruck zurückwenden. Dieser Eindruck war gemischt aus Erstaunen über die Unmenge von Krankheiten und aus einem gewissen Mißtrauen, ob sich das alles so verhalte, ob die Kranke sei, was man hysterisch nennt. Diese gemischte Stimmung liegt in solchen Fällen immer in der Luft, ist im Auditorium vielleicht durch die Art meines Fragens schon gegeben. Beachten wir zunächst, daß die Kranke das gespürt hat. Sie war nach der Vorlesung gekränkt, man habe sie ausgelacht. Ich weiß aber, daß Sie nur lachten, als sie erzählte, man habe auch eine Kur mit weißem Käse mit ihr gemacht. Sie wissen vielleicht noch von jenem Schwindler von Berlin-N, der alles so behandelte. Aber die Kranke ist selbst gegen sich mißtrauisch. Sie sagte mir einmal: »Ich schäme mich, daß ich immer krank bin«. Warum? Schämt man sich einer organischen Krankheit? Ich frug sie, woher dies Kranksein komme? Sie: »Es hängt viel mit den Nerven zusammen«. Dann fragt sie, was denn die Nerven sind, ob das nicht etwas anderes wie Hysterie sei. Sie ist jetzt aber sehr interessiert, und wir plaudern über dieses Thema. »Wenn ich Aufregung habe, bekomme ich Durchfall«. Über was denn? »Mein Mann pfeift immer durch die Zähne, stundenlang, weil er weiß, daß ich es nicht vertragen kann«. Wir unterhielten uns jetzt ganz frei, und es ist ganz deutlich: sie und ich grübeln über das gleiche Thema, nämlich: ob die vielen Krankheiten nicht doch auf psychischem Wege entstanden sind, so daß ihre Scham, daß sie immer krank wird, vielleicht doch verständlich ist, weil sie entstanden sind infolge irgendeiner geheimen Verschuldung, etwa weil sie mit ihrer Lebensaufgabe, ihrer Ehe psychisch nicht fertig geworden ist. Dann wären die Anginen, Appendizitis, Adnexitis, Pleuritis, die Geschwüre und Durchfälle, Lungenleiden und Darmblutung usw. doch so etwas wie eine Flucht in die Krankheit gewesen, ganz so, wie wir es auch bei der hysterischen Symptombildung kennen. Die Pathogenese des organischen erfolgte dann nicht anders als die des hysterischen Symptoms. Aber ein eigentliches Verständnis, eine wirkliche Erklärung finden wir beide nicht, sie nicht und ich nicht. Dabei ist sie ganz natürlich geworden.

Hier möchte ich einen Augenblick innehalten. Sie spüren jetzt so etwas wie einen Wandel in der Beziehung von Patient und Arzt. Als wir uns objektiv und damit fremd gegenüberstanden, war das anders. Damals fühlte man bei ihren Erzählungen immer eine leichte Übertreibung; ihre Darstellung erschien zu phantasievoll,

so, als ob sie z. B. Dinge, die ein Arzt als Vermutung ausgesprochen hatte, wie Tatsachen wiedergab. Immer betont sie ungemein ihre Tüchtigkeit, ihre Leistungen im Hause, im Krankendienst, die nur leider immer wieder durch Krankheit unterbrochen wurden. Nachdem wir aber weniger objektiv uns einstellten, nachdem ich ihr als ebenso unwissend wie sie entgegentrat, da wurden wir sozusagen beide natürlicher und kamen der Wahrheit offenbar näher. Indem ich etwas von meiner wissenschaftlichen Autorität verlor, gewann sie etwas an Aufrichtigkeit und Einsicht. Das ist ein sehr wichtiger Vorgang. Denn er beweist die gegenseitige Abhängigkeit, man könnte sagen, die gegenseitige Induktion im Verhältnis von Arzt und Patient. Diese Induktion formt offenbar sowohl die Form der Diagnose, wie auch die Einschätzung der Therapie. Die früheren Therapien waren wirkungslos. Die »Psychotherapie« war keine: die Patientin fand sie lächerlich, der Therapeut hat sich geärgert. Aber die Operationen und Bestrahlungen waren nicht besser. Erst mit dem beiderseitigen Eingeständnis der Verfehltheit wird eine Lösung sichtbar: dieses *ist* vielleicht eine Therapie.
Bitte, lernen Sie dabei noch etwas anderes nebenbei. Bitte, glauben Sie Ihren Patienten nicht immer, was sie als Aussagen anderer Ärzte erzählen. Solche Kranke erzählen immer Äußerungen früherer Ärzte, die bestimmt nicht stimmen. Das muß so sein, da ja der Kranke Krankheiten braucht und Mißerfolge des Arztes braucht, um sich seinen eigenen, gleichsam moralischen Anteil an der Krankheit zu verhehlen. Viele Ärzte nehmen das gerne an, um sich selbst in Positur als der bessere Arzt zu setzen. Aber in Wirklichkeit ist er damit selbst bereits ein Diener dieses Bedürfnisses des Kranken geworden und von ihm geführt worden, etwa wie ein ferngesteuertes Flugzeug.
Nun möchten wir aber doch etwas verstehen von diesem Falle. Was wir bisher gewonnen haben, lautet etwa so: in diesem Menschen geht es zu wie bei einer Neurose. Ihre Organkrankheiten bilden sich wie Träume, verworren, unzusammenhängend scheinbar, aber doch deutlich im Dienste einer Flucht in die Krankheit und bei einem Menschen, dessen Liebesleben voll von Versagungen, Fixierungen, Ersatzbefriedigungen ist. Ich sage Ihnen, Sie dürfen unbedenklich ergänzen, was man immer in solchen Fällen findet: die Frau, welche in der Ehe frigide bleibt, keinen Orgasmus erreicht, wird ablehnend, dann überwältigt, bekommt Ekel, dann Schmerzen bei und nach der Kohabitation; es folgt Fluor, die

»Adnexitis«, oft die Radikaloperation. Die ganze Tragödie des Ehelebens übersetzt sich allmählich in das häusliche Beisammensein, die schlechten Umgangsformen im Schlafzimmer spiegeln sich im Wohnzimmer wider, und nun erst kommt die größere Lebensentscheidung: vermag der Mensch in der Resignation als Mensch zu steigen oder wird er sinken? In diesem Stadium wird er dann psychoneurotisch oder, wie hier, organisch krank. Und damit sind wir an der Stelle angelangt, an der sich die künftige Medizin wird entscheiden müssen. Meine Ansicht ist die folgende: so, wie das unglückliche Leben der Genitalregion sich in Fluor, Adnexitis fortsetzt und schon hier zur Organkrankheit führt, so kann es sich auch an ferneren und fernsten Organen, dem Darm, Magen, Hals, der Lunge fortsetzen. Was sich im Unterleib abspielte, das kann analog sich dann in anderen Gegenden abspielen, durch eine Art sinngemäßer Übertragung. Lesen Sie daraufhin die Krankengeschichte noch einmal genau durch, und Sie werden alle Stadien mit anderen Augen als einen einheitlichen Zusammenhang, als *einen* Vers lesen. Dabei aber haben Sie dann unter der Hand ein Prinzip in die Pathologie eingeführt, welches in deren Schullehre bisher nicht vorkommt, nämlich: die Einheit aller Krankheiten. Denn die sogenannte Allgemeine Pathologie, z. B. der Anatomen, bemüht sich, zu trennen. Sie trennt Konstitution und Infektion, Entzündung und Stoffwechsel, Geschwülste und Immunisierung, Vererbung und Trauma, endogen und exogen. Durch solche Trennungen will sie ordnen, durch solche Ordnungen verstehen. Was wir hier gemacht haben, ist etwas ganz anderes: wir suchen alles aus *einer* Ordnung, der Lebensordnung von der Geburt bis zum Tode, über Liebe, Ehe, Zeugung und Erfüllung zu verstehen. Das ist der Unterschied, den das neue Prinzip nötig macht.
Um Derartiges in unserem Falle nun ganz durchzuführen, müßten wir denn doch jede Einzelheit darnach betrachten, und dafür wissen wir viel zu wenig. Wir wissen zu wenig davon, wie sich die vielen einzelnen Krankheiten entwickelt haben; dafür fehlen klinische Beobachtungen und fast alles liegt so lange zurück, daß man die Belege auch nicht mehr herbeischaffen kann. Ich kann Sie dafür nur auf die mancherlei Einzelbetrachtungen hinweisen, die wir in den früheren Vorlesungen dieses Semesters angestellt haben. Aus ihnen können Sie manche typischen Zusammenhänge entnehmen, manche Gedanken einsetzen. Auch dann bleibt das Ganze natürlich ein Stückwerk.

Zum Schlusse möchte ich aber einen Hinweis geben, wie Sie die in der Klinik heute geläufigen Begriffe hier doch einsetzen können. Ich meine, es wird vorteilhaft sein, wenn Sie anknüpfen an die Gruppierung, die Sie aus den verschiedenen Kliniken schon kennen oder sich zusammenstellen können. Ich will aber gleich vorausschicken: was ich jetzt bringe, das wird oft nur als Krankheitstypus vorgestellt. Jemand habe das eine, oder das andere, oder das dritte usf. Unser heutiger Fall aber durchläuft diese Typen, als ob sie nur Stadien, Übergänge zu etwas Weiterem im gleichen Falle und beim selben Menschen wären. Nein, es sind nur Episoden der gleichen allgemeinen Krankheit.

Das erste ist also, daß jemand die Erfüllung der Liebe verfehlt. Er bekommt dabei einen Verlust, eine Verdrängung, eine Nervosität, eine *Psychoneurose.* So nennt es die psychologische Klinik. Angst, Träume, Verstimmung fallen vor.

Das zweite ist so, daß jemand lokale Schmerzen, eine Schlafstörung, Herzklopfen, Durchfälle, Erbrechen, Menstruationsstörung, auch Frigidität bekommt. Das nennen die Kliniker eine *Organneurose,* und sie wollen damit sagen, daß nicht anatomische, aber funktionelle Störungen vorfallen.

Das dritte ist, daß über die Funktionsstörung hinaus optisch nachweisbare Gewebsveränderungen eintreten, Entzündungen, Einschmelzungen, Eiterungen, die operativ behandelt werden müssen, auch Narben, irreparable Verluste eintreten, kurz das, was man *organische Krankheit* nennt. Heilbar, aber nicht immer ohne dauernden Verlust.

Das vierte wäre, daß damit Verzichte, etwa auf weitere Kinder, auf beliebigen Arbeitseinsatz geboten sind; damit kehrt der Verlauf offensichtlich ins seelische Gebiet zurück, denn nun sind seelische Verzichte, geistige Auseinandersetzung mit dem Verzicht, Gedanken an den Sinn des Lebens, an seine Fortsetzung jenseits des Todes nötig geworden. Dafür hat die Klinik keine eigene Bezeichnung, die man unterstreichen könnte.

Überblickt man diese vier Stufen, dann sind alle von Anfang an bei dieser Kranken ins Spiel getreten. Es ist nicht so, daß diese Stadien im Laufe ihres Lebens in gesonderten Zeitabschnitten und nacheinander aktuell gewesen wären. Trotzdem, man könnte denken, daß zu jeder Zeit aus der Psychoneurose die Organneurose, aus dieser die organische Krankheit, aus dieser die Verzichtphase entstanden sei. So jedenfalls ließe sich ein rationales Verständnis,

eine gewisse Erklärung gewinnen. Ich lege aber keinen Wert darauf, daß diese Vorstellung einer Pathogenese nach dem Begriffe von Ursache und Wirkung bestätigt wird. Ich habe Ihnen früher zu erklären versucht, daß man im psychophysischen Verhältnis gar nicht weiß, »wer angefangen hat«. Mir genügt, wenn Sie heute gelernt haben, daß diese drei oder vier Krankheitstypen gar nichts sind als die Vorgänge, die bei dieser Kranken zusammen vorliegen und einheitlich als Störungen ihrer im Grunde einfachen Lebensordnung zu begreifen sind. Von hier aus kann man überlegen, ob dieselbe Lebensordnungs-Störung nicht das ist, was wir auch in anderen, vielleicht in allen Krankheitsfällen wiederfinden können, ja sogar müssen. Dann haben wir erst gefunden, was wir eine »Krankengeschichte« nennen können.
Vergessen wir auch nicht, daß längst vor der Ehe, in früher Kindheit wichtige Störungen vorgefallen sind. Mit zwei Jahren war sie rachitisch, und sie fing erst mit drei Jahren an zu gehen. Es ist gewiß, daß damals die ersten Entmutigungen, die erste Störung des Selbstvertrauens vorgefallen sein müssen. Die Etikettierung als schwächliches Kind ist ihr dann verblieben und wir ahnen, daß ihr dieser Zug ein Charakterzug wurde; wir verstehen in ihm dasselbe, was uns heute entgegentritt.

XVIII. Gesunde Verdrängung (Hysterischer Anfall, Hyperthyreose)

W: Was hat Sie denn hierher geführt?
K: Weil ich immer Anfälle gehabt habe, und weil ich im Frühjahr schon mal hier war.
W: Was sind das für Anfälle?
K: Ich weiß auch nicht.
W: Merken Sie, wenn's kommt?
K: Ja, das merke ich mitunter zwei bis drei Tage vorher.
W: So, so lange.
K: Ja, daß ich dann eben so aufgeregt bin, nicht schlafen kann.
W: Also, zwei bis drei Tage vorher wissen Sie das schon?
K: Ja, ich nehm' mich dann aber zusammen, dann auf einmal merke ich, es geht nicht mehr.
W: Haben Sie es auch schon unterdrücken können?
K: Manchmal, und wenn ich irgendwas genommen habe.

W: Es ist ein langer Anlauf von nervösen Erscheinungen, die auch der Willensherrschaft unterworfen sind, aber doch nur bis zu einem gewissen Grade; dann werden Sie überwältigt? Was passiert denn dann?
K: Dann krieg' ich Herzklopfen und ich bekomme keine Luft.
W: Und dann?
K: Ich merke eben, wie es mir an der Luft fehlt, die Glieder steif werden.
W: Die Glieder werden steif?
K: Nicht immer, aber wenn der Anfall stark wird, und wenn ich nicht gleich etwas nehme.
W: Was nehmen Sie denn?
K: Bisher habe ich Luminal genommen.
W: Geht das noch weiter, zappeln Sie?
K: Nein, das glaub' ich nicht.
W: Waren Sie auch bewußtlos?
K: Ich glaube nicht, höchstens zeitweise.
W: Aber Sie können nicht sprechen, nur hören?
K: Ja, aber auch nicht immer.
W: Wann haben Sie den ersten Anfall gehabt?
K: In der ersten Schwangerschaft, dann wieder in der letzten Schwangerschaft; nach der letzten Geburt waren die Anfälle nicht mehr.
W: Wieviel Geburten haben Sie denn gehabt?
K: Vier.
W: Und während der Schwangerschaft war's auch, und dann war's vorbei?
K: Kurz nach der Geburt kam's wieder. Dann war ich im Krankenhaus.
W: Warum waren Sie denn im Krankenhaus?
K: Weil ich Herzbeschwerden hatte.
W: Jetzt weinen Sie schon wieder. Wissen Sie denn, warum Sie weinen? Ist da eine Erinnerung dabei?
K: Nein.
W: Aber Sie sagen mir nicht, warum Sie weinen?
K: Das ist ja auch keine Kleinigkeit.
W: Weinen Sie immer so viel?
K: Wenn ich aufgeregt bin.
W: Hatten Sie irgendwelche besonderen Gedanken jetzt?
K: Nein.

W: Wie schlafen Sie denn?
K: Gar net.
W: Warum?
K: Ich weiß nicht.
W: Haben Sie so viel Gedanken? Hängen die Anfälle auch noch mit etwas anderem zusammen?
K: Ja, wenn ich die Periode bekomme. Wenn die Periode länger ausgesetzt hat, hatte ich das Gefühl von Schwindel, und jetzt bin ich auch schon umgefallen, da mir plötzlich schwindelig wird.
W: Ach, und jetzt sind Sie wieder in der Hoffnung?
K: Ja.
W: Fallen Sie denn richtig hin?
K: Ja, beim Einkaufen; eine Frau bringt mich dann nach Hause. Da kann ich auch nicht sprechen.
W: Haben sie eigentlich auch Angst?
K: Das hab' ich eigentlich nicht gerade, nur wenn ich die Anfälle habe, dann bekomme ich die Angst.
W: Also, es ist nicht so, daß Sie erst die Angst haben und dann die Anfälle bekommen?
K: Nein.
W: Ist es besser geworden in der Klinik?
K: Mit dem Herz, das ist immer noch, daß es plötzlich stark anfängt zu hämmern.
W: Nun dürfen Sie wieder raus, ich danke Ihnen schön.

Meine Damen und Herren! Sie haben eine Frau von siebenunddreißig Jahren gesehen, welche seit einiger Zeit hysterische Anfälle bekommt. Ziemlich regelmäßig erscheinen sie am Tage vor Einsetzen der Periode. Um diese Zeit sind viele Frauen besonders reizbar. Aber zum ersten Male bekam sie solche Anfälle während ihrer letzten Schwangerschaft, es war die vierte. Und jetzt ist sie wieder gravide und jetzt wurden die Anfälle wieder häufiger und schwerer. Ein kurzes Gespräch zeigt dann: sie fürchtete sich schon vor dem vierten Kinde und jetzt möchte sie kein fünftes bekommen. Sie hofft, daß wir zum Urteil kommen, ihre Krankheit werde die Unterbrechung der Schwangerschaft ratsam erscheinen lassen. Jetzt verstehen wir auch den Widerspruch leichter, der darin besteht, daß einmal die Gravidität, das andere Mal die Menstruation zur Anfallentstehung beiträgt. Denn vor der Menstruation ist die Frau auch zur Konzeption besonders vorbereitet, die mit der

Eilösung kommen wird. Die Konzeption kommt durch den Mann. Wer kein Kind will, darf auch den Mann nicht wollen.
Was heißt hier aber »wollen«? Es ist unmöglich, den Mann in keinem Sinne zu wollen; ist es aber so leicht, ihn im einen Sinne zu wollen und im anderen nicht zu wollen? Auf diesem Gebiet muß das Wollen ein ganzes sein, kein geteiltes. BROWNING sagt: Love must be absolute or none. Und gerade das scheint hier unmöglich geworden. In beschränkten Verhältnissen wird eine unbegrenzte Kinderzahl zur unbegrenzten Last, auch für die Kinder, die schon da sind; ja, zur Not, besonders für die Mutter. Und doch lehrt die Statistik, daß arme Menschen mehr Kinder haben als Vermögende. Das alles ist sehr bekannt, bedarf keiner besonderen Kenntnisse, ist unmittelbar verständlich. Es bedeutet für diese wie jede Frau in ähnlicher Lage aber einen inneren Konflikt. Sie aber ist klein, zart, tapfer, aber schwach, und seit Jahren ist sie der Aufgabe beim besten Willen nicht gewachsen, mußte sie mehrere Kinder aus dem Hause geben.
Welcher Art ist nun dieser Konflikt? Welche Kräfte und Motive stehen hier gegeneinander? Das ist nicht so leicht zu übersehen, und es liegt auch in den einzelnen Fällen sehr verschieden. Hier erfahren wir zunächst, daß der Mann früher keinerlei Verständnis und Anerkennung für den Konflikt der Frau hatte. Er wollte gar nichts tun, um ihr weitere Kinder zu ersparen. Jetzt denkt er darüber anders, sorgt sich, aber zu spät. Der Hausarzt hatte versucht, ihr durch ein die Konzeption verhütendes Pessar zu helfen. Sie hat dessen Gebrauch aber abgelehnt. Warum? Weil sie katholisch ist, und weil der Priester vor Maßnahmen zur Verhütung der Empfängnis gewarnt hat. Dieser Priester hat gute Gründe: er ist verpflichtet zu seiner Stellungnahme. In der Enzyklika »Casti connubii« (PIUS XI., 1930), die vor nicht allzu vielen Jahren herauskam, hat der Papst diese Entscheidung befohlen. Die Enzyklika geht aber noch weiter: ein Geschlechtsverkehr ohne die Bestimmung zum Kinde wird untersagt; nur wenn die Natur selbst, etwa durch Krankheit, die Empfängnis verhindert, ist die Beiwohnung der Ehegatten nicht sündhaft. Werden die Gatten sich aber daran halten? Der Mann dieser Frau ist Protestant; für ihn gilt nicht, was für seine Frau gilt. In der evangelischen Kirche werden keine rigorosen Entscheidungen von einer maßgebenden Autorität als allgemein verbindlich ausgegeben.
Jetzt wissen wir mehr vom inneren Konflikte der Frau. Er ist

mehrfacher Art. Ihrem Manne gegenüber ist sie zwischen eheliche Pflicht und Pflicht zur Selbsterhaltung gestellt. In der Familie ist sie zwischen ihren Mann und das Interesse ihrer Kinder, ihres Haushaltes gestellt. Dem Priester gegenüber steht sie zwischen einer häuslich-persönlichen Notlage und dem Gehorsam gegen den Beichtvater. Dem Glauben der Kirche gegenüber steht sie zwischen dem Maß ihrer Kräfte und dem Heile ihrer Seele. Aber sie ist auch, wahrscheinlich unbewußt, sich selbst gegenübergestellt. Das Bedürfnis der Sinne und der Verzicht auf ihre Befriedigung ist doch eine fortbestehende Spannungslage, die nicht verschwände, wenn die im Bewußtsein spielenden Konflikte sittlicher, moralischer, religiöser Art entschieden und überwunden wären. Und in dieser leiblich-seelischen Sphäre dürfen wir uns auch die eigentliche Brutstätte der hysterischen Zustände oder Krisen denken.

Verzichten wir heute einmal auf die Psychologie der Anfallentstehung, um uns einem Problem zuzuwenden, das die klinische Pathologie sich nicht einmal stellen könnte, wenn sie eine geistige Macht verleugnete. Aber wir treten nicht mit der Vollmacht einer Philosophie an es heran, von der diese Kranke überhaupt noch nie etwas gehört hat, noch jemals etwas begreifen wird. Was sollen wir ihr denn zu tun raten? Was können wir überhaupt für sie tun? Wir können ihr doch nicht in einer einzigen ihrer vier oder fünf Dilemma-Arten durch einfache Parteinahme helfen. Weder mögen wir uns zwischen sie und ihren Mann, noch zwischen sie und ihre Kinder, die geborenen und das ungeborene, noch zwischen sie und den Priester, noch zwischen sie und ihr Seelenheil eindrängen. In der Tat, jeder solche Versuch bringt uns ja selbst in einen Konflikt; keiner all dieser alten und neuen Konflikte wäre einer, wenn die einfache Parteinahme eine Lösung bedeutete, die Bestand hat.

Da ist zunächst die Frage einer Schwangerschaftsunterbrechung. Sie ist weder ärztlich noch sonst zu motivieren. Es liegt zwar ein Befund vor, den ich jetzt nachtragen muß. Der Grundumsatz ist um 50% gesteigert. Die etwas vergrößerte Schilddrüse, die überraschen Bewegungen, die große Erregbarkeit der Kranken werden durch die Annahme einer Hyperthyreose also vielleicht erklärlicher. Aber von einer Bedrohung von dieser Seite ist nicht zu reden. Können wir etwas gegen die Anfälle tun? Ich rate Ihnen folgendes: Sprechen Sie mit der Kranken über alles das, was wir eben durchgesprochen haben. Reden Sie auch mit dem Manne und im gleichen

Sinne. Mehr kann ich nicht sagen. Es wird sich wahrscheinlich ergeben, daß weder die moralischen noch die katholischen Themen zu umgehen sind. Wem es nun gelingt, ein solches Gespräch im Sinne des Arzttums zu führen, der handelt psychotherapeutisch. Er ist damit noch kein Psychotherapeut; dieser Beruf erfordert eine ganz andere Vorbereitung. Aber es gibt hier eine Menge von schwierigen Situationen, welche dem geschulten Psychotherapeuten und dem allgemeinen Arzt, jedem Arzt auf die gleiche Weise begegnen, wo keiner einen Vorsprung vor dem anderen hat. Ich greife eine ganz bestimmte hier heraus: das Verhältnis zur katholischen Kirche. Es wäre vielleicht einfacher, wenn diese Eheleute und der Arzt alle katholisch oder alle nicht katholisch wären. Aber es ist nun einmal nicht so. Gehen wir aber doch ohne Umschweif auf den Kern dieser Situation zu: es dreht sich um die Frage, ob und wie weitere Schwangerschaften zu verhüten wären, nachdem die fünfte nun einmal Tatsache ist. Im Gespräch mit der Kranken wird uns der Takt und die Vorsicht verbieten, so direkt auf diesen Punkt zu bekommen. Aber im Hintergrund wird er doch wirksam sein. Mehrere Ärzte, welche den hysterischen Anfall dieser Patientin gesehen haben, beobachteten, daß sie in ihm die Beine übereinander legt und auf jede Berührung mit äußerster Überempfindlichkeit reagiert. Das bedeutet etwas: sie reproduziert im Anfall die Abwehr, welche sie dem Manne entgegensetzt; der Anfall ist wie ein Monogramm dieser Abwehr. Ich meine nun, das beste ist, wenn ihr Mann Verständnis für die Situation seiner Frau bekommt und so ein Einvernehmen zwischen den beiden Gatten erzielt würde, so daß weitere Graviditäten bis auf weiteres verhütet würden. Wie das zu erreichen wäre, darüber können die Meinungen aber auch geteilt sein, denn zur Verhütung der Konzeption gibt es vier bis fünf verschiedene Wege, und damit kommen wir wieder in die Nähe der Enzyklika, die nur einen davon zuläßt: die völlige Enthaltung, der von vielen Menschen als der weitaus schwerste erachtet wird. Ich persönlich halte ihn nicht für den einzigen richtigen, besonders weil er oft de facto den Mann in die Arme einer anderen Frau treibt und damit die Ehe noch mehr gefährdet. Deswegen und noch aus einem zweiten Grunde bin ich mit der Enzyklika nicht einverstanden. Der andere Grund ist der, daß sie einen ehelichen Verkehr billigt, wenn die Natur selbst, etwa durch Unfruchtbarkeit, die Konzeption ausschließt. Dieser Zusatz nämlich scheint mir zu verraten, daß der Schreiber der päpstlichen

Verlautbarung nicht weiß, worauf es bei dem ganzen Problem ankommt. Es kommt nämlich bei der geschlechtlichen Vereinigung nicht darauf an, ob das Kind bewußt gewollt wird, auch nicht darauf, ob es bewußt nicht gewollt wird, sondern darauf, daß die sich Vereinigenden unbewußt bereit sind, es zu bekommen, wenn es geschenkt wird. Deswegen ist die Kohabitation *zum Zwecke* der Fortpflanzung ebenso als eine Abweichung von dem, was der Seele gut tut, zu beurteilen wie eine mit der *Absicht,* die Zeugung zu verhindern. In beiden Fällen kann gerade aus der Erfüllung des Bewußtseins mit einem ferner liegenden Vorsatz eine Neurose entstehen.

Ich entnehme einer sorgfältigen Studie (MALINOWSKI 1930) über die Sitten gewisser Südsee-Stämme, daß dort ein Zusammenhang zwischen Kohabitation und Kind im Bewußtsein gar nicht vorhanden ist. Diese Menschen lehnen eine europäische Aufklärung über diesen Zusammenhang sogar ab. Ich halte diese Einstellung nicht nur für verständlich, sondern sogar für seelisch erwünscht, unter der Voraussetzung freilich, daß mit der Naivität dieser Menschen auch ganz bestimmte Geschlechtssitten strenge genug eingehalten werden, deren Erörterung hier zu weit führen würde. Deshalb muß es für uns genügen, uns klar darüber zu werden, daß die *Bereitschaft* zum Kinde in unserer Kultur die Voraussetzung einer seelisch gefahrlosen Geschlechtsvereinigung ist, daß aber eben darum der positive oder negative Gedanke an das Kind die seelische Unbefangenheit des Sexualaktes stört und damit auch Ausgangspunkt psychischer Schädigung werden kann.

Aus diesen Gründen bin ich also mit jenem Arzte einverstanden, welcher ein Pessar empfohlen hat, und nicht einverstanden mit dem Beichtvater, der es verworfen hat. Man sieht, daß man in der Praxis einer solchen Stellungnahme nicht ausweichen kann. Man sieht ferner, daß in den schwierigen Entscheidungen, die oft die wichtigsten sind, man von zwei Übeln das kleinere wählen muß. Und man sieht endlich, daß es eine gefahrlose Entscheidung überhaupt nicht gibt. Es wird der Kranken am besten geholfen sein, wenn sie die Zusammenhänge versteht, und sie wird die Gefahren am besten bestehen, wenn sie Klarheit über ihren Ursprung erlangt.

Nun möchte ich noch einen psychologischen Punkt kurz besprechen. Sie haben verstanden, daß es schädliche Folgen hat, wenn sich in die Hingabe der Gedanke an das entstehende Kind einmengt, sowohl wenn es gefordert, wie wenn es gefürchtet wird. Nicht nur hysterische Paroxysmen, Frigidität, Impotenz, auch andere Formen der Neurose pflegen daraus zu resultieren. Man kann daraus folgern, daß es Fälle gibt, in denen eine bestimmte Unbewußtheit, die Verdrängung bestimmter Bewußtseinsinhalte, die Voraussetzung dessen ist, was wir »gesund« nennen. Es gibt also gesund machende, gesund erhaltende Verdrängungen. Man kann auch sagen: wenn wir immer alles wüßten, an alles dächten, was kommen wird, könnten wir nicht leben. Dies ist nun ein Prinzip, welches auch für viele andere Fälle gilt und ohne Zweifel in der psychoanalytischen Forschung noch nicht ausgebaut worden ist. Hier liegt noch ein weites Feld der Arbeit vor uns. Wenn wir es beackern wollen, wäre der erste Fehler der, daß wir mit dem Prinzip der gesunden Verdrängung die Einsicht in die pathogene Verdrängung entwerten, zu bekämpfen vermeinten. Unser heutiger Fall zeigt uns beides: die Bewußtwerdung der Erzeugung des Kindes in der Hingabe hat zur Verdrängung der Liebe geführt: so ist die Krankheit entstanden. Es ist wahrscheinlich, daß dies nicht nur für die hysterischen Anfälle gilt, sondern auch für die Entstehung der Hyperthyreose, nur daß wir darüber noch wenig wissen. Es ist zu erwarten, daß unser neues Prinzip, nämlich die Koppelung pathogener Bewußtwerdung mit pathogener Verdrängung gerade bei organischen Krankheiten fruchtbar werden wird. Denn was sich bei organischer Krankheit ins Bewußtsein drängt, ist oftmals etwas, was da nicht hingehört. Beispiele sind: Herzklopfen, Leibschmerzen.

XIX. Offenbarung des Verborgenen (Ikterus)

Meine Damen und Herren! Sie haben zwei Fälle von akuter Gelbsucht gesehen, die beide klinisch fast gleich verlaufen und beide als hepatocellulärer Ikterus zu bezeichnen sind. Dieser Name hat sich eingebürgert, seitdem wir die alte, seit Naunyn eingebürgerte Vorstellung ziemlich verlassen haben, nach der ein Katarrh im Duodenum oder im Ductus choledochus eine Gallenstauung verursache. Statt des Ikterus catarrhalis nehmen wir jetzt einen Ikterus parenchymatosus in allen Fällen an, in denen weder ein Stein noch eine Gallengangentzündung wahrscheinlich ist, wohl aber die Schwellung, die verfeinerte Funktionsprüfung und zuweilen das epidemische Auftreten auf einen Vorgang in der Leber selbst hinweisen. Dieser Vorgang hat, wie EPPINGER'S Schule annimmt, den besonderen Charakter einer sogenannten serösen Entzündung. – Hier nun, wie so oft, ist die Krankheit nicht epidemisch, sondern »sporadisch« aufgetreten, und wenn wir fragen, warum gerade diese beiden Menschen erkrankten, und warum gerade jetzt, so stehen wir, fragen wir die Pathophysiologie, vor einem Rätsel. Auch die Konstitutionspathologie versagt, denn diese beiden Frauen sind konstitutionell so verschieden wie möglich. Die eine ist brünett, tief schwarzhaarig, überschlank und hager, fast ohne Mammae und von männlich wirkendem Behaarungstyp, von gleichmäßigem Temperament; die andere ist klein, dick, blond, lustig, fällt wie ein kleines Kind in einer Sekunde vom Weinen ins Lachen, wie Sie sahen. Bleibt uns also ihre Innenwelt, ihr Erlebnis.

Da hören wir, daß die erste der beiden ein etwas frostiges, lange kinderloses Eheleben hinter sich hat. Sie beklagt sich nicht, sie ist ganz heiter und beherrscht geblieben. Aber eines weiß sie: ehe die Gelbsucht ausbrach, hat sie sich *geärgert.* Worüber? Nun, es lohnt kaum die Wiederholung: häuslicher Verdruß im überfüllten Haus, gemeinsame Küchenbenützung usw. Ganz anders bei der zweiten, kaum zwanzigjährigen Patientin. Sie hat schon zwei uneheliche Kinder gehabt; der Vater des ersten, recht geliebt, fiel im Felde. Wie sie zum zweiten kam, weiß sie selbst kaum. Aber »Unordnung und frühes Leid« – wie Thomas MANN (1926) es nennt – kam viel früher in ihr Leben. Noch fast als Kind wurde sie von ihrem eigenen, sonst gutmütigen, aber schwachen Vater geschlechtlich mißbraucht. Am Tage vor ihrer Einsegnung kam er deshalb ins Gefängnis. Aber noch viel weiter zurück geschah ihr ein tiefes Unglück: die Mutter starb. Die Stiefmutter war bös zu ihr, ungerecht und hart. Ihre Liebesfähigkeit hat sich wirklich nicht natürlich und gut entfalten können. Und die Gelbsucht kam, als das Erscheinen des zweiten Kindes das bißchen Heim und Anlehnung zu Hause vollends zerstört hat. Das bereitet ihr *Kummer.*

Das ist noch lange nicht alles; die gröbsten Umrisse genügen, um noch mehr zu erraten. Erfahren wir dadurch etwas, was genügt, um eine »Psychogenese« festzustellen? Ich meine in beiden Fällen ja und nein. Ansätze, aber nicht genug zum Beweise und vor allem keine logische Durchsichtigkeit. Sammelt man, um diese Mängel auszufüllen, eine Anzahl weiterer Ikterus-Anamnesen, die biographisch ausgeführt sind, dann tritt das Motiv des Neides, der Eifersucht (die man als erotischen Neid bezeichnen kann) auffallend oft hervor. Der »gelbe Neid« des Volksmundes hat wirklich seine Gründe. Aber uns fehlt etwas, was den wissenschaftlichen Geist befriedigen würde und sich präzise an die Pathophysiologie anschlösse. Und doch möchten wir die psychologischen Einblicke nicht missen. Aber gleichzeitig spürt man eine deutliche Abneigung, gerade dieses Graben im Innenleben, in der Vergangenheit immer weiter zu vertiefen, immer noch mehr in die Intimität des persönlichen Geheimnisses einzudringen. Diese Abneigung, diesen Widerstand spüre ich bei Ihnen, meinen Hörern. Ich spüre ihn auch bei den Patienten, die sich da freilich sehr verschieden verhalten. Die erste von beiden ist ziemlich kühl-reserviert, während die zweite, die doch ein krasses Drama des Lebens hinter sich hat, alles ziemlich unbefangen ausplaudert. Ich spüre den Widerstand als Arzt auch selbst: es ist unangenehm, die Kranken in Bekenntnisse zu locken, die so weit jenseits der ärztlichen Aufgabe zu führen scheinen, und sich manchmal als Verführer der Seele vorzukommen.

Gehen wir zunächst auf diesen Widerstand ein. Das Seelische, meine Damen und Herren, ist für uns alle zunächst das zu Verbergende. Auch die körperliche Entblößung ist uns aus seelischen Gründen nicht angenehm. Heutzutage freilich ist der Patient daran gewöhnt, sich im Hörsaal ausziehen zu lassen, aber nur wegen des technischen Begriffes der heutigen Medizin. Jeder und jede andere von den hier Anwesenden würde sich nicht einfach hier entkleiden lassen, ohne Patient zu sein. Aber noch viel weniger zeigen wir unser psychisches Leben. Wir alle hüten uns, die vielen Gedanken, die wir etwa des Nachts im Bette gedacht haben, bei Tage zu offenbaren. Sie sind ein Privatbesitz, den niemand von selbst preisgibt. Die Seele ist allgemein das zu Verbergende. Und die *Offenbarung* der Seele bedarf jedesmal eines besonderen Anlasses, einer eigentümlichen Situation.

Also: wir verbergen das Seelische immer. Ist denn nun die Offenbarung nötig? Ganz gewiß dann, wenn das Seelische, wenn die Verborgenheit des Seelischen Krankheit erzeugt hat, pathogen gewirkt hat; und wenn seine Offenbarung zur Gesundung beiträgt. Sie wissen, genau dies ist es, was FREUD (1895) festgestellt hat, als er zeigte, daß die Verdrängung pathogen wirken, die Aufhebung der Verdrängung therapeutisch wirken kann. Dabei handelte es sich zunächst um solche Verborgenheiten, die den Kranken selbst verborgen waren, und dies ist ein wichtiger Unterschied, den wir werden beachten müssen. Manche Erinnerungen liegen in der Tiefe des Unbewußten; viele aber auch sind nur im Augenblicke nicht greifbar, gerade jetzt entfallen und erscheinen bei einiger Geduld im Bewußtsein (FREUD nennt sie »vorbewußt«). Dies letztere ist die Regel in unseren biographischen Anamnesen.

Wenn wir nun unsere Patienten ihre intime Lebensgeschichte erzählen lassen, dann haben wir also jenen allgemein-menschlichen Widerstand gegen die Offenbarung des Seelischen zu überwinden und nun wollen wir sehen, welcher Beitrag zur Pathogenese dabei zutage kommt. Wie meistens in der Forschung zeigt sich bald, daß wir zuerst nicht recht wußten, was wir eigentlich tun; wir müssen Unterschiede machen. Es zeigt sich, daß zwei recht verschiedene Arten von Zusammenhang in Frage stehen. Wenn ein Mensch (so, wie in Vorlesung VI) in der flagranten Eifersucht gelb wird, dann vermuten wir, ein bestimmt geartetes Gefühl habe sich materialisiert. Das ist das *Nächstliegende;* nämlich, daß es sich hier verhalte wie beim Erröten in der Scham oder Erblassen im Schreck. Es wäre das wie ein Ausdrucksphänomen. Wenn wir aber hören, daß ein Mensch die schwersten Verluste und Erschütterungen vor vielen Jahren erlitten hat, oder daß in einem langen Leben sich eine Entsagung, ein Groll von Jahr zu Jahr angehäuft hat, dann müssen wir die Sache so auffassen, daß ein Gefäß schließlich einmal zum Überlaufen kommt; es ist dann die Krankheit verursacht durch eine uralte Erinnerung oder eine langsam angehäufte Spannung, die sich ins Körperliche entlädt. Hier ist es das *Fernliegende,* was zum Verständnisse beiträgt. Das Nahliegende und das Fernliegende – beide können Beitrag liefern, wenn nur überhaupt die Vorstellung der Psychogenese recht hat. Aber wenn sie berechtigt ist, müssen wir das Problem des Nahliegenden und das des Fernliegenden unterscheiden, denn auch die psychosomatischen Vorgänge haben in den beiden Fällen ganz verschiedene Strukturen. Diese Unterscheidung aber wirkt sich zugleich doch klärend für das ganze Problem der sogenannten Psychogenese aus.

Es ist aber klar, daß wir mit diesen Einsichten, was die organische Krankheit, hier den hepatocellulären Ikterus, betrifft, unter allen Umständen zu spät kommen. Ist diese Materialisierung einmal eingetreten, dann interessiert uns ja viel mehr der weitere Verlauf, die Zukunft. Ist es also eine rein akademische Frage, sogar eine

wertlose Spielerei, und lohnt es, den Widerstand gegen die Offenbarung zu überwinden? Dies zu behaupten, wäre so wenig berechtigt, wie es bei allen anderen ätiologischen und pathogenetischen Forschungen erlaubt wäre, die sich etwa auf Infektionserreger oder Erbpathologie beziehen. Aber der Zusammenhang von Vergangenheit und Zukunft ist nun bei der psychologischen Betrachtungsweise noch ein ganz eigenartiger. Um dies noch näher zu erörtern, wollen wir uns die Gelegenheit zunutze machen, die darin besteht, daß gerade bei den beiden heute vorgestellten Patientinnen das Nächstliegende zwar nicht fehlt, das Fernliegende aber, menschlich betrachtet, einen viel größeren Eindruck macht. Sie werden zugeben, daß Ärger und Kummer etwas Alltägliches sind. Aber die weitgespannte Tragik der ganzen Lebenslinie kann uns nicht nur flüchtig berühren, wenn wir unsere Patienten als Menschen nehmen. Erst wenn wir das Verfehlte dieser beiden Leben uns klar machen, stellt sich uns die Frage nach dem Sinn des Lebens, und der Sinn der Krankheit erscheint jetzt auf dem Hintergrunde des Sinnes des Lebens. Wenn nämlich die Krankheit überhaupt einen Sinn haben sollte, dann kann sie ein Schlüssel zum Sinne des Lebens sein, und dies eben dadurch, daß sie sich eben nicht nur aus einer gerade gegenwärtigen Situation, sondern aus dem Schoße des Ferner- und Fernliegenden entwickelt habe.
Es sieht jetzt so aus, als hätten wir uns sehr weit von der pathologischen Physiologie und Anatomie entfernt. Vom Sinn der Krankheit wollen die meisten Kranken nichts hören, wenn sie zum Arzt gehen. Sie suchen Hilfe, nicht Belehrung. Und am wenigsten leuchtet diesen ein, daß so längst vergessene und, wie sie meinen, überwundene Erlebnisse jetzt zur Sache gehören. Auch das hat seinen guten Grund. Und wenn ich Ihnen zu raten pflege, die Selbstauffassung der Kranken ernst zu nehmen und ebenso ernst wie ein Symptom, dann muß ich konsequent bleiben und verlangen, daß wir auch ihre Abneigung, so fernliegende Dinge hervorzuziehen, voll würdigen. Es ist aber auch dann kein Entrinnen vom Ferneliegenden; nur meldet es sich in anderer Gestalt. Wenn nämlich der Kranke etwa sagt, dies sei ein Erbstück, oder der Pathologe davon spricht, eine Anlage, Disposition sei anzunehmen, so drücken beide etwas aus, was nicht minder auf weit zurückliegende Jahre, vielleicht auf Eltern oder Voreltern zurückweist. Die biologische, die materielle Redeweise macht die Rückbeziehung offenbar schmackhafter und nimmt der Erinnerung an

alte Zeiten den Stachel des allzu Persönlichen. Aber es ist doch unausweichlich, daß dieser für alle Pathologie unentbehrliche Begriff der Disposition oder Konstitution das Individuum hineinstellt in seine graue Vorzeit. Seine Gegenwart ist auch damit eingeflochten in einen Zusammenhang der Zeiten, dessen Grenzen nicht abzusehen sind. Nimmt man jetzt etwas Abstand, tritt gleichsam einen Schritt zurück vom Ganzen, dann ist nicht einzusehen, mit welchem Rechte wir eigentlich die lebendige Gegenwart als ein so durchaus *psycho*physisches Geschehen nehmen, der Vergangenheit aber nur noch eine rein physische Bedeutung zusprechen sollten. Denn auch ein jeder Punkt dieser Vergangenheit war einmal Gegenwart. Wieder begegnet uns hier jene Tendenz zum Verbergen des Psychischen wie, als ob wir uns beruhigter und sicherer fühlten, wenn wir den Dingen nur ihr äußeres, ihr materielles Erscheinen zugestehen. Wir ahnen, daß hier ein wichtiges Gesetz obwaltet, fast ein Zwang, dem wir uns nur mit Mühe entziehen. Wir dürfen diese Spur nicht verlieren, und wir werden sehen, daß die Verdrängung des seelischen Anblicks der Dinge nicht nur zur Krankheit, sondern auch zu den Mitteln der Gesundung gehört. Es ist nicht so sicher, daß die Wahrheit selbst so unschädlich, so ungefährlich ist. Das Haupt der Gorgo Medusa erregt Schrecken und die Sterblichen können seinen Anblick kaum ertragen.

XX. Der Mantel. Wie es im Organ zugeht (Bronchialasthma)

Meine Damen und Herren! Sie haben den Eindruck empfangen, daß unser Bemühen, die organischen Krankheiten psychologisch zu verstehen, schlecht weiterkommt. So reizvoll das Unternehmen ist, so unbefriedigend ist meist der Abschluß unseres Bemühens. Es ist, als ob man eine Bergbesteigung voll Hoffnung begänne. Aber je höher der Weg sich windet, um so unwegsamer wird die Gegend und bald umhüllt sich der Gipfel mit Wolken, die, wenn wir sie erreichen, sich als dichter Nebel erweisen, der kaum die nächsten Schritte vorauszusehen erlaubt. Dann setzen wir uns wieder und erzählen uns Geschichten, die weitab vom Ziel liegen: statt ein Problem zu lösen, reden wir von der Problematik des Problems. – Immer wieder müssen wir neu ansetzen, und es ist

nicht immer leicht, ich weiß es, die Geduld nicht zu verlieren. Trotzdem, denke ich, lernen wir jedesmal ein neues Stückchen hinzu, und der Beruf des Arztes, in dem es für die meisten das nicht gibt, was man in anderen Berufen die Karriere nennt, hat den Zauber ewiger Jugend, in dem kein Fall wie der andere ist.
Sie sahen hier eine fünfzigjährige Zigarrenmacherin, die vor wenigen Monaten mit schwerem Bronchialasthma erkrankt ist. Wir sehen diese Krankheit jetzt auffallend oft in der Klinik. Zuerst bekam sie nur eine heftige Bronchitis, die nicht recht heilen wollte. Es mag sein, daß um jene Zeit die schwere Arbeitslosigkeit, die nach Kriegsende in Industrien um sich griff, ihren ersten Schatten auch auf die Gedanken der Patientin warf. Dann wurde tatsächlich auch ihr Betrieb geschlossen – sie wurde arbeits- und erwerbslos. Kurz nach diesem, sie tief bewegenden Ereignis begannen die Asthmaanfälle mit voller Stärke. Nach sechsundzwanzigjähriger ruhiger Arbeit war zum ersten Male eine Katastrophe in ihr Leben getreten. In all diesen Jahren hatte sie friedlich und harmonisch mit drei Schwestern in einem ihnen zusammen gehörenden Hause dahingelebt. Jetzt zum ersten Male konnte sie ihren bescheidenen Beitrag zu dieser gemeinsamen Existenz nicht mehr liefern. Ihr Stolz war dahin, aber auch ihr Gefühl der Geborgenheit. Die Pathologische Physiologie belehrt uns nur darüber, daß das Asthma bronchiale eine Form von Vagus-Neurose ist, die mit Sekretion der Bronchialschleimhaut und Kontraktion der Bronchialmuskulatur einhergeht, die beide oft durch eine Allergie, eine Überempfindlichkeit gegen pflanzliche oder tierische Eiweißkörper ausgelöst werden, die aus den Gräserpollen oder dem Integument, Epidermis, Haaren, Nägeln oder Federn stammen können. Dies sagt uns aber nichts, warum gerade jetzt oder warum gerade hier an diesem Organ die Wirkung eintritt. Suchen wir, ob uns die Psychologie der Kranken diese Lücke ergänzen kann. Erkältung und Tod, das wäre eine geradezu überstürzte Flucht. »Gerade jetzt« – dazu hören wir, ihre Seele habe in der kritischen Zeit eine schwere Einbuße am Gefühl der Geborgenheit erlitten. Ihr Beruf und ihr Verdienst, das steht außer Frage, hatten ihr diese Geborgenheit durch lange Jahre garantiert. Ein Psychologe würde sagen, daß die Mutter-Imago der Kranken einen Stoß erlitt, ihre Anima wurde getroffen. Warum aber »gerade hier«? Wenn wir fragen, was ist ein Asthma, dann fragen wir: was ist Atmen, was bedeutet Atmung in psychologischer Hinsicht? Und wie kommt es dazu,

daß dieser Funktionskomplex zum Ausdrucksgebiete des Geborgenheitsverlustes wird?
Für solche Untersuchungen möchte ich Ihnen einen Leitsatz an die Hand geben. Betrachten Sie die organischen Krankheiten versuchsweise immer so, *als ob der Kranke seine Krankheit selbst mache.* Das ist eine volle Umkehrung der gewohnten Erlebnis- oder Denkweise; denn es besagt, daß der Kranke die Krankheit nicht *bekommt,* sondern *macht.* Zunächst sträubt sich alles gegen diese Vorstellung, der Kranke, seine Umgebung und das ärztliche Denken möchten sie ablehnen. Und doch gibt es einzelne Vorkommnisse, welche in diese Richtung weisen und die man schwer vergißt. Ich erinnere mich eines schweren Melancholikers, der eines Tages eine Cystitis mit Harnverhaltung bekam. Die Krankheit nahm eine üble Wendung und eines Tages, beim Katheterisieren, entfielen ihm die verräterischen Worte: »Das ist doch furchtbar, daß ich das machen muß«. Wollte der Kranke nicht sagen, daß er sich schuldig fühlte, oder daß er gerne in eine Krankheit flüchtete, die ihn von seiner depressiven Verzweiflung erlösen würde? Tatsächlich war er nach einigen Tagen tot. Solche Anwandlungen von Schuldgefühl und Gewissens-Skrupel sind bei organisch Kranken nicht so selten, wenn man nur scharf genug auf sie achtet und die Kranken zum Sprechen bringen kann.
Was wir hier als Flucht in die Krankheit bezeichnen, kann auch die Form eines trotzigen Protestes annehmen. Der Kranke protestiert gegen die Krankheit, als ob sie eine feindselige Person wäre; denn gegen ein unpersönliches Ding, einen Stein oder eine Wand können wir eigentlich nicht protestieren. Versuchen wir, das Verhalten der Asthmapatientin auch so zu betrachten. Eigentlich benimmt sie sich wie ein Kind. Sie weint, sie schreit: »ich sterbe«, »helft mir doch«, »schneidet mir den Hals auf«, das sind Worte, die wir im Anfall von ihr gehört haben.
Ich sagte, sie benimmt sich wie ein Kind. Wie ist das Verhalten der Kinder? Nehmen wir eine bestimmte, wiewohl alltägliche Szene. Ein Kind soll spazieren gehen, aber es mag nicht. Die Geborgenheit im Hause ist ihm lieber. Als man ihm den Mantel anziehen will, sträubt es sich; es strampelt, es schreit, es heult. Schließlich sagt es: »Es geschieht euch gerade recht, wenn ich mich erkälte.« Es kommt auch einmal so weit, daß ein Kind sagt: »es geschieht euch gerade recht, wenn ich sterbe«. Seine Phantasie stellt sich bereits die Krankheit vor, es droht mit der Krankheit, aus Trotz

und als Rache; aber im letzten Grunde ist dies aus der Angst geboren, der Angst vor dem Verluste einer Geborgenheit. Diese Angst muß eine große Kraft haben, wenn sie zu so furchtbaren Drohungen Anlaß gibt.
Die Frage aber ist, ob der Mensch solche Drohungen auch wahr machen kann. Ich glaube, daß die Dichter in solcher Einsicht den Medizinern voraus sind. Vor mehr als hundert Jahren schrieb Nikolaus GOGOL (1842) eine Novelle, die mir dieser Tage in die Hand fiel. Sie heißt: »Der Mantel.« GOGOL erzählt von einem bettelarmen kleinen Beamten, einem alten Schreiber in einem St. Petersburger Ministerium. Sein Mantel ist völlig zerschlissen. Monatelang spart er Tee und Feuer, um seine kleinen Ersparnisse so zu vermehren, daß er sich einen neuen Mantel machen lassen kann. Er freut sich unbeschreiblich, bis der Mantel schließlich da ist. Zur Feier des Ereignisses laden ihn seine Kollegen zu einem kleinen Feste ein, er bekommt sogar Champagner. Auf dem nächtlichen Heimwege überfallen ihn ein paar Kerle, verprügeln ihn und lassen ihn liegen. Er fällt in den Schnee, es ist bitter kalt. Verzweifelt und halb betäubt kommt er nach Hause, ohne den neuen Mantel. Er erwacht mit Fieber, die Erkältung wird sehr schlimm, vielleicht eine Pneumonie; nach wenigen Tagen ist er tot. Das ist das Meisterwerk vom »Mantel«. Der Mantel ist hier der Mythos einer seelenkundigen Einsicht in einen Weltzusammenhang geworden, der eine, die große Epoche der russischen Literatur eingeleitet hat. Darum schrieb DOSTOJEWSKIJ später an einen Freund: wir alle kommen aus »dem Mantel«. Der Mantel ist das Symbol des Schutzes, den der Ärmste braucht – auf Lebensgefahr braucht. Sie verstehen jetzt die Beziehung auf die Geschichte von dem Kinde, das seinen Mantel nicht haben will, auf Gefahr zu sterben, um »die Großen« zu strafen.
Wenden wir dies auf die Krankheit des Asthma und auf das Atmen an. Die Atmung ist jedenfalls lebenswichtige Funktion. Ihre Hemmung kann sicher etwas Ähnliches darstellen. Aber betrachten wir diese Funktion noch näher. Sie besteht aus zwei Teilen: Einatmen und Ausatmen. Das ist auch ein Einnehmen und ein Ausgeben. Die Muskulatur muß erst das eine, dann das andere bewirken; geschähe beides zugleich, so entstünde eine Hemmung, ein Behalten.
Was tut nun jenes Kind? Es weint und es schreit. Seine Tränendrüsen sezernieren und seine Kehlkopfmuskeln versperren den Atemweg. Im Bereiche des Kopfes und der noch willkürlichen Kehl-

kopf-, Hals- und Atemmuskeln spielt sich diese Sperre ab. Was aber geschieht im Asthma-Anfall? Etwas ganz Entsprechendes, nur ein Stockwerk tiefer. Die Schleimhaut der Bronchien sezerniert und die unwillkürlichen Muskeln der Bronchien sperren die Atmung. Man kann sagen, in der Tiefe der Lunge erfolgt ein Weinen und ein Schreien. Der Anfall ist eine Art Heulszene in der Lunge, als Ausdruck jener Angst, jenes Trotzes, jener Drohung mit Krankheit und vielleicht Tod. Das Ganze ist nur verschoben. Was beim Kinde in den oberen Gebieten abläuft, das erfolgt hier in der unwillkürlichen Tiefe. Der Anfall dauert nicht ewig, wie auch die Heulszene nur eine Episode ist; in einer Viertelstunde ist es vorüber. Aber in beiden Fällen ist die Szene nur eine Entladung längst angehäufter Spannungen, seit langer Zeit vorbereiteter seelischer Verhältnisse. Eine Episode, die einen Hintergrund hat.

Das alles ist eine Betrachtung, die auf einer Analogie beruht. Man kann sie einleuchtend finden oder verwerfen. Ich mache jetzt eine Ergänzung unserer Krankengeschichte, welche beweist, daß diese Analogie durch eine sorgfältige Beobachtung auch begründet werden kann. Den Ärzten, welche die Anfälle beobachtet haben, fiel auf, daß die Kranke im Anfall sich doch auffallend benahm. Ich erwähnte schon, was für übertriebene Äußerungen sie da getan hat. Mit ihrem krampfhaften Geschrei verstärkt sie noch die Atemstörung, sie überanstrengt die Atemmuskeln, indem sie die Antagonisten anspannt. Die Pädiater sagen bei den Kindern, daß sie »exagerieren«. Das sieht hysterisch aus; bei der Hysterie wird auch vom »Affektpumpen« gesprochen, wenn der Kranke sich in die Situation hineinsteigert. Auch diese Kranke pumpt. – Diese Beobachtungen wurden bei der Therapie von großem Werte. Als es gelang, die Kranke zu beruhigen, sie von ihrem unzweckmäßigen Verhalten zu überzeugen, wurden die Anfälle viel milder und heute verlaufen sie bereits sehr erträglich. Die Besserung ist bedeutend und wird unterstützt durch eine Atemgymnastik, bei der die Kranke im gleichen Sinne lernt, bei Ein- und Ausatmung nur die richtigen Muskeln zu brauchen und nicht beides zugleich zu tun.

Diese hysterische Überlagerung des Anfalls bedeutet aber im Lichte unserer früheren Analogie, daß die Kranke ihre verkehrte Funktion aus dem tiefen Bereiche des Bronchialbaumes *zurück*verlagert hat in das obere Gebiet der willkürlichen Muskulatur. Und Sie sehen, daß die Analogie zwischen den beiden Gebieten nicht von uns nur ausgeklügelt war, sondern in umgekehrter Richtung,

von der Kranken selbst bestätigt worden ist. Darum sagte ich, daß die genauere Beobachtung etwas zeigt, was die Analogie als berechtigt erweist.
In der Hysterie ist der Vorgang aus dem Gebiete der unwillkürlichen in das der willkürlichen Muskulatur zurückgebracht worden. Dieser Vorgang ist von großem Interesse für das Verständnis der hysterischen, nicht nur der organischen Symptomentstehung. Und dieser Zusammenhang wird uns bei der Hysterielehre noch sehr beschäftigen und interessieren müssen. Aber das Herab- oder In-die-Tieferutschen des Vorganges besagt, daß es im Organismus offenbar ganz ähnlich zugeht wie in der Seele. Es besagt, daß es nicht aussichtslos ist, in den Funktionen der vegetativen Organe die Vorgänge wiederzufinden, welche wir im psychologischen Studium zuerst klarer und zugänglicher gefunden haben. Vor allem erkennen wir aber: das Asthma, die physiologischen Funktionen beim Asthma spiegeln etwas von den leidenschaftlichen Kräften wieder, welche in der Seele wirksamer sind als die logischen oder intellektuellen. Und darum verstehen wir jetzt auch: dieses Asthma hat nicht nur eine Ursache, sondern einen Zweck. Es hatte also einen Grund und einen Sinn, als ich Ihnen den Rat gab, die organische Krankheit probeweise als etwas zu betrachten, was man nicht nur bekommt, sondern auch macht.

XXI. Von Anfang bis zum Ende (Colitis ulcerosa)

Meine Damen und Herren! Der geschwürige Dickdarmkatarrh, Colitis ulcerosa, den Sie bei dieser Kranken gesehen haben, ist eine üble Krankheit. Wir sind in großer Sorge für das Leben dieser Patientin, und ich fürchte, daß unsere therapeutischen Bemühungen zu spät kommen und vergeblich sein werden. Das, was zu sagen ist, wird eher unsere Forschungsneugier befriedigen, als der Kranken nützen, und die Pathogenese nimmt in solchen Fällen einen größeren Raum ein als die Pathotherapie. Das Leiden zieht sich bereits durch Jahre hin, aber in der milderen Form von gelegentlich auftretenden Durchfallepochen, zwischen denen völliges Wohlbefinden lag. Dann allerdings traten biographische Ereignisse ein, in deren Gefolge ein schweres Bild entstand. Acht bis fünfzehn Durchfälle jedenTag, unregelmäßiges, aber hohes Fieber, Entleerung von Blut, Eiter und Schleim und vor allem eine verhängnisvolle Gewichtsabnahme. In der Klinik hat die Kranke trotz sorgfältiger Pflege in zwanzig Tagen weitere fünfundzwanzig Pfund verloren, und man sieht sie im Zustande der Kachexie. Dieses Bild unterscheidet sich in vielem nicht von dem einer schweren Dysenterie. Aber weder Dysenteriebazillen noch die Agglutinationsversuche am Serum bestätigen diese Diagnose, und die schon zehn Jahre lang bestehenden Durchfälle weisen in andere Richtung. Es gibt nämlich ein Leiden, welches ganz in dieser Art verläuft, und welches in der Klinik den Namen Colitis mucosa führt. Die Bezeichnung rührt daher, daß die dünnen Stühle eine Schleimbeimengung, zuweilen auch Blut führen, und dies beweist eine Funktionsstörung des Dickdarms. Denn nur die Dickdarmschleimhaut enthält Schleim produzierende Zellen; und der Dickdarm ist es auch, dessen Resorption die Eindickung des Darminhaltes besorgt. Seine Funktion ist also gestört. Von dieser Colitis mucosa wissen die Internisten schon lange, daß sie besonders bei nervösen Individuen vorkommt, daß Psychotherapie, Hypnose sie beseitigen kann, daß sie also zu den organischen Krankheiten gehört, die, weil sie auf psychischem Wege heilbar sind, wohl auch psychisch entstehen können. Auch wissen wir, daß aus eben dieser Colitis mucosa eine Colitis ulcerosa werden kann und sich dann dem Bilde der Dysenterie anähnelt.

Fragen wir also, ob diese Verhältnisse auch bei unserer Patientin anzutreffen sind, dann ergibt die Vorgeschichte genug, was dazu paßt. Es ist dann beachtenswert, daß sie, die jetzt siebenunddreißig Jahre zählt, vor zehn Jahren geheiratet hat. Ungefähr seit zehn Jahren aber hat sie auch intermittierend an Durchfällen gelitten. Und ihre Ehe war nicht, was man glücklich nennt. Sie war klein, etwas schemenhaft, beim Verkehr immer frigide, im Umgang ein schwieriger Charakter. Sie bekam zwei Kinder. Aber die Colitis störte so, daß man sich zur Aufnahme in die Prager Klinik entschloß, wo eine Behandlung gemacht wurde, die bei dieser Colitis oft gerühmt wird, nämlich mit Bluttransfusionen; jedoch ohne Erfolg. Die eigentliche Verschlimmerung der Krankheit kam mit dem Unglück: nach der Ausweisung oder Flucht aus Böhmen. Dabei kam es neben den gewöhnlichen Erscheinungen zu einem für sie besonders schweren Erlebnis. Außer ihren zwei eigenen Kindern übernahm sie noch drei ihrer Schwester. Gerade diese drei aber erkrankten an den Masern, mußten trotzdem einen Fußmarsch mitmachen und starben, während die zwei eigenen überlebten. So setzte sich in ihr fest, sie habe für die fremden schlechter gesorgt als für die eigenen und trage Schuld am Unglücke der Schwester, welche anfänglich auch mit solchen Vorwürfen nicht zurückhielt. Es ist gleich, ob eine Schuld hier objektiv überhaupt vorlag; für die seelische Wirkung kommt es auf die seelischen Erlebnisse, nicht auf deren objektive Berechtigung an. Bis heute quält sie sich mit diesen Selbstvorwürfen. Wir verstehen: die entscheidende Verschlimmerung des Darmleidens kam mit den Katastrophen des Erlebens. – Das alles ist also Material für jene vermutete Psychogenie der Krankheit, deren Grenzcharakter zwischen seelischen und körperlichen Leiden wir schon kannten.

Eine weitere Vertiefung unserer Erkundigungen ist nicht am Platze; diese Frau ist zu krank, und wir müssen ihr äußerste Schonung bieten. Aber ist nicht überhaupt mit der organischen Überstürzung des Leidens, wenn ich es so nennen darf, auch die Grenze der Psychologie erreicht? Setzt nicht der organische Prozeß, der, wie das Rektoskop ergab, ausgedehnten schweren Geschwürsbildung der Psychogenie die Grenze, bei der aus dem psychischen Falle ein nur organischer geworden ist? Diese Frage gibt uns einen Anlaß, dem Problem der vom Psychischen zum Organischen fortschreitenden Entwicklung nachzugehen und die Frage der Pathogenese zu verfolgen. Wir verfolgen also die Idee, daß die *genetische* Betrachtungsform etwas lehren könne über das Verhältnis von Seele und Leib überhaupt. Sie erkennen, daß dies nicht selbstverständlich und nur eine von mehreren möglichen Auffassungen der Psychosomatik ist.

Die ältere Anschauung von der Krankheitsentstehung gründet sich ganz auf die pathologische Anatomie. In berühmten Werken, wie der »Allgemeinen Pathologie« von COHNHEIM (1872) oder der »Pathologischen Physiologie« von KREHL (1898) wird einfach davon ausgegangen, daß die Struktur eines Organs verändert ist und folglich auch die an ihm ablaufende Funktion sich verändert. Schon eine halbe Generation nach KREHL ist dies anders. In VON BERGMANN'S (1932) »Funktioneller Pathologie« finden Sie die umgekehrte Betrachtung vorherrschend. Eine Funktion läuft anders ab und infolge davon leidet auch die Struktur über kurz oder lang. Das bekannteste Beispiel ist die Entstehung des Magenulcus infolge nervös gestörter Blutbewegung in den Kapillaren der Schleimhaut. Erweitert man diesen Gedankengang nach beiden Seiten, so erhält man eine schematische Vorstellung von allgemeiner Pathogenese, die psychisch anfängt und mit dem Tode endet. Da manche Tatsachen ein besonders nahes Verhältnis von Psyche und Nervensystem nahelegten, die Nerven der Motilität und Sekretion vorstehen, deren Störung oft zur Entzündung, die Entzündung aber zur Nekrose führen kann, so ergibt sich hier eine Reihe, deren einzelne Glieder noch vermehrt werden könnten. Jedenfalls ist die Reihe eine Art Krankengeschichte, die einen Anfang (A) und ein Ende (E) hat. Sie sieht etwa so aus:

A Psychische Erregung
↓ Nervöser Funktionswandel
Motorische und sekretorische Fehlsteuerung
Entzündung
Geschwür
Gewebsnekrose oder Carcinom oder Sklerose
E Tod

Wir können die verschiedensten Beispiele in dieses Schema einsetzen. Neben dem Magengeschwür (aus dem ja zuweilen die tödliche Blutung, zuweilen das Carcinom hervorgeht) wäre etwa der Weg von Hypertonie zu Atherosklerose und Apoplexie, der Weg von der Nephritis zur Schrumpfniere, vom Primärinfekt zur Phthise der Lungen, der Gang eines Lues bis zur Paralyse zu nennen. Oft scheinen einige Glieder der Kette nicht nachweisbar, namentlich der Beginn in der Psyche oder das Ende mit Tod, oder auch Zwischenglieder, wie bei »primärem« Carcinom oder bei primärer Infektion. Aber ein intensives Studium hat solche Lücken immer mehr ausgefüllt, und die Hypothese ist erlaubt, es sei nur ein Mangel unserer Methoden, unseres Wissens, wenn der ganze Weg von A bis E noch nicht in jedem Falle einsehbar ist. Wir zweifeln ja auch nicht an der Pathogenese der Sepsis, weil in einer Anzahl von Fällen das Suchen nach Erregern vergeblich bleibt. Auch müssen wir die Kette über das individuelle Leben hinaus in die Ahnenreihe verlängern, und auch dann könnte die ganze Richtung vom Seelischen zum Organischen erhalten bleiben, so hypothetisch das zunächst klingt. Auch Erbleiden und erbliche Konstitution müssen wohl einmal entstanden sein.

Ich glaube nun, daß ein solches Schema, mit allen Vorbehalten, die allem Schematischen anhaften, doch zum mindesten zur Ordnung und zum Verständnis vieler Krankengeschichten sehr nützlich ist. Zum Beispiel ist die Entstehung der Entzündung in Sekretleitern und Hohlorganen durch die Motilitäts- und Sekretionsstörung in deren Wänden ein sehr wichtiger Zusammenhang. Auch die ständige Rücksicht auf die Beteiligung des Nervensystems ist nötig und unerläßlich, nachdem die letzten Jahrzehnte ergeben haben, daß wohl jede Körperzelle mit einem dichten Geflechte von Nervenfasern umsponnen ist; denn das muß einen Grund haben. Dagegen macht die psychische Veranlassung der meisten Organprozesse nach wie vor die größten Schwierigkeiten, und zwar nicht nur wegen mangelnder Befunde, sondern auch aus erkenntnistheoretischen Gründen. Denn wie Seele auf Körper wirken soll, ist ein Problem eigener und, wie man meint, eigentlich philosophischer Art.

Betrachten wir unsere Reihe nun daraufhin noch einmal, so ist die Annahme, daß eine direkte Beziehung der Seele zum Körper nur für das Nervensystem annehmbar sei, zwar verbreitet, aber unbegründet. Der Zugang zur Ganglienzelle ist in nichts an sich verständlicher als der zur Leberzelle. Und andererseits wird der klinische Beobachter niemals darauf verzichten wollen, daß der Verlauf einer Krankheit, die schon das Stadium der Entzündungen und Nekrosen erreicht hat, von psychischen Momenten bereits unabhängig geworden sei. Noch dicht vor dem Tode hoffen wir auf eine Wendung aus Kräften, die wir uns nicht materiell denken. Betrachten wir die Dinge dann näher, dann werden wir einer neuen Erwägung Raum geben. Die *Art* wie wir uns psychosomatische Beziehungen denken, ist bei Anfang, Mitte und Ende unserer Reihe jedesmal eine andere. Ist doch auch das psychische Bild eines Menschen im jahrzehntelangen Verlauf einer Lungentuberkulose immer wieder ein anderes. Wird doch auch dieses psychische Bild vom Körpergeschehen her, rückwirkend abhängen, nicht nur, wie zuerst angenommen, das Körpergeschehen vom psychischen Geschehen her. Und so gelangen wir zu dem Vorschlag, es sei für jedes Glied unserer Reihe (und für noch weitere zu entdeckende) eine jedesmal andere Art von »Psychophysik« anzunehmen. Es wäre falsch, die im Schema an den Anfang gesetzte Einwirkung der psychischen Sphäre auf das Nervensystem als die einzig mögliche oder als das Vorbild aller anderen Beziehungsarten gelten zu lassen. Ist diese Vorstellung doch im Grunde wohl nur von einem ganz speziellen Falle, nämlich dem der Willkürmotorik und der Sinneswahrnehmung hergenommen, also von dem, was wir vom sogenannten animalischen Nervensystem zu wissen meinen. Schon vom vegetativen, fälschlich autonom genannten, wissen wir heute, daß seine Beziehungen zur Psyche wesentlich anderer Art sind; diese Relation geht nämlich auf Gefühl und Affekte, nicht auf Wille und Wahrnehmung.

Diese Überlegungen regen also an, statt nur einer eine Reihe von Psychophysiken zu fordern und für jede Stufe unserer schematischen Krankheitsgeschichte eine andere. Auf diesen Gedanken werden wir also zurückkommen. Dabei müssen wir im Auge behalten, daß hier, wie bei aller Forschung, die Dinge nicht alle an der Oberfläche liegen. Gerade in der Psychosomatik liegt der größere Teil der Zusammenhänge oder Ursachen zunächst verborgen. Es ist Ausnahme, daß zum Beispiel das »psychische Trauma« zutage liegt und der Erinnerung mühelos verfügbar ist. Wir sollten uns gegen unbewußte oder unbewußt gewordene Faktoren eigentlich nicht so sehr sträuben, nachdem wir aus der Anatomie gelernt haben, daß auch im Körperlichen das meiste sehr verborgen liegt. Immerhin ist die traumatische Entstehungsweise ein guter Zugang, der uns zunächst einmal beschäftigen soll.

XXII. Das Kausalprinzip (Akute Glomerulonephritis)

Meine Damen und Herren! Hier sahen Sie eine Kranke, die ich wirklich nicht zwingen konnte, ihre Vorgeschichte vollständig vor dem Auditorium zu erzählen. Sie leidet an den Symptomen, welche eindeutig eine akute Glomerulonephritis beweisen: Eiweiß im Harn mit roten Blutzellen, Ödeme, Blutdrucksteigerung; dabei Schmerzen in der Nierengegend, etwas Kopfweh, Temperaturen. Fragt man solche Kranke nach der Ursache, so geben sie gewöhnlich Erkältung an. Hier ist das anders. Diese junge Frau erzählt: sie sei gerade dabei gewesen, ihr vor wenigen Monaten geborenes Kind zu baden, da sei ihr Mann heimgekommen, habe die Stube zu heiß gefunden und die Fenster aufgerissen. Auf den Vorhalt, daß dies dem nackten Kinde unzuträglich sei, entspann sich ein Wortwechsel, der damit endet, daß der Mann seiner Frau mit der Faust in den Bauch stößt. Sie wurde fast besinnungslos, muß sich legen und einige Tage das Bett hüten. Drei Tage nach dem Faustschlag erscheinen die ersten Anzeichen der Nierenentzündung. Sie weiß nicht anders, als daß die Krankheit von dem rohen Schlag kommt; ist doch die Gegend fast die gleiche. Und wir?

Ich kenne keinen ähnlichen Fall; auch keine Literaturangaben, die solches beschreiben. Und doch ist es so gut wie unmöglich, sich dem Eindrucke der *Kausalität* in diesem Falle zu entziehen. Und machen wir uns sogleich auch klar, das Trauma war nicht nur eine mechanische Erschütterung, es war auch eine seelische Kränkung von der schwersten Art. Es gibt zwar auch Ehen und vielleicht Völkergruppen, bei denen das Prügeln der Frau an der Tagesordnung ist. Ich kenne eine alte russische Erzählung, in der eine Frau weint, weil ihr Mann sie nicht mehr schlägt; sie weiß: er liebt sie nicht mehr, sondern eine andere. Aber zu dieser Art gehört unsere Kranke nicht. Freilich der, den sie zuerst liebte, ist gefallen. Diese Ehe jetzt war seit einiger Zeit nicht gut. Was da nun vorfiel, ist die Folge längerer Schatten, die vorausfielen. Trotzdem, die Krise ist ernst und sie will sich jetzt scheiden lassen. Es gibt kein körperliches Trauma, welches nicht *auch* ein seelisches wäre; aber hier ist der seelische Teil der eindrucksvollste.
Und trotzdem fühlen wir uns auch gehemmt, eine ursächliche Entstehung der Nephritis durch Trauma, sei es das physische, sei es das psychische, zu folgern. Aus zwei Gründen: Erstens paßt es nicht zu allen Vorstellungen, die wir von der Pathologie der akuten Glomerulo-Nephritis haben, die mit guten Gründen als Infektionskrankheit angesehen wird. Und zweitens ist ein einziger Fall kein zureichendes Argument. Wenn wir wenigstens drei oder fünf oder fünfzig Fälle dieser Art hätten, würde das anders. Die Frage hält unser Interesse fest, weil wir in der so jungen Wissenschaft von der Psychosomatik noch öfters in ähnlicher Lage sind, und weil ein grundsätzliches Problem vorliegt, wenn die Anwendbarkeit des Kausalprinzips kritisch erörtert werden soll.
Treiben wir also ein wenig Philosophie heute. Unsere zwiespältigen Gefühle können wir auch durch zwei Parteien ausdrücken. Die einen sagen: »selbstverständlich nur Zufall«; die anderen: »natürlich Ursache und Wirkung«. Die ersten meinen, daß die zweiten das Kausalprinzip überspannen oder falsch anwenden; sie sähen *zu viel* Kausalität. Was aber ist ein Zufall? Darf der strenge Forscher einen Zufall überhaupt zulassen, muß er nicht strenger Determinist sein? Freilich, der Determinist zieht sich den Vorwurf zu, daß er auch die Willensfreiheit leugnen muß.
Lassen wir uns wenigstens *die* Freiheit, anzunehmen, daß die Philosophen auch einen beschränkten Horizont haben könnten. Wir wenden uns direkt ans Leben und finden da, daß wir alle im

Leben den Zufall nicht nur nicht leugnen, sondern sogar lieben. Wer je mit Vergnügen ein Glücksspiel mitgemacht hat, weiß, daß der Zufall beim Kartengeben den Reiz dieses Spiels enthält. Wüßte man vorher, könnte man vorher wissen, was kommt, so wäre kein Vergnügen dabei, ja es käme gar kein Spiel zustande. Und es gibt überhaupt kein Spiel, in dem es gar keinen Zufall gibt. Und ein Kind ohne Spiel ist kein glückliches Kind. Warum? weil das Kinderspiel die Vorahnung des Spiels mit dem Glück im Leben der Erwachsenen ist. Auch im Lebenskampf, der Politik, der Gattenwahl, der Berufswahl – überall brauchen wir den Zufall, suchen wir *den* Zufall, den wir Glück nennen. Das Risiko reizt mehr als die Logik.

Das alles wäre eine schlechte Vorbereitung zur Wissenschaft. Wenigstens die Natur- oder Gesetzeswissenschaft geht dem Zufall aus dem Wege, unterdrückt ihn, ignoriert ihn. Sie vernichtet förmlich das, was wir vorhin als eines der Lebenselemente erkannt haben. So scheint es wenigstens; aber ist es auch so? Wir müssen jetzt von vorne anfangen und die schrittweise Ausbildung des wissenschaftlich-kausalen Erkennens begleiten. Die Sache gehört hierher, denn ich weiß, daß einige meiner Hörer finden, ich behaupte, alle Krankheiten entstünden psychisch, und ich stützte mich dabei auf gelegentliche, zufällige Vorfälle – so auch in unserem Falle. Es wird sogar gesagt, der Ruf dieser Vorlesung leide unter gewissen windigen, nicht verantwortungsbewußten Aussagen. Ich erinnere mich aber des alten, entschuldigenden Satzes: »Schnell fertig ist die Jugend mit dem Wort.«

Im vorwissenschaftlichen Zustande also kommt es in der Tat zu seltsamen Kausalverknüpfungen. Ein Beispiel: Da sitzt ein einfacher Mensch am Tische. Jetzt kläfft ein Hund des Nachbars, was ihn ärgert. Alsbald aber erscheint die Frau mit dem erwünschten Frühstück. Am nächsten Morgen wiederholt sich das. Jetzt folgert unser Mann: wenn der Hund kläfft, kommt das Frühstück. Ist das nicht ein Kausalzusammenhang? Im magischen oder abergläubischen Verhalten der Tiere, der Kinder, der Primitiven gelten solche Verursachungen für wirklich, für wirksam. Aber das wissenschaftlich aufgeklärte Denken verwirft sie; es urteilt, es wäre *zu viel* Kausalprinzip angewandt, wenn man das Frühstück als die Wirkung des Hundes ansähe. – Nun studieren wir den Fall, der sich wiederholt, noch näher. Da stellt sich heraus: der Hund kläfft, weil der Briefträger um halb neun kommt, und das Frühstück erscheint,

weil die Gaslieferung um halb neun Uhr aufhört. Es ist also doch eine Ursache im strengen Sinne im Spiel: es ist die Uhrzeit und deren Folgen in allen Betrieben; der Post, des Gaswerks usw. – Die Uhrzeit aber hat wieder ihre Ursache; sie kommt vom Stand der Erddrehung, von der Bewegung der Planeten. Unsere frühere Anwandlung, eine Beziehung zwischen Hund und Frühstück anzunehmen, war also nicht falsch. Falsch war nicht, daß *zu viel* Kausalprinzip verwendet wurde, sondern daß *zu wenig* verwendet wurde. Der aber, welcher dem Manne entgegengeschleudert hatte: »reiner Zufall«, muß sich jetzt beschämt zurückziehen.
Nun interessieren mich aber diejenigen, welche auch jetzt noch unzufrieden sind und behaupten, das sei gar keine Kausalität, sondern ein Parallelismus. Richtig. Aber vielleicht ist auch der Parallelismus kein Zufall. Weitere Forschung könnte zum Beispiel ergeben, der Gouverneur der Stadt habe aus technischen Gründen die Postverteilung an die Briefträger und die Gasbelieferung zeitlich koordiniert. Nun hat also auch der Parallelismus seine Kausalität. Das könnte sein; man müßte eben ganz forschen. Warum also der erneute Einspruch? Wenn ein Mensch intellektuelle Gründe beharrlich vorbringt, dann stecken hinter diesem oft, merken Sie sich das, emotionale Gründe. Und damit werden wir auf ein neues Problem der Philosophie der Kausalität aufmerksam. Hinter Kausalverknüpfungen können Gefühlsregungen als deren Motiv stekken. Auch hierfür ein Beispiel: Wer in Tübingen studiert hat, kennt die Gogenwitze. Einer ist dieser: eine Weingärtnersfrau hat ihren Mann durch Tod verloren. Der Pfarrer kommt und kondoliert ihr. Dabei sagt sie, die Trauernde: »Und grad in d'Wasch nei ist er mir gschtorbe.« Komisch, daß man einen solchen Zufall so anklagend erwähnt, als ob der Zufall schlechte Absicht eines Schicksals wäre. Der Pfarrer weiß es besser. Er weiß, daß der Mann die Frau schon immer mit Spielen, Saufen und Weibergeschichten geplagt hat. Er ahnt, was sie eigentlich sagen wollte: jetzt tut er mir auch noch den Tort an, seinen Tod mitten in meine Wäscherei zu legen. Sie hat Ursache zu dieser Ursachenerforschung. Sie scheint fast aus dieser Vorlesung gelernt zu haben, daß man seine Krankheit nicht bekommt, sondern macht, und eventuell sogar seinen Tod. Aber auch der Pfarrer versteht die Sache besser, weil er die emotionalen Gründe der sonderbaren Äußerung kennt, die klingt, als sei der Waschtag wirklich die Ursache, daß der Mann an ihm starb, um sie noch einmal zu ärgern.

Kausalverknüpfungen können also Zwecken dienen, die aus emotionalen Bereichen stammen. Auch die Ablehnung des Zufalls in der Naturwissenschaft hat einen Zweck, nämlich das Kausaldenken allein herrschend zu machen. Kausaldenken wäre hier also zweckbestimmt. Das Ergebnis ist aber allemal, daß die Fehler in der Beurteilung nicht aus einem Zuviel, sondern einem Zuwenig an Kausalforschung stammen, und dies ist nun die Schlußmaxime, die ich empfehle, wenn ein klinischer Fall Ereignisfolgen zeigt, deren Zusammenhang uns Eindruck macht, aber unverständlich bleibt. Der Eindruck hat seinen Grund, und das Zusammenhängen will, allen Vorurteilen zum Trotz, Schrittchen um Schrittchen studiert sein. Das ist etwa unsere Situation in dem Falle der Nierenerkrankung nach Trauma.

In der letzten Vorlesung besprachen wir ein Schema allgemeiner Krankheitsentwicklung. Unser heutiger Fall fügt sich ihm schlecht. Noch wissen wir nicht, wie diese Krankheit ausgehen wird. Aber der Weg vom psychischen Anfang zum katastrophenähnlichen Ende ist nicht nur ein äußerst rascher, sondern auch ein sehr undurchsichtiger. Eine auffallende Undurchdringlichkeit der Ursachenkette ist doch nicht zu übersehen. Man kann auch sagen: wenn wir einmal ein solch durchsichtiges Schema kennen, dann fällt uns um so mehr auf, wie undurchsichtig ein Fall wie der heutige sich ausnimmt. Und auch das ist ein Befund und kein nur negativer. Diese mehr oder minder große Undurchdringlichkeit ist ein ständiger Begleiter unseres klinischen Arbeitens, und auch das ist ein Thema, dem wir Beachtung schenken müssen. Sie sehen, daß immer neue Fäden sich anspinnen, und es wird unsere Aufgabe sein, die Fäden alle in der Hand zu behalten, um sie schließlich einmal so gut als möglich zu verknüpfen. Es gehört diese relative Undurchdringlichkeit ebenso zum Begriffe der Krankheit wie des Menschen überhaupt, und sie gehört in unsere medizinische Wissenschaft ebenso hinein wie der Zufall des Glücksspiels in den Aufbau des Lebens.

Ich bin Ihnen noch einen Bericht schuldig über den weiteren Verlauf dieses Krankheitsfalles. Schon am Tage ihrer Aufnahme in die Klinik bekam sie einen epileptischen Anfall. Dieses Symptom einer akuten Glomerulo-Nephritis ist zwar ein eindrucksvolles, aber es gilt nicht als Zeichen von besonders übler prognostischer Bedeutung. Diese sogenannte eklamptische Urämie beruht wohl weniger auf einer Harnvergiftung als auf einem Hirnödem, als

Ausdruck des gestörten Wasserhaushaltes. Auch bei dieser Kranken war der Reststickstoff im Blute kaum erhöht. Und die meisten dieser Kranken überstehen diese epileptiformen Anfälle gut. Trotzdem geschah hier alles, was gegen die Eklampsie nützt: Aderlässe, Lumbalpunktion, Narkotika, Einschränkung der Flüssigkeits- und Nahrungsaufnahme. Es war ein anderes Symptom da, welches mich beunruhigt hat. Der Blutdruck war von Anfang an höher, als dies bei der akuten Glomerulo-Nephritis die Regel ist, nämlich 200 mm Hg. Und obwohl sie eine leidliche Harnausscheidung hatte und die Ödeme rasch abnahmen, blieb der Druck auf dieser Höhe und die Anfälle folgten sich so rasch, daß man von einem Status epilepticus sprechen konnte. Der Kreislauf wurde schlecht und trotz aller Mittel ist die Kranke nach acht Tagen gestorben. Ich gestehe, mit dieser Katastrophe zuerst nicht gerechnet zu haben.

Unsere psychologischen und theoretischen Betrachtungen haben im Anblick dieser Tragödie an Gewicht verloren. Wenn sie auch nicht falsch waren, so reichen sie doch vor dem Angesicht des Todes nicht aus, der alle menschliche Klugheit zum Schweigen bringt. Weder die Organpathologie noch die Psychologie reicht aus, sich mit dem Tode auseinander zu setzen. Es schadet uns nichts, daran erinnert zu werden. Aber auch die Rolle des Ehemannes in diesem Drama erscheint in neuer Beleuchtung. Die Frau war zuletzt entschlossen, diese Ehe, die schon seit längerer Zeit, vom Manne wie uns scheint, untergraben war, nun endlich zu lösen. Wie aber steht er jetzt vor seiner Tat? Versetzen Sie sich in seine Lage, und Sie werden vermuten, daß *er* es jetzt ist, der an seinem Anteil an der Kausalität dieser Krankheit nicht vorbei kann. Auch die Sprache des Gewissens spricht ein Wort mit bei dem, was wir kausales Denken nennen.

XXIII. Drei Schemata (Angina pectoris)

Meine Damen und Herren! Wenn man sich bemüht, in eine Wissenschaft einzudringen, dann findet man eine große Hilfe durch klare Einteilungen, welche das Lehrbuch bietet. Einteilungen unterstützen das Gedächtnis, ordnen die Masse der Eindrücke. Aber sie sind die Schlagbäume vor Erkenntnis und Verständnis. Sie täuschen diese vor, und jetzt sieht man, daß klare Unterscheidungen, indem sie den Geist befriedigen, ihn gerade verhindern, eine nötige Frage zu stellen. Man beruhigt sich zum Beispiel dabei, daß es akute und chronische Krankheiten »gibt«; aber warum spricht der Organismus eigentlich in zwei so verschiedenen Sprachen? Es ist doch wirklich nicht selbstverständlich, daß es akute *und* chronische Nephritis, Polyarthritis, Tuberkulose, Syphilis gibt, während beim Typhus, der Muskeldystrophie, der Arteriosklerose es diesen Unterschied gar nicht gibt. So kommt es dann, daß auch dem Übergang etwa vom akuten in einen chronischen Verlauf selbst die Forschung zu wenig Aufmerksamkeit zuwendet. Wir wissen darüber beklagenswert wenig. – Etwas besseren Einblick haben wir aber in solchen Fällen, in denen chronische Zustände mit akuten sich zum gleichen Krankheitsbilde vereinigen. Zu diesen gehört die Angina pectoris, welche Sie soeben sahen. Eine fünfzigjährige Dame leidet seit Jahren an einem Dauerzustande, auf dem als Hintergrund sich die Anfälle abheben. Ihr Blutdruck ist ständig nicht unbedeutend auf 200 mm Hg erhöht; daß ihr Herzmuskel einen Schaden hat, zeigt das Elektrokardiogramm, in dem die mit der Ventrikelkontraktion einhergehende Schwankung eine Tendenz zur Abflachung, ja zur Umkehrung nach unten aufweist (wenn auch nur bei körperlicher Belastung). Sie spürt beim Treppensteigen eine unangenehme Atemnot. Daß es sich dabei hauptsächlich um eine Störung im Koronarkreislauf handelt, beweisen aber die charakteristischen Anfälle, welche mit heftigem Herzschmerz, Beklemmung, Angst einhergehen und dem Leiden seinen Namen geben. Die Verbindung der chronischen Blutdruckkrankheit mit der akuten Reaktionsweise der an ihr beteiligten Kranzgefäße ist also einleuchtend, wenn es gelänge, zu verstehen, wie es zu den Anfällen, zu den kurzfristigen, episodischen Krämpfen dieser Arterien überhaupt kommt. Ich nehme an, daß diese Art der plötzlichen Entladung gar keine Erscheinung der Muskulaturen von Gefäßen und Herz ist, sondern eine Äußerungsform des Nervensystems. Denn von diesem wissen wir, daß es die Eigenart hat, sich mit irgendeiner Spannung aufladen zu können und sie dann plötzlich und stürmisch zu entladen. Der epileptische Anfall, die Migräne, die Trigeminusneuralgie sind berühmte Beispiele. Die Nervengeflechte beteiligten sich also an den Zuständen des Organes, welches sie versorgen, aber sie benehmen sich dabei nach ihrer eigenen Art, nämlich episodisch. So leuchtet die Verbindung des chronischen und des akuten Elementes in *einer* Krankheit ein.

Die Erwartung dann, das Ganze in einen biographischen Rahmen einzufügen, läßt uns bei dieser Kranken nicht im Stich. Sie hat ein schweres Leben als berufstätige, ehelose, der weiblichen Erfüllung bare Frau gelebt. Sie hält sich nicht für nervös; aber ihre Umgebung weiß, daß sie eine schwierige, schwerlebige, willensstarke, aber auch immer gespannte Persönlichkeit ist. Die Verschlimmerungen des Leidens scheinen allemal mit den Krisen ihrer Existenz zusammenzufallen. Man könnte sagen, die Spannung der Psyche drückt sich in der Spannung des Blutdruckes aus; dergleichen sieht man häufig. Aber ich gehe darauf nicht näher ein, und wir haben uns vorgenommen, gerade in dieser heiklen Frage solche Fälle nicht minder zu beachten, die nichts von solchen psychosomatischen Zusammenhängen aufweisen. Ich zeige Ihnen deshalb gleich anschließend einen Mann, der genau dasselbe Leiden hat, aber als Mensch ganz anders auf uns wirkt.

Dieser Kranke hier ist sechsundvierzig Jahre alt. Auch er hat seit zehn Jahren einen hohen, bis zu 240 mm Hg ansteigenden Blutdruck. Er ist deshalb von der Wehrmacht entlassen worden. Jetzt bekommt er sehr heftige Anfälle von Angina pectoris, die mit Schmerzen in linker Schulter und linkem Arm verbunden sind. Er hat ausgesprochene Todesangst. Er denkt dann: »Jetzt geht's zu Ende.« Die Anfälle treten regelmäßig dann ein, wenn er sich körperlich stark anstrengt, was in seinem Beruf als Dreher nicht zu vermeiden ist. Er hat diese Tätigkeit einstellen müssen. Dagegen stört ihn, im Gegensatz zu anderen Kranken, die Kälte nicht – im Gegenteil; und Aufregungen machen ihm nichts, er hat auch selten solche. Denn er ist überhaupt ein äußerst ruhiger, ausgeglichener Mann. Von pyknischer Konstitution, rosig, wohlgenährt, behäbig und fast zu bereit, die Vorteile seiner Krankheit auszunutzen. Er hat schon eine Rente und betreibt die Erlangung einer zweiten; die Frau geht arbeiten und verdient. Es ist schwer, sich zu entschließen, ob er schon als Invalide anzuerkennen sei. Unser Versicherungsgesetz hat ja den großen Mangel, keine Teil-Invalidität zu kennen. Sein Leben verlief gleichmäßig und im ganzen recht befriedigend. Der einzige Schatten ist: der Vater starb mit zweiundfünfzig Jahren am Herzschlag, und er bekennt, in Sorge zu sein, ihm möchte dasselbe Los bestimmt sein. Wir können ihm diese Sorge ehrlicherweise schwer nehmen. Sie hörten, daß ich ihm zur Beruhigung sagte, die ärztliche Kunst sei heute weiter als damals.

In der Tat, hier ist psychogenetisch nichts, gar nichts zu holen. Aber die erbliche Anlage gilt bei solchen Herz- und Blutdruckleiden durch viele Beobachtungen als erwiesen.
Der Gegensatz im Punkte der Psychologie ist bei unseren zwei Kranken groß, aber noch nicht so groß, als er sein kann. Es gibt Fälle von Angina pectoris, die ihre Anfälle in schlagender Weise bei seelischer Aufregung bekommen. So fand ich neulich in der amerikanischen Literatur eine Kranke, die wegen manifester Hysterie in der Klinik war. Das EKG war normal. Als sie den Studenten gezeigt werden sollte, benahm sie sich höchst aufgeregt, bekam einen hysterisch aussehenden Anfall. Aber sie wurde auffallend blaß und hatte einen schlechten Puls. Als man nachsah, hatte sie einen Schenkelblock bekommen; es war eine akute Reizleitungsstörung von organischem Charakter eingetreten. Der psychische Schock hatte sich materialisiert. – Auch der Herztod nach Schreck ist nicht so selten. Am einen Ende der Reihe steht also der Fall mit angeblich reiner Psychogenie, am anderen die massive Arterienerkrankung der Kranzgefäße. Und auf der einen Seite haben wir die Vorstellung, daß die Krankheit mit rein funktionellen Gefäßkrämpfen beginnt, auf der anderen die, daß sie mit der materiellen Erkrankung der Arterien, mit der Atherosklerose beginnt.
Auch wenn wir annehmen, daß diese beiden Verlaufsweisen nur scheinbar gegensätzlich vorgestellt werden und bei tiefer Erforschung sich einmal als prinzipiell einheitlich verstehen lassen, auch dann ist es unerläßlich, diesen Unterschied festzuhalten, und zwar aus praktischen Gründen. In der Praxis nämlich macht man verhängnisvolle Fehler, wenn man gewisse Symptome falsch deutet. Ich erwähnte eben die Hysterische, welche dann einen Schenkelblock hatte. Die Ähnlichkeit hysterischer und organischer Symptombilder begegnet uns durch die ganze Medizin – bis in die Körperpflege. Da ist eine Dame, die an Kopfjucken leidet. Ihr Arzt kennt sie als nervös und empfiehlt Kopfmassage und autogenes Training. Bei der Masseuse stellt sich heraus: sie hat nur Kopfläuse. In der Klinik der Angina pectoris gibt es etwas Analoges, was sehr wichtig ist. Vergessen Sie nie, daß sie, besonders wenn sie in jungen Jahren auftritt, von der Lues der Aorta und Kranzarterien stammen kann. Verhängnisvoll, wenn diese Ätiologie übersehen wird. Unsere beiden Kranken haben keinerlei Anzeichen dafür. Aber es ist eine richtige Erkenntnis klinischer Pathologie, daß wir von der

Angina pectoris vera die Angina pectoris nervosa oder vasomotorica trennen sollen. Wenn ein Kettenraucher von siebenundzwanzing Jahren Anfälle und keine Lues hat, so muß man sein ewiges Rauchen, besser: die psychischnervösen Gründe seines ewigen Rauchens beschuldigen. Einer der ersten Kliniker meiner Generation hatte diese Angina pectoris nervosa seit seiner Assistentenzeit; aber er ist an der »vera« vor der Zeit gestorben. Man muß sagen, daß die alten Kliniker nach der Mitte des 19. Jahrhunderts diesen Fragen viel unbefangener gegenüberstanden als wir. Man wußte weniger und darum oft mehr. Trousseau (1868), vielleicht der größte französische Internist jener Zeit, wußte noch nichts von der Rolle der Coronargefäße. Man bezog alles auf die Aortenkrankheit. Auch war er ganz anatomisch eingestellt. Aber seine glänzende Beschreibung schließt mit der ausführlichen Schilderung einer Heilung von Angina pectoris durch Suggestion. Man spürt das brennende Interesse an diesem Problem. Aber es lagen noch nicht so viele Schlagbäume zwischen den Begriffen; man nahm den Menschen, wie er ist, ein beseeltes Wesen aus Fleisch und Blut. Wir haben es damit schwerer. Ich versuche, trotz meiner Abneigung gegen Schemata, die Vielfalt der theoretischen Vorstellungen Ihnen in einem Schema zu verdeutlichen, das einige Hörer nützlich gefunden haben.

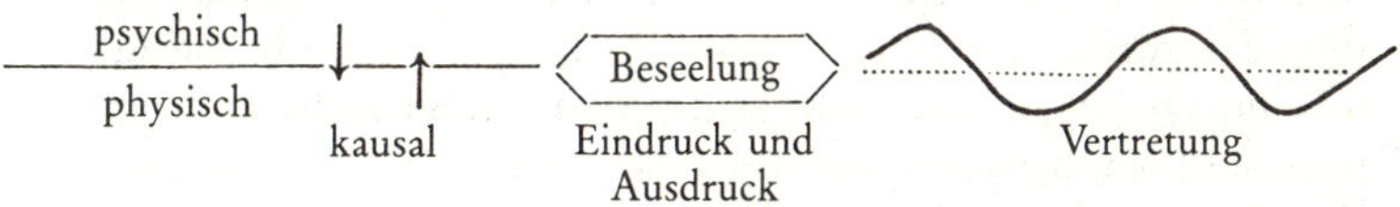

Die dualistische Vorstellung, daß der Mensch aus Leib und Seele bestehe, stammt zwar aus viel älteren Zeiten, aber seit sie von Descartes (1637, 1641) zur Grundlage des wissenschaftlichen Denkens erhoben wurde und seit dieser große Philosoph das Wortpaar res cogitans und res extensa brauchte, hat sich eine gleichsam dingliche Anschauung festgesetzt, von der sich der heutige Mensch schwer löst. Es ist dann so, als ob wir unten die körperliche Region und oben die seelische hätten. Descartes (1641) war der Meinung, daß die körperliche viel schwerer zu erkennen sei; heute meint man oft, es sei umgekehrt. Jedenfalls ist dann, in einem das Kausalprinzip bevorzugenden Denken, unvermeidlich, daß die Beziehung der beiden Dinge kausal in der einen oder der anderen Richtung vor sich gehe, und dies veranschaulicht der I. Abschnitt unseres Schemas. Dies ist nun jedenfalls ein bequemes Bild für alle diejenigen Beobachtungen, die man etwa nach Durchschneidung eines Armnerven macht. Die Wirkung des in der psychischen Sphäre gedachten Willens auf den Muskel bleibt aus, und die Wirkung des Nadelstiches in die Haut auf die Empfindung bleibt aus. Man kann sagen, daß wir in solchen Fällen ganz von selbst das Schema I anwenden. – Wesentlich anders liegt es etwa, wenn ein Mädchen auf eine Frage in Scham errötet. Hier sagen wir, sie sei ein beseeltes Wesen; die Röte der Wangen drückt ihre seelische Regung aus; daß sie die Wirkung derselben sei, ist eine zweifelhafte Deutung. Ihr hat eine Frage Eindruck gemacht, und ihr Leib drückt dieses eindeutig aus. Eindruck und Ausdruck sind nur zwei Darstellungsweisen derselben psychophysischen Einheit, ihres beseelten Leibes. Um diese ungetrennte Einheit zu schematisieren, zeichnen wir im II. Teil einen gemeinsamen Raum. – Man kann zwar den Versuch machen, den Eindruck und den Ausdruck in physio-psychische und psycho-physische Kausalvorgänge aufzulösen. Dabei geht aber die Hauptsache verloren, nämlich, daß die körperlichen Vorgänge die seelischen verstehbar repräsentieren (und umgekehrt). Beobachten wir den Lebensablauf des Menschen, dann verhält er sich bald mehr Eindruck aufnehmend, bald Ausdruck hervorbringend. Der Lebensablauf bewegt sich so in rhythmischem Wechsel oder wie im Kreise. Immer aber steht der körperliche Akt für den seelischen repräsentativ, eigentlich ihn vertretend (und umgekehrt). Um diesem Sachverhalt ein Bild zu geben, benutzen wir im III. Schemateil eine die Lebensbewegung darstellende Wellenlinie, die sich bald durch den psychischen, bald durch den physischen Raum bewegt. Doch ist die Trennungslinie dieser beiden Sphären nicht mehr so scharf zu denken wie im I. Schema, weshalb wir sie gestrichelt andeuten.

Es wird nun keine Schwierigkeit machen, in der klinischen Pathologie festzustellen, daß wir jedes dieser drei Schemata benutzen. Wenn ein motorischer Nerv unterbrochen, eine optische Bahn unterbrochen ist, denken wir nach Schema I. Wenn ein ängstlicher Mensch Durchfälle hat oder erbricht, so denken wir im Schema II. Wenn aber statt eines seelischen Konfliktes ein Leberleiden oder eine Nephritis auftritt, welche ihn vertritt, dann sind wir im Schema III. Keine dieser drei Vorstellungsarten ist zu entbehren, und Sie sehen also, daß es keine Einheitslösung gibt. Fangen wir einmal an, uns klar zu werden, wie wir uns die Zusammenhänge schon immer gedacht haben, so finden wir, daß jede dieser Arten schon immer unvermeidlich benutzt wurde. Trotzdem besteht ein tieferer Zusammenhang zwischen ihnen, und man kann sagen, das III. Schema entspringe einer Verbindung des I. mit dem II. oder auch die beiden ersten seien in dem III. enthalten.

XXIV. Einfache Symptomwahl (Dysbasie)

Meine Damen und Herren! Heute möchte ich meine Zusage einlösen, Ihnen gelegentlich auch Psychoneurosen vorzustellen. Es kann freilich nur ein Anlauf sein, und in der Inneren Klinik ist die Gelegenheit dazu nicht häufig. Die Kranke, die Sie soeben sahen, kam so zu uns. Vor drei Wochen hat sie in der Frauenklinik entbunden. Während der Geburt bekam sie einen heftigen Schmerz in der rechten Kniekehle. Nach der Geburt stellte sich eine Stuhlverhaltung und ein Ileus ein. Man wandte ein Mittel an, welches sich in den operativen Kliniken in solchen Fällen mehrfach bewährt hat, obwohl es theoretisch nicht ganz geklärt ist: man injizierte Percaïn in den Lumbalsack, machte also eine Art von Lumbalanästhesie. Der Erfolg war, was den Ileus betrifft, vortrefflich. Aber die Schmerzen im Bein kehrten wieder, sie konnte das Knie nicht mehr strecken. Eine Ischias wurde vermutet und, da sich auch ein altes Gallenleiden wieder zu regen schien, wurde die Wöchnerin zur weiteren Klärung in die Medizinische Klinik verlegt. – Hier wurden nun, außer der Streckhemmung im rechten Knie, keine Anzeichen einer Ischias oder Ischiadicus-Neuritis festgestellt. Achillesreflex, Peroneus-Sensibilität, die Druckpunkte, der Tonus der Wade, das alles war normal. Als ich die Kranke dann vor Ihnen aufstehen und gehen hieß, da produzierte sie einen halb hinkenden, halb hüpfenden Gang, der wirklich etwas gemacht aussah. Schließlich fiel sie zu Boden, aber so elegant, wie es gute Schauspieler auf der Bühne tun, wenn sie vom Mörder niedergestreckt werden: sie hat sich nicht verletzt und stand auch gleich wieder auf. Bei alledem greift sie nach allen Gegenständen, die zur Stütze dienen können, wie ein ängstlicher und Hilfe suchender Mensch.

Wir riskieren die Diagnose einer hysterischen Dysbasie und wollen sehen, ob die psychischen Verhältnisse das rechtfertigen. Sie hat jetzt ihr viertes Kind geboren, in einer Ehe, die nicht gut war. Ihr

Mann ist nicht gut. Immer schon ging er mit anderen Frauen, und vor einem halben Jahr ist er mit einer solchen auf- und davongegangen. Man weiß nicht, wo er ist. Nun mußte sie mit harter, teilweise nächtlicher Arbeit die Kinder und sich ernähren. Zwar ist sie jetzt zur Scheidung entschlossen, aber sie spürt doch den Zwiespalt ihres Gefühls. Sie kann ihren Mann nur ungünstig beurteilen, aber sie hängt doch an ihm. Warum kommt es eben jetzt zu der hysterischen Reaktion? Wahrscheinlich weil mit der Heimkehr aus der Klinik diese Entscheidung unaufschieblich ist. Auch wird zu Hause die volle Last ihrer neuen Lage, ihrer Verlassenheit auf sie fallen. Wenn sie noch krank ist, nicht entlassen wird, dann ist auch der schwere Schritt noch einmal hinausgeschoben. Daher die Flucht in die Krankheit. Und warum gerade ein Beinleiden? Der Schmerz in der Kniegegend war hier ein Wegbereiter. Es ist möglich, daß bei der Geburt eine Plexusquetschung im kleinen Becken erfolgt ist; möglich auch, daß bei den Geburtsbewegungen eine Muskelzerrung vorgefallen ist. Unwahrscheinlich, daß bei der Lumbalanästhesie ein Wurzelnerv verletzt wurde, denn ein Schmerz war schon zuvor aufgetreten. Aber eine Gangstörung ist an sich schon ein vorzügliches Mittel in allen Fällen, in denen die Hysterie den Sinn hat, einen unerwünschten Gang unmöglich zu machen. Die Dysbasie des Soldaten, der an die Front marschieren soll, ist das einleuchtendste Beispiel hysterischer Symptomenwahl. Er kämpft ja um sein Leben mit diesem Symptom und meist mit Erfolg.

Aber die »Flucht in die Krankheit« ist doch ein zu einseitiges und zweideutiges Schlagwort für die Hysterie geworden. Zweideutig, weil es offen läßt, ob es sich überhaupt um Krankheit und nicht viel mehr um Feigheit handelt. Einseitig, weil der Sinn des Symptoms viel komplizierter und überhaupt ein anderer sein kann. Es ist nicht so leicht, diesen Sinn zu entziffern. Und doch sind wir bei der Psychoneurose insoferne viel besser gestellt, als sie überhaupt eine im Verhältnis zur Organkrankheit sinnvolle Krankheit ist. Die bedeutendsten Aufklärungen dieses Sinnes stammen von Freud. Aber auch Paracelsus (1531/32) hat davon gewußt. Im »Paramirum« beschreibt er in amüsanter Weise die Weiber, welche, einander nachahmend, um ihre Männer zu ärgern in Zuckungen und tanzähnliche Verzückung geraten. Die entscheidende Entdekkung Freud's aber ist die des unbewußten Teiles der Seele. Sie kündet sich schon in den Darstellungen von Janet, dem Schüler

CHARCOT's an, der aber FREUD kaum beeinflußt hat. JANET (1909, 1911) schildert die Phänomene der Depersonalisation sowie der Spaltung der bewußten Persönlichkeit in zwei Teilen, die nichts voneinander wissen. Karl MARX (1844) ist in seinen Jugendschriften zu dem Begriff der Selbstentfremdung gelangt, und es wäre interessant, diese früheren Ideen mit denen der späteren Psychologie in Beziehung zu setzen. Denn die menschliche Gesellschaft, als Ganzes betrachtet, ist nicht weniger betroffen von den Vorgängen, die als Verdrängung ins Unbewußte am Neurotischen geschehen.

Leicht verwandeln sich diese Erfahrungen, die erlebt sein wollen, in abstrakte Begriffe, von denen man glaubt, man könne sie wie eine fragliche Theorie annehmen oder ablehnen. So kommt es, daß sich manche damit begnügen, den Begriff der Neurose abzulehnen und die hysterische Symptombildung kurzerhand als Erlebnisreaktion zu bezeichnen, was sie, unter anderem, ja in der Tat auch selbstverständlich ist. Wie aber, wenn ein triftiges Erlebnis nicht aufzufinden ist? Und was heißt hier »Reaktion«, was »Erlebnis«? Der Hauptfehler solcher »verstehenden« Psychiatrie ist jedesmal, daß sie mit ihrem Verstehen von einer Psychologie des Bewußtseins ausgeht und sie auch nicht überschreitet. Die Psychoanalyse hat gezeigt, warum diese verstehende Psychologie uns schon beim gesunden Menschen im Stiche läßt, selbst wenn sie eine »einfühlende« ist, also wohl neben dem Verstande auch das Gefühl als Mittel des Verstehens gelten läßt. Wir verstehen uns alle ja selbst nicht. Handgreiflich ist, daß, wer einen Wutanfall, einen Orgasmus, eine Ekstase gekannt hat, nicht versteht, wie es kam, und was er tat, und wie es war. In anderer Weise sind die meisten Träume ohne besondere Analyse unverständlich. Dieses Phänomen hat so große Bedeutung, weil sich ergeben hat, daß der psychische Bau des Traumes in fast allen Punkten mit dem psychischen Bau der Neurose übereinstimmt. Man kann also am Traume lernen, was eine Neurose der Struktur nach ist. Ähnliches gilt von einigen unserer absurden Gewohnheiten, denen wir so schwer entsagen: Trinken, Rauchen, Tabak- oder Gummikauen, Faulheit und Aberglauben. Wie der Hauptmangel der akademischen Psychologie ihre Überschätzung des Bewußtseins ist, so ist der Hauptfehler der vulgären Therapie die Überschätzung des Willens. Der Appell an den Willen (»Nimm Dich zusammen«, »Wolle gesund werden«, »Bezwinge Dich selbst«) – dieser Appell hat der Neurose gegenüber einen Mephisto bei sich. Dieser Geist, der stets verneint, hat die rätselhafte Macht, den Appell an den Willen zu entkräften. Der Wille hilft nie, schadet meistens, macht den Arzt lächerlich und läßt den Kranken samt der Krankheit triumphieren. So wird der Triumph des Willens zur blutigen Komödie.

Auch dafür ist der Grund nicht uneinsehbar, wenn wir wissen, daß auch die Fähigkeit zur Hysterie, wie die zum Traume, als eine Art von Phantasie-Begabung aufzufassen ist, die den Menschen in verschiedenem Betrage eignet. Hysterie ist eine Begabung analog der zum Schauspieler, zur Machtentfaltung, zur Verführung, zur Treulosigkeit, zur Lüge. Nicht jeder Mensch kann gut lügen; es gibt solche, die es kaum oder gar nicht fertig bringen. Darauf beruht die Immunität der hysterischen Psyche gegen die Argumente der Vernunft und gegen die Mahnungen zur Willensstärke. Der hysterische Gegenwille hat den Kranken bereits überwältigt, seinen bewußten Willen unterjocht und untauglich für bewußte Unterstützung gemacht. Was sich dem Willen durch Befehl oder Mahnung beigesellen möchte, läuft sogleich zum unbewußten Gegenwillen über. Diesem Kardinalfehler muß die Therapie also auszuweichen wissen. Es ist wie bei dem verstockten Kinde, das nicht essen will. Man sagt ihm: »Du bekommst zehn Pfennige, wenn Du issest.« Wie aber, wenn dem Kinde sein Trotz zehnmal lieber ist als zehn Pfennige? Dies alles sind keine neuen Dinge und nur Andeutungen, die zeigen sollen, es sei viel wichtiger, einen Kranken genau zu studieren, als irgendeine sogenannte Theorie der Hysterie anzunehmen. Unsere Patientin ist keineswegs so genau untersucht, als man wünschen müßte. Ihre allgemeine Situation ist freilich leicht zu übersehen. Aber, wie immer, sind auch Widersprüche da und hinter diesen verbergen sich regelmäßig wichtige Fortsetzungen der Analyse.

Um dies zu erläutern, ergänze ich meinen Bericht noch um ein von Herrn Dr. W. gut beobachtetes Detail. Die Verschlimmerung des Beines trat ein, als das neugeborene Kind in die Kinderklinik verlegt und so in der besten Pflege versichert wurde. Warum wird die Mutter in dem Augenblick hysterisch, als ihr eine Hauptsorge abgenommen wird? Wir glauben, es kommt daher, daß eben diese Entlastung es ist, welche sie der Freiheit zurückgibt, aus der sie den schweren Entschluß, ihr ganzes Leben anders aufzubauen, unverzüglich fassen muß. Zu dieser Freiheit gehört mehr als zur Haft in der Notwendigkeit der Krankheit. Wir haben nicht die Freiheit, unfrei zu sein – sagt ein französischer Philosoph unserer Zeit

(SARTRE 1943). Darum bildet die Entlastung das Signal zur Bildung der hysterischen Gangstörung.

Diese Anmerkung läßt eine merkwürdige Beobachtung im Großen anklingen. Alle älteren Ärzte wissen, daß die im ersten Weltkriege bedeutende Zahl von Hysterien, Schüttelneurosen usw. in diesem zweiten Kriege verhältnismäßig verschwindend war. Es gibt dafür mehrere Gründe, aber der wichtigste ist die diesmal verhältnismäßig verschwindende Aussicht, dem Verhängnis irgendwie zu entrinnen. Die Schwere der Lage, der tödliche Ernst in Feld *und* Heimat, das Fehlen eines Spielraumes jeder Freiheit – dies alles übertraf im letzten Kriege bei weitem die Verhältnisse im vorhergehenden. Auch hier also gehört zur Neurose ein Spielraum der Freiheit, ohne den die Psychoneurose nicht entsteht. Ich neige zu der Ansicht, daß auch diesmal eine Flucht in die Krankheit erfolgte, aber diesmal in die organische. Die Häufung des Magenulcus, vielleicht der infektiösen Gelbsucht, der Neuritiden können wohl solcher Flucht ins Organische entsprungen sein, wo die Flucht ins Hysterische versperrt war. In den durch Bomben zerstörten Städten waren gleichfalls überraschend wenige hysterische Reaktionen zu sehen; die Sache war zu ernst.

Auch diese Erfahrungen haben eine Bedeutung für die Therapie. Man kann eine psychische Behandlung sehr erleichtern, wenn der hysterische Patient das Ziel, welches er mit der Symptombildung erreichen wollte, auch durch die Therapie erreicht. Ich sah während des Ersten Weltkrieges ein Neurotiker-Lazarett im Schwarzwald, welches ausgezeichnete Erfolge hatte. Die Geheilten brauchten nämlich nicht mehr an die Front, sie wurden in der Industrie verwendet. Das ist natürlich ein Scheinerfolg im Sinne der vollen Psychotherapie, wenn es auch ein Erfolg im Sinne der Kriegsindustrie ist. Andererseits versteht man jetzt, warum mit der nötigen Gewaltanwendung ebenfalls Erfolge möglich sind. Wenn die Therapie so hart wird, daß der Patient den Konflikt, dem er durch die Krankheit auswich, den Maßnahmen des Therapeuten immer noch vorzieht, dann ist auch eine grausame Therapie wirksam. Dann bleibt von Fluchtwegen nur noch die Flucht in die Organkrankheit oder die Selbstverstümmelung, in einigen Fällen der Selbstmord.

Sie sehen hier die vor drei Tagen vorgestellte Kranke. Sie sehen, daß sie wieder ganz normal gehen kann. Sie ist völlig geheilt und wird uns morgen verlassen. –

Der Bau dieser hysterischen Symptombildung war einfach, und so war es auch die Therapie. Das ist in anderen Fällen nicht so und aus diesen ist auch mehr zu lernen. Bei dieser Kranken genügte eine einfache und aufklärende Aussprache. Fast möchte ich sagen, es genügte, daß der Arzt nicht die üblichen Irrtümer vom Wesen der Störung hatte und eine richtige Vorstellung von den unbewußten Zusammenhängen. Wahrscheinlich hatte die treffliche Frau die meisten ihrer Konflikte schon selbständig gelöst. Ihre psychogene Reaktion war nur ein kurzes Scheuen des Rennpferdes vor der letzten Hürde. Bekennen wir aber offen, daß wir mit einem solchen Vergleiche noch nicht viel verstanden haben. Alle ernsteren Probleme der Neurose liegen noch vor uns.

XXV. Angst und Wunsch (Arterialgie)

Meine Damen und Herren! Wir haben uns immer wieder bemüht, den Sinn eines Symptoms zu erraten. Bei den organischen Krankheiten kann man vom Erfolge dieses Bemühens nicht sehr erbaut sein. Oft möchte man den Mut dabei verlieren und braucht dann schon den Trost eines Wortes von GOETHE: »Den lieb' ich, der Unmögliches begehrt.« Vielleicht liegt der Fehler daran, daß wir nichts vom Sinne der Krankheit, vom Sinne des Krankseins wissen, ihn überhaupt zu suchen verlernt haben. Die Religion ist darin entschiedener. Sie erwartet von der Krankheit Läuterung, für sie ist der Tod der Sünde Sold.

Viel besser ergeht es dieser Wißbegierde bei einem Fall, wie dem zum letzten Male vorgestellten, bei einer Hysterie. Hier zeigt sich leicht: die Krankheit entstammt einer Flucht in die Krankheit, und das Symptom ist für diesen Zweck gut gewählt. Mit der Krankheit gelingt es dem Kranken, sich einem Konflikt, einer Forderung zu entziehen, und sie hat so einen guten Sinn, denn hier gibt es einen durchsichtigen Krankheitsgewinn. Aber bei organischer Krankheit? Alles würde sich im Kranken sträuben, wenn man ihm einen Vorteil dabei einreden wollte.

Und doch liegen die Dinge nicht so einfach, wie der oberflächliche Blick annimmt. Das Thema verdient eine sorgfältige Untersuchung und, um einen Zugang zu ihm zu gewinnen, knüpfen wir an den Kranken an, den Sie soeben kennen lernten. Er leidet an sehr heftigen Schmerzanfällen. Sie beginnen in der Herzgegend, erstrecken sich aber in die Nacken- und Schultergegend und auf beide Arme. Unser Patient ist zart gebaut, mager, hat das Gesicht eines Kopfarbeiters; er ist etwa fünfzig Jahre alt. Die Krankheit begann, nachdem er, dem wegen seiner politisch heute günstigen Lage sehr viele und sehr verantwortungsvolle Arbeit aufgebürdet ist, völlig überarbeitet war. Und darauf führt er auch die Erkrankung zurück. Zuerst drängte sich die Vermutung einer Angina pectoris auf. Freilich zeigen Blutdruck, EKG, Vorgeschichte nichts, was auf eine Herz- oder Kreislaufkrankheit hinweist. Die Art und Ausbreitung der Schmerzen läßt die Annahme zu, daß es sich um eine »Arterialgie«, um schmerzhafte Anfälle von Arterienkrämpfen handelt, und ein erfahrener Kliniker urteilte, dies sei gar kein Fall von echter Angina pectoris. Ich vermute, daß er dies auch sagte, weil beim Anfall keine Spur von Angst, auch keine Beklemmung auftritt. Ich stimme dem bei; das volle Bild der Angina fehlt. Nun erinnern Sie sich aber eines Details, das Ihnen der Patient nur nebenbei und etwas widerstrebend erzählt hat: auch er hat kürzlich einen Angstzustand erlebt, doch nicht beim Anfall, sondern als er in einer anderen Stadt einen verkehrsreichen Platz überqueren sollte. Er mußte sich entschließen, den Umweg über die Peripherie des Platzes zu nehmen, um zu seinem Ziel zu kommen. Er selbst nannte das eine »Platzangst«. Diesen Ausdruck werden wir kaum aufnehmen, denn es war ein einmaliges Vorkommnis, und die Pathologie versteht unter Platzangst oder Agoraphobie eine meist schwere Psychoneurose, die zum Dauerzustand wird und schwierig zu behandeln ist. Aber vielleicht ist dies hier so etwas wie eine Keimzelle, ein erster Anfang? Jedenfalls wird es unser Interesse fesseln, daß die Angst, welche den Anfällen fehlt, hier unter anderem, ganz absurdem und dem Patienten unverständlichem Umstande eben doch erschien. Wir nehmen dies zum Anlaß, dem *Problem der Angst* etwas weiter nachzugehen.

Wenn bei der Angina pectoris die Angst auftritt, so ist das für den Kranken gleichfalls unverständlich. Der Kliniker weiß, daß sie dazu gehört, und erklärt sich das Bild aus dem Krampf der Coronargefäße. Das ist auch keine wirkliche Erklärung der Angst, und doch kann man sagen, die Angst, ja die Todesangst, sei hier objektiv nur zu berechtigt. Das Herz drosselt sich selbst und jederzeit kann das zum Tode führen. Es gibt noch andere Fälle, in denen Kranke ohne subjektive Begründungen solche Ahnungen haben. So kann es vorkommen, daß Menschen mit Arteriosklerosis cerebri zum Arzte sagen: »Herr Doktor, ich habe Angst; ich meine, es könnte eines Tages plötzlich aus sein.« Sie haben bisher nur Schwindel, Kopfschmerz, Gedächtnismangel und Abmagerung erlebt. Und doch denken sie an den Tod, und auch hier müssen wir sagen: sie haben recht, obwohl sie gar nicht wissen, warum. – Bei der Herzangina ist noch etwas anderes: der Pathologe sagt, die Angst komme vom Coronarkrampf; aber woher weiß er eigentlich, daß es nicht umgekehrt ist, daß der Gefäßkrampf nicht von der Angst kommt? Ich habe Sie früher schon darauf aufmerksam gemacht, daß man in solchen Fällen kein wissenschaftliches Mittel der Entscheidung hat, wer angefangen hat – die seelische Regung oder die körperliche Funktion. Dies hat auch theoretische Bedeutung für das Körper-Seele-Problem.

In Verfolgung des Angstproblems drängt sich heute aber etwas anderes auf. Das ist die Erfahrung der sinnlos erlebten Angst, sowohl bei Coronarverschluß wie bei Platzangst. Es gibt eine Art körperlicher Angst, die als sinnlos, psychologisch grundlos erfahren wird. Das sieht dann so aus, als ob im Menschen eine Angst*bereitschaft* existiere, die durch irgendeinen sonderbaren Anlaß, in irgendeiner an sich bedeutungslosen Situation an den Tag kommt. Das wäre dann so, daß eine vielleicht ursprünglich begründete Angst *übertragen* wird; von ihrem eigentlichen Grund abgelöst und auf etwas ganz anderes übertragen wird. Eine verborgene Angst wird jetzt manifestiert, aber am verkehrten Ort, gegenüber dem falschen Objekt, und erscheint so als sinnlose Angst.

Wenn wir dieser Hypothese nachgehen, so finden wir in der klinischen Pathologie zahlreiche Beispiele, aber auch beim normalen Menschen und besonders in der Kindheit. Vieles, was in der Kindheit ganz geläufig ist, muß man, zeigt es sich auch beim Erwachsenen, als krankhaft ansprechen.

Wovor fürchten sich Kinder? Am frühesten, z. B. mit zwei Jahren, da »fremdeln« sie. Das Phänomen kommt plötzlich. Eines Tages, wenn ein Unbekannter das Zimmer betritt, schreit das Kind und flüchtet sich zur Mutter. Diese Phobie verliert sich wieder. Ferner fürchten sich Kinder vor der Dunkelheit. Nervöse Kinde wollen nur schlafen, wenn ein Lichtschein durch die offene Tür fällt oder ein Nachtlicht brennt. Sie fürchten sich ferner vor der Einsamkeit. Wenn der Vater im Berufe ist, die Mutter einkaufen geht, dann muß das Kind allein bleiben; aber es protestiert mit allen Mitteln, weil es Angst hat. Kinder eines gewissen Alters fürchten sich vor Tieren, besonders großen, aber auch vor Hunden oder Insekten. –

Mehrere dieser Phobien können auch den Erwachsenen befallen und müssen dann als krankhaft angesehen werden. Es gibt Kranke, die vor dem Eisenbahntunnel, dem Keller Angst bekommen. Aber hier ist bemerkenswert, daß nicht selten das Motiv der Kinderangst sich ins Gegenbild umkehrt. Ich sah kürzlich einen Patienten, der in jungen Jahren vor Sonnenschein und klarem Himmel Angst hatte. In seiner Kindheit hatte er unter Kellerangst gelitten. Andere Neurotiker fürchten sich nicht vor der Einsamkeit, sondern vor der Menschenmenge. Sie können keine Versammlung, kein Konzert besuchen oder müssen einen Platz am Gange oder nahe der Tür nehmen. Diese Umkehrung des Sinnes der Phobie ist ein interessantes Thema der Pathologie. Es zeigt die Verschieblichkeit, die Übertragbarkeit der Angst auf andere Objekte, wobei der Sinn immer fremdartiger wird. Das Symptom bedeutet hier sein Gegenteil.

Am besten studiert sind von den Neurosen solche, deren Symptom ganz sinnlos erscheint und daher besonders quält. Ich möchte ganz kurz auf zwei von ihnen eingehen, zuerst auf die Angst, Syphilis zu haben, die Luophobie. Diese Fälle haben einen wahnhaften Charakter. Es können Menschen sein, die nie Geschlechtsverkehr hatten; alle Zeichen der Lues fehlen, und doch sind sie von ihrer Überzeugung nicht abzubringen. Jedes Jahr lassen sie sich lumbalpunktieren, und sie finden regelmäßig den Arzt, der ihnen diesen Gefallen tut und durch den negativen Befund ihr Bedürfnis festigt, die Untersuchung zu wiederholen. Die Analyse solcher Fälle ergibt dann, daß in der nächst tieferen Stufe ihrer Psyche die Angst vor dem Weibe, vor allen Konsequenzen seiner Berührung, letztlich die Unfähigkeit, dem Weibe sich zu verbinden, wohnt. Der Glaube, venerisch zu sein, leistet den Dienst, sich dem Weibe nicht nähern zu müssen.

Ähnlich pflegt es mit der bereits erwähnten Platzangst zu sein. Die Angst vor Platz und Straße bedeutet unbewußte Angst, zu fallen, bei Mädchen, die Angst, gefallenes Mädchen zu werden. Es gibt agoraphobe Frauen, deren Tendenz zur Dirne ebenso stark wie tief verdrängt ist und auf die Straße gehen, bedeutet ihrem Unbewußten »auf den Strich gehen«. Diese Determination ist analog jener der Luophobie, und sie bestätigt sich in der Psychoanalyse in dieser oder in verwandter Form. Die Angst vor der Lues oder vor dem freien Platz ist nur die Stellvertreterin einer Angst vor gewissen Beziehungen.

Alle diese Dinge brauchten diejenigen nicht näher zu interessieren, welche sich nicht mit der Behandlung von Psychoneurosen abgeben. Aber ich erwähne sie hier, weil die Art, sie zu verstehen, doch einen allgemeineren Wert hat. Wir lernen daraus nämlich, gewisse moralische Erscheinungen des täglichen Lebens mit anderem Verständnis und besserem Wohlwollen anzusehen. Wieder sind es zuerst Kinder, welchen dies zugute kommen kann. Da ist ein Knabe von sechs oder mehr Jahren, der plötzlich anfängt, ganz entsetzlich zu stehlen. Er stiehlt Geld aus der Tasche der Mutter oder dem Schreibtisch des Vaters. Er kauft dafür Leckereien, er beginnt mit dunklen Geld- und Tauschgeschäften, mit schlimmen Kameraden. Die Eltern sind erschüttert, der Vater ist Jurist, die Mutter eine ethische Persönlichkeit. Sie wissen: das Unglück hat einen künftigen Verbrecher, einen Psychopathen in ihre Wiege gelegt. Es ist oft schwer, zuweilen unmöglich, diese bestürzten Eltern zu überzeugen, daß etwas ganz anderes vor sich geht. Ein Kind ist gegenüber dem Erwachsenen ziemlich ohnmächtig. Tut es (so ist seine Erfahrung), was die Großen wollen, dann ist es »lieb«; tut es das Gegenteil, dann ist es »bös«. So wird »lieb« sein für das Kind gleichbedeutend mit »klein« sein. Groß, dem Erwachsenen gleich, männlich kann es nur sein, wenn es trotzt, und so wird »bös« sein gleichbedeutend mit »groß« sein. Das ist der Weg, auf dem das Kind den Weg vom Auch-groß-sein-wollen zum Bössein-müssen findet, ja gehen muß, wenn die Kraft der Selbstbehauptung die Sehnsucht nach Liebe einmal überwunden hat. Ja, man kann sagen: der Liebeshunger, der enttäuschte, war es eigentlich, der den kleinen Sünder auf die Bahn der sensationellen Straftat getrieben hat. Wie die Dinge einmal liegen, kann er gar nicht anders handeln. Dies zu verstehen, ist ein großer Gewinn für die Eltern und führt ihr Verhalten auf den richtigen Weg. Das Kind braucht mehr Liebe (natürlich keine sentimentale oder verlogene), nicht mehr Strenge. Aber meist stürzen sich die Eltern auf die Strenge. Es ist nicht immer möglich, die Verhältnisse rasch zu bessern; aber alle so gelagerten Fälle heilen aus. – Statt des Stehlens kann das Lügen der Kinder stehen; es hat dann die gleiche Bedeutung. Oft sind beide verbunden. Das Schule-Schwänzen, die Schulfaulheit gehören hierher. In anderen Fällen entsteht aus der gleichen Situation das Bettnässen, das Stottern, die Appetitlosigkeit. Das alles sind bekannte Dinge, und sie sollten daher eigentlich auch jedem bekannt sein. Aber es gibt zu zahlreiche Menschen, die auch als Erwachsene noch auf nichts so stolz sind als darauf, daß da, wo ihre Macht ist, auch ihr Recht ist. Diese Recht-Haber sind genau dieselben, welche ihre Kinder in solchen Fällen glauben mit ihrer Ethik erziehen zu müssen. Sie wollen nicht wissen, daß die Ethik unter den Machtverhältnissen des Kindes anders aussehen muß.

Aus der Kriminalistik kennt man die Fälle von Verbrechen aus Geltungsbedürfnis (Eisenbahnattentat) und von Selbstbezichtigung von (z. B. an einem Mord) Unschuldigen. Das sind dramatische Steigerungen nach einem Prinzip, welches in harmloser Form sehr verbreitet ist. Ich denke an das Pfeifen. Der vorhin erwähnte Patient erzählte mir auch, daß er als Kind, wenn er in den Keller ging, stets pfeifen mußte, um seine Angst zu zerstreuen. Ich habe Ähnliches im Lazarett erlebt. Nach der Gefangennahme begann von sechs Uhr früh ein unerträgliches Gepfeife. Ich konnte mich nur daran gewöhnen, indem ich mir klar machte, daß es die Angst der Ungewißheit war, daß es natürlich auch die vor *eigener*, innerer Leere bedeutet. Es mußte Tätigkeit geschaffen werden; sie wurde geschaffen und das Pfeifen nahm ab. Der Mutter aber, die aus dem Pfeifen ihres Knaben auf sein fröhliches Herz schließt, sei gesagt: es gibt ein Pfeifen, das Angst vor Liebesverlust bedeutet. Angst vor Liebesverlust also liegt am Grunde aller der vielen hier aufgezählten Fälle.

Zum Schluß sei aber noch ein Angstphänomen erwähnt, das unserem Problem wieder eine neue Wendung gibt: der Angsttraum. Er ist so bekannt, daß ich ihn nicht beschreibe. Es hat nun besonderen Protest erweckt, daß FREUD in seiner 1900 erschienenen »Traumdeutung« alle Träume als Wunschträume bezeichnet hat. Wie, sagte man, kann so Absurdes von Angstträumen behauptet werden? Aber diese Lehre hat in der Psychologie eine ähnliche Stelle und wird ebenso regelmäßig mißverstanden wie die Lehre von LEIBNIZ von der prästabilierten Harmonie, von der besten aller möglichen Welten (1710) als der unseren. LEIBNIZ war kein flacher Optimist oder gefühlskalter Rationalist. Sondern die Frömmigkeit seines Verstandes war es, welche ihn folgern ließ, daß nichts in der Welt ohne Ursache ist, und daß, wie in der Mechanik, von allen Möglichkeiten die möglichste eintreten muß. Diesen Weltbau nannte er also den optimalen. Beim Aufbau der Träume ist es nicht anders, und es gibt genug Angstträume, deren Inhalt einen Wunsch, der eigentlich ein Muß ist, durchschimmern läßt.

Ein häufiger Kinder- und Mädchentraum sind Einbrecher, mit Messern losgehende Männer im Walde. Sie brauchen an die spezielle Symbolik gar nicht zu glauben, wenn Sie nicht wollen; denn Sie können doch nicht bestreiten, daß in der Seele des Weibes (noch deutlicher als des Mannes) die geschlechtliche Sehnsucht fürs erste das ist, was man fürchtet, *weil* man es wünscht. Man kann also fürchten, was man wünscht und jene Träume sind also ein Symbol der Angst vor einem Wunsch, Symbol eines Wunsches, vor dem man Angst hat.

Dies, einmal begriffen, ist eine bedeutende Förderung des Angstproblems auch in der Pathologie, und ich schlage nun vor, mit diesem LEIBNIZ-FREUDschen Prinzipe auch die Organkrankheit zu mustern. Damit können wir nun heute nicht mehr beginnen. Aber ich gebe zum Schlusse eines zu bedenken: Fragen wir jetzt nach dem Sinne einer Angina pectoris oder einer Arterialgie, dann zeigt sich als erste Wegspur das, was der Zeit noch wie die breiteste Straße vorkommt: das Resultat der kausalen Erforschung der pathologischen Physiologie. Der erste Sinn des pathologischen Prozesses, der pathologischen Funktion sind ihre Folgen. Wenn die Arterien eines Organes sich verengern, so muß die Leistung dieses Organs leiden. Diese Selbstdrosselung braucht, so meine ich, nicht sinnloser zu sein als die Selbstdrosselung der Geschlechtslust durch den Angsttraum. Denn wir fürchten, was wir wünschen, und wir wünschen, was wir fürchten müssen.

XXVI. Das pathische Pentagramm (Lungenblähung, Herzinsuffizienz)

Meine Damen und Herren! Sie erinnern sich, daß wir das letztemal uns etwas in die Psychologie der Angst zu vertiefen versuchten. Daß der Mensch das fürchtet, was er wünscht, und das wünscht, was er fürchtet. – Dies ist am Beispiel der Geschlechtlichkeit noch ziemlich leicht zu verstehen. Es wäre nicht nötig, sich für solche Einsichten auf große Denker zu berufen, wenn uns die großen Ereignisse des Herzens vertrauter und nicht so übermalt von banalen Vorstellungen wären, als sie es sind. KIERKEGAARD (1844), der FREUD voranging, hat in einer seiner größten Abhandlungen dargelegt, daß das Böse die Angst vor dem Guten ist. Und das Gute ist doch, was wir wünschen? Aber ist das Gute denn so leicht, so ungefährlich, daß wir es nicht zu fürchten brauchen? Ich meine, auch dies ist zu begreifen. KIERKEGAARD greift noch tiefer als FREUD, denn er zeigt, *was* das eigentlich ist, was wir fürchten, wenn wir es wünschen.

Das Nachsinnen, die Versenkung des Geistes in solche Erkenntnisse ist jedem Menschen zu raten, der die nötige Ruhe, die geistige Fähigkeit dazu besitzt. Aber sie hat eine Gefahr bei sich, nämlich die, daß man solche Meditation als eine Art von Beschäftigung für sich nimmt und dies dann Moralphilosophie nennt. Das übrige Tun und Treiben kann dabei seinen alten Gang weitergehen, als ob uns das in den anderen Beschäftigungen nichts anginge. Und hier hat die Klinik, der ärztliche Beruf einen Vorsprung, nämlich dann, wenn sie solche Erkenntnisse im Alltag und überall wiederbestätigt, wenn sie erkennt, daß es sich um etwas handelt, was wie ein Naturgesetz immer und überall gilt und wirksam ist. Das zu erkennen, bedarf es aber einer eigenen und neuen Anstrengung. Eine solche wollen wir jetzt machen, indem wir uns den heutigen Kranken genauer ansehen. Es wird sich zeigen, daß wir da einen weiten Weg vor uns haben, der erst nach langen Umwegen zum Ziel führt. Mit der moralphilosophischen Meditation ist es da nichts. Die Sache führt uns ins Gestrüpp von scheinbar recht ungeistigen Realitäten.

Sie sahen, daß der Kranke, der etwa vierzig Jahre alt ist, blaue Lippen und cyanotische Schleimhäute im Munde und an den Augen hat. Am Herzen ist nichts Pathologisches zu finden, aber die Leber ist etwas vergrößert. Seine Klagen sind seit einem halben Jahre eine zunehmende Ermüdbarkeit bei der Körperarbeit, Atembeschwerden beim Treppensteigen. Die Lungengrenzen stehen zu tief und die Durchleuchtung zeigt ein gewisses Emphysem. Auch mit dem Spirometer wurde eine verminderte Vitalkapazität gefunden. Diese Befunde lassen mehrere Diagnosen zu. Ein Herzmuskelschaden, besonders des rechten Herzens, würde einiges, aber nicht die Lungenblähung erklären. Der Kranke erinnert an die »Blausucht«, welche man bei der Pulmonalstenose findet. Neuerdings sind auch Fälle von pulmonaler Arteriolitis obliterans beschrieben; diese Diagnose ist intra vitam schwer zu sichern. Wir kennen auch Fälle von Bronchiolitis obliterans, und dies würde mit der emphysemähnlichen Veränderung stimmen. Keine dieser drei Diagnosen ist ganz sicher. Wir bleiben, ich sage es offen, auf der Stufe des Hypothetischen, und nur daß hier eine Kreislaufstörung vorliegt, kann als gut gesichert gelten. Insoweit ist unser Fall lehrreich, aber auch problematisch. *Daß* er aber problematisch ist und die Beurteilung unsicher, dies eben hat gewisse Konsequenzen für ihn gehabt, die uns jetzt interessieren sollen.

Ehe er zu uns kam, hat er bereits mehrere andere Ärzte gehabt, und als ich ihn danach frug, erfuhren Sie: er war auch schon vor dem Kontrollarzt. Auf die Frage, was dieser gesagt habe, antwortete er: der sagte: »Wenn Sie gesunde Lungen haben, sind Sie arbeitsfähig.« Also mußte er wieder arbeiten, denn er bekam kein Krankengeld mehr. Aber es ging eben nicht. So schickte ihn ein anderer Arzt in die Klinik.

»Arbeitsfähig« sagte der Kontrollarzt, nicht »gesund« sagte er. Warum sagte er nicht »gesund«, warum sagte er »arbeitsfähig«? Weil die Sozialversicherung sich für die Arbeitsfähigkeit interessieren muß, also für einen wirtschaftlichen, keinen medizinischen Begriff. Es ist nun offenkundig, daß unser Kranker sich verdrossen hat, und wenn es diesmal nicht die Angst war, so war es der *Ärger*, ein anderer Affekt, der ihn in seiner Krankengeschichte begleitet hat. Unserem Vorsatz getreu, auch die psychische Seite des Kranken zu studieren, werden wir nun diesem Affekte nachgehen. Ich tue dies teils nach den Aussagen unseres Kranken, teils mit gewissen konstruktiven Ergänzungen, welche ich mir aus zahlreichen anderen Krankengeschichten hole, und ich bringe das ganze, der Übersichtlichkeit halber, in einen Dialog, an dem sich mehrere Personen beteiligen werden. Was jetzt kommt, ist etwas Typisches:

Kranker: Ich kann nicht arbeiten.

Kontrollarzt: Sie müssen aber arbeiten.

Kranker: Ich will schon, aber ich kann nicht.

Kontrollarzt: Wenn Sie wollen, können Sie auch.

Grammatikalisch betrachtet, handelt es sich hier um eine Anzahl von Zeitwörtern, die so in der Physik nicht vorkommen. Will, kann und muß sind sozusagen moralische Kategorien, und sie drücken hier eine Meinungsverschiedenheit aus. Kann man, wenn man nur richtig will? Diese Frage wird nicht nur von diesen zwei Personen verschieden beantwortet; der Kundige hört hinter ihrem Gespräch auch schon den Disput der Philosophen:

1. Philosoph: Du kannst, wenn Du willst; wollen macht frei.

2. Philosoph: Wollen heißt können; man muß wollen können.

1. Philosoph: Der Mensch sei heroisch!

2. Philosoph: Das ist Ausbeutung des Schwächeren!

Diese beiden Philosophen können sich im Hintergrunde als auf ihre Meister auf zwei größere berufen; auf NIETZSCHE der erste, auf MARX der zweite. Und alsbald mischen sich Politiker ins Gespräch, die nicht zur Beruhigung beitragen.

1. Politiker: Der Mann ist ja Faschist; das ist Terror.

2. Politiker: Und Sie sind ein Bolschewik, überhaupt ein Revolutionär.

Den Ärzten dieses Patienten wird der Boden jetzt zu heiß. In eiliger Flucht ziehen sie sich auf das Gebiet der Medizin zurück und schicken den Kranken in verschiedene Kliniken. So ist es hier auch wirklich geschehen. Auch hier sind die Ansichten verschieden.

1. Arzt: Der Mann hat eine Neurose.

2. Arzt: Es liegt eine Myocarditis vor.

1. Arzt: Gut, dann eine nervös überlagerte Herzinsuffizienz.

2. Arzt: Die nervöse Überlagerung ist aber nur der Ärger über die falsche Beurteilung.

3. Arzt: Aus einer Herzneurose wird schließlich ein Muskelschaden.

4. Arzt: Solche Fälle sind ursprünglich immer organisch.

Kranker: Wer hilft mir jetzt?

5. Arzt: Wir werden Sie behandeln, Ihnen eine geeignete Arbeitsstelle verschaffen, dann werden Sie sich beruhigen. Das kann kein Mensch wissen, ob das Organische oder das Psychische zuerst war.

Der Streit um ein Scheinproblem hat dem Arbeiter bestimmt geschadet. Aber es ist nicht mehr unverständlich, daß er das Opfer eines Streites war, der die Welt zu bewegen noch nicht aufgehört hat. Die soziale Gesetzgebung hat seine Gesundheitsfrage zu einer der Arbeitsfähigkeit gemacht. An dieser entzündet sich ein philosophisches und ein politisches Problem: dann landet er wieder auf dem Boden der Medizin, in der aber Psychogenie und Somatogenie kämpfen. Schließlich müssen wir einsehen, daß dieser Kampf um die Grundlagen der Medizin, um das Wesen des Menschen geht. Und hier gehen wir nun noch einen Schritt weiter.

Es ist zu sehen, daß der Kranke jetzt wirklich einen organischen Schaden hat. Und ärgern mußte er sich, als man ihm den nicht zugestand und unbillig Selbstüberwindung von ihm verlangte. Diese Krankheit war zuerst; dann mußte er sich ärgern. Hat er aber vor der Krankheit sich nicht auch schon, nur über etwas anderes, verdrossen, geärgert oder in anderer Weise sich seelisch abgenutzt, gekränkt, geängstet oder verdrängt? Dies können wir jetzt nicht beweisen, aber auch nicht widerlegen. Sie sehen, die Hypothese der Psychogenie ist dehnbar wie ein Kautschuk, man kann fast alles mit ihr machen und sie nie ganz loswerden. Bleiben wir nüchtern und kritisch und sagen wir nichts, was wir nicht wissen, dann bleibt ein fester Punkt in unserer Hand: dem Kranken kann nicht geholfen werden, wenn ihm sein Recht nicht wird, und »Recht« heißt hier auch richtige klinische Beurteilung.

Ich behaupte nun, daß eine richtige klinische Beurteilung nur möglich ist, wenn wir ihn somatisch *und* psychisch richtig beurteilen. Das ist nun ein Satz, der von der anatomischen und physiologischen Pathologie aus nicht zu begründen, ja sogar falsch ist. Die Geschichte lehrt, daß es nicht die Entwicklung der Pathologie selbst, sondern die der Sozialpolitik war, welche offenbart hat, daß man die Arbeitsfähigkeit eines Menschen niemals nach dem körperlichen Befunde allein und immer nach einem psychologischen Urteil einschätzen muß. Und weil nun dieses letztere leicht gegensätzlich ausfallen kann, darum wird es auch leicht kontrovers und sogenannten weltanschaulichen und politischen Einflüssen preisgegeben. – Aber nicht dies ist der Punkt, auf den es hier ankam. Die Bemessung einer Arbeitsfähigkeit zwingt ja nur indirekt zur Anerkennung einer seelischen Kraft, die in naturwissenschaftlichem Inventar der Medizin nicht vorkommt, nämlich des *Willens* und im vorliegenden Falle der Regung, die wir *Ärger* genannt haben.

Was ist das? Ich ärgere mich, wenn ich etwas will, was ich nicht kann, wenn ich etwas soll, was ich nicht will, und am meisten, wenn ich etwas wollen soll, was ich nicht kann oder nicht darf. Ich ärgere mich über wirkliches oder vermeintes Unrecht, und dann geht der Weg leicht über den Ärger zur Kränkung und von der Kränkung zur Krankheit. Daß der heutige Patient diesen Weg gegangen sei, läßt sich nicht beweisen; daß er aber von der Krankheit zur Gesundheit nicht finden wird, solange er sich über Unrecht ärgert, das ist leicht zu erweisen.

Ich meine nun, wir sollten diese Einsicht so schlicht und verständlich lassen, wie sie ist und sie uns durch künstliche Probleme nicht verstellen. Wie Wille und Affekte eigentlich mit zirkulatorischen und respiratorischen Funktionen zusammenhängen, brauchen wir nicht zu wissen, um jetzt therapeutisch richtig vorzugehen. Der

Kranke hat sich ganz wesentlich gebessert, seitdem er mit Bettruhe, Strophantin und Atemgymnastik behandelt wird und weiß, daß wir ihn gegen unbillige Anforderungen an sein Arbeitsvermögen künftig schützen werden. Etwas anderes ist, ob wir nicht für die Erkenntnis dessen, was man so leichthin »den Willen« nennt, etwas zulernen können. Wir haben den Willen hier als eine soziale Funktion in einer sozialen Situation kennengelernt. Diese soziale Auseinandersetzung offenbart dann etwas über die Struktur des Willens *in einem Menschen.* Sein »ich will« ist gleichsam eine gerichtete Kraft (ein Vektor) in einem Felde, in dem noch anders benannte und gerichtete Kräfte wirken. Der Name dieser anderen ist: »ich soll« oder: »ich kann« oder: »ich muß« oder: »ich darf«. Will, kann, soll, darf und muß – das sind fünf Kategorien, unter denen ein Kampf oder eine nach Gleichgewicht suchende Verstrebung zu denken ist, auf die es hier in dieser Krankengeschichte ankommt. Bei keiner dieser Kategorien aber könnte man mit Hilfe irgendeines objektiv messenden Verfahrens angeben, wie groß oder wie schwer oder wie stark sie *»ist«*. Der Ausdruck »Kraft« oder »Vektor« ist daher zu verwerfen. Diese Kategorien haben mit meßbar Seiendem nichts zu tun; man erleidet sie, man hat sie nicht, und ich nenne sie deshalb die *pathischen* Kategorien. Trotzdem läßt sich zwischen diesen fünf Arten des Pathischen eine strenge Beziehung erkennen, welche auch für den Fortgang der Krankengeschichte wesentlich ist. Denken wir uns jene fünf pathischen Bestimmungen in fünf Punkten konzentriert, dann entsteht ein übersichtliches Schema, an dem sich manches Spezielle verdeutlichen läßt. Wir können es das pathische Pentagramm nennen.

XXVII. Trauer, Hader und Vorteil (Insomnie mit Gangstörung)

Meine Damen und Herren! Ich habe bereits in einer früheren Vorlesung ([2]1943 XXIV) zwei Fälle von Schlaflosigkeit besprochen, von denen der eine als ein organisch bedingter, der andere als ein psychogener beurteilt werden mußte. Diese Unterscheidung ist aber keineswegs immer leicht und die Analyse der Psychogenie selbst sieht manchmal ebenfalls schwierig aus. Ich muß freilich dem Vorurteil entgegen treten, die Psychologie sei eine besonders schwere Kunst, für die immer nur wenige Mediziner begabt seien.

Die Begabung für Physik ist viel seltener, viele wichtige Dinge der Psychologie sind sehr leicht zu verstehen, wenn man sich nur nicht gegen sie sperrt, und das gerade tun viele Mediziner und besonders Professoren. Was ich hier sage, habe ich mir vorher in Ruhe überlegt.

Die Kranke nun, welche Sie am Dienstag sahen, schien zuerst leicht zu verstehen. Sie klagt seit einem halben Jahr über Schlaflosigkeit; darum kommt sie in die Klinik. Sie hat auch anfallartige Zustände in der Nacht, die herzanginös aussehen. Auf die Frage, worüber sie bei Nacht grüble, erzählt sie, daß beide Söhne vermißt und der Mann vor sechs Monaten gestorben sei. Ich denke, das ist Grund genug, sich schlaflos im Bette zu wälzen.

> Wer nie sein Brot mit Tränen aß,
> Wer nie die kummervollen Nächte
> Auf seinem Bette weinend saß
> Der kennt euch nicht, Ihr himmlischen Mächte.

Es fiel noch auf, daß die Patientin auf freimütige und unsentimentale Art von der Sache sprach; Sie denken: eine unglückliche und eine tapfere Frau. Bleibt nur die Frage, wie man ihr helfen soll; ihre Söhne und ihren Mann können wir nicht zum Leben erwecken.

Dann kam eine kleine Szene, die Sie vielleicht mißbilligt haben. Ich sagte, ob sie denn wirklich so gar nicht schlafe; es gäbe doch Leute, die behaupteten, schlaflos zu sein und wenn man kontrollierte, so schliefen sie ganz gut. Da war sie ein wenig aufgebracht und meinte, sie wünschte keinem, so erschöpft am Morgen aufstehen zu müssen, und sie müsse jetzt hart arbeiten, denn alle ihre Ernährer seien nun tot. Und ich muß selbst sagen, es gibt keinen größeren ärztlichen Fehler, als dem Kranken gegenüber die Größe seiner Leiden in Zweifel zu ziehen. Nach der Vorlesung aber sagte ich der jungen Ärztin, daß seelischer Schmerz keine monatelange Schlaflosigkeit macht; ich hätte aber oft gesehen, daß, wer nicht schläft, mit jemand oder mit etwas hadert. Schon am nächsten Tage erzählte die Assistentin mir folgendes. Der frühere Arzt habe der Kranken gesagt, sie könne Witwenrente erhalten, aber erst in zwei Jahren; wenn sie aber *krank* sei, dann könne sie die Rente schon jetzt bekommen. Sollte die Kranke dieses Motiv haben, krank zu sein? Da fällt Ihnen ein, daß sie zeitweilig auch eine sonderbare Gangstörung produziert. Vor einiger Zeit fiel ihr ein schweres Kabel über den Oberschenkel. Ein Bluterguß war die Folge und

man findet noch einen kleinen Muskeldefekt oder Narbe im Vastus lateralis. Freilich eine Gehstörung erklärt dieser Befund nicht. Auch wechselt das Hinken sehr stark. Dieses Symptom sieht ganz hysterisch aus.
Als ich mit der Kranken noch einmal über ihr nächtliches Grübeln sprach, sagte sie: »Ich muß an meine Söhne denken und daß es grade mich treffen muß.« Grade sie? Ich denke: auch andere. Dies »grade mich« ist es, was ich Hader nenne. Der Schicksalsschlag ist es, mit dem sie hadert; das will heißen, sie bezieht ihn mehr auf sich als auf die Toten. Dies ist der Unterschied von Hader und Trauer. Und in dieser egozentrischen Bindung des Gefühls schieben sich die wirtschaftlichen Gedanken langsam in die kummervollen Nächte. Schließlich: wenn ich krank bin, bekomme ich wenigstens Rente.
Wir geben dem Schmerz der Mutter seine Ehre. Aber wir geben auch der nüchternen Wirklichkeit ihren Raum; auch sie ist hart. Unser Gespräch wird zugleich schonend und wirklichkeitsgerecht sein müssen. Die Illusion der Kranken, sie könne durch *diese* Krankheit Rente erlangen, müssen wir aber zerstören. Der Erfolg ist auch nicht ausgeblieben: sie hat heute Nacht gut geschlafen und sie hat ihre Gehstörung aufgegeben. – Das ist es, was man Kleine Psychotherapie nennen kann. Man hütet sich dabei, die psychologischen Zusammenhänge kraß auszusprechen und die Kranken zu verletzen. Man baut ihnen goldene Brücken zum Rückzug von ihrer falschen Auseinandersetzung mit dem Schicksal. Die handfeste »Moral von der Geschicht« sprechen dann zuweilen naivere Beobachter ganz unverblümt aus. Die Patientinnen auf dem Saal kennen einander oft besser als wir glauben. So hat eine andere der Kranken von unserer Schlaflosen gesagt: »Ach die, die gehört in die psychiatrisch' Klinik.« Aus dem Munde des Volkes hört man eine bittere Wahrheit leichter als von der ärztlichen Autorität. Aber unsere Absicht ist wahrscheinlich von der offenherzigen Mitkranken unterstützt worden.
Nun möchte ich aber nicht, daß Sie den Schluß ziehen, die Schlaflosigkeit sei hier das Mittel zur Erlangung einer Rente gewesen. In diesen Motivzusammenhang ist sie nur mit hinein geraten. Die Gehstörung entstand so; die Störung des Schlafes bestand schon vorher als Folge der schweren Verluste geliebter Menschen. Und in diesem Zusammenhang wäre die Insomnie doch als neurotisches Symptom zu bewerten. Da ich die analytische Psychologie

der Neurosen hier nicht voraussetzen darf und auch nicht ausführlicher vortragen kann, können wir den Anlaß benützen, etwas über das Phänomen des Schlafes zu lernen. Der Schlaf ist ja auch ein körperlicher Vorgang, dessen Physiologie außergewöhnlich durchgearbeitet ist. Aber er ist sehr viel mehr. Man lebt auch im Schlaf. Ein volles Dritteil unseres Lebens gehört ihm. Große Anteile der Zivilisation sind seinetwegen entstanden, so das Haus und das Bett, das nächst dem Feuer eine der großen Erfindungen der Vorzeit war. Das zusammen Schlafen ist ein machtvolles Bindemittel der Gemeinschaft, wie das zusammen Essen. Das alles ist ein starker Einwand gegen die Überschätzung des Bewußtseins in unserem Leben. Wüßten wir auch nichts vom Unbewußten, verkennten wir auch die Bedeutung der Träume als der Nachrichten-Bringer aus dem Unbewußten, so zwänge uns immer noch der Schlaf zur Anerkennung des bewußtlosen Lebens, denn ohne ihn kann länger als drei Tage niemand leben. Das Nichtstun im Schlaf hat also den Wert von etwas Lebensnotwendiges tun. Und hier erhebt sich nun das Rätsel des Schlafes. Wir *müssen* schlafen, und wenn wir nicht schlafen *können,* dann *wollen* wir schlafen. Sie sehen, wir sind unvermerkt wieder in den Bannkreis des »pathischen Pentagrammes« geraten, das uns das letzte Mal beschäftigt hat. Den Kindern sagen wir: du *sollst* jetzt schlafen, und den Soldaten sagt man: ihr *dürft* jetzt schlafen. Wieso kann man eine solche Funktion mit Worten wie will, kann, darf, soll, muß aussprechen und welche Anrede ist die richtige? Wir kommen da zunächst nicht viel weiter, haben aber schon etwas erreicht, da wir verstehen, die Schlaffunktion sei jedenfalls eine, welche sich im pathischen Pentagramm des Menschen verfangen hat. Es geht ihr wie dem Mephisto auf der Schwelle von Faust's Studierzimmer: als der Pudel hereinkam, übersah er das magische Symbol. Nachdem er aber drinnen ist, kann er nicht mehr heraus.

Betrachten wir unsere Nicht-Schläferin etwas näher. Sie sagt: »Ich mache die Augen zu, aber schlafen kann ich doch nicht.« Das Wollen genügt nicht, denn es beherrscht nur die Augenlider, was das Können zwar unterstützt, denn es ist ein Teil des Schlafens. Aber weiter reicht der Einfluß nicht. Wie ist das bei anderen Funktionen? Sehr bemerkenswert, denn da finden wir Übergänge. Die Handmuskeln zum Beispiel sind der Willkür offenbar ganz unterworfen. Bei den Muskeln des Rückens, der Atmung sind wir dessen nicht so ganz sicher, obwohl sie quergestreift sind. Das

Schlucken, das Atmen, die Defäkation und die Miktion ist da in einem Zwielicht. Wir unterwerfen sie dem Willen zuweilen, aber »nicht ganz«. Man könnte sagen, um sie richtig zu brauchen, genüge der Wille allein nicht, man müsse hier wollen-können. Überall wo die glatte Muskulatur beginnt, in der Speiseröhre, den Luftwegen, der Blase und dem Enddarm, beginnt auch die unwillkürliche Bewegung. Kommen wir dann ans Herz, den Magen, den Dünndarm, die Arterien, dann sind wir, scheint es, völlig dem Bereich der Willkür entrückt. Und doch ist ein indirekter Willenseinfluß auch da nicht ausgeschlossen. Wenn ich Treppen steige, esse, kann ich mittelbar auch diese Muskulatur in Bewegung setzen, ohne es zu wissen. Aber auch diese mittelbare Einflußnahme entgleitet, wenn wir nun an bestimmte Sekretionen wie die der Schilddrüse oder Hypophyse oder an einen Zellstoffwechsel wie den der Leber oder des Blutes denken. Überlegt man alle diese Vorgänge dann sehr genau, dann verschwimmen die Grenzen zwischen willkürlich und unwillkürlich, zwischen direkt und indirekt, und es entsteht ein Bedürfnis, diese Begriffe neu und klarer zu definieren oder das ganze veraltete Begriffsystem über Bord zu werfen. Denn schließlich enthält auch die Innervation der schreibenden Hand etwas Unwillkürliches und auch die Speicherung der Leber noch etwas indirekt Willkürliches. Es kommt hinzu, daß die inneren Organe zwar mit dem absichtvollen Willen wenig, mit den Gefühlen, Affekten und Temperamenten aber sehr nahe verknüpft sind.

Wir bilden jetzt eine Reihe, welche das Bisherige zusammenfaßt:

willkürlich ↓ — Energieverwendung ↑

Handbewegen
Schlucken, Atmen, Urinieren, Defäzieren
Herz-, Magen-, Darm-, Arterienbewegung
Sekretion und Resorption
Zellstoffwechsel

unwillkürlich — Energiequelle

Die vorläufige Ordnung dieser Reihe nach abnehmender Willkürlichkeit hat uns wenig befriedigt. Wo wir den Schlaf in ihr unterbringen sollten, ist völlig unklar und das entwertet den Gesichtspunkt eines abstufbaren Willens noch weiter. Dagegen ist keine unter diesen Funktionen, deren wirklicher Gebrauch nicht de facto in dem Diagramm der pathischen Kategorien eingefangen wäre.

Wir werden uns also ganz von der Hierarchie der Funktionen trennen müssen, denn eine Regierungsspitze ist der Wille nicht. Zu abhängig ist diese Regierung von ihren Untertanen, als daß sie diesen Namen verdiente. Die Physiologie hat nicht minder recht, wenn sie uns vorhält, daß ohne Zelloxydation keine Sekretion und Resorption, ohne diese kein Kreislauf und keine Verdauung, ohne diese aber auch kein Transport der Rohstoffe in der Ernährung, Respiration usw. und ohne diese wiederum keine willkürliche Gliederbewegung stattfände. Bei dieser Überlegung müßten wir die Reihe der Abhängigkeiten also von unten nach oben anzeichnen, und die beiden entgegengesetzten Pfeilrichtungen zeigen sinnfällig, wie unfähig sowohl die Ordnung des Willens wie auch die Ordnung der physikalischen oder energetischen Energieumwandlung ist, den Weg des lebenden Organismus zu seinem Ziele überhaupt eindeutig und verständlich darzustellen.

Das Schlafproblem hat uns zu einem kleinen Exkurs in die Biologie verführt, aber der Ausflug endet mit einem kläglichen Fiasko. Entweder haben wir zuviel von der Biologie verlangt, oder wir sind einen falschen Weg gegangen. Dies ist nun in den Wissenschaften in keiner Weise alarmierend oder auch nur ungewohnt. Die Wissenschaft kann stets nur Teilerfolge haben, aber es wäre sehr undankbar gegen sie, wollte man von ihr alles auf einmal fordern und sie dann schelten, weil sie weniger gibt. Was uns befremden muß, ist etwas anderes, nämlich, daß wir trotz der Unzulänglichkeit der biologischen Schlaferklärung in der ärztlichen Praxis doch zu recht bestimmten Einsichten, Regeln und von Fall zu Fall auch zu Heilerfolgen kommen, die durchaus kein Zufall sind. Das spricht doch dafür, daß dem Arzte als Menschen offenbar noch eine andere Macht als die der exakten Wissenschaft gegeben ist; daß in ihm eine Fähigkeit steckt, welche dem krankhaften Geschehen zu begegnen weiß, die Einsicht birgt, Fehler macht, dann verbessert, kurz die adäquat der Krankheit oder dem kranken Menschen sein kann, um auf ihn zu wirken. Um das Wesen dieser der Wissenschaft bisher wenigstens offenbar fremd gebliebenen Wirkfähigkeit zu bestimmen, sind wir von dem, was *ist*, ein Stück abgerückt und haben uns dem zugewendet, was nicht »ist«, sondern will, kann, darf, soll und muß. Ist es richtig, daß nicht in der ontischen, sondern in der pathischen Sphäre solche Wirkungen zustande kommen, dann ergäbe sich auch für das Wesen der Therapie ein freilich neuartiger Anblick. Ist es so, dann hieß behandeln in unserem heutigen Falle, daß es gelang, im pathischen Pentagramm der Kranken eine Umgestaltung herbeizuführen. Etwa so, daß sie, statt den Schlaf zu wollen, die Versöhnung mit dem Müssen, welches das Schicksal ihr auferlegt hat, zustande brachte, also zu hadern aufhörte, und nun das konnte, was sie wollte, indem sie den Schlaf als ein Dürfen hinnahm. Diese neue Stellenbesetzung im Pentagramm wäre dann zwar keine Erklärung im Sinne der Biologie, aber wenigstens eine zutreffende Beschreibung dessen, was in dieser Krankengeschichte eigentlich vor sich geht.

Zum Schlusse noch ein Wort über den Gebrauch des Ausdrucks Pentagramm. Ich beabsichtige damit keine Mystifikation. Man kann diese Anspielung auf ein den Pythagoräern zugeschriebenes, wahrscheinlich aber noch älteres Symbol auch vermeiden. Die Sache liegt aber umgekehrt. Das, was wir hier studieren, wird nicht geheimnisvoll erregend durch Benutzung dunkler Magie. Sondern es liegt ein Fall vor, in dem unsere Arbeit und unsere Überlegung vielleicht verständlich macht, warum man in sehr alter Zeit auf ähnliche Zusammenhänge gestoßen war. Was hat den Pythagoräern das Pentagramm bedeutet? Wir wissen es zufällig; ὑγίεια, Gesundheit hat es bedeutet. Ich denke, dies wird seinen Grund gehabt haben. Denn Gesundheit ist doch Harmonie, und dieses Wort will das Pentagramm besser veranschaulichen, als es der modernen Biologie gelungen ist. Der Schlaf ist eben wirklich kein Reflex und auch keine Willkürhandlung.

XXVIII. Schicksal und Natur (Abortives Myxödem)

Meine Damen und Herren! Jene Kranke mit Schlaflosigkeit (XXVII) hätte statt eines Klinikers auch einen Dichter beschäftigen können. Aus dem Schmerze der Mutter und Gattin hat sich bei ihr der Hader mit dem Schicksal, aus dem Hader die Schlaflosigkeit und aus dieser ein Kampf um eine Rente entwickelt. Beweis: sie fing zuletzt an, eine hysterische Gangstörung zu bilden. Das alles ist eigentlich kein erbauliches Schauspiel; aber ist es nicht auch menschlich zu verstehen? Der Dichter jedenfalls ist größer, wenn er das menschliche Herz begreift, als wenn er es moralisch verurteilt. Und diesmal wenigstens wäre der Arzt mit dem Dichter einig in der Aufgabe zu verstehen, ehe man verurteilt. Die allmähliche Umwandlung einer ehrwürdigen Trauer in die eigensüchtige Politik des Krankheitsgewinns ist unangenehm, aber machen wir alle nicht etwas Ähnliches, wenn wir uns aus dem Unglück zu erheben versuchen und Entschädigung für erlittenen Schaden erstreben? Und lebt nicht der Arzt von der Krankheit der anderen? Hinter unserer Krankengeschichte verbirgt sich ein allmenschlicher Zusammenhang, vielleicht ein Gesetz der menschlichen Natur überhaupt, und eine kritische Beleuchtung dieser Schwäche wird uns nicht schlechter, sondern hoffentlich besser machen. Die Kritik des Herzens ist freilich immer eine Gefahr, aber sie ist nötig.

Es gibt Leute, die so etwas schwächlich und morbide finden. Der Arzt gerade müsse einen kräftigen Sinn fürs Gesunde, eine gesunde Abneigung gegen das Wehleidig-Kraftlose haben. Es müsse willensstark sein, um an den Willen des Kranken appellieren zu können. Einverstanden, aber das genügt nicht. Mit dem Willen allein kann man niemand zum Schlafen bringen. Und unser Ausflug in die Psychologie lehrte uns die ganze Dürftigkeit und Irrigkeit der physiologischen Willkürlehre kennen. Diese motorische Willensfreiheit ist gegenüber den Organfunktionen überall und nirgends vorhanden. Wenn wir anstelle des starken Willens den guten Willen analysiert hätten, wäre es uns nicht besser ergangen. Trotzdem versuche ich Ihnen heute zu zeigen, daß es in der Krankheitslehre auf das *Gute* ankommt; ich meine sogar, daß es nur auf das Gute ankommt.

Gewöhnlich meint man, die Güte des Arztes bestehe darin, daß er die Krankheit als ein Pech, den Kranken als Opfer unverschuldeten Zufalls anerkennt. Auch die Laien denken so, und der Kranke ist empört, wenn man ihm zumuten wollte, er habe so etwas selbst verschuldet. Das Wort, mit dem man diese Einstellung zusammenfaßt, heißt *Schicksal.* Krankheit ist Schicksal. Aber der Begriff des Schicksals ist anrüchig, und um diese Behauptung zu erläutern, machen wir zunächst eine Abschweifung ins tägliche Leben. Nehmen wir ein Beispiel vom Schwarzhandel. Jemand bekommt Gelegenheit, ein Pfund Butter einzutauschen. Eine Stimme in ihm sagt, es sei unrecht; die Butter ist für alle da. – Aber die Verhältnisse sind einmal so schlecht. – Aber der Pfarrer sagte am Sonntag, das Gute schade nie. – Der Pfarrer hat gut reden, er spürt die realen Verhältnisse auch nicht am eigenen Leibe. – Welche Verhältnisse? – Nun, die Folgen des verlorenen Krieges. – Und der Krieg? – Der

Krieg ist eben Schicksal. – Aber jemand hat ihn doch angefangen. – Das waren andere Leute. – Aber diese anderen Leute hatten auch ihr Schicksal.
Das ist nun ein Wurm ohne Ende. Das Selbstgespräch nimmt daher eine andere Wendung. Wer so peinlich nur das Erlaubte tut, kennt die Wirklichkeit nicht. Er kennt nicht die Schlechtigkeit der Welt. Er ist einfach dumm. Das Gute tun schadet öfter als es nützt, der Pfarrer hat unrecht. Was der gut nennt, ist gar nicht gut; damit bringt man die Leute, die nichts haben, ums Letzte. Klug muß man sein; es heißt doch »seid klug wie die Schlangen«. Die, die nichts mehr haben, sind gewitzigter. Sie sind sogar weiser. Wenn die Armen gar nichts mehr haben, dann haben auch die Reichen nichts mehr zu lachen. Das Schicksal ist stärker als sie. Es kommt auf den Enderfolg an, der wird schon zeigen, was gut ist. Mich hat das Schicksal belehrt, daß das sogenannte Gute meist das Dumme ist, das Dumme auch schädlich, für alle zuletzt schädlich.
Quod erat demonstrandum. Zu beweisen war, daß der Schicksalsbegriff ein Feind des Guten ist. Er lenkt die Seele dazu, das Gute zu verdrängen, an seine Stelle das Kluge zu setzen, diesem den Nimbus des Besseren zu geben, und darum ist der Schicksalsbegriff anrüchig. Er kommt in den Verdacht, die Stimme des Guten auszulöschen. So ähnlich ging es auch in der schlaflosen Patientin zu, so geht es aber in jedem Menschen zu.
Sollen wir also, durch die Kritik des Herzens belehrt, annehmen, daß auch in der klinischen Pathologie der Schicksalsbegriff anrüchig ist? Um dies zu untersuchen, zeige ich Ihnen jetzt eine andere Kranke. Sie ist erst achtzehn Jahre, aber der Sturm der unbehüteten Zeit hat längst auch in ihr persönliches Leben eingegriffen. Ich erzähle davon nichts, denn es ist wirklich nichts, was nicht unzählige Male vorkommt. Sie wurde der Klinik überwiesen, weil sie seit einem halben Jahre Brennen und Schwellungen im Gesicht verspürt. Besonders um die Augenlider ist dann die Haut geschwollen, zuweilen auch die Füße. Die Verwandten und Freundinnen reden sie an, wie sie denn aussehe. Jetzt bemerkt man nur an der Umgebung der Augen ein wenig davon. Es fällt nur auf, daß ihr Puls langsam ist, bis unter sechzig Schläge zählt; daß die Temperatur meist unter 36,5° liegt. Ein Arzt sagte, es käme von der Niere. Aber der Urin ist normal und die Funktionsprüfung ergab ein normales Konzentrier- und Verdünnungsvermögen, eine prompte Wasserausscheidung. Ein anderer Arzt sagte, es käme vom

Herzen. Aber Herz und Kreislauf sind, bis auf einen auffallend niedrigen, unter 95 mm Hg liegenden Blutdruck normal, und sie hat keine Insuffizienzbeschwerden. Als wir dann den Grundumsatz bestimmten, fanden wir eine pathologische Erniedrigung um 16%. Dieser Befund bringt etwas Licht in die Sache. Die Herabsetzung der Schilddrüsenfunktion läßt die von Verbrennungen, Blutdruck, Temperatur und Wasseransammlung im Gewebe einheitlich verstehen. Zwar kann von dem vollen Bilde des Myxödems keine Rede sein. Aber man darf von einem abortiven Fall dieser Gruppe sprechen, und jedenfalls scheidet die Diagnose eines Quinckeschen Ödems, die gleichfalls gestellt worden ist, aus. Denn diese Krankheit äußert sich in umschriebenen roten Schwellungen, die anders aussehen und auf allergischer Basis entstehen.

Hier haben wir also einmal ein Recht, von einer endokrinen Störung mit einiger Wahrscheinlichkeit zu sprechen. Bei Laien und Ärzten ist man seit ein paar Jahren schnell bei der Hand, eine »Drüsenstörung« zu behaupten. Es ist bekannt, wie rasch sich das Publikum der wissenschaftlichen Neuigkeiten bemächtigt. Vor fünfzig Jahren hatte jedermann Blinddarmreizung, dann kam die Verkalkung, die Herzmuskelschwäche, der nervöse Zusammenbruch und jetzt sind es die Drüsen. Was wird das nächste sein? Viele Kranke sind gar nicht mehr imstande zu sagen, was sie spüren; sie wissen nur, daß in ihrem EKG eine negative T-Zacke ist, daß ihr Hb 73½% beträgt, daß ihr Grundumsatz um 7% erhöht ist und daß der Calciumspiegel nur 8,3‰ beträgt. Ich kritisiere dieses traurige Phänomen, an dem die Medizin schuld ist, aber im Augenblick nur im Hinblick auf die Einstellung des Kranken zur Krankheit. Es muß eine große Kraft am Werke sein, die den Kranken drängt, den Grund seines Zustandes naturwissenschaftlich zu objektivieren. Wir merken: die Krankheit soll sich fremd werden, sie soll Schicksal sein. Wie steht diese Kranke zu ihrer Krankheit?

Da liegt nun etwas Besonderes vor: sie ist entstellt durch die Gesichtsschwellung, und sie ist ein junges Mädchen. Ihr Gedanke, sie hat ihn verraten, ist: nun sind die jungen Männer tot, ebenso viele Mädchen werden nie einen bekommen und eine, die häßlich aussieht, schon gar keinen. Ist das die Ursache ihrer Krankheit? Diese Erklärung wäre verbaut, nachdem wir eine endokrine Störung, eine Hypothyreose erkannt haben. Oder sollte auch die psychogen sein? Wir lassen uns auf keine kühnen Hypothesen ein.

Diesmal ist nur das Umgekehrte sicher erwiesen, nämlich die Krankheit hat eine psychische Verstimmung erzeugt, die völlig verständlich ist. Das wäre keine Psychogenie des Somatischen, sondern Somatogenie des Psychischen. Bleiben wir auf dieser zweiten Spur, dann kommt doch ein wichtiger Befund zutage. Er betrifft das Temperament. Dem Arzte und der Patientin fiel auf, daß sie überhaupt nichts mehr tue. Sie liest nicht, sie schwatzt nicht, sie macht keine Handarbeit, und sie interessiert sich für nichts. Ihre Antriebsschwäche stimmt sie unzufrieden mit sich und mit ihrem Leben. Sie ist ein Phlegma geworden, und das war sie vor der Krankheit nicht. Damit stoßen wir auf eine der ältesten medizinischen Lehren. Es gab seit Empedokles vier Temperamente, und zwei von ihnen, das sanguinische und das phlegmatische, sind in moderner Zeit durch die Hyper- und Hypofunktion der Schilddrüse unterbaut worden. Ob angeboren oder erworben, das Temperament ist eine Konstitution oder Disposition des Körpers geworden, und es sieht nicht so aus, als ob an solcher Veranlagungsstörung mehr als eine gewisse symptomatische Korrektur, etwa durch Hormone, die man substituiert, erreichbar wäre. Diese Störung ist eben Schicksal, und diesmal erwächst der Schicksalsbegriff aus der Körperbeschaffenheit. Der Körper ist unser Schicksal.

Das ist nun eben jene Einstellung zur Krankheit, die wir vorhin als einen sehr starken, psychologisch fast unüberwindlichen Drang zur Objektivierung gefunden haben. Die Krankheit ist ein Es, kein Ich. Worauf man keinen Einfluß hat, was man hinnimmt, was ein Es ist, das ist eben Schicksal. Das Temperament, das man hat, ist Schicksal. Ich kannte einen Studenten, der nicht vor zwölf Uhr mittags aus dem Bette aufstand. Auf väterliche Vorhaltungen erwiderte er: »Weißt du Vater, Fleiß ist auch eine Gottesgabe.« Drüsen sind Schicksal, Temperament ist Schicksal, Fleiß ist Schicksal, Butter ist Schicksal, Rasse ist Schicksal, Betrügen und Morden ist Schicksal.

Was ich so aneinanderreihe, ist keine tendenziöse Zusammenstellung. Vor einigen Jahren erschien ein Buch eines bedeutenden Psychiaters (Lange 1928) unter dem Titel »Verbrechen als Schicksal«. Es zeigte sich, daß eineiige Zwillinge, wenn eine bestimmte Anlage vorliegt, beide Verbrecher werden. Dieser wichtige Befund kann bedeuten, daß man die Anlage zum Verbrechen dem Verbrecher zugute halten sollte, aber auch, daß man ihn ausmerzen sollte.

Man kann eine humane und eine inhumane Straftheorie daraus ableiten. Was ich beanstande, ist der Titel. Wenn Verbrechen Schicksal ist, dann ermächtigt uns dieser Begriff zu einer moralischen Anästhesie im Namen der biologischen Wissenschaft. Wenn ein biologisches Naturgesetz über die moralische Weltordnung gesetzt ist, dann ist diese moralische Ordnung eine Illusion oder ein Schwindel. Daraus folgt nicht, daß das Naturgesetz unrecht hat. Es folgt nur daraus: man sollte noch einmal zu Rate gehen, was ein Naturgesetz eigentlich ist. Lassen wir uns auch diese Mühe nicht verdrießen. Der Lauf der Planeten folgt dem Gravitationsgesetz, so haben Sie auf der Schule gelernt. Daraus folgt nicht, daß das Planetensystem durch eine Art von Atombombe, welche die Sonne zerstört, auch zerstört wird. Dann bleibt das Gravitationsgesetz, aber das Planetensystem ist verschwunden. Das Gesetz ermöglicht die Ordnung der Bewegungen, aber es bewirkt nicht, daß es ein solches System gibt. Die Vererbung ermöglicht die Gleichheit des Handelns der Zwillinge, aber es bewirkt nicht, daß sie so handeln können. Das Naturgesetz zeigt das Mögliche, bewirkt nicht das Wirkliche.

Und nun erheben wir einen Vorwurf gegen das naturwissenschaftliche (und das biologische) Weltbild. Es ist falsch, wenn es die Welt erklärt, statt nur zu zeigen, wie die Welt sein kann. Denn die Welt kann auf eine Art sein, sie soll aber auch auf eine Art sein, und der Mensch will sie auf seine Art, denn er darf eines, und das andere darf er nicht, und er muß nicht müssen, wie Lessing sagt. Wenn wir mit Schicksal meinen, der Mensch in der Welt müsse müssen, dann ist Schicksal ein anrüchiger Begriff. Die Sache liegt anders. Was wir jetzt gefunden haben, ist uns bekannt, aber in neuer Anwendung. Wir wissen schon, der Mensch befindet sich im pathischen Pentagramm, er steht im Schnittpunkte von will, darf, kann, soll und muß. Jetzt setzen wir hinzu: genau so ist die Welt. Die Natur ist nicht anders als der Mensch, auch sie steht im pathischen Pentagramm. Was wir Natur und Welt nennen, ist so beschaffen wie jemand, der kann und will, darf, soll und muß.

Was also ist nun Schicksal? Die Welt macht mein Schicksal, aber nicht ohne mich. Und ich mache mein Schicksal, aber mit der Welt. Fräulein N. hat eine Drüsenstörung bekommen und ist seitdem apathisch, antriebslos, träge. Man darf nicht alles von ihr verlangen, was sie früher konnte. Daß sie apathisch ist, heißt nicht, daß sie nicht mehr im Pentagramm steht. Und es stimmt auch gar nicht, daß sie apathisch *ist*. Sie ist das nicht, sondern sie erleidet die Ereignisse anders. Die Beobachtung hat es Ihnen selbst gezeigt. Ich war darauf vorbereitet, daß ich Ihnen den Eindruck der langweiligen Gleichgültigkeit zeigen könnte, den man auf der Station von ihr hat. Dem war nicht so. Als sie in den Hörsaal gefahren wurde, geriet sie zu meiner Überraschung in die größte Erregung. Sie war einem Weinkrampf nahe, man konnte eine Szene befürchten. Als ich unser Gespräch ganz sachlich lenkte, wurde sie ruhiger und auch davon konnte man überrascht sein. Es bleibt richtig: das Temperament hat durch die Krankheit gelitten, aber nur relativ zur Situation. Es bleibt auch richtig zu sagen: die endokrine Störung ist ihr Schicksal geworden. Aber unter Schicksal verstehen wir jetzt etwas anderes, nämlich das, was ihr Arzt, ihr Leben, die Kranke selbst aus ihrem Schicksal machen. Schicksal, so kann man sagen, ist immer das, was wir aus dem Schicksal machen. Wir haben also nie die Freiheit zu sagen, »das ist mein Schicksal«; wir müssen immer sagen, das ist es, was ich aus meinem Schicksal mache. Denn wie jener französische Philosoph (Sartre 1943) sagt: wir haben nicht die Freiheit unfrei zu sein.

Wir scheinen uns von der Organpathologie etwas entfernt zu haben; dem ist nicht so. Unser nächster Fall soll uns zeigen, daß wir nur von der organischen Krankheit gesprochen haben. Weil nun im Verlauf der letzten Vorlesungen Körper und Seele überhaupt wieder sehr auseinandergerückt sind, so füge ich hier noch einige Betrachtungen an, die zeigen, daß mit der Einführung der pathischen Kategorien sich eine Verschiebung unseres Problems ankündigt, nach der die psychophysische Frage ihre Bedeutung allmählich verlieren wird. Als Beispiel wählen wir dazu nochmals den Schlaf.

Meine Damen und Herren! Das Unternehmen, Körper und Seele zu versöhnen, verwandelt sich unter unseren Händen allmählich in die gegensätzliche Bindung von Sache und Person. Man kann den Körper sachlich und persönlich auffassen; man kann aber auch das Psychische sachlich oder persönlich nehmen. Das Beispiel, an welchem zuerst diese Verschiebung der Grundlagen deutlich wurde, war der Schlaf, der ja sicher ein psychosomatisches Phänomen ist. Man schläft mit Leib und Seele und gerade am schlafenden Lebewesen können wir uns klarmachen, daß wir ein beseeltes Wesen sind, dessen Bewußtsein nur episodenhaft auftaucht. Wir leben auch im Schlafe, und das zeigt der Unterschied des Schlafenden vom Toten. Überhaupt möchte ich noch einmal betonen, daß der Schlaf sich auf keine Weise zutreffend durch bloß negative Merkmale beschreiben läßt.

Der Schlaf ist in jeder Hinsicht ein Einwand gegen die Überschätzung des Bewußtseins. Wir nennen ihn allerdings einen Bruder des Todes; aber dann ist der Tod auch ein Bruder des Schlafes. Der Tod ist auch nicht nur unerwünscht. Auch er gehört zu den Dingen, die wir sowohl fürchten wie wünschen können; das wissen die Religionen und davon hat J. S. BACH in der Tonsprache seiner Kantaten zu reden gewußt. Wir sprechen auch von süßem Schlaf, und die Erfindung neuer Schlafmittel ist eine vielsagende Errungenschaft der modernen Medizin. Sie verrät eine Tendenz des modernen Menschen, seine Flucht aus dem Bewußtsein.

Der Schlaf ist also keine Minusfunktion. Er ist uns eine Abwendung von der äußeren Welt. Wir verschließen in ihm die Sinnespforten um so mehr, je tiefer er ist. Man sagt dann, die Weckreize werden um so stärker, die Schwellen der Sinnesorgane werden enorm erhöht. Auch Reflexe werden unerregbar, die Motorik zu großen Teilen stillgelegt. Daß aber auch im Schlaf die Abwendung von der Umwelt nur eine teilweise und eine sehr spezifische ist, das beweist das sofortige Erwachen, wenn wir leise mit Namen gerufen werden; wenn das Kind unruhig wird, erwacht die Mutter auf den leisesten Ruf. Umgekehrt ist der Schlaf ein Instrument unserer geheimeren Absichten. Wenn jemand verschläft, weil er zum Zahnarzt soll, oder auf die Polizei bestellt ist, oder wenn er ein Rendez-vous mit einer Dame verabredet hat, dann wissen wir warum. Der Partner hat recht, wenn er das übel nimmt. Es ist auch bekannt, daß wir im Granatfeuer einschlafen können; wir entziehen uns damit dem unangenehmen Eindruck; und ich weiß es zu verstehen, wenn jemand in der Predigt, in der Vorlesung einschläft. Was wir da Monotonie nennen und mit dem Wasserfall vergleichen, das ist eben eine Charakterisierung.

Der Schlaf ist also eine *Handlung*. Er ist keine Minusfunktion. Wenn er also nur eine, bestimmt gerichtete, aber aktive Abwendung von der Außenwelt ist, so ist er dasselbe nach der Innenwelt zu. Wir entziehen uns auch dem bewußten Erleben, aber wir wenden uns zum Unbewußten, und das ist der Traum. Der Traum ist ein Nachrichten-Bote aus dem Unbewußten, und so ist er die wichtigste Hilfe bei der Psychotherapie. Auch nach innen ist er eine bestimmte Art von Lassen, welches zugleich ein Tun ist.

Es ist aber nicht so, daß damit alles über den Schlaf gesagt wäre. Es gibt in der Pathologie Schlafstörungen anderer Art. Bei der Encephalitis lethargica gibt es einen Dauerschlaf, den wir als Handlung nicht verstehen, den wir organisch zu erklären vermeinen. Ebenso kommt eine organische Schlaflosigkeit dabei vor. Auch die sogenannte Narkolepsie gehört hierher. In diesen Fällen hat die schon erwähnte Entdeckung des Schlafzentrums oder besser Schlafregulationszentrums im Zwischenhirn eine ziemlich scharfe Lokalisation der Schlaffunktionen ergeben. Und schließlich ist auch der Schlaf durch Barbitursäure- oder Urethan-Verbindungen, durch Alkohol und schwere Übermüdung ein organischer Schlaf. Aber die Theorie des Schlafes, wonach er immer eine Wirkung von Ermüdungstoxinen sei, ist ganz verlassen. Ein Physiologe sagte mit Recht, der Schlaf sei nicht die Wirkung von Ermüdung, sondern ein Mittel, die Ermüdung zu verhindern.

Wir haben jetzt also zwei ganz verschiedene Ansichten des Schlafes. Das einemal erkennen wir ihn als Handlung, die sinnvoll gestaltet wird aus der Person, die man nicht an einen bestimmten Ort binden kann. Das anderemal erkennen wir ihn als geknüpft an die Funktion einer Gehirnstelle, die man lokalisieren kann. Das einemal ist er von der Konstellation unseres Wollens, Könnens, Dürfens oder Müssens abhängig, das anderemal ist er ein Reflex oder eine Summe von Reflexen. Das erstemal ist er Ausdruck der Person, das zweitemal ist er nur eine Sache. Und da stehen wir wieder bei dem Gegensatz, der uns jetzt wichtiger und auch durchsichtiger geworden ist, als der Unterschied von Seele und Körper.

Auf diesen Dualismus von Unlokalisierbarem und Lokalisierbarem werden wir zurückkommen. Nur ein Mißverständnis soll schon hier abgewehrt sein. Wenn wir sagen, der Schlaf sei eine Handlung, dann ist dies insoferne mißverständlich, als man meinen könnte, er gehöre damit zu den mit Willkür herbeigeführten Akten. Das Gegenteil ist richtig. Gerade der gute Schläfer schläft von selbst. Dieses »von selbst« charakterisiert diese wie viele andere Leistungen der Person, und gleich unser nächster Fall belehrt uns wie wichtig es ist, das »von selbst« nicht gleichzusetzen mit unpersönlich. Denn die organische Krankheit entsteht auch von selbst und doch, wie ich behaupte, nicht unpersönlich.

XXIX. Doppelte Betrachungsweise (Diabetes mellitus)

Meine Damen und Herren! Diese Kranke saß vor eineinhalb Jahren in ihrer Stube in Philippsburg, einem alten Waffenplatz der Pfalz und nährte ihr Kind. Überraschend setzte da die Beschießung der Stadt ein, und die zweite Granate fiel auf ihr Haus und riß die Decke ihres Zimmers ein. Der Schreck war furchtbar in ihr. Nach einer Woche, die sie im Keller zubrachte, setzte ein gewaltiger Durst nach Wasser bei ihr ein. Sie fühlte sich sehr elend und verlor in kurzer Zeit zwanzig Kilogramm. Nach einigen Wochen konstatierte der Arzt Zucker im Harn, und die Klinik bestätigte einen mindestens mittelschweren Diabetes mellitus. Sie hat die ganz unerschütterliche innere Wahrnehmung, daß diese Krankheit durch eine Granatexplosion in ihr entstand. – Seitdem steht sie in der Beratung der Klinik und unter Kontrolle ihres Diabetes. Sie kam mit fünfzig Einheiten Insulin aus. Vor acht Monaten begann die zweite Schwangerschaft und damit zunächst eine gewisse Verschlimmerung, dann aber eine merkliche Besserung ihres Leidens. Dies kommt offenbar daher, daß der Fötus allmählich anfängt, Pankreas zu bilden und ebenfalls Insulin zu produzieren, welches durch die Plazenta in den Kreislauf der Mutter übertritt. So kommt das Kind der Mutter zu Hilfe. Aber in vielen Fällen neigt die zuckerkranke Schwangere zu Abort und Frühgeburt. So kam es auch hier. Zwei Tage nach der Klinikaufnahme bekam sie Wehen und gebar ein Acht-Monats-Kind, welches starb. Im gleichen Augenblick erfolgte eine Verschlimmerung der Krankheit. Am Tage nach der Geburt stieg der Zuckerspiegel im Blut von 240 auf 460 mg%; sie wurde acidotisch und präkomatös. Durch erhebliche Insulindosen konnte dies wieder ausgeglichen werden. Jetzt sehen Sie die Kranke matt, aber gefaßt. Sie hat das blonde, rosige und etwas durchsichtige Aussehen, das viele Zuckerkranke haben.

Am Stoffwechsel dieser Kranken ist nichts, was als Ausnahme erwähnenswert wäre. Das Ungewöhnliche ist die Entstehung durch Schreck. Ich habe einen so schlagenden Fall noch nie gesehen. In der Literatur fand ich einen einzigen vergleichbaren von Umber (1927) (zit. bei Grafe, 1938), der von einem Russen berichtet, welcher unter den Schrecken eines russischen Gefängnisses nach der Tötung seines Bruders zuckerkrank wurde. Dagegen, daß Diabetiker unter psychisch ungünstigen Bedingungen schlechter, unter deren Behebung besser werden, das haben wir alle gesehen. Die psychische Abhängigkeit gilt also als etwas Häufiges, die psychische Entstehung aber als etwas sehr Seltenes. Eine »Psychogenie« wird also von den meisten nicht geglaubt, und auch die Entstehung durch Kopftrauma, Gehirnkrankheit, wird in der Versicherungspraxis allgemein abgelehnt unter Berufung auf maßgebende Gutachter und Entscheidungen der obersten Gerichtshöfe. In der Tat, ich habe unter mehreren Tausend Gehirnverletzten des letzten Krieges keinen traumatischen Diabetes gesehen. Wenn diese Kranke einen Entschädigungsantrag stellte, müßte er danach abgelehnt werden. Trotzdem wird man sich dem Eindruck der Psychogenie in unserem Falle nicht leicht entziehen. Dabei ist zu bedenken: Psychogenie und Neurogenie sind ganz verschiedene Dinge. Ich halte es für ein ganz unbegründetes Vorurteil, die Beziehung der Psyche zu einer Nervenzelle für enger und überhaupt für verständlicher zu halten als die zu einer Leberzelle oder Pankreaszelle. Wir stehen in jedem Falle vor einem Geheimnis.

Es gibt noch einen anderen Gesichtspunkt. Die neuere amerikanische Literatur hat sich sehr eingehend mit der Charakterologie der Diabetiker befaßt. Da finden wir folgende Eigentümlichkeiten aufgezählt: es handle sich meistens um Menschen, die zurückhaltend, gehemmt, mißtrauisch, unentschieden und hilflos erscheinen; sie hätten wenig Selbstvertrauen, neigten zur Selbstanklage und reagierten wie die Kinder leicht in Extremen, also nach einer Art »Alles-oder-nichts-Regel«. Wir können feststellen, daß die drei Diabetiker, die gerade auf diesem Saale liegen, alle gut zu dieser Beschreibung passen.

Es sind da nämlich noch zwei zuckerkranke Frauen, zwei Schwestern. Beide haben nichts besonderes erlebt, als sie, beide, in der zweiten Hälfte der vierziger Jahre etwa gleich schwer an Diabetes erkrankten. Ihre Mutter starb mit zweiundfünfzig Jahren am Coma diabeticum. Da haben Sie nun das volle Gegenstück: den erblichen Diabetes. Dies eben war von jeher das Hauptargument gegen den (psychisch oder physisch) traumatischen Diabetes. Man sagt also: weil die Erblichkeit des Diabetes so häufig, so gut erwiesen ist, darum ist eine Entstehung durch Trauma abzulehnen; es kann sich höchstens um Auslösungen handeln. Ich bekenne, daß mir diese Beweisführung falsch erscheint, und werde darauf zurückkommen. Ehe wir dazu Stellung nähmen, müßten wir das Wesen dieser Krankheit doch besser ins Auge fassen.

Für die Elemente der Pathologie des Diabetes darf ich Sie auf andere Vorlesungen verweisen. Wir holen uns davon nur, was wir hier brauchen. Da finden wir ein vorzügliches Beispiel für den Gegensatz von lokalisierbarem und nichtlokalisierbarem Moment. Lokalisierbar ist die Störung der Insulinproduktion in den Langerhans'schen Inseln des Pankreas sowie der Anteil, den Nebenniere, Hypophyse, Schilddrüse sowie das sogenannte Zuckerzentrum an der Regulation des Blutzuckers nehmen. Nicht lokalisierbar ist die Überproduktion an Zucker, welche auch den Fett- und Eiweißstoffwechsel ergreift, und welche von den meisten Forschern als der Kern der Stoffwechselstörung bezeichnet wird. Je nach der persönlichen Neigung wird das eine oder das andere hervorgehoben. Man kann aber nicht sagen, daß dieses Dilemma verschwände, wenn man einen psychischen Faktor hinzufügte; die Sache würde eher noch komplizierter.
Für die pathologische Physiologie hat der Diabetes mindestens drei Seiten: eine neurologische, die mit Cl. Bernard's (1850) Zuckerstich beginnt, eine chemische, welche die älteste ist, und eine hormonale, die mit von Mehring und Minkowski's (1890) Entdeckung des Pankreasdiabetes einsetzt. Das Insulin haben, nachdem E. Lesser schon dicht vor seiner Entdeckung stand, Banting und Best (1922 a, b) isoliert. Um die Blutzuckerregulation zu verstehen, muß man stets diese drei Systeme, das nervöse, das chemische und das hormonale vereinigen, und dies allein schon zeigt, daß eine lokalisatorische Erklärung keinen Erfolg haben würde. Das Zusammenwirken der drei Systeme verweist uns auch in der Pathologie auf den Begriff der »Konstitution«, das heißt wörtlich übersetzt der Zusammen-Stellung. Wie aber sollen wir uns dann die traumatische Auslösung vorstellen? Und wie die Tatsache erklären, daß ein Diabetes, einmal begonnen, zum chronischen und meist auch fortschreitenden Leiden wird? Um dies zu betrachten, hole ich noch einmal ins Grundsätzliche aus.

XXX. Einheit im Dualismus? (Diabetes mellitus)

Meine Damen und Herren! Eine Krankheit wird immer ein Geheimnis durch die bestimmte Art zu fragen. So auch, wenn sie als eine Lebenstatsache gilt. Auf die Gefahr, mich zu wiederholen, greife ich immer wieder auf unser Ausgangsproblem zurück, um dann den Barometerstand des besonderen Themas dieser Vorlesung neu abzulesen. Wir stellen uns Fragen, die sonst in der Klinik wenig gepflegt werden; wir fragen »warum gerade jetzt?« und »warum gerade hier?« So zu fragen, regt uns vor allem der Kranke selbst an; er fragt sich: warum mußte es gerade mich treffen und warum gerade jetzt, wo ich es am wenigsten brauchen kann und warum gerade diese Krankheit und keine andere? Er denkt *seine* Krankheit wie ein historisches Original. Mit diesen Warum's ist er zuerst wie ein Kind, das auch bei allem »Warum?« fragt. – Zuerst haben wir uns dann an die Psychologie adressiert. In einigen Fällen antwortet sie mit der Feststellung, eine seelische Erschütterung, ein sogenanntes Trauma sei grade damals vorgefallen. Einige Krankheiten sind auch höchst ausdrucksvoll, zum Beispiel ein Bronchialasthma, vielleicht auch eine Gelbsucht. Sie scheinen verständlich zu machen, warum etwas Seelisches sich grade so und hier materialisiert hat. Aber oft versagt diese Art von Einsicht.

Dann merkten wir, daß gewisse Mängel und Lücken der Pathologie auch *ohne* Psychologie anhaften, und daß sie *mit* Psychologie nicht besser werden. Wenn wir solche Warum-Fragen psychologisch beantworten, dann bleibt immer noch ungeklärt, warum denn dieser Mensch grade diese seelische Erregung bekam. Vielleicht hat er eine besondere seelische Erregbarkeit, aber warum? Sie könnte angeboren sein, oder auch erworben, warum aber? – So kommen wir zu einer ganz anderen Vermutung, nämlich der, daß die Unzulänglichkeit der Antworten von einer Beschränktheit im Fragen herkommt. Man braucht nicht nur »warum« zu fragen und man soll nicht immer »warum« fragen. Man kann doch auch »wie?« fragen. Als Galilei das Fallgesetz und die Massenträgheit entdeckt hatte, sprach er aus, es interessiere ihn gar nicht, warum die Körper fallen, sondern wie sie fallen. Die Frage nach dem Warum wollte er den Theologen überlassen.

Die Naturwissenschaften und die Medizin sind diesem Beispiel nicht konsequent und rein gefolgt; sie haben das Warum nicht aufgegeben. Ein wichtiges Beispiel ist die bakteriologische Ära. Man fand die Ursache der Krankheiten in den Bakterien. Dann mußte man sich klar werden, daß die Hauptsache die Infektion, also die Reaktion des Organismus ist. Die kausale Antwort genügte nicht, sie traf nur ein Teilmoment.

Aber noch mehr. Die Fragen der neuzeitlichen Körperwissenschaft

sind gerichtete, gezielte Fragen, und die Fragerichtung ist dann eine solche, daß eben dadurch bestimmte Antworten wie absichtlich ausgeschlossen sind. Zum Beispiel fordern die Naturwissenschaften, daß der Gegenstand nicht subjektiv, sondern objektiv sein müsse. Es versteht sich, daß danach das Subjektive nicht erkannt wird, weil es nicht erkannt werden soll. Die Physik hat bis Max Planck stets gefordert, man müsse die Natur so erkennen, wie sie unabhängig vom Menschen für sich selbst sei; sie müsse jeden Anthropomorphismus vermeiden. Man kann sich dann eigentlich nicht wundern, daß der Mensch physikalisch nicht erkannt werden kann. Erst nach Planck haben die Physiker diese Ansicht modifiziert. – Die Folge dieser Grundsätze – Ausschluß des Subjektiven und des Menschlichen – ist dann die, daß gewisse Dinge unverständlich werden müssen, zum Beispiel die Sinnesempfindung. Dies zeigt sich in der Sinnesphysiologie, die so angelegt ist, daß die Empfindung, zum Beispiel die Farbe, unverständlich bleiben muß. Der Anfang dieses Zustandes zeigt sich bei Newton (1704), er wird klassisch in der Lehre von den spezifischen Sinnesenergien bei Joh. Müller (1840).
Also: gewisse Grundbegriffe der Naturwissenschaft sind so gebaut, daß sie, wie absichtlich, gewisse Antworten verhindern. Und die nach diesem Muster aufgebaute Pathologie ist dann insoferne unzulänglich, als sie diesen Mangel selbst erzeugt. Es ist das eine selbstgemachte Unzulänglichkeit. Ein Beispiel für diesen Sachverhalt beobachtet man in dem Verhältnis von Konstitution, Auslösung (Trauma) und Krankheit. Sie sahen eine akute Nephritis, die durch eine Verletzung, einen Diabetes, der durch Schreck ausgelöst erscheint. Da sagen die Kliniker: also muß eine Konstitution oder Disposition vorher dagewesen sein. Dann sprachen wir von zwei Schwestern, die beide diabetisch wurden. Jetzt sagen die Kliniker: also muß ein auslösendes Moment gewirkt haben. Sowenig aber in den ersten Fällen die Konstitution nachweisbar war, so wenig in den zwei anderen ein auslösender Faktor. Ein Unterschied ist nur, daß einmal die Konstitution und einmal das Trauma unerweislich war; beidemale aber fehlt etwas, das eine oder – das andere. Solche Mängel in dem, was nachweisbar, und solche – ich nenne das Schwäche des Denkens – in der Klinik sind ganz alltäglich. In der Zusammensetzung von Trauma und Konstitution fehlt fast immer etwas, eine Toleranz, die sich ein physikalisches oder chemisches Denken nicht leisten dürfte.

Was aber ist das, was fehlt? Nicht ist es der sogenannte psychische Faktor. Mit seiner Einführung, ich sagte das schon, wird dieser Erklärungsdefekt nicht grundsätzlich behoben; er erscheint nur zuweilen gemildert. Bei schärferer Kritik ist die Lage einer psychophysischen Theorie dieselbe. Was also ist das Fehlende?

Etwas anderes. Es ist der *Verlauf* der Krankheit. Sie werden immer wieder bemerken, daß die naturwissenschaftliche Pathologie den Verlauf der Krankheiten nicht verständlich machen kann. Wenn ein Trauma einfällt, dann ist das ein Zufall, und ein Zufall ist keine naturwissenschaftliche Erklärung, hat nicht Gesetzescharakter. Wenn eine Konstitution vorliegt, die ererbt ist, dann ist sie etwas Unveränderliches oder als unveränderlich Hingenommenes. Die besondere Verlaufsweise der Krankheit wird dadurch nicht begreiflich. Und am wenigsten kann sie die Therapie interessieren. Ein Erbleiden kann man nur »ausmerzen« wollen, also durch Sterilisierung, was künftige Wesen töten heißt; oder durch Töten des Kranken, wie denn auch geschehen ist. Der Verlauf also ist das, was im Schema Konstitution und Auslösung unverständlich bleibt und was den Kranken gerade am meisten interessiert. Ja man muß sagen: die Begriffe von Konstitution und Auslösung sind so konstruiert, daß der Verlauf unverständlich bleiben *muß;* sie sind wie gemacht, um den Verlauf unverstehbar zu machen.

Jetzt wird auch klar, warum wir, im Bestreben, die Krankheiten noch besser zu begreifen, auf eine Art von biographischer Methode verfallen sind. Der Verlauf ist offenbar das Historische, was die exakte Naturwissenschaft klassischer Form ausschloß, um ihre eigene Form zu bekommen. Der historische Verlauf ist das wie absichtlich von der Naturwissenschaft unverstehbar Gemachte.

Kommen wir nun auf den Diabetes mellitus zurück, so liegen bei ihm diese Dinge recht klar. Eine vererbbare Konstitution ist vielfach erwiesen. Ein auslösendes Trauma ist seltener zu finden, aber ganz gewiß in einigen Fällen. Was wir so aber nicht verstehen, ist der Verlauf und auf dessen Besonderheiten wollen wir unser Augenmerk richten. Befragen wir da zunächst die Theorie der Krankheit, so ist meines Erachtens nichts zu gewinnen. Früher war die Ansicht vorherrschend, daß Grundstörung eine Unverwertbarkeit des Zuckers sei. Aber ich möchte mich der Auffassung anschließen, die von C. von Noorden (1907) stammt und heute von E. Grafe (1931) vertreten wird, daß vielmehr eine Überproduktion von Zucker erfolgt. Das beweist besonders die Bildung von

Zucker auch aus Fett und Eiweiß im Diabetes. Das Insulin reicht dann nicht mehr aus, sei es, weil das Pankreas erkrankt, sei es, weil es durch Überanstrengung krank wird. Keiner dieser Vorgänge ist nun selbst erklärt, vielmehr werden durch jeden zahlreiche Einzelerscheinungen erklärt. Und keiner macht das verständlich, was in der Therapie das wichtigste ist, nämlich die Behandlung der sogenannten Toleranz. Diese Toleranz bestimmt den Verlauf der Krankheit.

Wir wissen nämlich, daß durch Schonung des Inselapparates die Zuckertoleranz gesteigert, durch seine Überanstrengung aber verschlechtert wird. Schonung und Überanstrengung verändern also seine Leistung. Es gibt auch Schwankungen seiner Leistung aus anderen Ursachen; in jedem Falle ist seine Empfindlichkeit dem Wechsel unterworfen, sie ist labil. Dies bezeugt auch ein anderes, sehr unangenehmes Phänomen, nämlich die verschiedene Insulin-Empfindlichkeit. Es gibt leider Fälle, die, wie man sagt, insulinresistent sind. Das eine wie das andere, die Umstimmbarkeit der Toleranz und die Veränderlichkeit der Insulinempfindlichkeit bestimmen den Verlauf der Krankheit, das Schicksal des Kranken wie der Therapie. Aber diese Phänomene bleiben unverständlich ohne eine *neue Annahme* über die lebende Substanz. Diese neue Annahme ist eben die Umstimmbarkeit der Organe beziehungsweise ihrer Funktionen.

Ich zweifle nicht, daß es sich hier um etwas handelt, was wir am Nervensystem viel besser kennen, und was ich namentlich an den Hautsinnen selbst lange Zeit studiert habe, nämlich um den sogenannten Funktionswandel. Er besagt, daß die Tätigkeit eines Organs seine Erregbarkeit umzustimmen, seine Empfindlichkeit zu stören, zu erhöhen, herabzusetzen oder zu verwirren vermag. Wie die Tätigkeit, so kann auch die Ruhe solches bewirken. In jedem Falle ist also die Vorgeschichte einer Funktion bestimmend für den Ablauf einer Funktion. Damit haben wir die Grundlage für einen historischen Ablauf, für den »Verlauf«, wie wir das vorhin nannten. Es hindert uns nichts, dieses am nervösen Vorgang entwickelte Prinzip auch für den Inselapparat anzunehmen. Seine Leistungsveränderungen sind dann ebenfalls ein Beispiel von Funktionswandel.

Jetzt ist hier beim Diabetes alles gegeben: eine Konstitution, eine (eventuell traumatische) Auslösung und ein Verlaufsprinzip. Nur das letzte hat historischen Charakter. Vieles spricht dafür, daß die

Überanstrengung genannte Art von Funktionswandel hier zur Zerstörung der Langerhans'schen Inseln, zum lokalen Zelltod führen kann, deren Schonung aber zu ihrer Erholung. Die Hauptsache dieser Überlegungen ist aber die neue Einführung eines labilen, wandelbaren Elementes und damit die Vorbereitung einer historischen Eigenschaft. Wir verstehen jetzt, daß der Gang unserer Betrachtung uns, zunächst wenigstens, ganz abgeführt hat vom psychosomatischen Problem. Aber es hat uns hingeführt zu einer Auffassung, nach der der körperliche Vorgang etwas anderes sein muß, als wir nach der physikalischen oder physiologischen Begriffsweise gedacht hatten. Wir haben jetzt Aussicht, die wie absichtlich herbeigeführte Einschränkung der Fragen und Antworten zu überwinden, den Ring der klassischen Naturlehre zu sprengen.

Unsere Patientin aber soll den Vorteil davon haben, daß wir ihrer eigenen Erlebnisweise der Krankheit besser gerecht werden. Ja, ich habe die Hoffnung, daß sie selbst sich besser gerecht wird und einen Vorteil davon hat. Um das zu erklären, mache ich einen Nachtrag.

Wenn wir uns zuhörend verhalten und nicht mit Fragen auf sie eindringen, erfahren wir einiges davon, wie sie mit ihrer Krankheit umgeht. Da hören wir, daß sie in der ersten Zeit an keine Besserungsmöglichkeit geglaubt hat. Sie war also *resigniert.* Erst nach der klinischen Behandlung hat sie das etwas korrigiert. Sie war dann sehr gewissenhaft in der Befolgung der Diät- und Insulin-Vorschriften, kam regelmäßig zur Kontrolle. Sie ist eine gute Mitarbeiterin ihres Arztes geworden. Das sehen wir bei vielen Diabetikern und im Gegensatz zum Beispiel zu den Herzkranken, obwohl die doch durch ihre Beschwerden viel mehr gewarnt sind vor Übertretung. Dieser Zug der Resignation und zugleich der Gewissenhaftigkeit paßt in das Charakterbild des Zuckerkranken, von dem wir vorhin gehört haben. Auch bei unserer Kranken bestand er schon vor dem Ausbruch des Leidens. Aber das Schicksal hat hart eingegriffen. Dies führt uns noch ein Stück weiter.

Sie hatte vom Leben nicht viel gefordert, aber auch wenig von ihm gehabt. Ihren Mann hat sie wohl geliebt, aber mehr aus Mitleid geheiratet. Ihr heißgeliebter Bruder blieb, obwohl versprochen, an ihrem Hochzeitstage aus, und am folgeden Tag kam die Botschaft seines Fliegertods. Ihr Gatte war fast immer im Felde. Dann kam die Beschießung, die Todesangst, die Krankheit. Und dann folgt etwas, das man bei Menschen strenger Lebensführung und Gewissenhaftigkeit öfter erlebt: wenn das Unglück einbricht, kühlt sich ihr religiöser Glaube ab oder geht verloren. Jetzt empfindet sie ihre Krankheit als göttliche Ungerechtigkeit und ihre Kirchlichkeit ist unpersönlich, formal und äußerlich geworden. Wer in sich selbst mit den stürmischen Umschlägen der Leidenschaft nicht bekannt geworden ist, der traut auch seinem Gott nicht zu, daß er entgegengesetzte und heftige Mittel brauche, um den Menschen zu sich zu holen. Er stellt sich vor, auch Gott müsse so ein gerechter und gewissenhafter Geist sein. Ist er es nicht, dann *ist* er vielleicht gar nicht. Solche Menschen werden durch den Krieg Atheisten. Diese erstarrte Resignation breitet sich auch auf die Empfindung des Lebens aus. Sie hat seitdem keine Freude in der Ehe mehr gehabt, ist ablehnend und frigide geworden und hat ihr zweites Kind wider Willen und sozusagen aus Versehen empfangen. Nun ist es tot. Das Wort Resgination ist also die Überschrift zu mehreren wichtigen Bereichen ihres Lebens geworden.

Nun werfen wir nochmals einen Blick auf ihr Erlebnis bei der Beschießung. Sie alle kennen die Resignation aus Verzweiflung. Sie ist die verbreitetste Erlebnisform in diesem Kriege geworden. Trotzdem war sie bei unserer Kranken persönlichster Ausdruck. »Ich wußte schließlich nicht hin, nicht her. Es war mir gleich was kam; je eher desto besser. Ich habe keine Hoffnung mehr gehabt.« Und dies blieb dann ihre Grundeinstellung und das ist doch individuell.

Dies ist auch ihre Einstellung zur Krankheit, und wagen wir noch ein Aperçu: ist dies nicht auch das Benehmen des diabetischen Stoffwechsels? Der Zuckerhaushalt bescheidet sich mit einer halben Kompensation und der Kranke hat dann nur noch die Wahl zwischen beständigem Zuckerverlust oder beständigem Nahrungsverzicht. Er ist wie ein Kaufmann, der seine Einnahmen, sein Geschäft einschränkt, weil er weiß, daß er bei größerem Umsatz versagen würde. Er ist ein aus kluger Schwäche Bescheidener. Wir wagen diese Analogie selbst nur mit einer Reserve, die man uns als kluge Schwäche deuten mag. Es ist das aber eine Art der Deutung des physiologischen Vorganges, die uns nicht so leicht in Ruhe lassen wird. Es ist eine fesselnde Vorstellung, daß die physiologische Funktion sich gar nicht anders benimmt, als der psychisch verstandene Mensch auch.

XXXI. Spaltung des Bewußtseins (Apoplexie)

Meine Damen und Herren! Sie denken vielleicht, daß ich Ihnen nur ausgesucht psychologisch interessante Fälle vorstelle. Das ist nicht so. Es gibt keine uninteressanten oder banalen Fälle. Ich will Ihnen aber sagen, wie Sie verfahren müssen, um dessen gewahr zu werden. Machen Sie sich zur Regel, bei jedem Kranken demjenigen Punkte energisch nachzugehen, der Sie noch beunruhigt, nachdem alles nach der Schulregel untersucht und verordnet ist. Wenn ich eine normal geschriebene Krankengeschichte durchlese, ist dieser Unruhepunkt jedesmal *nicht* verzeichnet. Darin liegt ein Einwand, sogar ein Vorwurf gegen die Art, wie heute Medizin getrieben wird. Ich bin aber nicht verpflichtet, an dieser Art alles gut oder relativ »am besten« zu finden. Und wir wollen keine Angst vor Abschweifungen haben, denn jeder Fortschritt ist einmal eine Abschweifung gewesen. Wenn Sie, wie ich Ihnen riet, jeden Abend eine Meditation über das anstellen, was Sie am meisten noch wurmt, so kommen Sie jedesmal zur Entdeckung eines interessanten Problems.

W: Warum sind Sie in der Klinik, Frau G.?
K: Ich hab einen Schlaganfall gehabt.
W: Wie war denn das?
K: Ich war grad beim Geschirrabtrocknen, da ist mir schlecht geworden und dann war ich gleich weg.
W: Warum sagen Sie denn »Schlaganfall«?
K: Das hat man mir gesagt.
W: Sie selbst wissen nichts davon?
K: Nein.
W: Wie sind Sie denn hierher gekommen, wissen Sie das noch?
K: Das weiß ich nicht.
W: Es ist wahr, die linke Körperhälfte war gelähmt. Erinnern Sie sich? Wir haben doch darüber gesprochen?
K: Nein, ich weiß nichts mehr.
W: Merken Sie noch einen Unterschied zwischen links und rechts?
K: Nein, kein Unterschied.
W: Haben Sie schon früher so etwas gehabt?
K: Ja, öfters Ohnmachten; aber keinen Schlaganfall.

Es ist richtig, daß die Kranke am linken Arm und Bein gelähmt war. Es war jedoch keine völlige Paralyse, nur eine Parese. Man konnte die Patientin gut untersuchen, denn sie verstand, was man sagte, befolgte Aufforderungen zur Bewegung, sprach auch ungehindert. Sie schien nur anfangs leicht ermüdbar und müde oder verlangsamt. Die Lähmung ging täglich und rasch zurück.
Zehn Tage nach der Aufnahme geschah etwas sehr Merkwürdiges. Sie erwachte morgens frischer als sonst – wußte von allem Bisherigen nichts: nichts von ihrem Klinikaufenthalt, nichts von allem, was hier erlebt, gesprochen, mit ihr geschehen war. Es war, als sei alles Bisherige im Schlaf gewesen und als sei sie *erst jetzt* erwacht. Wir selbst mußten jetzt begreifen, daß wir uns geirrt hatten, als wir ihr Bewußtsein für normal hielten, daß die Kranke nur in einem Dämmer- oder Ausnahmezustand gewesen war; daß sie jetzt aus ihm erwacht sei und eine völlige Amnesie für ihn hatte. Das ist ein Vorgang, den man auch nach epileptischen Anfällen oder nach Schädeltraumen mit Gehirnerschütterung zuweilen sieht, meistens aber als solchen gleich erkennt. Hier war ein Schlaganfall, wenn Sie wollen ein inneres Trauma, vorhergegangen und wir hatten das Bewußtsein für normal und für kontinuierlich gehalten. Dem war nicht so. Es waren zwei verschiedene und kontinuitätslose Bewußtseine auf einander gefolgt.
Was war die Ursache des Schlaganfalls? Die Untersuchung des Herzens zeigt eine Mitralstenose; auch ein leises systolisches Geräusch weist auf eine Mitralinsuffizienz hin. Im Röntgenbild ist das Herz nicht besonders groß, aber »mitralkonfiguriert«, der linke Vorhof ist stark vergrößert und die Vorhofzacke im EKG ist breit und hoch. Der Blutdruck war nur am ersten Tage erhöht. Die Ohnmacht und die Lähmung erfolgten schlagartig. Wir nahmen zuerst eine Embolie an; ein im linken Herzen entstandenes Gerinsel hätte sich gelöst und wäre in die rechte Carotis und so in die rechte Hemisphäre geraten. Wenn wir die Kranke jetzt neurologisch genauer untersuchen, fällt etwas auf. Heute sind nicht links, sondern rechts Zeichen leichter Pyramidenbahnschädigung da: etwas lebhaftere Reflexe, eine Daumen-Endglied-Beugung bei kräftiger Beugung des zweiten bis fünften Fingers (Wartenberg), ein Strümpell-Phänomen und eine Abschwächung des Bauchdekkenreflex rechts. Also auch in der linken Hemisphäre muß eine Störung vorliegen.

W: Frau G., wie war denn Ihr Befinden vor dem Schlaganfall?
K: Seit einem halben Jahr bin ich so elend, viel Kopfweh, habe auch fast vierzig Pfund abgenommen.
W: Sie waren doch auf der Flucht, in den Lagern und haben wohl Sorgen und Hunger gelitten?
K: Das war vorher. Wie ich abnahm, hatte ich genug zu essen und habe doch abgenommen. Ich konnte das selbst nicht verstehen.
W: Haben Sie früher auch schon Ohnmachten gehabt?
K: Ja, oft; aber es war damals kein Schlaganfall dabei.
W: Und die ganzen letzten Jahre?
K: Ich war nicht mehr wie früher. Vor zehn Jahren habe ich Gelenkrheumatismus gehabt, und dann noch einmal vor sechs und vor zweiundeinhalb Jahren. Ich konnte nicht mehr so gut Bergsteigen und mußte so viel schnauben.
W: Dankeschön, Frau G. –

Wir verstehen jetzt, daß die Endokarditis und das Vitium cordis von einer rezidivierenden Polyarthritis abstammt. Sind aber die Gehirnerscheinungen nicht viel älter als die vorhin angenommene Embolie vor drei Wochen? Die Beschwerden, die Ohnmachten, die Gewichtsabnahme, das alles weist viel weiter zurück. Auch die Mitbeteiligung der linken Hemisphäre würden wir viel besser verstehen, wenn viele kleine Embolien vorangegangen sein sollten oder wenn eine diffuse Erkrankung der Gehirngefäße mit zahlreicheren kleinen Thrombosen vorliegen sollte. Auch lehrt die Erfahrung, daß die Hemiplegie nach Hirnembolie oder nach Carotisverschluß sich außerordentlich schlecht zurückbildet. Das haben wir bei Carotisverletzungen im Kriege regelmäßig gesehen. Bei unserer Kranken ist die Restitution dagegen rasch und vollständig gewesen. Ich gestehe, daß ich die Frage, ob Embolie oder Thrombose, nicht sicher entscheiden kann. Wesentlich klarer ist jetzt, daß die cerebrale Erscheinung nicht erstmalig gewesen sein dürfte. Entweder hat sie schon seit mindestens vielen Monaten zahlreiche kleine cerebrale Embolien gehabt, oder es besteht schon ebenso lange eine Gefäßerkrankung, die zu kleinen Gefäßverschlüssen oder Thrombosen in den Gehirnarterien führte.
Das ist nun wieder eine Krankheit, bei der wir, so scheint es, gar nichts erfahren von einer seelischen Ein- oder Mitwirkung. Ein lebenslang gesunder Mensch bekommt einen Gelenkrheumatismus, eine Herzklappenerkrankung und Zirkulationsstörungen, die

schließlich an dem so empfindlichen Gehirn sehr einschneidend wirken. Eine konstitutionelle Anlage ist nicht abzulehnen, aber auch nicht erwiesen. Was jetzt geschah, der Schlaganfall, ist ein Trauma von innen, eigentlich ein unglücklicher Zufall. Meinen früher einmal erteilten Rat, die Krankheit wie etwas zu betrachten, was ein Mensch nicht bekommt, sondern macht, werden Sie vergeblich hier anzuwenden suchen. Das Es regiert die Stunde, nicht das Ich. So scheint es. Doch ist hier ein dunkler Punkt, an dem der ärztliche Beobachter hängen bleibt: ich meine natürlich den vierzehn Tage währenden Ausnahmezustand des Bewußtseins. Das Ich hat doch hier etwas dargeboten, was die Aufmerksamkeit auf sich zieht. Die Kranke hat so etwas wie zwei Iche gehabt. An welches soll man sich wenden zum Studium des psychophysischen Verhaltens? Ich erwähnte schon, daß Commotionen, Epilepsien ähnliche Zustände zeigen. Der Psychiater vermöchte noch eine große Zahl von Beobachtungen anzureihen, bei denen sich ihm Spaltungen des Bewußtseins aufgedrängt haben. Die große Gruppe der Schizophrenien hat ihren modernen Namen von dem Begriffe der Spaltung erhalten. Bei passageren Psychosen wie etwa dem manisch-depressiven Irresein ist der Kranke nach Abheilung der Phase außerstande, sich den Zustand der Daseinsverneinung, der Selbstanklagen, der Wahnvorstellungen auch nur vorzustellen. Sein Krankheits-Ich und sein Ich vor und nach der Krankheit können sich auf keine Weise vereinbaren. Ganz dasselbe ist von den mannigfachen Bildern und Symptomen der Hysterie zu sagen, bei der zuerst Janet (1909, 1911) die Spaltung der Persönlichkeit so gut formuliert hat. Und Freud hat dann die Verdrängung als den fundamentalen Mechanismus jeder Neurose bewiesen. Die Psychopathologie ist also längst gewöhnt, auf die Einheit der Psyche zu verzichten. Sie gerät dadurch mit den älteren theologischen und philosophischen Lehren von der Einheit der Seele in einen vorerst auswegslosen Widerspruch. Serenissimus, der einen frommen Anstaltspsychiater fragte, ob seine Irren im Himmel wieder normal würden, hat ganz recht. Die Verlegenheit des guten Mannes ist auch die des Ungläubigen, wenn dieser Anspruch erhebt, ein Denker zu sein. Denn, kann ein Mensch zwei Seelen haben?

Wir brauchen aber keine Krankheitszustände herbeizuziehen, um uns dieses Problem einzugestehen. Sein Umfang wird, betrachten wir den Gesunden, uns selbst, noch größer, seine Tiefe noch unergründlicher. Mein Traum ist gewiß *mein* Traum, bin ich als Träumender aber derselbe? – Ich mag noch so viel erinnern aus meinem Leben, aber die Masse des Vergessenen ist doch immer unvorstellbar größer. Dann taucht plötzlich etwas Vergessenes doch wieder auf und scheint zu bekunden, daß das Vergessene doch noch irgendwo vorhanden war. Bei mir? – Ein Mensch habe Charakter, das heißt, er sei verläßlich, unbeeinflußbar, ein vir constans. Sind wird aber streng, kritisch und ehrlich, und das grade erwarten wir von einem Charakter, dann müssen wir an der sozusagen geometrischen Geraden des menschlichen Charakters doch Zweifel bekommen. Ein idealer Charakter wäre dann selten, vielleicht nie verwirklicht. Das Häufige wäre, daß der Mensch nicht einheitlich, sondern wandelbar, abtrünnig und mehrfarbig ist. Ja man kann sehen, wie diese Idee sich dialektisch gleichsam in ihr Gegenteil umkehren läßt, wenn man nämlich versteht, daß ein starrer Charakter kein guter Charakter sein kann, weil er nichts lernt, seine Fehler nicht einsieht, sich nicht bessern will; jetzt ist die Erziehung gefährdet, die Umkehr zum Besseren nicht vollziehbar; nur wer sich wandeln könne, vermöge sich auch zu erheben; ein echter Charakter solle also in beständigem Wandel bleiben, weil er sich sonst nicht entwickeln würde – so müssen wir jetzt sagen.

Fragt man, was denn eigentlich unter Einheit des Bewußtseins oder der Seele verstanden werde und versucht man, dieser Frage durch weitere Häufung konkreter Beispiele gerecht zu werden, so entsteht eine immer längere Reihe von immer neuen Berichten. Wir haben Berichte über Menschen, die ein Doppelleben geführt haben, zum Beispiel gewisse Verbrecher. Dann folgt die Reihe der Berufe, die zu Spaltung der Person verpflichten oder nötigen, wie der des Schauspielers, des Spions, des Lockspitzels. Schließlich ist jede Lüge ein solcher Fall und wir erkennen, daß jeder Mensch Spaltungen vornimmt, welche zuletzt ins Alltägliche führen, dort sogar die Voraussetzung jeder Ordnung, jeder Gesellschaftsform, jedes Gemeinwesens sind; so die Trennung von Beruf und Familie, von Theorie und Praxis, von Religion und Wissenschaft usw. Wir können nicht ein Ding aussprechen, ohne ein anderes zu verschweigen, und der Hauptsatz der Logik, der Satz des Widerspruchs, bezeugt die ursprüngliche Dialektik jedes Wahrheitsbegriffes.

Ein Philosoph, der von Kant (1781) gelernt hat, würde dann

sagen, daß ein Hauptfehler sei, das empirische Ich nicht vom transzendentalen zu unterscheiden. Genauer ausgedrückt: man müsse, um die empirische Spaltung des Ich auch nur denken zu können, die synthetische Einheit des transzendentalen Subjektes voraussetzen. Wenn das richtig ist, dann ist doch damit nichts gewonnen für die paradoxe Erfahrung, daß derselbe Mensch sich selbst nicht wiedererkennen kann. Die Bedingung der Möglichkeit *dieser* Erfahrung ist und bleibt auch ein Widerspruch gegen die Transzendentalphilosophie, welche die Bedingung *jeder* möglichen Erfahrung auszufinden bemüht ist. Wir kommen hier nicht weiter als bis zu einer unmittelbaren Trennung der Philosophie von der Empirie. Auch würden wir festzustellen haben, daß es kein Denken ohne unbewußte Voraussetzungen gibt, daß also auch das philosophische Denken eine Spaltung voraussetzt und nicht die Einheit von Denken und Denken. Die Identitätsphilosophie setzt zwar das Andere aus dem Einen heraus und nimmt es in sich zurück, kann aber des Anderen nicht entraten.

Wir entnehmen dem Allem nur so viel, daß die Bewußtseinsspaltung kein unbedingt krankhaftes, kein fremdes Phänomen sein kann, sondern daß wir uns selbst jederzeit sowohl selbst gehören, wie auch fremd sind. Die Selbstentfremdung gehört zu allem Dasein und diese abstrakte Formulierung ist nur etwas spezieller angewendet, wenn wir sagen, daß wir aus Bewußtsein und Unbewußtsein bestehen, oder daß wir Seele und Körper zumal sind.

Unser heutiger Fall zeigt eine sehr greifbare, wenig subtile Art der Bewußtseinsspaltung in der Form der zeitlichen Diskontinuität, der Unterbrechung mit Amnesie. Eine cerebrale Kreislaufstörung liegt ihr zugrunde und für diesmal wäre also das psychische Phänomen ein somatogenes. Wer darauf ausgeht, die Krankheiten mit Hilfe der Psychologie verständlicher zu machen, kann hier nicht gewinnen. Denn der Fall scheint so zu liegen, daß umgekehrt in zweifachem Sinn der psychische Zusammenhang durch den krankhaften Körpervorgang unverständlich wird. Zweifach umgekehrt: Körperliches erklärt Seelisches, nicht vice versa; und »erklären« heißt nicht Unverständliches verstehen, sondern: etwas bisher Verständliches ist unverständlich geworden, und *dies* erklärt der Schlaganfall. Dies ist nun eine Paradoxie der Wissenschaft, die eine gründliche Untersuchung verdienen würde. Wir stoßen hier auf eine Anwendung der Bewußtseinsspaltung, welche das Wesen der Wissenschaft selbst betrifft. Ich versuche, sie durch einen Exkurs in die Psychiatrie zu erläutern, in der diese Verhältnisse besonders klar zu Tage liegen.

Wenn ein Geisteskranker eine Verwirrung zeigt oder einen Wahn hat, der dem Gesunden völlig unverständlich bleibt, dann sagt dieser Gesunde: er ist krank. Seit etwa hundert Jahren hat sich hier die Ansicht durchgesetzt: dieses solcher Art Unverständliche muß die Folge einer organischen Krankheit sein. Bei Vergiftungen, bei der Paralyse war diese materielle Ursache auch greifbar; bei anderen Psychosen freilich auch nicht. Die Psychiatrie wurde von dem Satze GRIESINGERS (1845) erobert: Geisteskrankheiten sind Gehirnkrankheiten. Ein Psychiater, der sich später der Philosophie zuwandte, Karl JASPERS (1913), erkannte, daß die Geisteskranken neben den unverständlichen doch auch verständliche, wiewohl abnorme seelische Phänomene zeigen. Einen Teil der psychotischen Psyche kann man durch Einfühlen oder Nacherleben doch noch begleiten, einen anderen Teil aber nicht. Dies letztere, das Unverständliche, so lehrte JASPERS, kann man nicht verstehen, sondern nur erklären (nämlich durch die Gehirnveränderung). Verstehen und Erklären, das seien die beiden Methoden einer vollständigen oder allgemeinen Psychopathologie und viele Psychiater empfanden dies als eine förderliche, weil klärende Unterscheidung. Viele Begriffsverwirrungen ließen sich beseitigen, wenn man nur Verständliches und Erklärliches sauber trennte. Indes blieben auch dann einige Schwierigkeiten. Die Gruppe der zwei Bereiche war oft nicht scharf; es gibt Übergänge und Zweifel, je nach dem, was man noch als verständlich anerkennen wollte. Und als die Psychoanalyse zur Diskussion stand und eine Stellungnahme forderte, schieden sich die Geister. Denn in der Psychoanalyse der Neurosen war es ein Hauptgeschäft, Erscheinungen, die zuvor als unverständlich galten, als sinnvoll, mithin verständlich zu erweisen: Fehlleistungen, Träume, hysterische Symptome, Zwangssymptome, Wahnideen. Folgte man der Psychoanalyse, dann war bisher nur allenfalls Erklärbares in Verständliches verwandelt. Jene Unterscheidung, die so klar geschienen hatte, war nun relativiert, damit entwertet, ja als Hemmschuh bloßgestellt. Dies ist einer der Gründe eines bekannten Streites, in dem die deutschen Psychiater fast ohne Ausnahme als Gegner der Psychoanalyse ihre Stellung bezogen. Sie erklärten, die Sinndeutungen derselben hätten keinen wissenschaftlichen Charakter und seien nicht ernst zu nehmen.

Ich wage es nun, diesem Gegensatz eine Interpretation zu geben, die unparteiisch sein will, ohne die Argumente der beiden Gegner selbst zu diskutieren. Ihre Diskussion ist ziemlich festgefahren, hat wenig Aussicht auf Friedensschluß, ist unfruchtbar geworden und meines Erachtens überholt. Meine Interpretation verzichtet auch auf Argumente, welche die Person des Gegners in den Kampf hereinziehen. Denn ich glaube gefunden zu haben, daß die Wurzel des Streites außerhalb der engeren Psychopathologie liegt und daß aus dieser Wurzel auch andere, zum Beispiel religiöse und politische Gegensätze stammen. Was ich jetzt vorbringe, kann vielleicht auch mit anderen Worten und Begriffen ausgedrückt werden; es kommt aber im Augenblick nur darauf an, die Wurzel tief und allgemein genug zu fassen und es darf offen bleiben, ob die Wurzel ihrerseits noch einmal sich teilen läßt oder eines Stammes ist. Ich beginne also ohne Umschweif mit dem Begriffe, der das Gemeinte jedenfalls unmittelbar genug ausdrückt. Es ist der Begriff der Schuld.

XXXII. Der Wille: Überredung, Ausschaltung, Lenkung (Dekompensation)

Meine Damen und Herren! Holen wir noch einmal aus. Die Klinische Medizin, wie Sie sie lernen wollen, ruht auf Ihrer naturwissenschaftlichen Vorbildung. Sie wissen schon, daß ich zu der, als einer Grundlage, ein kritisches Verhältnis einnehme. Sie ist nicht mein Feind, sondern ein Freund, der mein Gegner ist. Warum? Weil die Naturwissenschaft *Gesetze* lehrt, also das ausdrückt, was sich immer gleich abspielen muß. Und auch die Funktionen, etwa der Organe oder der Organbeziehungen sind solche gesetzlichen Abläufe, die immer gleich ablaufen müssen. Nun aber kommt ein Kranker mit einer Krankheit, die ihn befallen hat, und das ist ein *Ereignis.* Und das ist viel eher ein historisches Faktum und man könnte sich fragen, warum denn die Medizin nicht zunächst als eine Geschichtswissenschaft aufgebaut worden ist. Das ist, wenigstens in unsern Zeiten, nicht geschehen. Sondern man hat, wie gesagt, die Medizin naturwissenschaftlich aufgebaut. Deswegen kann uns auch die Pathologie auf die ewige Frage des Kindes nach dem »Warum?« keine Antwort geben. Gerade diese Frage haben wir in dieser Vorlesung nun nicht umgangen, und so fragen wir immer wieder: »Warum gerade jetzt?« und: »Warum gerade hier?« Wir sahen, es ist da doch mehr zu holen als man denken könnte. Die Pathologie der Schule gibt uns freilich diese Antworten nicht, denn sie kümmerte sich nur ums Gesetzmäßige.

Wir holten uns für das Jetzt und das Hier des *Anfanges* die Biographie, als einen vorläufigen Notbehelf. Diese Vorgeschichte der Biographie konnte manches Interessante bieten. Wenn ein Kranker uns frei ein Stück aus seiner Lebensgeschichte erzählt, so hören wir da alles mögliche. Die politischen Ereignisse ragen da herein, die wirtschaftlichen Zustände, namentlich Katastrophen und Not spielen eine Rolle. Diese Biographie ist aber nur eine Oberfläche, gleichsam die erste Schicht, von der wir zu tiefer Liegendem, Persönlicherem, Intimerem vordringen können. Es sind innere, intimere, seelische Ereignisse, die diesen Menschen tief betroffen zu haben scheinen. Mit diesen kommen wir immer mehr in eine Art *psychologischer* Biographie hinein, und wir haben dieser sogar oft den Vorzug gegeben. Warum eigentlich? Der Grund ist leicht zu sehen. Nehmen Sie eine Infektionskrankheit, eine Seuche. Diese macht ja gar nicht halt an den politischen Landesgrenzen oder, im Kriege, an den Fronten. Auch die wirtschaftlichen Unterschiede spielen oft gar keine Rolle, zum Beispiel bei den Karzinomen. Offenbar hat die politische oder wirtschaftliche Biographie mit vielen Krankheiten doch gar nichts zu tun. Wir brauchen für die Krankengeschichte eine mehr allgemein menschliche Sphäre, die der Natur doch viel näher steht, und das ist eben jene seelische Vorgeschichte. Denn das Seelenleben ist etwas derartig Allmenschliches, das sich um Politik und Wirtschaft und ihre Grenzlinien weniger kümmert. So kam es zur Bevorzugung einer Art psychologisch-historischer Untersuchung. Die Psychogenie der Krankheit interessierte uns besonders stark.

Nun ist das aber doch ein sehr beschränkter Punkt, denn er betrifft eben nur den Anfang der Krankheit. Aber die Krankheit geht doch nun weiter. Wir sagten: sie hat einen *Verlauf.* Aber auch dieser Verlauf spielt sich keineswegs nur gesetzmäßig ab. In diesem Verlauf wiederholt sich dasselbe: er läuft nicht nur gesetzmäßig, sondern geschichtlich ab.

Wir finden uns hier in ähnlicher Situation: von Tag zu Tag erfolgen ereignishafte Neuigkeiten, die man oft nicht vorher sieht. Der Verlauf hängt ebenfalls mehr wie eine Geschichte zusammen als wie ein Gesetz, und es erfolgen fortwährend neue Entscheidungen.

Der Grund ist der, daß der kranke Mensch ein Subjekt hat, also die »Beschaffenheit« von etwas, was Entscheidungen überhaupt treffen kann. Ein Subjekt kann, ja muß wählen, begegnet aber auch Widerständen, und es sagt dann ja oder nein. Auch für diese Art des kranken Menschen zu existieren, haben wir eine Formel gefunden. Der kranke Mensch ist nicht nur etwas Bestimmtes, er erleidet etwas. Dieser Mensch hat nicht nur eine ontische Existenz, sondern darüber hinaus eine *pathische*. So können wir das bezeichnen. Der pathische Mensch ist überdies auf mannigfache Weise pathisch: er will etwas, aber kann auch etwas nicht, er soll, darf, muß dies und jenes, und diese verschiedenen Modi hängen wieder genau zusammen, er ist wie jemand, der in einen Kreis eingeschlossen ist, innerhalb dessen er sich aber verschiedenartig bewegt. Ich nannte das mit einem wohl zufällig erscheinenden, aber vielleicht einprägsamen Ausdruck das »pathische Pentagramm«. Im pathischen Pentagramm muß dieser Mensch sich bewegen und mit diesem können wir sein subjekthaltiges, sich immer neu entscheidendes und so historisches Wesen offenbar viel vollständiger, angemessener und richtiger beschreiben, als mit der dürftigen Kategorie der Funktion.

Wir können das auch kürzer aussprechen, wenn wir sagen: der Kranke *hat* nicht nur seine Krankheit, er *macht* sie. Dies ist nun doch eine fürs oberflächliche Denken anstößige Behauptung. Das Wort »machen« soll uns in der Tat hier nicht nur bedeuten, daß er in bewußtem Willensentschluß etwas macht; dieses Machen ist ja vielmehr selbst eingefangen ins können, dürfen, sollen und müssen. *Wie* aber macht der Kranke nun seine Krankheit? Die Antwort scheint leicht zu finden. Der Körper hat doch eine ganz feste *Struktur*, mit der die Krankheit gemacht werden muß. Das Herz, die Gefäße, das Blut, seine Viskosität usw. sind doch vorher da, sind gegeben. Mit ihnen kann man nicht alles machen, sondern die Anatomie des Herzens müssen Sie kennen, um einen Klappenfehler zu verstehen. Die Anatomie schreibt also Bedingungen vor, unter denen allein die Krankheit erscheinen kann, und ganz das gleiche gilt selbstverständlich für die Physiologie. Die Erscheinungsweise der Krankheit ist insoweit also festgelegt.

Trotzdem fehlt hier etwas, und das ist die *Richtung* des Geschehens, des Verlaufs. Eine Richtung setzt ein Ziel voraus, und da sehen wir, daß mehrere Ziele möglich sind. Eines von diesen ist besonders leicht zu finden, und das ist das Ziel des Todes. Es sieht so aus, als ob dieses Ziel von allen die allgemeinste Bedeutung hätte, da alle Menschen zu sterben haben. Die Richtung auf den Tod ist also ein besonders fester Zielpunkt, auf den wir diese Pathologie zu orientieren haben. Und doch ist er nicht der einzige – es gibt ja auch die *Gesundung*, und dieses Ziel ist sogar das der Heilkunst. Es gibt doch Genesung, und dieses Ziel ist offenbar eine bestimmte Harmonie, ein gewisses Gleichgewicht, das wieder herzustellen ebenfalls möglich ist. Man kann nicht Arzt sein, wenn man nicht die beiden Hauptziele für möglich hält, zwischen denen zu entscheiden ist.

Dies setzt etwas Neues voraus: es ist die *Freiheit.* Jemand, der die Freiheit leugnet, der Determinist ist, kann nicht Arzt bleiben oder werden wollen. Wenn alles, was geschieht, von Anfang an unerbittlich festliegt, ist es unsinnig, Arzt zu werden; wer dies glaubt, muß diesen Hörsaal schleunig verlassen und nie wieder kommen. Wir hätten also vielleicht besser getan, die Freiheit des Menschen an die Spitze zu stellen und von ihr aus alle anderen Grundlagen der Medizin aufzubauen. Aber wir wären dann leicht in eine abstrakte philosophische Diskussion des Freiheitsbegriffes geraten, die nicht zu den konkreten Aufgaben überführt. Sie sehen aber hier wieder, daß auch der Ausgang von einer Gesetzes-Natur, wie ihn die Naturwissenschaften haben, nicht tauglich, nicht richtig für uns sein kann.

Wir können diese Überlegungen auch in anderer Weise ableiten. Wir dürfen nicht nur die Pathologie zum Ausgangspunkt nehmen, sondern die *Therapie.* Nur wenn der Mensch, der Kranke und sein Arzt, in der Freiheit stehen, ist eine Therapie möglich, und nur von hier aus kann das Wesen des Menschen richtig beschrieben werden. Die erste Frage des Arztes an den Kranken lautet nun *»wie geht es?«* Und der Kranke antwortet: es geht »schlecht«, oder »besser«, oder »gleich«, oder »gut«. Das heißt doch offenbar, daß die Krankheit und der kranke Mensch eine unvorhersehbare Entwicklung nehmen, und daß diese Unvorhersehbarkeit zu seinem Wesen gehört. Der Begriff des *Seins* hat hier eine ganz besondere Prägung: das Sein des Kranken ist immer in solchen Fällen unentschieden gewesen und sein Kranksein ist eine fortgesetzte Kette von neuen Entscheidungen. Das Gespräch mit dem Kranken offenbart also noch viel deutlicher diese pathische Struktur des menschlichen Wesens, und wir werden sie sehr genau zu betrachten haben. Die in diesem Dialog fallenden Worte sind eine fundamentale Erkenntnisquelle, wenn wir im Verlauf der Krankheit, im Verlauf der Therapie erfahren wollen, was hier eigentlich vor sich geht. Denn der Begriff des Seins ist hier ein ganz anderer als beim Objekt der Naturwissenschaft. In der Naturwissenschaft sind unsere Sätze nur richtig, wenn wir den Vorgang richtig beobachten: das Kriterium der Wahrheit ist eine *Beobachtung.* In der Behandlung dagegen ist die Aussage und das Tun nur richtig, wenn es hilft: das Kriterium ist hier ein *Erfolg;* und das pathische Pentagramm drückt aus, daß man den Erfolg bis zu einem gewissen Grade in der Hand hat.

Fassen wir zusammen, dann können wir sagen; wir tragen die »biographische Methode« nunmehr auch in die Verlaufsgeschichte ein. Nicht nur das Hier und Jetzt des Krankheitsanfangs soll so betrachtet werden, sondern fortgesetzt und auch in der Behandlung fragt sich: »was nun?«, und »was dann?«. Solange ich nur die Arztfrage stellte, »wie geht's?«, konnte noch der Schein bestehen, es handle sich nur um eine Seinsfrage. Im Verlauf aber gilt vor allem der Antrieb, der von der Antwort ausgeht, und die lautet: es geht nicht so, wie ich will oder möchte oder sollte. Hier merken wir schon eine neue Problematik: ein Es wird wie ein pathisch zu Bestimmendes bezeichnet; das Es wird einem Ich gegenübergestellt, wenn ich sage, es geht oder geht nicht, wie ich will. Wir werden später sehen, daß diese Lesart noch übersetzt werden muß und daß erst diese Übersetzung die richtige Beschreibung der Krankheit und ihrer Behandlung ergibt. Dasselbe gilt für die Prognose. Dazu müssen wir uns den nächsten Kranken zuvor ansehen.

Unser Patient ist jetzt achtundfünfzig Jahre alt und ist herzleidend. Er war als junger Mensch in Südafrika und damals zuerst wurde eine »Herzmuskelschwäche« festgestellt; das war vor fast vierzig Jahren. Es ist nicht ausgeschlossen, daß die Anfänge der heutigen Erkrankung soweit zurückliegen. Delius (1936) hat bei vielen Kreislaufkranken festgestellt, daß Vorboten Jahrzehnte zurückliegen und beim Ersten Weltkrieg bemerkt worden waren. Schon Krehl (1890) hat in einer Jugendarbeit gesagt, daß auch beim Klappenfehler rheumatische Herde im Herzmuskel liegen und im Laufe der Zeit sich geltend machen. Obwohl Aschoff das später eingeschränkt hat, braucht der Gedanke nicht falsch zu sein. Unser Kranker hat sich lange Jahre wohl befunden, am Ersten Weltkriege ohne Schwierigkeiten teilgenommen, in der Friedenszeit ein Zigarrengeschäft geführt und erst unter den Anforderungen des Zweiten Weltkriegs bekam er ernstere Symptome. Er litt unter Müdigkeit und Kopfweh und konnte keine langen Märsche mehr machen. Aber es ist besonders auffallend, daß er ganz ohne besondere Anstrengungen mehrfach und in der Ruhe Anfälle von Atemnot, Blutspucken und Herzschmerzen bekam. Dies weist weniger auf einen Herzmuskel, der die Arbeit der Blutbewegung ungenügend leisten kann, hin als vielmehr auf Veränderungen an den Gefäßen und besonders an den Coronargefäßen. Dazu paßt, daß bei ihm auch jetzt eine dauernde Blutdrucksteigerung besteht. Besonders interessant ist dann, wie er bei der Flucht im Winter 1944/45 den Weg von Frankfurt an der Oder nach Berlin zu Fuß mit Gepäck und in der Eiseskälte mit den Seinen macht. Da hatte er keine Beschwerden, – er hat es geleistet! Und erst nachdem er dann in der Ruhe war, stellten sich die großen Symptome der Dekompensation ein, welche zur klinischen Behandlung geführt haben. Das ist so interessant, weil es zeigt, daß die Insufficientia cordis nicht nur, wie die Psychologie will, ein Mißverhältnis zwischen energetischer Anforderung und Arbeitsleistung des Muskels ist, sondern überdies von einem Verhältnis zwischen dem Willen des Kranken und seiner Kreislauftätigkeit abhängt. Wenn der Wille überstark ist, dann leistet der Apparat auch mehr; läßt der Wille nach, dann reicht der Apparat nicht einmal in Ruhe aus. Diese Bedeutung des Willens hat PLÜGGE (1936) eindrucksvoll an Fällen gezeigt. – Als nun der Kranke zu uns kam, hatte er Ödeme, Leberschwellung, Stauungsbronchitis, Hypertonie, eine Hydrämie, Cyanose, Atemnot und ein sehr schlechtes Befinden. Er wurde dann der Behandlung unterzogen, die heute als die beste bekannt ist.

Diese Therapie besteht aus drei Akten: 1. dem diätetischen, 2. dem medikamentösen, und 3. dem übungstherapeutischen. Der erste beruht auf der Erfahrung, daß die Entfernung des im Körper zurückgehaltenen Wassers von großem Wert ist. Man gibt also wenig zu trinken und vermeidet das Kochsalz in der Nahrung. Wie bei der hydropischen Nephritis ist auch die Einschränkung des Stickstoffes und überhaupt der Kalorien nützlich. Die Gemüse- und Obstsäfte erfüllen diese Bedingung, enthalten aber wenigstens Vitamine. Die Herzinsuffizienz ist hier auch eine Wassersucht, und das berücksichtigte dann auch der 2. Akt: die Behandlung mit den Digitaliskörpern. Hat man doch zur Zeit der Einführung der Fingerhut-Stoffe durch WITHERING (1785) diese vor allem als

Mittel gegen die Wassersucht angesehen. Erst durch SCHMIEDEBERG (1875) kam dann die Wirkung auf den Herzmuskel in den Mittelpunkt, die, vorsichtig ausgedrückt, zu einer Steigerung der Pumpleistung führt. Denn dabei steigt wohl weniger die Kraft der Kontraktion als vielmehr deren Ausnutzung durch Vergrößerung der Diastole und durch Verlangsamung des Pulses. Diese letztere aber verdankt die Digitalis auch einer Wirkung aufs Nervensystem, die sowohl zentral am Vaguszentrum wie peripher am Ort der Reizbildung angreift. Die Pulsverlangsamung ist günstig, weil die größere Diastole die Gesamtförderung mehr hebt als die erhöhte Frequenz. Die Digitalis wirkt aber noch mehr: sie erweitert die Coronargefäße und die Nierengefäße, erhöht noch wirksamer also die Blutversorgung des Herzmuskels und verbessert die Diurese. Dieses Pflanzengift hat also seine Heilkraft nicht nur durch chemische Affinität zum Herzmuskel, sondern zu dem ganzen System von Funktionen, die dem Kreislauf dienen, und die bei der Kreislaufdekompensation gestört sind. Man kann sagen, eine ganze Funktionen-Struktur ist es, auf welche das Pflanzengift gleichsam providentiell eingestellt ist.

Unser Kranker wurde durch die diätetische Behandlung günstig, aber unvollständig beeinflußt. Er verlor etwa dreieinhalb Kilogramm Wasser, aber die Ödeme waren noch nicht verschwunden. Die intravenöse Strophantinbehandlung blieb ebenfalls unbefriedigend, obwohl die Substanz direkt ins Blut gelangt, wir die mangelhafte Resorption also umgehen. Erst das Verodigen, also ein besonders reiner Digitaliskörper, ergab dann die völlige Entwässerung, und nach einer Ausscheidung von fast zwanzig Kilogramm Wasser ist der Patient jetzt ödemfrei und beschwerdefrei. Aber noch liegt er zu Bett, und wir wissen nicht, wie er sich bei der Aufnahme der alltäglichen und der werktätigen Leistungen verhalten wird.

Damit beginnt der 3. Akt der Therapie: die Übung. Eigentlich hat die »Arbeitstherapie« schon damals begonnen, als der Arzt Bettruhe verordnete, denn dies bedeutet negative Arbeit. Die Ruhe im Bett ist von höchster Bedeutung. Sie enthebt in maximalem Ausmaß der Muskelarbeit, sie führt zur gleichmäßigen Temperierung, so daß der Kreislauf als Wärmeregulator nicht beansprucht wird, und sie ist ein mächtiger psychischer Umschwung: das Bett ist der Ort des Schlafes, der Zeugung, der Geburt, des Todes, der wichtigsten Lebenswenden sowohl wie der großen Beruhigung und ent-

hebt die Seele von der Welt des Arbeitens und der verstrickenden Tätigkeiten. Nun aber soll der Kranke sitzen, stehen, gehen, Treppen steigen, kurze Wege, längere Wege. Seit Jahren geben wir ihm aber auch die methodische Gymnastik. Atemgymnastik und Gliedergymnastik unterstützen die Blutbewegung und damit das Herz. Passive Gymnastik läßt ihn die Muskulatur lustvoll empfinden, aktive Gymnastik verschafft ihm die Erfahrung des Leistenkönnens wieder. Und bei der eigentlichen Arbeitstherapie lenken wir seine Tätigkeit von einem Gegenstand zum anderen. Dabei sehen wir, daß die Leistung, indem sie mannigfaltig wird, auch größer wird. Diese Erfahrung zeigt, daß die Herzleistung besser zunimmt, wenn sie inmitten der Skelettmuskelleistungen stattfindet. Wir können den Satz bilden: die Funktion erholt sich am besten im Verbande der Funktionen. So erklärt es sich, daß mancher Kranke, der im engen Leistungsraum der Klinik keine Fortschritte macht, im freieren Spielraum der arbeitstherapeutischen Abteilung und des Außenlebens sich ganz erholt.
Ich habe Ihnen die drei Akte der Kreislauftherapie kurz vorgeführt, weil wir sie nun aber im Zeichen des Willensproblems betrachten wollen. Da zeigt sich, daß der Wille des Kranken unter recht verschiedenen Bedingungen steht. Immer muß er zwar einen Betrag seines eigenen Willens auf seinen Arzt übertragen, und er tut es unter dem Druck seines hilflosen Zustandes. Wenn er nun diätetisch behandelt wird, dann gibt es oft einen Kampf: die Entziehung von Trank und Speise ist ihm nicht immer angenehm und gelingt nicht, wenn er sie heimlich umgeht. Es bedarf dann der *Willensüberredung*. Das heißt: der Wille des Kranken und der des Arztes müssen sich vereinigen, gleichlautend werden, gleichsam verschmelzen. – Ganz anders bei der medikamentösen Therapie. Hier gibt der Kranke seinen Willen wirklich ab; wenn eine Substanz, und es handelt sich um gefährliche Gifte, auf seine Organe wirkt, durch den Willen des Arztes, dann hat der Kranke sich nicht mehr dabei beteiligen können. Hier geschieht eine volle *Ausschaltung seines Willens*. – Wieder ganz anders ist es beim dritten, der *Arbeitstherapie*. Diesmal ist sein Wille wieder tätig, ja nötig, so daß er sich vom Arzt, von der Art der Arbeit, des Werkzeugs usw. lenken läßt. Die *Willenslenkung* geht zu immer neuen Leistungen und Gegenständen.
Willensüberredung, Willensausschaltung und Willenslenkung sind also die drei grundverschiedenen Arten des Patientenwillens in den

drei Akten der Therapie, und wir sehen jetzt deutlich, wie der Krankheitsverlauf in der Behandlung von mächtigen, subjektiven und also auch »pathischen« Kräften bestimmt wird. Diese Betrachtung wird zu vielen weiteren Fragen führen. Ich habe aber heute einen besonderen gegenwartsnahen Anlaß, auf diesen Punkt hinzuweisen. Sie wissen, daß die Frage der Willensbestimmung des Kranken, der Willensbestimmung durch den Arzt in jüngster Zeit zum verhängnisvollsten Problem des Ärztestandes wurde. Und es ist mein Wunsch und meine Pflicht, zur freien Willensbestimmung des Kranken Stellung zu nehmen. Für heute darüber so viel:
Wenn Überredung, Ausschaltung und Lenkung zu den notwendigen Teilen einer Therapie der Herzinsuffizienz gehören, dann fragt sich nur noch: wo ist deren Grenze? Wo ist die Grenze, an der namentlich die Ausschaltung des Willens des Kranken halt zu machen hat, weil sittliche oder gesetzliche Forderungen einsetzen? Und sind diese, die sittlichen und die gesetzlichen klar genug und wie lauten sie?

Man glaubte früher und begnügt sich auch heute leider oft damit, es genüge, daß der Arzt unter allen Umständen dem individuellen Wohle des Kranken zu dienen habe, dessen Beistimmung ihm dabei gewiß, dessen Recht dabei gewahrt bleibe. Anders ist es aber, wenn der Arzt dem Kranken zumutet, sich für ein mehr als individuelles Interesse zu opfern, also sich etwa als Forschungsobjekt für eine gemeinnützige Erprobung neuer Mittel herzugeben. Diesmal ist seine Bestimmung mehr als fraglich, die Wahrung seines eigenen Rechtes aber durchbrochen. Auch dies, so meinten manche der heute Angeklagten, sei erlaubt, dem Arzte sogar sittlich aufzutragen. Es ist nicht wahr, daß dieses Unterfangen, also die Opferung von Individuen für den solidarischen Vorteil, erst jetzt erwogen und durchgeführt worden sei. Seitdem man das Experiment einführte, seitdem es »experimentelle Therapie« gibt, wurden auch Lebewesen, Pflanzen, Tiere oder Menschen benutzt, um solidarisch nutzbringende, aber gefährliche Versuche anzustellen – zum eventuellen Schaden des Individuum, zum eventuellen Nutzen der Mehrheit. Wo ist da die Grenze?

Die nächste Antwort wäre: es darf, aber es darf auch nur mit Zustimmung des Versuchsobjektes geschehen. Der Selbstversuch des Forschers, die freiwillige Teilnahme seiner Mitarbeiter ist dann unanfechtbar. Aber darauf hat man sich nicht beschränkt. Und eine Anknüpfung boten diejenigen ärztlichen Eingriffe, die überhaupt ohne Zustimmung des Objektes erfolgen müssen wie etwa die Operation an Bewußtlosen oder Unzurechnungsfähigen, die Eingriffe bei Geisteskranken, die Tötung des Embryo bei Lebensgefahr. So wenig wie diese fragt man oder kann man fragen die Laboratoriumstiere und die Pflanzen, die wir ja ohnehin essen, um selbst zu leben. Die Ausschaltung von deren Willen stützt sich auf ihre erzwungene Willensabwesenheit. Von hier aus gelangt man dann, mit Hilfe der Idee der Experimentalforschung, zum Versuch an Menschen, die nicht willenlos, sondern machtlos, aber angeblich wertlos sind. Man behauptet dann, das solidarische Recht der Mehrheit, oder der Gesunden, oder der Wertvolleren gäbe das Recht, die anderen zu benutzen, zu opfern, ihren Willen also im Dienste an der Gesamtheit auszuschalten.

Von den mehrfachen Fehlern und Trugschlüssen dieses Gedankenganges greifen wir nur einen einzigen zunächst heraus – ganz abgesehen davon, daß neben dieser sittlich sich ausnehmenden Begründung auch gemeine Verbrechen geschahen, die mit der Forschung gar nichts zu tun haben. Es ist dieser: da wo ein mehr als individuelles, also ein solidarisches Interesse vorliegt, da muß auch mindestens eine solidarische Willensbildung der Durchführung solcher Experimente vorangehen. Daß eine solche Willensbildung möglich ist, beweist zum Beispiel das Zustandekommen des Impfgesetzes, dessen Durchführung nicht absolut gefahrlos ist, aber einer öffentlichen und staatlichen Willensbildung entstammt. Daraus erhellt sofort, daß eine diktatorische Willensbildung im Bereiche des Gesundheitsdienstes und der Forschung abgelehnt werden muß. – Ich sage damit *nicht*, daß eine solche solidarische Willensbildung in jedem Falle schon genügt, um das Recht und die Sittlichkeit eines Versuches am Menschen zu begründen. Auch der solidarische Wille kann irren oder böse sein. Aber ein Eingriff in das individuelle Wohl und Wehe von Leib und Seele im Interesse der solidarisch gedachten Gesamtheit darf in *keinem* Falle unsolidarisch, also diktatorisch oder sonst individuell zustande kommen. Eine solidarische Anwendung setzt solidarische Willensbildung voraus.

Verlassen wir vorübergehend dieses Thema und wenden uns nochmals zu den drei Therapieformen bei unserem Kreislaufkranken zurück, dann erscheinen auch diese jetzt in einem besonderen Lichte. Denn jetzt erkennen wir, daß die überredende, ausschaltende und lenkende Willenseinschränkung in jedem Falle von sehr ernster Bedeutung ist, *weil* sie unvermeidlich ist. Eben aus dieser Unvermeidlichkeit aber entwickelt sich, wie ein Baum aus einem einzigen Keim, ein Autoritätsgefühl des Arztes, welches, wenn es sich nun immer mehr ausdehnt, sehr leicht auf Bereiche erstreckt, in denen das individuelle Wohl des Kranken gar nicht mehr gewahrt ist. Dies ist eine Gefahr, in der es dann zur Katastrophe kommen wird, und wenn Sie darüber nachdenken, werden Sie nicht mehr übersehen können, daß die Begriffe Experiment, Forschung, Wissenschaft dabei als gelehrige Sklaven, ja Eideshelfer des Unsittlichen und Unmenschlichen haben dienen können. Wir kommen nicht darum herum zu fragen, wie es komme, daß Experiment, Forschung und Wissenschaft überhaupt fähig wurden, solche Sklavenrolle anzunehmen, ohne *in sich selbst* ein wirksames Gegenmittel aufzubringen.

XXXIII. Gesundheit ist Verzicht (Herzneurose)

Meine Damen und Herren! Sie haben hier eine Patientin gesehen, welche Ihnen sicher keinen schwerkranken Eindruck gemacht hat. Aber als sie vor wenigen Wochen auf einer Bahre getragen kam, da hätte man glauben können, sie sei in Lebensgefahr. Schon seit sechs Wochen lag sie fest im Bette, wurde wegen Kreislaufstörung mit Strophantin, Digitalispräparaten, Sympatol von ihrem Arzte behandelt, der aber mit dem Falle nicht mehr fertig wurde und die Überführung in die Klinik beschloß. Die Untersuchung ergab dann freilich, daß außer einer mäßigen Blutdrucksteigerung und Pulsbeschleunigung gar nichts Objektives zu finden ist, was auf ein Versagen des Kreislaufs hinweist. Gleich am ersten Tage hatten wir die Vermutung, daß es sich um kein organisches Herzleiden, sondern um die bloße Nachahmung eines solchen durch eine »Herzneurose«, also ein psychogenes Leiden handle; eine Nachahmung freilich, die offenbar den Arzt, die Umgebung, besonders den Ehemann so getäuscht hatte, daß man eine Fehldiagnose und eine Fehltherapie gemacht hatte. Es fiel auf, wie dieser Ehemann noch bei der Einlieferung mit dem Sympatolfläschchen eingriff. Wir haben aber ziemlich bald durch eine reine Psychotherapie den Erfolg erzielt, den Sie jetzt vor sich sahen: die Kranke geht frei und sicher umher, ist zugänglich und heiter, ja, ich möchte sagen, sie redet ein wenig übertrieben erhaben und ironisch über die Krank-

heit und nicht wie jemand, der eine wirkliche Todesgefahr überstanden hat.
Welches aber war hier die Psychogenie, und was war die Psychotherapie? Bei unserem vorhergehenden Kranken mit schwerster Kreislaufdekompensation mußten wir uns klar machen, daß auch eine schulmäßige organische Behandlung in keinem ihrer drei Stadien, dem diätetischen, dem medikamentösen und dem übungs- und arbeitstherapeutischen unpsychologisch verfahren kann. Wir brauchen Überredung, Ausschaltung und Lenkung des Willens des Kranken, und in jedem dieser Fälle ist in der Therapie also eine Art von Willensbildung unerläßlich, und diese vom Kranken und seinem Arzt zu vollziehende gemeinsame Willensbildung ist sicher eine psychologische Aufgabe. Also auch die Somatotherapie enthält eine psychotherapeutische Seite, die nur leicht übersehen und nicht immer bewußt kultiviert wird. Man sollte also in keinem Falle Psychotherapie und Somatotherapie trennen wollen, weil man das nicht kann. Aber der heutige Fall gibt Anlaß, die Psychotherapie voranzustellen und erfordert noch andere Kenntnisse. Es ist auch richtig, daß die psychischen Zusammenhänge von anderer Art sind als die somatischen und daß die Methoden des Therapeuten verschiedene sind. Trotzdem trifft eine solche Unterscheidung noch nicht das Wesentliche der Therapie überhaupt. Aber der Gegensatz von Psyche und Soma ist irreführend: hinter ihm verbirgt sich ein ganz anderer Gegensatz in der Behandlungsweise, auf den ich jetzt eingehen will: er betrifft den Begriff der *Gesundheit überhaupt*. Es gibt nämlich zwei ganz verschiedene Arten, die Aufgabe des Arztes aufzufassen. Die eine meint, der Arzt habe einfach eine Störung zu beseitigen mit dem Ziel Gesundheit herzustellen, so daß der nun gesunde Mensch mit seiner Gesundheit anfangen kann, was er will. Was er mit ihr anfängt, ist seine Sache, es geht den Arzt nichts weiter an. Gesundheit ist Verfügbarkeit für beliebige Zwecke. – Die andere Auffassung versteht unter Gesundheit ein Ziel, welches den Menschen selbst betrifft, nämlich das, was er als Mensch zu werden hat. In der Krankheit hat er dies Ziel seines Menschseins verfehlt, und eben zu diesem soll ihn die Therapie hinführen, wenn möglich.
Die Gründe, nicht das erste, sondern das zweitgenannte Ziel in der Medizin zu verfolgen, können verschieden benannt werden. Es kann ein religiöses Motiv entscheiden. Wir wissen, daß die Ärztegenerationen, die sich von dem Gottmenschen Asklepios ableite-

ten, eine Art Priesterschule bildeten, und daß noch der Eid des HIPPOKRATES eine Art von religiöser Verpflichtung war. Man kennt aber auch die nicht eigentlich religiöse Verpflichtung der Humanität, die gleichfalls den Ärzten eine mehr philosophisch begründete Aufgabe stellt, aus der Medizin nicht eine Art Reparaturwerkstatt, sondern eine kulturelle Handlung im Geiste der Menschlichkeit zu machen, die dem Menschen seine Würde, seine Freiheit, seine erhöhte Stellung in der Natur verschaffen soll. Endlich braucht man weder ein religiöses Ziel noch eine humane Idee zu bemühen, um aus dem primitiven Gefühl zu verstehen, daß man dem in seinen Schmerzen oder in seinem Blut Liegenden beispringen müsse: schon das unbelehrte Gemüt kann uns lehren, daß Hilfe, nicht Reparatur, daß ein Menschliches, kein Technisches der Kern der Ärztlichkeit ist. In jeder dieser Motivationen ist also wesentlich nicht die Bereitstellung für beliebige Zwecke, sondern Mensch-für-Mensch-Sein das Wesen der Therapie.

Es ist nun sehr beachtenswert, daß hier von Psychologie nirgends die Rede ist, und daß gerade an der Stelle, von welcher die moderne Psychotherapie ihren neuen Anfang nimmt, bei FREUD, von einer solchen menschlichen Therapie gar nicht ausdrücklich die Rede ist. FREUD hat in sehr kluger, aber mißverständlicher Zurückhaltung als das Ziel der Psychoanalyse die »Wiederherstellung der Arbeits- und Genußfähigkeit« formuliert. Das klingt, im Geiste seiner Zeit, wie eine Reparatur für irgendwelche, noch immer ziemlich beliebige Zwecke; denn welche Arbeit und was für ein Genuß das sein soll, wird nicht gesagt. Bei seinen Schülern begegnet man dann der Formel »Arbeits- und Liebesfähigkeit«. Das entspricht der zentralen Rolle, welche das Geschlechtsleben in der Lehre der Psychoanalyse hat; der Neurotiker ist ja einer, welcher seine Libido falsch oder gar nicht verwenden kann. Aber was das für eine Liebe sein soll, die »gesund« sei, wird kaum präzisiert. Und das Wort »Fähigkeit« ist ja auch nur ein potentieller Begriff; um ihn zu verstehen, müßte man doch wissen: Fähigkeit wofür?

Es kann also nicht an der Einführung der Psychologie allein liegen, wenn wir dazu kommen, in der Therapie ein menschliches und nicht nur ein reparationstechnisches, fakultatives Ziel uns vorzusetzen. Und doch hat, historisch gesehen, die medizinische Psychologie, am zwingendsten aber die Psychoanalyse, den Umschwung zur zielgerichteten Behandlung des Menschlichen im Menschen eingeleitet. Wie dieses Ziel aber aussieht, das werden wir durch eine solche abstrakte Bestimmung des Begriffes der Gesundheit nicht erfahren; am konkreten Fall aber erweist sich diese Sache jedesmal als nicht im geringsten besonders dunkel. Betrachten wir also unseren Fall näher.

Unsere Kranke lebt seit fünfzehn Jahren in kinderloser Ehe. Ihr Mann kam, wie sie selbst, als gehemmter, etwas verschlossener und noch völlig von seiner Mutter abhängiger Mensch in die Ehe; das war bei ihr dasselbe. Seine Mutter fand die Heirat überflüssig, da er ja bei ihr gut genug versorgt sei. Der Schwiegertochter wünschte sie sogar an, sie möge, wenn sie sich zum Kindbett niederlege, gleich gar nicht mehr aufstehen (in der Krankheit tat sie das auch annähernd, wie wir hörten). Das ist wirklich nicht schön, obwohl nicht selten. Warum aber kamen keine Kinder? Man beschloß, zunächst keine zu bekommen, nach dem Rezept: erst das Vergnügen, später die Arbeit. Auch das ist nicht selten. Zuerst benutzte man chemische antikonzeptionelle Mittel, dann den Coitus interruptus. Wie oft entstand darunter die allmähliche sexuelle Gleichgültigkeit, dann körperliche Langeweile und Entfremdung. Aber bei der Frau meldet sich jetzt die Sehnsucht nach dem Kinde – und dies immer elementarer. Heute bekommt sie die Tränen beim Anblick eines fremden Kinderwagens. Der Mann ist nicht impotent, aber desexualisiert geworden, die Frau aber blieb bis heute frigide, in dem Sinne, daß sie den Orgasmus ersehnt, aber nie erreicht. Sie ahnt, daß mit einem anderen Manne das anders wäre, aber ihr sittliches Gefühl erlaubt ihr diesen Ausweg nicht. Nun hat sie zwei unerfüllte Wünsche: den sexuellen und das Kind. Wir nennen dies eine Versagung, und wir kennen jetzt den Konflikt, der in ihr schon lange tobt. Und nun entstand die Krankheit, die Flucht in die Krankheit.

Es wäre sehr kühn und vermessen, die Versagung und die Krankheit überhaupt in nähere Verbindung zu bringen, wenn wir nicht schon viele andere ähnliche Fälle gesehen hätten. Aber auch der Schluß von der häufigen Beobachtung auf diesen einen Fall ist noch nicht zwingend. Indes, hier hören wir eine Aussage der Kranken selbst, die uns sicher macht. Sie selbst weiß nämlich: ich habe Zustände mit Herzklopfen, Beklemmung und Angst, die ganz dem Zustande gleichen, in den ich bei der Kohabitation jedesmal gerate, wenn der Orgasmus ausbleibt. Jetzt kommen diese Anfälle ohne diese Vorbereitung, ohne Kohabitation, aber es ist das gleiche Bild. Der Zustand hat sich von dieser Veranlassung

gelöst und gleichsam selbständig gemacht; so ist die Krankheit zuerst entstanden. Sie werden zugeben, es ist nichts, was besonders schwer verständlich aussieht.
Trotzdem bleibt für den Naturforscher hier ein psychophysisches Rätsel. Wie ist es möglich, daß der seelische Vorgang, genau: die Unterbrechung des seelischen Ablaufs, hier zu körperlichen Erscheinungen führt? Wir können das im Augenblick nicht erklären und nur feststellen, daß die hysterischen Symptome in vielen Fällen im Körperlichen gebildet werden. Wenn der Soldat, der nicht mehr zur Front mag, eine hysterische Beinlähmung bekommt, dann nennen wir dies eine »Konversionshysterie«. Die Flucht in die Krankheit erfolgt aber noch viel häufiger (was die Psychoanalyse nicht übersah, aber weniger studiert hat) in den *vegetativen* Funktionsbereich; das nennen wir dann »Organneurose«. Diese lag hier vor. Die Flucht in die Krankheit kann also zwei Wege gehen: zur willkürlichen Muskulatur oder zum vegetativen Organ. Es gibt noch andere Wege. Es gibt Wege in eine andere Art des Lebens, aber es gibt auch einen Weg aus dem Leben heraus, gegen das Leben, und der ist der gefährlichste; wir werden ihn bei der nächsten Kranken sehen.
Hier nun haben wir noch einen großen anderen Vorteil für unser Verständnis. Die Flucht in die Krankheit wählte nämlich einen Weg, der gebahnt, wie vorgezeichnet war durch das an sich unverständliche aber doch nun einmal gegebene und gut bekannte Bild der Körperlichkeit in der Kohabitation. Blutdrucksteigerung, Pulsbeschleunigung, Atembeschleunigung, halbängstliche Beklemmung – das sind die Erscheinungen bei einer solchen Kohabitation. Die Neurose brauchte dieses Symptomenbild nur zu übernehmen, gleichsam zu adoptieren, um sich selbst darzustellen. Eben diese Ähnlichkeit ist es, die jetzt unser Verständnis der Psychogenese dieser Krankheit abrundet und uns berechtigt, einen pathogenetischen Zusammenhang anzunehmen. Die »Phobie«, die Angstkrankheit ist jetzt nur noch ein psychologisches Problem; denn die Entstehung der Angst ist eine viel tiefere Frage, die wir so schnell nicht lösen werden.
Bei dieser Untersuchung des konkreten Falles sind wir von der Sinnbestimmung des Gesundheitsbegriffes und der Therapie nun doch abgekommen. Wir ließen diese Frage an dem Punkte liegen, an dem zu fragen war: Wenn die Behandlung ein menschliches, kein nur reparatorisches Ziel hat, welches muß es dann sein? Sollen

wir sagen, es gälte der Frigidität abzuhelfen, in dem Sinne: ihr zum Orgasmus zu verhelfen? Oder sollen wir sagen, es gälte ihr zum Kinde zu verhelfen? Oder erstreckt sich die Aufgabe gar so weit, ihr die »böse Schwiegermutter« zu nehmen, ihre Ehe herzustellen, ihren Konflikt möglicher Untreue so oder so zu lösen, würde die Adoptierung eines fremden Kindes helfen, oder muß man die Ausweglosigkeit anerkennen, und ist dann *diese* Anerkennung das Heil? Sie erkennen sofort, daß wir in eine uferlose Aufgabenerweiterung geraten sind und mit Tatsachen zu tun bekommen, auf die wir keinen Einfluß mehr haben und, vielleicht noch mehr, keinen Einfluß zu nehmen wünschen müssen. Was geht hier den Arzt noch etwas an, was nicht? Diese Erwägung aber macht eines ganz klar: die Formel, daß Aufgabe der Therapie die Herstellung von Arbeits-, Genuß- oder Liebesfähigkeit zu sein habe – diese Formel versagt hier völlig. Und doch ist ebenso klar: hier hängt eines am andern; es hieße nur sich künstlich blind machen, wenn man durch irgendein formales Diktat dekretierte: hier hört die Aufgabe des helfen wollenden Menschen ein für allemal auf.
Was jetzt beschrieben wurde, ist aber ganz genau die Situation, in der sich heute die ärztliche Kunst und der Kranke in vielen Fällen befinden. Wer diese Situation leugnet oder künstlich übersieht, hat keinen Anspruch, sich an dem Fortschritte der Medizin zu beteiligen. Ich sage also nicht, daß ich dieses Gestrüpp von Schwierigkeiten sogleich entwirren kann, bemühe mich aber, an seiner Entwirrung mitzuarbeiten. Die erste Einsicht, die festzuhalten sein wird, ist nun die: wir stehen hier vor einem Problem der Willensbildung. Therapie ist kein technisches Problem, denn wir haben eine *Willensbildung* mitzumachen, und diese Aufgabe, wir sehen es jetzt, ist in anderer Form doch ganz dieselbe, die uns bei der Kreislaufdekompensation begegnet war. Indem wir die Behandlung der Kranken übernahmen, haben wir uns, ob wir es wünschen oder nicht, in ihre Willensbildung eingemischt, das heißt, ihr Wille und mein Wille müssen eine Strecke weit sich *mit*einander *aus*einandersetzen. Wie lange reicht diese Strecke, wo hört sie wieder auf, wann werden wir uns wieder trennen, wo wird sie wieder allein entscheiden müssen?
Betrachten wir zunächst, was sich während der Behandlung bisher abgespielt hat. Das erste Thema war, ihr beizubringen, daß sie nicht herzkrank ist, sondern daß ihr Herzleiden die Folge ihrer notwendigen Lebensbedürfnisse, ihres Strebens nach Liebes- und

Mutterglück war. Ich bin der Ansicht, daß der sichtbare Therapieerfolg, von dem der Anblick der Patientin Sie selbst überzeugt hat, die unmittelbare Folge dieser ihrer Einsicht ist. Es ist nur ein Rückzugsgefecht, wenn sie gelegentlich noch zweifelt, ob nicht doch »etwas« am Herzen sei. Der Begriff »Herz« ist mehrdeutig wie in unserer Sprache geworden, und sie hat verstanden, daß ihr Gemüt, nicht das Pumporgan, das ist, was krank war und ist. Seit sie dies weiß (und sie ahnte es schon längst), hat sie die hysterische Taktik aufgegeben. In dieser Phase sagen dann die Kranken gewöhnlich: ich verstehe das mit meinem Verstande, aber was nützt mich das? Sie versuchen zu leugnen, daß das Verständnis bereits eine entscheidende Hilfe war; aber sie geben nicht zu, daß sie nun gesund sind, und damit haben sie ganz recht. Denn die Erkenntnis des Entstehens der Krankheit liefert ihnen nicht eine neue Richtung des Wollens. Sie fragen also, und mit Recht, was soll ich denn nun tun, um wirklich gesund zu werden? Was sie aber unter gesund verstehen wollen, das wissen sie auch jetzt noch nicht. Heißt »gesund« nun, daß die Frigidität vorbei ist, daß sie ein Kind bekomme, oder daß sie auf beides und noch anderes verzichten kann? Wir sahen es schon, sie weiß dasselbe nicht, was auch ihr Arzt nicht weiß. Dies ist die zweite Schwierigkeit, und der Arzt, der unbefriedigt von dieser Lage ist, hat guten Grund, wenn er fühlt, es sei eigentlich weder rein menschlich noch rein ärztlich ganz richtig, hier abzubrechen und nun die Kranke *grundsätzlich* wieder sich selbst zu überlassen. Er hat nun doch das Gefühl, sie im Stich gelassen zu haben, auch wenn die äußeren Verhältnisse, also Zeitmangel, Überfüllung der Klinik, Einwirkung des Ehemannes oder Verhalten des Kranken, ihn nötigen, die Behandlung hier zu beenden.

Meine Damen und Herren! Ich zweifle keinen Augenblick daran, daß jede Beendung der Therapie eine künstliche und darum in jedem Falle zu bedauernde ist. Zu bedauern, insoferne keine Therapie ihr eigentliches Ziel erreicht. Ich erinnere mich, daß Freud mir einmal auf meine präzise Frage nach der Psychoanalyse geantwortet hat, dieses Verfahren sei seinem Wesen nach ein *unendliches.* Heute bin ich überzeugt, daß das aber für jede ärztliche Behandlung gilt. Versuchen wir uns klar zu machen, was das hier heißt. Gesetzt, wir müssen die Kranke in Kürze aus der Klinik entlassen. In dieser Lage werden wir die Summe aller

Verhältnisse der Patientin abzuschätzen, die verfügbaren Kräfte abzuwägen haben und daraus das vermutlich Mögliche vom vermutlich Unerreichbaren zu scheiden suchen. Ich versuche danach folgendes Bild: die Neubelebung der ehelichen Gemeinschaft wird wohl nicht bis zu dem Maße gelingen, daß die Frigidität in der Ehe verschwindet; ein Bruch der Ehe mit einem anderen Mann würde diese Frau wohl sittlich zerstören, eine Scheidung ihre Kraft übersteigen; ein eigenes Kind, unehelich gezeugt oder in neuer Ehe empfangen, ist in ihrem Alter von neununddreißig Jahren vielleicht unwahrscheinlich, und wir haben auch an das Schicksal dieses spät geborenen Kindes zu denken, das nicht unter glücklichen Auspizien in die Welt käme. Daraus folgt: das beste wäre, daß unsere Patientin den schweren Weg des Verzichtes sich zu eigen macht, den Weg, den unzählige andere Frauen auch zu gehen haben. Die Adoption eines fremden Kindes in ihre eigene Ehe aber würde ihr diesen Verzicht doch wahrscheinlich erheblich erleichtern und für eine Waise ein Glück werden können. Wenn dies alles wohl erwogen ist, kann sich der Arzt zu einem Rat entschließen, der ein menschlicher ist und doch als Schlußstein einer Therapie keine eigentlich ärztliche Handlung mehr und doch eine Hilfe werden kann. Sicher überschreitet er damit die Zuständigkeit der medizinischen Wissenschaft, aber ebenso sicher würde er den Rat besser als irgend ein anderer geben, der die klinischen Befunde und pathogenetischen Zusammenhänge nicht kennt.

Gewiß haben wir damit einen Beweis nur dafür erbracht, daß die Medizin die Aufgaben nicht hat lösen können, die ihr zunächst gestellt waren: nämlich die Herstellung einer menschlichen vollen Gesundheit. Die Kranke nimmt wieder nach Hause, was sie mitbrachte: die Ehenot, die sexuelle Versagung und die Kinderlosigkeit. Und was aus dem Bilde verschwand: eine Kreislaufkrankheit – das war nie vorhanden. Verschwunden ist nur ein Irrtum, eine Einbildung. Es gilt also, die hochgespannte Zielsetzung der Medizin in solchem Falle herabzustimmen.

Viel wichtiger ist aber eine Seite der Behandlung, die ganz auf die Hemisphäre des Kranken, wenn man so sagen darf, gehört: das ist die Einfügung eines Verzichtes in das Leben des Kranken. Daß der *Verzicht* des Kranken zur *Vervollständigung* seiner Gesundung gehört, das ist eine Paradoxie, die so anstößig wirkt, daß wir ihr noch einige Worte widmen müssen. *Gesundheit ist Verzicht* – diese Formel bedarf der Verteidigung.

Man sollte wirklich von anderen Menschen nichts verlangen, was man von sich selbst nicht verlangt. Das ist, was gewisse Arten von Predigten und Belehrungen so verdrießlich macht. Leichter finden wir uns aber mit bloßen Konstatierungen ab, auch wenn sie Unangenehmes aufdecken. Man kann die menschliche Freiheit mit SCHILLER preisen oder mit SARTRE verzweifelt akzeptieren – es gibt auch unabänderlich Notwendiges, und auch dies werden wir bald begrüßen, bald bedauern. Nun haben wir aber behauptet, Gesundheit sei Verzicht. Verzicht, damit ist bei unserer Patientin wohl gemeint, sie solle, nach unserem Ratschlag, auf Sinnenglück und Mutterglück verzichten? Ist das nicht ein mörderischer Rat? Ja, das ist es. Und es ist weder zu billigen, noch zu raten, daß der Arzt einen solchen Rat gibt; wir wollen ihr nur den Rat zur Adoption eines Kindes geben – mehr nicht.[4] Wieso aber ist Gesundheit ein Verzicht? Ganz anders als die Verkünder und Redner des Heroismus es meinen. Stellen Sie sich jemand vor, der keinen Hunger hat und daneben einen andern, der Hunger hat; wir wissen, welchem die Wurst besser schmeckt. Das ist wirklich ein banales Beispiel, aber es hat den Vorzug, eine Tatsache zu bezeichnen. Wir sagen nicht, Verzicht sei Gesundheit, sondern wir sagen, Gesundheit ist Verzicht. Wir fordern keinen Verzicht, aber wir konstatieren, daß sie einer ist.

In der Pathologie gibt es einen Fall, der am leichtesten zu verstehen ist, und der ist die Neurose; aber aus diesem Fall ist diesmal auch am wenigsten zu lernen. Die Flucht in die Neurose bringt einen sogenannten Krankheitsgewinn. Wer eine Herzneurose zustande bringt, ist der zerrenden Verzweiflung über sein sexuelles Elend für jetzt einmal enthoben. Leicht zu verstehen, daß ihm die Krankheit den Verzicht ermöglicht, den er als Gesunder leisten muß, aber so unerträglich findet. Seine Krankheit ist eine bedenkliche Art von neuer Gesundheit, in der er den Verzicht besser erträgt, also sicher keine wirkliche Gesundung. In dieser Begriffsverwirrung lernen wir wenig von der Tatsache, daß in der Gesundheit der Verzicht eine wesentliche Gegebenheit ist. Und doch beginnen wir zu ahnen, daß dem Gesunden etwas entgehen *muß*,

4 *Postskriptum:* Nach einigen Monaten stellte sich die Patientin wieder vor: sie ist von ihrem Manne schwanger und recht glücklich. Ihr Problem ist gelöst, die Therapie hat mehr erreicht, als man hoffen konnte. Herrn Dr. S., der diesen Heilerfolg erzielt hat, würde ich im 3. Reich zum Mutterkreuz vorgeschlagen haben.

weil er gesund ist. Denn jene Frau, welche die Herzneurose bekam, leuchtet, weil sie die Ehenot noch zu spüren fähig war, uns als gesünder ein als ihr Mann, der Stilleben malt, stundenlang auf der Couch liegt und sexuell leblos geworden ist. Sein Verzicht ist keiner, denn er entbehrt nichts, und wir merken schon, er ist eigentlich weniger gesund als die Frau, die ihre Sinne spürt und ein Kind ersehnt. Ihre Gesundheit bedeutet Verzicht, enthält Verzicht. Ihre Krankheit beweist diese Art von Gesundheit. Ist es aber auch bei organischen Krankheiten so, daß sie eine Art von Gesundheit beweisen, in denen Verzicht steckt? Diese Frage ist schwerer zu beantworten.

Jeder von uns hat einmal davon gehört, daß man nur durch Schaden klug, nur durch Prügel erzogen, nur durch das Leid reif wird. Und wer etwas auf sich hält, wird solchen Erfahrungen am eigenen Leibe dankbar sein und – wird sie für sich behalten; sie gehen keinen andern etwas an und sind nur für uns selbst bestimmt. Es gibt aber ein ziemlich sicheres Mittel, sich den Haß eines Kranken zuzuziehen, wenn man ihm nämlich einreden will, seine Krankheit sei gut für ihn, für seine Läuterung, seinen Glauben, seine höhere Bestimmung. Ich sage nicht, daß dieser Haß immer sogleich ins Bewußtsein tritt und von ihm bemerkt wird; aber er lauert hinter der Szene, in der etwas nicht stimmt. Es bleibt mehr als gefährlich, statt einer Hilfe eine Forderung zu bringen.

Der Fehler der Medizin besteht nun darin, daß sie voraussetzt, der lebende Mensch wolle nur leben, um jeden Preis. Die Erhaltung des Lebens an sich, die Fortpflanzung an sich, die Verschiebung des Sterbens an sich sei ein selbstverständliches Ziel. So ist aber kein Mensch gebaut, und wir meinen hier nicht das Ideal des besseren oder höheren Menschen, wir meinen eine Tatsache. Es ist wohl eine vorerst nicht geglückte Beschreibung dieser Tatsache gewesen, daß FREUD (1920) dem Lebenstrieb den Todestrieb beigesellte und so einen elementaren Dualismus der menschlichen Beschaffenheit zu beschreiben suchte. Was aber richtig daran war, das war, daß es sich hier nicht um Wünschenswertes, sondern um etwas Tatsächliches handelt. Versucht man den Sachgehalt bei einer organischen Krankheit klarzustellen, dann übernimmt man eine sehr komplizierte Aufgabe. Wir wollen uns der nicht entziehen, aber vorläufig kann ich nur eine allgemeine Regel, einen Kunstgriff angeben, durch den man sich der Auflösung annähert.

Die Regel lautet, daß man das Leben nicht als ernsten Selbstzweck, sondern als Schauplatz eines Spiels, als eine Art Schachbrett betrachtet. Betrachten Sie einen gesunden Menschen und beobachten Sie, welche Fehler er macht. Selbstverständlich muß man bei sich selbst beginnen. Aber ich bin nicht allein in der Welt, die andern sind auch da. Unsere Fehler sind verquickt. Und nun betrachten Sie einen Kranken, und stellen Sie fest, welche Fehler er infolge seiner Krankheit nicht macht. Da haben Sie seinen Krankheitsgewinn. Dieses Plus kann ihm niemand rauben. Als er noch gesund war, mußte er die Fehler machen, die ihm seine Krankheit nun erläßt. Als er gesund war, mußte er verzichten auf die Unterlassung dieser Fehler; seine Gesundheit war also ein Verzicht, und wenn er wieder gesund werden sollte, dann wird er wieder die dann fälligen Fehler machen. Oder gibt es einen fehlerfreien Menschen?
Ich weiß, daß diese Überlegungen unsicher aussehen, aber sie sind es nicht. Sie sehen auch schwierig in der Anwendung aus, aber es handelt sich nur um eine andere Einstellung als die gewohnte; und darin liegt die Schwierigkeit. Vor allem aber: mit allgemeinen Gedanken wird nicht nur oft nichts, sondern oft das Gegenteil erreicht. Nur ein konkreter Versuch am gegebenen Fall kann zeigen, ob der Gedanke sich bewährt.

XXXIV. Todestrieb und bürgerliche Ordnung (Luminalvergiftung)

Meine Damen und Herren! Es ist eine alte Klage der Hörer, daß man ihnen zu wenig über die Therapie sage, und ich habe das auch aus Ihrem Kreise zu hören bekommen. Sie haben in der Tat recht, wenn Ihnen die Universitätsklinik manchmal mehr wie ein Forschungsinstitut vorkommt; denn hier geschieht wirklich viel und zu viel, was nicht den Kranken, sondern die Wissensbegier des Forschers befriedigt. Indes ist mein Anliegen doch etwas anders gelagert: ich möchte gerne, daß anders geforscht werde, damit anders behandelt werde. Wenn nämlich anders geforscht wird, dann wird auch anders behandelt. Denn die Art der Behandlung stammt doch ganz hauptsächlich aus der Art des Forschens, nicht aus der des Wissens. Heilmittel und Rezepte, Methode und Technik kann man freilich schnell auswendig lernen. Aber der Thera-

peut muß die methodische Regel jederzeit durchbrechen können; er muß immer sprungbereit sein, die Taktik zu verändern, und das erst macht den Strategen, der dem Taktiker überlegen ist.
Hier liegt also ein Geheimnis der Freiheit vom Gesetz verborgen. Was nämlich in der Welt geschieht, das hängt ganz übermächtig von verborgenen Mächten ab. Ich erinnere mich, vor Jahren von einem berühmten Internisten gehört zu haben, es sei besser, daß die Ärzte nicht ihren Eingebungen folgten, sondern den vernünftigen Erkenntnissen strenger wissenschaftlicher Erfahrung; die Ratio sei ein Schutz gegen die Fehlgriffe und Zufälligkeiten der Intuitio. Ich fand das nicht falsch, aber doch so auch nicht richtig, ohne genau zu wissen, wo der Fehler steckte. Heute bin ich überzeugt, daß der Fehler in der Voraussetzung steckt, die rationale Erkenntnis sei selbst unabhängig von irrationalen Mächten. Das ist sie nicht, denn auch die Logik ist eine Leidenschaft. Und daß die rationale Wissenschaft keine Leidenschaft sei, möchte auch kein »Wissenschaftler« zugeben; freilich: es gibt auch kalte Leidenschaften.
Ferner: die Therapie muß doch der Krankheit folgen und sich ihrem Wesen anpassen. Der Irrtum jenes Verteidigers der rationalen Wissenschaft besteht auch darin, daß die Krankheit ein rationaler Vorgang sei. Noch vorsichtiger: woher weiß er, daß sie ein rationaler Vorgang *ist?* Ich meine, wir wissen das nicht und vieles spricht dagegen. Zwar spricht auch vieles dafür; wie aber, wenn der irrationale Teil der übermächtige sein sollte? Wir kommen um das Problem nicht herum.
Die Kranke, die Sie jetzt sehen werden, zeigt Ihnen, daß wir hier nicht nur einem Problem nicht ausweichen können, sondern einer irrationalen Macht in offener Feldschlacht gegenüber stehen.

W: Wie geht es mit dem Schwindel?
K: Er kommt noch öfters am Tag.
W: Sitzt er im Kopf oder in den Beinen?
K: Im Kopf. Es dreht sich alles. Dann wird mir schwarz vor den Augen.
W: So, wie im Karussell?
K: Nein, so von oben nach unten (macht Bewegung mit der Hand).
W: Also so wie der Uhrzeiger. Möchten Sie uns zeigen, wie Sie jetzt gehen können? Sie sind ja zu Fuß hier herauf gekommen.

K: (zögert).
W: Nun Sie probieren es einmal.
K: (geht mit leerem Blick einige Schritte weit, schwankt und fällt rapide zu Boden, wo sie auf dem Rücken ausgestreckt liegen bleibt).
W: Sie hat sich nicht verletzt. Man hat auch keinen Aufschlag gehört. – Sehen Sie mich? Hören Sie mich? – (nach einer Minute): Nun wird es wieder besser; kommen Sie, ich helfe Ihnen aufstehen. – So, nun setzen Sie sich wieder auf den Stuhl. Waren Sie ganz bewußtlos?
K: Ja.
W: Dankeschön; Sie dürfen jetzt wieder auf die Stube gehen.

Meine Damen und Herren! Es handelt sich nach der Beschreibung um die Form des Schwindels, die wir bei Störungen im Vestibularorgan zu sehen bekommen: um einen sogenannten systematischen optischen Drehschwindel. Aber die Verdunkelung des Sehens, die Ohnmacht gehört dazu eigentlich nicht. Die Untersuchung in der Ohrenklinik ergab die Diagnose »zentraler Schwindel«. Damit ist gemeint, es liege keine Störung im Ohrlabyrinth, sondern im Gehirn vor. Ich überspringe unsere Überlegungen, welche dazu führten, daß wir hier kein organische Leiden, sondern ein hysterisches Symptom annehmen und verweise nur darauf, daß die Kranke, obwohl der Sturz wie eine Katastrophe aussah, doch jede Beschädigung elegant vermieden hat, wie es ein guter Schauspieler macht, der auf der Bühne erstochen wird. Ich habe recht behalten, daß ich ihr beim Fallen nicht beigesprungen bin; die unter Ihnen aber, welche dann gekichert haben, werden nicht recht behalten.
Diese junge Frau wurde uns vor vierzehn Tagen bewußtlos nach einem Selbstmordversuch eingeliefert. Sie hatte Luminal-Tabletten genommen. Nach zwei bis drei Tagen ist sie langsam erwacht, ohne daß weitere Komplikationen wie Pneumonie, Dekubitus auftraten. Es ist bald erzählt, warum sie sich zu töten versuchte. Ihr Mann ist vor zwei Jahren im Kriege gefallen. Vor einigen Wochen fühlte sie sich schwanger von einem verheirateten Manne, der sie und das Kind fast sicher im Stich lassen wird. Die Grausamkeit ihrer Mutter, die erwartete Schande taten das übrige. Die Gretchentragödie war also so schlicht und wahr wie möglich. Denn sie liebte den Vater ihres ungeborenen Kindes und liebt ihn noch. Anders als Gretchen hat sie das Kind nicht getötet; aber

wenn ihr der Selbstmord gelungen wäre, so wäre sie, bedenken wir auch dies, zugleich die Mörderin des Kindes geworden. Es gibt für die gesunde Frau kein stärkeres Band zum Leben als ihr Kind. Die Macht, welche beide überrannt hat, muß also die stärkste denkbare gewesen sein: das ist die irrationale Macht, der wir hier »in offener Feldschlacht« begegnen.

Ich entsinne mich eines Arztes, der mir im Jahre 1933 nach dem Selbstmord eines der vortrefflichsten Juden dieser Stadt sagte, nach seiner Ansicht sei jeder Selbstmörder geistig abnorm. Hatte er das in einem Hörsaal gelernt? Ich hoffe nicht. Man hat bezweifeln wollen, daß das Evangelium den Selbstmord verurteilte. Ich bezweifle das nicht, bezweifle aber, daß die katholische Kirche recht daran tut, dem Selbstmörder die kirchliche Bestattung vorzuenthalten. In England wird der überlebende Selbstmörder zuweilen bestraft. Das alles beweist nur, daß *diese* Instanzen den, der solches tut, nicht für krank halten, sondern, daß sie die Verzweiflung mißbilligen. Denn den Kranken mißbilligt man nicht. Trotzdem ist die Luminalvergiftung ein Zustand, der Anspruch auf ärztliche Hilfe hat, und die hysterische Reaktion ebenfalls. Wir sehen, mit der schlichten Logik ist hier nicht durchzukommen.

Rekonvaleszenten nach Selbstmordversuchen werden meistens in die Innere Klinik, nicht in die psychiatrische eingeliefert. Es ist mir von jeher aufgefallen, daß sie, zu Kräften gekommen, so gut wie niemals den Versuch wiederholen. Man hat gar keine besondere Sorge vor Wiederholung. Man hat den Eindruck, daß es eine Krise war, die mit der Tat bis auf weiteres aus der Welt geschafft ist, obwohl die rationalen Motive unverändert fortbestehen. Auch darin liegt ein Geheimnis. Ich warne aber vor Schizophrenen und Melancholikern. Sie bleiben gefährdet. Welche lebenverneinende Macht aber ist so stark, daß sie überhaupt die Übermacht über den Lebenswillen des Gesunden gewinnen kann? Und ist einer von uns sicher, nie in diese Lage kommen zu können? Der Mensch ist ein Rätsel. Wir wenden uns jetzt nicht an die Metaphysik, sondern gehen in der Erfahrung auf die Suche nach Spuren einer lebenverneinenden, lebenvernichtenden Macht. Man ist erstaunt, ihr auf Schritt und Tritt zu begegnen. Wie aber lag die Sache hier?

Wenn wir mit der Kranken sprechen, so stoßen wir zunächst nur auf eine oberflächliche Schicht. Dann merken wir, sie ist gar nicht die wesentliche, und hinter der verbirgt sich eine zweite, die ganz anders aussieht. Dann wiederholt sich dasselbe, es gibt noch eine

dritte und so weiter. So war es auch hier. Unser erster Eindruck war der, es handle sich hier um die Gretchentragödie; die Schande sei ein guter Grund zur Verzweiflung. In der Tat, der Vater ihres Kindes hat sie im Stich gelassen; das ist nicht gut. Auch Heinrich Faust hat sich nicht gut gegen Gretchen betragen. Erst hat er sie verführt, geschwängert; dann hat er ihre Mutter umgebracht, ihren Bruder erstochen; dann ließ er sie sitzen; schließlich ist er abgereist. Gretchen ging in den Wahnsinn, unsere Kranke in den Selbstmordversuch. Freilich gilt immer: audiatur et altera pars.
Aber als ich heute mit der Kranken sprach, fand ich, daß alles hier ganz anders liegt. Sie ist nämlich selbst ein uneheliches Kind. Auch ihr Vater hat sie und noch eine Schwester außerehelich gezeugt. Seine Ehefrau, die unfreundliche »Mutter« unserer Patientin, ist also gar nicht ihre Mutter, sondern eine Art Stiefmutter. – Ferner: unsere Kranke bekommt gar nicht zum ersten Male ein uneheliches Kind. Vor sechzehn Jahren hat sie schon einmal eines geboren; es lebt, eine Tochter. Dann war sie zwölf Jahre kinderlos, aber gut verheiratet; aber dieser Mann fiel vor zwei Jahren. Und dann lernte sie einen verheirateten Mann kennen; der wurde der Vater ihres jetzt erwarteten Kindes. – Sie ist also längst vertraut mit den Situationen unehelichen Kinderkriegens. In dieser sogenannten Familie ist das längst sozusagen Familienstil. Man bekommt Kinder, aber immer nicht in der Ehe, obwohl man heiratet.
In der Tat ist nun der Konflikt mit der bürgerlichen Moral, die Angst vor dem bürgerlichen Urteil hier gar nicht wesentlich. Wir hören nämlich weiter, daß es gar nicht der Eintritt der Schwangerschaft war, was ihre Verzweiflung hervorrief. Auch hat sie nie gehofft, dieser Mann werde sich scheiden lassen, um sie zu heiraten. Die seelische Katastrophe trat ein, als er ihr ankündigte, er werde sie verlassen. »Da verlor ich mein Gleichgewicht.« Mit diesem Wort drückt sie genau dasselbe aus, was der »vestibuläre« oder »zentrale« Schwindelanfall ausdrückt, und wir lernen hier, daß das Vestibularorgan, das ja ein Gleichgewichtsorgan ist, nicht nur ein rezeptives Sinnesorgan, sondern auch Ausdrucksorgan ist. Es hat die Organsprache, mit der man eine seelische Gleichgewichtsstörung ausdrücken kann. (Ich wurde vor Jahren von einem Arzte wegen Schwindelerscheinungen konsultiert, die ihn sehr beunruhigten. Nach kurzer Unterhaltung erfuhr ich, daß er zwei Frauen hatte, seine eigene und eine andere; so hatte er sein Gleichgewicht verloren. Ich konnte ihm sagen, daß, wenn er seinen

Konflikt würde lösen können, auch der Schwindel verschwinden werde. So war es auch.) Unsere Kranke verlor ihren Halt, indem sie diesen Mann verlor. Es war also nicht die Schuld, nicht die Schande, es war die Vereinsamung, es war die Kränkung, was zur Verzweiflung und zum Suizidversuch führte. Dies ist nun eine andere, aber eine bessere psychologische Einsicht.

Genügt sie aber um zu verstehen, woher die Riesenkraft stammt, die zum tödlichen Angriff auf das eigene Leben führt? Ich glaube nicht. Hier versagt die Psychologie doch, und so sind wir auf eine dritte Schicht in der Tiefe verwiesen. Als FREUD (1920) ziemlich spät in der Entwicklung der Psychoanalyse, zur Annahme eines Todestriebes kam, da bekannte er auch bald, er könne sich den Menschen gar nicht mehr anders denken. Diesmal handelt es sich also um etwas, was nicht nur bestimmte Menschen oder Situationen angeht, sondern uns alle, jeden einzelnen. Man stellte sich jetzt vor, daß in jedem Menschen zwei Grundtriebe, ein Lebens- und ein Todestrieb da sind, um die Vormacht kämpfen wie die Gewichte einer schwankenden Waage. Ich bin überzeugt, daß dies richtig ist, auch wenn man vorzieht, hier nicht von sogenannten Trieben zu sprechen, sondern andere Mächte zu erkennen glaubt. – Und hier ist zu bekennen, daß die Grenze der Psychologie erreicht ist, daß sie versagt. Auch fand ich, daß im Bewußtsein der Kranken das Verständnis, für diesen Drang sich zu töten, fehlt. Es kommt über sie wie die Windsbraut, und noch gestern, als noch einmal ein böser Brief jenes Mannes kam, überfiel sie ein Impuls, zum Fenster hinauszuspringen. Sie war schon immer so impulsiv. Hat schon das Kind so bekommen: »Das waren nur fünf Minuten; ich hatte nie daran gedacht.« Aber sie nimmt die Gefahr jetzt wahr, und ich bin nicht sehr in Sorge, daß sie wieder so gegen sich vorgeht.

Wie ist denn ihre Lage jetzt? Wir haben noch nicht davon gesprochen, daß dieselbe Kranke, die vor kurzem bereit war, ihr Leben wegzuwerfen, sich jetzt mit einer Hysterie, also einer Flucht in die Krankheit begnügt. Wie ist eine solche, fast möchte man sagen, Niveausenkung möglich? Ich kann nur sagen, wie ich mir das vorstelle. Mit dem Selbstmordversuch hat sie dem Schicksal auf Leben und Tod *einmal* die Stirn geboten; das ist ein ehrlicher Kampf. Das Schicksal hat anders entschieden, damit ist dieser Fall erledigt, das bedeutet Erleichterung, eine Art Gottesurteil, fast eine Art Sühne. Jetzt handelt es sich nur um ein Rückzugsgefecht. Das ist die Hysterie. Denn noch bedarf sie eines Schutzes. Sie bleibt ja einsam und ist bedroht von innen und außen. Von innen: ihre Gewissensbisse, ihre Trauer, ihre Kränkung, das erschreckende Bild der in ihr schlummernden Möglichkeiten bestehen fort. Nach außen: es gibt die sechzehnjährige Tochter, die böse Stiefmutter, die Nachbarn, die bevorstehenden Lebensschwierigkeiten. Gegen beides ist noch ein Schutz nötig und diesen Selbstschutz liefert ihr vorerst die hysterische Krankheit. Die Hysterie ist hier eine Schutzbildung gegen viel ernstere Gefahren. Auch darf sie noch etwas im schützenden Raum der Klinik, unter dem Schutze ihres Arztes bleiben. Das ist leicht zu verstehen.

Leicht zu verstehen ist auch der Weg der Psychotherapie. Sie hat nun die neue Anpassung der Kranken: 1. an sich selbst, 2. an die Welt zu leisten. Wer die Spielregel der Psychotherapie kennt, weiß, daß sie den Weg über eine Übertragung auf den Arzt zu gehen hat, und daß dieser diesen Umweg zur Anpassung an die Welt zu benutzen hat. Dem Arzte wird da eine große Hilfe beispringen. Es ist das erwartete Kind. Zur Zeit ist ihr Gefühl für dieses neue Wesen noch ganz verschüttet. Aber wir wissen, daß das Muttergefühl in der Frau, in vielen Frauen das stärkste von allen ist. Und ich weiß, daß es in ihr schlummert, denn sie hat mir erzählt, daß sie der Anblick eines Kinderwagens erschüttert. Das enthält noch zwiespältiges: die Angst vor dem Kommenden, aber auch die Sehnsucht nach ihm. Die Entfaltung des Muttergefühls wird sich der Therapeut besonders vornehmen.

Sie sehen, daß auch diesmal die Gebote der bürgerlichen Moral hier nur am Rande wirksam waren. Ich behaupte nicht, daß auch sie mit den tiefen Regionen, wo Lebens- und Todestrieb sich begegnen, nicht in Verbindung stehen. Aber es hieße die Individualität dieses Falles, den beobachteten psychischen Sachverhalt entstellen, wenn man den seelischen Konflikt in den Begriffen bürgerlicher oder kirchlicher Moral darstellen wollte. Hier bleiben wir Empiristen, und ich kann daran nichts ändern. Die Veränderungen der bürgerlichen Moral und die Untergrabung der Familienordnung ist ein Thema, das wir vom Individuum aus nicht verstehen können.

Überhaupt wäre noch darauf hinzuweisen, wie unfähig die öffentlichen Ordnungen sind, zum Kern der Subjektivität vorzudringen. Wenn wir die Schuldfrage hier erwägen, dann zeigt sich, daß diese Frau zwar, wie gesagt, ein impulsiver, etwas kopfloser Mensch in ihrem ganzen Leben ist. Aber zugleich ist sie voll befähigt, die

sittlichen Nuancen bei sich und anderen scharf und fein wahrzunehmen. Sie empfindet ihre Schuld wie ein anderer; sie macht sich Vorwürfe, hat Reue wie ein anderer; sie möchte ein anständiges Leben führen wie ein anderer, und nicht aus äußeren Gründen und nicht unempfindlich gegen die tiefere Bedeutung des Sittengebotes und der menschlichen Ordnungen. Auch ihren Geliebten beurteilt sie kritisch, aber nicht ungerecht; sie sucht auch ihn zu verstehen, zu entschuldigen, erwägt auch seine Lage (er ist ja verheiratet). Sie ist weder oberflächlich noch verblendet darin, und so ungeschickt sie sich ausdrückt, so zart ist ihr Instinkt für das Menschliche in jedem Menschen. Es ist eine Freude, die Anmut und Aufrichtigkeit ihres weiblichen Gefühls wahrzunehmen. Ihr eigenes Verhalten bleibt ihr trotzdem oder deswegen an bestimmten Punkten ein Rätsel. Der Therapeut kann etwas von ihr lernen. Und sicher lernen wir auch etwas über die heutigen Zustände in unserem Lande, über die soziale Lage unseres Volkes.
Es war aber nicht nur interessant, es war auch notwendig, daß sich der behandelnde Arzt nicht nur um den Zustand »Luminalvergiftung« kümmerte. Er *muß* diesen Begriff der Pathologie überschreiten. Wir stießen hier auf ein Ereignis, das, verallgemeinert, als Todestrieb formuliert werden *kann,* unter irgend einem Namen aber anerkannt werden *muß*. Wir werden zu seiner weiteren Klärung aber viel weiter ausgreifen müssen und finden einen Anlaß dazu in unserem nächsten Falle.

XXXV. Schwangerschaftsunterbrechung (Sepsis)

W: Guten Abend!
K: (zieht die linke Hand aus der Decke).
W: Warum geben Sie mir denn die linke?
K: Die andere tut weh.
W: Sie hat Bluttransfusionen und schmerzhafte Schwellungen danach bekommen. Es geht besser? Haben Sie Schmerzen?
K: Ja, besser, sonst keine Schmerzen.
W: Erinnern Sie sich, wie Sie hergekommen sind?
K: Ja, gut, mit dem Auto.

Die Kranke schwitzt ein wenig. Sie hat 38,5° und sieht etwas gerötet aus. An den Armen und Händen und der Lippe sieht man leichte oberflächliche Schorfbildungen. Sie rühren von eitergefüllten Pusteln her, die jetzt abgeheilt sind. Der Leib ist überall weich, auch bei tiefem Druck nirgends schmerzhaft, aber man fühlt einen weichen Milztumor. Am Herzen hört man ein lautes, nicht immer gleiches systolisches Geräusch an der Mitralis. – Vor dreieinhalb Wochen bekam die Kranke plötzlich hohes Fieber, das sich etwa zehn Tage lang bei 40° hielt, also eine Continua; dann sehen Sie einen tiefen Absturz auf 36°, und seitdem besteht eine Remittens oder Intermittens, die jetzt meistens unter 39° bleibt. Sonst ist beim ersten Überblick nichts nachzuweisen. – Die alte Klinik lehrt in solchen Fällen an drei Krankheiten zu denken, an die Miliartuberkulose, den Typhus und die Sepsis. Kann man zwei davon ausschließen, dann ist die dritte wahrscheinlich. Mit heutigen Mitteln ist diese Differentialdiagnose meist leicht zu stellen; nur bleiben einige weitere, oft schwerer zu erkennende Fieberkrankheiten. Hier wiesen die Eiterpusteln, die Endokarditis, die hohe Leukozytenzahl (bis 16000) sofort auf eine septische Krankheit hin, und es gelang auch, alsbald aus dem Blute und den Pusteln zwei Erregerarten in größter Menge zu züchten. Die Blutplatte zeigt massenhafte Kolonien von hämolytischen Streptokokken; aber die Pusteln enthielten auch Staphylokokken.

Die Therapie ging und konnte nur den ganz somatischen Weg gehen. Der Kreislauf konnte mit täglich ¼ mg Strophantin, Cardiazol und Sympatol bisher auf leidlicher Höhe erhalten werden. Ich behaupte nicht, daß er ohne dies zusammengebrochen wäre. Der Fieberverlauf aber zeigt die Wirkung der Behandlung wohl unzweifelhaft. Freilich, mit großen Dosen von Dema hatten wir fünf Tage lang keinerlei Erfolg. Die Kranke wurde verwirrt, benommen, sah sehr schlecht aus und schien sich dem Tode zu nähern. Dann konnten wir, durch die Gunst eines Zufalls, ihr in drei Tagen über eine Million Einheiten Penicillin geben. Bereits nach sechzehn Stunden fiel die Temperatur zur Norm ab, und seitdem ist ihr Befinden völlig gewandelt. Die Effloreszenzen der Haut hörten auf, ihr Bewußtsein ist klar. Ich wage nicht, diese Wendung auf irgend etwas anderes als das Penicillin zurückzuführen, aber wir sind doch nicht zufrieden, daß nun seit vierzehn Tagen das Fieber, die Endokarditis fortbestehen. Eine Entscheidung ist noch nicht gefallen; noch besteht Gefahr eines ungünstigen Ausganges; und ich vermute, daß, wäre uns eine zweite Penicillin-Behandlung vergönnt, die Dinge ganz anders und besser stünden.

All dieses war aber nicht das einzige, was unsere Gedanken beschäftigte, und was in dieser Vorlesung zur Sprache kommen muß. Was war die Ursache dieser Sepsis, und besteht nicht jetzt noch eine Einfallpforte, ein Herd, von dem aus sie unterhalten wird und den wir beseitigen müssen? Über diesen Punkt besteht nun Gewißheit, und zwar erfuhren wir schon am ersten Tage aus dem Munde der Kranken, daß sie am Abend vor dem Fieberausbruch versucht hat, mit einer von einer Nachbarin geliehenen Stricknadel und auf deren Rat, eine Abtreibung herbeizuführen. Sie ist nämlich im zweiten Monat schwanger, und wir glauben, daß sie den Weg zum Muttermund nicht fand, das Parametrium angestochen hat, und daß der Embryo noch vorhanden ist. Der Gynäkologe hat keinen weiteren Befund erhoben und kein angehbarer Prozeß ist von ihm festzustellen. Es liegt also kein »septischer Abort«, aber ein krimineller Versuch dazu vor.

Da es sich also auch hier wieder um eine agressive Handlung gegen das Leben handelt, können wir, obwohl im Augenblick anderes dringlicher ist, das Thema der letzten Vorlesung aufnehmen und weiterzuführen suchen. Die beiden klinischen Bilder sind sehr verschieden; aber beide Frauen befanden sich insoweit in derselben Lage, als sie eine unerwünschte Schwangerschaft bei sich wahrnahmen. Die eine suchte sich selbst, die andere ihr Kind, genauer: ihre Frucht zu töten. Ist die Frucht im zweiten Monat ein Kind oder ist sie nur ein Teil der Mutter? Sind das zwei Leben oder eines? Gehört die Frucht zur Mutter, gehört sie der Mutter wie ein Besitz? Wir sehen, die formale Logik versagt auch hier, und diese Mutter nahm sich jedenfalls das Verfügungsrecht über den Teil von ihr, der sie selbst und nicht sie selbst ist. Es ist für den Philosophen, der auch Ontologe ist, beachtenswert, daß Begriffskonflikte hier auch Gefühlskonflikte sind, und wenn uns der denkende Philosoph auch nicht gleichgültig ist, so hat diese verheiratete junge Frau, die bereits zwei Kinder hat, jedenfalls einen Kampf durchgemacht, der auch ein Gedankenkampf war. »Soll ich, darf ich, will ich?« Dieser Kampf tobte in ihr seit dem Vorschlag der Nachbarin und bis zur Tat, die entscheiden sollte, die aber anderes entschieden hat. Sie ist von der Frucht nicht befreit aber todkrank geworden.

Wir werden aber hier nicht nur an Probleme philosophischer Ontologie erinnert. Das Wesen des Menschen will, daß es keinen menschlichen Konflikt gibt, der sich nur in *einem* Individuum

abspielt und auf ein Individuum beschränkt bleiben könnte. Wir hängen offenbar so allgemeinschaftlich zusammen, daß, was in Einem geschieht, auf irgend eine andere Art auch im Andern geschieht. Das zeigt sich schon im Wesen der Zeugung. Der Vater des Kindes war nicht nur damals beteiligt, er ist es auch jetzt. Das alleinige Besitzrecht der Mutter, bestünde sie darauf, kann er anfechten. Was dem Fötus geschieht, geschieht auch der Mutter, aber auch dem Erzeuger. Ich sprach ferner schon von »kriminellem« Abortusversuch: der Staat, sein Gesetz ist angerührt. Und was wir Moral nennen, ist ebenfalls nie Sache eines einzelnen; das zeigt schon die Leidenschaft, mit der wir jedes moralische Problem empfinden, das angeblich einen anderen, in Wahrheit immer alle anderen mit angeht, uns selbst eingeschlossen. Das Wort Kains »Soll ich meines Bruders Hüter sein?« ist nicht nur die Vorbereitung auf das Gebot der Nächstenliebe – es ist die Feststellung der Tatsache, ich *bin* der Bruder meines Bruders und bin also auf Gedeih und Verderb mit ihm verbunden.
Diese Vorläufigkeiten führen nur scheinbar von der früher aufgeworfenen Frage, ob es so etwas wie Todestrieb gibt, ab. Denn wenn es eine solche gleichsam syncytiale Allverbundenheit der Menschen gibt – gleich, ob man sie wünscht oder nicht –, dann kann auch die Agression auf eigenes Leben vom Tod und Leben anderer Menschen nicht getrennt werden; und eben dies stellt der Fall der Fruchtabtreibung in klarster Vereinfachung dar: meine Frucht bin ich selbst, und ich selbst bin in der Frucht auch der andere. Denn aus der Frucht wird ein Kind; es ist nicht möglich, ihre eigene individuelle Existenz vollkommen zu verleugnen. Sie gehört nicht nur mir, sie gehört auch sich. Es wäre allein möglich zu sagen: wir gehören einander, und dies ist kein »Besitz«-verhältnis mehr. Aber bevor wir die Regelung dieses Verhältnisses durch den Strafparagraphen 218 erörtern, müssen wir zu verstehen suchen, was Töten ist.
Da zeigt sich, daß auch das Töten nicht individualistisch isolierend zu verstehen ist. Es gibt den Mord, aber es gibt auch den Selbstmord. Wenn es einen Todestrieb gibt, so kann er sich gegen den andern, aber auch gegen mich wenden. Ein Irrtum aber wäre es, die gegen das Leben gewendete Tendenz nur in solch gröbster und radikalster Tat zu sehen; ein Irrtum auch, *nur* im Falle des bewußten Vorsatzes die gegen das Leben gerichtete Tendenz zu erkennen. Das Leben wird auch schon dort bekämpft, wo es

verhindert wird, wenn also ein Mensch die Zeugungskraft nicht zur Zeugung verwendet. Nehmen wir den Homosexuellen. Was er auch sonst sein mag, gewiß ist, daß er sich von der möglichen Zeugung abwendet, und dasselbe gilt von der Onanie, der Askese, der Impotenz. Es ist hier nicht davon die Rede, ob alle diese Haltungen oder Verhaltungsweisen im einzelnen Falle vermeidbar sind. Das Faktum des Nichtzeugens ist überall genau bis zu dem Punkte auch Abwendung vom Leben, bis zu dem die menschliche Freiheit reicht. Wo dieser Punkt liegt, ist eine andere Frage; doch wo wir noch Freiheit für uns fordern, werden wir auch Verantwortung nicht ablehnen können.

Wenn hier nun mehr als einmal gesagt wurde, daß der Mensch seine Krankheit nicht nur hat, sondern auch macht, dann wird auch in der Krankheit die Lebensverneinung bis genau zu dem Punkte offenbar, bis zu dem dieses »machen« einleuchtet. Wenn wir bei einer Magersucht, einer Hyperthyreose, einem Asthma eine Psychogenese in gewissem Betrage einsehen und gelten lassen, dann bedeutet dies jetzt, daß wir, genau so weit als wir eine Psychogenie anerkannten, wir auch implicite die Lebensverneinung anerkannt haben. Es ist fraglich, ob bei dieser Einsicht eine zur Lebensbejahung gegenläufige Kraft mit dem Worte »Todestrieb« am besten bezeichnet wäre. Aber es genügt uns für jetzt zu wissen, daß wir mit dem Begriff des Tötens nicht beim Paragraphen des Strafgesetzes haltmachen können, da über die Selbsttötung, die verhinderte Zeugung und die Krankheit *eine* Kontinuität lebenverneinender Geschehnisse besteht, denen irgend eine Kraft unterzulegen, unvermeidlich sein wird.

Diejenigen, welche nun für die bedingungslose Beibehaltung oder sogar Verschärfung des Abtreibungsverbotes (also des § 218) eintreten (und es sind nicht nur kirchliche Kreise), scheinen mir nicht immer zu bedenken, daß das Töten nicht nur – als Lebensverneinung – sehr viel ausgedehnter vorkommt, sondern auch sehr viel unentrinnbarer ist, als sie glauben. Man kann sich dem Töten der Tiere entziehen, wenn man Vegetarier wird; aber leben die Pflanzen, welche man ißt, eigentlich nicht? Man glaubt, durch Kriegsdienstverweigerung dem kriegerischen Töten zu entrinnen, aber ist man dann kein Nutznießer der Landesverteidigung mehr? Dabei wird gewöhnlich das mosaische Gebot als Richtschnur für eine wenigstens möglichst weitgehende Einschränkung des Geschäftes zu töten angerufen. Indes wird uns die nähere Betrachtung eines solchen (durch Jahrtausende immer mehr behaupteten) Gebotes belehren, daß im Charakter gerade solcher Gebote mehr enthalten ist als eine Forderung an den bewußten Willensentschluß. Es verbirgt sich in der Formulierung »Du sollst nicht töten« auch die Warnung »Du darfst nicht töten«, und dies auszusprechen ist nötig, weil auch *die* Aussage recht hat: »Du kannst nicht töten« und »Du mußt töten, ob du willst oder nicht«. Wenn *alle* diese Sätze richtig sind, – erst dann verstehen wir die Lage, in der der Mensch sich befindet. Denn das ist es, was wir »die Natur des Menschen« am liebsten nennen möchten: so unentrinnbar das Sterben ist, so unentrinnbar ist, bis dahin, auch das Töten. Man kann dies auch so aussprechen: du tötest mit dem andern auch dich selbst. In diesem Sinne ist daher zu sagen, das mosaische Gebot spreche nicht nur eine Vorschrift, sondern auch eine Naturtatsache aus, nämlich die, daß man nicht andere töten kann, ohne sich selbst zu töten, und nicht einen töten kann, sondern alle tötet, wenn man tötet. Es gibt eine Solidarität des Tötens wie des Sterbens, und das Töten ist nur die andere Seite des Sterbens. Das Gebot beschreibt also nicht nur ein Soll, sondern auch ein Ist; das Gebot ist Beschreibung eines »Naturgesetzes«, wenn wir diesmal unter Natur die menschliche Realität, die Bewegung des Menschen im pathischen Pentagramm verstehen.

In diesen weit ausgreifenden Überlegungen scheint, nimmt man sie nur abstrakt, schließlich alles zu verschwimmen. Das Töten ist unvermeidlich, denn es zeigt sich überall, wo gelebt wird. Noch im bloßen Vermeiden des Zeugens ist es erkennbar. Das Töten ist daher nicht lokalisierbar. Selbst wo ich mich töte, da töte ich mich für die andern und wo ich den andern töte, da töte ich auch mich. – Auch ist das Töten nicht trennbar vom Sterben, denn wenn die Krankheit etwas ist, was ich auch selbst mache, dann liegt auch sie auf dem Wege zum Töten. Schließlich kommt heraus, daß ich keine Freiheit habe, nicht zu töten und nur die Wahl habe, auf welche Weise ich töten will. Hier liegt nun das Feld für sittliche Bestimmung offen.

Wie gesagt, in abstracto sieht dies alles so gleichmachend und unabänderlich aus, daß alles zu verschwimmen scheint. Aber wir werden gleich sehen, daß eine solche umfassende Denkweise praktische Dienste erweist, wenn wir den konkreten Fall unserer Kranken in solchem Lichte betrachten. Ich meine, wir werden dadurch befähigt, ihren Fall gerecht und menschlich zu beurteilen.

Daß sie, indem sie ihr werdendes Kind zu töten suchte, sich selbst in Lebensgefahr brachte, das ist in diesem Falle klar an den Tag gekommen. Wenden wir den Fall ins moralische Bewußtsein, so zeigt sich dasselbe: der Versuch zu töten brachte auch ihr Gewissen in Gefahr. Sie kann sich lebenslange Vorwürfe machen; sie kann diese auch verdrängen. Aber wir wissen, daß solches Verdrängen nicht ohne Folgen bleibt: wird sie »gewissenlos« dadurch, so ist sie objektiv gesunken und nicht weniger, sondern noch mehr schuldig. Sie konnte nicht töten, ohne sich selbst in dem Sinne zu töten, daß ihr wertvollster Teil – ihr Gewissen – Schiffbruch litt. Aber wenn sie die Schwangerschaft vermieden hätte, so wäre sie zur Gruppe jener gestoßen, die die Zeugung verhindern, und auch diese fanden wir unter dem Naturgesetz der Lebensverneinung stehend.

Ist dies nicht alles viel zu künstlich? Durchaus nicht. Es bedeutet: diese Frau ist nicht schlechter oder besser als jeder andere Mensch, dem man die allmenschliche Situation zuerkennt. Darum ist es, dies ist die erste Folgerung, dem Arzte aufgetragen, ihr zu helfen, statt sie zu verurteilen. Ich meine, wir haben eine tragfähige und unsentimentale Grundlage dafür gefunden, die unserem ersten Gefühl entspricht. Aber dieses Gefühl kann vorübergehen und bedarf einer Stütze.

Wie aber steht es mit dem staatlichen Verbot, mit der Strafandrohung des § 218? Der Staat hat andere Aufgaben. Er hat die Leichtfertigen zu warnen, er hat die Schuldigen zu bestrafen, er hat die Schwachen zu schützen und die Ohnmächtigen – zu denen die ungeborene Frucht zählt – zu verteidigen. Er hat mit der Selbstsucht der Menschen, mit ihrer Roheit und Gedankenlosigkeit zu rechnen, er hat die Zustände in einem Volke realistisch zu beobachten und an die Zukunft dieses Volkes zu denken. All dies sollte der Einzelne auch tun, aber die Erfahrung lehrt, daß darauf ohne Strafgesetze und deren Durchführung durch den Staat nicht zu rechnen ist. Seine Erziehungseinrichtungen reichen nicht aus dafür. Sein Recht auf Gewaltanwendung ergibt sich daraus von selbst. Das alles ist auch der § 218. Nun wissen Sie, daß von einigen die Milderung oder Aufhebung, von andern seine Verschärfung verlangt wird. Experimente in beiden Richtungen sind aus der Geschichte bekannt. Noch der junge Goethe hat die Hinrichtung der Kindsmörderin in der Stadt Frankfurt erlebt. Sowjetrußland hat für kurze Zeit die Abtreibung freigegeben und dann wieder verboten. Die reifere Erfahrung lehrt, daß nach solchen heftigen Pendelausschlägen die Gesetze zu einer vernünftigen Mitte zurückkehren, und für eine solche halte ich auch unser heutiges Gesetz. Es bekämpft vor allen Dingen die gewerbsmäßige Abtreibung, aber auch die einzelne. Aber der Arzt hat das Vorrecht, nur die gewerbsmäßige anzeigen zu müssen. Ich bin also für keine Änderung unseres heutigen Gesetzes. Er hat auch die Befugnis, die Schwangerschaft zu unterbrechen, wenn das Leben der Mutter auf dem Spiele steht. Das ist die sogenannte vitale Indikation. Wäre auch die soziale wünschenswert? Ich kenne Fälle der Zerrüttung im Leben der Mutter und der Familie, in denen eine weitere Schwangerschaft einer Lebensgefährdung der Mutter gleichkommt; sie sind nicht häufig. Ich sehe hier keine Schwierigkeit für den Arzt, die vitale Indikation anzuwenden – nicht »großzügig« aber tiefer blickend. Aber ich sehe keine Möglichkeit, solche Fälle durch eine gesetzliche Formulierung näher zu umgrenzen. Und hier kommt Ihnen eine Einrichtung zu Hilfe, die ich nicht abschaffen würde: es soll nicht *ein* Arzt seinem Urteil allein trauen, sondern zwei Kollegen zu Rate ziehen. Die Bildung einer staatlich überwachten Kommission ist eine gute Einrichtung. Auch soll die Mutter und der Vater gehört werden, ihre Gründe sollen kritisch gewertet werden. Auch wäre ernstlich zu erwägen, ob die Verhandlung in fraglichen Fällen nicht besser öffentlich wäre, wie die einer Strafkammer. Wenn man von »sozialer« Indikation redet, dann sollte man auch sozial genug sein, die gemeinsame Öffentlichkeit nicht zu scheuen. Denn es geht immer um das Leben eines künftigen Mitbürgers, der aber unmündig und machtlos ist.

Endlich sei noch darauf hingewiesen, daß derartige Entscheidungen nicht nur von komplizierten juristischen und unübersehbaren moralischen Erwägungen abhängen. Der Konflikt kann durch solche schwer und unlösbar erscheinen. Ich gebe aber nicht zu, daß der Mensch im Grunde unfähig zur rechten Entscheidung sei. Es gibt zwar kein Mittel, um völlig gerecht und also völlig schuldlos zu entscheiden. Immer bleibt die Entscheidung hinter der höchsten Forderung des Gewissens zurück. Aber wenn man dies weiß, so bleibt doch ein gutes Unterscheidungsvermögen, welches der Übel, zwischen denen zu wählen ist, das Geringere sei. Die falschen Entscheidungen beruhen nämlich nicht auf der Unzulänglichkeit *alles* menschlichen Tuns, sondern sie beruhen auf oberflächlicher Kenntnis des Falles, auf Unwissenschaftlichkeit und auf

groben Verstößen gegen den Sinn des Guten und des Rechten. Das klingt sehr einfach, aber es ist auch einfach. Wir wissen ganz gut, was das Gute ist, aber wir neigen sehr dazu, das Gute hinter abstrakten Argumenten zu verhüllen.
Ich hoffe aber, daß diese Ausführungen auch klar gemacht haben, daß derselbe Mensch ein Arzt und ein Staatsbürger sein kann. Die Behandlung des Kranken muß sich auf eine allgemeinste Erkenntnis der Naturordnung, die eine sittliche ist, gründen. Das Verhalten zum Gesetz muß dessen Auftrag im Staate würdigen. Nicht die Vereinigung, sondern die Trennung dieser beiden Sphären ist gefährlich, und ich kann es nicht billigen, wenn gesagt wird, der Arzt habe nur einen Kranken zu heilen und die Menschheit oder die staatliche Gruppe dürfe dabei nicht in Betracht kommen.

XXXVI. Stammbaum und Ahnentafel (Basedow'sche Krankheit)

Meine Damen und Herren! Die erste Kranke, die Sie sahen, ist groß, schlank, dunkel, liebenswürdig und bescheiden; ihre vorquellenden schwarzen Augen entstellen das Gesicht ein wenig und geben ihm doch zugleich etwas kindlich Fragendes. Es ist angenehm, mit ihr zu sprechen, und man wird von selbst Teilnahme fühlen, daß dieses Wesen krank und so entstellt werden mußte. Die weitere Untersuchung bestätigt in allen Punkten, daß die Anblicksdiagnose eines Morbus Basedow richtig ist. Wir finden eine mittelgroße, weiche, pulsierende Struma, einen beschleunigten Puls, sehr feines und frequentes Zittern der Hände, eine feuchte Haut, eine Lymphozytose des Blutes und eine Steigerung des Grundumsatzes um 50-60%. Sie erzählt, daß sie eine nur ganz kurze und geringe monatliche Blutung hat, daß sie periodisch an Durchfällen leidet, an Gewicht trotz guten Appetites abnahm und daß sie aufgeregt, erregbar und oft schlaflos ist. – Auf die Frage, woher sie die Krankheit bekommen habe, gibt sie eine präzise Antwort. Sie weiß das ganz genau: von einem Streit mit der Schwiegermutter. Die war schon gegen ihre Heirat und fand den Sohn bei der Mutter gut genug versorgt. Es ist eine banale Geschichte, wie sie sich immer wiederholt; von langer Hand vorbereitet durch eine Mutter, die eben ihren Sohn nicht hergeben will und deshalb jede Schwiegertochter, auch, wie hier, die beste, mit

Eifersucht quälen und verfolgen muß. Als diese dann vor einem halben Jahr einige Tage verreiste und der Schwiegermutter die Hühner mit fünfzehn Küken zur Betreuung überlassen mußte, waren bei ihrer Rückkehr fünf von den fünfzehn Giggel tot. Auf eine Bemerkung der jungen Frau, daß die Giggel wohl das frische Brot nicht vertragen hätten, brach der Sturm los; diese Explosion des längst angehäuften Pulvers hat die Krankheit ausgelöst. (Der Psychologe versteht: die Giggel symbolisierten die ungeborenen Enkel der Schwiegermutter, an denen sich deren Rache ausgetobt hat – in effigie wurden diese Enkel hingerichtet. Das hat das Unbewußte aller Beteiligten verstanden und darum war das der richtige Moment zur Inkarnation eines Dramas der Leidenschaft.) Da haben wir also den Fall einer Psychogenie einer Basedow'schen Krankheit und jeder Internist erinnert eine Menge solcher Zusammenhänge; nur unter unsern Psychiatern gibt es welche, die diese Psychogenese abstreiten und die *wissen*, was sie nicht wissen. Nehmen wir also an: der Internist und die Kranke haben den Psychiater für diesmal überstimmt. Genügen solche Einzelfälle?

Unsere zweite Patientin ist in dieser Hinsicht problematischer. Auch sie ist groß, schlank, dunkel, der vorigen beinahe ähnlich. Nur: unser Gefühl wird nicht so sympathisch angezogen. Was jene andere eher zu verkleinern suchte, nämlich ihre Krankheitsbeschwerden, das sucht diese hier offenbar herauszustreichen. Sie fühlt sich jeden Tag kränker, scheint mit ihren vielfachen Beschwerden, die ganz ähnlich sind, beinahe zu renommieren. Ja, sie habe Basedow'sche Krankheit, im Mannheimer Krankenhaus hat man 35% Grundumsatz-Erhöhung festgestellt. – Es ist sonderbar; wir bilden uns ein, als Ärzte hätten wir längst die Kunst der Selbstüberwindung gelernt, die uns lehrt, dem Kranken gegenüber der Zu- und Abneigung keinen Einfluß zu verstatten. Aber es ist ganz klar, daß unser eventuelles Mitgefühl hier von Anfang an verschwand in einer ärgerlich-kritischen Stimmung, die etwa lautet: ist diese Person überhaupt so krank? und wenn, dann tut sie wohl nicht genug mit dem Willen zur Gesundung. – Die klinische Untersuchung hat diese unsere Stimmung nicht beseitigt: die Schilddrüse ist kaum vergrößert. Von den klassischen Symptomen fehlen die meisten (bis auf einen Tremor der Hand), und der Grundumsatz ist *jetzt* nur in einem unverwertbaren Maße (nur 20%) erhöht. Ich urteile: eine jetzt sehr gebesserte Thyreotoxikose ist nach allem möglich. Und die Psychogenese? Es ist alles ganz ähnlich wie bei der ersten Kranken. Die Schwiegermutter ist offenbar ganz gleich. Als diese junge Frau ihren Mann nach langem Fernsein endlich an Weihnachten bei sich hatte, da erhielt er auch schon ein Telegramm seiner Mutter: »Bin schwer verletzt, sofort kommen.« Er reiste; es war fast nichts. Da erboste sich unsere Patientin denn doch: sie wurde plötzlich jetzt *so* krank, daß man sie sofort in die Klinik brachte. Der Befund war so, wie Sie ihn gesehen haben. Hier sind also Unfall und Krankheit Mittel der Familienpolitik; von »Flucht in die Krankheit« wäre bei so bewußtem Manöver kaum zu sprechen.

Ich möchte zusammenfassend sagen: ein spezifischer Konflikt, der Kampf zwischen Schwiegermutter und Schwiegertochter, ist in beiden Fällen gefolgt gewesen vom Ausbruch einer Hyperthyreose. Während aber im ersten Falle die Kranke sich mit einem ernsten Mut, ich darf vielleicht sagen mit Liebeskraft, um eine gute Lösung ihres Problems bemüht hat, fürchte ich, daß die zweite weniger von der Tragik eines Konfliktes ergriffen war, als diesen vielmehr eingebaut hat in einen zuvor schon ichbezogenen und wenig liebesfähigen Lebensstil. Dieser Konflikt ist ja zunächst der des Mannes zwischen Mutter und Frau. Die Frau dieses Mannes ist es dann, welche die Folgen trägt und umso mehr an ihm beteiligt ist, je mehr sie ihren Mann liebt. Dies letztere Gefühl war nun im zweiten Fall entschieden schwächer als im ersten. Dann hat die erste Kranke einen voll entwickelten Basedow zustande gebracht, die zweite nur eine Abortivform.

Aber summarisch könnten wir bei unseren beiden Patientinnen doch den Satz anwenden: gleiche Ursache – gleiche Wirkung. Es ist sicher abstrus, die Begriffe »böse Schwiegermutter« und Hyperthyreose in Verbindung zu bringen. Warum läßt uns ein solcher Zufall doch nicht ganz los? Weil wir, wie eigentlich immer so auch hier, von der wahren Ursache der Krankheiten nichts wissen und weil die »Psychogenie« eine unserm Unbewußten entstammende *Bereitschaft* anspricht, zu glauben, daß in diesen Dingen immer ein verborgener Sinn, der Tiefsinn der Krankheit schlummere.

Dieses Problem will uns auch diesmal nicht zur Ruhe kommen lassen. Wir wissen wirklich zu wenig, immer nur Bruchstücke von der Ursache einer Krankheit. Bei der Basedow'schen nimmt man dann seine Zuflucht zu der hier leeren Redensart einer Konstitution. Oder man klammert sich an die Psychogenese, an die Mitwirkung des Zwischenhirns, die Hypothese des diencephalen, des »zentralen« Basedow. Wir verstehen aber die Beziehung der Psyche zu einer Ganglienzelle des Zwischenhirns nicht besser als die zu einer Drüsenzelle, welche Thyroxin bildet. Man müßte sozusagen selbst Bewohner einer Zelle und *ihrer* Leidenschaften sein, um das besser zu verstehen. – Versuchen wir es von einer andern Seite her, von der Struktur unserer nachdenkenden Forschung aus. Das Geflecht der Wirklichkeit ist doch so unbeschreiblich verworren. Wenn wir einen Faden verfolgen, können wir denn wissen, ob es der der Ariadne ist? Ist es nicht immer möglich, daß die Dinge ganz anders zusammenhängen, als wir in der Pathopsychologie glauben? Wenn das aber so ist, dann stimmt mit der Anwendung des Kausalbegriffes etwas nicht. Der Satz »gleiche Ursache, gleiche Wirkung« ist dann nicht falsch aber leer; er läßt uns in der unbeschreiblichen Verflechtung hilflos. Aber noch mehr: er verleitet zu einer Darstellung des Zusammenhanges, die, weil sie zu einfach ist, auch falsch ist. Ich möchte dies am Beispiel der Erblichkeit etwas näher ausführen.

In meiner Jugend vor vierzig Jahren begann man sich auch in bürgerlichen Kreisen eifrig mit Abstammungsforschung zu beschäftigen. Es war wohl ein Symptom beginnenden Unsicherheitsgefühls darin enthalten. Ich erinnere mich, daß plötzlich eine Menge Menschen behaupteten, von Karl dem Großen abzustammen. Andere hatten ihre Verwandtschaft mit Martin Luther entdeckt. Die Mehrzahl konnte nur bis zum dreißigjährigen Krieg mit Hilfe der Kirchenbücher zurückgehen. Aber man fand einen Stammvater, von dem man mit vielen andern abstammte, und so entstand der *Stammbaum*. Obenan steht der Ahnherr, von dessen Blut sich alle Abstammenden gespeist, dessen Qualität sie sich als mögliche Ursache eigener Qualität vorstellen dürfen. Man sieht aber leicht, daß in dieser Darstellung im Stammbaum das allermeiste fehlt, was wirklich zu meiner Zusammensetzung beigetragen hat. Es ist ja der *Name* im Mannesstamm, die vaterrechtliche Auffassung, die alle Vorfahren der weiblichen Linien ausgeschlossen hat. Der Bruchteil »Karls des Großen« ist wirklich ein sehr kleiner; im Stammbaum wird er mit vollem Täuschungserfolg in unmäßiger Vergrößerung dargestellt. – Seit dann biologisches Denken in das Bewußtsein der Menge getragen wurde, fand man immer mehr Gefallen an einer ganz andern, nämlich der erbwissenschaftlichen Darstellung. In ihr wird die *Ahnentafel* dargestellt. Sie zeigt meine Eltern, deren Eltern und wieder die Eltern dieser Eltern usw.; also die größtmögliche Vollständigkeit der wirklichen Blutvorfahren des Individuums. Und diese Darstellung war es dann, welche ein Staat als eine Art von Rechtstatsache hinstellte, damit die Erbbiologie als staatliche Weltanschauung und Rechtsordnung aufzwingend. Es ist sonderbar, daß man nicht bemerkte, wie gerade hier der Individualismus hätte siegen müssen. Denn auch diesmal wird ja etwas künstlich weggelassen, und zwar alle diejenigen blutmäßigen Familienangehörigen, die nicht als meine Ahnen auftreten dürfen: die Brüder und Schwestern aller dargestellten Personen.

So ist sowohl der Stammbaum wie die Ahnentafel, jeder auf andere Art, ein künstliches Subtraktionsprodukt der wirklich zusammenhängenden, blutsverwandten und doch unabsehbar durcheinander geflochtenen Menschen eines, nun eben auch nur willkürlich zu begrenzenden, Bereiches. Während die Subtraktion, die zum Stammbaum führt, eine vor allem *geistige* Realität ist, kann die andere, zur Ahnentafel führende, *biologisch* genannt werden. Beide müssen etwas unterschlagen, was man nicht unterschlagen dürfte, wollte man den wirklichen Zusammenhang überhaupt als vollständigen erstreben. Dies eben gelingt nicht. Dieses Beispiel wird aber hier besprochen, weil die Lage der Ursachenforschung in der Krankheitserkenntnis eine ganz ähnliche ist. Auch sie kann nur mit einer künstlichen Subtraktion, mit einer abstrahierenden Unterschlagung den Schein erwecken, als ob es eine befriedigende Ursachenforschung in der Pathogenese geben könne. Und auch hier hat die neuere Medizin sich darin ausgezeichnet, von einem geistigen zu einem biologischen Prinzip immer mehr hinüber zu wechseln, und so ist es auch zur (übrigens keineswegs ergebnislosen) Überbewertung der Erbforschung gekommen. Offenbar wollen wir weder die eine noch die andere Methode fallen lassen, sondern ihre Verbindung, vielleicht Vereinigung in einem dritten Prinzip suchen.

Was ist das, was den beiden Schemata fehlt? Formal betrachtet ist die reduzierende Ursachenforschung an den beiden hier gegebenen Bildern auf gewisse Weise als gegensinnig abzulesen: der Stammbaum läuft *divergent* auf die »Nachkommen« zu, von denen ich einer bin. Die Ahnentafel läuft *konvergent* auf den Probanden zu, der um sich eine Menge Menschen hat, die ebenso oder ähnlich entstanden sind.

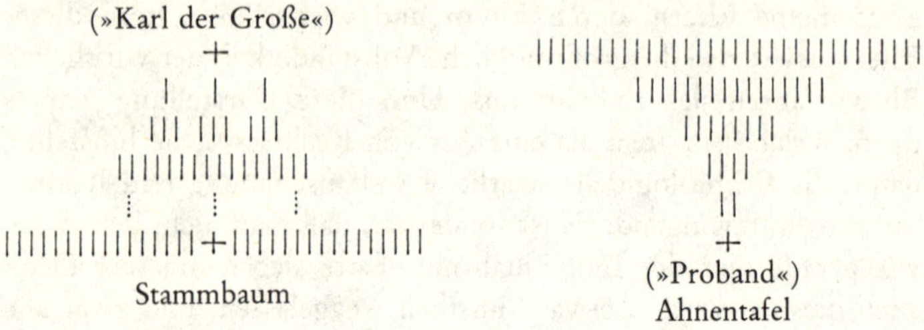

Im divergenten Bilde muß man die biologischen, im konvergenten Bilde die geistigen Zusammenhänge ignorieren, die zu meinem Jetzt-so- und Hier-sein beitrugen und auch meine Krankheit mitgebildet haben. In beiden Fällen wird die unübersehbare Verflochtenheit nicht übersehbar, in beiden Fällen entsteht aber auch kein Begriff dafür, *wie sich ein gegebenes Individuum von der es umgebenden Menschheit als Individuum abhebt.* Wir können sagen: die beiden Schemata verfehlen die Darstellung der *Individuation.* Wir bemerken jetzt, daß gerade die Fragen, die uns in dieser Vorlesung so oft beschäftigen, nämlich etwa »Warum gerade jetzt?«, »Warum gerade hier?«, ⟨*also*⟩ die Fragen nach Ereignis und Verlauf, nach Natur und Schicksal, Leidenschaft und Wille, – daß sie Fragen der Individuation waren.

Und hier, meine ich, hatte die Psychologie doch ein Verdienst; denn durch den Körper hängen wir mit dem Kosmos, mit der Materie, mit dem einförmigen Gemeinsamen zusammen, aber in der Seele individuieren wir uns zu einem Bewußtsein. Der Körper ist öffentlich, gehört der Öffentlichkeit, damit von vornherein einer Kollektivität, einem Generellen. Die Seele ist das Private, das Verborgene, ist unsichtbar, ist Monade. – Wir haben aber für die monadische Existenz keine solch einseitige Vorliebe bewiesen, daß uns der Zusammenhang der Monaden entgangen wäre. Die beiden letzten Fälle führten uns auf den Trieb zur Vernichtung und Selbstvernichtung und Sie erinnern sich, daß an dieser Grenze des individuellen Daseins gerade die Allgemeinschaftlichkeit, die Solidarität des sogenannten Todestriebs sich als unausweichlich zeigte. Heute nun, beim Thema der Individuation müssen wir lernen, daß weder die divergente noch die konvergente Ursachendarstellung fähig ist, die Individuation auch darzustellen. Und wir verstehen jetzt, daß gerade die Individuation es ist, welche das Individuum *im Verhältnis* zum Mehr-als-individuellen, also zu Familie, Sippe,

Gruppe, Volk, Menschheit usw. zeigen muß. Nicht das Individuum läßt sich durch eine analytisch-synthetische Forschung herstellen, sondern die Individuation müßten wir begreifend begleiten, wenn wir der Krankheit folgen wollen. Dabei brauchen wir offenbar sowohl jenes geistig-divergente Prinzip, worin jeder Mensch als anderen zugehörig oder auch verloren ist, als auch das biologisch-konvergente, durch welches er dem materiellen Kosmos eingebaut, wie ausgeliefert ist. Der Schnittpunkt und die Kreuzung der beiden Zusammenhangstypen ist offenbar besonders wichtig für unser neues Ziel: die Individuation. Es ist aber klar, daß auch jede Therapie ein solcher Individuationsprozeß ist, ja daß nur in der Therapie sich die Erkenntnis des genetischen Ablaufprinzips erfahren läßt. Jetzt ist der »Fall« nicht länger ein Anwendungsfall eines Naturgesetzes, sondern eine erneuerte Reproduktion der Individuation in einer Solidarität. – Wer nun meint, die Psychologie sei nicht exakt genug, um der Naturwissenschaft beizuspringen und sie zu ergänzen, dem werde ich antworten: die naturwissenschaftliche Medizin ist mir *nicht exakt genug*, um die Wirklichkeit der Krankheit zu erfassen. Es ist pseudoexakte Stümperei, wenn man mit der Kausalanalyse in die Pathogenese geht, und wo sie ein Mittel ist, da ist sie doch noch kein Weg. Über diese Pseudoexaktheit ist schon genug von anderer Seite gesagt – aber in der Regel ohne den Mut, sich der psychophysischen Forschung wirklich anzuvertrauen.

Denn hier ist ein Methodenwechsel unvermeidlich. Wir haben heute Fälle gesehen, die wirklich den bescheiden machen können, der sich von der biographischen Forschung einen raschen Erfolg versprach. Und doch ist die bloße Zuwendung zum psychischen Bereich auch diesmal nicht ohne Ausbeute geblieben. Das Thema der bösen Schwiegermutter ist insipid und abgeschmackt genug, und doch deutet es auf die Wurzeln der Bedingung jeder Individuation. Daß jeder Mensch seine Mutter habe, dies ist so gewiß als der Tod. Daß jeder Mensch sich durch den Geschlechtspartner individuieren müsse, ist auch dort noch gewiß, wo er auf ihn zu verzichten hat und also der Verzicht die Individuation bestimmt. Dieser Fall, den wir hier nur am Rande berühren, spielt ja auch in unsere beiden Krankengeschichten herein; denn was jene beiden Mütter eigentlich von ihren Söhnen forderten, das war ja nichts anderes als der Verzicht auf den eigenen Geschlechtspartner. Dieses Moment in einer Pathogenese, die wir jetzt im Lichte der

mißlingenden Individuation erblicken, führt noch einmal zum Kausalproblem zurück. Was ist dann in der Pathogenese das eigentlich Wirksame? Die Antwort muß jetzt offenbar nicht physikalisch-chemisch, also im Lichte der Naturgesetze fallen, sondern historisch. Was also ist das historisch Wirksame gewesen?
Lassen Sie mich eine spekulative Antwort wagen, die aber aus der Erfahrung auch unserer zwei Fälle stammt. Individuation, das heißt doch offenbar so viel wie *Einschränkung.* Der Neugeborene steht vor den Toren ungezählter Möglichkeiten. Dann zeigt sich, daß wir nicht alles ⟨*werden*⟩, daß nicht alles aus uns wird, was möglich wäre. Man *könnte* auch alle möglichen Krankheiten bekommen, bekommt aber nur einige. Was ist nun bei solcher Einschränkung aller Möglichkeiten auf eine, bei der Individuation also, historisch hier besonders wirksam? Ich versuche, es Ihnen zu sagen: das *ungelebte Leben ist wirksam.* Nicht das Geschichtsbild, in dem die großen Männer, die gefüllte Blüte der Kulturen, die ausgelebten Leidenschaften und die ausgeführten Pläne der Vernunft als wesentlich dastehen – ich sage, nicht dieses Geschichtsbild des gelebten Lebens zeigt uns die Kräfte, die die historisch wirksamsten waren, sondern, so behaupte ich hier, die unrealisierten Möglichkeiten, das ungelebte Leben ist die Kraft, die das Leben vorwärts treibt, zu sich, und das heißt: über sich hinaus. – Es genügt aber, wenn Sie dieser spekulativen Behauptung zuerst einmal in den Krankengeschichten nachgehen, die Sie kennenlernten.

XXXVII. Individuation (Thalliumvergiftung)

Meine Damen und Herren! Wir wollen bei diesem Kranken zunächst nur das Bild betrachten, das sich seit einigen Wochen bei ihm eingestellt hat. Der Patient ist vor einigen Jahren als Soldat bei einer Bombenexplosion auf beiden Augen durch Steinschlag erblindet. Vor einigen Wochen aber ging er zum Arzt, und seitdem entwickeln sich drei Gruppen von Symptomen, die in ihrer Verbindung ziemlich charakteristisch sind. Zuerst bekam er Leibschmerzen, die auch jetzt noch quälend sind und den Schlaf fast unmöglich machen. Während anfangs eine schwere Verstopfung bestand, sind neuerdings Durchfälle aufgetreten, die aber nichts besonderes zeigen. Uns fällt auf, daß auch ein arterieller Hochdruck besteht, der bei dem Sechsundzwanzigjährigen, der kein

Symptom einer Nierenerkrankung hat, an eine zentrogene Hypertonie denken läßt, und zusammen mit der Obstipation als Ausdruck vago-sympathischer Regulationsstörung aufzufassen wäre. Neben diesem vegetativen Syndrom besteht dann zweitens ein akuter Haarausfall, der den jungen Mann, der sich eines kräftigen blonden Schopfes erfreute, jetzt fast kahl gemacht hat. Ebenfalls an der Haut fiel dann eine wochenlange völlige Trockenheit auf; erst jüngst ist die Schweißabsonderung wieder in Gang gekommen. Drittens aber fiel dem Patienten eine unangenehme Taubheit an Füßen und Händen auf. An den Beinen bestand bis gegen die Kniee herauf eine Abstumpfung des Gefühls und überdies unangenehme Schmerzen, die jetzt vergangen sind. Die Taubheit der Fingerspitzen war eine zeitlang für ihn besonders störend, da er durch sie verhindert war, die Blindenschrift zu lesen, was zu den wenigen Dingen gehört, die ihm die langen Stunden verkürzen können. –

Wer dieses Bild einmal gesehen hat und im Gedächtnis behält, wird immer den Einfall haben, daß es die Thallium-Vergiftung ist, welche so aussieht. Der Kranke hat uns aber selbst gleich gestanden, daß er Mäusegift in Pastenform gegessen hat, um sich das Leben zu nehmen. Diese Art des Zustandekommens ist jetzt die gewöhnliche, seitdem andere Präparate bzw. Verwendungsarten des Thalliums (Achsel-Enthaarung) verboten sind. Das hier erreichte Bild ist keines der maximal ausgeprägten. Es ist bei der sehr langsamen und lang anhaltenden Wirkungsweise aber nicht unmöglich, daß es sich noch ausbreitet, atrophische Nagelveränderungen, ekzemähnliche Hautstörungen, weitere Symptome der Polyneuritis könnten sich auch jetzt noch entwickeln, obwohl wir dem durch tägliche Dosen von Natriumthiosulfat entgegen zu wirken suchen. Es ist immer sehr eindrucksvoll, wenn man bei der Wirkung eines bestimmten chemischen Elementes eine so scharf umschriebene Wirkung auf eine ganz bestimmte Gruppe von Geweben und Funktionen sieht. Es ist offenbar das, was O. Vogt (1922) als »Pathoklise« bezeichnet, um eine spezifische Affinität eines Giftes zu bestimmten Zellen oder Geweben oder topographischen Stellen auszudrücken. Das Thallium gehört mit Blei und Quecksilber zu den Schwermetallen und hat mit der Wirkung dieser Elemente auch einzelnes gemeinsam; aber das Gesamtbild ist doch nur ihm eigentümlich, und die Fälle sind untereinander höchst ähnlich. Die Pathoklise aber ist eigentlich das Grundgesetz aller Toxikologie und Pharmakologie; sie besteht auch in der Lues – denken wir an die reflektorische Pupillenstarre, an das Bild der Tabes, bei den akuten Infektionskrankheiten usw. Hier haben wir also wieder Divergenz und Konvergenz: eine Substanz wirkt an vielen verschiedenartigen Stellen; aber damit dieser Kranke diese Krankheit bekam, mußte vielerei zusammen kommen, also konvergieren. Bemühen wir uns also nun um seine Krankengeschichte.

Er erzählt: sein Vater sei kurz nach seiner Geburt in Riga als lettischer Oberleutnant von den Bolschewiken ermordet worden. Seine Mutter habe sich nicht um ihn gekümmert, und so sei er durch die Hände von mindestens vierzig verschiedenen »Pflegeeltern« gegangen. Er wurde kaufmännischer Angestellter und, als dann die Deutschen in sein Land kamen, als deutscher Soldat eingezogen. Wie er dann sein Augenlicht verloren, haben Sie gehört. Als Kriegsblinder hat er oder wurde er geheiratet; aber die Ehe ist nicht gut geworden, und hatte keine gute Basis. Sein jüngster Selbstmordversuch war schon der dritte; alle sind ihm mißglückt, aber er werde es wieder versuchen. Denn trotz einer leidlich guten, aber uninteressanten Anstellung ist ihm das Leben sinnlos geblieben. Er hat überhaupt »keine Bindung an irgend etwas«; weder Religion, Ehe, Beruf noch besondere Selbsterfahrung haben das leiseste Interesse für ihn, und das ist es, was er selbst absolut nicht versteht: es ist so. Und was er nicht versteht, verstehen auch wir nicht, und beides ist eigentlich Abwesenheit von etwas – pure Negativität.

Als der Kranke einige Tage bei uns war, fanden alle, die ihn sahen, daß er ein »weicher Typ«, etwas redselig, klagsam und wehleidig sei. War es nicht sonderbar, daß er, als das Gift nicht die erwartete Wirkung hatte, zum Arzte ging? Man geht doch nicht zum Arzt, wenn man sich des Lebens entledigen will? Ironie. Bitte, meine Herren, vergessen Sie nicht, daß die Charakterschilderung auf den ersten Blick sehr oft falsch, immer aber nur Oberfläche ist. Jeder Tag, jede Woche bringt darunter liegende Schichten der Person zutage. Nachdem wir die furchtbare Lebensgeschichte und die Rätselhaftigkeit des psychischen Gegenwartsbildes kannten, wagte keiner von uns mehr, den Kranken als Schwächling zu klassifizieren. Man hat ein Recht, von einem Selbstmord aus Mut und einem aus Schwäche, von Sieg oder Flucht dabei zu reden. Es ist ein Unterschied, ob einer eine Schlacht verlor, wie Brutus oder Kaiser

Otto, oder ob er sein Geld verspielt oder seine Gläubiger betrogen hat. Auch ist der Freitod der Verliebten, der Geisteskranken, der verzweifelnden Opfer des politischen Terrors jedesmal eine neue Kategorie. Und bei jeder dieser Kategorien müßte man den Einzelfall aufblättern, Schicht um Schicht wie die Zwiebel, und die Tränen bekämpfend vordringen bis zum »Herzen«, um auch nur das wichtigere zu erkennen, also die Individuation zu sehen. Jetzt nimmt man wahr, daß die Statistik des Selbstmordes, die nur Erbfaktor, Alter, Geschlecht, Rasse, soziale Stufe und was immer kennt, bloße Außenseiten trifft; daß die Eigenschaften des Charakterologen (Schwächling, Hysteriker, Päderast, Phantast, Phsychopath) nur Theaterkulissen waren. Daß die Tat selbst durch einen Zufall, eine Kleinigkeit, ein bißchen menschliche Teilnahme oder eine kleine materielle Hilfe hätte verhindert werden können. Endlich: daß die Tat selbst von ihrer seelischen Vorbereitung noch einmal durch einen Abgrund getrennt ist, den das Verständnis des Zuschauers wahrscheinlich niemals überbrücken wird. An diesem Punkte verhält es sich mit dem Selbstmord wie mit dem Tode.

Es ist in unserem Falle nicht anders. Wir haben doch viele Blinde gesehen, die fähig, harmonisch, am Leben hängend erschienen. Warum hier nicht? Wir hören nur von ihm »Ich habe keine Bindung an irgend etwas«. Da taucht es also auf, dieses bisher immer zurückgehaltene Thema: das Thema des *Geistes.* Wenn ein Mensch keinerlei Bindung ans Leben, an die Welt mehr hat, dann ist er wohl freier wie jeder andere für die Bindung an das, was *jenseits* von Leben und Welt, Körper und Seele ist? Und diese Erwartung ist es eben, die sich hier enttäuscht sieht. Religio ist »Rückbindung«, nicht nur Bindung. Wir werden also sagen: dieser Mensch hat keine Religion. Und auch dies hat er mir bestritten; er habe Religion und verstehe nicht, daß ihm das nichts helfe.

Hat man sich einmal so weit eingelassen, so kann man sich vom Thema nicht zurückziehen, ohne ein Gefühl des Versagthabens, ich muß schon sagen: der Schuld, zurückzubehalten. Die Gretchenfrage »Wie hältst du's mit der Religion?« enthält immer einen Anspruch an den Befragten, den der Frager nicht befriedigen kann, weil er keine Gegenleistung enthält. Man fragt den Kranken, dem man helfen kann, nicht nach seiner Religion; und man fragt ihn offenbar, wenn man ihm nicht helfen kann. Ich kann diesen Menschen nicht mehr sehend machen. Wenn die Grenze der Medizin hier die Grenze zur Religion ist, dann wäre an dieser

Übergangszone auch dies Schuldgefühl entstanden. Und dem ist wirklich so; aber nicht immer. Denn dieser Patient weiß wirklich nichts von einem Schuldgefühl; er versteht einfach nicht, warum er sich für nichts mehr interessiert. Hätte er ein Schuldgefühl, dann hätte er wenigstens an dieses eine Art von Bindung.

Sie werden jetzt vielleicht sagen: »Es gibt aber doch Menschen, die einen religiösen Glauben haben, der sie fähig macht, das Unglück zu überwinden, denn sie sind vom Geiste beseelt.« Ihr geistiges Leben also beseelt sie und bindet sie an das Leben, das doch Beseelung des Körpers ist. Sieht man sich diese Worte genau an, so enthalten sie eine Voraussetzung, der wir im Laufe dieser Vorlesung überhaupt noch nie begegnet sind: die Annahme nämlich, daß nicht Körper und Seele, sondern Geist und Leben zusammengehören. Es gäbe so etwas wie »geistiges Leben« und es ist völlig verwirrend, wenn nun eine dritte Großmacht auftritt, deren Existenz bisher überhaupt ignoriert wurde.

Fügen wir eine weitere Feststellung hinzu, die viel positiver ist. Sie betrifft den historischen Anfang der Religion. Welcher Leser der Evangelien könnte zu entscheiden wagen, ob die Wirkung Jesu in Galiläa zuerst von der Krankenheilung oder der Predigt ausging? Wer dieser Frage nachsinnt und der in ihr liegenden Alternative durch die Jahrtausende durch folgt, kommt zu vielerlei beunruhigenden Betrachtungen. Überspringen wir sie und wenden uns mit einem Satze zu dem, was man heute als geistiges Leben bezeichnet, dann steht man vor folgendem: man sieht in der Gegenwart sehr vervollkommnete Formen des geistigen Lebens. Nun fragen wir, ob zum Beispiel die Existenzphilosophie oder die dialektische Theologie oder Musik, Theater, bildende Kunst und Lyrik Kranke heilen kann? Sind sie, als Mittel betrachtet, konkurrenzfähig mit denen der Chirurgie und Inneren Medizin? Und was mag es bedeuten, daß die größte Menge der Kranken nie in der Lage war, ein solches geistiges Leben zu entwickeln, und daß bei den andern der Zustand in der Krankheit eine Fortsetzung ihres geistigen Lebens abschneidet. Man kann mit Zahnweh weder existenzphilosophisch noch dialektisch-theologisch tätig sein; man geht zum Zahnarzt. Man kann im epileptischen Anfall und in der Idiotie weder Hölderlin noch Rilke noch Beethoven oder Strawinsky aufnehmen. Das sind nicht Ausnahmen, die eine Regel bestätigen, sondern Tatsachen, die eine Möglichkeit ausschließen, nämlich die Möglichkeit, daß das »geistige Leben« unserer Zeit das

menschliche Leben erst möglich mache. Dieses geistige Leben ist eine Folge der Gesundheit, es setzt sie voraus, aber es bedingt sie nicht. Wer Wissenschaft und Kunst hat, der genießt sie und beweist, daß er insoweit gesund ist und nicht umgekehrt gesund ist, weil er sie genießt. Er hat die Krankheit gar nicht erfahren können, insoweit er geistiges Leben geführt hat. Philosophie, Theologie, Wissenschaft und Kunst sind also Besitztümer, die Gesundheit voraussetzen, Geschenke von Gnaden der Gesundheit.
Wir widersprechen uns nicht, wenn wir trotzdem die wissenschaftliche Medizin und die ärztliche Kunst, den philosophierenden Arzt und den Glauben, der hilft, in ihren angestammten Rechten bestätigen. Aber der Zusammenhang ist offenbar ein anderer; der Wirkungszusammenhang muß von neuem überprüft werden. Es war eine Illusion, und eine von gefährlicher Art, hier *Wirkungen* zu vermuten. Wenn wir demnach auf die Illusion der Wirkung von Wissenschaft und Kunst, Philosophie und Theologie in der Therapie verzichten sollen, dann stehen wir offenbar vor einem wahren Ungetüm von Aufgaben. Denn diesmal ist es der Therapeut, dem seine gewohnten und beruhigenden Bindungen verloren gehen, und fast steht er so da wie unser vergeblicher Selbstmörder, der keine Bindungen mehr entdeckt. Sehen wir in dieser Lage zu, ob nicht der eine Selbstmordkandidat dem andern vielleicht etwas helfen kann.
Ich sagte vorhin, dieser Kranke äußerte, er könne selbst nicht begreifen, warum ihn nichts interessiere. Er will nicht leben und lebt noch immer. Das sieht aus wie eine geistige Situation. Man wundert sich, daß man etwas nicht versteht und weil man es nicht versteht. So erscheint die dritte Großmacht des Geistes. Ich meine nun, diese Paradoxie trifft uns nicht mehr so unvorbereitet, nachdem wir etwas anderes verstanden zu haben scheinen, nämlich, daß die Krankheit hier die Wirkung eines Selbstmordversuches war. Das Thallium war nur ein Mittel, keine selbständige Ursache, die wirkte, denn sie wirkte nur unter der Voraussetzung von allem, was sonst vorherging; sie ist keine Endursache, sondern nur eine relative Bedingung. Wenn wir also uns jetzt vornehmen, den eigentlichen Wirkungszusammenhang so zu verstehen, daß die Therapie in ihn eingreifen kann, dann müssen wir uns dieser Relativität der einzelnen Bedingungen bewußt bleiben. *Relativismus* in der Betrachtung ist nowendig, um überhaupt wirken zu können. Schließen wir unsere neue Erfahrung also mit dem Fol-

genden: die geistigen Mittel des ärztlichen Tuns sind nur Relativitäten, denn die Wirkung spielt sich in einer ganz andern Sphäre ab, nämlich in einer gewissen Art der Bewegung zweier Menschen. Wie diese aussieht, und was das eigentlich heißt, dessen wird sich keiner von beiden, weder der Kranke noch der Arzt, ohne eine große und besondere Bemühung bewußt, denn es sind starke Widerstände da, welche ein solches Bewußtsein zu verhindern streben. Ich darf als sicher annehmen, daß wir alle wenigstens in diesem Falle einen starken Widerstand spürten, als uns der Gedanke auftauchte, daß der Arzt in der Begegnung mit dem Selbstmörder sich selbst als einem Selbstmörder begegnet. – Dieser Gedanke ist aber nur wenig entfernt von dem früheren, daß das historisch Wirksame im Leben das ungelebte Leben ist. Denn dieser Kranke war zu seiner Tat und in seine augenblickliche Krankheit wirklich durch sein ungelebtes Leben getrieben: er wünscht, *dieses* Leben wegzuwerfen, weil es nicht das wurde, was seine Geburt möglich gemacht, seine relativen Bedingungen aber nicht wirklich gemacht haben.

XXXVIII. Geisteskrankheit? (Schizophrenie)

Meine Damen und Herren! Was ich Ihnen heute vorstelle, ist, daß ich Jemanden nicht vorstelle. Die Kranke, die ich Ihnen heute zeigen wollte, will hier nicht erscheinen. Ich habe nicht gewagt, dies zu erzwingen. Ich habe ihr freigestellt, sich vorstellen zu lassen, und sie hat nein gesagt. Wahrscheinlich war es aber ein ärztlicher Fehler von mir, daß ich ihr diese freie Wahl zugemutet habe. Denn sie macht sich bereits Vorwürfe, mir ein Nein gegeben zu haben. Es bedeutet nichts, daß sich das alles in der freundlichsten Form abgespielt hat. Es ist klar, daß das seinen Grund hat. Die Kranke hat kein Vertrauen zu mir als dem Arzt, und so mißtraut sie auch der Klinik, die als Universitätsklinik mit dem Unterricht und so mit der Öffentlichkeit zusammenhängt. Das alles ist ein Zusammenhang für sich geworden. Wie kam das?
Sie stammt aus der Provinz Posen, ist einfacher Leute Kind. Ihre Mutter war eine schöne Frau; die Leute sagten: so schön wie die Frau Landrat. Das war mehr, als wenn sie gesagt hätten: schön wie eine Herzogin. Und sie konnte wunderbar singen. Überhaupt die Kindheit war schön, besonders der Garten, die Blumen. Die

Kinderzeit, das ist ihr verlorenes Paradies. Als sie eben ein junges Mädchen wurde, wollte ein Bursche sie im Felde überwältigen. Den Ekel und die Scham hat sie nie überwunden. Sie hat noch mehr erlebt, aber sie blieb ein Fremdling in der Welt. – Kurz nach der Einführung des Sterilisationsgesetzes meldete sie sich als Hausmädchen in einer psychiatrischen Klinik. Die Erscheinung, die Behandlung, das Schicksal der Geisteskranken hat sie furchtbar ergriffen, besonders, wenn sie dann sterilisiert werden sollten. Sie wurde ganz verwirrt und eröffnete sich der Oberin, zu der sie Vertrauen faßte. Aber am nächsten Tag wurde sie dem Chef vorgestellt und die Folge war, daß sie selbst als krank auf die Abteilung kam. Man erklärte sie selbst für geisteskrank, und was kommen mußte, kam: auch sie sollte sterilisiert werden. Die ganze Nacht weinte, schrie und betete sie – vergeblich. Gott half ihr nicht. So wurde die Sterilisierung an ihr vorgenommen, und seither ist ihr Leben zerbrochen; deswegen und bis heute. Sie ist empört, erstens, weil man eine falsche Diagnose gemacht hat, zweitens, weil man sie unfruchtbar gemacht, und drittens, weil sie dadurch wertlos geworden ist.

Wenn man dieser Patientin zuhört, so kann man nicht anders als ergriffen sein, und bald wird man geneigt, Partei für sie zu nehmen. Sie ist gescheit, wenn es ihr gut geht, auch fleißig, tüchtig und angenehm. Spitzig, aber witzig; belesen und mit Geschmack begabt; schwierig aber auch interessant. Von geistigen Störungen ist, dreizehn Jahre nach der Sterilisation, nichts zu bemerken. Sie hat bei uns aufgenommen werden müssen, weil sie ein Magengeschwür hat. Mußte es zu dieser irreparablen Zerstörung eines völligen Vertrauens zum Arzte kommen? Was ist überhaupt Vertrauen? Dies ist unser Thema.

Jeder Geisteskranke ist ein Kämpfer um seine geistige Existenz. Er muß es sein, denn er ist in der Minorität. Als die Kranke Hausmädchen in der Klinik war, hat sie die Partei der Kranken genommen; damit hat sie sich mit einer Minorität solidarisch gemacht. Hat sie damit recht gehabt? Wann hat die Minorität recht? Als man im Genfer Völkerbund einmal tagelang für die Rechte der kleinen und kleinsten Nationen und ihr Selbstbestimmungsrecht geredet hatte, da rief Briand (der sicher ein liberaler Staatsmann war) dazwischen: »Mais enfin, il y a aussi les majoritées!« Ich denke, auch die Majorität kann einmal recht haben. Aber die Propheten, die Erlöser, die Erfinder und die Entdecker müssen immer in der Minorität anfangen. Man hält sie für verrückt, sperrt sie ein oder bringt sie um. Die Geschichte erst entscheidet, ob sie arme Narren oder große Menschen waren, aber die Geschichte kommt für sie zu spät. So ist es vielleicht auch hier; denn wenn die Kranke keine Schizophrenie hat, dann kommt auch hier die Einsicht der andern zu spät. Man sieht, der Psychiater ist in keiner leichten Lage. Denn auch die Majorität kann recht haben und muß gehört werden. Befragen wir also die Krankenblätter.

Da zeigt sich nun, daß die Diagnose »Schizophrenie« im Jahre 1934 nicht sehr gut und stark begründet war. Es waren auch damals z. B. weder Halluzinationen noch Wahnbildung vorhanden – mit einer Ausnahme: einmal sah die Kranke plötzlich sich im Bette liegend und zugleich neben dem Bette stehend. Da ist sie, die Spaltung, die der Krankheit den Namen Schizophrenie gibt und dies mag (wir wissen es nicht) die Stellung der Diagnose und die Anwendung des Gesetzes schließlich begründet haben. Blättert man weiter, dann folgen noch mehrere Aufnahmen wegen Umherstreunens, Herumirrens, Selbstmordversuchs; immer wieder wird das ironische, versteckte, unzugängliche, kontaktlose Verhalten hervorgehoben. Und hier fassen wir den immer bei der Schizophrenie betonten Zug: die Entfremdung, die Kontaktlosigkeit. Er hat die späteren Beobachter immer so beschäftigt: die *Kranke* sei kontaktlos.

Aber zur Berührung gehören zweie. Man konnte doch wohl ebenso gut sagen, die andern, die Ärzte hätten sich kontaktlos verhalten. Es ist zwar wirklich schwer, mit schizophrenen Kranken eine Bindung herzustellen; ein geheimes Mißtrauen, eine verborgene, eine unbekannte, fremde Bindung scheint ihn fest zu halten. Es ist etwas Richtiges an dem, was Bleuler (1916) in seinem alten Lehrbuch schreibt, daß man beim Versuche, den Paranoischen psychisch zu helfen, in unlösbare Verstrickung gerät und zuletzt mehr Schaden als Nutzen zu stiften Gefahr läuft; man solle das lassen.

Aber es ist auch falsch, was da gesagt wird. Viele dieser Kranken sind sehr wohl der Bindung fähig, zunächst an ihresgleichen: so war es ja auch hier. Sie finden einander überall. Aber auch bestimmte Ärzte können ihr Vertrauen gewinnen; ich kenne viele solche Fälle. Es kommt nämlich nicht auf eine allgemeine Bindungsfähigkeit an, sondern auf die *Werte*, die gemeinsam gesetzt werden. Und die objektive Psychiatrie setzt Werte, die den Kranken entwerten müssen. Ich kenne die schwierige Lage der Anstaltsleiter. Die Situation der Krankenschwester ist schon ganz anders. In meinem Besitz ist die Aufzeichnung einer Schwester (VON GADOW 1949), die völlig sachlich und genau ihre Erfahrungen mit Geisteskranken aufzeichnete. Sie handeln von wunderbaren Verhältnissen der Zuneigung und des Vertrauens, und gleichzeitig sieht man die tiefe unüberbrückbare Kluft zwischen denselben Kranken und dem Arzt. Es ist das ein Dokument ärztlichen Versagens. Wenn man also von Kontaktlosigkeit spricht, dann handelt es sich offenbar um ein mindestens *beidseitig* bedingtes Phänomen.

Wer aber hat hier recht und wo liegt die Wahrheit? Die Diagnose des Psychiaters war hier eine einseitige Entscheidung und sie hatte reale Folgen. Die Diagnose ist eine Art Überstimmung, ein Majoritätsbeschluß oder ein Autoritätsakt. Solches gibt es nicht nur in der psychiatrischen Klinik. Wenn in der Inneren ein Kranker liegt, dessen Diagnose völlig fraglich ist, dann kann geschehen, daß der Chef kommt. Danach sagt man: »Der Chef hat gesagt...«. Der Chef *weiß* es auch nicht, aber ein Entschluß muß fallen, und von jetzt ab ist die Wahrheit autoritär geworden. – Es gibt auch Völker, in denen die Majorität sich anders einstellt. Wir haben Grund zur Annahme, daß in Indien Schizophrene, die durch Krankheit und Yoga-Technik sich verändert haben, als Heilige verehrt, nicht interniert werden. Es hängt also vom Glauben des Volkes ab, ob man geisteskrank oder heilig ist. Es hängt vom Glauben des Volkes ab, ob man Volksheld oder Halbnarr ist.

Wir haben jetzt immer noch die Freiheit behalten, uns auf die Seite unserer Kranken zu stellen oder der psychiatrischen Diagnose recht zu geben. Da fällt nun etwas weiteres auf. In dem Maße, als die Begeisterung für die vom Dritten Reich verordnete Psychiatrie abklingt, erweicht sich der Ton der Krankenblätter. Es endet nach 1945 mit dem Eintrag: »Psychopathische Reaktion bei schizoider Persönlichkeit.« Zur Erläuterung ist zu bemerken, daß nach meiner Kenntnis die frühere Vermutung, daß der schizoide Typus eine Vorstufe oder abgeschwächte Form der Schizophrenie sei, in psychiatrischen Kreisen als überholt gilt. Ein Schizoider ist also keinesfalls ein Schizophrener. Wir halten hier nur so viel fest: die der Kranken gegenübergestellte wissenschaftliche Majorität ist selbst (in Grenzen) wandelbar und hängt von zeitgeschichtlichen Bedingungen ab.

Es gibt eine weitere Überlegung. Der Kranke kann krank sein und trotzdem in einem präzisen Sinne mehr recht haben als der Gesunde. Wenn der Schizophrene den Untergang der Welt voraussagt, haben wir denn den Mut, ihm darin Unrecht zu geben? Es sieht ganz so aus, als ob er einer Wahrheit ins Gesicht sähe, von der die Gesunden sich aus Feigheit oder Denkschwäche abzuwenden pflegen. Und wenn der Melancholische die Welt sinnlos findet, sich selbst beschuldigt, so könnte er immer noch mehr Wahrheit erkennen als die, welche sich mit Beschönigungen hinhalten. Es ist nicht möglich, aus solcher Beurteilung der letzten Dinge einen Maßstab für die Entscheidung zu gewinnen, wer recht hat, der Geisteskranke oder der »Gesunde«.

Es gibt aber freilich ein anderes Phänomen, das uns mißtrauisch gegen viele Psychosen machen müßte; es ist ihre Selbsteinschätzung. Ihre Selbstvergottung und ihre Selbsterniedrigung ermangelt der Bescheidenheit. Es liegt vielleicht auch darin Überschätzung der eigenen Person, daß sie es der Mühe wert findet, sich zu töten. Wer ist der, der so wichtig wäre, daß er seine Selbsttötung der Welt als Problem aufgibt – so kann man fragen. Und das ist im Grunde vielleicht ebenso überheblich, wie wenn sich jener als Kaiser und dieser als Gott selbst vorkommt. Die Selbsteinschätzung der Geisteskranken steht freilich in flagrantem Gegensatz zu ihrem sozialen Verhalten: die Mehrzahl ist mehr zum Verzicht und zur praktischen Unterordnung geneigt, nimmt ihr Schicksal mit einer Geduld auf sich, die erstaunt. Der Grund ist schwer zu ergründen, er liegt am Boden der Psychose als deren selbstbestimmte Einsamkeit. Der Geisteskranke hat kein Du zu seinem Ich.

Mit dieser Vermutung zeigt sich etwas wie eine Lösung der *Frage*, »wer recht habe« – der Gesunde oder der Kranke. Sie hat sich unter unseren Händen in eine *Einsicht* verwandelt, die lautet: recht haben ist hier eine *soziale*, keine *logische* Aufgabe. Wahrheit ist in unserem Falle soviel wie Wahrheitsfindung in einem Konflikt. Damit ist geklärt, daß der Kampf des sogenannten Geisteskranken um seine Geltung und Existenz nur lösbar ist durch irgendeine Synthese seines Wertbildes mit dem Wertbild seiner sozialen Umwelt. Diese Synthese würde zur Integration, zur Wahrheitsfindung, wenn die Wertbilder der Streitenden als bloße Gegenbilder, das heißt, als bloße Umkehrungen *derselben* Wahrheit begriffen würden. Wahrheit ist nunmehr eine integrierende Gegenbildlichkeit; Wahrheitsfindung möglich nur auf dem Wege der Begegnung, Berührung und Verbindung, also durch das, was für die Philosophie Karl Jaspers die »Kommunikation« (1932) nennt, und worin ich mich ihm anschließen könnte, wenn es nicht als ein Geschäft der Philosophie, sondern des menschlichen Daseins überhaupt verlangt würde.

Von dieser Einsicht her, so meine ich, kann man zum Beispiel jenes folgenschwere Ereignis nun wirklich verstehen, das hier zur Diagnose der Schizophrenie und zur Unfruchtbarmachung geführt zu haben scheint. Jene sinnliche Wahrnehmung, in der die Kranke sich im Bett und zugleich neben dem Bette stehend sinnlich wahrnahm, ist ein Verdoppelungswahn, der unvermeidlich war, nachdem dieser Mensch die Bindung an ein Du, das Vertrauen und die Geborgenheit im Wir verloren hatte. Dieser Verdoppelungswahn ist nichts anderes als die halluzinierte Wiederherstellung einer Zweisamkeit, nachdem sie die unerträgliche Einsamkeit erreicht hatte. Sie ist eine Darstellung der verfehlten Synthesis von Ich und Du; die Spaltung des Ich repräsentiert – für einen Augenblick – die unerreichbar gewordene Beziehung des Ich zum Du; sie ist ein Ersatz derselben. Wir vermögen in einer sinnlichen Wahrnehmung das sinnlich vorzustellen, was wir denkend oder lebend nicht mehr vollziehen können; man bezeichnet dies als Projektion eines inneren Zustandes in ein vermeintes Objekt. Wir haben jetzt für die Spaltung des Ich eine humane Erklärung gefunden.

Und diese Erklärung ist nun etwas, was man verstehen kann. Unser Verständnis dessen, was vorher wie Absurdität oder objektive Verrücktheit erschienen war, beruht aber darauf, daß wir alle hier einem *allmenschlichen* Vorgang begegnen, an dem jeder Mensch, krank oder gesund, teilhat. Die Ich-Spaltung (und die daraus hervorgehende Selbstüberschätzung nach der positiven oder negativen Seite) ist uns nur zu bekannt. Die Ich-Spaltung ist etwas, was sich in Arten und Graden in jedem Leben findet. Wir alle nämlich *vergessen* einen Teil unserer Vergangenheit. Das Bild, das ich von mir habe, konstituiert sich aus dem, was durch Vergessen abgehoben und ausgeschält wurde, und die Art, wie ich vergesse und heraushebe, ist doch abhängig von den Interessen, die ich *jetzt* und *künftig* habe und den Gefahren, die mir jetzt und künftig begegnen. Ich kann ihnen zwar trotzen, aber ich kann ihren Einfluß auch dann nicht beseitigen. So spalte ich mich in einen gegenwärtig und künftig Seienden und in einen vergangenen Menschen. Wer zeitgeschichtliche und aktuelle Prozesse oder Existenzkämpfe ansieht, kann sich jede beliebige Bestätigung dieser

Ansicht holen: die politische Amnestie ist ein großes Beispiel einer allmenschlichen Regel. Sie kann uns das Verständnis dieses Kranken nahebringen.

Hier zeigt sich auch, wie oberflächlich unser Begriff der »objektiven Tatsache« ist. Was wir eine Tatsache nennen, ist nicht vor, sondern nach diesem Spaltungsvorgang des Ich gebildet worden. Wir nennen »Tatsachen« das, was uns im Gefolge jener Konstitution unseres Bewußtseins aus Verdrängung und Behauptung in Händen blieb. Allmenschlich ist aber ferner auch die weitere Folge, die unsere Kranke, nach ihrem kurzen Sinneswahn, vom Scheitel bis zur Zehe ergriffen hat: die Selbsteinschätzung. Auch von ihr wissen wir, daß sie nicht nur in der Paralyse übersteigert, in der Melancholie untergraben wird. Sie folgt schon den täglichen, den wöchentlichen Schwankungen der Stimmung wie ein treuer Begleiter. Und denken Sie an die gewaltigen Ab- oder Auf-Bewegungen der Selbsteinschätzung vor und nach dem Examen, der Beförderung im Beruf, während des Kampfes um die Gunst einer Frau. Bismarck hat einmal gesagt, jeder, der zum Minister ernannt werde, finde stets, er sei doch gar nicht so übel. Aber bei alledem kommt es jedesmal darauf an, welcher Wert ins Auge gefaßt wurde. Meine Selbsteinschätzung hängt davon ab, ob ich gerade an Geld, an Macht, an die Tugend oder den Erfolg bei den Frauen denke. –

Zur Bestimmung einer Grenze also, von der ab jemand als geistig abnorm, krank, geistig krank oder geisteskrank gilt, sind Maßstäbe unvermeidlich, die wir aus allmenschlichen Beziehungen von Menschen untereinander nehmen, und in diesem Sinn ist der Begriff der Geisteskrankheit ein soziologischer und ein sozialer Begriff. Die »Tatsache« der Krankheit ist eigentlich keine Tatsache, sondern ein System von Bewertungen, und sie hängt ab, ist Funktion vom Vergessen, Vergleichen, von Sympathien und Interessen, und sie drückt diese persönlich menschlichen Verhältnisse aus.

Was hier gesagt wurde, ist nun der Standpunkt des Protagoras, des Hauptes jener Philosophenschule, der Sokrates entgegentrat. Ihr berühmtester Satz: »Der Mensch ist das Maß aller Dinge« ist, so sagt man meist mit Kritik, Relativismus. Er ist human, praktisch und versöhnlich. Die Lehre des Protagoras hat immer wieder Auferstehungen erlebt, die bedeutendste in unserer Zeit ist der Pragmatismus in Amerika. Er hat dort die große Bedeutung, eine optimistische Meinung von der Erziehung zu begründen; man hat dort eine hohe Ansicht von der Erziehbarkeit des Menschen, als Grundlage eines zwar nicht kampflosen aber doch proportionierten Zusammenlebens miteinander. Aus dem Protagorismus wird Pragmatismus, Behaviourismus und Demokratie. In Europa sind Karl MARX und sozialistische Theoretiker des 19. Jahrhunderts es gewesen, welche die Wahrheitsfrage von der sozialen aus gestellt, und die soziale Abhängigkeit des Wahrheitsbewußtseins dem Idealismus entgegengestellt haben. Auch die Psychologie, namentlich die psychoanalytische, kann man so im Lichte der pragmatischen Einstellung betrachten. Sie holt sich ihre Urteile über einen Menschen aus dessen abhängiger Situation, Milieu, Erfahrung und nicht aus einer Idee a priori von seinem »Wesen«.

Sie wissen, daß der Gegenschlag des SOKRATES zur Blüte des platonischen Idealismus geführt hat. Es ist nicht gewiß, daß dies die einzig mögliche Konsequenz war. Aber gewiß ist, daß in keinem Volk und Land der Neuzeit wie in unserem der Idealismus eine neue Blüte erfuhr. Und nirgends so wie hier sind Ansichten wie die vorhin entwickelten auch heute der Ablehnung ausgesetzt, und zwar im Namen der Idee, des Geistes. Fast sieht es so aus, daß auch diese Vorlesung zuletzt zu einer Verteidigung gedrängt sei, die Abbitte tun soll, warum das Wort »Geist« in ihr nicht vorkam. Es ist aber nicht dies das Motiv, es nun doch einzuführen. Wenn unsere Patientin sich doppelt sah, weil sie ihr Ich spaltete, und wenn sie es spaltete, weil sie die Bindung an den andern Menschen verlor, dann ist das kein psychologisch noch zu begleitender Vorgang: es ist ein geistiger Akt, der die Geltung von Einheit, Zweiheit und Logik voraussetzt. Nicht eine psychologisch-pragmatische, sondern eine logisch-ideale Erkenntnis liegt zugrunde und eine geistestheoretische, spekulative Ordnung wird anerkannt, wenn wir solches erfassen; also Geist.

Der Geist ist die Freiheit. Man kann also nicht aussagen, »es gibt« den Geist, oder der Mensch »besteht aus« Körper, Seele und Geist. Der Geist bläst, wo er will, sagt die Schrift, denn er ist Freiheit. Für unser Geschäft bedeutet das, wir können und wir dürfen es nicht anfassen, so, als ob Geist ein Besitz wäre, den der eine hat und der andere nicht. Wo dies geschieht, setzt sich eine Autorität *vor* die Sozietät, vor die Integration der Wahrheit in einer Gegenbildlichkeit. Das ist der Grund, warum ich die Ansicht vertrete, man dürfe in der Medizin und in der heutigen geschichtlichen Lage einen geistigen Idealismus nicht aufbauen, bevor man durch Beobachtung, Erfahrung und Praxis eine medizinische Anthropologie als *anthropologische Medizin* aufgebaut hat. *Dann,* hernach, könnte man auch an einen neuen Idealismus denken. Für diesmal ist das eine Frage der Reihenfolge. Und dies ist der Grund, warum hier das Gegensatzpaar Leib und Seele *vor* und *über* dem von Körper und Geist erschienen ist. Es wird aber keinen Grund geben, der mich abhielte, im nächsten Semester dieses Thema gründlicher zu behandeln, und unsere letzte Kranke hat uns durch ihr Schicksal und ihr Bild dazu selbst aufgefordert.

XXXIX. Geist (Menièresche Krankheit)

Meine Damen und Herren! Ich habe die Kranke, die Sie neulich sahen, heute besucht und sie erzählte, daß sie in der Frühe wieder einen mehrstündigen Schwindelanfall gehabt hat. Schon gestern nahm das Rauschen im rechten Ohr wieder zu, und das ist immer ein Zeichen, daß der Anfall bevorsteht. Den Schwindel kann sie schwer beschreiben, aber er sei eben der Zustand, den sie schon als Kind auf der Schiffschaukel bekam, zu ihrem Verdruß und im Unterschied zu andern Kindern. Dies war also schon immer ein schwacher Punkt. Beim Anfallbeginn wurde sie wieder rot und heiß im Gesicht; später kam es zu Schwitzen, Nausea, heftigem Erbrechen, und davon, meint sie, hat sie heute abend noch Kopfweh. Es liegt also das klassische Bild des Menière'schen Anfalls mit der Trias von Ohrensausen, Schwindel und Erbrechen vor. Sie erinnern sich aber, daß in den schweren Anfällen der Kranken außer Erbrechen auch unwillkürliche Stuhl- und Urinentleerung stattfinden. Obwohl sie nie bewußtlos wird, verliert sie jede Herrschaft über die Schließmuskeln. Das ist sehr selten beim Menière'schen Anfall, wiewohl Stuhlgang und Flatulenz bei ihm auch sonst nicht ganz selten sind. – Die Kranke bekommt schon seit sechs Jahren kurz vor der Periode leichtere Schwindelanfälle; aber seit einem halben Jahr ist dieser Zusammenhang gelöst und die Anfälle wurden schwer. Wir finden bei ihr außerdem eine arterielle Hypertonie mäßigen Grades. In ihrer Anamnese spielen noch Gallenanfälle eine Rolle, und auch das interessiert uns, nachdem Fräulein Dr. Ansorge das häufige Zusammenvorkommen und Alternieren von Migräne und Gallenanfällen beobachtet hat. Ich glaube, daß wir eine Wesensähnlichkeit von Menièreanfall, Migräneanfall, Gallenanfall anzunehmen haben und als vegetative Krisen gemeinsam betrachten können. Aber auch die Hypertension darf als Ausdruck einer besonderen Verfassung im vegetativen System der Patientin gelten; sie steht als Dauerzustand den Krisenereignissen gegenüber. Sie wissen schon, daß die vegetative Disharmonie diese beiden Äußerungsmöglichkeiten hat: die »chronische« und die »akute«, und wir haben die Frage noch nicht lösen können, warum das eine oder das andere oder wechselweise oder ergänzend auch beide Ausdrucksmittel benutzt werden. Auch die Biographie der Kranken hat uns darüber keinen brauchbaren Aufschluß gegeben. So hat unsere Therapie sich auf die üblichen Mittel beschränkt: Chinin ist in unserem Lande jetzt kaum aufzutreiben. Wir gaben ihr Monotrean, das neben Papaverin auch kleine Mengen Chinin enthält. Von der operativen Durchschneidung des Vestibularnerven sind die kritischen Otologen ganz abgekommen, da die gelegentlichen Erfolge vorübergehende waren, was zu erwarten ist, da diese Anfälle durch keine periphere Labyrintherkrankung ausgelöst, sondern »zentraler Natur« ist. Dazu stimmt, daß die Ohrenklinik bei der Untersuchung des Ohres dieser Kranken keine Funktionsstörungen feststellen konnte.

Ich wende mich jetzt der besonders auffälligen Vereinigung von Ohrensausen, optischem Schwindel mit Erbrechen, Stuhl- und Harnentleerung zu. Wie kommt diese Verbindung animalischer und vegetativer Paroxysmen zustande? Sie ist sehr präzise, aber insofern nicht so ganz allein dastehend, als die neurologische Klinik auch andere Syndrome von ähnlich paradoxen Kombinationen kennt. Ich erwähne die sogenannte Narkolepsie und den Lachschlag. Hier bekommen die Patienten Schlafanfälle, ohne müde zu sein; aber in andern Augenblicken haben sie den »Lachschlag«; das ist das Phänomen, bei dem sie, zum Lachen gereizt, zusammenstürzen, weil sie plötzlich allen Muskeltonus verlieren. Diese sonderbare Kombination dürfte sich so erklären, daß im Zwischen- und Mittelhirn die sogenannten Schlafzentren, ein Lachzentrum und ein Tonuszentrum dicht beisammen liegen. Wenn nun irgend ein Vorgang, z. B. ein Gefäßspasmus, diese Gegend heimsucht, dann ist das Überspringen auf die nächste Nachbarschaft gut zu verstehen. Diese anatomische Erklärung können wir auch für unsere Menière'schen Anfälle benutzen. Denn der Vestibulariskern (Deiters'scher Kern) und der Vaguskern liegen dicht beisammen. Es ist dann gut verständlich, daß die

Störung der Gehörs- und Gleichgewichtsempfindung (Nervus octavus) und die der von Vagus (und Sympathicus) innervierten Magen-, Darm- und Blasenfunktion gekoppelt erscheinen. Die Erregung spränge einfach über. Unser Erklärungsprinzip wäre ganz das gleiche wie das bei der Jackson-Epilepsie, in der die Ausbreitung von Mund, Facialis, Hand, Arm zum Bein ganz einfach der Anordnung der Rindenfoci dieser Muskulaturen auf der vorderen Zentralwindung entspricht. Daß diese Nachbarn sind, wie sie sind, wäre ein Zufall oder vielmehr eine anatomische Tatsache.

Und nun werde ich einen völlig andern Weg einschlagen und eine Frage stellen, welche die Anatomie und die Physiologie nicht stellen. Ist diese anatomische Tatsache wirklich ein Zufall – eine Kontingenz? Jene Zentren sind benachbart; aber warum sind sie es? Hat dies keinen Sinn? Betrachten wir ihre Funktionen und sehen zu, ob diese eine sinnvolle Beziehung haben. Die eine dient dem Gleichgewicht im *Raum*, die andere der Einfuhr und Ausfuhr des *Stoffes*. Beides ist fundamental für Beziehung und Einordnung des Organismus in seine Umwelt. Das Körper*gleichgewicht* und der Stoff*austausch* sind zwei Grundbestimmungen unseres Daseins in einer Welt. Die eine betrifft also den Raum, die andere die Materie, und Raum und Materie sind auch für die Physik unzertrennlich. In der neueren Entwicklung der Physik ist weder der Raum noch die Materie ohne Kraft sinnvoll definierbar, und die Darstellung der Natur in mathematischen Funktionen kennt daher keine Trennung von Raum und Stoff. Biologisch dürfen wir ebenfalls sagen, daß jene beiden Verhältnisse zur Umwelt, die Orientierung im Raum und der Austausch der Materie (als Nahrung usw.) ständig eng koordiniert sein müssen – und daher wird ihre Nachbarschaft, die anatomische Benachbarung ihrer Zentren und Funktionen ein ökonomisches, ein rationelles und wahrscheinliches Verhältnis darstellen.

So können wir jetzt sagen: die anatomische Nachbarschaft erklärt das sonderbare klinische Syndrom; aber das klinische Syndrom erläutert auch den Sinn dieser Nachbarschaft, wenn wir der biologischen Verflechtung räumlicher und stofflicher Einordnung des Organismus in seine Umwelt nachdenken. Dieses wechselseitige Erklärungs- und Erläuterungsverhältnis ist nun psychologisch überhaupt nicht begleitbar. Es ist psychologisch nicht zu interpretieren, *daß* wir in Raum und Materie uns zu fügen haben. Vielmehr zeigt diese Feststellung die Grenze der Psychologie; sie fixiert diese Grenze. Das ist nun eine Situation, der wir in der Krankheitsforschung auf Schritt und Tritt begegnen. Das ist zum Beispiel so bei der hysterischen Konversion. Wenn ein Hysterischer eine Lähmung oder einen Krampfanfall bildet, so können wir den Übertritt der seelischen Erregung oder des Verdrängten in die innervierende Ganglienzelle psychologisch nicht begleiten. Ebensowenig können wir den Entzündungsvorgang im Zahngeschwür bei seinem Übertritt in die Schmerzempfindung begleiten. So ist es grundsätzlich bei jeder Art von Psychophysik, bei der willkürlichen Muskelinnervation in der einen, bei der Sinnesempfindung in der andern Richtung. Und wiederum in der Klinik: wenn die seelische Spannung sich in arterieller Hypertonie materialisiert, oder wenn paralytische Entzündung des Gehirns sich in Wahnvorstellungen spiritualisiert, dann ist jedesmal ein psychologisches Verständnis an dieser Stelle ausgeschlossen worden: die Materialisierung und die Spiritualisierung fixieren für diesmal eine Endgrenze der Psychologie.

Was ich hier über die Deutung des Menière'schen Syndroms und die Koppelung von Drehschwindel und Magendarmkrise, von Animalischem und Vegetativem, von der biologischen Sinnerklärung der Zentrenanatomie gesagt habe, können Sie etwa so beurteilen: »Nun ja, das ist eine *geistreiche* Deutung, mehr nicht.« Genau dies möchte ich erreichen. Die ganze Wissenschaft bekommt ihr Interesse und ihren Wert nämlich nur dadurch, daß sie auf solche Art geistreich ist. Die Anatomie an sich wäre völlig langweilig. Aber weil das Herz so und nicht anders gebaut ist, verstehen wir, daß das Blut diesen und keinen andern Weg nehmen muß, diese nötige Beschleunigung erteilt bekommt: die Strukturen erklären geistreich die Funktionen. Und wieder: weil die Lasten und Züge, die Kräfte des Tragens und Bewegens in diesen Richtungen und diesem Ausmaße wirken müssen, darum müssen die Lamellen der Spongiosa, die Formen und Protuberanzen der Knochen solche und keine andere sein. Geistreich erklären die Funktionen wieder die Strukturen. Und ebenso erläutert das psychische Leben das somatische, erläutert das Leibgeschehen das seelische. *Daß* aber der Körper die Leistung und die Leistung den Körper erklärt, dies ist nicht psychologisch zu interpretieren, sondern dies versteht kein anderer als der Geist.

Dieses Wort ist bisher in dieser Vorlesung überhaupt kaum vorgekommen, und es stellt uns offenbar vor ganz veränderte Aufgaben. Hier war es eigentlich eine theoretische Frage, die dahin geführt hat. Sie wissen aber, daß wir gerade aus Gründen der Erkenntnis auf die – oft »subjektiv« genannten und also herabgesetzten – Aussagen der Kranken immer entscheidendes Gewicht legen. Jeder Satz, jedes Wort, jede Silbe seiner Äußerungen und jede Miene und Geste von ihm ist eine vollwertige und wichtige Realität zum Verständnis seiner Krankheit. Es ist ein schlimmer Rückschritt der Medizin, wenn wir dieses ganze Tatsachenreich nicht wahrnehmen. Wir begrüßen es daher auch, wenn bei dem neuen Thema des Geistes der Kranke uns mit demselben Thema von selbst entgegenkommt und die Saite anschlägt, die wir in abstrakter Philosophie nicht gern erklingen hören.

Vor wenigen Tagen besuchte mich ein Kranker, der sich über Kopfschmerz, Hypochondrie und Platzfurcht beklagte. Das Kopfweh kommt grundlos, die hypochondrischen Befürchtungen knüpfen an Magenbeschwerden an, und die Platzfurcht zeigt sich in der Kirche, im Konzert, wenn er nicht nahe dem Gang, nicht nahe der Ausgangstür sitzen kann, oder wenn er ohne Begleitung auf der belebten Straße geht. Seine Frage an den Arzt lautet nun, ob wohl *die* recht hätten, die ihm sagen, er müsse sich nicht so viel mit Büchern befassen und weniger grübeln; daher käme die Störung, sagen sie. Oder ob *er* nicht recht habe; er habe nämlich gefunden, daß gerade die geistige Meditation, die Arbeit der Gedanken ihm immer wieder geholfen habe. Da sei nun freilich ein Konflikt entstanden. Er sei einziger Sohn, Erbe eines zwei Jahrhunderte alten handwerklichen Geschäftes, und sein Vater erwarte von ihm Fortführung dieser Tradition. Seine geistigen Bestrebungen halte der für Unsinn. Das Handwerk hat einen goldenen Boden. Und der Arzt habe ihm gesagt, er dürfe nicht so viel grübeln und meditieren, müsse sich durch praktische Tätigkeit ablenken. Dieser Arzt steht auf dem Standpunkte der Ablenkungstheorie und steht damit auf der Seite des Vaters, mit anderer Begründung, aber für den Patienten in der gleichen Phalanx. Er aber hat das Gegenteil beobachtet. Die Lehren des Buddhismus haben ihn überzeugt und ihm geholfen, die Ablenkung seinen Zustand immer verschlimmert. Ich solle nun ihm sagen, wer recht habe. – Hier ist die Frage gestellt: Geist oder Materie. Der Patient möchte an den Geist glauben, hofft Heilung von einem Berufswechsel hinüber vom Handwerk und Erwerbsberuf zu einem

Studium. Die anderen – das Gegenteil. Aber: es ist nicht nur ein Konflikt nach außen, es ist auch ein Zweifel im Innern da: er weiß selbst nicht, ob er sicher recht hat, und darum geht er zu einem Arzt, von dem man ihm erzählt hat, er sei »ein Theosoph«. Ich hatte nicht gewußt, daß ich dafür gelte und auch nicht, was das eigentlich ist. Ich denke, es ist eine Verwechslung mit den Anthroposophen oder den Christian Science-Anhängern, die vertreten, daß der Ungeist die Krankheit erzeugt, der Geist sie heilt. Hier wird also gefragt, ob es *Geistes*-Krankheit gibt, und ob alle Krankheit nur Geistes-Krankheit ist.

Lassen Sie mich aber gleich einen zweiten Punkt berühren: dieser Sprechstundenbericht zeigt mit gleicher Deutlichkeit, wie es sich hier auch um ein *Verhältnis eines Menschen zu andern Menschen* handelt. Der Konflikt ist ein innerer und ein äußerer. Wer hat recht? Der Vater und der Arzt und überhaupt »die Leute« oder die individuelle Selbsterfahrung? Die andern sagen: »Unsinn«, »Ablenken«. Die innere Stimme aber: »Wahrheit«, »Erkenntnis«. Die andern erscheinen ihm als solche, die sich von ihm, von seinem Selbst, abwenden; aber sie müßten sich als Vater und als Arzt ihm zuwenden. Schließlich werden sie ihn verrückt nennen, und dann wird ihm nur übrig bleiben, die andern als verrückt zu beurteilen. Wer ist nun eigentlich der Verrückte? Mit andern Worten: dieser Fall ist nicht nur ein medizinisches, er ist zugleich ein *soziologisches* Problem. Das soll heißen: die Frage, Geist oder Materie, ist in der Erfahrung hier zugleich eine Frage des Zusammenlebens von Menschen geworden. Ich muß mein Verhältnis zu andern Menschen berücksichtigen, wenn ich feststellen will, ob ich recht habe. Und dies ist nun in allen Lagen so. Sitze ich im Zuge und weiß nicht, ob ich im richtigen sitze, so frage ich die andern Reisenden, wohin sie fahren. Nach der Majorität ihrer Angaben richte ich mich – vorausgesetzt, daß ich diese Majorität anerkenne. Was wahr ist, nämlich, wohin der Zug fährt, hängt jetzt von meinem sozialen Verhältnis zu den Mitreisenden ab. Es ist aber nicht anders, wenn Menschen verschiedene Sprachen sprechen, verschiedenen Nationen angehören, verschiedene Weltanschauungen haben. Immer ist die Wahrheitsfrage auch eine Frage des Zusammenlebens, und wo man sich nicht einigt, entsteht Streit und Krieg.

Was sich hier im kleinen abspielt – der Kampf eines Menschen um seine geistige Individuation – ist natürlich ein Muster des großen Dramas, das wir Politik und Geschichte nennen. Die Historiker hatten aber bisher wenig Neigung, die Wahnsinnsnatur des geschichtlichen Prozesses zuzugeben. Die Politiker ziehen es ebenfalls vor, *einen* Gegner, der sich ihrem Verständnis und ihrer Voraussicht entzieht, als wahnsinnig zu bezeichnen, wobei sie sich vorbehalten, selbst nicht wahnsinnig zu sein. Es ist zwar nicht zu erwarten, daß die Psychiatrie zur Aufklärung dieser Verwicklung etwas Erkleckliches beitragen kann. Aber wir sind heute auf einen Zusammenhang gestoßen, der unser Interesse doch fesselt, gerade weil eine Analogie zu den großen Proportionen des menschlichen Zusammenlebens anklingt.

Sie sahen zuerst die Kranke mit einer absurden Zusammenstellung von Symptomen: Ohrensausen, Drehschwindel, Erbrechen, Miktion und Defäkation sind in einem Anfall eng beisammen. Diese Kombination wird uns plötzlich verständlich, wenn wir die Anatomie zu Rate ziehen, die freilich wie ein Zufall wirkt und zunächst die Absurdität jenes Bildes auch nicht beseitigt. Aber sie ist wenigstens objektiv, und das beruhigt uns für einen Augenblick. Damit können wir uns an eine objektive Tatsache halten, die in jedem Zentralnervensystem dieselbe ist und wenigstens erklärt, daß das Menière'sche Syndrom so gleichartig immer wiederkehrt. Was Sie hier haben, ist ein gutes Beispiel der objektiven Wissenschaft, und man ist leicht geneigt, von ihr Sicherheit und Übereinstimmung aller Beurteiler auch weiter zu erwarten. – Dann erzählte ich von einem Kranken, der ebenfalls Störungen hat, die ihm die Orientierung in seiner Umgebung und die Einordnung in sie schwer machen, aber in ganz anderem, in geistigem Sinn. Wird uns, so fragen wir, auch hier eine objektive Methode helfen, das sonderbare Syndrom zu verstehen und – etwa anatomisch oder sonstwie – zu erklären? Dies eben ist nicht der Fall. Die Objektivität versagt, weil Übereinstimmung der beteiligten Menschen über das, was objektiv ist, nicht zu erlangen ist. Ob der praktische Materialismus des Vaters oder der religiöse Spiritualismus des Sohnes die objektive Wahrheit enthält, ist nicht objektiv zu entscheiden.

Es ist noch nicht allzulange her, daß viele annahmen, die Objektivität des Denkens und Wissens habe die Macht, die Menschheit zu einer Gemeinschaft zusammenzuschweißen. Wenn alle dieselbe Mathematik und Physik, wenn alle dieselben Längen- und Zeitmaße, die gleichen Uhren, dieselbe Währung, dieselbe Verkehrstechnik hätten und dasselbe Esperanto sprächen, dann wäre die völkerverbindende und geisterbefriedende Macht entdeckt. Jetzt sieht es annähernd umgekehrt aus. Je größer diese verständige Vernunft wurde, desto mehr haben Technik und Bürokratie das Geschäft der Menschenvernichtung beschleunigt, und diese beiden Schüler der objektiven Wissenschaft sitzen auf der Anklagebank. Technik und Bürokratie sind aber ein Sündenbock, und ich wäre ebenso bereit, die Verteidigung zu übernehmen.

Vor einigen Monaten traten eine Anzahl von sehr kultivierten Männern in der Stadt Genf zusammen, um sich über die künftigen Aussichten des europäischen Geistes auszusprechen. Man kann auch sagen: ein Consilium von Ärzten stand um das Bett des esprit européen. Ich habe sehr scharfsinnige und offenbar auch zutreffende Analysen dieses Geistes und seiner Krankheit gelesen. Aber ich habe mich gewundert, daß die Objektivität des Geistes nicht als das zweischneidige Schwert bezeichnet wurde, mit dem Europa nicht nur die Welt zu erobern, sondern sich selbst den Hals abzuschneiden scheint.

Die kleine Überlegung nun, welche der Vergleich unserer beiden Fälle auslöst, ist die folgende. Wenn die objektive Anordnung der sogenannten nervösen Zentren im Hirnstamm das Krankheitsbild bei der ersten Kranken erklärt, dann ist damit und eben dadurch ein menschliches Verständnis dieses kranken Menschen abgeschnitten und ausgeschlossen. Wieso? wird man sagen; es hindert mich doch nichts, um auch seinen Klagen und Leiden, seiner Biographie und Psychologie nachzugehen. Ja, aber nicht wahr, daß jene objektiven Symptome grade so und nicht anders aussehen, das ausschließlich *erklärt* sich doch aus der Zentrenanatomie des Gehirns. Die objektive Art der Erkenntnis fordert nicht nur nicht, sie verhindert die Begegnung unserer beiden Subjektivitäten und soll sie verhindern. Wie das? Sie erinnern sich gewiß noch jener Patientin, die vor Ihren Augen einen Schwindelanfall bekam und hinstürzte, freilich ohne sich zu verletzen. Es war dieselbe, die durch eine unerwünschte Schwangerschaft zu einem Selbstmordversuch getrieben worden war, dann aber sich mit dessen Reproduktion in hysterischer Weise begnügte. Auch sie war aus dem Gleichgewicht geraten. Der Menière-Anfall, der hysterische Schwindel und die Platzangst, das sind offenbar drei verschiedene Arten des Gleichgewichtsverlustes, die aber das Gemeinsame haben, daß ein Mensch seine Einordnung in eine objektive Welt nicht zustande bringt. Die Klinik nennt den ersten Fall organisch, den zweiten psychisch, der dritte war geistig. Aber das sind offenbar

nur drei verschiedene Methoden, eine unlösbar gewordene Aufgabe zu lösen, indem man ihr ausweicht.
Was heißt aber hier Aufgabe, und was heißt ausweichen? Einordnung in die Welt ist die Aufgabe. Man kann also diese Welt physisch erfahren; dann muß man mit den Gesetzen der Schwere der Stabilität im Raum sich anpassen. Oder man erfährt sie psychisch; dann muß man sich zwischen Liebe und Haß behaupten. Oder man erfährt sie geistig; dann gilt es, die Wahrheit zu finden. So sind die drei Situationen entstanden, die wir jetzt in eines zusammenfassen. Ausweichen, das heißt, man entzieht sich der Einordnung, indem man sich als ein ganz besonderer Fall konstituiert; hier: man wird krank. Die Krankheit ist eine besondere Art der Individuation. Das Ausweichen in diese besondere Individuation schafft alle Nachteile und Vorteile des Krankseins herbei. Ein Vorteil wäre es, daß man als Kranker einem Arzte begegnet, der helfen kann; jedenfalls ist dann also eine neue Begegnung möglich, die von Krankem und Arzt. Aber eine Begegnung wäre es auch vorher schon gewesen, die nur mißlang, und der man auswich in eine andere Begegnung – die physische oder die seelische oder die geistige. Die Begegnung soll zu einer Einordnung führen, also eine Gemeinschaft stiften – oder war es nur eine Unterordnung? Dies eben ist hier die Frage. Es hätte auch eine Überordnung, eine Herrschaft über die Situation der Welt werden können. Das macht eben den großen Unterschied, aber eine Einordnung in einer Begegnung wäre es in jedem Falle. Man sieht, daß es jetzt aber sehr wichtig geworden ist, die Art des Verfehlens, des Ausweichens in jedem Falle richtig zu unterscheiden, denn davon werden die Aussichten der Therapie abhängen.
Wir sehen, daß die Rolle der Objektivität dabei noch nicht geklärt ist, aber diese Frage gerät jetzt in eine neue Beleuchtung. Sie ist jetzt nämlich einer anderen *untergeordnet* worden. Wir können sie nicht mehr als den einzigen Leitstern anerkennen, denn sie kann eine Begegnung und Einordnung ebensogut verhindern wie herbeiführen. Und es kann sein, daß jemand seine Einordnung wünschen und wollen muß, aber auch, daß er sie vermeiden und verhindern muß. Und es kann sein, daß er sich im einen wie im andern vergeht, täuscht oder irrt. Das ist kein harmonischer Schluß, aber der harmonische Schluß könnte auch einmal einer sein, der weder gut noch wahr, noch schön ist, wie PLATON im »Phaidon« gezeigt hat.

XL. Lösung einer Schwierigkeit (postoperative Tetanie)

Meine Damen und Herren! Wir gehen ziemlich weit, wenn wir es zulassen, daß jemand die Objektivität der wissenschaftlichen Erkenntnis relativiert; aber wir gehen noch lange nicht so weit wie PLATON, welcher die Natur als das Nichtseiende nimmt. Wie aber kommt ein Mensch in den Zustand, daß er die Natur, das Äußere, bald ernst nimmt, bald nicht ernst nimmt? Darüber lernen wir etwas von dem Kranken, den Sie soeben sahen.

Er bekam Atembeschwerden, und als Ursache fand sich ein beengender Druck, den eine übermäßig vergrößerte Schilddrüse auf seine Luftröhre ausübte. Man riet ihm deren operative Entfernung, und er unterzog sich dieser Operation. Dies verschaffte ihm Erleichterung, aber nach einiger Zeit stellten sich neue Beschwerden ein. Er bekam Krampfanfälle, die als Tetanie erkennbar waren. Überdies fiel ihm eine eigentümliche Temperamentlosigkeit auf, die er so früher nicht kannte. Weitere Untersuchungen zeigten, daß der Calciumgehalt des Blutes zu niedrig war, daß der Grundumsatz gesenkt war. Und schließlich bekam er Sehstörungen, deren Ursache eine Linsentrübung, eine beginnende Katarakt war. Das alles beweist, daß er nun zwei neue Krankheiten hat: eine Hypothyreose und eine Hypoparathyreose. Es ist klar: die Operation hat zuviel von der Schilddrüse weggenommen und sie hat die Nebenschilddrüsen geschädigt; die Folge ist ein abortives Myxödem und eine postoperative Tetanie. Auch ein guter Chirurg ist nicht absolut geschützt gegen diesen Schaden; der Kranke aber ist jetzt sehr geneigt, ihn deswegen zu beschuldigen und eventuell auch anzuklagen. Wir konnten ihn aber überzeugen, daß jener Chirurg ein besonders fähiger und gewissenhafter war, dem er sein Vertrauen mit Recht geschenkt hatte, und daß bei jeder Technik einmal ein Mißgeschick vorkommt, das nicht vorauszusehen ist. Wir konnten so sprechen, weil es unsere Überzeugung war.

Der Kranke aber, der den Schaden hat, klagte impulsiv und instinktiv zuerst den Operateur, nicht die technische Medizin an, den Menschen, nicht die Sache. Wir erfahren, daß hier keine »Personifikation« vorherging, sondern das erste ist ein Zorn auf ein Lebewesen, und nicht anders sind wir, wenn wir über einen Stein stolpern: wütend drehen wir uns gegen den Attentäter um, als ob er schuldig wäre. Hier ist deutlich: statt mich über meine

Unachtsamkeit, also über mich zu ärgern, erbose ich mich gegen einen äußeren Feind: es ist eine Affektübertragung, eine »Projektion«. Es wäre aber schwer zu beweisen, daß die Selbstanklage primär, die Fremdbeschuldigung sekundär entstand, und was wir Projektion nennen, ist anders beleuchtet auch das Ursprüngliche. Kurzum, der Fall lehrt: man nimmt zuerst eine persönliche Schuld ernst, fremde oder eigene, und dann, nach Abzug des Affektes, denkt man kausal. Halten wir diese Entstehungsweise eines kausalen Gedankens fest.

Wenn wir bei einer Krankheit Selbstanklage treiben und den Zusammenhang, das Ernstnehmen der Zusammenhangsrichtung auch im kausal gewordenen Denken festhalten, dann sagen wir: wir haben die Krankheit selbst »gemacht«. Bei einem Katzenjammer ist das fast selbstverständlich. Bei einem Unfall, einer Operationsfolge (wie hier) sieht es unmöglich aus und absurd. Immer ist zu bemerken: wer die Lehre vom Selbst-machen der Krankheit vertritt, begegnet bei den meisten Krankheiten und Kranken einem Protest. Sie fühlen sich von einer Verantwortung, Gewissenslast oder Anklage betroffen, die ihre Kräfte überanstrengt, ihr Freiheitsgefühl mehr einschränkt als erweitert; sie fühlen sich zu Unrecht angegriffen. Am allgemeinsten wird die Revolte, wenn eine Kriegsverletzung oder eine epidemische Krankheit vorliegt. Diese Beispiele führen meine Hörer vor allem an, wenn ich den Satz von der Selbsterzeugung, *Autopathie der Krankheit*, verallgemeinern will. Es ist auch wirklich zu verstehen, daß der im Kriege Verwundete eine Selbsterzeugung ablehnen würde.

Dabei kommt noch ein intellektuelles Moment ins Spiel: der *Zufall.* Die objektive Wissenschaft pflegt ihn nicht als etwas Reales zu würdigen, und die experimentelle Forschung weicht ihm aus, sucht ihn zu unterdrücken. Betrachten wir aber den Alltag, dann finden wir ein anderes Verhalten. Hier nehmen wir uns auf den Zufall sogar ein *Recht,* auf dem wir bestehen, wenn wir einen schuldhaften oder kausalen Zusammenhang nicht anerkennen wollen. So ist es bei einem Unfall, der als Fehlleistung oder Fahrlässigkeit verdächtigt werden könnte, so bei einer Krankheit, zu der wir durch Ausschweifung oder Energielosigkeit beigetragen haben könnten. Der Zufall wird nicht nur zu einem Recht; er konstituiert auch unser *Glück.* Das Glücksspiel, dessen Lust wir alle erfahren haben, fordert ihn, vom Schach bis zur Roulette. Das Spiel von klein auf empfängt seinen Reiz von der widerspruchsvollen Span-

nung zwischen dem gemeinten Ernst des späteren Lebens und dem jetzt ernster genommenen Unernst des Spielens mit dem Glück. Im Spiel und besonders im Glückspiel behandeln wir also die Realität der möglichen Schuld symbolisch, in effigie, wie etwas Unschuldiges und darum sprechen wir von unschuldigen Spielen. Dieses verräterische Beiwort deutet die unterdrückte Tendenz an, auf gute Art mit der Schuldursache fertig zu werden.
Es ist jetzt eigentlich überflüssig, diese erfahrbaren Dinge noch in ein psychologisches System zu bringen und etwa die Tendenzen auf Substanzen zu beziehen; so etwa könnte man die Unschuld-Tendenz zum Zufall und zur objektiven Kausalität als »Es-Tendenz«, die Schuld-Tendenz zur Anklage und subjektiven Leidenschaft als »Ich-Tendenz« bezeichnen und auf die Systeme des Es und des Ich zurückführen. Es bleibt freilich beachtenswert, daß bei solcher Begriffsbildung auch die Somatogenie der Krankheit als Folge von Es-Tendenzen, die Psychogenie als Folge von Ich-Tendenzen darstellbar wird. Aber wichtig ist daran doch die Entgegengesetztheit der Richtungen, und festzuhalten bleibt, daß hier immer ein Kampf stattzufinden scheint, aus dessen Verstrikkung wir uns nicht lösen können. Und damit ist nun doch etwas für unser Problem gewonnen, nämlich für die Frage, ob man auch bei Unfall, Kriegsverletzung, Epidemie das Prinzip der Autopathie (Selbsterzeugung der Krankheit) anwenden soll. Ist der ungemeine Kontrast zwischen Zufall und Selbstmachen, objektiver Kausalität und Subjektivität (»causa sui«) überbrückbar?
Zunächst fällt auf, daß bei Epidemie und Krieg, aber auch meist bei Hunger, Kälte und Armut, es sich um *kollektive* Verhältnisse handelt. Nun macht der Rationalismus vor dem Zufall in diesen Massenvorgängen keineswegs halt, und im Gegenteil werden wir belehrt, daß die Statistik gerade hier einen großen Erfolg in der rationalen Zufallsbeherrschung erzielt hat: seit BOLTZMANN fand die Physik ein an Bedeutung fortwährend wachsendes Rationalisierungsinstrument in der statistischen Wahrscheinlichkeit, in deren zahlenmäßiger Größenbestimmung. Das Gleiche gilt für die Unfälle im Verkehr einer Großstadt, einer Straßenkreuzung, für Narkose, Impfung, Seuchenmortalität, Kriegsschauplätze, Spezialwaffen usw. Kehrt man dann zum Individuum und zur Selbsterzeugung, zur Schuldfrage zurück, dann ergibt sich etwas Neues: nur *insoferne* ich Individuum bin, bin ich auch nicht Selbstverursacher, bin ich auch unschuldig. *Insoferne* ich aber einem Kollektiv

angehöre, Element einer Menge, Mitglied einer Masse oder Gemeinschaft bin, bin ich auch als solches ursachlos und unschuldig?
Man sieht jetzt, daß kein Mensch nur Individuum ist. Jetzt erhebt sich ein ganzes Bündel neuer Fragen, die lauten, inwiefern ich nicht ich, sondern auch kollektiv bin, und was das überhaupt bedeute. Diese Fragen sind sehr bedrängend, weil bei der Antwort auf sie jedesmal auch eine Schuldfrage gegeben ist. Sie sind also auch aktuell. Man kann aus der Beobachtung jedenfalls leicht soviel ablesen: die meisten fühlen oder erkennen sich als kollektiv viel schwerer oder gar nicht als persönlich schuldig oder mitschuldig; einsehbarer ist, wenn überhaupt, die individuelle Schuld. Aber man sieht dann sehr bald auch etwas geradezu Entgegengesetztes: wer von seinen Anklägern oder Gläubigern bedrängt ist, wird in der Abwehr seine individuelle Schuld abweisen, aber eher bereit, eine Kollektivschuld (und Mitschuld) zuzugeben. Aber er sagt dann: vor Gott erkenne ich mich schuldig, aber nicht vor diesem Ankläger. Auch dies kann ein sicherer Weg, ein Ausweichen in der Richtung des geringeren Widerstandes sein.
Es ist aber erst beim Eingehen auf konkrete Verhältnisse eine weitere Klärung zu hoffen, um was es sich hier handelt. Betrachten wir also die im Verkehrsunfall erworbene Verletzung, aus der ja durch Infektion, Metastase, Sepsis das volle Bild der Krankheit hervorgehen kann. Was ist Verkehr? Eine Technik zur Beschleunigung in der Ortsveränderung der Menschen mit Ordnung, Beherrschung und Ausgleichung von deren unterschiedlichen Wünschen und Interessen. Dieser Fortschrittsversuch entstammt also dem Bedürfnis nach Beschleunigung, Sicherheit; er setzt sich zur Wehr gegen rücksichtslose, halsbrecherische oder auch träge und gleichgültige Tendenzen; also er *entstammt* menschlichen psychologischen Kräften, an denen wir alle so oder so teilhaben. Der Verkehrsunfall als statistische Quote eines Kollektivs, ist also nicht unabhängig von subjektiver Individualität zu denken, und jetzt klärt sich der Gegensatz von individueller Verantwortung und kollektivem Zufallsbereich: beide sind nur Aspekte derselben Sache. – Im Krieg ist es nicht anders. Als Handlung einer Nation gegen eine Nation ist er das, worin sich das Individuum als Glied seiner Nation verhält, und insoferne ist die Verwundung kein Zufall; ein Zufall, der kein Zufall ist. – Bei der Epidemie, bei den organischen Krankheiten wie etwa Krebs- oder Erbkrankheit ist es

wieder nicht anders. Auch eine Hirnembolie bei Vitium oder nach einer Operation ist, als Naturvorgang, die Teilhabe des individuellen Organismus an der allgemeinen Natur, am Kosmos, Universum, an einer Welt und so eben Teilhabe des Individuellen am Allgemeinen und umgekehrt. Diese Teilhabe am Naturgesetz besteht in jedem Fall von Zufall, und die Statistik ist eigentlich nur das Mittel, das Individuum in einem Kollektiven verschwinden zu lassen.

Jetzt sind wir wirklich so weit gelangt, daß wir den Satz bilden können: jedes einzelne Trauma ist eine Kollektiverscheinung, denn jedes Kollektiv besteht aus Individuen. Dies ist aber eine Lösung einer großen Schwierigkeit aller psychologischen und anthropologischen Pathologie und Klinik. Denn überall dort, wo wir zu sehen meinen, daß ein Trauma, ein Zufall, eine unpersönliche Krankheit einen Menschen betroffen hat, da müssen wir auch erkennen, daß er als Mensch und nicht nur als Element, Stück oder Teil am Aufbau jenes Kollektivs (Verkehrstechnik, Krieg, Natur) beteiligt ist. Nur im dritten Falle, dem der allgemeinen äußeren Natur, sagen wir etwas, was dem wissenschaftlichen oder philosophischen Weltbild einer jüngsten Geschichtsepoche zuwiderläuft. Hier wird also noch mehr zu sagen sein. Aber die Aufgabe, die der klinischen Pathologie nun gestellt ist, hebt sich deutlich ab: wo wir auf einen entschiedenen Widerstand des objektiven Denkens gegen das subjektive Begreifen einer Krankheit stoßen, da haben wir nach den kollektiven (sozialen oder natürlichen) Subjekten zu suchen, an denen wir als Individuen beteiligt sind, indem wir unsere Individualität zugleich überschreiten.

Ich sehe aber keinen Grund, warum nicht ein jeder diese Forschungsarbeit im Einzelfall selbst leisten soll. Man kann die Kasuistik nicht durch allgemeine Sätze lehren. Betrachten wir aber nochmals den Kranken, der eine postoperative Tetanie und eine Hypothyreose »bekommen« hat, so ist auch er gewiß ein Teilhaber des technischen Zeitalters mit allen seinen Konsequenzen als – Individuum. Wir verstehen ferner jetzt ganz gut seine Neigung, die Krankheit auf den Arzt zurückzuführen, da er in bestimmtem Sinne damit voll im Recht ist. Und doch bedeutet eben derselbe Gedanke eine Projektion eigenen Schuldgefühls auf den anderen Menschen. Beides, die Selbstanklage und die Abwälzung auf Arzt, Technik, Natur, Zufall, ist in jeder Krankheit angelegt. Aber oft ist das eine ganz im Vordergrund, wie in der Melancholie, oft das andere, wie bei Verwundung oder organischer Krankheit. Jedoch nie ist die Individuation oder Ver-Ichung als völlig gelungen, nie auch die Projektion, Kollektivierung oder Ent-Ichung als völlig geglückt zu beurteilen. Das Wechselspiel und die verschiedenen Ausgänge, die hier möglich sind, bieten Anlaß zu vielen Untersuchungen, die noch vor uns liegen. Das heute Besprochene soll aber vor allem die Oberflächlichkeit zeigen, deren man sich schuldig macht, wenn man sich begnügt und vergnügt festzustellen: dieser Kranke weiß nichts von einer eigenen Mitwirkung bei seiner Krankheit und ich, als Arzt, finde ebensowenig dergleichen. Wer so redet, dem müssen wir entgegenhalten: respice finem. Es könnte nicht so sein, es wird so werden, daß aus dieser fröhlichen Objektivität eines Tages ein schlimmeres Übel hervorgeht, nämlich die Niederlage einer Selbstzerstörung.

Klinische Vorstellungen

Einleitung

Es ist unverkennbar, daß gegenwärtig ein lebhaftes und vielartiges Bemühen um eine Erkenntnis der organischen Krankheiten im Gange ist, die besser oder vollständiger sein möchte als die der naturwissenschaftlichen Medizin. Meist handelt es sich darum, durch psychologische Untersuchung die organischen Krankheiten nach Entstehung, Fortschritt und Wesen weiter aufzuklären. Dabei sind die benutzten Arten von Psychologie so verschieden, daß ihre Anwendung in der Praxis zu geradezu entgegengesetzten, unter Umständen sogar einander aufhebenden Ergebnissen führen müßte. So kann eine charakterologische Testprüfung die Eigenschaft »Geiz« als Merkmal der Person ergeben; während eine Psychoanalyse zeigt, daß es sich gar nicht um Geiz, sondern um eine abnorme erotische Triebverwendung handelt. Auf einen organisch Kranken angewendet, würde aber das erste einen Beitrag zur Konstitutions- oder Erbpathologie geben, das zweite eine Erweiterung der Funktionspathologie darstellen, bei der eine meist äußere Störung eine Reaktion hervorruft. Es ist aber klar, daß die erste Vorstellung eine mehr fatalistische, die zweite aber eine aktivistische ärztliche Haltung zur Folge hat.

Es ist nicht zu erwarten, daß ein Überblick über die so verschiedenen Bestrebungen zutage bringt, ob sich hinter dem Wunsche nach mehr Psychologie in der Medizin nicht doch ein gemeinsames Motiv verbirgt. Ich habe hier einen anderen, sehr anspruchslosen Grund, die verschiedenen Reformbemühungen kurz und unsystematisch aufzuzählen: es soll nur das Unterfangen begründet werden, daß ich, auf Einladung eines der Herausgeber der »Psyche«, hier einige klinische Vorlesungen zu veröffentlichen wage.

Die naivste und wahrscheinlich verbreitetste Art, Körperliches und Seelisches zu verbinden, ist die, daß man die Körperstörung einfach als gegeben nimmt und die Seele darauf reagieren läßt wie die Saite auf den Bogenstrich. Jemand habe also ein Magengeschwür bekommen und sei dadurch schmerzgeplagt, nervös, müde und verdrossen geworden. Man kann hier kaum von Psychologie sprechen. – Besonders Spezialärzte haben dann zu beobachten geglaubt, daß gewisse Krankheiten, etwa die Tuberkulose, häufig mit einem ganz bestimmten seelischen Bilde einhergehen und haben diesen seelischen Typus, eventuell mit Mitteln der psychologischen Charakterologie, herausgearbeitet. War vorhin nur eine Reaktion der Psyche auf die Krankheit gemeint, so bleibt diesmal eine offene Frage, ob der seelische Typus ein Wegbereiter der Krankheit war, ob das Umgekehrte der Fall war, oder endlich, ob psychischer und somatischer Typus aus einer unbekannten, tieferen und eventuell einheitlichen Wurzel der ganzen Krankheit hervorgehen. Sorgfältige Studien über den psychischen Typus etwa von Zuckerkranken, Hypertonikern, Fettsüchtigen, Ulkuskranken versuchten, besonders nach Berichten der amerikanischen Literatur, diesen Gruppen der speziellen Pathologie spezifische Charaktertypen zuzuordnen.

Man kann nicht sagen, daß in den bis jetzt angedeuteten Forschungen ein eigentliches Verständnis des psychophysischen Zusammenhangs erzielt oder erstrebt worden sei. Ist es unmöglich, die Art des Zusammenhangs selbst zu verstehen; nicht nur zu hören, *daß* ein Körpergeschehen und ein psychisches Ereignis zusammen*fielen*, sondern *wie* sie sinnvoll und notwendig zusammen*hängen*? Die somatische Pathologie der Organe erklärt uns fast nie, warum die Krankheit »gerade jetzt« und »gerade hier« entstand, und man sollte also probieren, ob die Psychologie nicht diese erwünschte Ergänzung bringen kann. Eine Gelegenheit, darüber etwas zu erfahren, bietet sich an, wenn während der Psychoanalyse einer Neurose eine organische Krankheit, etwa eine Infektion vorfällt. Derartige Beobachtungen führten auch zu dem Unternehmen, überhaupt die Psychoanalyse bei somatischer Krankheit zu versuchen. Dabei ergab sich dann entweder, daß dieses Unternehmen seltene Früchte bringt, oder daß die Psychoanalyse der Neurosen für Organkrankheiten noch nicht die beste Form hat, oder endlich, daß die organischen Vorgänge noch etwas anderes sein müssen als Anatomie und Psychologie gezeigt hatten.

Hier würde eine tiefergreifende Veränderung der Pathologie einsetzen, bei der auch die Grundbegriffe der Wissenschaft, sowie die Idee der Krankheit und Gesundheit in Mitleidenschaft gezogen werden. Hier auch können sich psychosomatische Forschungen mit solchen Analysen berühren, welche das Wesen des Menschen, seines Daseins, seines Seins und Sinnes durch Begriffe der Existenzphilosophie aufklären wollen. Man sieht jetzt, daß psychologische und ideelle Interessen sich in dem einen Punkte berühren können, nämlich daß sie der Medizin, besonders der Inneren Medizin, ein anderes Gesicht geben wollen. Der vermutete verborgene Grund solcher Arbeiten wäre aber, daß die ganze Aufgabe der

Medizin und des Arztes neu erfaßt, etwa human reformiert, sozial orientiert, philosophisch restauriert oder endlich religiös geläutert werden möchte.
Ich breche diese Andeutungen hier ab, um sogleich zu sagen, wie die hier folgenden »Klinischen Vorstellungen« entstanden sind und warum sie, so wie sie waren, publiziert werden. Auch an dieser Stelle nämlich, so urteilen auch die Herausgeber, sollte einmal ein Dokument vorgelegt werden, wie sich denn die Einführung unseres ärztlichen Nachwuchses in eine um psychologische und anthropologische Aufgaben bereicherte Innere Medizin heute ausnimmt. Es ist ja bekannt, daß ein Unterricht des Medizin-Studenten in Psychologie, Psychoanalyse und Philosophie nicht vorgeschrieben ist. Was dann die Psychiatrische Klinik den höheren Semestern bringt, fällt auf keinen zubereiteten Acker, und auch von dem dort gesäten Samen scheint mir das hier Gemeinte oft eher ausgesiebt worden zu sein wie das giftige Mutterkorn. Auf der andern Seite ist in der studentischen Jugend ein zuerst stürmischer Drang nach Psychologie zu spüren gewesen. Dann zeigte sich freilich, daß die Zahl derer, die zu einer zusätzlichen Anstrengung bereit und von einem selbständigen Willen zu etwas mit den Gewohnheiten oft Brechenden getrieben sind, doch nicht die Mehrzahl ist. Man kann daraus den erfreulichen Schluß ziehen, daß es sich hier überhaupt um etwas wie ein selteneres aber dafür kostbares Metall handelt; denn die nun kleinere Hörerschaft war doch eine Elite. Man muß aber auch die weniger angenehme Tatsache erkennen, daß eine psychosomatische oder anthropologische Medizin nicht so ausgereift, innerlich gefestigt und äußerlich gesichert dasteht, daß man sie mit selbstverständlichem Maßstab verallgemeinern und von einem jeden Arzte fordern könnte. Es handelt sich mehr um Forschen als um Wissen, und das bedeutet Stolz und Bescheidung zugleich. Wenn sich dies also vor allem als einschränkende Bedingung des Unterrichts geltend machte, so war es doch nur eine Bestätigung dessen, was man schon vorher von diesem Unternehmen der heutigen Medizin wußte.
Kurzum, es soll hier auch dem Leser der »Psyche« ein Beispiel vorgelegt werden, wie sich ein erster Versuch der Einführung ausnahm.[1] Es handelt sich also um einen Schnittpunkt pädagogischer Rücksichten und wissenschaftlicher Pflichten mit einer Ent-

1 Eine ältere Sammlung: Klinische Vorstellungen. (1941, [3]1947).

scheidung für etwas, worauf das Physikum nicht vorbereitet hat, was Examen und Bestallung nicht fordern und was von außen wie »umstritten« aussieht. Aber der diesen Dingen Fernstehende überschätzt gewöhnlich die Wahlfreiheit dessen, der sich mit der Krankheit sorgfältig, kritisch und anhaltend beschäftigt. Da sind wir nämlich die Knechte der Natur und brauchen nicht zu sagen, ob uns etwas gefällt oder nicht gefällt. Das überlassen wir mit Vergnügen den Zuschauern.

Diese wohl- oder übelwollenden Fernstehenden pflegen dann auch zu fragen, ob wir denn dem Kranken auch besser helfen können mit unserer psychologischen Medizin. Die Frage ist berechtigt, und die Antwort lautet mit Ja. Aber auch hier muß man wohl selbst Arzt sein, um durchschaut zu haben, daß es in der Therapie keine Trennung von Theorie und Praxis gibt. Wenn meine Vorstellung von der Krankheit irrig ist, dann ist, früher oder später, meine Behandlung schädlich. Ist sie aber zutreffend, dann bin ich auch in der Lage, die Grenzen der Therapie zu erkennen, Wirkung und Zufall bei meinen Erfolgen zu unterscheiden.

VII. Über Zweifel, Ungewißheit und Tod

Meine Damen und Herren! Ich versuche, Ihnen in dieser Vorlesung Kranke aus der Medizinischen Klinik zu zeigen. Was heißt das: »zeigen«? Das ist offenbar nur gelungen, wenn Sie das Bild der Kranken, die Sie sehen, später behalten. Hier muß eine Schwierigkeit unseres klinischen Unterrichtes liegen. Aus meiner eigenen Studienzeit erinnere ich mich an viele Lehrer, aber nur an wenige Kranke, und das kann nicht richtig sein; ich möchte haben, daß Sie sich später weniger an mich, als an bestimmte Kranke erinnern.

Das Übergewicht der Lehrer im Gedächtnis hängt zusammen mit dem Vorwalten der Lehre in unseren Köpfen und des Lernens in unserer Arbeit. Auch dies hat seinen Grund. Die vorzüglichste Leistung der Neuzeit war wahrscheinlich die Wissenschaft, nicht die Tätigkeit des Menschen. Die moderne Wissenschaft nun beginnt, wie DESCARTES (1641) dies an ihrem Eingang ausspricht, mit dem Zweifel. Das Handeln dagegen hebt an mit der Ungewißheit. Das ist ein Unterschied, der im Arzte bestimmte Folgen hat. Der moderne Arzt stützt sich auf Wissenschaft; aber vor der Krankheit bekommt er es nicht nur mit dem diagnostischen Zweifel, sondern mit der Ungewißheit des Verlaufs zu tun. Die Diagnose erklärt, aber die Therapie soll entscheiden.

Nun soll die Wissenschaft sich auf Beobachtung und Erfahrung stützen, um rechtes Handeln, richtige Voraussicht vorzubereiten. Aber auch da mischt sich ein falscher Ton ein; zum Beispiel so: DESCARTES Zweifel führt zu KANTS Kritik. Indem KANT zweifelt, kommt er zu der Überzeugung, das Ding an sich, »wie es an sich selbst ist«, sei unerkennbar. Wir haben nur Erscheinungen, und es gehört wiederholte Erfahrung und einwandfreies Denken dazu, ein Ereignis vorauszusehen. Die Voraussicht hat nur einige Wahrscheinlichkeit für sich, und ein Chirurg oder Chemotherapeut drückt dies so aus, daß er zum Beispiel sagt, eine bestimmte Methode bringe in sechzig Prozent der Fälle Heilung. Wie aber nun, wenn ich gerade unter den unglücklichen vierzig Prozent bin, die übrigbleiben? Daraus leitet sich eine sehr wichtige aber unerwünschte Haltung der modernen Medizin ab. Indem man von sechzig Prozent Erfolg spricht, bekommt man eine positive, eine Erfolgsstimmung. Dieses Urteil der Erfolgsstatistik ist Ausdruck eines *fingierten Optimismus* in der modernen Medizin, und wir werden Beispiele von fingiertem Optimismus noch öfters kennenlernen, die zwar anders aussehen, aber ähnlich erwachsen sind, so in der banalen Lehre von der Suggestion; sie gipfelt in der Behauptung, eine bloße Einbildung habe Heilwirkung.

In neuerer Zeit, etwa seit drei Jahrzehnten, hat man diese Mängel der objektiven Wissenschaft, die das Einzelschicksal in einer Statistik verschwinden und untergehen läßt, zu korrigieren versucht. Man erkannte nämlich: um etwas zu wissen, muß man etwas tun. Der Beobachter ist ein Täter, und durch diese Beteiligung wird er mit dem Gegenstande auf irgendeine Weise solidarisch. Er ist dann nicht mehr so unbeteiligt und unbetroffen vom Vorgang distanziert, wie in der objektiven Wissenschaft. Wo ein Risiko ist, da nimmt er einen Teil davon auf sich. Man muß etwas tun, um etwas zu wissen, und diese Einsicht gilt dann auch für die eigentliche Wissenschaft; diese Auffassung wird auch in der Philosophie ausgesprochen und hier als Pragmatismus bezeichnet. Offenbar hat hier auch ein verändertes Verantwortungsgefühl mitgesprochen. Es kommt nicht nur darauf an, wie es sich verhält, sondern auch darauf, was herauskommt. Die Ursache erklärt, aber der Erfolg entscheidet. Jetzt stehen wir doch näher dem Ort, an dem ein Arzt sich befindet. Nicht der Zweifel der Erkenntnis, sondern die Ungewißheit des Erfolges kennzeichnet seine Lage. Denn die Wirkung ist entweder Erfolg oder Mißerfolg. Die Definition ärztlicher Wirklichkeit geht also sowohl von der Erfahrung und der Anamnese, als auch von der Voraussicht und der Prognose aus. Die Therapie steht auf den zwei Füßen der Empirie und der Prognose. Zur Charakterisierung dieser Wirklichkeit will ich Ihnen einige Beispiele sagen und ich kündige schon jetzt an: man kann die *Wirklichkeit der Ungewißheit* (von der auch die Unsicherheit des Arztes abstammt) nur definieren, indem man »Wirklichkeit« mit »Unwirklichkeit« mischt, oder anders ausgedrückt, den Begriff der Wirklichkeit relativiert.

Das erste Beispiel erlebten wir vor wenigen Wochen an der Klinik. Eine Frau in mittleren Jahren wurde wegen Kopfschmerzen in die Klinik aufgenommen. Die sorgfältige Untersuchung, unter Zuziehung von Augenklinik und Nervenabteilung, ergab nichts Organisches. Dieses negative Ergebnis, zusammen mit offenbar zu flüchtigen Eindrücken einer gewissen Klagsamkeit und Launenhaftigkeit hatte zur Folge, daß ich sie mit beruhigenden Aussagen und unter Hinweis auf wahrscheinlich hysterische Symptombildung entließ. Nach etwa drei Monaten schrieb mir der Mann, seine Frau sei gestorben und die Sektion habe einen Stirnhirntumor ergeben. Er beschwerte sich über die *Fehl*diagnose; und das war es auch. Sie ist für mich, nachdem ich fünfundzwanzig Jahre lang Neurologe war, eine betrübliche Bestätigung der Ungewißheit der Wirklichkeit, auch im Schatten moderner, das heißt wissenschaftlicher Klinik. Es genügt nun aber nicht, mit fingiertem Optimismus zu sagen: die statistische Verringerung der prozentualen Fehldiagnosen bezeichnen Erfolg und Ziel der Medizin. Dies genügt nicht, ist sogar irreleitend, weil der Tod eines Kranken etwas ganz anderes ist als eine Krankheit. Es ist also nicht selbstverständlich, daß die Abwehr des Todes ein spezieller Fall der Therapie der Krankheiten ist, so als ob man in jedem Falle die Abwehr des Todes als ein Beispiel ärztlichen Erfolges, den Eintritt des Todes als Muster ärztlichen Mißerfolges betrachten könnte. Auch weiß heute alle Welt, daß die Verlängerung der statistischen Lebenserwartung durch Medizin und Hygiene zur Überalterung der Bevölkerung und damit zu einem Volksmißstand in vielen Ländern führte, der ebenso bedenklich ist und ebenso lebensvernichtende Folgen hat, wie früher die Seuchen. Offenbar fehlt uns ein richtiger Begriff vom Tode und diesem gilt unser zweites Beispiel.

In ihm hören Sie etwas vom Wesen des Todes durch einen *Traum*, den mir eine an Lungentuberkulose und Schlaflosigkeit leidende Kranke vor einigen Tagen berichtet hat:

Sie steht vor einer Art Graben und weiß, daß sie, wenn sie seine Sohle berühren würde, sterben müßte; der Graben heißt »Lebensmitte«. An ihrer linken Hand zieht ein unsichtbarer Mann nach unten, eben in den Graben hinunter. An ihrer rechten Hand aber zieht ein großer Mann mit gleicher Kraft nach oben; und hinter ihm steht noch ein kleiner Mann, der ihn mit Worten anfeuert, in seinem Bemühen nicht nachzulassen. Nach angstvollem Hin und Her ist sie plötzlich befreit am andern Ufer und weiß, sie ist gerettet. Nun wird ihr mit einem Male klar, daß *beide* Männer, der hinunter- und der hinaufziehende sie zu gleicher Zeit losgelassen hatten.

Zur Deutung des Traumes kann einiges beitragen von dem, was dieses einfache Mädchen erlebt hat. Zufolge einem im letzten Kriege eingeführten Brauche hatte sie mit einem ihr unbekannten Soldaten im Felde Briefe gewechselt und sich in ihn verliebt. Aber dieser verliert ein Bein und gibt sie frei. Nun verlobt sie sich mit einem anderen; gerät aber über konfessionelle und andere kleinliche Differenzen mit ihm in Streit und löst die Verlobung. Der entlassene Verlobte will sie nicht aufgeben, wird unglücklich und fällt bald darauf an der Front. Sie wendet sich jetzt wieder jenem Amputierten zu, der aber noch in Gefangenschaft weilt. Nun erkrankt sie ihrerseits an einer Lungentuberkulose. Ihr unruhiges Herz wird nun auch von zweien ihrer Ärzte beschäftigt, die übrigens unerreichbar für sie sind, und sie kontrolliert auch in vollen Ehren ihr eigenes Gefühl.

In diesem Schwebezustand, der aber ein Ergebnis heftiger Ausschläge und tiefer Gefühlsspaltungen ist, bewirkt die eigene Tuberkulose wenigstens einen gewissen Ausgleich mit der Amputation des Freundes. In gesundheitlicher Hinsicht ist sie mit ihm sozusagen quitt. Freilich hat sie nun auch einen Vorwand, um zu sagen: solange ich krank bin, kann ich mich nicht entscheiden. Überdies ist ihre Krankheit lebenbedrohend; sie könnte mit Tod enden. In dieser Lage träumte sie jenen Traum. Die das Leben spaltende Liebesspaltung führt auf einen möglichen Ausweg, den Tod. Auch im Traum stehen auf der Lebensseite zwei Männer, auf der Todesseite ein unsichtbarer, also keiner. Über unserer Bewunderung dieser Darstellungskunst des Traumes wollen wir aber nicht vergessen, was seine größte Genialität ist: die Lösung, die eine Erlösung ist, kommt nicht vom Überwiegen des Zuges zum Leben, sondern *beide* haben losgelassen, der Lebenstrieb und der Todestrieb. Die Kräfte der *ziehenden* Männer drücken hier aus, was wir psychologisch gemeinhin die *treibenden* nennen. Der Traum zeigt eigentlich eine Korrektur des Triebbegriffes. Vom Menschen aus gesprochen, wird der Mensch von seinen Trieben getrieben. Von der Natur, der objektiven Welt aus gesprochen, ist er von äußeren Kräften gezogen. In beiden Darstellungen (der psychologischen und der traumhaften) kommt man nicht weiter, solange die Kräfte sich die Waage halten. Vom Flecke käme man, wenn kein Übergewicht der einen, sondern ein Verschwinden beider Kräfte einträte. Das sagt der Traum.

Versuchen wir, daraus etwas für die Medizin zu lernen, dann heißt es, daß sie einen Schritt weiterführen könnte, wenn sie weder das Leben noch den Tod zu ihrem (positiven respektive negativen) Zweck macht, sondern durch Absehen von beiden ihren Gewinn erhofft. Das klingt nun so dunkel wie bedenklich. Nun aber erinnern wir uns, daß der Traum etwas darstellt, was die Kranken- und Lebensgeschichte des Mädchens auch darstellt: sie hat aus dem

Dilemma ihrer Liebesneigungen einen Ausweg gefunden, indem sie lungenkrank wurde (was freilich der Amputation ihres Partners korrespondiert). Wie im Traum wird ein Konflikt, ein Dilemma fürs erste aus der Welt geschafft, indem eine Realität des Körpers, die Tuberkulose eintritt. Man kann jetzt sagen: gegenüber der organischen Realität ist der Traum keine Realität. Man muß aber auch sagen: wie diese somatische Realität fürs *Leben* des Mädchens Realität ist, *das* zeigt der Traum, nicht aber die Pathologie. Denn nur am Beispiel des Traumes begriffen wir, daß das Lungenleiden die Folge des seelischen Konfliktes war, und daß es das Mittel zur Beseitigung des Konfliktes war – freilich nur fürs erste einmal (wie ja auch die Traumerlösung nur flüchtige Geltung hatte). Dabei ist aber wesentlich zum Verständnis, daß die organische Krankheit eine Krankheit zum Tode werden kann, und der Tod ist auch eine harte materielle Realität. Aber auch was der Tod *eigentlich* ist, erfahren wir wieder nicht aus der pathologischen Anatomie, schon eher aus der Psychologie, denn sie läßt begreifen, daß er eben zur Erlösung des Lebens von den Lebensnöten helfen kann. Dies ist, in erster Annäherung wenigstens, eine Erkenntnis des Todes, ein erster Schritt zu seiner Einführung in das ärztliche Bewußtsein.

Wenn nun einige Vermutungen in Ihnen auftauchen, wohin uns eine solche Untersuchungs- und Betrachtungsweise der Kranken führen wird, so bitte ich Sie, besonders die folgenden festzuhalten. Erstens: was wir in der Inneren Medizin als Psychologie bezeichnen, das ist offenbar ein Mittel, wirkliche Zusammenhänge der Krankheit mit dem menschlichen Leben im beliebig weiten Sinne aufzudecken. »Menschliches Leben« kann vieles bedeuten; die Hauptsache ist da Unvoreingenommenheit, Geltenlassen dessen, was den Kranken selbst in ihrem Leben als wichtig erscheint. Zweitens: wenn wir Psychologie treiben, müssen wir einen Traum, eine Phantasie, eine Erinnerung, eine erzählende Darstellung als Dinge gelten lassen, die nicht weniger Geltung und weniger Wirkwert haben müssen als die körperlichen Erscheinungen. Drittens: die psychischen Realitäten beziehen sich nicht auf eine Sphäre, die neben der körperlichen und die weder wirklicher noch unwirklicher als diese existiert. Sondern sie beziehen sich auf dasselbe, was auch körperlich geschieht. Die Tuberkulose und der Tod sind hier also *die* körperlichen Realitäten, auf welche die psychischen sich beziehen, ohne welche sie beziehungslos wären. Dieser dritte Punkt ist wohl der wichtigste zur Unterscheidung einer psychosomatischen, lieber: einer anthropologischen Medizin von einer nurpsychologischen wie der psychoanalytischen.

Um Ihnen aber die Begrenzung der ärztlichen Aufgabe zu beschreiben, greife ich über den Traum hinaus noch einen Schritt weiter ins für gewöhnlich unwirklich genannte Land, zu einem *Märchen*. Es handelt von einem Arzt, dem der Tod zusichert, er werde ihn immer warnen, wenn er zu einem Kranken komme. Findet er den Tod am Fußende des Bettes, dann wird er den Kranken retten; steht der Tod aber am Kopfende, dann soll er sich zurückziehen, denn dann ist alles vergebens. Wenn er zuwiderhandle, müsse er, der Arzt, selbst sterben. Als der Arzt nun eines Tages zu der kranken Königstochter gerufen wurde, sah er mit Schrecken den Tod am Kopfende stehen. Da nimmt er seine Zuflucht zu einer List: er läßt das Bett mit der Königstochter umdrehen. Aber der Tod achtete seiner List nicht; der Arzt mußte sterben, er hatte den Pakt gebrochen. – Dieses Märchen ist sicher vor der modernen Medizin erfunden worden. Ich meine aber, diese dürfe sich daraus die Lehre holen, daß der Tod eine Realität ist, die nicht der Arzt lenkt, sondern von der er gelenkt wird – ohne Entrinnen und auf eigene Lebensgefahr.

Es gibt, das ist unser Ergebnis, in der Medizin, wenn sie einsichtig wird und sich nicht sperrt, nicht eine, sondern verschiedene Arten der Realität; diese Arten sind aber eigentlich Relationen, indem ein bestimmtes Ernstnehmen einer Art Realität für diesen Augenblick eine andere Art entwertet, verdampfen läßt. So ist es möglich, daß eine körperliche Realität durch Irrtum und weil sie sich nicht zeigt, verleugnet wird zugunsten einer psychischen Realität. Das lehrte der Fall der Fehldiagnose eines Hirntumors. So ist es ferner möglich, daß ein Traum uns darüber belehrt, welcher Wirkungszusammenhang zwischen einer Tuberkulose und einer Liebesgeschichte besteht. Eines beweist die Wirkung des andern und in beiden Richtungen. So endlich erweist der Tod sich als eine Realität der ärztlichen Wissenschaft und Kunst, welche zwar nie ihr Gegenstand und Inhalt wird, von der sie aber als von einer Realität zur Grenzziehung ihres Bemühens gezwungen werden. Dies spricht ein Märchen offenbarer und realistischer aus, als es die sichtbare Wirklichkeit je fertig bringt.

VIII. Ungewißheit, was wirklich ist

Meine Damen und Herren! Die alte Frau, welche Sie hier sahen, wurde in sehr schwerkrankem Zustande aufgenommen. Der Befund ergab eine krupöse Pneumonie, die überstanden wurde, aber eine Nephritis und eine Cystitis hinterließ. Als auch diese offenbar ebenfalls infektiösen Prozesse abklangen, verblieb eine Anämie. Inzwischen ist auch diese erheblich gebessert, und wir dürfen auch in ihr die Folge jener schweren Infektion betrachten. Hier war also eine ganze Kette von Organerkrankungen, die einander folgten, und wir hatten alle Hände voll zu tun, in ihrem Verlaufe die jeweils nötige Kausaltherapie einzusetzen. Wir fanden wenig Anlaß und Zeit, jenen psychologischen Fragen nachzuspüren, um vielleicht die Erwartung zu befriedigen, daß eine psychische Biographie Antwort auf das geben kann, was die Pathologie oft nicht einmal erfragt, nämlich warum die Krankheit gerade jetzt ausbrach, warum sie sich gerade hier lokalisierte. Überdies war die Patientin zu Gesprächen nicht imstande, sprach, obwohl anscheinend ganz klar, wenig und – mit einer Ausnahme – nichts Bedeutungsvolles.

Dann aber ereignete sich etwas psychologisch recht Interessantes. Drei Wochen nach der Aufnahme, als sie fast fieberfrei war und gut Auskunft gab, stellte sich heraus, daß sie von dem Beginn der Krankheit zu Hause, dem Transport in die Klinik, dem Aufenthalt daselbst und den Stadien der Krankheit *überhaupt nichts mehr* wußte. Sie hatte jetzt eine völlige Amnesie für die letzten drei Wochen bekommen, obwohl sie uns während jener Zeit weder getrübten noch sonst abnormen Bewußtseins geschienen hatte. Diese volle Spaltung ihrer Bewußtseinseinheit ist ein so aufsehenerregendes Phänomen und läßt so viele verschiedene Fragen individueller, psychologischer, pathologischer und philosophischer Art sich einstellen, daß wir uns eher ratlos als belehrt finden. Ich schlage vor, der Spur genauer Beobachtung zu folgen.

Da erinnern wir uns, daß sie ziemlich zu Anfang einmal etwas Merkwürdiges äußerte, sie sagte: »Mein Sohn ist mein Mörder.« Es war dieselbe Zeit, als sie einen sterbenden Eindruck machte, so daß wir sie aufgegeben hatten. – Später, als sie ihre Krankheit ganz vergessen hatte und fast wieder hergestellt war, haben wir von ihr erfahren, daß dieser Sohn ihr Hauskreuz ist. Er behandelt die Mutter schikanös, ist ein Egoist; sie muß in erbärmlicher Weise alles selbst machen, was andere für sie tun müßten; Erbregelungen,

Familienzwist kommen hinzu. Jener ihr im Fieber entschlüpfte Satz ist nur zu begreiflich, und beinahe wäre er wahr geworden. – Noch etwas später hat ihre Offenherzigkeit noch mehr abgenommen. Jetzt behauptet sie im Gespräch unter Umständen, zu Hause sei alles in Ordnung und harmonisch. Wir sehen, sie ist nun einfach wieder zu stolz geworden, die beschämenden Zustände einem Dritten einzugestehen. So auch hier im Hörsaal, wie Sie sich erinnern; aufrecht setzte sie sich im Bett, und man sah die Persönlichkeit, die sie in ihrem ganzen Leben war: mutig, tüchtig, verhalten und stolz dem Widrigen trotzend. Der Kampf mit dem Sohn ist eine nicht zu bezweifelnde Tatsache, aber sie gibt nichts davon preis. Man zweifelt, ob sie selbst ihn sich ganz eingesteht. Daß er ihr Mörder sei, hat sie vielleicht nur in der Todesnähe der Krankheit denken können.

Ihr Leben war, wie das jedes Menschen, ein moralischer Kampf, der, so ergänze ich, schließlich fast einer auf Leben und Tod geworden war. Sie hat eingestanden, daß sie in den letzten Monaten sich am Rande ihrer Kräfte fühlte, daß sie am Zusammenbrechen war. In diesem Augenblick kam die Krankheit. Jetzt übernahm der Körper ganz die Führung im Drama. Die organische Krankheit wird zum Stellvertreter des seelischen Konflikts, ist wie eine Fortsetzung desselben auf einem anderen Kampffelde. Es ist das wie eine Analogie zu dem Worte, der Krieg sei die Fortsetzung der Politik mit anderen Mitteln. Nur einmal bricht der seelische Konflikt in den Worten über den Sohn durch, diesmal mit einer Lautstärke, welche den Ernst der Sache und die Größe der Gefahr unverhüllt zeigt.

Diese Darstellung des Falles ist also ein Beispiel für das, was man eine »Psychogenie organischer Krankheit« nennen könnte. Aber eine solche Bezeichnung soll uns nicht als eine Erklärung, sondern als eine Problemstellung gelten. Wir haben ja gar nicht angenommen, daß die seelische Aufregung die Ursache der Pneumonie war, sondern vielmehr, daß die Pneumonie eine Fortsetzung und eine Art Stellvertretung jenes Konfliktes war. Was heißt das? Auch dafür soll uns die Beobachtung leiten. Mit der Krankheit war sie von dem Streite mit dem Sohn beurlaubt; mit dem Tode wäre sie seiner enthoben gewesen. Mit der Krankheit, so darf man sagen, durfte sie den Streit vergessen. Ein zweimaliges *Vergessen* ist hier auffallend, und es hat Entstehen und Vergehen der Krankheit begleitet.

Nun ist eine etwas schwierigere Überlegung nötig, und wir greifen dazu noch einmal zurück. In der ersten Vorlesung beschäftigte uns die Frage, was eigentlich als *Realität* zu gelten hat, wenn man Psychisches und Somatisches in der klinischen Pathologie mischt. Ein Beispiel von diagnostischem *Irrtum*, ein *Traum* und ein *Märchen* gaben uns dann Anlaß, die Frage nach der Realität zu relativieren. Wenn wir das Psychische, also auch einen Traum, als ein Reales ernst nehmen, dann ist das Körperliche nur wie ein Symbol, Darstellungsmittel oder ein Stellvertreter, nicht die Sache selbst. Wenn wir ein andermal den Organvorgang als das Reale ernst nehmen, dann kommt das psychische Geschehen zu dieser Rolle, nur Abbild, Wahrnehmung oder Deutung zu sein. Die Arten der sogenannten Realitäten drängen sich also gegenseitig aus der eigentlichen Sphäre der Wirklichkeit hinaus. – Damit sind wir aber sehr in die Nähe unseres heutigen Falles gekommen. Was nämlich damals mehr als eine erkenntnistheoretische Klarstellung sich ausnahm, das ist im Falle der an Pneumonie erkrankten Frau tatsächlich passiert, denn sie hat mit ihrer Krankheit eine Art von Realität durch eine andere ersetzt (wenn das wirklich ein Ersatz ist). Vorsichtiger ist die Beschreibung: sie hat ihr Leben in einer anderen Realität fortgesetzt.

Wir würden es nicht wagen, von zwei verschiedenen Realitäten – der vor und der während der Krankheit – zu sprechen, wenn hier ihr Bewußtsein nicht eine ganz krasse und eindeutige Aussage machte: sie hat ihre Krankheit, ihr Kranksein, einfach vergessen. Das autorisiert uns voll, von zwei Realitäten zu sprechen: bei *ihr* sind es zwei, die so weit auseinanderliegen, daß für *sie* keine Brücke, keine Einheit besteht.

Nun kann man von hier aus eine Menge von Überlegungen anstellen, die etwa darauf hinauslaufen, daß auch andere Menschen in weniger krasser Weise mit Bewußtseinsspaltungen ständig leben. Wir alle vergessen, wir alle haben also keine völlige Bewußtseinseinheit. Der Schlaf, die Ohnmacht, die Verdrängungen, die einander widersprechenden Gefühle, Urteile, Handlungen, mit denen wir alle behaftet sind – sie zeigen doch, daß der Fall unserer Kranken nur ein Extrem von etwas ganz Verbreitetem ist. Der Hinweis soll uns recht sein. Aber das, was uns heute interessiert, ist, ob jene *Ungewißheit*, die sich uns dann zuerst als Ungewißheit, was *Wirklichkeit* ist, zeigte, ob diese Ungewißheit der Wirklichkeit in unserem heutigen Krankheitsfall nicht eine glückliche Bestätigung finde? Ich meine, dies sei so. Wir verstehen aber jetzt, daß die Bewußtseinsspaltung zugleich eine Realitätsspaltung in dem Sinne ist, daß ein Mensch in der Krankheit aus einer psychischen in eine somatische Sphäre übertritt und damit seinem Körper die Führung übergibt. Die Krankheit besteht also aus einem Körpervorgang, einem Realitätswandel und einem seelischen Akt, und diese drei Stücke zusammen bezeichne ich als *Es-Bildung*. Diese Theorie der Es-Bildung ist das, was ich oben eine schwierigere Überlegung nannte und was sich Ihnen heute als ein wichtiges, wenn nicht als das Haupt-Thema dieser Vorlesung vorstellt.

IX. Ein Rhythmus vom Leben zum Tode

Meine Damen und Herren! Wir haben uns das letztemal sehr weit vorgewagt. Bedenken Sie: auf das Phänomen einer Amnesie (eines radikalen Vergessens einiger Krankheitswochen), auf die Tatsache einer allerdings furchtbaren Anklage in der Krankheit und auf die verschiedenen Daten der Lebens- und Krankheitsgeschichte haben wir es gewagt, eine Theorie der Krankheit aufzubauen, die denn doch weit mehr behauptet, als die Pathologie der Schule je zu wissen beansprucht hat. Auf einer so schmalen Basis fußend, habe ich Ihnen zugemutet, die Lungen-, Nieren- und Blasenentzündung als eine besonders gestaltete Fortsetzung der Seelengeschichte dieser Frau anzusehen. Ich gestehe frei, Angst vor meiner Courage zu bekommen, wenn ich bedenke, was das eigentlich bedeutet. Es bedeutet nämlich nichts Geringeres, als daß die Organe dieser Kranken sich gar nicht anders benehmen, als seien *sie* Mitwisser und Mitspieler eines Lebensdramas, das nicht viel weniger als eine Schachpartie mit Tod und Teufel ist.

Je länger ich aber über die Männer nachdenke, die seit LINNÉ (1763), SYDENHAM (1676) und BOERHAAVE (1708, 1709) versucht haben, die Krankheiten zu beschreiben wie eine Erdbeerpflanze oder einen Verbrennungsprozeß, um so mehr wundere ich mich, wo diese berühmten Forscher mit ihren Gefühlen im Angesicht der Kranken eigentlich geblieben sind. Der Anblick eines Kranken ist oft so schrecklich, daß schwer zu glauben ist, jemand könne gedacht haben, diesem Schrecken liege kein leidenschaftlicher, sondern einfach ein mechanischer oder chemischer Vorgang zugrunde. War dies eine Bescheidenheit oder eine Beschränktheit? Ist es eine Keuschheit oder eine Fühllosigkeit? Diese Frage stellen heißt vielleicht, ihr nicht ausweichen wollen, und so finden wir langsam den Mut wieder, über eine Krankheit etwas auszusprechen, was nach den eingeübten Methoden der Naturwissenschaften nicht zu verantworten ist; was aber dem, *was hier geschehen ist*, doch die einzig richtigen Worte leiht; denn hier sind nun einmal alle diese Dinge geschehen, die wir berichtet haben, und es könnte doch eine Feigheit oder eine Verlogenheit sein, wenn irgendwelche Wissenschaften behaupten, die Pneumokokken-Infektion habe mit Aufregungen »gar nichts zu tun«, oder die Entscheidung, wann und wo die Ausbreitung der Pneumonie in den Lungen halt macht, habe mit dem Verhältnis von Mutter und Sohn »gar nichts zu tun«.

Mit anderen Worten: die Objektivität und die Selbstbescheidung jener wissenschaftlichen Pathologie (die wir offenbar überrannt haben), ist *für uns* kein Maßstab; nicht, weil sie unser Bedürfnis nicht befriedigt, sondern weil sie dieses Bedürfnis selbst negiert und ausschließt. Man muß nämlich sagen, die objektive Naturwissenschaft ist so konstruiert, daß sie das Menschenähnliche nicht etwa allmählich heranziehen möchte, sondern daß sie es verwirft. Sie finden daher noch nach dem Beginn des zwanzigsten Jahrhunderts in der Literatur als häufigen Vorwurf: eine wissenschaftliche Vorstellung sei »anthropomorph«.

In diesem Augenblick allerdings wurde unsere Beobachtungsbasis sehr individuell und ungeeignet für generalisierbare Schlüsse. Wir sind deshalb mehr als bereit, an weiteren Fällen zu erproben, ob die Krankheit wirklich nur ein besonders geformtes Stück der menschlichen Lebensgeschichte ist. Wir hören jetzt also einen weiteren Fall an, um mit einer gewissen Erleichterung zu erfahren, daß die Dinge im einzelnen doch nicht so einfach liegen, – richtiger, daß die Theorie der Es-Bildung, ohne falsch zu werden, doch ganz verschiedene Formen annimmt.

Die Kranke hat das klare weit geöffnete Auge einer Matrone. Ihre Züge sind unbewegt, doch freundlich, ihre Bewegungen sparsam. So macht sie den Eindruck des in langem Leben fest und ruhig gewordenen Menschen. Dann beobachten wir ein leises Zittern des Kopfes. Wie sie die Hand ausstreckt, sieht man auch da ein deutliches Zittern. Wir spüren sofort, daß dies mit Aufregung oder Angst nichts zu tun hat; der alte Neurologe weiß schon jetzt: sie hat einen Parkinsonismus, wahrscheinlich eine Paralysis agitans.

Jetzt haben das Künstlerauge und der ärztliche Blick sich geschieden. Was dem Ersten als physiognomischer Ausdruck einer zur klaren Festigkeit des Alters gereiften Person erschien, das muß dem Zweiten als Syndrom der extrapyramidalen Erkrankung mit Rigor, Tremor, Bewegungsarmut gelten. Hat der Arzt den Physiognomiker geschlagen? Wir kommen darauf noch zurück.

Als ich die Patientin frug, was ihr fehle, hörten wir ganz anderes. Sie erzählt von Herzbeschwerden nach Art einer Angina pectoris, von Atemnot und geschwollenen Beinen. Die Untersuchung hat eine Arrhythmia absoluta, einen Links-Schenkelblock, eine kardiale Dekompensation ergeben. Wir überlassen die Pathologie und Therapie dieses Zustandes dem Internismus und vermerken nur: das, was die Kranke am peinlichsten empfand und sie zum Arzte geführt hatte, waren die anginösen Anfälle, und diese sind in der Klinik vorläufig behoben worden.

Sie hat also zwei Krankheiten. Die dem Blick allein auffallende, die neurologische, hatte sie im Beginn unseres Gesprächs ganz vergessen, und ich mußte von ihrem Tremor zu sprechen anfangen, bis ihr endlich einfiel, daß sie nun schon seit Jahren mit dem Zittern, der Steifigkeit zu kämpfen hat. Die Paralysis agitans ist, wie meistens, ganz schleichend entstanden und schlimmer geworden. Anders das Herzleiden. Dieses kommt wie eine Anzahl von Katastrophen über sie; es sind echte, ziemlich schwere und organisch begründete stenokardische Anfälle.

Wir verfolgen jetzt unser »Hauptthema« weiter. Wir haben behauptet, die organische Krankheit sei eine Fortsetzung der seelischen Lebensgeschichte mit anderen Darstellungsmitteln. Sie sind wahrscheinlich nicht sicher, ob das eine Beobachtung oder nur eine Hypothese ist. Es soll mir recht sein, wenn Sie es nur als Hypothese nehmen; dann müssen wir sehen, ob sie sich bewährt. Ferner: wenn wir uns zu weit vorgewagt haben, so sollen diesmal die Bedingungen meines Beweises für mich beliebig ungünstige sein. ... Ich will verfahren, wie ein geübter Schachspieler gegen einen Anfänger und meine Königin gleich zu Beginn aus dem Spiele nehmen.

1. Das soll in unserem heutigen Falle dadurch geschehen, daß ich die Biographie der Kranken (obwohl da kräftige Schicksalsschläge vorkamen) gar nicht erzähle und verwerte. Es genügt: die Kranke zählt 59 Jahre, hat also das Leben kennenlernen können. Die Verwendung der Biographie in der internen Pathologie ist in der

Tat nicht so einfach, wie man zuerst denkt. Die meisten von uns sträuben sich nicht, als die wirksamsten Elemente die des persönlichen Lebens in Liebe, Ehe, Familie, Beruf, Erfolg, Geltung zu akzeptieren. Aber kritisch überlegt, ist das doch ganz ungewiß und müßte zunächst in jedem Falle besonders bewiesen werden. Enthalten wir uns also lieber jedes Vorurteils und vertagen die Frage, welche Elemente der Biographie pathogenetisch besonders wirksam sind. Es genüge im Augenblick, daß das Leben gefährlich ist, und das für alle.

2. Fahren wir fort in der Sammlung der Schwierigkeiten. Die zweite ist, daß die Patientin zwei Krankheiten hat, die nichts miteinander zu tun haben, jedenfalls selten gemeinsam auftreten. Soll nun die Paralysis agitans oder das Herzleiden als Darstellung eines Konfliktes, Krise oder Versagens gelten? Diese Entscheidung erweist sich bei näherer Überlegung als überflüssig. Es verspricht im Gegenteil weiteren Aufschluß, wenn das Unzulängliche einer Lebensgeschichte sich auf mehrfache Art in der organischen Materialisierung offenbart. Die Einheit der Person ist seit Kants »Kritik der reinen Vernunft« (1781) als eine Idee der rationalen Psychologie begriffen, der kein empirisches Datum zugrunde liegt; und wir dürfen uns dem fürs erste anschließen. Sicher bedeuten verschiedene Krankheiten Verschiedenes für den Menschen. Wollen wir jetzt wissen, was der Mensch für die Krankheit bedeutet, so brauchen wir ebensowenig vorauszusetzen, daß da nur eine einzige Prägung, nur eine einzige Art des Menschseins wirksam werden kann. Diese Unentschiedenheit wirkt also nicht einschränkend, sondern befreiend auf unsere Forschung.

3. Wir stoßen da auf eine dritte Schwierigkeit für unsere Hypothese. Sie besagt ja, daß etwas in der Seele sich Ereignendes sich in der Krankheit materialisiere. Indem wir auch *dieses* (die Materialisierung) wie ein Geschehnis, einen Vorgang betrachten, also wie etwas, was man gleichsam vor sich hinhalten kann wie ein Stück Welt, um es näher zu beobachten, regen sich in uns alle jene Anschauungs- und Denkmöglichkeiten, mit denen wir sonst gewohnt sind, einen Gegenstand zu behandeln: Raum, Zeit, Ursache, Beharren, Verändern und so weiter. Es ist nicht zu übersehen, wie weit wir dazu überhaupt ein Recht haben, und was wir damit bereits am Original gewalttätig verändern. Auch diesmal hören wir am besten auf unsere Kranke. Ihre Wahrnehmung nun machte bei den zwei Krankheiten einen eindrucksvollen Unterschied: die

Herzanfälle waren ihr Anliegen, die Schüttellähmung aber hatte sie vergessen – so sahen Sie. Was heißt das? Es heißt, daß ihre bewußte Wahrnehmung die zwei Krankheiten nicht nur teilt, sondern das Kranksein teils betont annimmt, teils ausschließt. Das soll uns ein Stück weiterführen.

An die Steifigkeit und das Zittern war sie längst gewöhnt, die stenokardischen Anfälle haben sie dagegen überrascht. Das verhält sich wie ein Einschlafen zu einem Aufwachen. Es offenbart sich darin ein Rhythmus in unserem Dasein, der es schon immer ständig begleitet hat. Versuchen wir gleich, es etwas weniger formal, ein bißchen poetisch auszudrücken: die Straße unseres Lebens ist mit Verzichten gepflastert. Wir haben nicht nur eine Vergangenheit, sondern auch eine Tendenz; aber das Wenigste, was wir erwartet haben, ist verwirklicht worden. Die Meilensteine an diesem verzichtgepflasterten Wege mögen, für den Pathologen, Leichensteine unserer Wünsche sein: die Krankheiten sind die Zwischenlösungen, die Kompromisse unserer Konflikte gewesen, und sie hinterlassen als Denksteine Narben, Sklerosen, Teiltode des Gewebes und so weiter. Schließlich ist das Ganze eine Reise zum Tod, aber während dieser Reise nimmt die Summe des Irreversiblen fortwährend zu; die Biegsamkeit, die Elastizität nimmt ab, die Steifigkeit, jedenfalls des Körpers, nimmt zu. Unterwegs kommt es immer wieder zum Aufflammen neuer, überraschender kritischer Entscheidungen. Aber auch die Anfälle von Angina pectoris können schließlich irreparable Veränderungen hinterlassen: der Schenkelblock, die Dekompensation zeigen, daß das Myokard einen Schaden behalten hat, der ganz nicht mehr rückgängig zu machen ist.

Jetzt haben wir das »poetische« Gleichnis in die Sprache der Pathologie zurückzuübersetzen begonnen. Es hat sich ergeben, daß die beiden Krankheiten unserer Patientin, lebensgeschichtlich betrachtet, zwei Ausdrucksweisen für ein und dasselbe sind: für den Rhythmus des Daseins. Es gibt chronische und es gibt akute Krankheiten; beides hat sie, und mit jedem drückt sie je die eine der zwei Seiten des Lebensrhythmus aus. – Wenn dem so ist, dann muß es in einem biographischen Begreifen der Krankheiten eine immer wiederkehrende und genau zu beachtende Struktur sein. Frau S. belehrt uns besonders deutlich darüber, denn sie hat zwei ganz verschieden erscheinende Krankheiten. Die pathologische Anatomie und Physiologie kann sie nicht auf einen Nenner bringen: Lokalisation, Ätiologie, Chronizität und Akutiät, Gewebsprozeß, Funktionsstörung – keines von diesen ist unter einen Hut zu bringen und völlig verschieden bei beiden. Aber die medizinische Anthropologie ermittelt ein Verhältnis, in welchem sie einander genau ergänzen, denn das langsam fortschreitende, lange Zeit unmerkliche, wie ein Schlaf wegführende Benehmen der Paralysis agitans und die alarmierende, bedrohliche und schmerzhafte Art der Angina pectoris bezeichnen deutlich, daß die Krankheiten sich nicht anders ausdrücken können wie die Seele auch: wir müssen warten, aber auch kämpfen, ruhen, aber auch wachen, wenn wir auf unsere Bestimmung zugehen. Sofern diese Bestimmung unser Tod ist, kann sie immer auf die eine oder die andere Weise erkannt werden, aber beide bedeuten dasselbe. Aber das Bewußtsein der Kranken hat das noch einmal besonders ausgedrückt, indem es, bei dieser Gelegenheit wenigstens, die eine, die chronische Weise unterdrückte, vergaß, und die andere, die akute, hell beleuchtete.

Die *Materialisierung*, die wir das letztemal die »Es-Bildung« nannten, ist diesmal also auf *zwei Weisen* vorgestellt worden. Sie ist unzertrennlich und bedeutungsgleich mit einem *Bewußtseinsakt* gefunden worden. Dieses Ergebnis wollen wir festhalten, nachdem es sich in zweifacher Weise uns aufgedrängt hat. Es ist eben durch diese doppelte Darstellung unterstrichen worden und wird uns viele weitere Probleme aufgeben.

Zuletzt sei angemerkt, daß wir uns die Anerkennung unserer Sehweise zwar kaum bei der Wissenschaft der Schule, zuweilen aber bei einem denkenden Künstler holen können. Thomas Mann (1939) hat in seinem Werk »Lotte in Weimar« die alt gewordene Jugendgeliebte Goethes mit einer Schüttelkrankheit des Kopfes ausgestattet. Wie ein roter Faden zieht sich durch dieses Buch der komisch-schmerzlich-rührend-ehrende Denkstein, welchen das Nervensystem der *ausgezeichneten* Frau davongetragen hat; ausgezeichnet durch die Tugend, ausgezeichnet durch die sengende Nähe der Größe, ausgezeichnet also durch Auferlegung eines menschlich nicht mehr ausgleichbaren Ungleichgewichtes, und so schließlich auch gezeichnet von dem beschämenden wie bezeugenden Zeichen ihrer bloßen Körperlichkeit. Die Kunst des Vieles wissenden Autors erläutert auch unseren Fall, und unser Fall kann erläutern, was jener Autor gesehen hat.

X. Die Materialisierung und Spiritualisierung im Symptom

Meine Damen und Herrn! Eines jedenfalls werden Sie gespürt haben: wer einmal sich vergafft hat in den Geist der Materie, der wird nicht mehr so leicht davon loskommen. Die Blumen auf meinem Schreibtisch fingen an zu atmen und ihre Seligkeit, ihre Sehnsucht, ihre Trauer, ihre hilflose Schönheit haben angefangen, zu mir zu sprechen, und ich kann das nicht vergessen. Fällt mein Blick dann auf die Schere, den Bleistift, den Aschenbecher, dann sind auch diese redende Wesen geworden. Und nun ist kein Halten mehr: auch die Asche drinnen, die Regentropfen draußen, die Steine und der Staub verkünden Geist in ihnen, nicht in mir. Was ich ihnen zu sagen habe, ist fast nichts gegen das, was sie mir sagen könnten. Es ist nicht so, daß meine Sentimentalität oder meine intellektuelle Neugier ihnen viel bringen könnte, denn sie haben mich bezaubert, nicht ich habe sie verzaubert.

Es ist auch nicht so, daß wir als Ärzte eine Krankheit zuerst begreifen könnten und dann erst in der Lage wären, sie richtig zu behandeln.

(Einen Kranken kann man behandeln, wenn man ergriffen ist; von ihm, von seiner Krankheit, das ist doch beides ein und dasselbe.)

Ich kann wenig mit dem Satze anfangen, den ich seit Jahrzehnten wiederholen höre, man solle nicht Krankheiten, sondern kranke Menschen behandeln. Was heißt hier »sollen«? Die Begriffenheit stammt aus der Ergriffenheit. Läßt man sich davon leiten, dann also, aber erst dann, kommen die Rückschläge, Schwierigkeiten, Bedenken, die uns belehren, es sei damit nicht genug getan, die Sache erfordere mehr. Die Bezauberung hat nicht vorauszusehende Folgen; sie kann machen, daß einer für Jahre nichts mehr will als die Histologie einer Blutkrankheit erforschen; sie kann auch machen, daß einer sein Leben lang nichts anderes mehr wollen kann, als die Psychologie der Zwangsneurose zu erkunden. Wir sind in einem Netz verstrickt, aus dem es keinen Ausweg mehr gibt, und die Natur ist es, welche uns vorschreibt, welche Bewegungen wir auszuführen, welche Gedanken wir zu haben haben.

Nicht anders ist es, wenn man einmal ansichtig wurde der Tatsachen, daß ein Symptom eine Materialisierung einer seelischen Regung ist. Man hat von nun an keine andere Wahl mehr, als dieser Möglichkeit auf Schritt und Tritt nachzuforschen. Die Art, wie Sie das tun werden, wird dann abhängig sein von Ihrer Umsicht, Übersicht, Kritik; von den wissenschaftlichen Kenntnissen, die Sie sich erwerben, den geistigen Mitteln, über die Sie verfügen, und von der Wachsamkeit, mit der Sie die Gelegenheit erspähen, Ihre Einsicht in die Breite und Tiefe zu vergrößern. Dafür nun ist mit dem bisher in Vorlesungen Gehörten noch wenig, fast nichts getan. Was wir bisher versucht haben, waren Stichproben. Wir haben uns etwa einen Traum angehört, haben ein Lebensschicksal auf uns wirken lassen und haben über die innere Spaltung des Bewußtseins eines oder zweier Kranken nachgedacht. Ergebnislos war das nicht; denn man sah, daß die Materialisierung des psychischen Erlebnisses doch recht verschiedene Wege geht, und eben daraus, welche Wege sie geht, ergaben sich wieder Rückschlüsse, welches Psychische es eigentlich sein mag, das sich da materialisiert hat.

So müssen wir uns weitertasten. Offenbar haben sich da zwei Gesichtspunkte ergeben, die wir festhalten müssen. Einerseits ist zu beachten, daß der psychische Faktor, der hier wesentlich (weil wirksam) ist, aus der Fülle des seelischen Reiches erst herauszuheben wäre. Wir wissen noch nicht, ob es ausgezeichnete Wirkwerte im psychischen Leben gibt, welche sich da materialisieren. Diese Frage ist zunächst dasselbe wie die, welche Art von Psychologie eigentlich die für uns brauchbare, im Sinne einer psycho-somatischen Klinik vorzuziehende sein wird. Andererseits ist der Organismus, nachdem viel ältere Wissenschaften, nämlich Anatomie und Physiologie, ihn auf eine recht bestimmte Art beschrieben haben, ist der Organismus, sage ich, wie etwas Festgelegtes, Vorgegebenes, an dem die Materialisierung sich zu vollziehen hat. Hier also findet sich vielmehr als in der Psychologie eine festgebundene Marschroute vor; denn die Lungen müssen eben atmen, das Herz pumpen, die Leber chemisch arbeiten und so weiter. So scheint also das materielle Ausdrucksmittel etwas bereits Bestimmtes zu sein, wie man zum Malen Pinsel und Farbe brauchen muß, zum Bauen Holz und Steine benutzen muß.

Was aber die Vereinigung von Psychologie und Somatologie betrifft, so haben wir hier noch so gut wie nichts geleistet, und hier beginnen nun Probleme von ganz anderer Art. Diese Probleme einer Psychosomatik oder Psychophysik sind nämlich noch viel weniger vorbereitet, und wir müssen damit rechnen, daß hier das Unternehmen entweder überhaupt scheitern wird oder zu einer solchen Umwälzung der wissenschaftlichen Grundlagen führen könnte, daß wir Angst bekommen und das Arbeitsfeld fluchtartig verlassen. Dies ist denn auch bereits bei vielen Forschern geschehen. Jetzt hängt alles davon ab, daß wir Schritt für Schritt und von Fall zu Fall probieren, was uns gelingen mag. Dabei sollen wir aber nichts von dem bisher Gewonnenen unterwegs verlieren, und darum schlage ich vor, die bis heute getanen Schritte noch einmal zu rekapitulieren, ehe wir uns die beiden nächsten Kranken ansehen.

Irrtum, Traum und Märchen treten als Zeugen vor; diese drei wollen sagen, daß die Realität eine relative wird, sobald das ärztliche Handeln als ungewisses erfahren wurde. Das ist der Unterschied vom bloßen Erkennen und in dem Umgang mit der Materie selbst verstricktem handelndem Erkennen. Der reine Zweifel führt zur Kritik; aber die Ungewißheit führt dazu, daß wir die Schemen ernst nehmen.

Zuerst möchte sich der Anfänger (der ein mancher sein Lebtag bleibt) von Irrtum, Traum und Märchen zurückziehen, wie vor dem Wasser, um trocken zu bleiben, wie vor dem Unrat, um eine reine Weste zu behalten. Ein Arzt wird seinem Berufe aber schließlich dankbar werden, daß er ihn vor dieser Illusion der Illusionen bewahrt: der Illusion nämlich, es ginge ohne Illusionen ab. Es zeigt sich ihm nämlich, daß das Kranksein selbst sich auf der Verwendung von Illusionen aufgebaut hat, und wenn also Krankheit eine Realität ist, dann ist in ihr eine Illusion eine Realität geworden. Davon werden wir sehr bald weitere Beispiele kennen lernen.

Ich möchte aber hierfür noch einen andern Ausdruck suchen und hier einschieben; er geht von einer bestimmten Erfahrung aus. Ich sah kürzlich einen Kranken, der an Lungentuberkulose mit einem Schreibkrampf litt. Bei näherer Bekanntschaft erfuhr ich, daß er zuweilen Visionen gehabt hat, ohne jedoch im geringsten geisteskrank zu sein. Nichts vom Bilde der Schizophrenie lag vor. Er sah und erlebte nur Dinge, die andere Personen nicht sehen und erleben. Der Schreibkrampf als psychoneurotisches Symptom war leicht zu beseitigen. Die Lungentuberkulose aber war als ein Denkstein früherer innerer Konflikte zwar sehr gebessert, aber nicht geheilt worden. Er und ich mußten sich die Vorstellung bilden, daß diese organische Affektion die Materialisierung jener Seelenkämpfe war. Ich bitte Sie nun, sich die Frage vorzulegen, ob der Mensch, welcher etwas im umgebenden Raume nicht Vorhandenes mit seinen Augen sinnlich wahrnimmt, und der Mensch,

dessen Lunge einen seelischen Konflikt mit ihrer räumlichen Materialität realisiert – ob diese beiden von dem gefährlichen und alltäglichen Verhalten nicht gleichweit entfernt sind? Wenn ich etwas im Raum nicht Vorhandenes sehe, und wenn meine Lunge etwas im Raume nicht Vorhandenes tut, dann überschreite und überspringe ich beide Male eine Kluft, die doch sonst als unüberschreitbar und unüberspringbar gilt. »Ich« verhalte mich so, das heißt freilich, daß im einen Fall meine Psyche, im andern meine Lunge sich so verhält. Aber das Überschreiten der Kluft ist als Überschritt beide Male dasselbe, nur in verschiedener Richtung.
Man pflegt Telepathie, Vorhersage von Ereignissen, Umgang mit Verstorbenen als okkulte Phänomene, ein gläubiges Verhalten zu ihnen als Okkultismus zu bezeichnen. Visionen, Halluzinationen, Wundertaten sind oft als religiöse Erlebnisse von den okkulten abgesondert beurteilt worden. Aber sie alle zusammen stehen als übernatürliche den natürlichen Vorgängen gleich fremd gegenüber, und die Naturwissenschaft pflegt sie alle zusammen aus ihrem Bereiche auszuschließen. Wenn wir nun aber von einer Psychogenie organischer Krankheiten sprechen, sie wissenschaftlich ernst nehmen, dann tun wir damit gar nichts anderes als der, welcher seine Visionen, seine Wundererfahrungen ernst nimmt. Was man bei anderer Gelegenheit Okkultismus genannt hatte, das geschieht hier mit einemmal unter dem Schutzschild wissenschaftlicher Observanz und der Ausdruck »psychogene Organkrankheit«, das Wort »Materialisierung« ist nur eine Bemäntelung der Tatsache, daß wir diesmal etwas gesagt haben, was wir sonst als Spiritismus, Okkultismus, Wunderglaube und so weiter aus irgendeinem Grunde beiseite geschoben hatten – sei es mit skeptischer, sei es mit ironischer, sei es mit reservierter Geste. Machen wir uns aber völlig klar, daß unsere Materialisierungen um nicht weniger natürlich sind und daß die Psychophysik, die psychosomatische Medizin trotz aller Vorbehalte und trotz aller akademischen Überkleidung nichts anderes ist und nichts Reelles sein wird, wenn sie jenen Überschritt *nicht* tut.
Daß dem so ist, war dann in unserer achten Vorlesung kaum mehr zu verbergen. Erinnern wir uns der lebensgefährlichen Pneumonie und ihrer Abhängigkeit von einem Kampf zwischen Mutter und Sohn, so ist hier alles bestätigt, was ich eben sagte. Man kann diese Abhängigkeit verneinen oder verleugnen; nimmt man sie an, dann hat man den Überschritt gewagt; man kann ihn, akademischer, als

Transzendieren bezeichnen, aber es ändert sich damit nichts. Daß es sich hier um kein Wortspiel handelt, das bringt eine Besonderheit freilich besonders deutlich zum Bewußtsein: die Besonderheit ist die, daß es hier um Leben und Tod ging. Ich leugne nicht, daß mir der Fall willkommen war, um einen starken Eindruck auf Sie zu machen, denn ich muß damit rechnen, daß einige unter Ihnen dieser ganzen Betrachtungsform gegenüber Widerstand mitbringen. Es ist zwar die Möglichkeit des Todes bei organischer Krankheit ein zentrales und allgegenwärtiges Moment. Aber fürs erste dient uns die Todesgefahr, um hieraus dazu ein weiteres Thema anzuschneiden, nämlich eben die Frage, was der Unterschied zwischen einer nur psychologischen und einer psychosomatischen Medizin ist. Ich glaube, das ist grundsätzlich sehr schwer zu formulieren, doch in leichter Weise gut aufzufassen, wenn ich daran erinnere, daß in der Psychoanalyse der Tod selbst nicht vorkommt, sondern nur der Todestrieb. Dieser »Todestrieb« FREUDS (1920) war für ihn auch eine metapsychologische Spekulation, in der die ausgedehntesten Beobachtungen von Aggression, Destruktion, sadistischen und masochistischen Triebtendenzen zusammengefaßt werden konnten. In einer Klinik der organischen Krankheiten nun tritt nicht ein Bündel von Todestrieben, sondern der Tod selbst auf die Bühne der Erscheinungen. Dies besagt, und das wird hier zunächst herausgestellt, daß die *Realität* der psychosomatischen Pathologie eine andere Realität ist als die der psychologischen.

Entsinnen wir uns endlich des Problems der neunten Vorlesung, so enthielt sie die ersten Versuche, die etwas zu einseitig als Materialisierung bezeichneten Vorgänge nicht nur prinzipiell zu nehmen, sondern in ihrer Mannigfaltigkeit zu sehen. Die erste Vielfalt war hier die, daß Krankheiten entweder chronisch oder akut auftreten. Ich wiederhole nicht die feineren Züge, welche die eine von der anderen Art unterscheidet und auch nicht das, was als gemeinsam sich herausstellt – die rhythmische Struktur des Lebenslaufs. Für unser Hauptthema war der Gewinn vor allem der, daß jede Materialisierung einen Realitätswandel und jeder Realitätswandel auch einen geistigen Akt mit sich führt. Der Ausdruck »Es-Bildung« bezeichnet also diese umfassendere Theorie; in ihm soll nicht nur die Materialisierung, sondern die aus ihm mitgegebene Spiritualisierung erfaßt werden. Und wir werden diese vollständigere Anschauung nicht aus den Augen verlieren und bei allen weiteren

Untersuchungen zu entfalten suchen. Das kann gleich bei dem folgenden Kranken geschehen.

Er ist achtzehn Jahre alt und wird uns wegen Bettnässens zur Behandlung zugewiesen. Er erzählt, dies Leiden sei zuerst aufgetreten, als er in einem Kloster-Internat wegen seiner Bubenstreiche von einer der Schwestern hart bestraft wurde. Er mußte zur Strafe im Hemde auf dem kalten Korridor stehen. Seine Eltern waren bei einem Luftangriff auf Berlin erschlagen worden.

Hier haben wir einmal eine Urszene der Symptombildung zu fassen bekommen, aus der sich alles ablesen läßt, was die Psychologie der Enuresis auch in allen anderen Fällen ergibt: Angst, Trotz und Rache, die aber in der ohnmächtigen Situation des Kleinen gegenüber den Großen eingeklemmt bleiben – das sind die psychischen Verhältnisse, unter denen das Symptom entstanden ist, das er nun nicht mehr losgeworden ist. Das Symptom ist eine Synthese, eine Verdichtung und symbolische Materialisierung des Racheaktes, den der kleine Mann an der hartherzigen und viel zu starken Erzieherin (wenn wir sie so nennen wollen) doch nicht wirklich vollziehen konnte. Verzichten wir heute auf die weitere Analyse dieser Psychologie und wenden wir uns einmal ganz dem Symptom, dem Bettnässen zu.

Was ist Pissen? Irgendwo im Alten Testament wird das männliche Geschlecht einmal umschrieben mit der Formel: »alle so an die Wand pissen«. Das Pissen ist also hier eine Demonstration der Männlichkeit. Wer zugesehen hat, wie die kleinen Knaben auf der Straße sich gelegentlich benehmen, wie sie ausprobieren, wer »am weitesten trifft«, kann sich leicht die Bestätigung holen, daß dieser Akt zur Erringung einer demonstrativen Überlegenheit sich eignet; das ist den Kindern eingeboren. So wie sich hier eine Verschmelzung mit dem Gefühl des Stolzes ergibt, so wird auch dessen Gegenteil, die Angst des Unterliegens sich mit dem gleichen Akt verbinden: jetzt wird man »aus Angst in die Hosen machen«. Ein Harndrang stellt sich bei vielen ein, wenn sie ins Examen müssen, wenn es zum Aufbruch ins Theater, auf den Bahnhof drängt, irgendwohin, wo viele Menschen sind, die uns beobachten können. Das sind also Situationen einheitlicher Art.

Betrachten wir nun aber auch den physiologischen Akt selbst. Er auch hat Eigentümlichkeiten, die hier von Bedeutung werden. Das Pissen gehört, als sinnliches Erlebnis, in den Lustbereich. Die Entleerung einer übervollen Blase ist immer Befreiung von einer

Unlust durch entschiedene Lust. Ihr kann sich, nach dem Zeugnis nervöser Menschen, die Tönung der Wollust beimengen, und wir werden erinnert, daß das Organ der Harn- und der Samenentleerung beim Manne identisch ist. Beim Weibe ist die Nachbarschaft von Urethra und Clitoris nur wenig geringer. Weder anatomisch, noch physiologisch, noch psychologisch läßt sich eine enge Beziehung des urinalen und des sexuellen Bereiches verkennen, und wir besitzen sorgfältige pathologische Studien, die zeigen, daß auch eine gegenseitige Stellvertretung der Miktion und der Ejakulation vorkommt. Wie die beiden Funktionen Ähnlichkeiten haben, so müssen sie einander auch ausschließen, wenn sie zeitlich und örtlich koinzidieren.

Die Enuresis erfolgt fast immer im Bett während des Schlafes. Hier erwachsen die interessantesten Probleme. Zunächst das Bett: die wohlige Geborgenheit in der Wärme ist auch eine Situation des Lustbereiches. Wie steht es mit der feuchten Wärme, die sich der Bettnässer herstellt? Ein warmes Bad ist uralter Kulturgenuß. Das nasse Element ist, wo es fehlt, durch Einnässen zu haben. Aber auch umgekehrt: kein Zweifel, daß das Bad zum Urinieren reizt. Unser Hygienisches Institut hat einmal nachgewiesen, daß in unserem Hallenbad nach Benutzung von Schulklassen regelmäßig erstaunliche Mengen von Urin (Harnstoff) nachweisbar sind.

Mit den letzten Feststellungen nähern wir uns wieder dem psychologisch-moralischen Gebiete: das Verbotene hat einen besonderen Ruf. Warum? Wir ahnen, daß dazu eine Vorgeschichte nötig ist, und besinnen uns jetzt: die Erziehung zum Reinen ist vielleicht die erste und früheste, der wir von unserer Mutter unterworfen wurden, als sie uns, da wir noch Kleinkinder waren, das Einnässen ab- und die Topfbenutzung angewöhnte. Wir alle sind zuerst einmal »Bettnässer« gewesen! Im Mutterleib und als Wickelkinder nämlich. Die Enurese ist also eine Rückkehr ins Paradies vorerziehlicher Existenz, eine Regression. Wir sind aus diesem frühen Paradies einmal ausgetrieben worden durch Lockung, aber auch durch Drohung, mit Angst vor Strafe, und vielleicht entstand damals, zuerst auch nur ohnmächtig, Trotz; aber wir beugten uns und gelangten dazu, die Reinlichkeit als eine Tugend zu empfinden, wir haben die Resignation als einen Sieg geschätzt und schließlich eine Palme der Tugend auf das Grab unseres früheren Vergnügens gepflanzt. Vielleicht war es auch damals zuerst, daß wir die erste dunkle Vorstellung bekamen, nun den Großen, den Erwachsenen in einem Punkte schon ähnlicher geworden zu sein, und das kann Stolz, männlichen Stolz bedeutet haben. Denn schon wurden wir erhaben über die kleineren Kinder, die noch ins Bett machen.

Mit den letzten Andeutungen sind wir bereits in ein etwas höheres Lebensalter aufgerückt, und wenn die Beschreibung recht hat, so sind wir Wesen, die etwas früher Erlebtes in das später zu Erlebende hinübernehmen: wir knüpfen später ans Frühere an, wiederholen uns selbst in neuen Situationen. Jene Freude am Verbotenen ist dann durch ein Exempel geklärt; sie ist gar nichts anderes als ein Rückgriff auf etwas, was einmal schön war, dann nicht mehr sein durfte, dessen Wiederherstellung aber immer noch Vergnügen macht, eben weil es wie ein später Triumph über eine überlegene Macht ist, als hätten wir die Niederlage gar nicht erlitten. Aus derselben Quelle stammt wohl auch das Vergnügen am Unanständigen, an den Schweinigeleien, Zoten und weiteren Arten der Unordnung und des Ungehorsams.

Wir sind jetzt dicht in der Nähe des Enuretikers, und es ist jetzt gar nicht mehr befremdend, daß der des Ausdrucks seines Trotzes und der Rache Bedürftige sich gerade dieses Symptom als Ausdrucksmittel leicht wählt. Was unklar bleibt, ist jetzt die hartnäckige, oft allnächtliche Wiederholung, ist ferner die Unbewußtheit des psychischen Motivs und ist endlich der vergebliche Kampf des Willens gegen das Symptom. Ehe wir an diese Probleme gehen, müssen wir uns vornehmen, fest im Auge zu behalten: das Bettnässen ist eine wollüstige Demonstration eines seelischen Wunsches nach Trotz und Rache, also genau genommen eines Gedankens und damit eines geistigen Aktes. Hegel (1806) hat einmal in philosophischem Zusammenhang geschrieben: »Der Geist verhält sich als Pissen«. Wir verstehen das geniale Wort auch umgekehrt, denn wir erkannten: das Pissen verhält sich als Geist.

Das Urinieren, so behaupten wir, verwertet unser Patient zu einer Demonstration. Wir hören jetzt verschiedene Stimmen des Widerspruchs: dies sei doch eine unbewiesene Konstruktion. Kaum ist uns etwas durchsichtig und einleuchtend geworden, so suchen uns protestierende Stimmen einzuschüchtern und uns unseren Gewinn zu entreißen. Es wäre ein Thema für sich, die Motive oder Ursachen jenes Unglaubens zu untersuchen, aber wir haben einen viel besseren Grund, die Kritik selbst in die Hand zu nehmen. Unser Patient nämlich möchte selbst von seinem Symptom befreit werden; er tut das doch nicht absichtlich, seine Enurese geschieht nicht willkürlich, sondern unwillkürlich, sie ist nicht notwendig für einen physiologischen Wasserhaushalt, sondern sie ist zufällig und dabei lästig. Das ist Grund genug, unsere psychologischen Einsichten nun nicht mit den angeblich ebenfalls psychologischen Ansichten unserer Kritiker zu messen, sondern mit unserer eigenen Forschung.

Wir gehen wieder einen ganz anderen Weg als die Begriffe-Spalter; wir befragen unsere Erfahrung in der Therapie. Was hilft nichts, was schadet und was hilft? Nichts hilft zum Beispiel Operation (einer Phimose), Erziehen und Üben, Trinkbeschränkung, Wekken. Schädlich sind Vermahnung, Schelten, Strafen, quälende oder schmerzhafte Behandlungsmethoden. Gut ist dagegen die Herstellung einer mütterlichen Geborgenheit, und gut ist die Entstehung einer Einsicht. Der Bettnässer hat die Geborgenheit bei der Mutter verloren, und er sucht sie in der feuchten Wärme wiederherzustellen. Gelingt es ihm, sich in einem schützenden und Vertrauen bietenden Raum zu bergen, dann verliert er gewöhnlich sein Symptom. Die Erfolge einer Behandlung in der Klinik, oder bei sonst veränderter Umgebung, beruhen darauf, und sie pflegen nur solange zu dauern, als diese Geborgenheit dauert und vorhält. Die Rückfälle beweisen, daß es mehr die äußere Veränderung als die innere Reifung war, welche den mütterlichen Schutz gewährt hatte. Mehr Aussicht auf Dauer hat eine innere Veränderung, die von neuen Einsichten begleitet zu sein pflegt. Das ist zunächst die Einsicht des Patienten selbst in die psychischen Zusammenhänge, die wir vorhin beschrieben haben. Dabei stößt man auf eine bezeichnende Paradoxie. Auch ein Kind nimmt sehr deutlich wahr, daß es zwar den Urin im Schlaf nicht halten kann, aber auch nicht halten will, weil ihm das Einnässen Spaß macht, wohlig ist und zugleich absichtlich böse ist. Ich finde bestätigt, was CHRISTOFFEL (1935) (Basel) sagte, daß die Kinder wahrscheinlich beim Einnässen erwachen, die Lust empfinden und dann sofort wieder einschlafen und eine Amnesie erreichen. Einige berichten auch, sie hätten geträumt, sie benutzten das Nachtgeschirr und hätten am Morgen den wahren Sachverhalt entdeckt. Dieses Bild weist in derselben Richtung einer geglückten Verdrängung. Daraus erklärt sich dann auch das fast immer mitgegebene Schuldgefühl. Es ist aber nicht nur der Widerspruch dieser Einstellung, es ist die Tatsache der Enurese selbst und der Amnesie selbst, die uns wieder beweist, daß die Einheit der Person nicht zu behaupten ist. Wir sind als Person teilbar, keine Individuen. Kinder aber sind nicht nur bereiter, sie sind gemeinhin auch befähigter, diese Spaltung als Unaufrichtigkeit, als Lüge wahrzunehmen. Knüpfen wir daran an, dann können wir ihre Einsicht in die Natur der Störung befördern. Enurese erweist sich in allen Fällen als beeinflußbar und bei wachsender Reifung des Patienten als heilbar.

Es gibt hier mancherlei Versuchung, bestimmte philosophisch-anthropologische Verallgemeinerungen zu wagen. Die Spaltung der Person-Einheit, das Verhältnis von Wollen, Können, Müssen und Sollen, die Beziehung auf die moralische Sphäre, die Rolle der mütterlichen Geborgenheit – dies alles sind Themen, die das Denken in erstaunlichem Maße aufregen. Aber wir wenden uns auch jetzt wieder zu einer materiellen Frage: bei der Harnentleerung im Schlaf sind doch bestimmte Muskeln tätig. Gewiß: der kleine Sünder hat es verstanden, sich zu einem Opfer der Krankheit umzuschaffen. Aber daß ihm dies gelingt, dafür sorgen doch seine Blasen- und Urethralmuskeln, über die er nach der Geburt zuerst nicht willkürlich verfügen konnte, die er dann, nach der Scheidung von Schlafen und Wachen, im Wachzustand unter seine Gewalt bekam, bis sie in der Krankheit wieder Macht über ihn gewannen. Die Physiologie nun hat an diesen Verhältnissen nicht ganz achtlos vorbeigehen können; sie sah sich veranlaßt, dürftig genug, willkürliche und unwillkürliche Muskeln zu unterscheiden, und fand bei der Anatomie den Anhalt, die ersten seien quergestreifte, die zweiten glatte. Im innervierenden System kehrt diese Einteilung dann noch einmal wieder im Unterschied des cerebrospinalen und des sympathischen (autonomen) Nervensystems. Wir verfolgen diese Deskriptionen weiter nicht, denn die Beziehung auf den Willen, die Einteilung in willkürliche und unwillkürliche läßt uns beim ersten Schritt in die Analyse der gegebenen Handlungen, normale Miktion und Enurese, im Stich. Sie bricht zusammen unter dem Faktum, daß der Enuretiker mit den angeblich willkürlichen Muskeln unwillkürlich uriniert und mit den angeblich unwillkürlichen eine Absicht von geistigem Rang durchsetzt. Da es also aussichtslos ist, den Vorgang mit den physiologischen Begriffen zutreffend zu beschreiben, versuchen wir, den physiologischen Vorgang mit den psychologischen richtiger zu beschreiben. Eigentlich ist dies schon bisher fortgesetzt geschehen, aber eine bestimmte Schwierigkeit ist dabei unerwähnt geblieben. Sie besteht darin, daß hier also ein materielles Geschehen wie ein spirituelles behandelt wird und daß dem materiellen Vorgang zugemutet wird, einen spirituellen fortzusetzen unter Verlust der Bewußtheit. FREUD setzte hier ein unbewußtes Psychisches ein; wir hier ein unbewußtes Materielles, was eine noch größere Zumutung ist. Wir folgen seiner Darstellung der Neurose insofern, als der Druck der Erziehung, der Strafe, des Liebesverlustes und der Ohnmacht eine Verdrängung ins Unbewußte erzeugt; aber wir gehen einen Schritt weiter, indem wir annehmen, die Verdrängung erfolge ins Materielle (was FREUD (1894, 1895) als Konversion bei der Hysterie bezeichnet hat). Dieses Materielle, das Einnässen, ist nun nicht nur ein Verdrängtes, sondern im Gegenteil ein aus der Verdrängung in eine viel stärkere Realität noch einmal Verdrängtes; wie KÜTEMEYER (1948) sagt, hat also eine Verdrängung der Verdrängung stattgefunden. Das psychische Verdrängte hat durch *Rückdruck* ein Materielles, einen bestimmten physiologischen Vorgang geschaffen, der sich nur benimmt wie jeder andere physiologische Vorgang, den wir als Reflex oder Kettenreflex beschreiben können, und der sich jetzt, als Symptom, der bewußten Wahrnehmung wieder aufdrängt. Das Neue an dieser Beschreibung des Materiellen ist, daß es als ein Produkt dieses Rückdrukkes, nicht als durch sich selbst definierbar erkannt wird. Es ist also unzutreffend, eine willkürliche und eine unwillkürliche Muskulatur zu unterscheiden, sondern notwendig, im *Verhältnis* des willkürlichen zum unwillkürlichen *Verhalten* die richtige Beschränkung des materiellen Vorganges zu akzeptieren.

Wir sind damit doch zu einer Art von Abstraktion gelangt. Die psychobiographische Darstellung, wonach ein Kind in der erlebten Auseinandersetzung mit seinen Mitmenschen einen Kampf zu bestehen hatte, indem es eine bestimmte Strategie benutzte; die Leistung, durch die es aus einem Unrecht eine Notwendigkeit umschuf und dabei für sich (und für die andern) ein Alibi geschaffen hat, indem es den unerträglichen Sachverhalt in den Schlaf, ins Unbewußte, ins Reflektorische schließlich drängte – diese ganze Beschreibung kommt damit auf einen abstrakten Nenner, wenn wir sagen, sein Organ *tue* jetzt das, was es, das Kind, *nicht wollte* und doch wollte. Das Tun, der materielle Akt ist also der vollständige Repräsentant eines Willens, der aber gespalten war. Dies ist eine Definition des materiellen Geschehens, die uns auch beim nächsten Falle mehr helfen wird, als die philosophische Dialektik des Wollens es vermöchte. Jedenfalls ist die Verdrängung aus dem bewußten Erleben ins Materielle und die Rückdrängung aus dem Materiellen in die bewußte Symptomwahrnehmung der eigentliche Vorgang, aus dem sich erst sekundär die Begriffe, Gefühle und Gedanken ableiten, die uns zunächst begegneten, als wir mit diesem Patienten sprechend uns auseinandersetzten.

Der kranke Mensch

Eine Einführung in die
Medizinische Anthropologie

Inhalt

Einleitung

Dieser erste Buchteil ist seiner Stilart nach das dritte Buch einer Reihe, die mit meinen »Klinischen Vorstellungen« 1941 begonnen, mit »Fälle und Probleme« 1947 fortgesetzt wurde. Es sind im Dialog ziemlich wörtliche Wiedergaben von Vorlesungen in Neurologie und Innerer Medizin, die an der Universität gehalten wurden. Einleitend soll einiges darüber gesagt werden, welche Entwicklung es zu rechtfertigen scheint, daß ein dritter Ansatz dieser Art hier gemacht wird; und später darüber, welchen besonderen Ansichten Geltung verschafft werden soll.

Zunächst die Kranken. Zuerst war ich Internist; dann Neurologe; jetzt wieder mehr Internist, aber für »Allgemeine klinische Medizin«. Und so sind es im erstgenannten Buche hauptsächlich Patienten der Nervenabteilung, die gezeigt werden konnten, während seit 1945 ich die vorzuführenden Kranken wieder in der Medizinischen Klinik auswählen kann. So entstand eine Ausbreitung der Arbeit von den neurologischen Fällen zu den internen. Dieser Schritt hat für die Sache selbst die Bedeutung, daß auch die Erfahrung an psychoneurotischen Kranken möglich war, die dann im Studium sogenannter organisch Kranker verwertet wurde. Zwar haben Pathologische Anatomie und Physiologie auf ihrem Felde sich in jenem Zeitabschnitte auch verändert. Aber die Anknüpfung an Psychoneurosen brachte die Psychologie in den Vordergrund. Hier war nun die Psychoanalyse FREUDS entscheidend. Von hier aus gesehen erschien dieser historische Prozeß der Medizin oft wie eine neue Phase, die man als Einfluß der Psychoanalyse auf die Gesamtmedizin, namentlich in der Inneren Klinik, beschreiben konnte.

Inzwischen hatte sich auch, namentlich in den Vereinigten Staaten von Amerika und lange Zeit ohne unser näheres Wissen, eine sogenannte psychosomatische Medizin entwickelt. Aber unter diesem Namen erschien vieles, dem man den Einfluß und die Bedeutung der Psychoanalyse nicht ohne weiteres ansah.[1] Es kam dahin, daß es nötig wurde, mindestens zwei Arten von psychosomatischer Medizin zu unterscheiden.[2] Da die Einführung der Psychologie in die Innere Medizin zunächst einer unter mehreren möglichen

1 Wie etwa V. VON WEIZSÄCKER (1935, ²1946).

2 Vgl. V. VON WEIZSÄCKER (1949).

Versuchen ist, so ist ein Name erwünscht, der die Gesamtwandlung der Medizin umfaßt, ohne die Psychologie voranzustellen. Als einen solchen Namen habe ich oft den einer Medizinischen Anthropologie benutzt. Dieses Wort enthält ebenfalls Einschränkungen, die nicht nötig und nicht richtig sein könnten. Denn einmal handelt es sich nicht nur um Menschen, denn auch andere Lebewesen werden krank; und ferner ist nicht vorauszusetzen, daß das erkennbare Wesen nur ein logisches sei. Deshalb ist die Bezeichnung »Anthropologie« zwar charakteristisch, aber zu eng. Wahrscheinlich ist es auch besser, daß wir noch kein Wort für etwas fanden, was erst allmählich werden soll.

Am bedeutsamsten war für die Entscheidung, ob nun zum dritten Male ein Buch mit klinischen Vorlesungen zu veröffentlichen wäre, das Folgende. Nachdem der Brauch herrschend geworden ist, daß in den Kliniken Kranke und Krankheiten vorgestellt werden in der Reihenfolge, wie sie eben gerade da sind, werden systematische Vorlesungen in den Kliniken nicht mehr gehalten. Dadurch ist die Systemfrage dort so gut wie vergessen worden; man überläßt sie der Pathologie oder hält sie mit der Sonderung der klinischen Fächer für erledigt. Das ist auch den hier genannten Büchern anzumerken. Aber es besteht ein Antagonismus zwischen Kasuistik und Systematik. In dem Augenblick, in dem man darangeht, den Krankheitsbegriff einer Veränderung zu unterziehen, da taucht das Systemproblem wieder in voller Kraft auf. Müssen nach der Einführung des Subjektes in die theoretische Medizin nicht auch die Krankheiten neu und anders eingeteilt werden? Und nach welchem Prinzip? So kam es, daß mit der Medizinart, die wir versuchsweise die psychosomatische oder die anthropologische nannten, auch das Verlangen nach einem System fühlbar wurde, und man mußte sich fragen, ob nicht in der Kasuistik, sondern in der Systematik deutlicher zu machen wäre, um was es sich eigentlich handelt. In jedem Falle aber soll auf die Länge das eine nicht ohne das andere bleiben. Und in meinen Heidelberger Vorlesungen seit 1946 habe ich versucht, gleichsam unter der Hand das Systematische neben oder hinter dem Kasuistischen zur Geltung zu bringen.

Es ist nicht beabsichtigt, an dieser Stelle Erklärungen dafür zu geben, daß eben in dem vorläufigen Überwiegen des Einzelfalles über die Krankheitstheorie sich vor allem ausspricht, daß wir etwas beobachten wollen, um zu erkennen, was es ist. Sondern es soll nur begründet werden, daß im gegenwärtigen Falle noch einmal die Kasuistik der Systematik voraneilt. Auch wurde in dem Buche »Der Gestaltkreis« (1940, [4]1950) der Theorie ihr Tribut gezollt. Aber man kann in der Abfolge der drei Bücher auch eine fortschreitende Annäherung an ein theoretisches System feststellen, und das ist eben der Grund, um trotz der Beibehaltung des klinisch-kasuistischen Vorlesungsstiles nun ein drittesmal im Drucke hervorzutreten. Denn diesmal ist die Geburt der systematischen Theorie vorbereitet bis zu dem Punkte, an dem die Geburtshelfer den Blasensprung erwarten: es ist der Augenblick des Blasensprunges der systematischen Theorie. Damit sei die Unvermeidlichkeit des Systems angedeutet. Was unvermeidlich ist, das ist darum nicht für die Ewigkeit geschaffen; eher könnte man vermuten, es sei damit die Zeitlichkeit, die voraussichtliche Zerstörung bereits angedeutet. In dieser Hinsicht denke ich historisch.

Bevor nun einiges von den behaupteten Ansichten zur Sprache kommt, sei in dieser Einleitung noch besprochen, wozu und für wen eigentlich dieses Buch veröffentlicht wird. Wenn der Autor nicht mehr in den Jahren ist, in denen sein Geltungsbedürfnis sich am Erfolge – dem, was man die Wirkung nennt – messen muß, nun, dann hat er, trotz möglicher Selbsttäuschungen, erst recht die Pflicht, sich bei einer Publikation zu fragen, ob sie auch nützlich und in welchem Sinne sie nützlich sein könne. Kurz ausgedrückt: wenn wir einen Brief schreiben, so müssen wir an den *Adressaten* dabei denken. Hierbei ist es gerecht, des Verlages und der Verleger zu gedenken, deren Bereitschaft zur Herausgabe mir entgegenkam, und deren Ermutigung ich dankbar auf mich wirken lasse. Dieser Verlag ist nämlich kein für die Fachmedizin spezialisierter, und dieser Umstand ist so wichtig, daß er interpretiert werden muß.

Erstens ist die Entwicklung der Medizin in der nächsten Zukunft nicht nur ein Thema der Ärzte, sondern noch mehr eines der Kranken. Wir lesen und hören sehr oft von den »gewaltigen« Fortschritten, den Erfolgen, ja sogar den Großtaten der medizinischen Forschung und Praxis. Zur gleichen Zeit begibt sich eine Volksbewegung, in der ein jener Wissenschaft unverständliches Mißtrauen gegen die sogenannte Schulmedizin, ein Vertrauen in magische, sich geistig nennende und oft auch klassenmäßig abgesonderte Hoffnung sich ausspricht. Wie auch jemand, der dadurch in ein Dilemma gerät, entscheiden möge (z. B. indem er entweder zum approbierten Arzt oder zum Heilpraktiker, Gesundbeter oder zum Wundermann geht) – in jedem Falle wird wenigstens offenbar, daß die Medizin für die Kranken, nicht nur für die Mediziner da sei. Diese Zweiseitigkeit der Medizin wird nun in diesem Buche bejaht, berücksichtigt, als ein Faktum, nicht als eine Tendenz, die man entscheiden müßte. Kürzer gesagt: der Abdruck der Dialoge besagt, daß die Auseinandersetzung und die Meinung von Krankem und Arzt wiedergegeben wurden, weil sie als eine Vorführung einer Realität gelten sollen: der Realität des Umgangs zwischen Medizin und Krankem.

Ferner ist dieser Buchversuch, so hofft sein Autor, nicht nur an den Adressaten »Patient« gerichtet, sondern an den, der weder als Arzt noch als Patient, sondern als *Zuschauer* dieser Begegnungsart irgendwo dasteht. Nun setzen die Terminologie und die akademische Eigenart des Autors der Aneignung des Geschriebenen gewisse Grenzen. Aber wir verkehren als Akademiker ja auch sonst immer mit dem Gärtner, dem Arbeiter der Industrie, dem Straßenbahnschaffner. Wir überspringen, er wie ich, auch sonst immerfort die Klassen- oder Ausbildungsgrenzen. Ein Verlag also, der sich entschließt, seine sonst innegehaltenen Grenzen zu überschreiten, wird teilhaben an der nun schon allzulange so genannten Lösung der »sozialen Frage«. Also beleuchtet die Publikation eines Buches wie dieses eine Situation höchst gegenwärtiger Art: nicht nur der Patient, sondern der Genosse in einem Zusammenlebenwollen sei angesprochen, eben in der Weise, daß von der Medizin aus nicht nur der Patient, sondern jedermann angesprochen ist.

Noch eine Bemerkung drängt sich mir auf. Ich kann mich der Täuschung nicht hingeben, als sei die Einführung des Subjektes, sei es in tiefenpsychologischer oder psychosomatischer oder anthropologischer Weise, von den wissenschaftlich-medizinischen Kreisen freundlich aufgenommen worden. Vielmehr ist da auch ein Kampf entstanden. Eben damit hängt zusammen, daß der Adressat nicht als einer, der Popularisierung »der« Wissenschaft erwartet, mir vorschwebt, sondern als Mitkämpfer, sei er nun Arzt, Patient oder Beobachter. Das ist die Situation und das der Hauptgrund, warum diesmal kein fachmedizinischer Verlag an mich herantrat und von mir angenommen wurde.

Den Studenten pflege ich zu sagen: »Bisher war die Einstellung zum Krankhaften: ›Weg damit‹. Ich aber sage: Eure Einstellung zum Krankhaften soll sein: ›Ja, aber nicht so‹.« Das klingt auch moralisch; man *solle* sich z. B. humaner – auf deutsch: menschlicher – einstellen. Aber diese moralisch-menschliche Einstellung ist auch eine realitätsgerechtere: das euch gelehrte Weltbild ist nicht ein amoralisches, es ist ein falsches. Ob schön oder unschön, ob gut oder böse, es ist auch unzutreffend, falsch. Man kann gut, schön und wahr nicht trennen, indem man einem von ihnen einen Wertvorrang gibt. Sondern man nenne den Wert, der, über gut, wahr und schön stehend, alle Dreie aus sich entläßt. Er, dieser Wert, hat einen Laut; er lautet: Ja. Er lautet also nicht: So, und nur so. KANTS Ablehnung der Erkennbarkeit des Dinges an sich enthält den Anfang dazu. Aber nur einen Anfang. KANT versäumte etwas zu sagen, nämlich, daß auch das Gute nicht absolut zu bestimmen ist. Weder das Wahre, noch das Schöne, noch das Gute ist absolut bestimmbar. Sondern das Jasagen bestimmt und ist als solches dann bestimmbar.

Die Meinung, welche auch diesmal behauptet wird, ist diese: Jede Krankheit habe einen Sinn. Wie aber kann man ihn herausbekommen? Das kommt auf die Symptome an. Wenn jemand eine Phobie, z. B. eine Platzangst hat, dann besteht die Aufgabe darin, den Grund der Angst zu ermitteln; wenn jemand aber ein Magengeschwür hat, dann gilt es, die Ursache seines Magengeschwürs zu entdecken. Jener Grund oder diese Ursache aber soll nun als Beitrag zur Sinnfindung gelten, weil die Therapie nicht durch die Entdeckung von Gründen oder Ursachen, sondern nur durch Hilfeleistung an der richtigen Stelle geschehen kann. Die Sinnfindung wird also keineswegs darum schon die richtige Stelle treffen, weil sie eine psychologische Richtung hat; aber sie *kann* psychologisch mehr gefördert werden als naturwissenschaftlich (mit den Methoden von Anatomie, Physiologie, Physik oder Chemie). Zum Beispiel kann es geschehen, daß man das Auftauchen und Verschwinden einer Herzstörung psychologisch versteht, physiologisch aber nicht versteht. Ebenso kann der Fall so liegen, daß man einen Schlaganfall anatomisch versteht, psychologisch aber nicht versteht. Auch kann der Fall so liegen, daß man einen Schreck durch einen äußeren Unfall materiell erklärt; aber auch, daß man einen Unfall psychologisch als Fehlleistung, also psychologisch versteht.

Bisher ist nur empfohlen worden, bei der Suche nach dem Sinn einer Krankheit beide Wege zu probieren. Es ist noch nichts darüber gesagt worden, wie diese beiden einander unterstützen können. Wenn man in die Entstehung und den Verlauf einer Kreislaufstörung einzudringen sucht, sollte man mehrere Wege versuchen, und dann kann man auch den Schluß ziehen, daß ein zusammengesetzter Vorgang da ist. Daher die Forderung und auch der Erfolg der psychosomatischen Medizin. Damit wagen wir nicht die Verallgemeinerung: jede Krankheit sei psychosomatisch zusammengesetzt. Denn wir stehen noch bei der kasuistischen Sammlung. Dabei spielen auch Interesse und Begabung eine große Rolle. Zur Verallgemeinerung fehlt vielleicht der Mut, das Dogma. Um Mut und Glauben an ein Dogma zu bekommen, ist das logische Beweisen nicht ausreichend. In der Tat zeigte sich, daß es wirksamer ist, wenn man Hemmungen wegräumt und intellektuelle oder gefühlsmäßige Mittel zeigt, mit deren Hilfe man einen neuen Weg gehen kann. Hier werden nun drei solche hilfreiche Wege gezeigt.

Der erste ist der, daß wir begreiflich machen, eine bestimmte Art naturwissenschaftlicher oder psychologischer Darstellung sei falsch gewesen. Wenn zum Beispiel begriffen wird, es sei falsch, den Eintritt eines Asthma-Anfalles durch eine nervöse Reflexstörung zu erklären, weil nicht die Reflexe verändert waren, sondern deren Erregbarkeit, dann war die Reflextheorie eben falsch. Ebenso wenn begriffen wird, daß nicht durch Angst vor dem Tode, sondern durch Angst vor einem Menschen die Magenverdauung gestört wurde, dann war die frühere Psychologie des Falles falsch und muß durch eine andere ersetzt werden. Auf solche Weise kommt ein Fortschritt der Erkenntnis zustande: sowohl die Physiologie wie die Psychologie müssen verändert werden. Denn jetzt wird es nötig, sich neu zu überlegen, was Erregbarkeit eigentlich ist, und was Affekt eigentlich ist. Nicht das bohrende Grübeln über das Zusammenwirken von Körper und Seele, sondern die Korrektur des »körperlich« Genannten und des »seelisch« Genannten führt hier weiter. – Daraus entsteht die praktische Anweisung, man solle die Krankheit nicht etwa durch das Hinzunehmen von Psychologie besser zu verstehen suchen, sondern man solle sie, je nach der Lage, anders vom Körper her oder anders von der Seele her zu verstehen suchen. Dazu bedürfen wir also einer veränderten Physiologie, einer veränderten Psychologie, wenn diese beiden sich nämlich als unzutreffend erweisen. Für die Interne Klinik ergibt sich der Vorschlag, die Krankheiten sowohl vom Soma wie von der Psyche her zu interpretieren, aber beidemale anders als zuvor. Wie das gemacht werden kann, dafür geben die folgenden Vorlesungen Beispiele. Man muß also dazu die Vorstellung wegräumen, die übernommene Darstellung sowohl des Körpers als auch der Seele sei richtig. Welche andere Darstellung richtiger wäre, läßt sich sowohl kasuistisch wie systematisch aussprechen. Die Hauptsache dabei nannte ich »Einführung des Subjektes«.

Ein zweiter wichtiger Punkt ist der folgende. Es schien so, aber es ist nicht so, daß man das, was man in der Kasuistik nicht bekommen kann, im System bekäme; und umgekehrt, daß man im System zu allgemeinen Grundsätzen, nur in der Kasuistik aber zu deren besonderer Anwendung (Ausnahmen von der Regel, spezielle Verhältnisse) gelangen könnte. Man drückte das auch so aus, daß man sagte, in der Praxis müßte man eben individualisieren. Wie gesagt, darin steckt ein Irrtum. Durch dieses Individualisieren werden falsche Grundbegriffe nicht richtig, und durch Verallgemeinerung, Statistik usw. werden falsche Einzeldarstellungen nicht verbessert. Zum Beispiel ist der Reflex und die Hierarchie eine falsche Darstellung des Vorgangs im Nervensystem. Dagegen ist die Darstellung dieses Vorganges als Entscheidung richtig. Das Beseitigen der falschen Darstellung ist eine nötige Vorarbeit, um zur richtigen zu gelangen. An diesem Beispiel ist zu begreifen, daß man weder durch Individualisieren noch durch Generalisieren von einer falschen zu einer richtigen Darstellung kommt. Im Gegenteil: beide intellektuellen Operationen können geradezu verhindern, das Falsche zu beseitigen; denn beide erzeugen den Schein, man könne das Individuelle durch das Generelle überwinden (und umgekehrt). Aber eine Überwindung des Individualismus und des Kollektivismus begibt sich erst, wenn die richtigere Darstellung des Vorganges selbst sich durchsetzt.

An dritter Stelle helfen wir, wenn wir die soziale Gestaltung eines Zustandes beachten. Es ist nämlich möglich zu begreifen, daß die wissenschaftlichen Ansichten auch aus sozialen Verhältnissen stammen. Nicht nur, aber auch. Zum Beispiel ist der physikalische Energiebegriff auch ein Ausdruck einer Art von Umgang mit dem Gelde; oder der Krankheitsbegriff der Pathologie auch ein Ausdruck einer gewissen Art Glückstrebens (aus dem sich die Haltung zur Krankheit »weg damit« ergab, s. o.). Es ist nun wirklich nicht so, daß diejenigen, welche begreifen, daß auch eine wissenschaftliche Einsicht aus wirtschaftlichen Zusammenhängen stammt, jenen anderen, welche darin nur das Streben nach objektiver Wahrheit in seiner Reinheit anerkennen – ich sage, es ist wirklich nicht so, daß die einen den andern so unversöhnlich gegenüberstehen, so daß man sich fürs eine entscheiden und das andere totschlagen müßte. Es gibt wirklich noch etwas Drittes; es beginnt mit der Anerkennung des Bekämpften. Nicht nur aus einer höheren Moral, auch nicht nur aus überwiegendem Machtgefühl, sondern aus einem Ensemble von Klugheit und Herz. Warum sollten diese beiden nicht zusammenkommen, und zwar hier auf Erden? Für unseren Fall bedeutet das, daß auch die Gegenseite, der naturwissenschaftliche Eigensinn, mit demselben Lächeln anerkannt werde, mit dem der Opponent sich selbst gewähren läßt.

Das Wegräumen von Hemmungen kann also geschehen: erstens durch die Kritik naturwissenschaftlicher und psychologischer Darstellungsarten, zweitens durch Überwindung des Individualisierens und Kollektivierens, drittens durch Einsicht in die ökonomischen Hintergründe der ärztlichen Tätigkeit. Damit, daß Hemmungen beseitigt werden, ist eine neue Pathologie noch nicht errichtet; und dazu kann man kasuistisch und systematisch fortschreiten. Wir versuchen hier das erste, später das zweite. Es mag nun geschehen, daß durch solches Wegräumen von Hemmungen die Bahn freier wird für die Befestigung neuer Ansichten. Aber die Erfahrung lehrte uns, daß da noch andere Kräfte im Spiel sein müssen, welche dem entgegenwirken. Und wir finden solche Kräfte nicht nur bei den Ärzten, sondern bei den Kranken auch. Wir wollen sie als Widerstand gegen unsere Lehre zusammenfassen und etwas genauer betrachten.

Zunächst sei geklärt, daß man hinter jeder Hemmung auch einen Widerstand spürt. Widerstand ist seiner Art nach etwas anderes, aber er kann die Hemmungen verstärken. Wenn zum Beispiel jemand durch Experimente oder Argumente von der Infektionstheorie des Krebses überzeugt wird, der vorher an die Theorie der versprengten Keime geglaubt hatte, dann sind bei ihm Hemmungen überwunden worden. Wenn sich aber jemand auch durch Experimente und Argumente nicht überzeugen läßt, dann spüren wir in ihm einen Widerstand. Welches sind nun die Wurzeln der Widerstände? Es gibt da Kräfte, die stärker sein können als das Denken. Aber auch Gefühle können sowohl gleichartige Gefühle entzünden, gleichsam anstecken; aber sie können auch entgegengesetzte Gefühle auslösen. Zum Beispiel kann es geschehen, daß ein Arzt und ein Patient in gegenseitigem Vertrauen sich finden, weil beide sich etwa auf dem Felseneiland Helgoland wohl fühlen; oder weil beide sich in der Frage des Sozialismus wohl fühlen. Dann aber kann auch das Gegenteil geschehen: der einfache Mann haßt im Arzte den Professor oder der Patient, der Künstler ist, haßt im Arzte einen Dummkopf. Diesmal trennen, ja verfeinden die Gefühle. Beidemale ist da eine stärkere Macht, welche bestimmt, ob das eine oder das andere stattfindet. Ein drittesmal ist es weder das Denken noch das Fühlen, sondern das Wollen, welches die Beziehung zwischen Arzt und Krankem als eine Art von Machtkampf gestaltet. Zum Beispiel erhofft ein Patient ein Rezept, und der Arzt gibt es ihm; dieser Vorgang entstammt also einer Willenseinung, bei der auch die Finanzierung beiderseits zur Zufriedenheit gelöst wird. Ein andermal ziehen Arzt und Patient nicht am gleichen Strang; während etwa der Patient gesund und nur gesund werden möchte, sucht der Arzt aus diesem Falle etwas zu lernen. Jetzt wollen sie Verschiedenes, und auch in der Finanzierung gehen beide verschiedene Wege, die zu verschiedenen Zielen führen. Wieder sind es andere Kräfte, oft unbewußte, welche entweder Willenseinung oder Willensspaltung herbeiführen. Und jedesmal, beim Denken, Fühlen und Wollen, sind es also verborgene Mächte, welche zur Befriedung oder zum Streite geführt haben, und wir verstehen jetzt, oder glauben zu verstehen, daß der offenbare Widerstand nur eine von zwei Möglichkeiten ist, die aber beide aus einer derzeit noch unbeherrschten Region stammen.

Wir haben jetzt begriffen, warum das Wegschaffen von Hemmungen durch wissenschaftliches Argument, durch Verbesserung sozialer Gefühle, durch Einsicht in ökonomische Verhältnisse nicht immer ausreicht, um die Widerstände – in unserem Falle gegen psychosomatische oder anthropologische Lehren – zu überwinden. Der Grund ist, daß diese Widerstände die eigentliche Ursache auch jener Hemmungen sind, und daß diese Widerstände beim Denken, Fühlen und Wollen wirksam, oft unbewußt und verborgen und derzeit noch nicht beherrschbar sind. Man kann allerdings manches tun, um auch solche Widerstände zu beseitigen, und man sollte es tun. – Aber da kommt noch eine unerwartete Frage und Schwierigkeit. Ist es denn wünschenswert, solche Widerstände überhaupt zu beseitigen? Wenn wir daran auch nur zweifeln, werden wir uns bald im Kreise drehen. Denn wenn die Erhaltung des Widerstandes gerade wünschenswert ist, dann können wir nicht sowohl ihn beseitigen als auch befestigen wollen, ohne die Marschrichtung zu wechseln.

Das ist nun eine sowohl praktische wie auch logische Frage. Es wird besser sein, sich nunmehr den gegebenen Kranken zuzuwenden, dann aber noch einmal darauf zurückzukommen, welche Art von Medizin hier eigentlich betrieben wurde.

I. Teil

Klinische Vorstellungen

I.

In diesem Semester[3] möchte ich anhand der Fälle besonders auf das eingehen, was man kurz als die Frage: »Warum gerade hier?« formulieren kann, außerdem aber den Entwurf eines Systems einer »Medizinischen Anthropologie«, wie das im Vorlesungsverzeichnis heißt, weiter vorantreiben. Für die Frage des »Warum gerade hier?« ist bisher zu wenig geschehen. Man wird dabei aber keine von vier Beobachtungsarten übergehen können: erstens den anatomischen Bau, zweitens die physiologische Funktion, drittens die psychische Struktur, viertens die geistige Macht.

Wenn man in solcher Weise die Fälle betrachtet, dabei also sich nicht auf die sogenannte psychosomatische Medizin beschränkt, sondern eine solche zu einer anthropologischen ausweitet, dann stößt man auch auf weitere neue Aufgaben. Ich zähle einige davon zunächst auf: Wie verhalten sich die nutritiven zu den sexuellen Vorgängen? Soll man die Krankheiten einteilen und wie? Welches ist die letzte Bestimmung? Was heißt dabei »behandeln« und »helfen«? Man sieht schon bei dieser unvollständigen Aufzählung, daß die Antwort von den verschiedenen Krankheitsfällen abhängen wird, daß also der Einzelfall und die Verallgemeinerung, die Kasuistik und die Systematik zusammenwirken müssen, um sie zu beantworten. Wenden wir uns also zunächst den Einzelfällen zu, denken dabei aber auch an die Verallgemeinerung.

Meine Damen und Herren, ich habe bis jetzt nur zwei Patienten vorgestellt, weil ja am vorigen Freitag verhältnismäßig wenige Hörer da waren. Die erste Stunde haben wir vor allem dazu benutzt, uns ein bißchen zu unterhalten über die Gründe und über die Formen des Widerstandes. Heute möchte ich fortfahren mit der Vorstellung eines neuen Patienten. Aber einleitend sei nochmals daran erinnert, daß die zwei Kranken, die wir bis jetzt gesehen haben, in einer großen Spannung zueinander gesehen werden müssen.

Der erste war jene jüngere Frau, die an Migräne und verwandten

3 Wintersemester 1949/50.

Zuständen litt, und bei der wir das Organgeschehen zu verstehen gesucht haben, auch aus ihrer Biographie, aus ihrer Lebensgeschichte, aus ihrer historisch verständlichen Vermännlichung. Der Weg ging von der Biographie zur Lokalisation, zum Symptom.

Der zweite Fall dagegen war gerade umgekehrt. Es war jener zwölfjährige Junge, der allerdings schon wegen einer gewissen Störung, nämlich einer asthmatischen Bronchitis, in ein Kindersanatorium kommt; dort aber wird bei einer Reihenuntersuchung Zucker festgestellt. Sie werden sich erinnern, daß wir nun veranlaßt waren, die Folgen des Diabetes für diesen Knaben, vom Organischen zum Seelischen gehend, zu prüfen, und dazu war ein ganz besonders eindrucksvoller Anlaß gegeben, da ja ein Kurpfuscher oder ein schwindlerhafter Arzt ihm eine Prothese in den Mund gesteckt hatte mit einem Sporn, der auf die Hypophyse drücken soll. Also ein Schwindel. Aber nicht das war das Interessanteste; sondern daß der Junge, als ich ihm die Prothese abnahm und fragte, ob das zu tragen angenehm sei, dies bejahte. Das bezeugte, daß da eine Parteinahme für die Mutter war, die sich denn auch dieser Prothese bemächtigt und dem Jungen wieder in den Mund gesetzt hat.

Jetzt verstehen wir wohl auch, daß der Knabe in seiner geistigen und seelischen Entwicklung seine eigenen Wege gehen mußte. Er ist schüchtern, zuweilen auch etwas wild, bösartig. Jetzt hat er mehr eine liebenswürdige und zugleich ironische Haltung angenommen; ich war heute morgen bei ihm.

So wäre zu sagen, daß wir also zu Ergebnissen kommen, die vergleichbar sind. Wir können vom Psychischen zum körperlichen Symptom, wir können aber auch vom körperlichen Symptom zur Biographie, zur Persönlichkeitsgestaltung übergehen.

II.

Heute kommt ein neuer Kranker, der vielleicht beides vermittelt und so auch das Thema, das ich in diesem Semester besonders behandeln wollte: »Warum gerade hier, warum gerade an dieser Stelle?« fördert.

W: Wie geht's denn jetzt?
P: Ich fühl' mich ganz wohl.

W: Haben Sie auch noch Fieber?
P: Ich weiß nicht.
W: Wie alt sind Sie?
P: Zwanzig. Ich glaub' nicht, daß ich Fieber habe.
W: (zu den Hörern) Er hat nämlich Fieber bei uns nie gehabt. – (zum Patienten) Aber angefangen hat's mit Fieber?
P: Ja, die erste Nacht habe ich ziemlich hohes Fieber gehabt.
W: Wie war das denn?
P: Ich bin morgens auf die Arbeit gegangen, und mittags mußte ich mich hinlegen, 39,4. Ich hatte einen Halskatarrh.
W: Was ist denn das?
P: Halsentzündung.
W: Hatten Sie auch Schmerzen?
P: Ich konnte nichts essen.
W: Warum? Hatten Sie Schmerzen?
P: Ja, Schmerzen im Schlucken.
W: Haben Sie das schon öfters gehabt?
P: Ja, aber viel geringer.
W: Geringer? Was meinen Sie damit?
P: Ja, ich habe wohl mal Halsentzündung gehabt, aber ganz gering.
W: Wann ist das gewesen? Die Halsentzündung mit hohem Fieber?
P: Ich weiß nicht mehr.
W: Ungefähr?
P: Vor drei bis vier Wochen.
W: Sie haben hier doch erzählt, daß damals etwas Besonderes vorgefallen ist?
P: – – – –
W: War da nicht die Hochzeit von Ihrer Schwester?
P: Ja, die war am 4. 10.
W: Und wie ging's weiter?
P: Ja, ich hatte eine starke Halsentzündung, und von da aus merkte ich acht Tage später, wie der Urin langsam trübe wurde.
W: Trüb wurde der Urin?
P: Ja, und da hab' ich mich vom Hausarzt untersuchen lassen, der sagte, es sei Eiweiß im Urin.
W: So, und weiter?
P: Das war montags, und dienstags wollte ich wieder arbeiten. Montag war Feiertag. Der Hausarzt sagte aber, ich sollte noch

nicht arbeiten, ich müsse am andern Tag nochmals bei ihm vorbeikommen. Ich war furchtbar müde.

W: Und was war da noch?

P: Es war ein stärkerer Eiweißgehalt im Urin da, der Urin war auch rot geworden.

W: Richtig rot?

P: Nun, rötlich, rötlicher als sonst und getrübt.

W: Wo hatten Sie Schmerzen?

P: (zeigt die Stellen).

W: (zu den Hörern) Also ausgesprochen die renale Gegend. – (zum Patienten) Haben Sie noch etwas bemerkt?

P: Nein.

W: Sie haben angegeben, daß Sie sich dick im Gesicht gefunden haben.

P: Ja, das war dann donnerstags.

W: Wie lange nach der Halsentzündung kam denn das?

P: Acht Tage.

W: Also Sie hatten ein dickes Gesicht?

P: Ja, auf der Seite (zeigt mehr auf den Hals).

W: Das ist aber nicht das Gesicht. – (zu den Hörern) Es bleibt ein bißchen unklar, ob das Gesicht oder nur die Halsgegend, die der Tonsillen, geschwollen war. – (zum Patienten) Und da sind sie in die Klinik gegangen?

P: Ja, mir wurde geraten, hierher zu gehen.

W: Wie geht's denn jetzt?

P: Ach, ich fühl mich ganz wohl, aber durch das viele Fasten bin ich sehr schlapp.

W: Und die Schmerzen in der Nierengegend?

P: Da habe ich überhaupt gar keine mehr.

W: Ist sonst noch was außer schlapp?

P: Daß ich Schmerzen hätte oder irgendwie, gar nicht mehr.

W: (zu den Hörern) Also aus der Fieberkurve geht hervor, daß er höchstens axillar leicht subfebrile Temperatursteigerung hatte. Am ersten Tag 37,7, aber später gelegentlich über 37,1 bis 37,2, heute zwischendurch 37,6.

Nun wollen wir noch nachsehen, was verzeichnet ist über die Urinausscheidung. Die war mengenmäßig doch nicht so sehr auffallend. Aber das Gewicht, das zuerst noch 300 Gramm zugenommen hatte, nahm dann am vierten Tage plötzlich um 3,5 kg und dann noch 1,4 kg ab, so daß das Gewicht jetzt bis auf rund

47 kg gesunken ist; also doch im ganzen um 7 kg hat er abgenommen, innerhalb von 10 Tagen. Und eine solche starke Gewichtsabnahme ist nicht nur dadurch zu erklären, daß er wenig zu essen bekommen hat, sondern dadurch, daß eine Wasserausscheidung stattgefundenn hat, eine Entwässerung hier erfolgt ist. Zugleich haben sich die Bestandteile des Harns verändert, jetzt sind nur noch Spuren von Albumin und Erythrozyten festgestellt.

Nun möchte ich Ihnen noch etwas mitteilen, nämlich daß der Blutdruck, der in den ersten Tagen 170 bis 180 betrug, gefallen ist, und zwar innerhalb von sechs bis sieben Tagen auf etwa 110 mm. Also der Blutdruck war mit 170 oder 180 erhöht, war bei einem Zwanzigjährigen als pathologisch anzusehen; mit anderen Worten, wir haben hier das Bild einer akuten Glomerulonephritis.

(zum Patienten) So, jetzt können Sie wieder rausfahren.

– Jetzt haben wir also gehört, daß bei einem Zwanzigjährigen innerhalb drei Wochen ein Bild sich abspielte, das sehr bekannt ist, nämlich das Bild einer Angina, die fieberhaft verläuft, und einer nachfolgenden Nephritis. Auf eine erste Krankheit folgt eine zweite. Während bei einer Scarlatina, die meist auch mit einer Halsentzündung einhergeht, in der Regel drei bis vier Wochen vergehen, bis eine Nephritis einsetzt, ist das Intervall hier also sehr kurz. Fieber am Anfang und entzündliche Veränderungen weisen hin auf eine Infektionskrankheit. Nun, im Munde sind ja immer alle möglichen Erreger vorhanden, auch pathogene Eitererreger, und die Frage ist immer schon ungelöst geblieben, warum eigentlich wir stets alle Erreger im Munde haben und doch wir gerade jetzt eine Angina bekommen.

Ich muß hier etwas einsetzen, was ich nicht gern mache: Beobachtungen aus einer Schrift, die ich früher einmal (1933 a, 1935) veröffentlicht habe. Es sind zwei Fälle aus einer Sammlung von Angina tonsillaris oder Angina lacunaris. Das Thema einer sogenannten psychogenen Angina ist viel besprochen worden, so daß ich etwas historisch sein muß.

Der erste Fall: »Ein junges Mädchen, eine Studentin, wird mit starker Angina, unfähig auch nur zu sprechen, in die Klinik eingeliefert. Ein junger Arzt äußert nach der Untersuchung: ›Na, da haben Sie sich ja was Schönes geholt‹, worauf sie sagt: ›Das ist immer noch besser als ein Kind kriegen‹. Später stellt sich heraus,

daß sie am Vortag dem Drängen eines Verehrers, welches solche Folgen hätte haben können, widerstanden hat.«
Später habe ich dann viele solcher Fälle gesammelt, und einen hat mir der jetzige Professor VOGEL, damals Assistent auf unserer Nervenabteilung, erzählt: Der lautete folgendermaßen: »Ein etwa dreißigjähriges ovariektomiertes Mädchen macht bei der Reise zur Hochzeit ihrer jüngeren Schwester beim Besteigen eines Eisenbahnwagens einen Fehltritt, verletzt sich nur leicht den einen Fuß und bekommt anschließend eine hysterische Beinlähmung. Diese wird lange Zeit mit Gipsschienen und dergleichen behandelt, dann aber, nach eineinhalbjähriger Dauer, durch eine bewußtmachende Psychotherapie beseitigt. Dabei zeigt sich: sie selbst hatte den Bräutigam ihrer Schwester geliebt. (Sie ist deshalb in nicht gerade glänzender Stimmung zur Hochzeit gegangen. Die Verletzung war also offenbar eine Fehlleistung.) Sie verläßt geheilt die Klinik, begegnet gleich darauf in einer ferneren Stadt einem Mann, den sie auf den ersten Blick liebt. Sie findet am gleichen Abend Gelegenheit mit ihm zu tanzen, aber jetzt erst fällt ihr wieder ein, daß sie nicht fortpflanzungsfähig ist und jedem Mann, der sich ihr nähert, sagen müßte, daß sie nie Kinder bekommen kann. Sie verdüstert sich, und die Absicht, ihn näher kennenzulernen, wird in der Folge überdies vereitelt, denn sie bekommt am nächsten Tag eine Angina ...«
Auf diese beiden Fälle will ich mich beschränken.
Wenn ich die Leute so frage: »Na, wie war's denn mit der Angina?«, dann höre ich oft: »Ach, das war nichts Besonderes«. Oft stellt sich aber dann heraus, daß ein erotischer Konflikt vorgelegen hat, dem nach kurzer Zeit eine solche Angina folgte.
Das sind also Beobachtungen. Jetzt verstehen Sie auch, warum ich den Burschen gefragt habe, wie das zeitlich mit der Verheiratung seiner Schwester war. Tatsächlich haben wir unter vier Augen noch mehr herausbekommen. Er war nämlich zu der Hochzeit seiner Schwester gefahren mit dem Plan und Entschluß, nun die Schwester dieses neuen Schwagers zu heiraten. Er war aber noch jung, und der Vater des jungen Mädchens sagte: »Ich habe kein Geld, du hast kein Geld, also da wird nichts draus.« Nach diesem Vorfall ist er an der Angina erkrankt.
Ich möchte dazu noch etwas Allgemeines sagen. Die Geschichten, die hier passierten, stammen aus einer Welt, die gebunden war an das, was man gewöhnlich das bürgerliche Zeitalter nennt. Man

könnte sagen, daß das ovariektomierte Mädchen sich hätte sagen können: »Es kann nichts passieren«; statt dessen bekommt sie die moralische Anwandlung. Dann haben Menschen ja auch diese Form der Konflikte, diese Art der Bürgerlichkeit und der Ordnung unter Umständen nicht, und wir dürfen nicht von einer Welt ausgehen, die für den Betreffenden gar nicht existiert; wir müssen von einem Zustand ausgehen, wie er in diesem Fall wirklich vorliegt. Jetzt sind wir also soweit, daß wir einen Fall von Angina gesehen haben, der in der Inneren Klinik landet, und den wir nur mit Hilfe von körperlichen Erscheinungen interpretieren können, die vielleicht in diesem Falle besser zugänglich waren. Mehr will ich jetzt nicht sagen, weil wir ja nicht nur gläubig, sondern auch skeptisch, kritisch sein müssen.

Nun kommt aber ein weiteres Thema. Es ist nämlich auch so in unserem Fall, daß hier zwei Krankheiten einander gefolgt sind; daß nach der Angina sich eine Glomerulonephritis anschließt, ⟨*wie*⟩ zum Beispiel bei einem Gelenkrheumatismus, und später kommt vielleicht noch eine Endocarditis. Offenbar wurde hier auch, daß wir also nicht eine Krankheit für sich betrachten, sondern den Zusammenhang mehrerer aufeinander folgender Krankheiten.

Dazu möchte ich jetzt noch etwas sagen. Ja, wie soll man sich das vorstellen, daß jemand einen erotischen, moralischen Konflikt hat, oder eine Streiterei mit seinem Vorgesetzten – wie soll man sich den Übergang zur Angina vorstellen? Wenn Sie mich so fragen, antworte ich: Ich stelle mir das schon vor, aber nicht so, wie das erwartet wird, wenn man von der Psychogenie spricht. Sondern ich möchte gern wissen, wie es eigentlich in der Zelle zugeht, in den Tonsillen und deren Zellen, also da, wo offenbar der sogenannte Entzündungsvorgang stattfindet. Nun bin ich noch nie in so eine Zelle gekommen, das heißt ich war mal in einer Zelle; es war dann eine Milliardenzahl von Zellen entstanden, von ihnen haben sich ganz wenige als fähig zur Fortpflanzung erwiesen. Aber ich erinnere mich nicht daran.

Hier kann man auch spekulieren. Ich habe keine Angst vor Spekulation, denn ich bin ein so kritischer Mensch, daß ich es wage, mir dies oder jenes mal auszudenken. Ich stelle mir also den Vorgang in der Zelle ungefähr so vor, wie ich mir die menschliche Psyche vorstelle, nämlich ich stelle mir vor, daß in der Zelle selbst der Sinn und der Unsinn miteinander kämpfen, sich auszugleichen versuchen. Die These, von der wir hier ausgegangen sind, nämlich, daß jede Art von Krankheit einen Sinn haben müsse, paßt dazu; sie hängt damit zusammen, daß das Unsinnige der Krankheit doch einen Sinn hat, daß sie eben so miteinander kämpfen, wie sie dort können. Ich gehe also nicht davon aus, daß das, was in der Zelle vor sich geht, schön, gut und wahr ist, sondern daß der Sinn und Unsinn miteinander kämpfen.

Das ist also die Spekulation, oder die Behauptung, wenn Sie wollen, von der man ausgehen kann, wenn man sich für diese Dinge interessiert. Ich habe eigentlich nie gefunden, daß diejenigen Wissenschaften, welche das noch nicht vorbereiten, denjenigen, welchen das einleuchtet, im Wege sind. Die, welche da Feuer gefangen haben, kommen von dieser Vorstellung aber nicht mehr los. Nur ist es nicht so, daß man das jedem beweisen kann.

Ich halte mich da an ein Wort von Shakespeare: »A man convinced against his will, is of the same opinion still«. – Ein Mensch, der gegen seinen Willen überzeugt worden ist, hat immer noch die alte Meinung.

Wie kommt es aber, daß so häufig auf eine erste eine zweite organische Krankheit folgt? Ich sagte schon, daß das durchaus nicht ungewöhnlich ist und nicht nur hier vorkam; beim Scharlach ist das sehr bekannt. Bei der Polyarthritis, bei der Tuberkulose findet man ferner, daß die Krankheit an einer Stelle anfängt, und es wird dann das daraus, was man »chronisch« nennt. Auch bei unserem Kranken liegt die Sache ja nun so, daß wir noch nicht wissen, ob seine Nephritis jetzt ganz ausheilt, oder ob sie später rezidiviert, oder ob sie sich später als chronische entwickelt. Die Nephritis kenne ich ziemlich gut; ein gewisser Prozentsatz bekommt eine chronische Nephritis. Das Chronischwerden, auch eines Asthmas, eines Ulcus usw., zieht sich wie ein roter Faden durch die ganze Pathologie hindurch. Aber eine chronische Krankheit ist dann doch wieder etwas anderes als eine akute. Wenn man chronische Krankheiten näher ansieht, findet man, daß sie ganz verschieden anfangen, aber ganz ähnlich enden. Nehmen wir etwa eine Glomerulonephritis wie diese hier: das Ende ist dann das Bild der Schrumpfniere, mit der Insuffizienz der Nierentätigkeit und den weiteren Folgen. Eine *Konvergenz* von verschiedenen Ursprüngen her kann eintreten, und das ist sehr häufig so. Es gibt aber auch so etwas wie eine Divergenz.

Ich bekam vor einigen Tagen eine Monographie geschickt, in der gezeigt wird, daß eine ganze Anzahl von Infektionskrankheiten eine Nephritis nach sich ziehen können, daß aber andere nur eine Hypertonie nach sich ziehen. Und es ist einleuchtend, daß also die chronische Nephritis und die Hypertension koordinierte, parallele Erscheinungen sind. Das paßt natürlich auch sehr gut zu der Vorstellung, daß hier die Dinge nicht so verständlich werden, daß die Infektionserreger sich ansiedeln und dann verschleppt werden, sondern daß eine allgemeinere Umstellung eingetreten ist, und das ist hier der Fall.

Verschiedene Infektionskrankheiten können also Nephritis machen, und eine Infektionskrankheit kann außer einer Nephritis auch eine Hypertonie machen. Was ist nun für unser Thema, unser Problem wichtig? Der Autor hat sich für die psychischen Begleiterscheinungen nicht interessiert. Was hat es denn auf sich mit der psychischen Seite der Erscheinungen? Jetzt sind wir wieder an dem Punkt, an dem wir vorhin waren, wo wir mit der Beschreibung von Lokalisation beginnen konnten. Der Kranke hat erzählt, daß er ins Geschäft hat gehen wollen, aber Schmerzen in der Nierengegend bekam. In den andern Fällen war jemand in der Entwicklung oder es ist eine Fehlentwicklung erfolgt, weil er in der seelischen, geistigen Biographie vielleicht steckengeblieben ist und dann die Sache in eine Halsentzündung übergegangen ist; es kommt hier auf die Sehschärfe, Sehweise, auf die Beobachtung an, wenn es so sein sollte, daß wir etwas prinzipiell Wichtiges gesehen haben. Wichtig dabei ist, daß jetzt auch vom Körperlichen zum Seelischen gegangen wird und ferner, daß auch im Körperlichen ebenso wie im Seelischen die Lokalisation sich ändert. Ein seelisches Beispiel: Jemand verliebt sich und fängt dann an zu hassen. Da ist auch eine Art von Lokalisationsänderung, eine Ortsveränderung der Leidenschaft zu sehen, und dabei kann ähnlich im Körperlichen eine Wandlung zu beobachten sein.

Das ist, was wir heute aus dem Fall gelernt haben: daß der umfassendere Blick uns zu Gesicht bringt, daß Wandlungen stattfinden, und der nächste Schritt wird nun sein zu fragen, ob diese Wandlungen zu eruieren sind, was es mit dieser Wandlung Besonderes auf sich hat, ob wir dies nicht auch verstehen können.

Jetzt möchte ich Ihnen noch einen zweiten Patienten kurz zeigen, den Sie heute nur kennenlernen sollen, damit wir ihn dann das nächste Mal näher besprechen.

W: Wie geht's denn jetzt?
P: Es geht soweit.
W: Was haben Sie denn für Beschwerden?
P: Die Kopfschmerzen sind weggegangen, ich bin aber so schwindlig.
W: Waren Sie von Anfang an schwindlig?
P: Ja.
W: Was fehlt Ihnen eigentlich für eine Krankheit?
P: Mit den Nieren und am Herz.
W: (zu den Hörern) Also jetzt sind wir schon so weit, daß wir sagen müssen, wenn der Kranke sagt: »Ich hab's an den Nieren und am Herzen«, dann hat er sich zwei Vorstellungen von Lokalisation gebildet.
W: Was haben Sie denn an der Niere?
P: Ich hab's schon lange gespürt. Es hat geheißen, es wäre Rheumatismus.
W: Was haben Sie schon lange gespürt?
P: Ich hab's im Kreuz gespürt.
W: Zeigen Sie mal, was Sie Kreuz nennen.
P: (zeigt etwas höher nach derselben Gegend wie der vorhergehende Patient).
W: Da haben Sie Schmerzen?
P: Jetzt nicht mehr so, es ist bedeutend besser.
W: Woher kam das denn?
P: Ich hab keine Ahnung.
W: Wann ist das denn entdeckt worden?
P: Nach einem Unfall.
W: Nach welchem Unfall?
P: Zungenverletzung, doppelter Schädelbruch, Kieferbruch; ich bin von einem Auto überfahren worden. Ich bin rechts gefahren, und das Auto ist auf mich zugefahren, und da hat mich das Auto gepackt und rausgeschleudert. Deswegen höre ich auch so schlecht.
W: Vorher haben Sie gut gehört?
P: Ja.
W: Und wer hat die Nierenerkrankung entdeckt?
P: Hier.
W: Erst hier bei uns?
P: Ja.
W: Vorher wußten Sie gar nichts?

P: Die Schmerzen wurden als Rheumatismus geheißen.
W: Sie haben so dicke Brillengläser, sehen Sie nicht gut?
P: Nein.
W: Was ist das für eine Brille? Setzen Sie sie mal ab. (zu den Hörern) Nun, man kann das leicht feststellen, was das für Gläser sind, es sind Vergrößerungsgläser. (zum Patienten) Seit wann haben Sie die nötig?
P: Seit dem Unfall.
W: (zu den Hörern) Eine Hyperopie-Brille; ich sehe keine Erscheinung, die auf Astigmatismus hinweist. – (zum Patienten) Haben Sie noch mehr zu klagen?
P: Daß mir so schwindlig ist.
W: Sie sagten doch was vom Herz, was spüren Sie denn vom Herz?
P: Jetzt nichts mehr.
W: Früher?
P: Ja.
W: Was?
P: Immer Stechen.
W: Von was sind Sie denn so ein kranker Mann geworden? Wissen sie das?
P: Nein.
W: Wie alt sind Sie?
P: Vierundfünfzig.
W: Haben Sie eine Schwierigkeit gehabt oder einen Verdruß, der Sie krank gemacht hat?
P: (schweigt)
W: Das interessiert mich, ist auch wichtig, glauben Sie das?
P: (nickt)
W: Was meinen Sie denn? Mit der Wohnung, häusliche Schwierigkeiten?
P: Ich hab's vorher nicht gespürt.
W: Schwitzen sie immer so, wenn Sie sprechen?
P: Ja.
W: So, jetzt können sie wieder runter. Ich danke Ihnen, daß Sie gekommen sind.

III.

Meine Damen und Herren, das letzte Mal haben wir uns etwas näher an die Frage heranbewegt: Könnte man vielleicht eine organische Krankheit doch vollständiger und tiefer, wenn Sie wollen tiefsinniger, jedenfalls wahrer, realer erfassen als mit der Feststellung dessen, was die Anatomie, Physiologie und Pathologie zeigen? Und man muß auch wohl sich dabei nicht einschränken, sondern eigentlich erweitern und eröffnen. Ich bin ganz froh, daß ich kein Auto mehr habe, denn ich fahre jetzt immer mit der Elektrischen, und da habe ich Gelegenheit, die Mitfahrenden zu beobachten, und ich kann Beobachtungen an mir selber machen. Man kann sich da sehr verschieden einstellen, z. B. kann ich auf der ganzen Fahrt überlegen, wie alt ist der oder wie alt ist die ungefähr. Das ist auch mit einer gewissen Einschränkung möglich. Man kann da sehen, wie jeder Mensch gekleidet ist, wie er schwätzt, wie er sich bewegt, wie die Gesten sind, etwas Individuelles ausprägen, ausdrücken, und man kann sich zu jeder Persönlichkeit einen Roman ausdenken und auch dabei einige Treffer machen. Das ist ein sehr einfaches Beispiel, wie man auch an eine Angina lacunaris sehr verschieden herangehen kann. Entweder beachtet man Rötung, Schwellung, Fieber, Schmerzen; oder man kann sich anhören, wie so eine Geschichte eigentlich gewesen ist. Ich kann Ihnen da auch andere Beispiele an Hand von ein paar Kranken geben, wobei wieder besondere Prägungen von verschiedenen Menschen möglich sind.

Ich weiß, daß jetzt die Atomphysik kolossal bewundert wird, z. B. aus Angst. Und wenn man sich die Geschichte etwas geschichtlich ansieht, sieht man, daß diese seit 60 Jahren Stückchen für Stückchen entwickelt wurde. Dabei ergibt sich auch, daß eine Menge von Persönlichkeiten berühmt geworden, zum Teil aber unberühmt geblieben sind, die aber alle dazu beigetragen haben, ohne daß sie wissen konnten, was daraus wird.

Deswegen verlangen Sie jetzt nicht zu viel von *einer* psychosomatischen Untersuchung.

Das ist eine allgemeine Einleitung, und jetzt gehen wir weiter zu unserem Fall. Der letzte Kranke, den Sie gesehen haben, war ein im Jahre 1894 geborener, jetzt vierundfünfzigjähriger, sehr fester, korpulenter Mann, ein Arbeiter, der Ihnen auch einiges erzählt hat. Sie haben einige Eindrücke sammeln können. Wir wollen jetzt hören, was die Klinik bei ihm gefunden hat. Das Wichtigste ist hier wohl, daß er eine Nephritis hat. Er hatte im Urin Eiweiß, Formbestandteile. Die Eiweißmenge war nicht sehr groß, ging aber immerhin bis gegen 3‰ Esbach, und er ist auch eingeliefert worden mit einer Blutdruck-Steigerung von 195 mm Hg systolisch, die dann innerhalb von fünf Tagen auf eine Höhe heruntergeht, die man als normal bezeichnen kann (120). Jetzt werden wir also auch in diesem Fall einiges anhören, wie er in diesen Zustand gekommen ist, und wie diese Krankheit sich entwickelt hat. Da muß ich etwas weiter ausholen, und vielleicht kann ich das so machen, daß ich das zum Vortrag bringe, was in der Krankengeschichte steht, denn es wird neben der laufenden Krankengeschichte eine biographische Beschreibung aufgenommen.

Er stammt mit einer Schwester und zwei Stiefgeschwistern aus einem harmonischen Milieu, ging zur Schule, war Arbeiter in einer Ziegelei. Mit 26 Jahren heiratete er eine Frau, die schon damals mit dem Herz zu tun hatte. Es war ihm von dieser Ehe abgeraten worden, aber er ist sehr glücklich geworden. Er sparte alles Geld, um für seine Familie ein Häuschen zu bauen. Das fiel zwischen die zwei Kriege. Da war viel Sparanregung, und der höchste Ehrgeiz der Arbeiter war, mal ein Häuschen zu bauen. Und das hat er auch 1936 schließlich erreicht. Nebenher hatte er etwas Obst- und Weinbau, hat den ganzen Ertrag immer gespart. 1934 auf dem Heimweg vom Besuch eines Bekannten (Lehrer in seinem Heimatort) wurde er auf der Straße von einem Auto überfahren. Jetzt kommt also das Unglück ins Leben. Näheres weiß ich nicht. Er lag vom Dezember an (1934) im Krankenhaus, und lange Zeit konnte er nicht richtig gehen, hatte Kopfweh, Schwindel, Ohnmachtsanfälle. Also es geschieht etwas, was einen Strich durch den Lebensplan macht. Er ist mit 80% Erwerbsminderung eingestuft worden, hat aber nur 45 Mark, später nur 30 Mark und jetzt wieder 50 Mark bekommen, immer für die Folgen des Unfalles. Die Ehefrau ist nun wegen ihres Herzens seit zwei Jahren auch invalidisiert, so daß sie zusammen 100 Mark haben, und die drei Töchter, die bei ihm im Hause wohnen, geben auch etwas ab, und so leben sie nun. Er ist seit dem Unfall sehr leicht erregbar; seine Tochter sagte, er sei auch mißtrauisch geworden.

Sie müssen sich vorstellen: Alles war in das Häuschen gesteckt, für sich und seine Familie. Da bekam er nach dem Kriege drei Flüchtlinge hineingesetzt. Jetzt wollte auch die zweite Tochter heiraten und sollte mit ihrem Mann bei den Eltern wohnen, und nun hat er daran gearbeitet, die Flüchtlinge herauszubringen. Er fand auch eine Wohnung für sie, aber nach acht Tagen waren sie wieder da. Und wie er nun abends nach Hause kam, da lag seine Frau reglos und stumm auf der Erde in der Küche. Zwei Ärzte bemühten sich um sie. Er glaubte, seine Frau sei vor Ärger gestorben, vor Ärger über das Unrecht, und da sagte er zu seiner Frau: »Wenn du stirbst, will ich auch sterben; heute abend ist Platz im Haus.« Da nahm er eine Flasche E 605, ein Insekten-Tötungsmittel, und wollte sie austrinken. Aber die Tochter, die dazu kam, schlägt ihm die Flasche aus der Hand, doch den ersten Schluck hatte er getan und war bewußtlos geworden.

Bei der Ankunft in der Klinik war er wieder bei Bewußtsein; er wurde in die Psychiatrische Klinik verlegt. Wir haben kaum gesehen, daß Selbstmörder, die einen Versuch gemacht haben sich zu töten, das wiederholen, die Erfahrung scheint zu lehren, daß die Menschen, die das einmal gemacht und das Gottesurteil heraufbeschworen haben, es nicht wieder machen. Wir hatten in dem Fall aber doch nicht das Gefühl der Sicherheit und haben den Patienten deswegen in die Psychiatrische Klinik verlegt, wo er auch eine Zeit verblieb und dann entlassen worden ist. Wieder zu Hause, wurde er völlig appetitlos, aß fast nichts mehr, und nach drei Wochen stellte sich eine heftige Angina ein mit Fieber, der Hals sei »zu« gewesen. Wenige Tage später hatte er Schmerzen in der Nierengegend. Der Urin war rot, Gesicht und Leib waren geschwollen. Jetzt sieht die Sache genau so aus wie bei dem jungen Menschen, den Sie gesehen haben. Es ist eine akute Nephritis aufgetaucht, die sich im Anschluß an eine Angina herausstellte.

Diesen vierundfünfzigjährigen Mann können wir uns nicht so leicht auf Freiersfüßen vorstellen, dafür ist kein Anhaltspunkt vorhanden; sondern hier kommt eine Episode, in der ein Mensch sich ein Haus aufgebaut hat, ganz und gar eingespielt war auf dieses System; daß er, nachdem er früher schon mal durch seinen Kopfunfall erschüttert worden ist, das Gleichgewicht verloren hat durch diese Einquartierung von Flüchtlingen in sein Häuschen. In dieser Stimmung begeht er nun diesen Selbstmordversuch. Er hat also zweifellos kopflos gehandelt, sich dann selbst erkannt und nachdem das abgeklungen ist, kommt es drei bis vier Wochen nachher eben zu der Angina, zu der Nephritis.

So liegen die Dinge hier. Und wie steht die Nephritis jetzt? Auch sie klingt langsam ab. Sie verstehen jetzt aber besser, daß der Kranke, als er hier war, so verlegen geworden ist und sehr geschwitzt hat, als wir über seine Krankheit gesprochen haben und ich ihn fragte, woher die Geschichte kommt. Er kommt also in Verwirrung, da man ihm nicht verschwiegen haben wird, daß da eine Beziehung bestanden hat. Wir folgen dem sehr gern.
Oft sagen die Kranken: »Ich bin krank geworden durch die Bombenangriffe, durch die Bosheit der Menschen«, oder ähnliches. Genau so wie er zu der Frau, die am Boden bewußtlos liegt, sagt: »Jetzt bist du auch noch vor Ärger gestorben.«
So liegen die Dinge, wenn man sich in so eine Nephritis hineindenkt und in das, was wir Biographie genannt haben.
Jetzt noch einige allgemeine Bemerkungen, um die ersten Fälle zu ordnen.
Der erste Fall war die Migräne bei jener Frau, deren früheres Leben wir als Hosenrolle bezeichnet haben. Der zweite Fall war der Junge mit dem Diabetes und der eigentümlichen Prothese; der dritte Fall eine Nephritis nach Angina und viertens ein weiterer von Nephritis nach Angina.
Zuerst möchte ich ein paar Worte über die Frage der Einteilung der Kliniken oder der Pathologie im ganzen sagen, weil wir doch so erzogen werden. Es gibt da verschiedene Arten von Krankheiten, man unterscheidet organische Krankheiten, Psychosen, Neurosen, oder, wie Kollege SCHNEIDER (1946) sagen würde, Erlebnisreaktionen. Die Migräne wäre also eine Erlebnisreaktion. Ich schließe mich diesem nicht an, sondern nenne so etwas Neurose; so wenn ein Mensch an Angstanfällen leidet, oder wenn er Magenbeschwerden hat, ohne ein Ulcus zu haben, oder wenn er schwitzt oder Zwangsvorstellungen hat, dann nenne ich das Neurose. Für den Ausdruck organische Krankheit wählte ich früher einmal (1933 b) den Ausdruck »Biose«, weil nämlich »organische Krankheit« schon sagt: nicht psychisch. Biose nenne ich also eine Pneumonie, Angina oder Nephritis, ein Zustand, bei dem die Kliniker eine organische Veränderung wie auch psychologische Vorgänge als wesentlich annehmen. Endlich gibt es Zustände, wo etwas irreparabel wird, eine Narbe nach Verwundung oder eine Sklerose, wie die multiple Sklerose; das sind also solche Zustände, bei denen Gewebe irreversibel durch anderes ersetzt wird, oder die durch partiellen Tod, teilweisen Zellentod, also irreparable Lücken ent-

stehen. Es gibt also hier Neurosen, Biosen, Sklerosen. Das wäre eine Ordnung, mit der man bis zu einem gewissen Grade einteilen kann, aber mein Vorschlag war ohne jeden Erfolg. Nun würde das ein sehr langes Thema, und ich möchte Ihnen heute etwas darüber Hinausgehendes vortragen, nämlich ausgehend von einer Sprechstundenerfahrung:

Da kommt jemand zu mir (das ist jetzt sehr häufig bei dem Charakter, den meine Medizin hat), bei dem die Ärzte bei organischer Untersuchung nichts gefunden haben, der aber trotzdem Beschwerden hat, Kopfweh, Schlaflosigkeit, Zittern oder Angst. Nun ist die Situation in der Sprechstunde so: Ich sage: »Ja, ich kann das nur bestätigen, was die früheren Ärzte schon gesagt haben, Ihnen fehlt nichts, da ist nichts zu finden.« Darauf protestiert er und sagt: »Da muß doch etwas zu finden sein.« Er ist also unzufrieden, daß es keine Erklärung gibt, trotzdem er Schmerzen hat. Da gibt es nun verschiedene Weiterentwicklungen. Die Kranken sagen dann Sachen wie z. B.: »Da *muß* doch etwas sein, da *muß* man doch etwas finden, da ist eben bis jetzt noch nicht alles untersucht«; oder: »Ich möchte überhaupt nur gesund werden, das los sein und wieder arbeiten können«; oder: »Ja gibt's denn gar kein Mittel?« Wenn ich mich dann eine Stunde unterhalten habe, da sagen meist die Damen wieder (entschuldigen Sie, wenn ich das hier sage, es sind meistens die Damen): »Ja, gibt's denn da gar kein Mittel?« – Ich sage dann: »Darüber haben wir doch die ganze Zeit gesprochen.«

Hier gibt es also einen Konflikt mit dem Patienten selber, zwischen dem Patienten und dem Arzt, und was aus einem Konflikt entsteht, darüber haben wir gleich in der ersten Stunde gesprochen, daß unsere Krankheitstheorie, die für alle Krankheiten passen soll, immer voraussetzt, daß ein Konflikt da ist. Woher kommt denn der Konflikt?

Eine Bemerkung kann ich hier nicht unterdrücken. Es gibt »normale« Leute einerseits, und andererseits Leute, die »große Männer« sind, aufgeregt sind, die z. B. Staatsmänner sind oder die Verträge machen; und die anderen sind die, die Frieden haben wollen, das sind die normalen Leute, die nicht »psychopathisch« sind, die ihre Ruhe haben wollen. Und das Unglück soll nun sein, daß es troublemakers in der Welt gibt. Das ist nicht der Fall, denn gehen Sie aufs Land, aufs Dorf, in die Kleinstadt, in eine Fakultätssitzung: Sie werden sehen, daß es unter der friedlichsten Stimmung

einen Streit gibt. Es ist nicht wahr, daß diese angeblich Ruhe halten wollen, sie können's nämlich nicht, sie kommen in Konflikt.
Lassen Sie sich also nicht darauf ein. Ich habe vor eineinhalb Jahren gehört oder gelesen, daß ein Amerikaner – Walter LIPPMANN – geschrieben hat, es scheine ihm, daß das Außenministerium in Washington eine falsche Philosophie habe. Dort gäbe es Leute, die sich einbilden, es gebe richtige Leute, und die troublemakers müßten weg. Dazu sagt er: So ist das nicht; wie ich gelernt habe, hat es schon im 3. oder 4. Jahrhundert den Gegensatz von Rom und Byzanz gegeben, und man kann nicht sagen, der oder der war der troublemaker. Man kann also nicht sagen, der Konflikt wäre nicht, wenn die Menschen ordentlich wären. Das gibt es nicht.
Nun möchten wir vielleicht doch auch darüber etwas hören, ob wir ein Stückchen weiterkommen in der Frage: Wie ist denn eigentlich eine Niere, eine Nierenentzündung gewählt worden? Können wir verstehen, warum gerade hier an der Niere bei diesem Kranken ein Prozeß entstanden ist, der Beachtung verdient? Das ist die Frage, die im Mittelpunkt steht, und da ist noch ein weiter Weg. Natürlich könnte ich jetzt sagen, was mir da einfällt und meiner Phantasie die Zügel schießen lassen, indem ich zum Beispiel sage, die Niere ist ein Ausscheidungsorgan; auch die Psyche verhält sich so, daß sie das ihr Gemäße behält und das ihr Ungemäße ausscheidet, und wo sie das nicht kann, ist sie nicht in Ordnung. Das wäre aber nur ein erster Einfall.
Jetzt möchte ich Ihnen noch eine Patientin zeigen.

W: Guten Abend, ich danke Ihnen schön, daß Sie raufgekommen sind. Wie geht's Ihnen denn?
P: (flüstert nur) ...
W: Sie sind so aufgeregt, Sie brauchen gar nichts zu erzählen, ich frage nur, wie es Ihnen geht. Haben Sie Beschwerden?
P: Nichts Besonderes.
W: Schmerzen?
P: Einen Druck im Magen.
W: Wann kommt der denn?
P: Fast ständig.
W: Wie ist es denn mit der Nahrungsaufnahme?
P: Wenn ich Pellkartoffeln esse abends, liegt's schwer im Magen.
W: Müssen Sie Pellkartoffeln essen?
P: Nein.

W: Ich esse nämlich auch nicht gern Pellkartoffeln.
P: – – –
W: Wir möchten gern von Ihnen hören, lernen, wie das ist mit Ihren Magenbeschwerden. Wie ist das, wie oft haben Sie Stuhlgang?
P: Seit anderthalb Jahren keinen Stuhlgang ohne Mittel.
W: Bisher haben Sie nur auf Einläufe Stuhl gehabt?
P: Zwischendurch habe ich aus einer französischen Apotheke Pillen bekommen (sie weiß nicht, wie sie heißen); die haben mir geholfen.
W: So, die französischen Pillen haben geholfen?
P: Ja, aber nur zweimal.
W: Das war also Ihr Hauptleiden, der Bauch?
P: Ja. Und ich bin operiert worden.
W: War der Anlaß auch dieser Leibschmerz?
P: Ich habe hauptsächlich durch Aufregung einen Zusammenbruch gehabt, 1946 bin ich plötzlich abends zusammengebrochen.
W: Wie hat sich das denn eingestellt?
P: (flüstert etwas) ...
W: Also Sie wurden 1946 operiert?
P: Ja.
W: Zum ersten Mal?
P: Nein, zum dritten Mal.
W: Was war vorher?
P: Zuerst 1943 Gallenoperation, dann ebenfalls 1943 Blinddarmoperation.
W: Was war noch?
P: 1946 bin ich wegen Nervensache eingeliefert; dieser Arzt sagte: »Sie haben vermutlich einen Tumor.« Dann hörte ich, wie er sagte: »Schwester, machen Sie eine Spritze.«
W: Also 1946 wurden Sie operiert, weil ein Tumor vermutet wurde?
P: Ja.
W: Was ist denn noch gewesen?
P: Innerhalb von zehn Tagen bin ich zweimal operiert worden.
W: Wissen Sie, warum dies nötig war?
P: Nein, das weiß ich nicht genau, aber ein Dr. X ist zugezogen worden und sagte, es sei nötig.
W: Und dann sind noch weitere Operationen gewesen?
P: Ja.

W: Wie oft?
P: Von Prof. Y. nachoperiert.
W: Wieviele Male denn noch?
P: Fünfmal.
W: (zu den Hörern). Es handelt sich um eine Patientin, die seit 1943 neunmal operiert worden ist. – (zur Patientin) Wann war die letzte Operation?
P: 1948.
W: Und dann war es immer noch nicht gut?
P: Ich weiß nicht.
W: Also der Leib ist jedenfalls sehr oft behandelt worden. Ist auch noch eine andere Krankheit aufgetaucht?
P: Ich bin mit akuter Gastro-Enteritis eingeliefert worden.
W: Wann war denn das?
P: Etwa vor acht Tagen.
W: (untersucht die Patientin, zählt die Narben auf) Eine über dem Nabel, eine unter dem Nabel auf der rechten Seite; in der Gallenblasengegend eine ganze Anzahl von Operationsnarben. – (zur Patientin) Und der Brechdurchfall, wann war denn das?
P: 1947.
W: Haben Sie jetzt Fieber?
P: Ich weiß nicht.
W: (zu den Hörern) Wir haben eine Fiebertafel, aus der hervorgeht, daß die Temperaturen abends etwas über 37 sind. Dabei liegen rektale und axillare Temperaturen oft fast gleich. – (zur Patientin) Und Sie fühlen sich leidlich?
P: Ich schwitze immer leicht, bin sehr leicht aufgeregt.
W: Warum denn?
P: Seit ich operiert worden bin, so viele Ärzte, und ich frage mich immer, wenn wieder ein neuer Arzt kommt, ob das auch ein Arzt ist.
W: So, der Arztmantel genügt nicht?
P: Es waren schon so viele.
W: So, wir wollen jetzt aufhören.

Als Befund ist also noch nicht viel gesagt worden, außer, daß die Temperaturen nicht ganz in Ordnung sind.
Als Motto kann ich vielleicht die Äußerung der Patientin wiederholen: »Seitdem ich das oder das gesehen habe, frage ich immer: Ist das nun eigentlich ein Arzt?«

IV.

Meine Damen und Herren, wir müssen heute über die Hysterie sprechen. Ich war neulich mit einigen Studentinnen und Studenten zusammen, und da waren wir eigentlich einig, daß der Mensch zu lange studiert, zu alt wird usw. In der Medizin ist das ja nun so, daß die Lebenskenntnis, die Lebenserfahrung eben durchs Leben selber am besten erfolgt, und das ist eine Altersfrage. Mit sechzig weiß man mehr als mit dreißig und mit dreißig mehr als mit zwanzig usw. Die Situationen, die das Leben bringt, und die Erfahrung, was alles passieren kann, spielen eine große Rolle: das alles zu wissen und auch nicht getäuscht zu werden durch etwas, was erstmalig aufzukommen nur scheint. Warum ich diese Sachen sage, werden Sie gleich aus jenem Fall, den wir jetzt zu besprechen haben, verstehen.

Da war eine sechsundzwanzigjährige unverheiratete Frau, und Sie erinnern sich vielleicht, daß sie vor allem sehr oft operiert war. Sie hatte neun Operationen am Bauch gehabt, mit entsprechenden Narben. Die Indikationen, die dazu geführt haben, weisen auf, daß sie eben Beschwerden hatte und ein paarmal ileusartige Zustände. Auch jetzt leidet sie unter Verstopfung. Der Leib wird dann gespannt, und man sieht die vorgewölbten Konturen und die Peristaltik des Dickdarmes. Und was nicht selten zu geschehen pflegt, ist auch hier der Fall gewesen, nämlich, daß ein chirurgischer Eingriff gemacht wurde.

Die Patientin wurde uns von chirurgischer Seite überwiesen; die einweisenden Briefe will ich Ihnen nicht verschweigen.

Zunächst eine Anfrage, in der eben gesagt wird, daß sie neunmal bauchoperiert ist, zweimal im dortigen Krankenhaus, wegen Darmverschluß. Seit 15. September 1949 sei sie wieder im Krankenhaus mit wechselnd starken Subileus-Erscheinungen. Und jetzt kommt ein Satz, den ich charakteristisch finde: »Da auch das Sexualleben bei der Patientin gestört ist, glauben wir, daß nur eine psychotherapeutische Behandlung Besserung bringen kann.« Aus einem weiteren Brief geht hervor, daß sich die dortigen Kollegen sehr eingehend mit der Patientin beschäftigt haben.

Jetzt haben Sie das gehört. Man sieht, daß eine Bemühung da ist, eine Bemühung, der Wahrheit auf den Grund zu kommen, daß aber immer das Schema des Ileus einfällt, während man findet, daß es eine funktionelle Störung ist. Ich sagte schon, man muß die

Beziehung des Patienten zum Arzt berücksichtigen. – Wie es aber eigentlich ist, werden wir erst erfahren, wenn ich Ihnen nun auch das erzähle, was sie einer unserer Ärztinnen, die ihr Ohr dafür hingehalten hat, schließlich doch freiwillig und nicht examiniert gesagt hat. Ich werde ihnen das jetzt so vortragen, wie es da steht: »Fräulein Z. kommt mit einem etwas leidenden Ausdruck und bittet, sich eine Zigarette anzünden zu dürfen; dann erzählt sie etwas aus ihrem Leben ...« Nun, meine Damen und Herren, jetzt wird's etwas weniger unterhaltend, aber ich muß Ihnen jetzt doch mitteilen, wie ungefähr das Verfahren und der Umgang mit der Patientin war. Erstens, die Verstopfung ist besser geworden, die Kranke hat jetzt Durchfall bekommen.

Während also diese – wenn Sie das eine biographische Exploration nennen wollen – also diese Möglichkeit, sich zu äußern, gegeben war, und gleichzeitig, das ist das Neue an der Sache, der Stationsarzt bewußt kurz angebunden war, so daß sie eine doppelte Anlehnung hatte. Anlehnung an mütterliche Güte und Anlehnung an Disziplin.

Ich gestehe Ihnen offen, ich habe solche Hysterien nie so genau kennengelernt, daß ich sagen könnte, daß sie nicht überführbar sind, daß sie nicht zusammenbrechen können. Der Schwindel ist jedenfalls derart, daß solche Patienten fähig sind, Wahrheit und Schwindel in bestimmten Augenblicken zu unterscheiden, so daß sie dann ein furchtbar schlechtes Gewissen bekommen. Das haben wir hier gesehen, als wir auf einige heikle Fragen kamen, und die ganze Öffentlichkeit ihr höchst unangenehm war. Trotzdem ist da eine Art von Masochismus im Spiele. Sie hat die Fähigkeit und den Drang, Schmerzen und Katastrophen zu genießen, wobei ja die Erfahrung lehrt, daß sehr häufig zwei solche Menschen sich sehr schnell finden, namentlich auf erotischer Basis. Die Schwindler riechen die Schwindler. Wer mal mit dem Schwarzmarkt zu tun gehabt hat, kann das auch beobachten, die kennen sich untereinander, finden sich heraus. Man könnte sagen, wie Hunde auf der Straße sich beriechen. Es gibt aber auch die Ehrlichkeit mit dem anderen Geschlecht.

Wenn auch nur ein Fünftel von dem wahr ist, was sie erzählt, so wird es so sein, daß sie mit männlichen Personen, die ähnlich veranlagt sind, etwas zu tun gehabt hat. Diese Doppeleinstellung auf der männlichen und der weiblichen Seite kann auch dem Arzte gegenüber vorliegen und macht dann eine besondere Schwierigkeit.

Es hat sich ferner gezeigt, daß die Patientin beinahe schwachsinnig ist, in dem Sinne nämlich, daß sie ein Mensch ist, den man sonst im Leben einen Hochstapler oder Täuscher nennen könnte, aber sie kann nicht mal richtig schreiben. (Patientin schrieb an den Stationsarzt.) Das ist nicht nur eine infantile, mit orthographischen Fehlern gespickte und sehr unordentliche, es ist eine scheußliche Handschrift. Sie zeichnet auch, hat eine Anzahl Zeichnungen gemacht, die nicht etwa eine Kinderstufe zeigen, sondern geschmierartig sind, so daß man auf Symbole kaum stößt.
Ich möchte jetzt über die Hysterie noch etwas Allgemeines sagen. Hier drin liegt ein Paket von Rezepten, die zusammen etwas über 30 Mark ausmachen, hauptsächlich Rezepte auf Dolantin. Also der Arzt hat verdient, die Apotheke hat verdient; die Patientin hat Dolantin gespritzt. Das beweist auch wieder, daß es ihr jedenfalls gelungen ist, einen Arzt zu finden, der in einem ganz anderen Sinn auf sie eingegangen ist, über ihre Persönlichkeit getäuscht worden sein muß.
Das ist eine Patientin, in der das hysterische Symptom sehr umschrieben ausgeprägt ist, indem sie plötzlich den Bauch spürt. In einer seelischen Ekstase zeigt sich ein körperliches Symptom. Im übrigen gehört sie zu den Patienten, zu denen ich sagen würde: »Ihnen fehlt etwas, nämlich daß Ihnen nichts Rechtes fehlt.« Sie erzeugt einen Ileus oder Sub-Ileus, obwohl es auch der Erscheinung nach so etwas nicht ist, und das ist der Grund, warum wir jetzt in diesem Stadium die Hysterie einführen müssen, weil es hier ja so ist, daß zwei ganz verschiedene Situationen gegeben sind, indem jemand wirklich »etwas« hat, und einmal »nichts« hat. Es gibt ja auch Menschen und hat immer Menschen gegeben, die fanden, daß man diese hysterische Krankheitsform gar nicht als Krankheit auffassen soll. Ein geschichtlicher Prozeß war nötig, um immer weiter zu entwickeln, was Hysterie eigentlich ist. Ich glaube, es waren die Franzosen in der zweiten Hälfte des vorigen Jahrhunderts – erstaunlich gerade im Lande der Frauenliebe –, die fanden, daß die männliche Hysterie ungefähr so häufig sei wie die weibliche. In Paris ist auch sehr beachtet worden, wohl schon unter dem Einfluß von CHARCOT, daß die Ansteckung und epidemische Ausbreitung des hysterischen Symptoms eine große Rolle spielen. Dieses Ansteckungsmoment führt darauf, daß die Nachahmung bei einer Anzahl von Fällen ebenfalls eine große Rolle spielt. Ich erinnere mich an einen Fall im ersten Weltkrieg. Eine Kompa-

nie alter Landsturmleute war an die Front befohlen, und da haben sich an einem Morgen an die 40 Leute in meiner Sprechstube mit nassen Hosen gemeldet. Ich weiß nicht, ob da bewußte Absichten vorlagen, aber das Ganze sah aus wie eine Ansteckung – einer macht die Hosen naß, und die anderen machen es nach.
Es ist nie ganz übersehen worden, daß hinter hysterischen Symptombildungen eine Art von Zweckbestimmung, ein Motiv oder ein Ziel erreicht werden soll. PARACELSUS (1531/32) – ich glaube in seiner Schrift »Paramirum« – sagt, daß sich die Weiber so toll benehmen, um ihre Männer zu ärgern; sie tanzen herum, weil sie mit ihren Männern nicht zufrieden sind. Diese Beziehung zu bestimmten Zwecken ist natürlich nicht überall gleich möglich. Auf dem Lande und in der Stadt sind die Lebensbedingungen früher so verschieden gewesen, daß die groben Symptombildungen hauptsächlich von den Dörfern kamen, während in der Stadt diese Form von Hysterie nicht so sehr häufig war, weil die Menschen da mehr aufgeklärt waren.
Ein anderes Beispiel für die Bedeutung der sozialen oder historischen Situation ist der Unterschied zwischen dem ersten und dem zweiten Weltkrieg. Nämlich daß im ersten Weltkrieg hysterische Zitterer auftraten. Das war sehr häufig. Im zweiten Weltkriege sind diese groben Hysterien recht selten gewesen. Es ist auch sehr merkwürdig, daß bei den Bombenangriffen die Menschen so selten grob hysterisch reagiert haben. Wie kommt das? Es kommt offenbar daher, daß die Situation im zweiten Weltkrieg doch noch viel ernster war. Dagegen gab es viel Magengeschwüre, Gelbsucht usw. Die Verdrängung mußte um so viel tiefer sein, als die Situation tiefer erfahren wurde. Man bekommt dann nicht eine oberflächliche Verdrängung, sondern eine tiefgehende fügt sich im Organischen an.
Jetzt ist schon der Ausdruck »Verdrängung« gefallen, und ich möchte da abbrechen, weil ich Ihnen noch ganz kurz ein Mädchen zeigen will.

W: Na, wie geht's denn jetzt?
P: Soweit geht's gut. Ich war heute beim Zahnarzt und hab' jetzt Zahnschmerzen.
W: Was war die Krankheit, die Sie hierhergeführt hat?
P: Ständiges Erbrechen.
W: Wie kam denn das und wann?

P: Immer nach dem Essen.
W: Was brachen Sie da?
P: Was ich gegessen hatte, wie ich's aufnahm.
W: War es sauer?
P: Nein.
W: Kam das unterm Essen?
P: Ja.
W: Seit wann geht's denn?
P: Seit April.
W: Und jetzt bei uns ist es ziemlich gut?
P: Jetzt ist es ziemlich besser.
W: Hatten Sie keinen Appetit?
P: Er war nicht so wie früher.
W: So keine Lust gehabt?
P: Nein, und wenn ich essen wollte, das ging einfach nicht runter.
W: Haben Sie abgenommen?
P: Ja, 50 Pfund.
W: So viel, was haben Sie denn gewogen?
P: 150 Pfund.
W: Da waren Sie also, was man Pummel nennt?
P: Ja.
W: Jetzt haben Sie von 92 auf 105 Pfund wieder zugenommen, das sind 13 Pfund. – So, jetzt können Sie wieder runter, ich danke Ihnen, daß Sie gekommen sind.

Dazu will ich noch etwas sagen; ich habe Ihnen da etwas mitzuteilen, was wichtig ist, psychologisch wie auch somatisch.
Es besteht wohl kein Zweifel, daß bei der Auslösung dieser hysterischen Krise eine Gonorrhoe eine Rolle gespielt hat. Im Zuge dieses Vorgangs hat sich diese Brechneurose entwickelt.
Das nächste Mal sprechen wir mehr darüber.

V.

Meine Damen und Herren, wir haben uns einigen Fällen der unter dem Namen »Hysterie« zusammenfaßbaren Krankheitserscheinungen zugewendet. Ich erinnere an jenes neunmal am Abdomen operierte Mädchen; und heute müssen wir jenes andere besprechen, das in die Klinik gekommen war wegen Erbrechen bei der

Nahrungsaufnahme. Es ist also bei einem solchen Symptom auch so, daß es sehr vieldeutig sein kann, denn man kann bei einem Hirntumor oder bei Urämie oder bei beginnender Infektionskrankheit oder bei einer Magenausgangsstenose erbrechen, und es ist wirklich ein Kunstfehler, diese Unterschiede nicht zu sehen und nicht zu erkennen. Es ist also ein Vorgriff gewesen, wenn ich damals gleich sagte, hier handle es sich um ein hysterisches Erbrechen; und Sie bitte ich – das ist eine Faustregel für die Praxis –, begnügen Sie sich nicht damit, eine Diagnose auf Psychogenie nach dem ersten Eindruck zu stellen. Sondern Sie müssen in jedem Falle alles genau untersuchen, Blutkörperchen zählen, durchleuchten usw.

Wir müssen uns nun dem zuwenden, was bei dem zwanzigjährigen, großen, schlanken Mädchen herauszubekommen ist, daß eben hier nicht eine von den vorhin genannten Ursachen, sondern eine Psychogenie vorgelegen hat. Ganz zum Schluß habe ich Ihnen noch erzählt, daß ein Befund mitspricht, mitsprechen könnte, der gleichzeitig mit dem Erbrechen erhoben worden ist, nämlich daß sie eine Gonorrhoe hatte, und daß sie auf Gonorrhoe auch behandelt worden ist. Nun will ich versuchen, einiges wiederzugeben, was hier Herr Dr. W. aufgezeichnet hat. Ich sagte schon, daß sie zwanzig Jahre alt ist. Also damals hat sie sich betrunken, es wurde ihr schlecht, sie mußte rausgehen und erbrechen. Da hat sie ein junger Mann begleitet, der nun bei dieser Gelegenheit einen Koitus mit ihr ausgeführt hat. Das ist der erste, den sie hatte, so steht das hier.

Da wäre also schon vor vier Jahren ein Vorfall gewesen, bei dem Erbrechen, die Möglichkeit einer sexuellen Infektion und sexuellen Handlung zusammenfallen, wobei also eine Beziehung zwischen Erbrechen und Gonorrhoe, die wir sonst in der Klinik nicht kennen, gestiftet worden sein könnte. In meiner Jugend spielte der CHARCOTsche Kutscher, der eine hysterische Armlähmung hat, eine Rolle. Der Kutscher war vom Bock auf den Arm gefallen und hatte von da an die Armlähmung. Die Frage: »Warum gerade hier?« löst sich hier auf diese Weise. In unserem Fall kommen wir im Augenblick auch nicht viel weiter, als daß eben Erbrechen infolge von Betrunkenheit und die sexuelle Reaktion in eine Beziehung gesetzt worden sind. Da nun das Erbrechen nicht aufhörte, wurde sie in die Klinik, ins Krankenhaus eingewiesen, und da wurde festgestellt, daß sie nicht nur erbrach, sondern daß eine Gonorrhoe bestand. Sie scheint auch damals schon andere Symptome gebildet zu haben, vor allem Schütteln, Aphasie, so daß also die Symptombildung nicht mehr monosymptomatisch, sondern sich in mehrfacher Form eingestellt hat. Jetzt kommt das, was ich vorhin sagte, die Angst der Ärzte um die richtige Diagnose, die Sorge, man möchte etwas anderes übersehen; man hat an eine Pylorusstenose gedacht, eine Operation war vorgesehen. Die Patientin hat auch beträchtlich abgenommen. Da ist dann auch die Vorstellung entstanden, daß man mit der Geschichte doch nicht so zurechtkäme, und die Verehrung für die Universitätsklinik ist noch so groß, daß man die Patientin hierher eingewiesen hat. Die Gonorrhoe wurde behandelt. Sie hat einen Rückfall gehabt, auf den ich gleich noch zu sprechen komme. Jedenfalls ist das die Geschichte. Die Geschichte ist also nicht so leer, und ich habe Ihnen schon einigemale gesagt: Wenn man nur hinhört und ein bißchen Vertrauen stiftet, dann erfährt man viel mehr, als man erwartet hat. So ist das auch hier.

Nun möchte ich das besprechen. Ich muß also auch hier nicht nur von einem Einzelfall ausgehen, sondern versuchen, gewisse Einzelheiten, die aus diesem und anderen Fällen gewonnen sind, zusammenzusetzen. In der Charakteristik dieses Menschen habe ich noch etwas übergangen, sie ist nämlich eine Dichterin. Diese Patientin dichtet, aber wie sie dichtet – ich will einen Vers, den ich gelesen habe, vortragen »...«. Das ist kein enormes Gedicht, auch kein hoher Standpunkt, und man sieht ungefähr, welche geistige Stufe hier vorliegt.

Warum hat die Patientin nun gerade Erbrechen? Aus der Geschichte mit dem CHARCOTschen Kutscher lernt man nichts, man erfährt nur, der ist eben auf den linken Arm gefallen. – Wir wollen mehr, wir wollen verstehen, warum sie gerade Erbrechen bekommt. Sie haben ja gehört, sie hat auch Anfälle gehabt, in denen sie gezuckt hat, geschüttelt, gezittert und dergleichen. Vielleicht kann man mal an die Sprache anknüpfen. Ich glaube, jene, die beim Militär waren, und auch die anderen kennen den Ausdruck; wenn ein törichter Befehl gegeben wird, sagt der Soldat: »Das ist ja zum Kotzen«. Das ist genial genug, um auszudrücken, was man abwehrt; daß man, was einem nicht gefährlich, aber unangenehm vorkommt, durch Ausstoßen durch den Mund von sich weisen könnte. Dieses Mädchen ist also nicht beim Militär gewesen, aber der Ausdruck eines Ekels wäre hier derselbe. Man könnte sagen, schon die erste Szene, bei der sie sich betrunken hat, macht Ekel vor der Sauferei, Ekel vor dem Mann. Das zweite hängt doch offenbar sehr nahe mit der Infektionskrankheit zusammen, der Geschlechtskrankheit, die ja auch ekelhaft ist, und bei der ja auch die Therapie dazu führen muß, Ekel zu erwecken – die Untersuchung der Genitalien wird ekelhaft empfunden. Jeder Mensch versteht, daß außer der Sauferei auch noch der Ekel vor der gonorrhoischen Infektion eine Rolle spielt.

Man könnte sagen: Hier hat ein Mensch Ekel vor sich selbst, vor der Welt, wie sie ist, und wie ich bin. Es gibt eine Welt, in der dieses Mädchen auch erfahren mußte, daß die Beziehungen der Liebe umschlagen oder ganz anders aussehen. Ich sagte ja schon: Was man wünscht, das fürchtet man auch, besonders in der Sexualität. – Vielleicht sind auch die Gedichte ein Versuch, sich zu erheben.

Eine weitergehende Betrachtung ist, daß man sagt: Hier ist eine Ekeläußerung im Spiele gewesen, und dafür will ich Ihnen ein paar Beispiele, die ich eigentlich immer bei hysterischem Erbrechen erzähle, sagen, um Ihnen zu zeigen, daß dieser Ekel in der Wurzel vieler Brechhysterien steckt.

Der erste Fall, der mir einfiel (ich habe ihn selbst gesehen), war der aus dem ersten Weltkrieg. Soldaten im russischen Wald hatten Hunger, suchten etwas zu essen und fanden eine Sau. Die Soldaten haben auch die Embryonen im Innern der Sau aufgegessen, aber einer hat sich geekelt und hat erbrochen.

Zweitens: Eine alte Jungfer geht zu einer Kaffeeschlacht, und die Wirtin hat Schnupfen. Da fällt dieser ein Tröpfchen von der Nase in den Kaffee, und das scheint sie nicht zu bemerken; die verschiedenen Kaffeetanten müssen nun den Kaffee trinken, und diejenige, die wir dann behandeln mußten, hatte ein Erbrechen, eine Neurose bekommen.

Drittens: Da war eine Person, die uns erzählte, sie habe in der Hungerzeit im ersten Weltkrieg in Hamburg in einem Lokal in St. Pauli auch ihre Nahrung gesucht, und da wäre ein schönes Stück Fleisch gewesen, das sie bekommen hatte. Da hat sie am Nebentisch gehört, wie gesagt wurde: Das ist Menschenfleisch. Und von dem Augenblick an ekelte ihr, und sie bekam diese Brechneurose.

Das sind also drei Fälle, die sehr deutlich zeigen, daß in der Vorgeschichte Ekelerlebnisse sehr eindringlich vorgekommen sind.

Es ist nicht möglich, in einer Stunde ausführlich über die Hysterie zu sprechen, aber ich möchte etwas über die Therapie sagen. Sie haben doch gehört, daß es der Patientin erheblich besser geht, sie erbricht nicht mehr. Wir haben sie aber trotzdem noch nicht entlassen, da wir uns nicht damit zufrieden geben, daß in der Klinik die Sache in Ordnung ist, sondern daß sie sich auch draußen zurechtfindet.

Als ich noch Student war, war es oft so, daß ein Patient vorgestellt wurde, den der Professor dann rausschickte und nachher geheilt wieder vorstellte. Bei einer Brechneurose ging das nicht, aber bei hysterischer Lähmung der Arme oder Beine. Was der Assistent draußen gemacht hat? Ich glaube, daß er damals die Suggestion oder die Gewalt anwendete, beides kann sich verbinden. Die Gewalt besteht darin, daß man den Patienten einfach hinstellt, und er bemerkt dann plötzlich, daß er stehen und sich bewegen kann. Es ist also eine Art von Terror, eine gewisse Gewaltanwendung, die bei dem Patienten Angst hervorruft. Es ist die autoritäre Zone, der Mensch also, der Beamte, der Professor und der große Assistent im weißen Mantel, die das machten und denen man glaubte.

Das sind aber ältere Methoden. Davon möchte ich mich absetzen. Ich finde es besser, wenn einer die Operation abstellt und das Bewußtsein herausstellt. Ich finde die Erweckung der Einsicht in die Zusammenhänge besser. Das sieht intellektuell aus. Diese Zusammenhänge von Sprache, Symptom und dem, was die Patientin an Ekel erlebt hat, können ihr nahegebracht werden durch ein ärztliches Gespräch, und in diesem Augenblick der Einsicht, »das habe ich ja deswegen gemacht und das und das erreicht«, bringt sie das Symptom nicht mehr zustande. Also es ist das eine Methode, die anstelle der Suggestion und Gewaltmethode tritt. Es handelt sich um eine Stärkung der Einsicht, um Stärkung der Beherrschung. Souveräne Beherrschung der Situation konnten wir bei diesem Mädchen tatsächlich erreichen. Man sollte die Hysterie nicht als Bosheit, nicht als Schwindel, nicht als Schlechtigkeit auffassen, so wie es die Patienten sehr häufig tun, namentlich wenn sie das Wort »Hysterie« hören. Wenn ich dies Wort zu einer Patientin sage, wird sie auffahren. Aber nehmen Sie sie nicht zu ernst. Nicht zu ernst in dem Sinn wie jener Arzt, der an die Magenstenose dachte, daher die Operation vorgeschlagen hat. Der ist ein Opfer dessen geworden, daß er dies alles zu ernst nahm. Er hat dann Angst.

Daß es so geht, das liegt aber nicht nur daran, daß man die Hysterie zu ernst genommen hat, sondern das liegt auch daran, daß der Hysterische ein Verführer zu diesem Ernstnehmen ist. Er imitiert ja. Das Erbrechen ist mehrdeutig, es könnte wirklich einmal eine Stenose vorgelegen haben, es könnte sich auch ein Tumor ankündigen, und die Symptomenwahl imitiert die sogenannten organischen Krankheiten, und darin liegt eine Verführung. Wir können sagen, der Hysterische verführt den Arzt oder die Familienangehörigen zum Ernstnehmen auf dem Umweg, daß er Angst macht. Da springen die Leute bei dem Anfall, holen Wasser, rufen den Arzt an, er wird eine Strophantin- oder Cardiazol-Spritze geben, es wird Kaffee gekocht usw. Das ist also die Wirkung, die der Hysterische unbewußt herbeizuführen geneigt ist, weil er aus der Situation, in der er sich befindet, dann befreit ist. Jetzt ist er krank, durch Kranksein ist die Fürsorge erzwungen.

Das ist also das, was ich zu diesem Fall sagen wollte. Man kann sagen, wir sind ein Schrittchen weitergekommen in der Frage: Warum gerade dieses Symptom und kein anderes? Und da hat sich gezeigt, daß gleich zwei Beziehungen sichtbar wurden, nämlich erstens die Beziehung zu der Sauferei und der sexuellen Handlung, die wahrscheinlich auf dem Lokus war, und die wohl auch keine anmutige Szene war, und da ist zweitens die Beziehung zwischen dem einen, nämlich dem Erbrechen durch die Alkoholintoxikation, und dem andern, der Sexualität, gestiftet worden, später noch zwischen der Gonorrhoe und der Sexualität. Außerdem können wir aber sagen, daß wenn der Ekel und das Erbrechen etwas miteinander zu tun haben, dann ist das eine andere Beziehung, eine »natürlichere«, eine »angeborene«, eine von der Natur nun mal so eingerichtete; aber warum der Ekel und das Erbrechen so nahe beisammenliegen, ist noch nicht klar. Es könnte doch sein, daß jemand Durchfall bekommt oder Kopfschmerzen; aber warum gerade Erbrechen?

Ich möchte sagen: Der Ekel interpretiert das Erbrechen, aber das Erbrechen interpretiert auch den Ekel.

Zum Schluß noch folgendes, ehe ich Ihnen einen neuen Kranken zeige. Das ist auch ein Fall, bei dem man sagen kann, daß man sich nicht beschränken dürfte auf die einzelnen Szenen. Natürlich ist die Szene besser als der Reflex. Wenn ich sage: das ist der Reflex, kann ich auf die Tafel malen, wo der Reiz wirkt. Da ist die Szene schon viel besser. Aber was die Szenen hier bedeutet haben, haben

wir eigentlich nur dadurch erfahren, daß wir das Drama des besagten Lebens angeschnitten haben. Wir wüßten aber noch viel mehr, wenn wir die ganze Zeit von sechzehn Jahren kennen würden. Die Szene ist gut, aber das Drama ist noch besser. Ich möchte sagen: wir sind noch nicht fertig, das Drama im ganzen verhält sich zur Szene so, wie der ganze Faust zu dem Mord, den er am Bruder Gretchens vollzieht. Es ist nicht so, daß die Szene, die sich da bei Nacht auf der Straße abspielt, genügt, um zu wissen, was eigentlich vor sich gegangen ist. Der Faust hat den Valentin erstochen, das hat er getan; aber was das bedeutet, so daß er schließlich doch erlöst werden kann, erfahren wir nicht aus der Szene, sondern aus dem Drama, aus dem Ganzen.
Jetzt möchte ich Ihnen einen Übergang zeigen. Das bedeutet, daß wir jetzt in die Lage kommen zu überlegen, ob es sich bei der Brechneurose nur um ein Kapitelchen der Klinik oder um etwas, was wir auch sonst verwerten können, handelt.

W: Wie geht's Ihnen?
P: Es ist immer dasselbe.
W: Immer dasselbe, was meinen Sie damit?
P: Der Druck vom Herzen her, und im Kopf ist mir schwindelig.
W: Haben Sie auch Schmerzen?
P: Ja, aber wenn ich esse, habe ich keine.
W: Nur wenn Sie hungrig sind, haben Sie Schmerzen?
P: Ja, kolossale Schmerzen.
W: Wo denn?
P: Auf der rechten Seite.
W: (er zeigt auf die Gegend zwischen dem Nabel und der Symphyse und etwas mehr rechts.)
Und das ist immer der gleiche Schmerz?
P: Ja, es ist immer dasselbe.
W: Wenn ich Ihnen jetzt ein Butterbrot gebe, was ist dann?
P: Dann hört's auf.
W: Und was kommt dann?
P: Dann merke ich, daß es arbeitet, wie wenn's mit Zangen gehoben wird, daß es schnell arbeitet.
W: Habe ich Sie falsch verstanden, daß dann auch keine Herzbeschwerden kommen?
P: Nein, wenn ich etwas gegessen habe und liege ruhig da, nehmen die Schmerzen ab. Ich habe immer ein Stückchen Brot in der

Tasche, muß immer ein bißchen essen, daß das saure Gefühl nicht kommt.
W: Wie lange haben Sie das schon?
P: Seit 1935.
W: Das sind doch schon 14 Jahre. Wie alt sind Sie jetzt?
P: Vierundvierzig.
W: Also angefangen hat's schon mit 29?
P: Ja.
W: Und da haben Sie die ganzen Jahre darunter gelitten?
P: Ja.
W: Sie sind ja auch operiert?
P: Ja, am Blinddarm.
W: Wann war denn das?
P: 1923.
W: Das war also Jahre vorher?
P: Ja.
W: Nun, ist das jetzt der Magen?
P: Das weiß ich nicht, ich kann alles, auch die schwersten Speisen essen.
W: Wie haben Sie das bekommen?
P: Ich weiß nicht, ich bin nur sehr leicht erregbar.
W: Was meinen Sie damit?
P: Wenn ich erschrecke, drückt es mir immer auf dieselbe Stelle.
W: Erschrecken Sie leicht?
P: Ja.
W: Wobei erschrecken Sie denn?
P: Ich weiß jetzt nicht.
W: Sagen Sie mir doch mal ein Beispiel.
P: Na, wenn ich radfahre, und es kommt ein Auto.
W: So, wissen Sie noch ein anderes Beispiel für die Erregbarkeit?
P: Wenn mich zu Hause was ärgert.
W: Sind Sie verheiratet?
P: Ja.
W: Haben Sie Kinder?
P: – – –
W: Da ärgert Sie manches?
P: Jetzt bin ich geschieden.
W: Ist sonst noch was?
P: Seit sechs Wochen da im Kopf rauf, eine Gleichgewichtsstörung auf der rechten Seite.

W: Haben Sie auch Ohrensausen?
P: Nein.
W: Erbrechen?
P: Das hab' ich auch nicht.
W: (zu den Hörern) Also er bricht nicht, hat aber Schmerzen vor der Nahrungsaufnahme, die den paradoxen Zusammenhang haben. –
(zum Patienten) Was haben Sie für einen Beruf?
P: Elektriker an der Bahn, Betriebsarbeiter.
W: (zu den Hörern) Der Kranke hat keine Temperaturen, verhältnismäßig langsamen Puls, meist nur wenig über 60. Noch nicht pathologisch langsam, aber immerhin. –
(zum Patienten) Und was haben Sie denn noch? Hat man Ihnen mal gesagt, ärztlicherseits, was das ist?
P: Ich hätte ein Geschwür im Zwölffingerdarm. Hab' auch Kreuzweh (zeigt auf die linke Rückenseite).
W: Dort haben Sie auch Schmerzen?
P: Ja.
W: Haben Sie sonst noch Krankheiten gehabt?
P: Ein Geschwür ..., in der Ohrenklinik hab' ich das aufgemacht bekommen.
W: Sonst haben Sie keine Krankheiten gehabt?
P: Nein, nur das.
W: Fühlen Sie sich jetzt besser?
P: Ganz schlapp.
W: So, jetzt dürfen Sie wieder rausfahren.

Also Sie haben gehört, daß dem Patienten gesagt worden ist, daß er ein Zwölffingerdarmgeschwür hat. Schmerzen treten ein, wenn er einen Schreck bekommt, also bei unzulänglicher Situation, und der Schmerz verschwindet, wenn er etwas ißt.
Jetzt haben wir das Bild von einem Menschen, der sich für nervös hält, bei dem sich aber die organische Situation abspielt, die wir besprechen werden.

VI.

Meine Damen und Herren, wir haben heute ein schwieriges Thema, ein sehr wichtiges Thema. Das Magengeschwür und das Duodenalgeschwür spielen ja quantitativ eine große Rolle in der Praxis, in der Klinik, und es ist sehr bekannt, sehr viel untersucht und darüber nachgedacht. Nochmals erinnere ich daran, daß wir in dieser Vorlesung von einer Migräne ausgegangen sind; dann haben wir den Knaben mit dem Diabetes gesehen; dann haben wir auch eine sehr oft Laparotomierte gesehen, die ileusartige Erscheinungen hatte; dann eine Brechneurose und das letzte Mal den vierundvierzigjährigen Mann, der einen sehr starken Schmerz in der Oberbauchgegend, etwas rechts, hat und ein nachgewiesenes Ulcus duodeni.

Die Geschichte der neueren Medizin seit etwa 100 Jahren kann ich jetzt nicht ausführlich besprechen. Früher kannte man keinen Unterschied zwischen Ulcus duodeni und ventriculi. Aus der Geschichte geht hervor, daß in der romantischen Medizin von Schelling in den ersten Jahren des 19. Jahrhunderts nach dem Sinn der Krankheit unaufhörlich gefragt wurde, und Hufeland (1796), der Berater vieler berühmter Leute war, hat gesagt, daß Gemüt und Magen sehr nahe zusammenhängen. In vielen Beziehungen knüpfen wir an die Romantik der Medizin wieder an, ohne im einzelnen sehr viel von ihr lernen zu können. Dann kommt der Untergang der naturphilosophischen Medizin, dann kommen die Kliniker, und es wurde auch damals bemerkt, daß ein Teil der Kranken nervös ist. Man spricht von nervöser Dyspepsie und denkt dabei an das Vagussystem (Leube 1879).

Dann kommt die Zeit, in der man sich geradezu verfinstert gegen die Betrachtung der menschlichen Seite der Krankengeschichte, bis dann um die Jahrhundertwende, z. B. bei Strümpell (1902) in Leipzig, später bei Krehl hier in Heidelberg das Interesse wieder erwacht, während im Volksmund immer gern Beziehungen zwischen Magen und Seelenstimmung beachtet werden. Früher war es zum Beispiel so, daß in großen Häusern der Soldat in der Küche saß, man sagt: Die Liebe geht durch den Magen. Das sind volkstümliche Worte, die zeigen, daß da etwas ist.

Nun, es ist sehr vieles zu bedenken und zu beachten, denn das Ulcus ist ja auch klinisch nach der Beschwerdeseite sehr verschieden. Da gibt es Leute, die haben ununterbrochen Schmerzen. Der

Kranke, den Sie hier gesehen haben, klagt über Schmerzen vor allem bei Hunger. Er hat Ihnen erzählt, daß er immer etwas Brot in der Tasche hat, weil er weiß, daß bei Schmerzanfällen etwas zu essen hilft. Dieser Hungerschmerz ist ein berühmtes Symptom gerade des Duodenal-Ulcus.

Andere Magenkranke müssen brechen, und zwar nach der Nahrungsaufnahme oder auch schon nüchtern. Andere haben gar keine Beschwerden, aber Blutungen, so daß man nur im Stuhl das Blut nachweist. Oder es gibt Leute, die einen Peritonitis-Zustand bekommen. Endlich möchte ich auch auf diejenigen Ulcuskranken hinweisen, bei denen später ein Magenkrebs entsteht. Es sind sehr verschiedene Verlaufskrisen, so daß man auf die Idee kommt, ist denn Ulcus gleich Ulcus? In den zwanziger Jahren wurde auf einem Berliner Kongreß von KONJETZNY (1927) und VON BERGMANN vorgetragen, daß der Anfang einer Geschwürsbildung eine Entzündung ist; daß also bei Leuten, die eine Gastritis haben und bei denen dann die Selbstverdauung einsetzt, weil eine Gefäßanomalie oder eine vegetative Neurose zugrundeliegt, eine verschlechterte Blutversorgung der Magenwände, ein ischämischer Zustand mit Blaßwerden, eine Ernährungsstörung der Zellen eintritt und die Zellen zugrunde gehen. Das wäre der Geschwürsanfang. – Dann fragt man: Was sind das für Leute, die ein Ulcus haben? Darüber zu sprechen, strengt mich sehr an, weil ich ein sehr unzufriedener Mensch bin, mit den charakterologischen Befunden nicht recht zufriedengestellt bin, obwohl jede der sorgfältigen Arbeiten ein Stückchen zur Erkenntnis beiträgt. Und darüber möchte ich jetzt noch ein paar Sachen sagen, ehe ich ein Beispiel in dem Fall vom letzten Male vortrage.

GLATZEL (1945) z. B. hat von der Ulcuspersönlichkeit gesprochen. Dann ist die Frage: Was sind das für Persönlichkeits*typen*? Man ist teils mit einer Art Feld-, Wald- und Wiesenpsychologie, teils mit methodischer Psychoanalyse vorgegangen; man hat auch graphologische Vergleiche angestellt.

Das ist nicht schlecht; man findet in einer großen Reihe von Fällen, daß jemand einen Schutz sucht, nicht findet und sich dann dagegen wehrt. Es gibt da Unterschiede, führt aber nicht unbedingt dazu, das als eine zuverlässige Unterscheidungsmethode von verschiedenen Menschen anzuerkennen. Mit anderen Worten, diese Ulcuspersönlichkeit ist in der Tat recht oft einleuchtend, und dann kommen Leute, die diese Persönlichkeit gar nicht haben. Ich erinnere an eine Arbeit von Berg (1942) während des Krieges, der zwei Typen fand: Soldaten, die sehr ehrgeizig waren und interessiert an der Karriere arbeiteten; dann gerade das Gegenteil, solche, die sehr schlapp waren. Ich kann nicht sagen, daß mir diese Wege besonders stark eingeleuchtet haben, obwohl sie zweifellos nicht vergeblich waren und die Erkenntnis weiter trieben. Die nächste Fragestellung, die wir auch in den letzten Jahren hier an der Klinik verfolgt haben, war: Ist da eine besondere Konfliktart im Gange, so daß der Mensch, der sich in einem aktuellen Konflikt einer bestimmten Art befindet, das Ulcus gerade jetzt bekommt. Die Konfliktart also wäre anzusteuern; aber was für Konflikte sind das denn eigentlich?

Der Kranke, über den ich noch sprechen will, hat einen sehr intensiven Konflikt in seinem Leben. Man kann sich für das Arbeitsgebiet oder für das Gebiet des Eros eines Menschen interessieren. Was für Konflikte wirksam sind, ist nicht a priori entscheidbar. Die Erfahrung scheint zu lehren: Verschiedene Konflikte können zum Ulcus führen, wenn noch etwas anderes, weiteres dazukommt. Nun, Konflikte hat ja jeder, aber sie sind nicht immer aktuell. Dann die Frage, warum gerade der Magen erkrankt; sie steht also jetzt weiter zur Debatte. Die heutige Gelegenheit möchte ich benutzen, noch einen weiteren Schritt, den in die Tiefenpsychologie, die sogenannte Psychoanalyse zu tun. Bereits das, wovon wir bis jetzt gesprochen haben, Psychologie zu nennen, ist nicht gerade einleuchtend. Die Psychoanalyse ist nun eine Forschung, die im intensiveren Sinn sich der seelischen Erscheinung zuwendet und Vorteile bietet, die die anderen bisher erwähnten Betrachtungen, die man als biologische bezeichnen kann, nicht haben. Nämlich die Psychoanalyse benützt die Triebgeschichte des Menschen, benützt also das Werden eines Menschen zum Verständnis der Triebgeschichte, die ja im Bewußtsein nur sehr wenig zugänglich ist. Auf die Innerlichkeit intensivst gerichtet, entdeckt nun die Psychoanalyse etwas, was vorher übersehen worden ist, nämlich die Ambivalenz, daß jemand, der zu lieben scheint, zugleich haßt, daß jemand, der Schutz sucht, sich zugleich zu behaupten sucht. Antagonistisch, dialektisch ist dieses Spiel von Plus und Minus, das man zu Gesicht bekommt, wenn man nicht nur das annimmt, was der Kranke gerade erzählt.

Nachdem wir über das Ulcus theoretisch einen Überblick gewonnen haben, jetzt noch das Beispiel des Kranken. Er wurde im Jahre

1905 geboren, war ursprünglich Elektriker, ist katholisch. Ich will sehen, ob ich einiges aus den Aufzeichnungen herausgreifen kann.
Ich schlage vor, eine Unterhaltung mit einer Ärztin zu hören. Zusammengefaßt: Er hatte im Jahr 1935 in den ersten Ehewirren zum ersten Mal das Ulcus duodeni, war zweimal in der Klinik, und dann hat er eben wechselnd Magenbeschwerden in Form von Schmerzen gehabt und ist jetzt wieder mit einem nachgewiesenen Ulcus duodeni bei uns. Da sehen Sie nun einen Fall, wo das Werkleben, das Arbeitsleben keine sichtbaren Konflikte zeigt, wohl aber das andere, das familiäre, das erotische. Und da haben Sie nun auch den Fall, wo wir sagen würden: »Wenn der Konflikt eine Rolle spielt, dann ist es diesmal dieser Konflikt.« Warum der Mann gerade eine Magenkrankheit bekommt, haben wir nicht erfahren. Ich möchte nun unserem Vorhaben entsprechend, noch etwas näher darauf eingehen, warum gerade das Duodenum krank ist.
Von den Lippen bis zum Anus ist ein langer Weg; Stationen sind zum Beispiel der Mund, die Speiseröhre, Mageneingang, Magenausgang, Darm, Rektum. Und jetzt kommt jener Wert der tiefenpsychologischen Forschung, eine sehr wichtige Gegensätzlichkeit; nämlich die des Oralen zum Analen. Das ist nicht erfunden, sondern ist gefunden, und damit haben wir eine Beziehung.
– Hier sitzen zum Beispiel zwei Hörer, die das nicht glauben; das ist wenigstens mein Eindruck. Das liegt daran, daß Sie die Tiefenpsychologie nicht kennenlernen, daß der Unterricht, den sie genossen haben, nicht deren Befunde birgt, die aber nötig sind, um einen solchen Satz zu begründen. Da kann ich nichts machen, das müssen Sie hinnehmen.
Deshalb möchte ich Ihnen jetzt eine Patientin zeigen, bei der gerade in dieser Weise etwas nicht in Ordnung ist.

W: Also, Sie sind wie alt?
P: Achtzehn.
W: Waren Sie früher schon krank?
P: Nein.
W: Gar nicht?
P: 1945 nur, Blinddarmentzündung.
W: Also was war das für eine Geschichte?
P: Eine Blinddarmentzündung, es hatte sich Eiter angesetzt.

W: Außer dieser Krankheit haben Sie nichts gehabt?
P: 1947 eine Operation am Fuß, bin operiert worden.
W: Was war denn da?
P: Hallux rigidus.
W: Das klingt ja ganz gelehrt. Ist es gut geworden?
P: Ja.
W: Warum sind Sie da?
P: Wegen Verstopfung.
W: Wie lange sind Sie schon da?
P: Vier Wochen.
W: Geht's besser?
P: Ja.
W: Wie lange haben sie schon die Beschwerden?
P: Seit 1945, zwischenrein war's auch wieder normal, jetzt wieder seit acht Wochen. Ich hatte eine Rippenfellentzündung und da ging's 14 Tage.
W: Haben sie da Mittel genommen?
P: Ja, Spritzen.
W: Wissen sie, was das war?
P: Nein.
W: Auch Einläufe?
P: Ja, die haben aber nichts genützt.
W: Und die Spritzen haben genützt?
P: Ja.
W: Haben Sie auch Pillen genommen?
P: Ja, Leopillen, die haben aber auch nichts genützt.
W: Haben Sie auch Beschwerden gehabt?
P: Ja, Schmerzen im Rücken.
W: Und die haben sie mit der Verstopfung in Verbindung gebracht?
P: Ja.
W: Gingen die Schmerzen dann weg, wenn Sie Stuhl hatten?
P: Ja.
W: Erzählen Sie mir mal etwas vom Appetit.
P: Der war immer gut, ich hab' immer Appetit gehabt, war dann aber nach dem Essen immer so voll.
W: Gebrochen haben Sie nicht?
P: Zu Hause zwei Tage mal.
W: Das hat aufgehört?
P: Ja.

W: Haben Sie jetzt Verdauung?
P: Ja.
W: Jeden Tag?
P: Jeden zweiten Tag.
W: Haben wir sonst etwas zu besprechen?
P: Ich denke nicht.
W: Wann dürfen Sie denn nach Hause?
P: Ich weiß nicht.
W: Wird's denn nun zu Hause halten?
P: Ich weiß nicht, ich denk' schon.

Es liegt mir daran, Ihnen auch einmal einen Erfolg zeigen zu können, denn eine vierzehntägige, völlig anhaltende Verstopfung ist ein sehr lästiges Symptom, und jetzt geht's dem Mädchen ganz gut. Das, meine Damen und Herren, ist das Resultat einer psychischen Behandlung. Wir können uns nun klarmachen, was eine psychische Behandlung leisten kann und weiter, warum in dem einen Fall eine Brechneurose und im andern eine Verstopfung eintritt. Zwischen dem oralen und analen Gebiet liegt ja viel dazwischen. Diese Polarität und Kontinuität möchten uns vielleicht doch etwas für die Frage lehren: Warum gerade hier?

VII.

Meine Damen und Herren, eine Obstipation ist ja offenbar eine besondere Verhaltungsweise des Darmes. In solchen Fällen wird kein Stuhl abgesetzt, obwohl Flatus, also Luft oder Gasinhalt des Darmes abgeht, als ob der Darm ein Unterscheidungsvermögen hätte zwischen einem gasförmigen und einem festen Inhalt. Es ist ein besonderes Benehmen des Darmes, und wenn man etwas weiter nachdenkt, kommt man zur Bedeutung dieser Motorik.
Jetzt kommen wir näher ans Sinnsuchen heran. Wenn jemand keinen Stuhl von sich gibt, dann kann man als nächste Deutung sich überlegen: er behält etwas, was er eigentlich nicht behalten sollte oder wollte. Er geht auf den Lokus, aber es geht nicht, es kommt nichts, sein Darm tut, als ob *er* etwas wollte, nämlich etwas behalten. Behalten und Hergeben, das ist der Gegensatz, um den es sich offenbar handelt. So verhält man sich auch mit dem Angesammelten, dem angestammten Bauerngut, dem angesammelten Geld.

Ich kann nichts dafür, aber Besitz hat etwas mit sitzen zu tun. Die Situation ist bei jungen Mädchen, auch bei Frauen, besonders aber bei jungen Mädchen so: Besitz an Geld ist nicht so wichtig, was sie besitzen möchten, ist ein Mann. Und zu einem Mann gehört auch das Körperliche. Man kann sagen: diese Beziehung zum Mann ist ambivalent; sie fragt z. B., ist er der Richtige, ist es auf die Dauer? Sie ist positiv, sie ist aber auch kritisch. Ehe das klar ist, darf nichts herein und nichts heraus. Ein Stellvertreter für einen sexuellen Vorgang ist in diesem Falle der Stuhlgang; dafür könnte auch ein Verdauungsprozeß, der Stoffwechsel oder eine andere der Ausscheidung dienende Körperfunktion stehen. Dazu kommt noch, daß der After und die Vagina ja benachbart sind. Das ist so eine Art von Deutung, die ich jetzt aus meiner Assoziation heraus entwikkelt habe, und die Sie deswegen spekulativ nennen können. Es ist nicht so ganz einfach zu sagen, was spekulativ ist, aber ich könnte darin noch sehr viel weiter gehen.

Wir haben zum Beispiel davon gesprochen, daß beim Menschen eine einmalige Stuhlentleerung innerhalb von 24 Stunden als die Norm gilt. Es ist also ein Zeitmoment dabei. Es gibt ja auch viele Menschen, die ihren Darm so gewöhnt haben, daß sie immer vor oder immer nach dem Frühstück auf den Lokus gehen. Was hier vor sich geht, das ist eine Rücksichtslosigkeit gegen eben dieses Zeitmoment. Rücksichtslos gegen die Zeitordnung verhält sich ein Darm, der ohne Assoziation das nicht tut. Das ist eine spekulative Betrachtungsweise, die vielleicht praktisch nicht so wichtig erscheint. Deutung, Spekulation, das wären also die bisherigen Fragen.

Jetzt kommen wir aber zurück zu unserem Fall und wollen uns überlegen, ob wir denn in einem solchen Falle kasuistisch noch etwas erfahren können, was interessant ist.

Da kommt zunächst zutage, daß die Patientin ein uneheliches Kind ist. Das nützt nichts, denn es gibt eine Menge Leute, die uneheliche Kinder sind und keine Verstopfung haben. Freilich gibt das einen Konflikt. Ein anderer ist, daß sie sich mit einem Manne verloben möchte, der katholisch ist; sie ist evangelisch. Ein dritter, daß sie sich nicht von der Mutter und diese nicht von ihr trennen will. Keiner dieser Konflikte ist spezifisch genug. – Anders könnte es mit dem Folgenden sein.

Jetzt will ich noch ein paar Worte über die Behandlungsweise sagen, um diesen Teil auch zu erledigen. Es ist nämlich nicht nur eine Massage, sondern auch ein autogenes Training angewendet worden. Das ist von Prof. J. H. SCHULTZ (1932) lange Zeit entwikkelt worden. SCHULTZ geht vom Organismus aus, obwohl er ein Psychotherapeut von Rang geworden ist. Er hat eine große theoretische Unabhängigkeit und vermischt die besonderen Methoden ohne besondere Skrupel. SCHULTZ hat erkannt, daß, wenn er einzelnen Patienten zu viel Zeit opfert, er nicht fertig wird, und daß er Nützliches leisten kann, wenn er Gruppen auf eine bestimmte Art behandelt, und das ist das autogene Training. Es besteht darin, daß der Patient in der sogenannten Droschkenkutscherhaltung sitzt, dann auch liegt, und man ihm nun gewisse Suggestionen gibt, so daß dem Patienten das Erlebnis der eigenen Schwere zugänglich wird. Jetzt sagt der Behandelnde: »Die Arme und Beine werden immer schwerer«, und damit entdeckt also der Mensch seinen Körper. Das ist so wie beim Schlafen, beim Einschlafen. Es gibt auch eine Schlafbehandlung. Dieses autogene Training ist also eine Art Suggestion. Jetzt kommen wir auf ein ganz anderes Gebiet. Stellen Sie sich vor, Sie müssen lachen, oder Sie müssen weinen, oder Sie müssen rülpsen, oder Sie sind müde, oder sind faul, immer ist es dann so, daß wir fähig sind, uns diesem Zustande des Körpers hinzugeben.

Jetzt haben wir eine Art des Umgangs mit einem Patienten, die mit dem, was ich zuerst beschrieben habe: Deutung, Spekulation, Philosophie – wenn Sie es so nennen wollen –, anscheinend gar nichts zu tun hat, sondern die anknüpft an die Fähigkeit, Phantasien zu produzieren, die anknüpft daran, daß auch unser Organismus fähig ist, zu gestalten. Wenn man ihn in Ruhe läßt – am besten, wenn man ihn ablenkt –: »Die Träne quillt, die Erde hat mich wieder.«

Der Patient kann dabei unter Umständen sein Symptom verlieren. Es ist noch etwas Drittes gemacht worden bei der Patientin, sie hat nämlich zeichnen müssen. Das läuft ja auch darauf hinaus, daß, wenn jemand kritzelt, diese unbewußten Äußerungen der Motorik, die spontan erfolgen, auch vergleichbar sind jener Bildnerei, die wir im autogenen Training in bestimmte Bahnen bringen. Das sind Wege der Therapie, methodisch ausgebildet; wir behandeln mit ihnen die geeignetsten Patienten, während andere Typen viel weiter kommen, wenn sie das tun, was ich jetzt tun will, nämlich wenn etwas bewußt gemacht wird, ins Bewußtsein gehoben wird, und wenn nun die Herrschaft der Persönlichkeit über ihren Zustand wieder hergestellt wird. Sie können sagen, dieser letztere Weg sei eigentlich der eines heroischen Verfahrens, nämlich der Herrschaft über das Leben und der Erkenntnis des Lebens zum Zweck der Herrschaft. Das liegt nicht allen Menschen, die ein Symptom haben, denn sie sind meist nicht die, die heroisch sind, sondern sie wollen geholfen haben und wieder ihre Wege gehen.

Nun, das ist die Situation, nicht die Antwort auf die Frage: Was ist denn hier eigentlich geschehen? Ich habe den Eindruck, kann es aber nicht beweisen, daß wir gar nicht genau wissen, was hier geholfen hat: war es die Massage, die Milieuveränderung, das autogene Training oder der Ausbau ihrer Erkenntnis? Wenn man diese Erkenntnis ihr so vermitteln kann, daß sie die Herrschaft über ihr Leben allmählich entwickelt, würde ich meinen, ein großes Ziel erreicht zu haben.

Damit haben wir einmal etwas gehört über die Psychotherapie in ihrer methodischen Form. Sie sehen, daß es nicht genügt, etwas zu sagen, etwas zu äußern, sondern daß man etwas von der Sache verstehen muß, je nach Begabung ihr nahezukommen. Ich persönlich halte nämlich für das Entscheidendste die Herrschaft des Lebens, die Herrschaft über das Leben, die Erkenntnis des Lebens.

Jetzt würde ich Ihnen gern noch einen weiteren Patienten zeigen. Zu den Verwirrungen gehört auch da, daß die Psychose, Neurose, irreparable Krankheiten wie Sklerose usw., alle unter einem Gesichtspunkt betrachtet werden sollen, daß also jeder dieser Gesichtspunkte in Betracht kommen muß. Bedenken Sie, daß bei der Brechneurose, bei der Obstipation der Körper mitgetan hat, es ist doch gar kein Zweifel, daß der Körper mitbeteiligt war.

Jetzt darf ich bitten, daß der Patient hereinkommt.

W: Was haben Sie denn jetzt? Haben Sie Schmerzen?
P: Mir ist schlecht (Patient hält einen Arm hinter dem Kopf).
W: Wo? Im Hals?
P: Ja, (zeigt auf den Hals).
W: Sitzt das immer im Hals?
P: Nicht immer.
W: Nicht immer, teilweise ist es also weg?
P: Ja, vor dem Nachtessen hat's wieder angefangen.
W: Wußten Sie, daß Sie hier raufkommen sollten?
P: Ja, aber das regt mich nicht auf.

W: Haben Sie denn das Gefühl, daß diese Schmerzen von irgendwas verursacht werden?
P: Seit ein Pyelogramm gemacht worden ist.
W: Aber das ist doch gemacht worden, weil Sie nicht in Ordnung waren. Was hatten Sie denn damals?
P: Mit den Nieren.
W: Haben Sie denn auch an den Nieren etwas?
P: Ich glaube nicht.
W: Das ist vorsichtshalber gemacht worden?
P: Ja.
W: Sie haben so schwarze Pünktchen im Gesicht, woher sind die denn?
P: Von Minenexplosion.
W: Da ist Ihnen der Dreck ins Gesicht geflogen?
P: Ja.
W: Wann war denn das?
P: Im Dezember 1944.
W: Wo?
P: An der luxemburgischen Grenze.
W: War das eine deutsche Mine?
P: Eine Gegenmine.
W: War das damals, als Sie es gemerkt haben?
P: Als ich nach der Explosion zum Einsatz kam, hatte ich Kopfweh.
W: Davon haben Sie aber noch gar nicht gesprochen, spielt das auch eine Rolle?
P: Ja.
W: Und das mit der Übelkeit kommt später?
P: Ja.
W: (zu den Hörern) Jetzt entwickelt sich Schritt für Schritt ein mannigfaltiges Bild, wir hören von Übelkeit im Hals, von Kopfschmerzen, von Zittern. – (zum Patienten) Was ist denn noch?
P: Ich spüre, daß der Blutdruck in den Kopf steigt.
W: Wer hat denn von Blutdruck gesprochen?
P: Wie ich im März hier war, habe ich systolisch 180 gehabt.
W: Und das spüren Sie jetzt?
P: Ja.
W: Glauben Sie, daß Sie den Blutdruck nicht immer so hoch haben?
P: Ja.

W: (zu den Hörern) Jetzt sind wir soweit, daß anfallsartige Zustände auftreten, die der Kranke offenbar auf den Blutdruck zurückführt. –
(zum Patienten) Ist noch etwas dabei?
P: Nein.
W: Ist das schlimm, fühlen Sie sich krank?
P: Ich habe eine Angst am Herz.
W: Was ist denn das?
P: Daß das Herz so schnell schlägt.
W: Den Puls, den würde ich jetzt schätzen auf etwa 100. Haben Sie mal selber gezählt?
P: Nachts hab ich bis 160 gezählt. Bin aus dem Bett gehuppst.
W: Aus dem Bett sind Sie gehuppst, warum denn?
P: Es war so heiß, bekam Angst, schwitzte.
W: (zu den Hörern) Das Moment der Angst wird paarmal jetzt schon hervorgehoben, und wenn wir die Fiebertafel ansehen, sehen wir, daß die Höhe des Blutdrucks wechselt. Manchmal gar nicht auffallend, manchmal aber etwas mehr und zugleich auch Pulserhöhung. –
(zum Patienten) Werden Sie auch rot?
P: Ja.
W: Sie schwitzen auch?
P: Ja.
W: Gähnen sie denn auch?
P: Nein.
W: Brechen Sie?
P: Nein.
W: Haben Sie auch Durchfall oder Verstopfung?
P: Das ist nicht so richtig.
W: Wie ist denn das?
P: Hab' oft so Windstellen. (Patient zeigt auf den Bauch)
W: Windstellen im Bauch?
P: Ja.
W: Wenn der Wind weggeht, fühlen Sie sich dann besser?
P: Ja, da wird's leichter.
W: Glauben Sie, daß wir die wichtigsten Sachen besprochen haben?
P: Ja.
W: Darf ich noch fragen, wie alt Sie sind?
P: Achtundzwanzig.

W: Verheiratet?
P: Ja.
W: Haben Sie schon Kinder?
P: Ja, zwei.
W: Und Sie haben auch etwas gelernt?
P: Ich bin Arbeiter in einer Maschinenfabrik. Sollte pensioniert werden.
W: Wegen der Krankheit, ist das denn so hoffnungslos?
P: Damals war es schlechter als jetzt.
W: Und sie führen das auf die verkehrte Behandlung zurück?
P: Nein.
W: Vorhin sagten Sie doch so was, Sie können's ruhig aussprechen, Sie sagten doch, seit das Pyelogramm gemacht worden sei, sei Ihnen schlecht.
P: (schweigt).
W: Ich danke Ihnen, jetzt können Sie wieder runter.

Ich werde das noch ausführlich besprechen. Es sind, wie Sie gehört haben, in der Tat eine Anzahl objektiver Feststellungen im Körper gemacht worden. Einiges fällt in das hinein, was von einem Holländer beschrieben wurde: PALsche Krise (1905). Die heutige Analyse geht noch weiter, man spricht von Adrenalinausschüttung. Das nächste Mal wollen wir dann mehr darüber sprechen.

VIII.

Meine Damen und Herren, der Kranke, den Sie am Dienstag zuletzt gesehen haben, muß jetzt besprochen werden.
Es war ein nunmehr achtundzwanzigjähriger verheirateter Arbeiter, der keine Berufsausbildung hat, und der uns eingewiesen wurde – nicht zum ersten Mal übrigens –, weil er sonderbare Zustände hat. Er wird plötzlich befallen von Herzklopfen, Zittern, Müdigkeit, Arbeitsunfähigkeit, Schläfrigkeit, auch von Schwitzen. Und diese Zustände kommen anfallweise, dauern zwanzig bis dreißig Minuten; alle paar Tage hat er einen solchen alarmierenden Zustand, den wir jetzt zu betrachten haben. Ich habe Ihnen schon einiges aus dem klinischen Befunde erzählt, und das Auffallendste war, daß in diesen Anfällen der Blutdruck in die Höhe geht, und zwar während er sich sonst auf einer Höhe von 120-130 hält, steigt

er dann plötzlich an auf 170, 180, 190 und dergleichen. Gleichzeitig geht die Pulszahl, die sonst auch um 70 herum liegt, in die Höhe. Und nun will ich Ihnen noch etwas erzählen. Die physiologische Analyse dieser Zustände ist auf verschiedenen Gebieten vorgenommen worden, und zwei Dinge möchte ich da nennen: er hat im Anfall auch einen Leukocytenanstieg, und der Blutzucker geht in die Höhe. Wenn wir auch den Schweiß messen oder das Zittern untersuchen würden, dann wäre das ungefähr so, wie wenn wir die Physiologie des Schlafes untersuchen, wobei fast jede Untersuchung etwas ergibt; die Atmung, die Kohlensäurespannung, alles mögliche im Stoffwechsel ändert sich. Alle diese Rhythmen und Anfälle sind interessant.

Cannon (1928) hat gezeigt, daß, wenn man Adrenalin injiziert, oder wenn man die Nebenniere zur Adrenalinausschüttung reizt, auch eine ganze Reihe von Veränderungen stattfinden, die ziemlich gut zusammenpassen. Cannon hat nun die Ansicht vertreten, daß das eine einheitliche Reaktion ist und hat sie »Notfall«-Reaktion genannt. Es ist ein sinnvoller Zusammenhang, wenn in einem Notfall eine Aktivierung der Motilität für Kampf oder Flucht notwendig ist. Wenn ein Lebewesen angreifen oder davonlaufen will, dann braucht es mehr Blutzucker, mehr Blutumlauf usw. Diese physiologische Bedeutung wird verständlich, wenn man sich vorstellt, daß das eine Einrichtung ist, die auf alle Arten von Gefahren paßt, bei denen sich ein Lebewesen zur Wehr setzt, indem es angreift oder davonläuft. Nun, dieser Patient würde uns da gut hinpassen, wenn nicht diese Anfälle so aus heiterem Himmel kämen, daß er sie nicht versteht und sie auch nicht zu nutzen versteht. Das ist die Lücke, die wir hoffen, auch noch durch einen Nachweis ergänzen zu können, wie es kommt, daß dieser Mensch an Zuständen *leidet*, die nicht in einen solchen sinnvollen Zusammenhang eingebaut sind.

Das ist also die Lage, und ich habe Ihnen auch erzählt, daß man schon früher solche Fälle beobachtet hat, Palsche Krisen (1905) nannte, nur war deren psychologische Untersuchung damals noch nicht üblich.

Dazu ist nun der Weg beschritten worden, daß der Patient ausgefragt wurde. Wir haben ihn berichten lassen.

Ich lese jetzt vor, was nicht als Analyse, sondern als Exploration angesehen werden muß. Man hat ihn auch die Träume erzählen lassen, und die Beachtung der Träume ist deshalb gewählt, weil die

Kenntnis der Träume sich als therapeutisch wertvoll und eventuell klärend erwiesen hat. ...

Jetzt ist also das Angstproblem in den Mittelpunkt gerückt. Man könnte sagen: Die Gelegenheiten, bei denen diese Angstbereitschaft zum Ausdruck kommt, sind mannigfaltig, die Angst ist immer einförmig, selbständig.

Was ist denn eigentlich die Angst? FREUD (1917, 1920, 1926) schlägt vor, auch sprachlich zu unterscheiden. Furcht wäre danach, wo ein Gegenstand da ist, Angst ein Zustand, bei dem ein Gegenstand fehlt. Wir schließen uns dem an, merken dann freilich, daß man damit – z. B. beim Tode, beim Gespenst – nicht überall hinlangt. Oft können die Kranken auch angeben, wo die Angst sitzt. Der menschliche Geist will wissen: warum? Und so fragt man: Woher kommt die Angst? In der Frühzeit der Psychoanalyse taucht die Sexualverdrängung auf. Wenn man in einem zoologischen Garten herumgeht, sieht man, wie ein Affe im Käfig, wenn ein Besucher kommt, anfängt zu onanieren. Dann hat man ein Beispiel dafür, daß Angst und Sexualität zusammenhängen. Bei unserem Kranken haben wir von der Sexualität überhaupt nichts gehört, wissen nur, daß er verheiratet ist und zwei Kinder hat. – In der späteren Revision der Angstlehre, in der die frühere nicht falsch aber unzulänglich wird, zeigt FREUD (1926), wie die Autorität das ist, was Angst machen kann. Sie ist repräsentiert durch Vater, Vatergott, Gottvater, Gesetze, Vorgesetzte, Lehrer, kurz alle jene Nachfolger des Vaters in der Autorität. Auch das Gewissen kann als ihr Abkömmling betrachtet werden. Sie können Reaktionen auslösen, wie Widerspruch, Aggression, Protest usw. Neben dem Sexus haben wir also die Autorität als sozusagen zweite Angstquelle. Es ist aber so, daß in diesen Fragen ja bündige, psychologische Entscheidungen nicht gelingen insofern, als, je nachdem wie man die Sache betrachtet, verschiedene Genesen zur Angst führen. Dagegen besteht die Möglichkeit, eine Angsttherapie zu machen, wenn jemand die Veränderung vollzieht, etwas tut, was von ihm gefordert, empfunden wird, und wozu er gedrängt wird. Dazu muß er heraustreten aus einer bisher innegehaltenen Geborgenheit. Wenn jemand Kind war und nun erwachsen wird, oder wenn einer eine Neurose hat und den Wunsch hat, die Neurose fahren zu lassen, dann kann in dem Augenblick der Veränderung die Angst auftreten. – Wir kommen in unserem Fall damit im Augenblick nicht sehr viel weiter, ohne noch andere

Dinge zu berücksichtigen, denn das Auffallende ist ja, daß die mit Angst verknüpfte Notfall-Reaktion eben selbst als Symptom für ihn und für seine Ärzte sinnlos geworden ist. Wir fanden ja eine Fülle von objektiven Körpererscheinungen.
Wie hängen diese eigentlich untereinander zusammen, und haben dann die Angst und z. B. die Blutdrucksteigerung etwas miteinander zu tun? Die psycho-physische Frage ist in diesem Falle studierbar.
Ich fasse zusammen, warum wir diese beiden Bereiche nicht nebeneinanderstellen können, als ob sie zunächst nichts miteinander zu tun hätten, so als ob da eine Seelen-Substanz wäre und eine Körpersubstanz, die dann aufeinander wirken. Da ist die »Zweckmäßigkeit«. Wenn die CANNONsche Notfall-Reaktion einen Zweck und eine nützliche Bedeutung hat, dann ist damit ja etwas gesagt, was in der Physik oder in der Chemie nicht vorkommt. Hier ist ein ganzes Syndrom vorhanden, was in der Gefahrsituation als zweckmäßig gilt. Ein anderes Argument, um eine intimere Beziehung beider Bereiche anzunehmen, ist die Analogie. Man sagt z. B.: Die Spannung der Arterie, die Blutdruckerhöhung, sei analog einer Erwartung, einer Angst, einer seelischen Spannung, die nach Lösung strebt. Das ist eine Analogie und diese geht sehr weit. Sie ist z. B. darin vorhanden, daß die seelischen Erscheinungen Ambivalenz zeigen und die körperlichen Antagonismen dasselbe zeigen. Wenn also dieser Mensch seine Brüder bewundert, verehrt und zugleich haßt, dann ist das eine ambivalente Einstellung.
Auf körperlichem Gebiet entspricht dem ein Antagonismus der Muskeln, die in Spannung gegeneinander wirken. Also die Zweckmäßigkeit, das Analogiemäßige und endlich – das ist vielleicht das Wichtigste – Vertretungen sind da: Jemand, der einen Konflikt in seiner Moralität oder in seiner Psyche, in seinen Gefühlen nicht lösen kann, bekommt statt dessen und dafür auch noch körperliche Erscheinungen, die unangenehm sein können, er bekommt Schmerzen, eine Materialisierung. Jetzt ist es so, daß er anstelle der wirklich vorhandenen Gefahr nur noch den Angstzustand hat. Es ist also so, daß er in den körperlichen Vorgängen des Angstzustandes eine Art Ersatz erkennen läßt; das sind Gründe, warum wir eine Psychosomatik aufbauen sollten.
Jetzt möchte ich noch eine Bemerkung machen. Was ist denn nun am Grunde der Geschichte, was sind die Grundkräfte, was sind die

Grundsubstanzen? Man fragt hier so, als ob man wissenschaftlich nur systematisch aufbauen könnte, als wenn man wüßte, es handele sich vielleicht um Kräftearten, wie beispielsweise in der alten Mechanik, die auch KANT (1786) aufnahm, indem der Gegensatz von Attraktion und Repulsion ihm als ein wichtiger galt. Dann gibt es in der Natur zwei Kräfte, die anziehende und die abstoßende. Diese Versuche, Grundkräfte oder auch Grundsubstanzen festzustellen, finden wir auch in der Physik oder der Chemie. Es ist nicht gelungen, in der modernen Physik eine einzige Grundkraft oder eine einzige Grundsubstanz herauszustellen, und das Beste, was man machen könnte, wäre, daß man einige wenige, aus denen sich andere ableiten lassen, herausstellte.

Die Frage nun, ob man auch in der Psychologie so vorgehen könnte, hat die Denker oft beschäftigt. Auch die FREUDsche Gedankenbildung geht diesen Weg, wenn sie den Lebenstrieb dem Todestrieb (1920), Eros der Anangke (1930) gegenüberstellt.

Bitte nehmen Sie diese Dinge nicht zu ernst. Das sind Formeln, die man eine Zeit lang sehr nützlich findet, sie sind aber nicht ernster zu nehmen als etwa die Attraktion und Repulsion usw. Man kann also hier einen Nützlichkeitswert feststellen, es sind aber nicht die Seelenkräfte absolut zu nehmen. Ob sie ganz unentbehrlich sind, darüber möchte ich ein andermal sprechen. Ich bin der Ansicht, daß diese Materialisierung so überhaupt nicht richtig ist, weil es sich um eine Dynamik handelt.

Jetzt möchte ich das zusammenfassen und folgendes sagen: Die Reaktionen scheinen sich auf dem Boden einer ganz spezifischen Angstneurose gebildet zu haben; daraus folgt eine Umbenennung der PALschen Krise (1905). Dieser Arbeiter hat eine mit Notfall-Reaktion einhergehende Angstneurose. Warum sie gerade so verläuft, das ist noch nicht deutlich geworden. Es ist jedenfalls so, und das hat auch einen Grund; wahrscheinlich den, daß die Zustände, die er bei dem Bombenangriff und auch bei der bösen Stiefmutter erlebt hat, sich in derselben Form wiederholen und sich unabhängig gemacht haben, von wo aus wir finden, daß es nicht genügt, ihm blutdrucksenkende Mittel einzuspritzen, wenn der Blutdruck ansteigt, sondern wir würden es begrüßen, wenn er diese Angstreaktionen, diese sinnlosen Angstreaktionen auf Grund einer Einsicht in das Werden seiner Angstbereitschaft verlöre. Ich höre, daß das auch jetzt schon gelungen ist. Das ist dann eine bessere, besondere Therapie.

Jetzt möchte ich Ihnen noch einen anderen Patienten vorstellen.

W: Waren Sie schon mal hier oben?
P: Nein.
W: Wir möchten uns mal ein bißchen über Ihre Krankheit unterhalten.
P: So.
W: Sie haben Atemnot?
P: Ja.
W: Wie ist es jetzt?
P: Jetzt ist es gut.
W: Und wie war's?
P: Die Atemnot war sehr groß.
W: Von welcher Zeit sprechen Sie, wann hat's angefangen?
P: Vor 14 Tagen.
W: Aber früher doch auch schon.
P: Ja, aber zwischendrin war's immer wieder mal besser.
W: Also wann hat's richtig angefangen?
P: 1942.
W: Also das sind sieben Jahre her. Wissen Sie, wie es anfing?
P: Ich bin die Straße raufgelaufen mit dem Kind auf dem Arm, und ganz plötzlich ist die Atemnot gekommen. Ich wußte nicht, was das sein sollte. Da bin ich gleich wieder zurück nach Hause, die Mutter sagte: Geh gleich zum Arzt. Das hab ich gemacht, und der Doktor sagte, das sei Asthma.
W: Und wie lange hat's gedauert?
P: Bis ich beim Arzt war, als ich die Spritze bekommen hatte, war's gut.
W: Nun, wie lange hat's denn gedauert?
P: Eine halbe Stunde.
W: War sonst was dabei? Angst?
P: Ja.
W: Nun, Sie sagen, Sie sind auf der Straße gewesen.
P: Ja, da habe ich keine Angst gehabt, erst weil ich nicht wußte, was das war.
W: Aber kann man die Angst nicht noch näher beschreiben?
P: Eigentlich wüßte ich nicht.
W: Ist das eine Art Erstickungsangst?
P: Das erste Mal ist es nicht so arg gewesen.
W: Später?

P: Ja.
W: Wo sitzt das?
P: (zeigt auf die Brust).
W: Wie oft kam der Anfall?
P: Zweimal im Monat.
W: Und dann dauerte er immer eine halbe Stunde?
P: Nein, so lange hat's nicht immer gedauert.
W: So. Haben Sie denn immer Spritzen bekommen?
P: Nein, nur Pulver.
W: Und beim Husten, kam da was dabei raus?
P: Nachdem ich das Pulver genommen hatte, kam Schleim, sonst nichts.
W: Machen Sie mal frei, ich möchte mal hören. Schnaufen Sie mal. Ich kann jetzt nichts Bronchitisches hören. Haben Sie noch Anfälle hier gehabt?
P: Nein.
W: Keinen einzigen?
P: Nein, keinen einzigen.
W: Fühlen Sie sich gut?
P: Ja.
W: Und wie wird's sein, wenn Sie nach Hause kommen?
P: Wenn ich im Bett bin, da geht's, aber wenn ich raus bin.
W: Worauf führen Sie das zurück?
P: Daß es am Zimmer liegt, ich muß so oft niesen.
W: Wieso?
P: Im Haus ist der Schwamm. Wenn ich bei meiner Freundin schlafe, spür' ich nichts.
W: Und der Schwamm ist nicht wegzubringen?
P: Nein.
W: Der ist aber doch nicht im Zimmer?
P: Doch, das Haus ist nicht isoliert.
W: Sie sprachen eben vom Niesen. Wovon wird das ausgelöst?
P: In dem Haus liegt was drin, da ist es so stickig.
W: Ist das ein Geruch?
P: Ja.
W: Was für einer?
P: Stickig.
W: Blumen machen nichts?
P: Nein.
W: Gras?

P: Beim Heu merk ich's auch.
W: Was merken Sie da?
P: Da krieg ich Schnupfen.
W: Kein Asthma?
P: Doch, aber erst Schnupfen, dann Asthma.
W: Wie ist es denn mit Tabak?
P: Tabak kann ich auch nicht vertragen.
W: Raucht Ihr Mann?
P: Ja, aber nicht, wenn ich anfällig bin.
W: Wissen Sie sonst noch etwas?
P: Nein.
W: Es freut mich, daß es Ihnen besser geht, aber die Frage, ob es Ihnen zu Hause besser geht, ist nicht beantwortet, da trauen Sie nicht?
P: Nein.
W: So, jetzt dürfen Sie wieder runter.

Jetzt möchten wir uns das überlegen, was die Patientin uns sagte. Das ist das Bild, das uns die Asthma-Forschung auch gibt. Es gibt eine Menge Möglichkeiten, die manchmal unergründbar sind.
Ich muß mir nun bis zum nächsten Mal überlegen, was eigentlich Schwamm ist. Ich hörte kürzlich von einem Vorfall in der Bahnhofstraße – in der Zeitung hat's wohl auch gestanden –, da sind eine Anzahl Kinder auf Grund einer Vision zum Fenster rausgesprungen, die nicht totgefallen sind. Die Kinder sind in der Chirurgischen Klinik. So läuft das Denken, wenn es nicht kontrolliert ist, und so dürfen Sie sich ruhig einen Teil der Gedanken der Patientin vorstellen, wenn sie sagt, daß sie denkt, der Schwamm sei die Ursache.
Wir werden mit dem Asthma bronchiale das nächste Mal fortfahren.

IX.

Meine Damen und Herren, jetzt haben wir ein Asthma bronchiale zu besprechen. Das ist für einen älteren Kliniker ein Thema, das sehr umfangreich ist, und zwar deswegen, weil das Asthma häufig ist. Wir haben hier eigentlich immer Asthma-Fälle auf den Abteilungen liegen. In manchen Gegenden kommt das Asthma besonders oft vor, und weil es eben seit Jahrzehnten von allen Seiten der Forschung sehr intensiv bearbeitet ist, so sind die Abschnitte über Asthma in den Lehrbüchern ziemlich lang. Ich möchte die Stunde nicht damit füllen, aber doch etwas darauf eingehen. Dazu kommt, daß das Bronchialasthma im vorigen Jahrhundert das Asthma nervosum genannt wurde. Erwägungen der nervösen, der neurogenen, der psychogenen Veranlassung überzeugen mal mehr und mal weniger. Es gibt eine ganze Anzahl solcher Grenzkrankheiten, z.B. die Thyreotoxikosen, Hyperthyreosen, bei denen also eine Mehrproduktion von Thyroxin festgestellt wird (vergrößerte Schilddrüse). Aber auch die Ernährungsanomalien, Fettsucht, Magersucht zählen dazu. Zu dieser Gruppe gehört auch das Asthma insofern, als eben die physiologische und die bakteriologische Erklärung nicht recht ausreichen und andererseits bei den Kranken häufig nervöse oder psychische Symptome vorliegen, so daß also die Psychosen, die Organneurosen zum Vergleich herangezogen werden. Wenigstens von denjenigen Untersuchern und Denkern, welche an sich dazu neigen, in den organischen Krankheiten möglichst viel Sinn von der Psychologie oder von der Metaphysik her zu sehen. Zu denen gehöre ich natürlich auch. Bei mir hat sich das so entwickelt, daß ich mir das gar nicht mehr anders vorstellen kann, so daß ich gar keine Wahl mehr habe, nicht zu denken, daß, wenn jemand auftritt, der einen Hautausschlag hat oder eine Blutkrankheit oder ein Karzinom, auch das einen Sinn hat. Also ich glaube, daß da früher oder später auf kürzerem oder weiterem Wege sich ergibt, daß der Körper etwas ausdrückt vom Menschen, vom Lebenssinn, daß er mitschwätzt – wenn ich mich schwäbisch ausdrücken darf – bei dem Gang, den der Mensch nun einmal bis zum Grabe zu gehen hat. Aber das kann man nicht mehr beweisen. Ich bin auch bei Krebs zunächst in der Stimmung, mir zu überlegen: warum kriegt der Mensch gerade jetzt den Krebs, warum kriegt er überhaupt den Krebs usw.?

Aber beim Asthma ist der Weg vorgebahnt, und man muß sagen, daß die Literatur, die Veröffentlichungen, wenn man sie zusammennimmt, eine Verwicklung und Verschiebung erkennen lassen. Ein Referat über das Asthma würde zeigen, daß gewisse ärztliche Beobachter den Eindruck bekamen: dieses Asthma ist gewissermaßen die materielle Seite eines biographischen Geschehnisses, gehört dazu, drückt es aus, hat also seine Stelle darin. Wir werden hier gut tun, uns in dem gegebenen Fall, der nicht gerade ausgesucht ist,

aber der doch ein zugänglicher Fall zu sein scheint, um diese Sache zu bekümmern, anzuhören, um was es sich bei der Kranken im Laufe der Jahre gehandelt hat.
Sie ist 1917 geboren, ist also jetzt 32 Jahre alt, hat aber bereits 1941, also vor acht Jahren einen solchen Anfall zum ersten Male bekommen wie jetzt auch, und das hat sich in acht Jahren so hingezogen. Nun, Sie können daraus schon entnehmen, daß es nicht ein Mittel gibt, das Asthma einfach zu beseitigen, es gibt keine Operation, keine Amputation, die dazu führt, daß es aufhört.
Die meisten Patienten werden in die Klinik eingeliefert, hier behandelt, dann gebessert entlassen und kommen nach einiger Zeit wieder. So ist es auch hier, die Patientin ist zum dritten Male in der Klinik, zum erstenmal 1947 und dieses Jahr bereits zweimal. Jedesmal war es so, wie ich es beschrieben habe: daß sie in der Klinik frei wird, und daß zu Hause über kurz oder lang die Sache wieder losgeht. Wenn wir dann im einzelnen mit ihr sprechen, erfahren wir auch, wie die Anfälle aussehen. Anfallsartige Atemnot, Hustenreiz, es kommt ein zäher Schleim zum Vorschein, und wenn man sie bei dieser Gelegenheit auskultiert, findet man eine Bronchitis, und diese Bronchitis ist sehr charakteristisch, nämlich die giemenden und schnurrenden Geräusche, also die auf die gröberen Bronchien hinweisenden Bronchitisgeräusche. Sie sind am stärksten im Exspirium, was auch dadurch zum Ausdruck kommt, daß das Ausatmen für sie eine ganz besondere Anstrengung bedeutet. Die Kranken müssen die Luft herauspressen. Das ist also eine Seite der Sache. Die Kranken sitzen dann meistens aufrecht im Bett, sehen ängstlich und unglücklich aus, und wenn man sie perkutiert oder durchleuchtet, zeigt sich, daß die Lunge ein vermehrtes Volumen hat. Das Zwerchfell steht tief, und es ist also der Zustand der Lungenblähung, der außerhalb des Anfalles nicht vorzuliegen braucht. Dann hat sie einiges erzählt, und jetzt werde ich noch einiges Weitere aus der Anamnese vortragen, die hier aufgenommen ist: ...
Nun zum ersten Anfall, der, nach der Meinung der Patientin, ohne Rücksicht auf das, was ich vorhin erzählt habe, im März 1942 aufgetreten sein soll, als der Schnee schmolz. Sie hatte ihre Tochter auf dem Arm, wollte auf der Straße entlanggehen. Dann haben sich die Anfälle alle vier bis sechs oder acht Wochen wiederholt. Das ist also das erste, daß die Anfälle nach einer Eheschließung – die Patientin hat 1939 geheiratet, 1940 wurde ihr erstes Kind, ein

Mädchen, geboren – erfolgen, und daß nun in dem Ehebeginn der Beruf des Mannes eine negative Rolle spielt. Der Mann war Metzger, gab aber seinen Beruf seiner Frau zuliebe auf und ging in die Lederfabrik. Sie meinte, sie könnte in der Metzgerei zu viel arbeiten müssen, und das wollte sie nicht.

Hier in der Vorlesung hat sie dann aber ein anderes Moment ganz eindeutig angeklagt, nämlich indem sie den Hausschwamm anschuldigt. Es gibt in der Tat einen Schimmelpilz, Polyporus. Das ist ein Pilz, der im Holz, und zwar an feuchtem Holz, sich ausbreitet, das Holz auch zersetzt und zerstört. Der Pilz setzt zuerst feuchte und tränenartige Tropfen ab, und offenbar stinkt er. Das hat Ihnen die Patientin auch erzählt, es sei so stickig im Haus, und das käme wohl von dem Hausschwamm. Der Hausschwamm gilt als unangenehme Zugabe, und man kann ihn nur wegbringen, wenn man das Haus zerstört. Jedenfalls ist ein solcher Plan nun in dieser Familie auch gefaßt worden, es soll das Haus jetzt im Jahre 1950 abgebrochen und wieder aufgebaut, also eine Radikalkur gemacht werden. Wenn Holz wieder verwendet wird, muß es vorher mit Karbolineum bestrichen werden. Das ist ungefähr ihre Theorie.

Ich habe noch nicht feststellen können, ob in der Forschung der Hausschwamm besonders als Noxe bekannt ist. Wir wollen aber nicht vergessen, daß die Kranke noch etwas anderes angeführt hat, nämlich es wäre so staubig. Das wären nun zwei Dinge. Aber die Hausschwamm-Angelegenheit ist nicht so ganz uninteressant, weil auf die erste Phase eine zweite folgt. Die Bronchialmuskulatur zieht sich zusammen, es tritt eine übermäßige Sekretion auf. Auch blühendes Gras spielt eine Rolle; es ist möglich, daß das Eiweiß im blühenden Gras oder im Pollen mit dem im Pilzwachstum entstehenden zusammenhängt. Eine Allergietheorie des Asthmas würde dadurch befriedigt.

Vor 25 Jahren war ich in Holland bei Storm van Leeuwen (1926 a, b). Er hatte in Leiden, auf dieser Allergietheorie fußend, die Asthmakranken behandelt, indem er kleine Zimmer vollkommen abgeschlossen hat, die Patienten wurden durch Zirkulation von Luft, die gereinigt war, versorgt, so daß solche Allergien, wie sie auf verschiedene Weise kommen können, ausgeschlossen waren. Ich habe verschiedentlich festgestellt, daß dieser Holländer mit zweifelnden Augen angesehen wurde, weil sich inzwischen herausgestellt hat, daß die Erfolge nicht sehr dauerhaft waren.

Die Leute hatten, wenn sie herauskamen, wohl ihr Geld, nicht aber ihr Asthma verloren.

Das ist also das sich aufdrängende Verfahren, wenn der Staub eine Rolle spielen sollte, auch der von Tabak. Viele Patienten, die Asthma haben, sind nämlich der Ansicht, daß es vom Tabakstaub herrührt. Wir hatten hier auch eine Patientin, die dieser Meinung war, die aber ihr Asthma erst bekam, als sie plötzlich aus der Tabakfabrik entlassen wurde. Ich bitte nun zu beachten, daß sowohl in der physiologischen, allergischen wie in der psychologischen Forschung sich die ungeheuerliche Inkonsequenz und Lükkenhaftigkeit gezeigt hat, daß man in einem Falle etwas findet, in einem anderen eben nichts. Darauf kann ich jetzt nicht näher eingehen.

Einmal war es ein Ehekonflikt, einmal eine Berufsentlassung und einmal hat man auch geglaubt, nichts Besonderes zu finden. Dann sahen wir auch oft Asthma bei Flüchtlingen aus Schlesien, aus Ungarn usw.

Soweit kommen wir nun heute. Und wir werden noch weiterkommen, sowohl wenn man die Allergie ins Feld führt, wie wenn man die Psychogenie untersucht. Ich meine, man sollte den Schluß ziehen, daß eine Einheitlichkeit nicht vorliegt, daß man Verschiedenes gesehen hat, körperlicher und seelischer Art. Verschiedene Arten liegen vor, wenn ein Asthma ausbricht.

Das ist also die Entstehung des Asthmas als Krankheit. Jetzt kommt ein zweiter Punkt, den wir auch noch zu studieren haben. Wie entsteht denn der Anfall selbst? Das ist auch ein Thema.

Der Patient fühlt sich sonst ganz wohl, aber im Anfall ist er schwerkrank. Den einzelnen Anfall muß man beobachten, und wenn man die Kranken beobachtet, dann sieht man, daß die Entstehung eines Anfalles ebenfalls ein körperliches oder seelisches Erlebnis als Grund hat. Nachher kann man sie befragen, und da kriegt man heraus, daß sie Angst haben. Da ist ein Angst-Anfall, und dann sieht man, daß sie nicht in dem Sinn unbeteiligt sind, daß das über sie wegbraust, wie etwas, wogegen nichts zu machen wäre, sondern daß sie zum Teil mithelfen. Da ist eine eigentümliche seelische Haltung, die man sonst auch in reinerer Form findet, wenn jemand gern leidet. So etwas ist nicht ganz selten dabei, und wenn man sich dann dabei die Erscheinungen ansieht, kommt man darauf, was die Amerikaner zuerst erkannt haben, nämlich daß das, was das Kind beim Weinen erlebt, eine Sekretion, eine Verengerung in dem oberen Luftweg, hier an einer anderen Stelle, nämlich tiefer, stattfindet. So weit kommt man ungefähr, und ich meine, daß hier ein Zitat, das ich mir aufgeschrieben habe, paßt. SOKRATES sagt: Das Kind (in uns) müsse immerfort beschworen und wie mit Zaubergesängen geheilt werden, bis es von Todesfurcht frei sei. Das paßt, glaube ich, hierher, wenn man sich nicht sperrt gegen solche Vergleiche, gegen einen solchen Eindruck; sich nicht sperrt dagegen, da durchzusehen auf etwas Dahinterliegendes. Das ist also ungefähr das Allgemeine.

Jetzt wollen die Patienten und Sie immer wissen: Ja, hilft denn das nun auch etwas? Da ist die Situation nun die, daß es in der Klinik keine besondere Sache ist, einen Erfolg zu erzielen, die Schwierigkeit liegt darin, daß der Erfolg anhält.

Erstens: Man kann den Kranken sehr Angenehmes tun, wenn man ihnen Spritzen gibt. Asthmolysin ist ein Mittel, das den akuten Anfall meistens beendet. Dazu kommt zweitens, daß man in der Klinik eben die Pflege und die Umgebung hat, die den Kranken entlasten. Warum werden sie nur wieder krank? Diese Kranke hat uns erzählt, sie habe die Hausschwamm-Theorie auch dadurch bestätigt bekommen, daß sie, als sie einmal bei einer Freundin schlief, asthmaanfallsfrei wurde. Dann ist aber gestohlen worden, es ist etwas passiert in ihrer eigenen Wohnung, und da ging es sofort wieder los. Das ist ein gutes Beispiel für diesen ungeheuerlichen Kausalitätsdrang, den jeder in sich hat und als etwas sehr Kritisierbares erkennt. Denn ob es wirklich das Moment des Hausschwamms war oder der Umstand, daß sie eben in einem anderen Haus, also nicht bei ihrem Mann war, das wissen wir nun doch nicht, und bedenken Sie, wie ungeheuer vieldeutig und vielfältig es ist, wenn ich, wie hier, woanders schlafe. Es sind andere Menschen da, andere Bilder, andere Speisen, es ist eine andere menschliche, soziale, wirtschaftliche, materielle Umgebung da, und es ist gewissermaßen kurz über klein geschlagen, wenn ich sage: Das ist vom Hausschwamm. Jetzt würde ich Ihnen gern noch einen anderen Kranken zeigen, bei dem die Dinge ganz anders liegen.

W: Nun, Sie sitzen ja wieder im Bett?
P: Ja.
W: Haben Sie wieder einen Anfall?
P: Ja.

W: Seit wann denn?
P: Als ich raufgefahren wurde, ging's los.
W: Haben Sie sich aufgeregt?
P: Nein.
W: Wie oft kommt der Anfall?
P: Ich hab' ihn schon seit heute drei Uhr, hab' immer versucht, ihn durch Atemübungen wegzukriegen (Patient schnauft tief und brummt dabei).
W: Hilft das?
P: Ja.
W: Seit wann haben Sie das Asthma?
P: Seit Oktober, aber zuerst hab' ich nur Atembeschwerden gehabt, und da hab' ich Tabletten genommen, da war's wieder weg, da hab' ich zwei bis drei Tage nichts gemerkt.
W: Jetzt erzählen Sie mal ganz kurz von Ihrer anderen Krankheit.
P: Am 3. 1. 49 wurde ich verschüttet. Ich hab' im Tiefbau gearbeitet, bin auf Schuttmassen ausgerutscht und nach vorn gefallen, und die ganze Schuttmasse, die frei hing, ist mir auf die Brust. Ich war vollständig zugeschüttet, hab' erst gedacht, ich bin blind, die Beine sind so rumgepampelt wie Mehlsäcke, ich hab' gedacht, die sind ganz gebrochen, sie waren aber ganz. Ich hab' mich zurückgelegt, die Kameraden hatten mich ausgebuddelt, bin dann aber nicht mehr hochgekommen. Wie sie mich dann auf die Tragbahre legten, lief mir das Wasser fort, ich hab' aber gemeint, es wäre Blut.
W: Die Beine konnten Sie aber nicht mehr bewegen?
P: Nein.
W: Und das hat sich nicht mehr geändert?
P: Doch (Patient hebt das linke Bein ziemlich hoch).
W: Ich seh', Sie haben da die Urinflasche, haben Sie auch was an der Blase? Blasenstörungen?
P: Ja, die Blase ist gelähmt.
W: Haben Sie Gefühl im Bein?
P: Ja, bis zum Knie.
W: Wie ist der Stuhlgang?
P: Sehr hart.
W: Den muß man künstlich entfernen?
P: Ja, den muß man holen.
W: Was ist denn festgestellt worden von ärztlicher Seite?
P: Bruch am zwölften Brustwirbel.
W: Können Sie sich gut bewegen?

P: Ich kann mich aufsetzen, kann mich auf den Stuhl setzen.

W: Haben Sie eine Operation gehabt, da ist so eine Narbe.

P: Einen Bluterguß.

W: (zu den Hörern) Da ist eine traumatische Querschnittslähmung eingetreten. Mit Decubitus.

P: Ich hab' zwölf Wochen gelegen, haben mich sofort aufgehängt.

W: Noch eine Frage möchte ich stellen: Haben die zwei Krankheiten etwas miteinander zu tun?

P: Wahrscheinlich. Ich mußte mich so auf den Bauch legen, und als ich die Spritze gekriegt hab', merkte ich einmal nachts eine Beklemmung in der Herzgegend.

W: Und so glauben Sie, ist das entstanden?

P: Ich hab' der Schwester dann gesagt, sie soll mich rumlegen. Es ist dann immer stärker geworden, ich bekam Strophantin gespritzt, am anderen Mittag war's weg. Ich sollte dann wieder drei Tage auf dem Bauch liegen, und da hab' ich mittags angefangen zu merken, daß es wieder losging.

W: So denken Sie, daß es mit dem Auf-dem-Bauch-Liegen zusammenhing?

P: Ja.

W: Sie bringen das also mehr mit der Bauchlage in Zusammenhang?

P: Ja, das kam so von unten rauf.

W: Aber jetzt brauchen Sie doch gar nicht mehr auf dem Bauch zu liegen.

P: Ach, ich hab' dann im Neckar Schwimmübungen gemacht, und das hat prima geklappt, die Beine hab' ich gar nicht dazu gebraucht, ich hab' sogar Wasserball spielen könne. Dann ist so langsam die Atemnot wieder gekommen.

W: So, jetzt hören wir auf, Sie dürfen jetzt wieder runterfahren, ich danke Ihnen schön.

Es lag mir daran, daß Sie dieses Gebiet der Mitwirkung des Patienten an der Symptombildung einmal sehen, diese Mitwirkung ist ja unverständlich, und man sieht dies auch nicht immer. Das ist das Stückchen, auf das ich besonders hinweisen möchte, daß der Kranke an der Gestaltung des Bildes nicht unbeteiligt ist. Es ist nicht alles, aber doch eine gewisse Beteiligung in der Ausgestaltung der Erscheinungsweise. Darüber werde ich dann das nächste Mal sprechen.

X.

Meine Damen und Herren, wir müssen nochmals den Asthma-Kranken besprechen, den ich Ihnen heute vor einer Woche gezeigt habe. Vielleicht ist das ein Anlaß, einen kurzen Überblick zu probieren, nämlich wie weit wir eigentlich gekommen sind in unserem Bestreben, in Krankheiten, wie sie eben auftauchen, einen Sinn zu suchen, der zunächst nicht so selbstverständlich zutage liegt, insbesondere also zu fragen (wenn auch nicht nur), warum gerade hier die Krankheit losbricht. Diese letzte Frage habe ich Ihnen als die Schwierigkeit bezeichnet. Die bei solcher Schwierigkeit auftretenden Schwankungen aufzunehmen und sich in ihnen zu bewegen, das ist in der Tat notwendig. Wenn man den Sinn nämlich nicht findet, findet man eine Ursache. Man sagt dann, man habe sich erkältet, oder man sei angesteckt worden, oder man habe einen Unfall erlitten; dann hat man eine Ursache, und eigentlich gerade dadurch den Blick und die Frage nach dem Sinn verstellt, abgeschnitten; insofern man eine Ursache hat, kann man gewissermaßen ruhiger werden. Jenes unruhige Fragen kommt zu einem Haltepunkt, wenn ich glaube, die Ursache gefunden zu haben. Wenn Sie ein bißchen in der Medizin und anderer Literatur lesen, werden Sie immer wieder auf die teleologische Betrachtung stoßen. Dieses Wort, das von ARISTOTELES übernommen ist, wird dann mit »zweckmäßig« übersetzt. Ich habe dieses Wort Teleologie nicht sehr gern, und zwar weil sich da ein Doppelsinn eingeschlichen hat, auf den man einen Blick werfen mag.

Das Wort »Zweck« – so habe ich mich belehren lassen – stammt von Jakob BÖHME; der war Schuster, Philosoph und Mystiker. Wenn man eine Sohle schustert, dann benutzt man Zwecken dazu, und so ist das Wort »Zweck« zuerst für Holznagel in Aufnahme gekommen für etwas, das einen Nutzen hat, nämlich, daß die Sohle hält, daß man darauf laufen kann. Was man bei dem Laufen eigentlich unternimmt, Unfug oder etwas Gutes, das bleibt offen. Dieses Wort »Zweck« ist dann in den rationalistischen und von Nützlichkeitserwägungen gelenkten Zeiten auch für eine banale Nützlichkeit verwendet worden; und diese Zweckmäßigkeit, die also auch darin besteht, daß ich in meiner Tasche Geld oder kein Geld habe, hat sich ausgebreitet und gelagert über den ursprünglichen Sinn der Teleologie, mit dem eigentlich ein Endzweck gemeint war.

Es geschieht nichts nur aus Ursachen, sondern es geschieht alles in Richtung auf ein letztes Ziel, das wir auch ein höheres oder ein katastrophales Ziel nennen möchten.

Jetzt möchte ich diese philosophiegeschichtliche Unterhaltung abbrechen und versuchen, in unserem Falle solche Gedanken auszuprobieren. Es war ein Mann von jetzt 40 Jahren, verheiratet, evangelisch, Zimmermann, der folgendes Schicksal hatte. Ich erinnere daran, daß er hier aufgenommen wurde wegen Asthma bronchiale. Er hatte auch hier einen Anfall, sehr starke Bronchitis, Lungenblähung und hat zähes Sputum expektoriert. Er ist auf dem Lande aufgewachsen, es waren acht Geschwister, und er denkt gern an die Jugend zurück. Er war der Liebling der Mutter, war das jüngste Kind. Mit 14 Jahren ist er in die Lehre gekommen, anschließend an den Westwall in den Arbeitsdienst, zur Wehrmacht. Im Arbeitsdienst hat er seine jetzige Frau kennengelernt. Die Frau hat er sehr gern, aber die Mutter ist ein Stück er selbst. – 1943 hatte er Malaria. – Wegen eines Nervenschocks in die Heimat transportiert, kam er in eine Heil- und Pflegeanstalt, ist dort achtmal mit Elektroschock behandelt worden. Er berichtet darüber: »Ich weiß gar nicht, weshalb ich eigentlich dorthin gekommen bin, bin fast immer bewußtlos gewesen, und dann habe ich erfahren, daß ich auf dem Transport über die Regierung und Hitler geschimpft habe und von Sanitätern deshalb geschlagen worden bin.« Wenn er das den Ärzten gesagt hat, hätten die immer geantwortet, daß er jetzt wieder phantasiere. Er hat nicht zu berichten, daß ihm jetzt an seinem seelischen Zustand etwas Besonderes auffällt.

Nach dem Kriege war er als Polier tätig, bis er vor einem Jahr einen Unfall gehabt hat. Er hat beim Hausbau gearbeitet, da ist eine Sprengung gewesen, und da sieht es so aus, als ob er, anstatt sich in Sicherheit zu bringen, hingegangen ist. Nun ist er gelähmt. Das war also der zweite Befund, den Sie auch gesehen haben, beide Beine sind gestört, Blasen- und Mastdarmlähmung; Gefühlsstörungen waren weniger vorhanden. Fraktur am vierten bis fünften Lendenwirbel, der untere Teil der Cauda muß also gequetscht worden sein, und da das schon vor einem Jahr war, haben wir wenig Aussicht, daß es noch viel besser wird. Er ist also ruiniert für seinen Beruf.

Im Gespräch fällt auf, daß er einen fast fanatisch wirkenden Optimismus hat, es müsse wieder gut werden. Erst als er von seiner Familie spricht, bricht er in Tränen aus. Er war in Schlierbach, und es sollte dann ein Gehapparat gemacht werden. Aber er hat im Neckar gebadet; dieses Bad war gerade zwei Tage, bevor er nach Heidelberg fahren sollte zur Anfertigung des Gehapparates; er holte sich beim Baden eine Bronchitis, und dann ist der erste Asthma-Anfall gekommen, sechs Monate nach dem Unfall. Er konnte also nun nicht nach Heidelberg fahren, und so ist er schließlich zur Behandlung des Asthmaleidens hierhergekommen.

Nun, es sieht jetzt nicht so aus, als ob wir verstehen, warum gerade dieser Mensch Asthma bekommen hat. Auch in der Familie ist nichts Derartiges. Das Asthma ist auch nicht in der Zeit der Grasblüte ausgebrochen. Wir wissen also nichts, als daß dieser Mensch einen Unfall hatte, und einige Zeit nach dem Unfall die Krankheit ausbrach. Ich habe oftmals Asthma-Fälle hier gezeigt, und da ist es nichts Besonderes, daß etwas anderes dem Asthma-Anfall vorausgeht. Da ist z. B. eine Frau bei mir gewesen, die den ersten Anfall nach dem Unfall ihrer Dienstherrin, die sie liebte, und deren Kinder sie betreute, in der Schweiz bekam. Eine Wiederholung des Anfalls trat eine ganze Zeit später, als sie selbst einen Unfall hatte, ein; sie ist von einem Auto überfahren worden, hat einen Stoß gegen die Brust bekommen, und da kam der nächste Asthma-Anfall.

Ich möchte einiges über die Rolle des Traumas besprechen und einige Beispiele erzählen, wie wir in der Medizin den Begriff des Unfalles oder des Traumas in der verschiedensten Weise anwenden, ohne uns sehr viel dabei zu denken. Ich möchte nur darauf hinweisen, daß die deutsche Sprache für diese Dinge gern Worte benützt, die etwas zwiespältig sind, z. B. »Erkältung« kann man auch auf einen seelischen Vorgang beziehen, oder »ich bin angesteckt worden«, oder »ich könnte jemanden anstecken«. Bei den Geschlechtskrankheiten spielt das eine große Rolle. Bei einem Unfall oder Unglücksfall denken wir nicht so neutral, nur kausal.

Nun hören Sie bitte an, was die neuere Forschung über diese Unfälle ergeben hat, nämlich, daß die Unfälle bei der psychologischen Erforschung oder bei statistischen Erforschungen sich in viel höherem Maße, als man geahnt hat, sinnvoll erwiesen haben. In einer New-Yorker Transportgesellschaft ist aufgefallen, daß gewisse Kraftfahrer immerzu Unfälle hatten. Man bemühte sich, diese auszuschalten, um die Quote der Transportunfälle herabzusetzen. Man beschäftigte daher diese Kraftfahrer in den Lagerschuppen und nun entstanden dort Kosten und Spesen, denn nun passierten diese Unfälle in den Lagerschuppen. Es gibt also eine Tendenz zum Unfall. Dann sind diese Unfälle Fehlleistungen. In der schönen Literatur findet man massenhaft Beispiele, daß ein Mensch gerade in dem Moment einen Unfall hat, da er in einem Konflikt ist. Wie weit die Betrachtung reicht, darüber kann man streiten. Daß aber eine große Anzahl von Unfällen nicht nur zufällig ist, ist nicht mehr zu bezweifeln, und ich verlange, daß nach dieser Tendenz gesucht wird.

Nun bitte bedenken Sie aber folgendes. Wenn jemand auf den Kopf fällt, wird er bewußtlos, man sagt: Das Gehirn ist erschüttert worden, da hat ein Schock stattgefunden. Bedenken Sie, daß diese Bewußtlosigkeit auch ein Schutz sein kann gegen den Schock, gegen den Schmerz, gegen die Grauenhaftigkeit. Jeder Unfall – jeder, der kriegsverletzt war, wird mir das bestätigen – ist auch eine psychische Erschütterung; man ist ja auch psychisch mitbeeinflußt, und man muß annehmen, daß bei einer körperlichen Erschütterung auch eine seelische stattfindet.

Es ist ganz klar, daß diese Betrachtungsweise des Unfalles in der Unfallversicherung nicht berücksichtigt worden ist. Diese Versicherung ist herausgebildet worden, in Deutschland namentlich von der Berufsgenossenschaft, und man hat nicht daran gedacht, diese Tendenz zu untersuchen. Trotzdem ist es sehr merkwürdig, daß gerade der Unfall aus der allgemeinen Krankenversicherung herausgenommen worden ist.

Ich habe dies einmal vor Ärzten ausgesprochen, und da waren die Kriegsteilnehmer sehr entrüstet. »Ich bin doch nicht ins Feld gegangen, um verletzt zu werden, das ist also Unsinn.«

Das ist nicht so ganz einfach; in dem Augenblick nämlich, da Sie die Betrachtung der Kausalität, den Bogen der Kausalität etwas weiter spannen. Wie kommt es denn zu Kriegen, was ist die Ursache der Kriege? Dann stoßen wir ja auch auf Bewußtseinstatsachen, auf Triebtatsachen, die unbewußt sind, stoßen auf einen sinnvollen Zusammenhang, indem man nicht sagt: »Es ist eben Krieg gewesen«, sondern jedermann beteiligt war an den Vorgängen, die zu Kriegen führten. Da finden wir ja auch wieder, daß das so einfach nicht ist, daß ich im Kriege »nur durch Zufall« verletzt werde, denn dieser Zufall hatte ja eine Voraussetzung, die kein Zufall war. Diese Betrachtung muß also in diesem Falle auch

eingeführt werden; dann ist die Kriegsverletzung kein reiner Zufall.
Wie steht die Sache nun, wenn man auf die medizinische Klinik etwas zurückkommt, z. B. beim Tumor, bei der Tuberkulose, der Infektion, bei den Bazillen? Da pflegen wir die Tumoren, bei denen eine Infektionsursache nicht bekannt ist, zu trennen von den bazillären oder Virusinfektionen. Bei den letzteren ist nun anerkannt, daß nicht nur etwas von außen, sondern auch etwas von innen kommt, daß es sich um ein Verhältnis von Angriff und Verteidigung handelt. Die Infizierbarkeit, die Erkrankungsneigung, vielleicht auch die Ermüdung spielen eine Rolle. Bald wird man sagen, daß wir auch bei den Tumoren nicht mehr auf dem Standpunkt verharren können, daß das eben ein Zufall sei, sondern es ist auch bei diesen Erkrankungen kein Zweifel, daß das Subjekt dem Objekt entgegenkommen muß. – Jetzt können wir zusammenfassend sagen, die Geschichte der Medizin zeige einen intellektuellen und praktischen Kampf gegen den Zufall, so daß Terrain für den Sinn gewonnen wird. Es ist nicht mehr als reiner Zufall zu betrachten, was alles zu dem Ereignis beitrug. Sinnhaftigkeit und Deutungsfähigkeit des Vorgangs sind immer ein Teil der Medizin gewesen, und nicht nur der psychosomatischen. Es ist klar, daß hier Erfolge sind, und daß auch die Erklärung z. B. durch das Naturgesetz oder die Erklärung durch die Gesetze, die in der Zivilisation herrschen, zugleich eine Art von Sinndeutung ist. Der Amor fati ist eine Haltung, bei der wir nicht den Zufall verehren, sondern den Sinn, den möglichen höheren Sinn zu sehen meinen. Diese Tendenz ist auch in einer naturwissenschaftlichen Medizin wirksam geworden. Der ganze Kampf gegen Magie, Aberglaube, Mystik und in neuerer Zeit gegen »Teleologie« beruht darauf, daß nicht eine anonyme Zufallsmacht, sondern daß auch dort ein Zuammenhang, ein Naturgesetz oder auch ein Sittengesetz zu einer letzten Bestimmung der Welt festzustellen war.
Jetzt möchte ich abschließend einen Patienten zeigen, der das Ganze wieder sehr viel einfacher macht. Ich habe Ihnen ja einmal in diesem Semester auch etwas über die Angina erzählt und davon gesprochen, daß bei der Angina tonsillaris diese Determinationen aus einer genauen Beachtung der Bedingungen und der Situationen gelingen, die der Patient in seinem Bewußtsein hatte, und die er zum Teil unbewußt getätigt hat.
Es ist eine junge Frau, die eine Angina, so habe ich mir's erzählen

lassen, am Tage nach einer schweren Auseinandersetzung mit ihrem Mann bekam. Ich erinnere Sie daran, daß es eine erotische Angina gibt, bei der eine erotische Aufwallung oder Verdrängung stattgefunden hat oder ein Mißgeschick ist abzuwenden; daß auch andere Fälle vorliegen, daß es aber auf die Kraft, welche die Verdrängung verursacht, ankommt.
Die Angina trat also auf nach einer Auseinandersetzung mit ihrem Mann, wobei er gesagt hat: »Ein Kind kommt gar nicht in Frage, bevor wir zusammenwohnen.« Er ist also diktatorisch verfahren; aber die Sehnsucht der Frau geht nach einem Kind. Es gibt Fälle, daß der Mann sagt: »Wenn du ein Kind kriegst, laß ich mich scheiden«, oder daß ein Mann sagt: »Ein Kind genügt«, oder daß er sagt: »Jetzt bist du schon wieder schwanger, hol dich der Teufel, ich kann nichts dafür.« –
Da haben wir eine Situation, die nicht nur sexuell aussieht. Es kommt bei der Angina nicht darauf an, welcher Art der Konflikt war, sondern wie tief die Sache ging, in welcher Region sie sich abgespielt hat; das eben können wir aus der Tatsache ersehen, daß eine Angina eintrat.
Also jetzt bitte die Patientin.

W: Ich habe Sie noch nicht gesehen.
P: Doch, Herr Professor.
W: So, aber nur kurz?
P: Ja.
W: Geht's Ihnen jetzt besser?
P: Ja.
W: Es war doch im Hals, ja?
P: Ja.
W: Hatten Sie Schmerzen beim Schlucken?
P: Ja.
W: Wann hat's denn angefangen?
P: Ich hatte eine schwere Erkältung vor acht Tagen.
W: Was nennen Sie eine Erkältung? Hatten Sie Fieber?
P: Ich weiß nicht, hab' mich nicht gemessen.
W: Und dann kamen die Halsschmerzen?
P: Ja.
W: Liegen denn zwischen den Halsschmerzen und der Entzündung mehrere Tage?
P: Ja, es war ein Zwischenraum.

W: Und ist jetzt schon geschnitten worden?
P: Nein.
W: Aber es wird nötig sein?
P: Ja.
W: Machen Sie mal den Schnabel auf. (zu den Hörern) Es ist jetzt die Frage aufgetaucht, ob ein Abszeß entsteht. Sie ist am 13. 12. mit 38,9 eingeliefert worden, und dann ist im Laufe von drei Tagen die Temperatur auf die Norm abgefallen, jetzt zeigt sie wieder etwas über 38. – (zur Patientin) Wie fühlen Sie sich denn sonst?
P: Ach, danke.
W: Haben Sie Kopfweh?
P: Gestern, ja.
W: Haben Sie Aufregungen gehabt?
P: Ja.
W: Was halt mal so vorkommt.
P: Ja.
W: Na schön, ich danke Ihnen, Sie dürfen jetzt wieder runter. Sie bleiben noch ein bißchen bei uns, bis das vorbei ist.

Da ist also wenig zu demonstrieren. Ich bin ein wenig durcheinandergekommen, da der Anfang diese »Erkältung« war. Sie hat acht bis zehn Tage vor der Einweisung in die Klinik Schnupfen gehabt, aber keine Halsschmerzen. Das ist das, was wir wissen.
Bitte sperren Sie sich nicht gegen diese Zusammenhänge, gegen diese Berichte, auch wenn sie Ihnen nicht einleuchtend erscheinen. Wenn man sich um diese Dinge kümmert, findet man etwas.

XI.

Meine Damen und Herren, es war also ein Streit um die Schwangerschaft. Der Ehemann sagt: »Wir wollen erst zusammenwohnen«. Früher war es oft so, daß gesagt wurde: »Wir wollen uns erst ein Auto kaufen, dann können wir uns auch ein Kind leisten.« – Zwischen diesen beiden Ehegatten ist es zu einer Szene gekommen, und sie hat geheult, er hat geschimpft, und obwohl jetzt eine Wohnung in Aussicht steht, blieb er auf seinem bisherigen Standpunkt.
Es gibt Sachen, die man nicht für wichtig hält, die sich dann aber für die Betreffenden als sehr wichtig erweisen. Tränen bedeuten für

eine Frau an sich nicht viel, aber wenn eine Frau 48 Stunden nach dieser Auseinandersetzung eine Angina bekommt, würde ich sagen: Das ist ein Beweis, daß es wichtig war. Das Auftreten der Angina interpretiert, daß das wichtig erschien. Eine Lebensentscheidung.

Ich erinnere mich einer Beratung über die Frage der Schwangerschaftsunterbrechung, bei der jeder seine Meinung sagen sollte: ist der § 218 berechtigt oder muß er angefochten werden, wie es in der Ostzone gemacht worden ist? Ich habe meinen Standpunkt so erklärt: Die Schwangerschaftsunterbrechung ist ein Fehler, ein Vergehen, aber die Verhinderung einer Schwangerschaft ist derselbe Fehler. Wenn jemand onaniert, homosexuell ist, dann tut er dasselbe, als wenn er eine Schwangerschaft unterbricht, er verhindert sie.

Hier ist die Sache nicht so. Was der Mann gemacht hat, wissen wir nicht; nur, daß er diese Erkrankung seiner Frau hervorgerufen hat durch die Verweigerung eines Kindes. Das ist ungefähr das, worauf es hinausläuft, wenn man die Sache zu Ende denkt. Dieser Fall interessiert uns hier, weil er ein Beitrag zur Infektionskrankheit ist.

Ich würde das nicht vortragen, wenn dies der einzige Fall wäre. Es sind sehr viele Fälle von solcher Angina-Entstehung beobachtet worden, und da ist im weiteren Verlauf sehr interessant zu fragen: Welche Ereignisse können zu einer Angina führen? Welche Art der seelischen Konfliktsituation führt denn zur Angina? Ich erinnere an die Studentin, die mit einer schweren Angina in die Klinik kommt, und der junge Arzt sagt zu ihr: »Da haben Sie sich ja was Schönes geholt«, und sie erwidert: »Ist immer noch besser als ein Kind.« Da stellt sich heraus, daß sie sich am vorigen Tage einer Umarmung entzogen hat, die solche Folgen hätte haben können. Die Angina illustriert also, daß die Sache wichtig war, denn die Angina ist in vielen Fällen harmlos, manchmal aber auch nicht.

Es ist jetzt Mode geworden zu sagen: »Psychoanalyse habe ich nicht gelernt, da braucht man ja sechs Jahre dazu.« Was ich aber jetzt erzählt habe, das versteht jeder, das sieht nicht so sehr wissenschaftlich aus; aber ich möchte doch die nächsten Stunden dazu benützen, Sie daran zu erinnern, welche Wege wir gehen, weil wir uns noch auf Neuland befinden, und weil Lernmethoden herausgebildet werden müssen. Es ist viel da, aber noch nicht alles, und daß die Psychoanalyse, namentlich in ihren früheren Formen, zum Ziele führen wird, ist unwahrscheinlich. Es ist nicht die Psychoanalyse allein. Darüber habe ich, glaube ich, in der ersten Stunde einige Andeutungen zu machen versucht. Es muß jetzt dahin kommen, daß wir allmählich Methoden finden, auch organische Krankheiten zu beeinflussen.

Dabei stellte sich heraus, daß die Grundbegriffe der Wissenschaft (in der Physik, in der Mathematik, in der Biologie, in der Logik) angetastet werden müssen. Es geht nicht so weiter, wie es z.B. bis zum 19. Jahrhundert zu gehen schien, daß das ein unantastbares Gebiet war. In jedem Falle ist auch die Grundlage ein Mittel, um weiterzukommen. Es ist so, daß die Erkenntnis des organischen Vorgangs mit den Mitteln der physikalischen Biologie ungenügend ist, ja falsch ist. In dem Augenblick, da ich sicher bin, daß ein Konflikt auf das Geschehen einwirkt, wird ja das Gesetz der Biologie falsch. Wenn die Frau zugelassen hat, daß sich an den nicht der Fortpflanzung dienenden Organen etwas verändert hat, haben wir die Unterbrechung.

Die Grundlagentheorie, Grundlagenbegriffe, Raum – Zeit – Kraft – Zahl – Atom usw., sind nicht selbstverständlich. Wenn sie nicht anwendbar sind und nicht selbstverständlich zu richtigen Ergebnissen führen müssen, sind wir schon in einer schwierigen Situation. Jetzt sind wir schon in der Lage, daß dieses Dogma erschüttert werden soll, daß diese physikalische Denkweise nicht allein die richtige ist, die zu einem wissenschaftlichen Ergebnis führt.

Jetzt muß ich aber unterbrechen, denn es kommt etwas ganz anderes. Die meisten von Ihnen werden Ärzte werden, und die Betrachtungsform, die Erklärungsweise und die Behandlungsweise sind auch im ärztlichen Sinn anders.

Ich lese immer wieder, daß im HIPPOKRATES alle Wahrheiten stehen – er hat sie aber wohl 5-600 Jahre vor Christi Geburt entworfen. Das Verhältnis von Mensch zu Mensch ist auch in Mitleidenschaft gezogen, und da wollte ich Ihnen eine vorläufige Formel an die Hand geben, um wenigstens den Unterschied, den wir etwa zwischen dem 19. und dem 20. Jahrhundert feststellen können, auszudrücken. Die Krankheit wird jetzt auch bejaht, wird nicht nur verneint; die Einstellung war früher die: Ich will gesund werden, die Krankheit muß weg. Das ist jetzt anders. Wir müssen jetzt zur Krankheit sagen: »Ja, aber nicht so.« Also beispielsweise zu dieser Angina würde man sagen: »Die Frau hat ja eigentlich ganz recht, wenn sie die Mutterschaft durchzusetzen versucht, und

wenn sie keinen anderen Ausweg finden kann als in diese Angina.« Dann sagen wir außerdem: »Aber nicht so.« Und dadurch folgt dann ohne weiteres der zweite praktische Leitsatz der ärztlichen Einstellung: »Wenn nicht so, dann anders.«
Das würde bedeuten, das Ziel sei, daß der Mann begreift, er kann die Frau nicht heiraten nur zu seinem Vergnügen, daß sie ihm kocht, ihm die Kleider ausbürstet, sondern daß er eine Gemeinschaft eingeht.
Das ist das: »Ja, aber nicht so«, und »Wenn nicht so, dann anders«. Damit sind wir eigentlich schon fertig. Jetzt kommt noch ein dritter Leitsatz, der uns hier scheinbar weniger angeht, er lautet nämlich ganz am Schluß: »Also so ist das.« Es kann sein, daß jemand stirbt, oder daß jemand nicht stirbt, da hat man ein Wort, das heißt: »Also so ist das.« Es wird nicht aktuell, solange wir ärztlich hier tätig sind.
Ja, aber nicht so.
Wenn nicht so, dann anders.
Also so ist das.
Das sind drei Formeln, die ich vorschlage, um sich einmal klar zu werden, daß sich die ärztliche Ethik ändert. Darüber haben wir gesprochen. Ich glaube nicht, daß ich die verschiedenen Themata, an denen sich die Veränderungen der Grundlagenbegriffe zeigen, nochmals besprechen kann, ich möchte nur betonen, wenn ich sage: »Ja, aber nicht so; wenn nicht so, dann anders«, dann versuche ich, nach einem Sinn zu suchen, und das ist also etwas ganz anderes, als wenn ich nach einer Ursache, nach einer Kausalität suche. Was hier gesucht und geformt wird, ist der Sinn des Vorgangs, und dort entsteht ja auch oft der Streit, ob das noch Wissenschaft ist. Aber ein großer Teil des Widerstandes dagegen kommt daher, daß gegen eine Sinndeutung des organischen Geschehens ein Widerstand auftaucht. Nicht nur die Pathogenese, nicht nur die Entstehung der Krankheit ist zu betrachten, sondern auch der Verlauf. Es ist nicht nur so, daß wir zufrieden sind, wenn wir nur wissen, daß diese Angina so entstanden ist, dann wäre es ja auch zu spät; nein, auch der Verlauf ist als dauernde Sinnerfüllung oder als ein dauerndes Suchen nach einem Sinn zu betrachten. Einen Sinn, den ich nicht weiß, den ich aber suche.
Nun, unter die verschiedenen Dinge, die hier zur Sprache kommen mußten, gehört auch die Frage: Wie ist es denn mit der Einteilung der Krankheit? Ich würde folgendes sagen: Das, was ich auf der

Schule gelernt habe, befriedigt mich nicht mehr. Ich habe gelernt, es gibt Psychosen, Neurosen, organische Fälle, und schließlich gibt es auch Sklerosen. Ich würde nun meinen, daß die Betrachtungsform, die hier erstrebt wird, nur praktisch nützlich ist. Es kann vielleicht aus einer Organneurose eine Organkrankheit entstehen, und es kann also jede dieser Krankheiten als Stadium betrachtet werden, und es gibt eigentlich nur eine einheitliche Betrachtung, eine Allgemeine Medizin. Das ist eine Auffassung, die natürlich auch zunächst nicht ohne weiteres zu den verschiedenen Kliniken paßt; und ich würde meinen, was hier geredet wird, das gilt in jeder Klinik, denn dieses Problem ist ja immer da.

Damit sind wenigstens einige der wichtigsten Themen besprochen. Ich habe vorgeschlagen, daß wir uns in diesem Semester besonders auf die Sinndeutung des lokalisierten Organprozesses einlassen, also die Frage: Warum gerade hier? Ich wiederhole, die Beobachtung der Kranken oder der Krankheitsentstehung hat oft gezeigt, daß man gut verstehen kann: Warum gerade jetzt. In unserem Falle kriegt die Frau nach dem, was wir wissen, in dem Augenblick, da die Krise stattfindet, die Angina, die schon vierundzwanzig Stunden nach dem entscheidenden Konflikt, nach der dramatischen Szene auftritt. Das ist eine Symptombildung, die große Ähnlichkeit hat mit dem Ausbruch einer Neurose, daß nämlich gerade jetzt, wo die Krise stattgefunden hat, die Krankheit kommt.

Wenn ich aber frage: »Warum kriegt der eine an der Lunge, der zweite am Darm, der dritte an der Niere etwas?«, dann hat die Form des zeitlichen Zusammenhanges versagt.

Sie können schon an der Angina sehen, daß keineswegs nur dieses Mädchen, das diesem Bewerber entgangen ist, die Angina bekommen hat; daß keineswegs die Frau nach der Szene mit ihrem Mann nur die Angina bekommen kann; auch nach Streit mit einem Vorgesetzten kann eine Angina einsetzen. Daran arbeiten wir, daran sind wir.

Jetzt möchte ich Ihnen noch gern einen neuen Patienten zeigen.

W: Wir haben uns, glaub ich, heut schon mal gesehen. Kennen Sie mich, erinnern Sie sich?

P: Ja, der Kopf ist noch klar, ist noch in Ordnung.

W: Wie geht's Ihnen denn jetzt?

P: Jetzt habe ich Herzklopfen.

W: (zu den Hörern) Der Puls ist etwas beschleunigt, kräftig. Wir wollen mal sehen, was sonst gezählt worden ist von der Schwester, daß nämlich meistens der Puls zwischen 80 und 90 liegt, also normale Frequenz hat. Aber es kommt dann zu Zuständen, wo der Puls schneller wird. (zum Patienten) Merken Sie noch etwas anderes dabei?

P: Eigentlich nicht, nur Herzklopfen und Bangigkeitsgefühl.

W: Wissen Sie, wie das entsteht? Jetzt kommen Sie in das Auditorium, da ist eine gewisse Bewegung da, aber haben Sie sonst auch gemerkt, wie das ausgelöst wird?

P: Ja, bei einer Untersuchung und so.

W: Aber deswegen sind Sie doch zum Arzt gegangen.

P: Das ist schon immer so.

W: Haben Sie etwas gemerkt?

P: Ja, es hat angefangen, als jemand mir erzählte, ein Herzkranker hat einen Herzschlag gekriegt, und da ging's bei mir los.

W: Können Sie uns noch mehr von der Art erzählen?

P: Nun, in letzter Zeit ist das so arg, daß ich nicht mehr allein sein kann.

W: Wenn Sie allein sind, geht's los?

P: Ja.

W: Aber da ist doch keine Gefahr dabei. Ist das auch, wenn Sie auf die Straße gehen sollen, wenn Sie nicht allein sind?

P: Ja.

W: Haben Sie sonst noch Krankheiten?

P: Sonst spüre ich nichts.

W: Waren Sie früher mal krank?

P: Ich habe oft Halsweh gehabt, die Mandeln sind mir rausgenommen worden.

W: War da ein Grund, daß die Mandeln rausgenommen wurden?

P: Ja, die waren vereitert.

W: War damals auch vom Herzen schon die Rede?

P: Ja.

W: Es ist nämlich so, daß in einer anderen Stadt im Krankenhaus angenommen wurde, daß vereiterte Tonsillen eine Herzschädigung bedingen können. – Es ist keine Herzmuskelschädigung da.

P: Ich habe sogar 14 Tage lang Penicillin gekriegt (Pat. lacht).

W: Warum lachen Sie da?

P: Weil Sie sagen: es ist doch gar nichts da.

W: Hat das Penicillin nichts genützt?

P: Es war eine seelische Beruhigung.

W: So, eine seelische Beruhigung.
P: Ja.
W: Haben wir alles besprochen? – Sind Sie öfters operiert worden?
P: Nein.
W: Haben Sie einen Beruf erlernt?
P: Ja, Klempner.
W: Haben Sie schon ausgelernt, oder sind Sie noch Lehrling?
P: Ja, leider bin ich noch Lehrling, ein halbes Jahr noch.
W: Dann kommt eine Prüfung?
P: Ja. Aber mit dem Herzklopfen.
W: Ist das Leiden so arg?
P: Ja, eben das Herzklopfen.
W: Wie lange sind Sie schon da?
P: Acht Tage.
W: Ist es schon besser geworden?
P: Nein, eher schlechter.
W: So, – jetzt dürfen Sie wieder runter.

Er hat axillar um 38 Grad Temperatur, aber die rektale Nachprüfung hat normale Temperatur ergeben. Das sehen wir verhältnismäßig oft bei neurotischen Kreislaufstörungen, offenbar deswegen – das ist meine Meinung darüber –, weil die Haut sehr stark erregt ist. Er ist auch etwas rot, schwitzt, ist feucht.
Ich möchte kurz noch etwas sagen, was wir nächstes Mal näher besprechen müssen. Diese Anfälle von Herzklopfen bei dem Neunzehnjährigen gehen schon sehr lange. Wir haben herausgekriegt, daß mindestens seit elf Jahren Anfälle von Tachycardie auftreten, der erste Anfall im Anschluß an einen Traum. Es fing zunächst noch im Wachen an. Er kriegte einen Apfel mit ins Bett, und der Butzen rutschte hinter seinen Kopf, und er schlief ein. Und nun träumte er, daß ihn jemand am Nacken packt. Er wachte auf und kriegte das Herzklopfen.
Da sieht man hinein in eine Kinderwelt, die nun nicht so ist wie das, was er aus seinem Bewußtsein erzählt. Jetzt erfahren wir einen Traum, der wie ein Märchen klingt, daß also der Apfel eine große Rolle spielt. Da würde ich aber sagen, das ist eine andere Welt.

XII.

Meine Damen und Herren, jetzt müssen wir jenen jungen Menschen besprechen. Er ist 1930 geboren, wird also 20 Jahre alt, kommt in die Klinik wegen einer paroxysmalen Tachycardie, also wegen Anfällen, in denen er sich halt nicht gut fühlt und in denen der Puls stark beschleunigt ist. Wir werden den Versuch machen, die objektiven Erscheinungen der Herztätigkeit zu vergleichen und in Beziehung zu setzen mit dem, was uns die Innere Lebensgeschichte für die Entstehungsweise darbietet.
Ludwig BINSWANGER (1928), der bekannte und berühmte Schweizer Psychologe, hat das die »Innere Lebensgeschichte« genannt. Damals habe ich (1928) zufällig auch einen Artikel geschrieben und dies die »*eigentliche* Lebensgeschichte« genannt.
Wenn wir solche Hin- und Herbeleuchtungen vornehmen, als ob das Körperliche vom Seelischen, das Seelische vom Körperlichen herkomme, dann tun wir ja eigentlich etwas, was offenbar in der politischen Geschichte unserer Zeit nicht nur, sondern schon lange auch hin und wieder stürmt und tobt, nämlich den Kampf zwischen der objektiven und der subjektiven persönlicheren, inneren Heilbestrebung. Es ist der Aspekt eines großartigen geschichtlichen Kampfes, bei dem auf der einen Seite die vom Sozialismus angemeldeten Ansprüche des Staates oder der Regierung oder der Ordnung stehen und auf der anderen Seite die inneren Belange der Bestimmung eines Menschen, womöglich zu etwas Höherem. Inwiefern also ein solches makro-mikroskopisches Verhältnis im öffentlichen Gesundheitswesen einerseits und einem pathologischen Privatleben andererseits bestehe, soll vielleicht im Künftigen noch deutlicher werden. Dieser junge Mensch, der Ihnen vorgeführt wurde, hat Ihnen ja auch erklärt, in den paar Tagen in der Klinik sei es immer ärger geworden. Das ist eine Angabe, eine Aussage, die uns befriedigen kann. Wenn Sie eine Psychotherapie anfangen, kommt der Patient in jeder Stunde an und sagt: Es ist viel schlechter geworden, oder das und das ist noch dazugekommen.
Bei einem Rentenkampf kommen ähnliche Fälle vor, und zwar wenn einer einen Kopfunfall gehabt hat und kommt dann mit Ansprüchen; er sagt, er habe Kopfweh. Darauf wird ihm gesagt, er bekomme deswegen nichts. Er kommt wieder und sagt, er habe Schwindel. Es wird also wieder ein neues Gutachten gemacht, und

die Ansprüche werden abgelehnt. Dann kommt er und sagt, er habe Bauchweh usw.

Wenn der Kranke uns also sagt, es gehe ihm jetzt schlechter, kann das heißen, daß etwas bedeutsam geworden ist. Davon mag man sich nicht beeindrucken lassen; es kann sehr erwünscht sein, daß ein Symptom stärker wird. Das würde nur heißen: hier ist etwas vor sich gegangen.

Jetzt werde ich Ihnen aber erzählen, was der Kranke uns zunächst als in seiner Selbstwahrnehmung vorliegend berichtet. Er erzählt, daß er überfallen wird von diesen Anfällen, absolut nicht weiß, woher sie kommen. Er hat also gar keine Theorie gebildet. Dann fangen wir an zu fragen: »Wie war's denn früher? Haben Sie etwas bemerkt?« Da gibt er an, daß die Dunkelheit, die Einsamkeit und die Anwesenheit von zuviel Menschen Anfälle veranlassen. Er hat Ihnen erzählt, daß er Angst bekam, wenn seine Leute ausgegangen waren und er allein zu Hause blieb. Dann aber kam etwas Drittes, nämlich auch eine Erinnerung (dies war nun sehr merkwürdig, denn es führt eigentlich hinüber ins Märchenland). Er liegt im Bett mit dem Apfel, als Kind – vielleicht sechs Jahre alt – und ißt den Apfel, und über dem Essen schläft er ein und erwacht nun in einem schrecklichen Traum, in dem ihn etwas oder jemand im Genick gepackt hat. Es ist also eine fremde Macht, feindselig, sie hat ihn von hinten her überfallen. Er wacht auf und merkt: der Butzen des Apfels war hinter seinen Kopf gerutscht. Wenn man das anhört, fällt einem das Schneewittchen ein. Da ist eine junge Königin, die kein Kind hat und sich eines wünscht »weiß wie Schnee, rot wie Blut und schwarz wie Ebenholz«. Die Königin wird schwanger und bekommt ein Kind, eben Schneewittchen, das lebt; aber die Königin stirbt. Der König heiratet eine zweite Frau. Diese will etwas ganz Besonderes sein, und sie fragt den Spiegel: »Spieglein, Spieglein an der Wand, wer ist die Schönste im ganzen Land?« Als der Spiegel ihr antwortet, sie sei die Schönste, aber Schneewittchen sei noch tausendmal schöner, gelingt es ihr schließlich, dieses mit einem *Apfel* zu vergiften, bis dann der Prinz es erlöst. So ist das Märchen vom Schneewittchen. Das muß einem einfallen, wenn man den Traum von dem Apfel hört. Es ist das ein sogenannter Archetypus, wie JUNG das genannt hat. Diese Überein*stimmung*, ich möchte sagen diese *Märchen*stimmung, dieser Bereich der Verbindungen unserer Bilder und unserer Gedanken, in den muß man sich einlassen, um zu begreifen, daß es nicht richtig sein kann zu sagen, hier sei eine Vergiftung passiert. Etwas anderes ist geschehen. Deswegen ist ja dieser Junge einige Wochen in einem Krankenhause gewesen, wo behauptet wurde, daß er eine Myocarditis habe und wo er als schwer Herzkranker betrachtet wurde. Er ist in schwierigen Familienverhältnissen aufgewachsen – das ist das Schneewittchen auch. Die beiden Geschwister sind viel älter als er. Er war ein unerwünschter Spätling, und als die Mutter mit ihm schwanger war, wurde sie vom Vater mit unflätigen Beschimpfungen und Prügeln überhäuft. Trotzdem hängt der Junge am Vater mehr als an der Mutter. Die Mutter ist ihm fremd. Wenn sie ihn als kleinen Jungen für etwas bestrafte, ließ sie sich oft bis zur Raserei gehen. Das ist das Bild einer halbgeschiedenen Ehe. Der Patient ist gern zur Schwester gegangen, und bei ihr ist er jetzt wohnhaft gewesen. Angst hat er als Kind nur manchmal gehabt. Einmal haben ihn die Kameraden im Dunkeln erschreckt. Herzklopfen ist besonders in der Schule aufgetreten, wenn er an die Tafel gerufen wurde oder Fragen beantworten mußte.

Das sind also einige Streiflichter auf das, woran er sich erinnert, und nun kommt eben, daß er vor einem halben Jahr ärztlich behandelt wird, und daß er sich unter der Mitwirkung seiner Behandlung als todkranken Menschen vorgestellt hat.

Wichtig ist auch, daß seit seiner Erkrankung das Verhältnis zwischen seinen Eltern harmonischer geworden ist, denn die gemeinsame Sorge um den Sohn hat die ehelichen Zwiste zurücktreten lassen. Wenn er schwer herzkrank ist, kann er viel erreichen: selbst daß der Zwist der Eltern sich bessert; und sie haben vielleicht ein Gefühl, sie könnten mitschuldig sein.

Seinen Zustand schildert er so, daß er Angst hat, und wenn er Angst vor der Angst habe, dann setze das Herzklopfen ein. Solche Ablösung von der primären Angst ermöglicht deren Übertragung auf andere Szenen, und dies zeigt auch ein Traum: In einem Gang verfolgt mich ein Mensch mit einem Messer in der Hand, plötzlich habe ich einen Revolver in der Hand und schieße auf ihn, er scheint aber kugelfest zu sein und kommt näher auf mich zu. Meine Angst wird größer, ich wache auf. – Versuchen wir nochmals zusammenzustellen: Vertiefung des Gespräches, obwohl noch gar keine lange Exploration. Die Unterhaltungen fördern zutage, daß er überfallen wird von Anfällen, ohne daß er weiß warum. Früher ist das deutlicher, da ist die Dunkelheit, die Einsamkeit oder eine zu große Menschenmenge, die Angst bei ihm hervorgerufen haben, dann die

Geschichte mit dem Apfel, diese Geschichte wie im Märchen. Nun ist es dieser märchenartige Bereich, in dem man sieht, daß eine deutliche Verwandtschaft besteht mit der Geschichte des Schneewittchens, insofern eine schlecht gewordene Ehe und die Angst zusammengehören und man jetzt weniger fragt: Wie kommt es zum Herzklopfen? als: Wie kommt es zur Angst? Auch sei erinnert daran, daß wir früher schon einmal von der Angst sprachen, und auch auf die Angst bei der Geburt, bei dem Durchdrängen durch den Engpaß, auf das Geburtstrauma als Urszene stießen. Dahin kommt man, wenn man immer weiter zurückgeht. Dann würden wir sagen: Das ist die Urszene der Leidenschaften von Mann und Frau, von Kind und Eltern. Von solchen Urszenen ist immer wieder etwas aufgetaucht: »Ich weiß nicht, ob ich durchkomme, ich habe Angst.«

Nun möchten wir zurückkehren zu dem Herzklopfen. Ich weiß, daß man gesagt hat, das müsse man eben hinnehmen; wenn einer sich schämt, wird er rot, wenn einer eine Reise macht, muß er auf den Lokus. – Nun, wie kommt es eigentlich, daß dieser Junge Herzklopfanfälle bekommt und nichts anderes? Er hätte ja auch eine Angina bekommen können, das hat er aber nicht, sondern Herzklopfen. Wir haben gehört, daß die Spaltung von Bewußtem und Unbewußtem dazugehört, aber wir würden gern wissen, ob das nicht einen ganz bestimmten Sinn hat, den wir auch herausbekommen können. Da würde ich anknüpfen an die Stelle, wo er sagt: »Als ich schwer herzkrank war, kamen die Eltern wieder und sorgten sich.« Da sieht man, daß diese Organkrankheit einen Gewinn herbeibringt. Jetzt sind wir da, wo FREUD gesagt hat: »Flucht in die Krankheit, Krankheitsgewinn«, so daß alles beruhigter aussieht für den Augenblick.

Wenn ihm das durch Erzählen und Besprechungen zum Bewußtsein gebracht wird, kann es leicht sein, daß er eine Verschlechterung seines Symptoms bekommt, wie das ja offenbar auch der Fall ist. Das ist die Folge des Merkens, daß die Krankheit eine Flucht ist und die Tachycardie auf Flucht deutet. Da würde ich aber nun nicht spekulativ unüberlegt sagen: Wenn er merkt, mit dem Herzklopfen fliehe er, weil hinter ihm ein Eingebildeter mit einem Messer kommt oder wenn hinter ihm auf der Straße ein eingebildeter Feind kommt, dann muß er vor dieser Einsicht fliehen.

Wenn dieser Vorgang des Fliehens, des Davonlaufens mit der Beschleunigung des Pulses also nur teilweise stattfindet, dann

bleibt unter Umständen noch das Herz. Die Beine in Bewegung zu setzen, hat in diesem Fall keinen Sinn, aber das Herz ist doch ein Träger des Ausdrucks des Fliehens.
Es ist also so, daß wir jetzt zum ersten Mal verstanden haben, warum dieser Kranke gerade Herzklopfen bekommt und nicht etwas anderes. Es ist ein kleiner Schimmer. Daß das nicht ganz aus der Luft gegriffen ist, sollen Ihnen noch ein paar andere Kranke zeigen, bei denen die Beine nicht gehorchen wollen.

W: Wie alt sind Sie?
P: 57 Jahre.
W: Wo stammen Sie her?
P: Aus Posen.
W: Haben Sie da jetzt noch gelebt?
P: Nein, wir waren auf der Flucht, 1945.
W: Wohin?
P: Nach Berlin.
W: Und was ist jetzt gewesen?
P: Ich war in Berlin, ausgebombt, jetzt hab' ich ein kleines Zimmer, hab' jetzt hier meinen Sohn besucht.
W: (zu den Hörern) Also die Patientin, die Flüchtling ist, lebt seit einigen Jahren in Berlin, fuhr am 15. November hierher, um ihren Sohn zu besuchen und wurde krank. – (zu der Patientin) Was haben Sie denn?
P: Rechtsseitige Ischias.
W: Was spüren Sie denn?
P: Ich hab' am Tag vor Silvester Schmerzen bekommen im rechten Gesäß.
W: Wollten Sie eigentlich wieder abreisen?
P: Ja, am 29. 12.; da bekam ich eine Vereiterung am Zahn, und ein Zahn mußte gezogen werden, und dann kam der Schmerz – Ischias.
W: Können Sie laufen?
P: Ja, jetzt geht es schon.
W: (zu den Hörern) Der Muskel ist schlaff, aber nicht auffallend verschieden, bei einer Neuritis ischiadica ist die Muskulatur ja meist entspannt, und dann findet man auch an den Reflexen etwas, das ist hier auch angedeutet. Der Achillessehnenreflex scheint zu fehlen.
(Der Achillessehnenreflex ist überhaupt erst um 1900 entdeckt

worden. Es lag damals auch eine Literatur vor, daß nicht alle Menschen Achillessehnenreflexe haben. Das hing mit der Untersuchungstechnik zusammen).

(zur Patientin) Tut Ihnen die Behandlung gut?

P: Ja.

W: Bißchen aufgeregt?

P: Ja.

W: Na, Sie können jetzt wieder runter, ich danke Ihnen.

Jetzt wollen wir das festhalten, was wir gehört haben. Die Patientin ist 1945 nach Berlin geflüchtet und jetzt ist sie nach Heidelberg gekommen. Am Tag vor ihrer Abreise kommt eine Zahngeschichte, dann die Ischias.

W: Wie geht's denn? Ich hab' Sie doch heute früh schon gesehen.

P: Ja, es geht besser.

W: Was haben Sie denn noch?

P: Den Nerv spüre ich immer.

W: Wann ist das gekommen?

P: Im August.

W: Im August schon?

P: Ja, die ersten Erscheinungen.

W: Da haben Sie nicht laufen können?

P: Doch, da konnte ich noch laufen, wir waren da gerade beim Baden.

W: Sie sagen »wir«, wer war denn dabei?

P: Meine Kinder und ich.

W: Haben Sie sich gefürchtet damals?

P: Eigentlich nicht, das Wasser war nicht so recht.

W: Was war denn?

P: Wir waren im Rhein.

W: Haben Sie die Strömung nicht gekannt?

P: Doch, ich bin doch vom Rhein.

W: Haben Sie Aufregungen gehabt?

P: Wer bekommt momentan nicht Aufregungen?

W: Ja, da haben Sie recht. Auf Wiedersehen.

Sie werden ja ohne weiteres das Gefühl haben, daß die Bedingung für etwas absichtlich zu Findendes nicht sehr günstig ist. Diese Frau war keineswegs von vornherein geneigt – so wie die vorhergehende Patientin –, viel zu erzählen; sie schien ängstlich, beunruhigt, erschüttert.

W: Wie geht's Ihnen?
P: Übel.
W: So, in den Beinen auch?
P: Ja.
W: Was ist denn an den Beinen?
P: Die Füße schmerzen mir.
W: (Untersuchung – zu den Hörern) Die Lage der Füße ist auffallend, die linke Spitze stark nach einwärts gekehrt und der Fuß nach unten gestreckt, so daß also nicht nur keine symmetrische Lage da ist, sondern eine abnorme.
(zur Patientin) Können Sie die Beine mal bewegen?
P: Das geht nicht.
W: (zu den Hörern) Wenn ich das nun selbst ausführen will, stoße ich auf einen Widerstand, der aber nicht unüberwindlich ist. Ich kann also den Fuß in eine Lage bringen, die jedenfalls annähernd normal ist.
(zu der Patientin) Können Sie laufen?
P: Wenn man mich hält.
W: Wir wollen's doch mal versuchen.
(Patientin geht, gestützt zu beiden Seiten, einige Schritte). Seit wann haben Sie das schon?
P: Am rechten Fuß seit sechs Wochen.
W: Vor sechs Wochen war der noch gut?
P: Ja.
W: Wie kam das denn?
P: Die Ärzte sagten, es sei tetanisch.
W: Tetanisch?
P: Ja, ich hatte Krämpfe.
W: Sie haben mir doch erzählt, daß Sie Pariserin sind, nicht?
P: Ja.
W: Und haben nach Deutschland geheiratet?
P: Ja.
W: Und Sie haben noch Verwandte in Paris, noch Verbindung nach Paris?
P: ...
W: Sie sind gern in Deutschland?
P: Ich bin gern hier gewesen.
W: Haben Sie sich eingelebt?
P: Ja.

Die Patientin ist wirklich Pariserin, in wirklich komplizierter Lage; ihre Eltern leben noch in Paris. Sie erkrankte im Jahre 1945. Ob wir auch für das Datum für die Erkrankung vor sechs Wochen etwas herausbekommen, weiß ich nicht. Der Hintergrund wird vielleicht mehr Eindruck machen, nachdem die sorgfältigste Untersuchung ergeben hat, daß es sich um eine hysterische Lähmung handelt. Die Patientin kann nicht gehen, und das übersetzen wir natürlich: die Patientin kann nicht gehen wollen, ihr Wille, ihre Verfügung über die Beine ist nicht so in Ordnung, wie es früher war, weil ihr Wollen kein Können ist. Wie das zusammenhängt, erzähle ich Ihnen das nächste Mal.

XIII.

Meine Damen und Herren, heute müssen wir die drei Fälle besprechen, die ich Ihnen am letzten Freitag am Schluß kurz demonstriert habe. Davon waren mindestens zwei keine sogenannten schweren Fälle. Was man eigentlich als schwer und als leicht bezeichnen soll, das ist ja auch gar nicht so ohne weiteres zu sagen.

Wie ich studiert habe – das war von 1904 bis 1909 –, da war es der Stolz der Kliniker, die schweren Fälle der Klinik zu zeigen, also schweren Diabetes, schwere Kreislaufdekompensation usw. Dann kam die Zeit, in der die Praktiker, auch sehr gut ausgebildete Praktiker sagen konnten: Ja, in der Sprechstunde, da spielt das ja gar keine solche Rolle, da sind über 70 Prozent leichte und funktionelle Fälle. So ist dann das entstanden, was man als Krise der Medizin bezeichnen konnte. Jedenfalls, wenn Sie nun die Fälle sehen, die ich Ihnen zeige, ist hier insofern eine Täuschung, als ein Herzklopfen oder eine Ischias aussieht wie ein leichter Fall. Aber bedenken Sie die Fragen wie: »Ja, könnt ihr denn mit der psychosomatischen Medizin auch helfen?« Bedenken Sie, daß bei diesen Leuten von den Ärzten draußen schon sehr viel versucht worden ist, das gar nichts geholfen hat. Auch wenn die Fälle nicht schwer sind, so sind sie doch sehr kompliziert. Darum kommen hier Fälle zu Gesicht, bei denen Fragen zu stellen sind, die man früher gar nicht gestellt hätte; und die von weither gekommen sind, weil man sich vorstellt, daß hier an der Klinik vielleicht doch noch etwas Besonderes möglich ist.

Diese Einleitung ist schon nötig, um die Vorstellung zu zerstreuen, daß Bagatellen aufgebläht worden sind.
Jetzt möchte ich zur Besprechung jener Fälle übergehen.
Da waren zwei Fälle, zwei Patientinnen, die man mit der exakten Neurologie als Ischiaskranke bezeichnen konnte, mußte, und dann noch eine Gangstörung, die man – das mußten Sie hinnehmen auf meine Autorität hin – als schwere hysterische Störung bezeichnen muß. Der erste Fall war eine jetzt etwa siebenundfünfzigjährige Frau, die im Jahre 1892 im alten Posen geboren ist und die der Ärztin eine lange Geschichte erzählt hat. Das Schicksal war keineswegs einfach, obwohl in unserer Zeit nicht ausnahmsweise. Sie hatte einen Bruder, der im ersten Weltkrieg gefallen ist. Sie ging dann nach Berlin in Stellung, hat geheiratet, bekam Zwillinge, die gestorben sind, und dann noch einen Sohn, der jetzt in Heidelberg lebt. Ihr Mann ist schon 1938 gestorben, damals war der Junge elf Jahre alt; sie ging nach Posen zurück, von dort wurde sie 1945 von den einfallenden Polen oder Russen vertrieben und ist auf einer furchtbaren Flucht, auf der ihre Mutter gestorben ist, über Berlin nach Pommern gekommen und dann wieder nach Berlin zurückgekehrt. Jetzt ist sie, um diesen einzigen lebenden Sohn zu besuchen, nach Heidelberg gekommen. Er ist tüchtig und hat es zu etwas gebracht. Zwei Tage, ehe sie nun Ende Dezember abreisen sollte, bekommt sie ein Zahngeschwür. Das scheint rasch vorbeizugehen, ist aber gefolgt von einer Ischias, und wegen dieser Ischias ist sie hier in die Klinik gebracht worden. Hier hat sie nun alles erzählen können und hat sich auch bei der Ärztin bedankt, daß sie über alles sprechen konnte. Das hat ihr gut getan. – Vor dieser Kranken besprachen wir einen jungen Menschen mit Herzklopfen, paroxysmaler Tachycardie, und haben versucht, diese aufzuklären. In den weiteren Fällen ist es gerade so, daß ein Laie vielleicht sagen würde: »Das ist jetzt im rechten Augenblick gekommen«, das Zahngeschwür und diese Ischias, denn die Berliner Situation ist schlecht. Sie hat dort kaum etwas zu essen, hat auch wenig Geld. Jetzt sehen Sie, daß die Krankheit ihr einen Dienst erwiesen hat. Damit Sie aber nicht den Eindruck haben, daß das eine heimtückische, hinterlistige, boshafte Interpretation ist, so als ob die Kranke absichtlich diesen Dienst herbeigeführt habe, will ich Ihnen mal eine Geschichte von mir selber erzählen: Im Jahre 1945 war ich Sanitätsoffizier und fiel in amerikanische Gefangenschaft, aber in dem Zipfel von Thüringen, der weit nach Westen reicht und der

den Russen zugeschrieben war. Die Amerikaner kamen also, ich war da gar nicht schlecht daran, aber eines Tages tauchte die Nachricht auf: Die Russen kommen jetzt, ihr kommt alle in russische Hand. Da habe ich den moralischen Entschluß gefaßt: Ich bleibe da. In diesem Augenblick bekam ich eine mit Fieber einhergehende Enteritis, eine ruhrähnliche Darmerkrankung, und der amerikanische Sanitätsoffizier, der sehr liebenswürdig war, sagte: »Sie sind ja krank und müssen nach Göttingen.« Dort aber ist englische Zone, dahin kamen die Russen nicht. Er gab mir sein Auto, und ich habe zugestimmt. Das ist die Flucht in die Krankheit mit Krankheitsgewinn. Das ist eine sehr einfache Geschichte, die aber durchaus parallel wäre zu der Geschichte der Abreise nach Berlin. Nun, das ist die Art von Geschichten, die man sammeln kann, oder aus denen man auch eine Erkenntnis abstrakter Art ziehen kann. Daß ein Fluchtmoment dabei ist, ist ganz klar in diesen beiden Fällen, auch bei dem Herzklopfenfall. Ein Fragment, das in der Angst entsteht, vor der man dann Angst hat – der Patient sagte doch, er habe Angst vor der Angst. Der Organismus ist also offenbar listig gewesen, und wir würden interessiert sein, ob in dem zweiten Fall auch etwas Derartiges auffindbar ist.

Das war eine jüngere, 1915 geborene – also jetzt 35 Jahre alte – verheiratete Arbeiterin, die auch eine leichte Ischias gehabt hatte. Ich will nicht alles erzählen, was sich da biographisch herausgestellt hat, obwohl das auch eindrucksvoll genug ist. Der Mann ist vermißt. Diesen Mann hat sie unter viel Schwierigkeiten erst heiraten können, als ihr Vater tot war. Sehr eindrucksvoll ist, daß die Frau sich am 23. Dezember in die Klinik hat einweisen lassen, obwohl sie schon sehr viel länger diese Störungen hatte. Das war wohl die Flucht vor dem Weihnachtsfest. Darüber will ich nicht sprechen, aber es ist sehr nachfühlbar. Im übrigen aber gelingt es nicht, bei dieser blonden und wohlaussehenden, kräftigen Person etwas Besonderes, etwas besonders Interessantes herauszukriegen. Das ist ein Fall, bei dem ich sagen würde: Abwarten und nicht gleich Gegenargumente schmieden. Es sind auch bei der Sepsis nicht immer gleich die Erreger der Sepsis gefunden worden, und es hat sehr lange gedauert, bis bei der Tabes Spirochäten gefunden wurden. Ich würde also sagen: Abwarten, sehen wie es kommt, daß der Körper den geheimen Wünschen und Hoffnungen des Menschen entgegenkommt. Das ist der Gegenstand, um den die Forschung sich immer drehen wird.

Jetzt möchte ich noch die dritte Patientin besprechen, die ebenfalls eine Gangstörung bekommen hat, und zwar eine sehr schwere. Ich habe sie hier aus dem Bett heraussteigen lassen, und da humpelte sie in der kläglichsten Weise ein bißchen herum. Vielleicht haben einige von Ihnen bemerkt, daß sie, beim Aus-dem-Bett-Steigen, das eine Bein ganz steif gehalten hat. Dann haben wir festgestellt, daß alle Gelenke beweglich waren, wenn man nur genügend Kraft anwandte, um die Kontrakturen, die sie in abnormen Stellungen zurückhielten, zu überwinden. Keine Veränderungen deuten darauf hin, daß diese hysterische, funktionelle Störung der Beine auch angeknüpft hätte an eine organische Krankheit, die man nicht gleich findet. (Solche Zweifel haben immer bestanden. Man hat auch an die multiple Sklerose gedacht.) Nun hat sich herausgestellt, daß das eine hysterische Lähmung ist. – Ich will Sie bei dieser Gelegenheit nochmals an die ärztliche Schweigepflicht erinnern und erwähnen, daß ich Sie nicht schützen kann und nicht schützen will, wenn Sie draußen etwas erzählen. Unter dieser Voraussetzung also möchte ich Ihnen erzählen, daß diese jetzt mit einem Deutschen verheiratete Frau, eine Pariserin, die schon lange in Deutschland lebt, vor etwa 25 Jahren, und zwar unter sehr merkwürdigen Bedingungen, hierher gekommen ist. Sie hat in Paris einen deutschen Studenten liebengelernt, ist ihm nach Deutschland gefolgt, und hier hat er sie sitzen lassen. Das war die erste Enttäuschung. Und nun hat sie einen anderen geheiratet und Kinder bekommen. Manche sagen, die Ehe sei gut, andere sagen, die Ehe sei schauderhaft. Vor allem soll die Schwiegermutter Schwierigkeiten machen. – Der Kampf zwischen Mann und Schwiegermutter besteht auch hier. Die Frau findet, daß der Mann zu viel zur Mutter hält, und die Mutter findet, daß die Frau nichts taugt.

Ihr Vater hat mit ihr Inzeste begangen. Wie oft und in welcher Weise, weiß ich nicht; es hat wohl etwas stattgefunden. Es kommt häufig vor, daß Vater und Tochter zusammen ins Bett gehen. Sie hat also eine zerrissene Jugend gehabt. Der Vater ist dann überfahren worden, dabei wurden ihm die Beine verletzt, beide Beine wurden amputiert. Der Vater ist also auch an den Beinen krank, verstümmelt. Sie wird jetzt in derselben Weise gestraft, in der der Vater gestraft worden ist.

Als Drittes, würde ich meinen, ist es beachtlich, daß die Gangstörungen sich erst seit dem Jahre 1945 ausgebildet haben, also zu dem

Zeitpunkt, an dem eine Französin, die an einen Deutschen verheiratet ist, in eine besonders schwierige Lage kommt. Einerseits ist sie ja eine Kollaborateurin, andererseits hängt sie an ihrer Heimat, und diese Konflikte, die ich als gewiß konstruiere, ohne sie erfahren zu haben, werden auch etwas zu tun haben mit der Beweglichkeit, mit dem Zwiespalt, hinzugehen oder auch nicht hinzugehen. Das ist also das Gemeinsame dieser Fälle, daß jemand ein Motiv hat, nicht zu gehen, aber auch einen Antrieb, zu gehen, und daß in einem Konflikt entschieden wird, zu gehen oder nicht zu gehen. Auch hier ist das Schema der Flucht in die Krankheit anwendbar. Ich meine, jetzt sind wir ein Stückchen weitergekommen als damals, als wir dachten: Nun, wenn jemand sich schämt, wird er halt rot, oder wenn jemand Angst hat, kriegt er halt Herzklopfen. So sind wir jetzt weiter, insofern nämlich, als dieser Ausdruck nicht so dumm ist, nicht so tatsächlich ist, nicht so hinzunehmen ist; insofern, als die Art des Symptoms einem ganz bestimmten Zweck dient, also statt des dummen Faktors sich als gescheites Faktum herausstellt. Als eine gute List.

Wir sind also ein Stückchen weiter, wenn wir diesen dummen Faktor anfangen zu begreifen, wobei sich noch eine bestimmte Regel ergibt. Anders als in der Psychoanalyse, wo wir eine Zwangsneurose oder eine Hysterie durch eine psychologische Arbeit, durch einen psychischen Sinn aufklären, ist es, wenn ich, vom organischen Symptom herkommend, sage, dieses Symptom habe eine besondere Bedeutung. Im ersten Fall habe ich von der Psyche her interpretiert, im zweiten Fall von der Somatik her.

Daß die Patientin ein Zahngeschwür bekommt, beleuchtet die Sache so, daß dies anders war, als wenn die Kranke nur einen bewußten Konflikt bekommen hätte. Sie sagt: »Einerseits mag ich meinem Sohn nicht zur Last fallen, andererseits möchte ich nicht nach Berlin zurück.« Daß es bei dieser Patientin noch anders war, haben wir noch auf eine zweite Weise erkennen können; denn einmal sagte sie zur Ärztin, mit der sie spricht: »Am liebsten würde ich sterben.« Sie hat den Eindruck, daß sie nichts mehr nützt. Sie könnte auch sagen: Eines Tages aber wird es meinem Sohn nützen, *wie* ich war. So etwas denken wir, wenn wir den Abschluß des Lebens gewahren. Die Ischias und das Zahngeschwür zeigen insofern, daß es sich um eine ernstere, tiefergehende Sache gehandelt hat.

Jetzt würde ich Ihnen gern einen neuen Patienten zeigen.

W: Ich hab' Sie doch heute schon mal gesehen?
P: Ja.
W: Sagen Sie, wie kommt das, Sie kommen doch von Holstein, sehen wie ein Holsteiner aus, sind aber keiner.
P: Das weiß ich nicht.
W: Und woher stammen Sie?
P: Aus Schlesien, Niederschlesien.
W: Wie alt sind Sie?
P: Achtundzwanzig.
W: Wie geht's Ihnen?
P: Mir geht's gut.
W: »Gut« – das ist ein großes Wort.
P: Ich spüre zwar noch einen Druck.
W: Bitte, würden Sie uns erzählen, wie es war, daß Sie hierher zu uns kamen? Das war doch eine Krankheit?
P: Ja.
W: Wann fing das denn an?
P: Im Frühjahr 1946.
W: Wie fing das an?
P: Die Arbeit wollte morgens nicht richtig gehen.
W: Warum?
P: Ich hatte ein beklemmendes Gefühl.
W: Wo waren Sie damals?
P: In Südfrankreich.
W: Haben Sie auch Zustände gehabt?
P: Ja, später, etwa nach 14 Tagen, Atemnot.
W: Wie war die Atemnot?
P: Sie hielt etwa einen Tag an. Im August wurde ein Zivilarzt zugezogen, und der riet mir, ich sollte in ein französisches Krankenhaus, das hab' ich abgelehnt.
W: Was kam dann?
P: Er verschrieb mir Spritzen.
W: Wissen Sie, was das war?
P: Nein.
W: Was dann?
P: Die Anfälle wurden heftiger, und nach 14 Tagen bin ich in ein deutsches Lazarett gekommen.
W: Und dann?
P: Die haben mich ins Hauptlazarett überwiesen.
W: Und dann kamen Sie nach Deutschland?

P: Ja, 1947.
W: Und das Asthma hat nicht aufgehört?
P: Nein.
W: Was ist denn nun überhaupt geschehen?
P: Die Ärzte sagten, wenn ich eine andere Umgebung hätte, könnte das wieder aufhören, denn in Schleswig-Holstein hatte ich nach drei Tagen wieder Anfälle, ich bekam dann Tabletten.
W: Und dann?
P: Dann bekam ich Spritzen, aber die Anfälle wurden stärker, bis zur Erstickungsangst, und ich wurde ins Kreiskrankenhaus in Holstein eingewiesen.
W: Und dann?
P: Zuerst wurde ich mit Calcium und Insulinschock behandelt, beim ersten ging's gut; dann Pyriferschock, dann bekam ich abends zuvor 10 ccm Vollmilch intramuskulär gespritzt, am nächsten Tag Pyriferschock, ich hatte Schüttelfrost, Fieber bis zu 41, das hab' ich noch zwei- oder dreimal bekommen. Das vierte Mal wurde das Pyrifer gleich nach dem Essen gespritzt, und da wurde mir schlecht. Ich bekam heftige Schmerzen in der Lebergegend, daraufhin wurde fraktionierte Magensonde gemacht, Gallenleeraufnahme, aber alles war normal, keine Reizstoffe.
W: Sie sprechen ja wie ein Buch, haben alles genau beobachtet?
P: Ich habe es mit der Zeit gelernt. Dann bekam ich Paspa-Impfung.
W: Was ist denn das?
P: Das bekam ich alle fünf Tage, in den Oberschenkel Schnitte.
W: Ich weiß nicht, was das ist. Und dann?
P: Zehn Impfungen sind vorgesehen für eine Behandlung, nach fünf Tagen wurde unterbrochen, weil ich schon am Tage mehrere Spritzen haben mußte.
W: Was ist dann gemacht worden?
P: Ich wurde entlassen, weil gesagt wurde, das sei keine Krankheit, sondern ein Leiden; das Krankenhaus sei kein Asyl für Lebenszeit für mich.
W: Das klingt ein bißchen ironisch.
P: Ja, es war aber so für mich.
W: Und dann?
P: Nach drei Wochen ging ich nach Lübeck zu Prof. Hansen, der hat mich getestet.
W: Ist was rausgekommen?

P: Ja.
W: Was ist dann geschehen?
P: Dort war ich vier Wochen, es ging mir sehr gut. Wie ich nach Hause kam, fing's wieder an.
W: Was nennen Sie zu Hause? Leben Sie bei Ihrer Familie?
P: Ja, bei meinen Eltern in Holstein.
Im Dezember wurde ich wieder nach Lübeck eingewiesen zu Herrn Prof. Hansen, dort wurde ich nochmals getestet, es war aber wieder anders, ein Zeichen, daß eine Veränderung eingetreten war. Ich bekam einen Anfall nach vierzehn Tagen, der sehr schwer war. Ich hatte daheim gewartet, bis der Anfall so weit war.
W: Sagen Sie mal, kommt noch viel?
P: Ja, es fängt erst an.
Im Februar 1948 sollte ich nach Reichenhall, bekam auf der Bahnfahrt Lungenentzündung, mußte ins Krankenhaus überwiesen werden. Es wurde ein Terpentin-Abszeß angesetzt.
W: (zu den Hörern) Er sollte also in Reichenhall mit der Methode der Inhalation behandelt werden, aber es wurde ein Terpentin-Abszeß angewandt, dann Operation am Ganglion stellatum. – (zum Patienten) War das gut?
P: Nein, es half nichts. Auf eine Spritze hatte ich einen heißen Kopf und konnte die Zunge nicht bewegen.
W: Was ist denn sonst noch gewesen, was ist noch gemacht worden?
P: Als das zu Ende war, wurde ich entlassen. Ich kam nach Hamburg, und da wurde es so schlimm, daß ich wieder ins Krankenhaus Altona mußte, bekam dort 2 ccm Novocain.
W: Und seitdem ist es noch nicht besser geworden?
P: Nein. Ich mußte so lange warten, bis ich nach Süddeutschland konnte.
W: Es hat Ihnen jemand geraten, nach Heidelberg zu gehen?
P: Ja.
W: Sie sind jetzt 14 Tage hier?
P: Ja.
W: (zu den Hörern) Ich habe jetzt nur erzählen lassen, wie so was in vier Jahren läuft, und darüber müssen wir uns unterhalten. – (zum Patienten) Haben Sie selbst eine Idee? Was ist eigentlich der Unterschied zwischen einer Krankheit und einem Leiden?
P: ...

XIV.

Meine Damen und Herren, jetzt müssen wir den achtundzwanzigjährigen jungen Mann besprechen, der sich Ihnen am letzten Dienstag vorgestellt hat als ein Fall von Asthma bronchiale. Es sind jetzt nahezu drei Wochen anfallsfreie Zeit in der Klinik verstrichen, das wäre eine Woche länger als bisher die längste Zeit, während der er ohne Anfall war. Er hatte am Sonntag vor acht Tagen auf einen Anfall gerechnet, wie bisher. Er ist nicht eingetreten, und so ist die Erwartung nicht erfüllt worden. Wir müssen hier die Diagnose auf die Anamnese stützen, d. h. auf das, was er uns mitteilt, wobei aber zu bedenken ist, daß er bei dem als Asthmakenner bekannten Professor HANSEN in Lübeck gewesen ist und als Asthmakranker behandelt wurde. Es bestanden wohl Atemnot, Lungenblähung, erschwertes Exspirium und auch Inspirium, grobe Bronchitis, die eben in vielen Fällen im Exspirium noch viel stärker hörbar ist als im Inspirium. Bei Anfällen kommt ein Aushusten von zähem Schleim dazu. Das alles haben wir nicht gesehen, weil er noch keinen Anfall bekommen hat.

Dieser junge Mann ist außerordentlich viel, vielfältig behandelt worden, ohne Erfolg, und deshalb ist er nun nach Heidelberg geschickt worden. Man muß sich klarmachen, daß in der Tat das Auftreten der Asthmakrankheit sehr verschieden ist. Da ist die Gruppe des kindlichen Asthmas, Menschen, die in der Kindheit Asthma bekommen und später davon befreit geblieben sind. Es ist keine Störung, die unbeeinflußbar wäre. Trotzdem ist die Behandlung des Asthmas durch die interne Klinik eine Crux, eine sehr schwierige und aussichtsarme Sache. In meinem Alter hat man schon eine ganze Reihe von Phasen erlebt. Die wichtigste war wohl die Allergietheorie, nach welcher der Asthmatiker gegen gewisse Stoffe besonders empfindlich ist. Bei manchen sind es die Graspollen, die ein Asthma auslösen; andere können nicht im Heu sein. Schuppen, Haare, auch Substanzen, die in den Federbetten vorkommen – meistens wohl eiweißartige Stoffe. Dann hat man auch im Getreide, namentlich in Amerika, in den verschiedenen Getreidearten gesucht. Trotzdem ist nun der Versuch, ein für allemal ein großartiges und immer wirksames Mittel gegen das Asthma zu finden, mißlungen. Es bleibt bestehen, daß manche Menschen z. B. sagen: »Seit ich in Reichenhall war, ist mein Asthma verschwunden.« Und solche Menschen sind auch davon überzeugt, daß das der besondere Punkt war. Ich bin da skeptisch, weil mir scheint, daß die historische Verknüpfung eine Rolle spielt. In Reichenhall wird aus Salz Sole gemacht, der Dampf wird dann eingeatmet, das tut den Kranken gut. Ich sage das, weil eben die Kausalitätsverknüpfung nicht dasselbe ist wie die allgemeine historische Entwicklung.

Das ist eine allgemeine Bemerkung, und man könnte sie viel mehr ausspinnen, wenn man nun darauf einginge, die Pathologie des Asthmas, wie sie in den letzten hundert Jahren ausgebildet worden ist, zu untersuchen. Die Forschungsergebnisse haben dabei rascher zugenommen als die Heilerfolge. Jetzt wissen Sie ja, daß wir in solchen Fällen uns nicht damit begnügen, eine sozusagen negative Propaganda zu betreiben. Das Negative haben wir auch durch einen Bericht des Holsteinischen Sanatoriums erfahren, nämlich – ich will Ihnen mal einiges daraus vorlesen ...

Es ist häufig, daß eine Bronchitis oder eine Pneumonie als erstes zu berichten ist und anschließend Asthma-Anfälle auftreten. Der Schreiber scheint dagegen die Vorstellung zu haben, daß das Familien-Milieu besonders ungünstig einzuwirken pflegte. Es ist auch eine psychologische Idee, daß die Aussicht, entlassen zu werden und wieder die Arbeit aufzunehmen, einen Anfall auslösen konnte.

Nun möchte ich Ihnen aber kurz mitteilen, was eine etwas sorgfältigere und durch die Kenntnis der Psychologie geleitete Exploration noch ergeben hat. Der Patient ist in geordneten Verhältnissen aufgewachsen. Er sagt z. B.: »Ich war als Kind schon immer verschlossen und habe mich oft einsam gefühlt ...«

Das letzte Stück wäre also eines, das nicht die Disposition, aber den Ausbruch des Leidens interpretiert. Es ist wieder eine Art Flucht in die Krankheit, eine Art schlechter, aber doch eine Erledigung des Konfliktes. Inzwischen ist die französische Bäuerin, die ihn verführen wollte und der er widerstanden hat, weg, doch das Asthma ist bestehengeblieben.

Diese beiden Berichte können wohl zeigen, wie man vorgehen sollte, um einen neuen Weg zu beschreiten. Vielleicht kommt man da etwas weiter.

Was ist zu sagen darüber, nachdem man begriffen hat: dieser junge Mensch hat seine Mutter gesucht, ist gescheitert bei dem Versuch, bei dieser Suche? Dieser Mensch sucht dann, als er reif ist, ein Mädchen, aber eigentlich mehr als Ersatz für seine Mutter denn als eine Partnerin seines eigenen Lebens. Und dieser Hintergrund macht die Pathogenese, die Verbreiterung der Disposition und den Ausbruch in gewissen Fällen verständlicher als bisher; man versteht aber doch nicht, warum er gerade ein Asthma bekommt und nicht etwas anderes. Wir verstehen nicht: »Warum gerade hier?« Also an dem Punkt sind wir, den wir gerade seit den Weihnachtsferien an verschiedenen Fällen gesucht haben.

Lassen Sie mich erinnern, was wir da inzwischen gefunden haben. Da war dieser halbwüchsige Mensch mit den tachycardischen Anfällen, was man so ausdrücken konnte, daß der Herzanfall ein Stück einer Angstreaktion darstellt, die symbolisch geworden ist. Da war ja auch ein Konflikt.

Ich habe Ihnen noch eine eigene Geschichte erzählt von einer Enteritis, als ich mich in einem Konflikt befand. Auch hier würde man sagen müssen: Ja, aber daß es gerade diese Enteritis war und nicht etwas anderes, ist nicht erklärt worden. Diese List des Körperlichen erklärt noch nicht, warum gerade diese besondere Form der körperlichen Krankheit erfolgt. Und da möchten wir gerade beim Asthma weiter forschen, ob wir noch mehr erfahren.

Wenn das Kind also die Mutter suchte und nun anfing zu weinen, womit eine Verengerung der Glottis mit dem Geschrei verbunden ist, so kann das ja die Mutter, die ihrerseits ihr Kind sucht, herbeirufen. Das ist sehr sinnvoll, wie bei der hysterischen Dysbasie. Nun kann man sagen: Dieser Mann heult in der Lunge, es pfeift, Flüssigkeit wird abgesondert, und es wird eine Verengerung der Luftröhre herbeigeführt; das Syndrom des Asthma-Anfalles ist vergleichbar mit der Szene aus dem vierten oder fünften Lebensjahr.

Jetzt wären wir so weit, zu fragen, warum rutscht das eigentlich nach unten, warum ist das in die Lunge verlagert? Der Patient ist ja nicht so sehr davon entfernt, wenn er hoffte, damit etwas zu erreichen. Die eigentümliche Schwebelage zwischen Bewußtsein, Bewußtem und Unbewußtem sieht man selten so deutlich wie gerade hier. Jetzt wären wir so weit gekommen, daß wir die Entstehungsweise und die Sinnbedeutung der Anfälle doch besser verstehen. Das ist ein Schritt vorwärts. Das ist jetzt nicht mehr so sinnlos. Es scheint, daß der Asthma-Anfall ein Abkömmling der Kinderangst ist.

Ich glaube, so weit sollten wir jetzt gehen und nicht weiter, denn jeder Asthmakranke bietet neue Probleme, und man kann sagen, daß die Zusammenhänge in den einzelnen Fällen gar nicht so gleichartig sind. Ich weiß, daß der Internist JORES (1951) in Hamburg gefunden hat, die Asthmakranken wären schwer zugängliche Leute, könnten sich schlecht anpassen. Ich fand diesen jungen Mann sehr nett, aber seiner Familie gegenüber ist die Unausstehlichkeit offenbar sehr ausgeprägt. Das ist im Einzelfall immer wieder ein bißchen anders. Ich habe eine ganze Menge Asthmafälle im Laufe der letzten Jahre zu zeigen Gelegenheit gehabt. Sie waren jedesmal ein bißchen anders. Mir fällt da eben ein Patient ein, den ich wegen Homosexualität in Behandlung genommen hatte. Er hatte als Kind Asthma, hat es aber verloren. Aber *wie* hat er es bekommen? Nachdem eine schlimme Sache vorgekommen ist. Er ist mit seinen Eltern in der Bergbahn gefahren, der Schaffner schlägt die Türen zu, und das kleine Kind hat die Hand dazwischen. Wenige Stunden danach hat sich das Asthma eingestellt.

Jetzt zum Schluß vielleicht noch eine Bemerkung darüber, was denn nun eigentlich geschehen kann. Ich sagte Ihnen, daß der Patient jetzt schon über drei Wochen lang ohne Anfall geblieben ist, daß wir aber sehr in Sorge sind, ihn wieder nach Hause zu schicken. Ich habe einen richtigen Schreck bekommen, als einer der Ärzte mir sagte, wir müßten versuchen, ihn hier in der Nähe von Heidelberg unterzubringen, ihm eine Arbeitsstätte zu verschaffen, damit er nicht in das Milieu der Familie zurück muß. Das ist also gar keine Behandlung, wir haben das früher Situationstherapie (1929, 1930) genannt. Das ist kein ärztlicher Weg und auch kein zulänglicher Weg. Ich bin aber überzeugt, daß das nötig ist; auch – aber nicht nur. Ich bin ein Mann der Ausgleiche und der Heranziehung der praktischen Möglichkeiten. Zu denen würde gehören, daß er, wenn es möglich ist, nicht nach Hause muß. Aber wissen müssen wir, daß diese Situationstherapie, zusammen mit der inneren Stärkung seiner Herrschaft über sein Leben, eine bessere Sache wäre.

Jetzt möchte ich Ihnen noch einen letzten Patienten zeigen.

Sie sehen jetzt eine Patientin, bei der wir uns die Aufgabe ein bißchen schwerer machen als bisher.

W: Guten Tag. Was fehlt Ihnen, weshalb sind Sie hier?
P: Wegen der Nieren.
W: Haben Sie was an den Nieren?

P: Ja, eine Entzündung, ich hab' Steine gehabt, vielleicht wieder einen.
W: Warum denken Sie an einen Stein?
P: Weil ich eine Kolik hatte.
W: Wann denn?
P: Vor 14 Tagen.
W: Wie war der Anfall?
P: Ich hatte Schmerzen auf der rechten Seite, die nach vorn weitergingen.
W: War der Schmerz stark?
P: Ja, sehr stark, ich hab' nicht mehr gewußt, wie ich liegen sollt'.
W: Haben Sie geheult, geschrien?
P: Das hab' ich gar nicht können, hab' die Zähne zusammengepreßt. Die linke Niere ist schon herausgenommen.
W: Wissen Sie, warum die Niere herausgenommen worden ist und nicht nur die Steine? Wie war das?
P: Ich hatte denselben Schmerz wie zuvor, und der Doktor sagte, das seien die Nähte. Aber das wurde nicht besser, sondern immer schlechter, und da bin ich wieder zum Arzt, da hat sich herausgestellt, daß sich wieder ein Stein gebildet hatte.
W: Wann?
P: 1940/41.
W: Sie sind also einmal links wegen Nierenstein operiert, dann wurde die linke Niere entfernt?
P: Ja, und die rechte Niere wurde hochgenäht, das war eine Wanderniere.
W: Dieses Hochnähen hat aber nicht verhindern können, daß jetzt wieder eine Kolik aufgetreten ist. Haben Sie noch andere Krankheiten?
P: Ich habe hier (zeigt auf den Leib), wenn ich laufe, Schmerzen, und die ziehen über die ganze Brust, daß ich meine, es drückt mir das Herz ab.
W: (zu den Hörern) Sie zeigt also auf die Lebergegend und auf die Herzgegend.
P: Vor Jahren hab ich mal etwas mit der Galle gehabt, da bekam ich Palliacol, da ist es wieder gut geworden.
W: Wann ist das gewesen?
P: 1933.
W: Haben Sie noch andere Krankheiten und Operationen gehabt?
P: Ja, eine chronische Mittelohrentzündung links, da bin ich operiert.

W: Noch mehr? Ich hab doch heute morgen gehört, daß Sie fünf Operationen gehabt haben?
P: Ja, Blinddarmoperation.
W: Wann war das?
P: 1925.
W: Haben wir jetzt alles?
P: Ich hoffe es.
W: Warum sind Sie jetzt hierhergekommen?
P: Wegen der Schmerzen.
W: So, haben wir jetzt alles besprochen, oder wissen Sie noch etwas?
P: Nein, außer den Schmerzen am Herzen ist nichts mehr.
W: (zu den Hörern) Also jetzt wissen wir, daß bei der jetzt einundvierzigjährigen Patientin im Laufe der letzten 25 Jahre fünf große Operationen vorgenommen worden sind – Nieren, Ohr, Blinddarm.

Ich versuche, das nächste Mal das ein bißchen auseinanderzuwikkeln.

XV.

Meine Damen und Herren, die Kranke, die wir heute zu besprechen haben – Sie haben sie am letzten Freitag gesehen –, ist eine noch jugendlich aussehende Frau. Sie ist jetzt 41 Jahre alt, und man könnte sagen – Sie werden das mit mir sagen können –, sie war anmutig, freimütig, sympathisch, nett. Und da werden Sie gleich sehen, welcher Oberflächlichkeit wir uns schuldig machen, wenn wir sagen: Das ist ein netter Mensch oder das ist ein nettes Frauenzimmer, wenn sich nachher einiges andere herausstellt. Mir war die Patientin als schwierig angezeigt. Woher das kommt, werden Sie gleich sehen. Sie hat uns aus ihrer Krankheitsgeschichte erzählt, und ich möchte Ihnen ins Gedächtnis zurückrufen, daß man alles, was in einem Leben an Krankheiten vorgekommen ist, einheitlich zu betrachten suchen soll. Da haben wir zunächst gehört, daß sie Schmerzen in der rechten Nierengegend hat, ferner haben wir gehört, daß die linke Niere bereits entfernt wurde wegen Eiterung und wegen Steinen, und jetzt auch Erscheinungen aufgetreten sind, die argwöhnen lassen, daß auch rechts Steine sind, was aber jetzt, da sie nur noch eine Niere hat, eine viel ernstere

Situation schaffen würde. Dann haben wir gehört, daß sie keine besonders schweren Krankheiten hatte, aber schon fünfmal operiert worden ist, unter anderem war da eine Blinddarmoperation, dann Mittelohreiterung mit Operation – daß sie auch kolikartige Schmerzanfälle in der Gegend der Gallenblase gehabt hat. Sie hat jetzt nachgewiesenermaßen auch Gallensteine, und unter anderem Schmerzen in der Herzgegend. Vielleicht, so meint sie selbst, wäre jetzt auch an ihrem Herzen etwas in Unordnung. Also an vielen Stellen vielerlei Krankheiten. Jetzt wollen wir versuchen, aus dieser Lebensgeschichte etwas zu erfahren.

Vorhin ist mir eine Unterhaltung eingefallen, die ich mit FREUD gehabt habe, bei der wir über Neurosen sprachen. Da sagte er, man könne doch nicht jede Neurose behandeln, manchmal komme eine Neurose durch ein Glück oder durch ein Unglück zum Ausheilen. Aber als Ärzte haben wir ja keine Verfügung, Glück oder Unglück auszustreuen, wir müssen den mühsamen Weg der Behandlung gehen. Da fällt mir ein, daß ich in der Vorlesung schon öfters gesagt habe, Unglück macht nicht krank. Schon einmal zitierte ich Faust, nämlich, daß der Teufel, der durch ein Loch hereingekommen ist, auch durch dasselbe Loch wieder hinaus muß.

Diese Überlegungen wollen Sie bitte im Auge behalten, weil sich nämlich jetzt schon zeigt, daß in diesem Leben das, was wir Unglück nennen, eine kolossale Rolle spielt. Und wenn wir auch glauben sollten, daß das Unglück nicht krank macht, würde ein solcher Fall nicht sagen, daß dieser Mensch ohne das Unglück nicht krank geworden wäre? Ich würde gleiche eine Antwort bereit haben und sagen: es kommt darauf an, wie man das Unglück bewältigt, sich zu ihm stellt, ob man in die Krankheit flüchtet oder nicht flüchtet. Dann könnte man auch sagen, die Krankheit komme vom Unglück. Also so ganz beziehungslos sollten wir uns die Sache nicht vorstellen. Und wenn Sie jetzt anhören, was der Assistenzarzt von der Kranken alles gehört hat, dann werden Ihnen diese zweideutigen, zweiseitigen Verwicklungen von Lebensgeschichte, Lebensunglück und Krankheit doch immer wieder zu Gesicht kommen. Ich werde jetzt mal einiges daraus vorlesen.

Da sagt sie z. B.: »Ich kann mir nicht vorstellen, daß es mir mal überhaupt nirgends wehtut, man ist immer daran erinnert, daß man krank ist.«

Einen Tag später hat die Kranke einen Traum erzählt, und zwar von ihren Kindern. »Ich hatte sie alle bei mir, der eine hatte ein

verschwollenes Gesicht, der andere ließ beinah das Kleinste fallen. Da habe ich es fest an mich gedrückt und verküßt.«
Dann erzählt sie zwei Tage später, daß sie glaubt, ohne Mutterliebe aufgewachsen zu sein, und daß sie an ihren eigenen Kindern das gutmachen will, was ihre Mutter versäumt hat. Ihr Mann war Legionär, »das sagt alles«, setzte sie hinzu. »Wenn man verliebt ist, wird man blind.« Sie dachte, er würde seine leichte Art verlieren. Gearbeitet hat er nie regelmäßig, einen festen Beruf hatte er nicht. Sie wohnten in einer Gartenlaube, die sie ausgebaut hatten, und die Möbel schaffte sie dann von ihrem erarbeiteten Geld an. Sie schob die vielen Reibereien auf das kümmerliche Leben, und deshalb suchte sie sich Putzarbeit. Sie brachte so viel heim, daß sie ihren Mann noch gekleidet hat. Hier möchte ich einschalten: Ich finde, daß diese Patientin keine Psychoneurose hat, wenn man von deren Symptomen ausgeht, etwa der Hysterie, Phobie, Depression. Eine solche Neurose finde ich nicht bei ihr.
Dann hat sie also gearbeitet, aber der Mann hat sich nicht bewährt; auch ihre Schwiegermutter nicht besonders. Wenn sie arbeitete, war sie seine Liebste und seine Beste. Wenn er aber betrunken war, konnte sie sich nur durch Flucht retten. Eines Nachts sei sie mit ihrem jüngsten Kind im Nachthemd bei großer Kälte und Nebel geflohen. In einer Nacht habe ihr Mann sie gewürgt und ihr einen Tritt in die linke Nierengegend versetzt, daß sie zum Arzt ging und sich die Merkmale des Fußtrittes bescheinigen ließ. Sie glaubt also, daß der Fußtritt ihres Mannes der Anlaß zu der Erkrankung in der Nierengegend war. Später fuhr der Mann nach Heidelberg in der Hoffnung auf Arbeit. Diese Zeit, in der sie krank im Krankenhaus lag und ihr Kind, das wegen eines Beinbruches auch im Krankenhaus war, zu ihr kommen durfte, war die beste Zeit ihres Lebens. Ihr Mann hat ihr damals Briefe geschrieben, sie würde sich nur verstellen usw., bis der Chefarzt des Krankenhauses eingriff und ihm mitteilte, daß es ernst sei. Dann wurden die Briefe freundlicher. Er veranlaßte, daß sie zu ihm kam; sie hat den Umzug allein durchgesetzt, »und ich habe noch einmal die Hölle durchgemacht.«
Vier Tage ging es ganz gut, dann fingen die beiden Schwägerinnen – Schwestern des Mannes – wieder an, den Bruder gegen seine Frau aufzuhetzen. Eines Tages habe er dann mit ihr in eine Kneipe gehen wollen, sie habe aber gesagt: »Das geht nicht, ich hab' Schmerzen, mir ist nicht gut«, da hat er sie so geschlagen, daß sie

bewußtlos war. Im Rausch zwang er sie zum Beischlaf, daß sie nur mit Ekel daran denkt. Einmal warf er mit dem Nachttopf nach ihrem Kopf, einmal habe er gesagt: »Das gibt eine schöne Leiche.«

Als die Patientin sah, daß alles keinen Wert hatte, ließ sie sich hängen, arbeitete nicht mehr, versorgte den Haushalt nicht mehr. Der Mann starb dann 1938 an einem Magenkrebs. Nun habe die Schwägerin behauptet, sie habe den Mann unter die Erde gebracht. Jetzt lebt die Frau mit ihrem Zukünftigen zusammen, der dann auch der Vater ihrer zwei Jüngsten wurde. Nun kommt wieder ein Traum, der ohne Deutung einen Eindruck machen kann. Sie sieht im Traum drei lange schwarze Stecknadeln, die wie Augen aussehen, sie kommen dauernd auf sie zu, und eine dunkle Frauenstimme sagt: Du mußt sterben. Dann folgt ein Bericht über ihre eigene Kindheit, über ihre eigene Jugend.

Wir müssen sehr zurückhaltend sein, da, wenn jemand so etwas erzählt, nicht alles für bare Münze genommen werden kann. Jedenfalls: es geht in ihren Augen wild zu.

Nun die Kindheit, die in dem zweiten Jahrzehnt dieses Jahrhunderts sich abspielt. Ihre Mutter ist fünfunddreißigjährig an Brustkrebs gestorben. Die Patientin hatte mehrere Brüder. Sie kann sich noch an das Elternhaus erinnern, wie die Krankenwärter die Mutter abholten und sie die Tür zuschlug und schrie: »Meine Mutter darf nicht fort.« Da sieht man also, wie das Kind erfährt, daß ihm die Mutter genommen wird. In dieser Zeit träumt sie von einer älteren dicken Frau mit einer Badewanne voll Milch, die die Patientin austrinken soll. Sie hat Angst vor der Frau. Da kam der Vater dazu und nahm sie auf den Arm und beruhigte sie.

Die Mutter soll auf dem Sterbebett gesagt haben: »Paßt mir auf die Trude auf, die macht mir die meisten Sorgen.« Als die Mutter tot war, kamen alle Kinder in ein Waisenhaus. Die Patientin hat viel nach der Mutter geschrien, wurde von der Wärterin viel geschlagen, wurde krank. Der Vater hat schnell wieder geheiratet, die zweite Frau brachte fünf Kinder mit. Der Vater wurde gleich darauf eingezogen.

Die Stiefmutter hat ihre eigenen Kinder bevorzugt. Die einzig Mitfühlenden waren ihre Lehrer, die Mitleid hatten; dafür hatte sie die Hölle daheim.

Auf die Frage, wie sich die Patientin mit ihren Stiefgeschwistern verstanden habe, bricht sie in heftiges Weinen aus und erzählt, was

sie noch nie über ihre Lippen gebracht hätte: Sie spielten, bekamen Streit, da hat ihr der um zehn Jahre ältere Bruder eine Ohrfeige gegeben, daß sie nichts mehr hören konnte auf diesem Ohr, dann warf er sie aufs Bett, steckte ihr Kissen in den Mund, daß sie fast erstickte und vergewaltigte sie. Das machte er öfters. – Es ist möglich, aber wir haben keine Kontrolle. –
Beim Kartoffelhamstern habe sie sich auch schon mal die Blase oder die Nieren erkältet, mit 15 Jahren. Mit fünfzehneinhalb Appendicitis. Sie hatte in der Narkose geplaudert und hatte den Eindruck, daß der Arzt sie ein bißchen verwöhnen wollte.
Ihr Vater hat dann im Weltkrieg eine andere Frau kennengelernt, die er erst nach neun Jahren heiraten konnte, da sich die zweite Frau nicht scheiden lassen wollte. Die dritte Frau brachte vier Kinder mit und bekam dann noch eins. –
Von den Gedanken der Ordnung und der Wohlhabenheit aus gesehen ist das ein fürchterliches Leben mit einer Verwicklung, die nicht mehr zu entwirren ist. Was ich hier nicht fertig bringen könnte, wäre, einen Parallelismus so herzustellen, daß man sieht, wie die Krankheiten, die klinisch werden, zusammenhängen mit ganz besonderen biographischen Krisen. An einigen Stellen tut es die Kranke selbst; z. B. Ohrfeige und Mittelohrerkrankung, oder Fußtritt und Nierenerkrankung bringt sie miteinander in Beziehung. Wir können nur sagen, sie ist immer wieder krank und macht auch immer wieder schauderhafte Erfahrungen in ihrem Frauenleben.
Nun möchten wir noch ein Stück weiterkommen in unserem Unternehmen, die Psychosomatik in dem Sinn aufzubauen, daß man die Sinndeutung der organischen Krankheiten versteht. Kommen wir ein Stückchen weiter? Vielleicht kann ich heute noch einen Gesichtspunkt einführen, der bisher noch nicht behandelt worden ist. Wenn Sie bedenken, daß diese Patientin kein psychoneurotisches Symptom gebildet hat, wenn wir z. B. von Angstzuständen nichts hören, dann wird die Kluft zwischen dieser schauderhaften Biographie einerseits und den Krankheiten, die sich zu Steinbildungen entwickelt haben, noch tiefer. Wir haben uns die Aufgabe diesmal sehr schwer gemacht. Nun der Gesichtspunkt, den man probieren sollte: ist es vielleicht so, daß wir in dem Rückzug von einem Konflikt, von einer seelischen und auch körperlichen Schwierigkeit, die auf dem Gebiete des persönlichen und des sexuellen Lebens bei einer solchen Frau auch liegen, *mehr*

oder *weniger* in die Tiefe gehen können, so daß wir einmal einfach heulen, ein andermal aber Asthma bekommen? So daß also die früheren Ausdrucksgebiete später übersprungen werden und jemand an einem inneren Organ erkrankt, etwa an der Lunge, am Herz oder an der Leber oder an der Niere. Wenn man sich das so überlegt – und ich bin überzeugt, daß es richtig ist –, daß bei der tieferen Verdrängung das Bewußtseinsfernste betroffen wird, dann fällt uns ja ein, daß der Organismus ganz ähnlich gebaut ist. Denken Sie an das Nervensystem und daß darin eine Art Hierarchie vorhanden ist. Man kann sich vorstellen, daß da eine Rinde ist, ein Zentralhirn, Hirnnerven, Rückenmark und Muskeln, sowohl die quergestreiften wie die glatten Muskeln. Das ist also eine solche Schichtenordnung, und die ist keineswegs nur beim Nervensystem vorhanden. Denken Sie z. B. an die Vena portae: Zuerst fließt das Blut in die Bauchgefäße, stellen Sie sich vor, wie es sich in einer ganz bestimmten Weise auch wieder sammelt, dann sich zum zweiten Male in den Portalkreislauf der Leber zerstreut, um dann wieder gesammelt zu werden. Der Portalkreislauf ist gewissermaßen sekundär gestellt. Nun wollen wir uns überlegen, ob das nicht ein Gedanke ist, der vielleicht sehr allgemeine Bedeutung hat, so daß auch von der Anatomie aus eine solche Ordnung vorliegt. Mit anderen Worten, wenn wir in die Körpermedizin hineingehen, kommen wir auch zu dieser eigentümlichen Vorstellung: es könnte sein, daß ein Mensch zu einer oberflächlicheren, dann einer tiefen und noch tieferen Schicht vordringen muß, wenn er sich in die Krankheit zurückzieht.

Ich möchte jetzt noch eine dritte Überlegung dem hinzufügen, nämlich, daß dann, wenn wir psychosomatische Medizin betreiben, wir auch zu einer solchen Einteilung kommen: Psychoneurosen, dann Organneurosen (die etwa zu Herzklopfen oder zu einer Gastritis, oder zu einer Migräne führen), dann noch »körperlicher« das Asthma oder die Hyperthyreose, Thyreotoxikose, die Magersucht oder die Fettsucht und die arterielle Hypertension; als nächste Stufe, noch organischer, wären die Infektionskrankheiten zu nennen, die sich zum Teil perioral abspielen: als Schnupfen, Angina, Stomatitis, Nebenhöhlenerkrankungen und Mittelohrkatarrh. Jetzt sind wir wieder an einer Stelle, an der die Kranken auch waren. Gehen wir dann noch einen Schritt weiter in dieser Schichtentiefe, dann kommen wir etwa zu Krankheiten wie die Tumoren oder wie die Blutkrankheiten, bei denen offenbar der erste Aspekt dieser war: ja, der ist psychisch völlig normal, hat einen Tumor bekommen, wer weiß woher.

Das sind also Überlegungen, die wir nicht übergehen dürfen: daß eine solche Schichtanordnung da ist, so daß wir den Begriff der Verdrängung offenbar ganz verschieden machen müssen, je nach der Tiefe der Verdrängung.

Es ist dann noch eines hinzuzufügen, daß nämlich ein Organ wie das Herz – das habe ich auch schon öfters gesagt – nicht in jeder Weise sich an diesem Stimmengewirr, an dieser Sprechweise beteiligen kann, denn es hat seine bestimmte Sprache: es kann schneller oder unregelmäßig schlagen, es kann wehtun, es kann in seiner Förderarbeit versagen, und dann sieht es so aus: mehr als drei oder vier Vokabeln hat es nicht.

Das, was Freud (1900) in seiner Traumlehre »Rücksicht auf die Darstellbarkeit« genannt hat (man kann gar nicht träumen, was nicht darstellbar ist), ist auch hier zu finden. Man kann von einem Organ nicht mehr an Sprachschatz verlangen, als es besitzt. Ich hoffe, daß uns der jetzt kommende Fall etwas weiterführt, etwas eingehender zu untersuchen, ob nicht eine Organkrankheit durch eine viel genauere Kenntnis der psychischen Struktur durchsichtiger wird; denn die Biographien, die ich Ihnen vorgelesen habe, können nicht als Psychologie gelten.

W: Aha, Sie sind aufgestanden.
P: Ja.
W: Wie alt sind Sie?
P: Einunddreißig.
W: Wie geht's denn jetzt?
P: Wieder etwas besser.
W: Ich sah Sie doch heute morgen schon, stimmt's?
P: Ja.
W: Haben Sie noch Beschwerden?
P: Ja, Schmerzen im rechten Fuß.
W: Was nennen Sie Fuß? Hierzulande geht nämlich der Fuß bis zur Hüfte.
P: Im Fußgelenk.
W: Hatten Sie auch andere Gelenke, die Ihnen wehtaten?
P: Ja, die Kniegelenke, Schultergelenke und Handgelenke.
W: Wann haben Sie solche Beschwerden zum ersten Mal bekommen?

P: Im März 1945.
W: Also vor vier bis fünf Jahren?
P: Ja.
W: Können Sie mal erzählen, wie es war?
P: Ich bekam erst Halsschmerzen, und acht Tage später bekam ich die Gelenkschmerzen.
W: War Fieber dabei?
P: Ja, bis 40 und 41.
W: Wie lange hat das Fieber gedauert?
P: Ungefähr vier Monate, dann ging's zurück.
W: So lange?
P: Ja, abends war es immer hoch, morgens ging's dann zurück.
W: (zu den Hörern) Was wir jetzt hörten, ist die Beschreibung einer postanginösen Polyarthritis acuta. –
(zum Patienten) Haben Sie auch anderes bekommen?
P: Ja, ich habe drei Monate später Fieberzacken (jede Nacht aufgetreten), die regelmäßig bis zu 41 gingen, das hatte ich zwei Jahre.
W: Solche gelegentlichen Fieberzacken?
P: Ja, die kamen aber ziemlich regelmäßig.
W: Waren da keine Gelenkschmerzen dabei?
P: Doch.
W: Hat man nicht ans Herz gedacht?
P: Doch, aber man hat auch an Malaria gedacht, aber nichts gefunden.
W: Jetzt, bitte, erzählen Sie uns doch kurz: haben Sie noch andere Krankheiten gehabt?
P: Seit diesem Rheumatismus nicht mehr.
W: Andere Krankheiten nicht, Sie waren immer gesund?
P: Ja.
W: Mit dem Arbeiten, wie ist es damit?
P: Seit ich aus der Gefangenschaft zurück bin, hab' ich nicht gearbeitet.
W: Wann sind Sie zurückgekommen?
P: Im Mai 1946.
W: Wo waren Sie?
P: In England.
W: Sind Sie deshalb entlassen worden, weil Sie krank waren?
P: Ja.
W: Damals waren Sie 25 oder 26.

P: Ja. Paratyphus hatte ich mal.
W: Wie fühlen Sie sich sonst? Seelisch und geistig?
P: (schweigt).
W: Im Kopf?
P: Im Kopf fühle ich mich ganz normal.
W: Das ist nicht viel, das ist zu wenig, Normalochsen gibt es genug.
P: Ja, wenn man so sagen kann.
W: Finden Sie denn, daß Sie was leisten können?
P: Nein.
W: Ein Buch lesen?
P: Im Augenblick habe ich gar kein Interesse.
W: Haben wir jetzt alles besprochen?
P: (überlegt). – Ja, ich hatte wohl mal einige Erlebnisse, und da kam ich auf die Idee, daß meine Krankheit damit zu tun haben könnte.
W: An der Entstehung?
P: Das wußte ich nicht, aber später bei den Rückfällen, da habe ich das auf seelische Konflikte zurückgeführt.
W: Das ist Ihre eigene Idee, das haben Sie nicht von uns?
P: Nein, nicht von Ihnen.
W: Na, ich danke Ihnen, Sie können jetzt wieder runter.

Wir werden darüber das nächste Mal näher sprechen.

XVI.

Meine Damen und Herren, unser letzter Patient war ein im Jahre 1918 geborener junger, schlanker Mensch, etwas blaß. Er trat auf in einem Schlafrock, der ganz elegant, vielleicht ein bißchen abgetragen aussah. Und er hat intelligent und lebhaft bekundet, was ich von ihm wissen wollte, vor allem seine Krankengeschichte. Von früheren Krankheiten erfahren wir, daß er Paratyphus hatte und im selben Jahre eine Blinddarmoperation durchmachte. Was uns aber hier interessant war, diese polyarthritische Erkrankung, trat im Jahre 1945, vor nahezu fünf Jahren, als er in Gefangenschaft kam, auf. Er bekam eine Angina mit sehr hohem Fieber, das lange anhielt, und anschließend an diese Angina mit dem Fieber begannen die Gelenkschmerzen. Jetzt müssen wir einiges Nähere besprechen, und zwar wie gewöhnlich in zwei Teilen; erst die klinisch-somatische Geschichte, dann die biographische, psychologische Geschichte. Es ist mir heute wieder klargeworden, daß die Schule in einer Therapie das Symptom zwar zur Kenntnis nimmt, daß aber dann eigentlich vom Symptom nicht mehr die Rede sein soll, und die Frage des Therapeuten ist ja nicht die, was für Beschwerden und was für Symptome da sind, sondern was hinter ihnen steht. Man kann das Symptom zu beeinflussen versuchen, man kann, wenn jemand schlecht schläft, ein Schlafmittel verschreiben usw., wenn man nichts Besseres weiß. Auch wenn ich eine Psychotherapie mache, dann werde ich in der Blickrichtung auf das Symptom oft abgelenkt von seinem Grunde.

Der Patient hat die Gelenkschmerzen wechselnd. Sie treten zu unregelmäßigen Zeiten und in ganz verschiedenen Gelenken auf, auch mit Fieber zuweilen, doch nicht mehr mit so hohem. Und seit vier oder fünf Wochen haben sich als Neues auch Schmerzen in beiden Oberschenkeln, die nach oben und nach unten eine Strecke weit ausstrahlen, gezeigt. Dadurch ist die Gehbehinderung noch stärker geworden.

Das ist das klinische Bild einer Polyarthritis subchronica rheumatica. Das wäre also eine Skizze des ersten Teiles; jetzt kommt der zweite Teil.

Der Patient hat angefangen, dem behandelnden Arzt aus seinem Leben zu erzählen, und da will ich einiges herausgreifen.

Der Vater hat, wie der Patient drei Jahre alt war, mit einer Krankenschwester Selbstmord im Rhein begangen, angeblich, weil er erfahren habe, daß er an Knochensyphilis erkrankt sei. Diese überstürzte suizidale Handlung weist noch nach einer anderen Richtung. Er hätte ja schließlich auch sich überlegen und abwarten können, ob man das nicht behandeln kann.

Vier Jahre später, als der Patient sieben Jahre alt war, hat seine Mutter wieder geheiratet. Nun berichte ich einen seiner Träume: »Ich sitze in einer großen Unterhose mit einer Kneifzange und spiele mit der Kneifzange.« – Er erzählt dazu: Er habe in der Kindheit zwei homosexuelle Verführungen erlebt, einmal durch einen Kaplan, ein andermal durch einen älteren Mann. – Er war in der kaufmännischen Lehre, mit 21 Jahren heiratete er bereits. Als Soldat habe er ein ausschweifendes Leben geführt, seiner Frau sei er nie treu gewesen, trotzdem habe sie ihm zwei Kinder geboren. An einer Fehlgeburt ist die Frau im Jahre 1944 gestorben.

Er selbst ist als Soldat in Gefangenschaft gekommen, dann kommt die Polyarthritis, wegen der er entlassen worden ist. Zu Silvester 1948 erfolgt die zweite Eheschließung. Bis dahin wurde er von seiner Mutter gepflegt. Der Patient glaubt, eine seelische Beeinflussung seines Leidens zweimal bemerkt zu haben, als er in dramatischen Situationen plötzlich laufen konnte. Einmal hat er den Zug verpaßt, und einmal mußte er vor der Polizei flüchten. Nun, da ist nichts Merkwürdiges dabei, wir haben ähnliche Fälle erlebt. Dafür gibt es viele Beobachtungen, die Sie sich auch in Ihrer Umgebung zusammensuchen können.

Nun ist eine kurze, fünfundzwanzig Sitzungen umfassende Analyse vorgenommen worden, und in der kommt zutage, daß, was er sonst wohl nicht zugibt, doch gegenüber der ersten Frau, die bei der dritten Geburt gestorben ist, ein Schuldgefühl besteht. Zweitens, daß eine sehr starke Bindung an die Mutter da ist, die seine Krankenpflegerin ist, ihm auch beim Urinieren behilflich ist, und daß nun eine richtige Entscheidung, eine Zuwendung zu dieser jetzigen Frau auch nicht eintritt. Der ersten Frau war er untreu.

Die Fixierung an die Mutter ist sehr stark. Diese Fixierung, der Zusammenhang mit der Erkrankung, Bettnässen, kommen in einem Traum zum Ausdruck:

»Ich bin mit meiner Frau im Grünen und wir küssen uns, da kommen Soldaten vorbei, denen ich mich anschließe. Kommen dann auf ein Hochplateau, das wie ein großer Tisch aussieht, auf dem sieht es aus wie nach einer Marktschlacht. Ich muß plötzlich urinieren, aber ich kann nicht, weil ich wegen meiner Gelenkschmerzen nicht herunter kann. Da führt mich meine Frau zu einem Wasser, ich mache da hinein, und plötzlich wache ich auf und habe ins Bett gemacht.«

Im Verlauf der Psychoanalyse ergibt sich eine tiefe verdrängte homosexuelle Komponente. Das müssen wir jetzt zunächst einmal glauben.

Noch ein Traum: »Ich begegne dem Sohn von X, verfolge ihn. Zu Hause angekommen, sehe ich, wie X von seinem Vater mit vorgehaltener Pistole verhindert wird, sein Haus zu betreten. Dann sehe ich, daß X genau an den Stellen verletzt ist, wo ich meine Gelenkschmerzen habe.«

Wenn Sie hören wollen, ob man diese Psychotherapie für die Polyarthritis nützlich finden würde, würde ich sagen, sie ist der organischen Betrachtung mindestens gleichwertig gewesen.

Meine Damen und Herren, es ist nicht angenehm, solche Bruchstücke hier vorzutragen und dabei vorauszusetzen, daß Ihnen das geläufig sei. Ich finde keinen anderen Weg, möchte aber doch auf ein Thema eingehen, weil es sich notwendig erwiesen hat, nämlich auf die Frage der Homosexualität.

Der Patient hat übrigens auch mehrere aggressive Träume gehabt; da ist einer, wo er mich und Dr. S. verprügelt. Ich bin der Chef, sozusagen der Obergott, und der andere, Dr. S., hat seine Frau behandelt. Es sind also aggressive Momente hervorgetreten. Und nun möchten wir gern wissen, wieso dies Wort »Homosexualität« auftaucht. – Wir wissen nicht, ob der Patient homosexuell tätig gewesen ist. – Ich muß hier wohl ein paar Worte dazu sagen. Da muß ich gleich bekennen, je mehr ich Homosexuelle wegen manifester Homosexualität in Behandlung nehmen mußte, umso schwerer fällt mir überhaupt, mehrere Arten von Sexualität anzuerkennen; ganz abgesehen davon, daß lesbische Frauen fast niemals zur Behandlung kommen.

Ich muß auch sagen, daß die biologisch-hormonale Therapie keine guten Fortschritte gemacht hat. Man hatte die Hoffnung, es würde gelingen, die Homosexualität auf dem Wege der Hormonbehandlung zu bekämpfen, denn es kommen doch sehr viele Homosexuelle zur Behandlung, einmal weil sie empfinden, daß sie anders sind als die anderen Menschen, oder weil sie einen Hang zur Verführung, vor allem von Kindern, haben und dann mit Polizei und Gericht zusammenstoßen. Nun, da könnte man sagen, die anderen müssen sich doch auch zusammennehmen. – Es gibt da Gruppen, die auf ein ganz bestimmtes Alter zielen, an ein ganz bestimmtes Alter gebunden sind, und daher etwa nur sechzehnjährige oder nur vierjährige Buben verführen, verfolgen müssen usw.

Es wäre also schon sehr gut, wenn man eine Arznei bekäme. Ich glaube, in der Schweiz hat man vor einer Anzahl von Jahren beschlossen, den Versuch zu machen, die Gefährdetsten zu kastrieren. Es ist also eine operative Entfernung der Hoden vorgenommen worden. Der Erfolg war ganz unzureichend. Man ist, so viel ich weiß, in der Schweiz auch wieder davon abgekommen, weil der erwartete Erfolg nicht eintrat; aber auch die Behandlung mit Hormon ist nicht gelungen.

Wenn man den Blick etwas weiter spannt, findet man, daß die Homosexualität geistesgeschichtlich immer eine große Rolle gespielt hat. Für die Türkei war früher bekannt, daß das Bordell für

Homosexuelle besteht, und daß manche von diesen sich unglücklich Fühlenden sich entschlossen haben, einmal nach der Türkei zu reisen. Bordellartige Einrichtungen seien auch sonst, z. B. in Nordafrika, zu finden. Das ist regional. Was das ist, weiß ich nicht. PLATON hat in mehreren Dialogen die Frage der Knabenliebe ausführlich behandelt. Lassen Sie mich wenigstens ein bißchen davon berühren. Dort wird im »Symposion« der berühmte Mythos erzählt, woher das kommt. Eine Geschichte, die PLATON erzählt (wobei ich vermute, er glaubt selbst nicht dran), ist die, daß bei der Welterschaffung drei Arten von Menschen erschaffen worden sind, und zwar in drei Kugeln. Beim Auseinanderschneiden der Kugeln erschienen aus der ersten Kugel zwei männliche, aus der zweiten Kugel zwei weibliche Menschen, und aus der dritten Kugel Mann und Frau. Nun müssen die so gespaltenen Hälften sich wieder zu vereinigen suchen. In der PLATONschen Philosophie ist die sittliche, geistige Bedeutung dieser Anziehung sehr ernst durchgearbeitet worden und ist auch mit einem gewissen bejahenden Akzent versehen.

SOKRATES kann sich rühmen, daß er mit Alkibiades unter einer Decke geschlafen hat, und beide seien aufgestanden, wie sie sich niedergelegt hatten. Ich sage, die mythische und die sittliche Darlegung ist mir einleuchtend.

Ich muß da noch eine spekulative Deutung nennen. SCHOPENHAUER hielt sich für einen von den Philosophen; er sagte: es gibt gar keinen Menschen, der nur Mann oder Frau ist, in jedem Menschen ist Mann und Weib. Jetzt ist also die Tiefenpsychologie in der Lage gewesen, jene Züge, die auftauchen, zu verstehen und zu begreifen, daß in der Geschichte jedes Menschen die homo- und heterosexuellen Möglichkeiten auftauchen. Ich habe dabei noch nicht erwähnt, daß in dem KINSEY-Report (1948) über 70 Prozent aller Männer Erinnerungen an homosexuelle Tätigkeit haben, daß also die Wirklichkeit anders aussieht als das Schaubild in der Gesellschaft.

Ich erinnere mich sehr gut, daß schon im kaiserlichen Berlin die Polizei so eingestellt war, nicht die Homosexuellen zu verfolgen, sondern die Erpresser. Im übrigen waren es so viele, daß die Polizei sich im einzelnen nicht damit befassen konnte und mochte.

Jeder von Ihnen wird in der Praxis einmal vor diese Frage gestellt werden, deshalb muß ich das hier besprechen. Nun sind wir in der

Analyse der Polyarthritis nicht viel weitergekommen in der Frage, ob die nie agierte Homosexualität eine pathogenetische Rolle spielt. Hier ist es so, daß wir die Lokalisation nicht trennen können von der Lebensgeschichte, die sich hier in dieser Weise abgespielt hat.

Aber wir kommen doch ein Stückchen weiter, wenn wir berichten: dem Mann geht's jetzt, nachdem man ihm diese Sache ins Bewußtsein gebracht hat, auch mit seiner Polyarthritis viel besser. Jetzt würde ich Ihnen gern noch eine Patientin zeigen, über die wir dann nächstes Mal sprechen.

W: Guten Abend. Heute morgen waren Sie doch auf.
P: Ja.
W: Wie geht's Ihnen denn jetzt?
P: Gut.
W: Gut?
P: Nun, ich hab' noch ein bißchen Druck auf der Brust.
W: Sagen Sie mal, wie war die Krankheit? Warum mußten Sie hierherkommen?
P: Durch Aufregung.
W: Aber die Krankheit selber, wie hat die sich gezeigt?
P: Ich hatte Atemnot, Beklemmung, hab' keine Luft bekommen, und es wurde immer schlimmer.
W: Und dann?
P: (Patientin weint beinah).
W: Dann haben Sie doch auch Krämpfe bekommen?
P: Ja.
W: Wie waren die eigentlich?
P: Erst fing es an mit Atemnot, ich habe keine Luft bekommen, und nach und nach vom Herzen aus bis zum Gesicht hatte ich das Gefühl, als würde alles einschlafen.
W: Wurden Sie denn bewußtlos?
P: Nein, ich war bei Bewußtsein. – Dann kamen die Arme und Beine.
W: Was war denn damit?
P: Ich hatte darin auch das Gefühl wie Einschlafen.
W: Das nennt man eigentlich nicht Krämpfe.
P: Ja, aber dann haben sich die Hände verkrampft.
W: Hatten Sie denn sonst ein Gefühl in den Händen?
P: Ja, so ein Kribbeln in Händen und Füßen.

W: Und was kommt dann, wie geht's weiter?
P: Wenn das vorbei ist, dann geht's mir wieder gut.
W: Haben Sie das hier schon mal gehabt?
P: Ja, einmal.
W: Wie oft kam's zu Hause?
P: Viermal, einmal konnte ich nicht sprechen, hatte so Angst.
W: Angst vor etwas Bestimmtem?
P: Das kann ich nicht sagen, in dem Moment habe ich Angst, wenn ich die Atemnot bekomme, und Druck auf der Brust.
W: Aber die Krämpfe haben Sie jetzt nicht?
P: Nein.
W: Waren Sie arbeitsunfähig?
P: Ja, ich hatte eine Zeitlang ausgesetzt.
W: Ist etwas versucht worden?
P: Bellergal, Luminaletten, Beruhigungsmittel.
W: Ist Ihnen gesagt worden, wie die Krankheit heißen soll?
P: Nein.
W: Aber Sie haben es gehört?
P: Nein.
W: Es wurde davon gesprochen, es wäre eine Tetanie.
P: Ich weiß das nicht.
W: So. Haben wir jetzt alles besprochen, oder wissen Sie noch was?
P: Nein.
W: Gut, da können Sie jetzt wieder runter. Ich danke Ihnen.

Ich will Ihnen noch kurz sagen, daß diese Patientin, 1927 geboren, also jetzt 23 Jahre alt, uns als Tetanie überwiesen worden ist, weil die Ärzte dort den Eindruck hatten, daß diese Krämpfe wie Tetanie-Krämpfe waren.
Bei dem Anfall hier hatte sie auch richtige Pfötchenstellung, das ist von ihr nicht so richtig beobachtet worden, denn sie hat uns das vorhin nicht so gezeigt. Der Anfall, den wir hier gesehen haben, war begleitet von oder zusammengesetzt aus Merkmalen der Tetanie, woraus wir schließen können, daß auch dort die Ärzte die nicht ganz falsche Vermutung hatten. Die Patientin wurde hierhergeschickt, weil ärztlich dort nichts erreicht wurde, und weil angenommen wird, daß wir hier in Heidelberg ganz besonders gescheit sind.

XVII.

Meine Damen und Herren, das war ein 23jähriges, blondes, anmutiges Mädchen, das, wie ich Ihnen zuletzt sagte, von auswärts uns zugeschickt wurde, weil die Ärzte dort den Eindruck hatten, es handle sich zwar um eine sogenannte Tetanie, deren Entstehungsweise aber am besten von solchen beurteilt werden könne, welche auch auf das psychologische Moment eingestellt sind. Nun, die pathologische Physiologie ist hier beinahe so komplex und so interessant und mannigfaltig wie beim Asthma bronchiale. Was ich hier besprochen habe, muß Ihnen auch einiges ins Gedächtnis rufen, weil wir hier eine Wissenschaft treiben, die man psychosomatische Medizin nennt, und weil ich doch immer ein bißchen kämpfen muß mit mir selbst und mit meinen Mitarbeitern, daß wir uns nicht zu sehr auf die Psycho-Neurosen einstellen, bei denen die körperlichen Begleitumstände undeutlich oder gar nicht vorhanden sind. Die Tetanie hat ihren Namen vom Tetanus, dem Wundstarrkrampf, bekommen, und auch bei dieser Patientin ist hier bei uns ein Anfall beobachtet worden, der von der Patientin selbst vielleicht nicht so ganz zutreffend geschildert wurde. Ihre Anfälle gehen wirklich einher mit Pfötchenstellung, in der die Finger in der sogenannten Geburtshelferstellung sich befinden. Sie hat wirklich Tetaniezustände in den Händen und Füßen, die man Carpo-Pedalspasmen nennt, und sie hat auch jene Übererregbarkeit des Nervenstammes, besonders am Facialis, der schon beim Beklopfen oder Berühren ein Zucken auslöst, das Chvosteksche Symptom.

Ich habe Prof. Vogel gefragt, ob er jetzt viele Tetaniefälle sieht. Nach der Jahreswende scheinen die Dispositionen zuzunehmen, und daran hat sich auch manches angeknüpft. Zu meiner Studienzeit nannte man die Tetanie auch den Schusterkrampf, da man beobachtet hatte, daß die Lederarbeiter und Schuster besonders von der Tetanie befallen wurden. Man hat sich überlegt, ob nicht im Leder ein Stoff enthalten sei, der eine Tetanie auslöst. Dann kommt aber eine Reihe von Entwicklungen, wonach es sich bei der Tetanie um etwas Allgemeines handelt.

Katarakt (grauer Star) wurde bei Tetaniekranken beobachtet, und es konnte sein, daß ein Geschwister eines Tetaniekranken frühzeitig an grauem Star erkrankte. Weiter wurde festgestellt, daß namentlich Schilddrüsenkranke nicht ganz selten nach der Operation

Tetanieanfälle bekamen, so daß man in dieser Richtung zu forschen begann. Vielleicht die auffallendste Entdeckung, die damals aus Amerika kam, etwa in meiner Studienzeit, war die, daß man die Tetanie-Anfälle bei vielen Menschen experimentell auslösen kann durch die Hyperventilation. Man läßt also jemand sehr tief atmen, vielleicht 10 Minuten lang, dann stellt sich heraus, daß 70 Prozent einen Tetanie-Anfall bekommen durch Kohlensäureverarmung. Es gibt dabei eine Tetaniebereitschaft. Auch das war also nicht gerade hundertprozentig, aber doch sehr häufig, und nun hat man natürlich angefangen, sich dafür zu interessieren. Wie verhalten sich eigentlich die Kranken, wenn sie einen Tetanie-Anfall bekommen? Nun fällt Ihnen hoffentlich wieder ein, daß die Patientin uns erzählt hat, daß sie zuerst Atemnot bekommt, ehe sich der Krampfzustand einstellt. Es sieht jetzt so aus, als ob sie eine Hyperventilation bei sich selbst herstellt. – Wir kennen auch eine merkwürdige Form der Muskeldystrophie, die, wie sich gezeigt hat, zuweilen mit der Tetanie verbunden ist. Wir haben solche Patienten hier auch gesehen. Es ist also eine Reihe zu bilden von der experimentellen, der psychogenen, der hysterischen Hyperventilation bis zu den schweren klinischen Fällen. So sehen die Klinik und die pathologische Physiologie ungefähr aus.

Wir haben schon entnehmen können, daß die Kranke keine Katarakt hat, daß sie in der Ruhe keinen Chvostek hat, daß sie aber mit Atemnot und mit Lufthunger hyperventiliert. Jetzt möchte ich Ihnen noch etwas von der dreiundzwanzigjährigen, in Oberschlesien geborenen Patientin erzählen.

Sie ist das fünfte Kind. Die Mutter war nach der vierten Geburt so geschwächt, daß der Arzt geraten hatte, die Schwangerschaft zu unterbrechen, was sie aber ablehnte. Sie selbst war also unerwünscht, sie war unwillkommen.

In der Kindheit hat sie meist mit Jungen gespielt. Wenn ihre Schulkameradinnen über erotische Dinge tuschelten, hat sie das Thema überhaupt nicht interessiert. Erst mit sechzehn Jahren kaufte sie sich ein Buch, war aber enttäuscht über die Aufklärung. Sie wohnt jetzt bei einer vierunddreißigjährigen Dame, die sie auch an den Zug brachte und sich mit einem Kuß verabschiedete. Ein Herr, der das gesehen, habe die Patientin gefragt, ob sie lesbisch sei. Sie fand das lächerlich. Seit ihrer Kindheit war die Patientin mit einem dreizehn Jahre älteren Freund verbunden, er studierte Medizin und ging nach dem Krieg in seine eigene Heimat. Darin lag ein

Motiv, warum sie sich dem Schwesternberuf zuwandte. Es ist eine gewisse Möglichkeit vorhanden, daß ihre Berufswahl nach dieser Richtung ging, weil der Mann hoffte, daß sie ihm als Arzt später helfen würde.

Dieser Mann hat sie nicht mit erotischen Wünschen bedrängt, es war auch sonst nie über einen Kuß hinausgekommen. Als sie ihn zuletzt besuchte, holte er sie schon mit seiner Sprechstundenhilfe, einer rothaarigen Sächsin, ab. Sie wohnte auch nicht wie sonst in seinem Haus, sondern in einem Hotel. Als die Patientin die beiden überraschte, wie sie sich küßten, reiste sie ab.

Das haben wir von der einen Seite gehört, jetzt wollen wir einmal die andere Seite hören. Wenn man sie beglückwünschen kann, daß sie diesen Mann nicht gekriegt hat, so hat ihr die Tetanie also einen guten Dienst erwiesen. Inzwischen bekam sie von dem Mann und der Sächsin, die von ihm ein Kind erwartet, eine Hochzeitsanzeige. Kurz danach meldete sie sich krank mit Beklemmungsgefühl auf der Brust, außerdem hatte sie Parästhesien an Beinen und Füßen, am Hals. Im Dezember bekam sie noch dazu die Anfälle, die mit Beklemmung anfingen. Bei uns in der Klinik hat sie noch einen solchen Anfall produziert, und das ist eben der, dessen Beobachtung uns dazu berechtigt hat, einen Tetanie-Anfall zu diagnostizieren.

Ich habe gleich bei der Visite gefragt, ob der Calciumspiegel herabgesetzt sei, und es wurde mir geantwortet, was ich erwartet hatte: nein. Es wurde früher angenommen, daß bei Tetanie der Calciumspiegel regelmäßig herabgesetzt sei, aber es ist in Wirklichkeit nicht immer so.

Die Patientin hat uns heute verlassen, sie hat in den vierzehn Tagen hier keinen weiteren Anfall bekommen und ist dem Eindruck nach soweit geheilt und gebessert, daß wir hoffen dürfen, sie werde auch künftig diese Auslösung nicht mehr machen, daß also diese Anfälle, die mit Hyperventilation beginnen und mit Tetanie enden, wegbleiben werden.

Es sind noch eine Reihe Träume gewesen, die ich Ihnen nicht alle vortragen möchte. Auch verschiedene Zeichnungen sind da, die zum Teil während der Besprechungen entstanden sind. Es ist manchmal ganz interessant, was während einer Konferenz usw. alles von den verschiedenen Leuten gekritzelt wird. Sie haben das sicher auch schon festgestellt, wenn Sie durch einen Sitzungssaal gegangen sind. Ja, es ist nicht uninteressant, was jeder kritzelt.

Jedenfalls ergibt sich aus solchen Kritzeleien eine ganze Menge. – Und schließlich ist da ein entlaubter Baum und ein Schmetterling. Ihre Kritzeleien gehen also vom Geometrischen zum Pflanzlichen und von da zu den Insekten. Das entspräche also dem Eindruck, als habe sie sich zum Leben wieder durchgeschlagen. Mehr möchte ich darüber nicht sagen.

Meine Damen und Herren, ich habe Ihnen immer vorgeschlagen, sinnvolle Zusammenhänge zu suchen. Da ist das Glück im Unglück, was den Sinn einer solchen Geschichte auch ausmacht, aber der Fall regt doch auch sehr dazu an, sich einmal das Gegenteil zu überlegen, nämlich die Frage aufzuwerfen: ja, gibt es denn nicht auch völlig sinnlose Zusammenhänge? Wenn jemand eine Kugel in den Kopf oder in den Bauch bekommt, oder wenn jemand eine Gefäßblutung in einer völlig gleichgültigen Gegend hat und das andere Mal da, wo die Pyramidenbahnen beisammenliegen, dann ergeben sich bei der Eigentümlichkeit unseres anatomischen Baues doch sehr merkwürdige Dinge. Bedenken Sie, was es bedeutet, wenn eine Endokarditis auftritt und eine Herzerweiterung folgt; es ist sehr sinnvoll, sich solche Zusammenhänge klarzumachen. Deshalb müssen Sie eben Medizin studieren und nicht nur schwätzen, um den biographischen Sinn einer Krankengeschichte zu verstehen.

Und jetzt erinnere ich Sie nochmals an die Patientin hier, daß die Ausschwemmung der Kohlensäure die Krampfbereitschaft der Tetanie erhöht. Das kann man zunächst jedenfalls mit dem bisher Vorhandenen nicht als sinnvoll bezeichnen. Sinnvoll ist dann erst das nächste Stück, daß sie krank wird, daß eine Pause eintritt, daß sie sich überlegen kann, was eigentlich passiert ist. Aber daß die Kohlensäureausschwemmung zu einer solchen Krampfbereitschaft führt, das verstehen wir zunächst gar nicht als sinnvoll. Vielleicht können wir physiologisch noch ein bißchen weitergehen. Ich habe da Verschiedenes übergangen, z. B. die pathologische Physiologie und Anatomie der Nebenschilddrüsen, die etwas mit der sogenannten Krampfbereitschaft zu tun haben. Auch darf ich noch in Parenthese erwähnen, daß auch die epileptischen Anfälle eventuell durch Hyperventilation ausgelöst werden können.

Halten wir heute für diesen Fall also fest, daß die nähere Betrachtung einer solchen Krankheit beides zeigt, nämlich eine sinnvolle und auch eine sinnlose Komponente, und daß die sinnlose jedenfalls nicht unterschlagen werden sollte.

Darf ich jetzt bitten, noch einen anderen Patienten hereinzuführen.

W: Wie geht's denn?
P: Ganz gut.
W: Wie alt sind Sie jetzt?
P: Zweiundvierzig.
W: Wie lange sind Sie schon in der Klinik?
P: Sieben Tage.
W: Was hat eigentlich dazu geführt, daß Sie in die Klinik gehen mußten?
P: Ja, weil ich mich krank gemeldet hatte.
W: Und warum hatten Sie sich krank gemeldet?
P: Wegen meiner Schmerzen am Herzen.
W: Zeigen Sie mal, wo Sie das Herz vermuten.
P: (zeigt auf die linke Seite) Ich weiß doch, daß das Herz links liegt, das fühlt man doch am Herzschlag.
W: Sie zeigen aber mehr nach oben.
P: Ja, aber die Schmerzen sind weiter unten, wenn sich das Herz so zusammenkrampft.
W: Ist da auch Angst dabei?
P: Wenn ich die regelrechten Herzschmerzen kriege, ja, da ist auch Angst dabei.
W: Wie lange dauern denn so die Anfälle?
P: Der längste war eine Viertelstunde.
W: Heute früh sagten Sie mir, daß Sie auch zwei und drei Anfälle am Tag bekommen.
P: Ja, als ich diese Spritzen mit Traubenzucker und Strophantin bekam.
W: Die sind Ihnen also schlecht bekommen?
P: Ja.
W: Wann war denn das?
P: 1948.
W: Wie lange gehen denn Ihre Schmerzen zurück?
P: Bis zum 8. Februar 1948.
W: Vorher war nichts?
P: Doch, auch schon 1944 und 1945.
W: Und Sie führen das eigentlich auf die Strophantin- und Traubenzuckerspritzen zurück?
P: Nein, ich führe das auf meinen Steckschuß zurück.
W: Wo ist denn der?

P: Der ist entfernt, es war ein Granatsplitter.
W: Ein Granatsplitter, und der ist entfernt worden. Wann?
P: 1944.
W: Und darauf führen Sie das zurück?
P: Damals ja. Ich hab' dann noch zweimal Gehirnerschütterung gehabt.
W: Wann war denn das?
P: 1926, 1927 und 1941.
W: Also drei?
P: Ja, die eine war mit Schädelbruch.
W: Haben Sie noch andere Krankheiten gehabt?
P: Nein.
W: (zu den Hörern) Also jetzt haben wir folgendes gehört: der Patient klagt über Herz-Schmerzen, weil sie in der Herzgegend sind, anfallsweise auftreten, aus heiterem Himmel kommen und mindestens ein Teil der Symptome sich einstellt, die man als Angina pectoris bezeichnet. –
(zum Patienten) Meinen Sie, daß die Gehirnerschütterungen auch so eingewirkt haben?
P: Ja, ich habe doch noch meine Rente darauf bekommen.
W: Wofür, für welche Beschwerden?
P: Für den Schädelbruch, 45 Prozent Berufseinschränkung.
W: War die Berufseinschränkung auch tatsächlich vorhanden, oder haben Sie trotzdem gearbeitet und verdient?
P: Ich hab' gearbeitet, weil ich ja mußte, im Dritten Reich mußte man doch arbeiten.
W: Wann war denn die Schädelbruchgeschichte?
P: 1941.
W: Das Dritte Reich fing aber doch schon 33 an.
Wie geht's Ihnen jetzt?
P: Ich hab' jetzt ein paar Wochen ausgeruht, in den letzten Tagen treten weniger Schmerzen auf.
W: So. Haben wir jetzt alles besprochen, was Ihnen wichtig scheint, oder ist noch was Krankhaftes?
P: Nun, ich hab' dem Arzt erzählt, daß ich auf der Straße umkippe, beim Auftritt mit dem linken Bein nicht mehr weiterkomme, weil mir das ins Herz schlägt.
W: Mit »Auftritt« meinen Sie das Auftreten, und das schlägt Ihnen ins Herz?
P: Ja.

W: Sonst noch was?
P: Nein.
W: Gut, jetzt können Sie wieder runter.

Ich kann Ihnen noch kurz erzählen, daß der Patient normale Temperaturen hat, er hat auch keine Erhöhung des Blutdrucks, hat einen regelmäßigen Puls, der zwischen 60 und 80 liegt, und doch dürfen wir nicht sagen, daß er keinen Befund habe. Es hat sich nämlich herausgestellt, daß – das werde ich Ihnen das nächste Mal zeigen – bei der Aufnahme des Herzens eine Vergrößerung nach links vorhanden ist, und wir nicht nur angewiesen sind auf die Erzählungen, die sich zunächst ausnehmen wie eine nicht sehr schwere, aber recht unangenehme Angina pectoris, um die sich aber doch alles mögliche drumrumrankt.
Aber noch größeres Gewicht möchte ich darauf legen, daß der Kranke so furchtbar unzufrieden ist, mißmutig ist. Er ist intelligent, scheint auch ein guter Arbeiter zu sein, aber sein Verhältnis zu sich selbst ist nicht gut.

XVIII.

Meine Damen und Herren, ich kann heute nicht wie sonst die Vorlesung so gestalten, daß wir die klinischen Organbefunde und ein Bild der Lebensgeschichte nebeneinanderhalten – das ist ja sonst unser Verfahren –, und zwar, weil, was verhältnismäßig sehr selten vorkommt, der Patient mich gebeten hat, seine Lebensgeschichte nicht vorzutragen, und ich habe es ihm sofort versprochen.
Das ist ein Nachteil; aber es ist vielleicht auch ein Vorteil, sich einmal über die Frage der ärztlichen Diskretion ausführlicher zu unterhalten. Das habe ich ja schon ein paarmal gesagt, daß Sie, meine Hörer, verpflichtet sind, diese Diskretion außerhalb des Hörsaales zu wahren, und daß ich Sie nicht verteidigen könnte, wenn einmal etwas bekannt würde, was der Patient uns im ärztlichen Vertrauen mitgeteilt hat. Wenn also ein Prozeß entstünde, so könnte ich Sie nicht verteidigen, und ich würde das auch nicht wollen. Ich sagte, zunächst sei das ja auch ein Nachteil, wenn wir das nicht nebeneinanderstellen können. Allerdings hoffe ich, daß das hier immer mit einer gewissen Vorsicht geschehen ist. Und je

älter ich werde, umsomehr habe ich das Gefühl, daß eigentlich in der akademischen Wissenschaft das, was man etwa in der Religion Demut nennt, sich hier als Kritik abspielt. Ich sage auch: Je älter ich werde, um so stärkeren Eindruck macht es mir, wie wenig wir voneinander wissen, und daß dem immer nur ein Stückchen abzuhelfen wäre. Es ist nicht richtig, daß die Schwierigkeit der Kommunikation, wie JASPERS (1932) etwa sagen würde, daß die Schwierigkeit der Begegnung dadurch noch vermehrt worden sei, daß wir seit vier oder fünf Jahrzehnten gelernt haben, daß die Menschen in ihrem Bewußtsein nur einen winzigen Teil ihres psychischen oder sonstigen Seins enthalten.

Ich sage: Es ist nicht richtig anzunehmen, daß dadurch die Verbindung der Menschen erschwert, zurückgeschoben wird, weil wir vom anderen erst das Bewußtsein und durch besondere Veranstaltungen Unbewußtes erfahren. Die Beziehungen der Menschen, die auch Reaktionen sind, beziehen sich gerade auf das Geschehen im Unbewußten eines anderen. Wenn ich auf ihn mit Wut oder Sympathie, mit Abneigung oder mit Zuneigung reagiere, so sind das unbewußte Ordnungen. Menschenpaare, Gruppen, Völkerfamilien beziehen sich aufeinander durch ihr Unbewußtes.

Daß hier aber die Dinge im Fluß sind und daß man sie sich nicht von vornherein als gegeben und festgelegt vorstellen darf, das erfahren wir aus der Sittengeschichte ausgezeichnet.

Lassen Sie mich da ein paar Sachen, die mir so einfallen, erzählen. Soviel mir bekannt ist, war es in Sparta zu der Zeit, als die Sitte am strengsten und gegenüber Athen etwa sehr hoch angesehen war, so, daß Männlein und Weiblein unbekleidet umhergingen. Die Bekleidung ist in einer solchen Betrachtung schon ein Versuch, etwas zu verbergen, was zugleich dadurch betont wird. Ich habe mir vor vielen Jahren von einem Amerikaner erzählen lassen, er habe in Japan die Sitte gefunden, daß in den Bädern die Frauen und Männer völlig nackt zuammen baden und daß dort niemals eine sexuelle Erregung vorkommt. Er verwunderte sich sehr, eine Erektion bekommen zu haben, als er in Südfrankreich einer Bäuerin begegnete, die sich bückte, sodaß er ihr in den Busen schauen konnte.

Ich glaube, es war in der zweiten Hälfte des 18. Jahrhunderts, daß in Wien der Erfinder der Perkussion, der Arzt AUENBRUGGER, lebte. Man hat dann mit dem Ohr am Brustkasten gehorcht, da hat man zum erstenmal die verschiedenen Geräusche beschrieben.

Vom Leibarzt Napoleons wird erzählt, daß er einmal zu einer Dame gerufen wurde, die schwer erkrankt war, und er wagte nicht, sein Ohr an ihren Rücken zu legen; er erblickte einen Karton, rollte ihn zusammen, und so entstand das Hörrohr. Nun, das könnte man noch lange fortsetzen, es gibt da sicher viel Interessantes. Als ich klein war, zeigte man sich Bilder, etwa wie die Frauen ins Bad gingen, wie sie angezogen waren; ich weiß gar nicht, wie man das beschreiben soll, sie hatten einen Schlafrock an mit vielen Spitzen besetzt. Und dann begann es, daß Männer und Frauen zusammen badeten, d. h. die Männer auf einer anderen Seite als die Frauen. Wie sich das dann später entwickelt hat, das wissen Sie selbst. Das Ausziehen eines Patienten in der Klinik, vor einem Auditorium, das gibt es viel früher, das gilt also längst vorher als selbstverständlich, nicht die Scham berührend.
In unserem Fall wird es wohl so gewesen sein, daß der Wunsch, hier nicht alles zu erzählen, damit zusammenhängt, daß jeder Mensch ja in gewissen sozialen Interessen, in wirtschaftlichen Belangen eingebaut ist, daß auch gerichtliche Interessen in Frage kommen. Keiner von uns allen, die wir hier sind, hätte Lust, hier alles erzählen zu lassen, es sei denn in einem ganz bestimmten Zusammenhang, und auch dann spürt man hier die Nähe der Grenze. Das ist ein sehr kompliziertes Feld, und man wird an vielerlei zu denken haben, wenn man sich überlegt, daß einer etwas verbergen will, der sich hier nackt ausziehen läßt. Es ist also eine komplexe Welt. Diese Schamgefühle ändern sich historisch, und sie sind zum Teil sehr paradox wandelbar in der Geschichte; was gestern war, braucht heute und morgen nicht mehr zu gelten.
Von der Ostzone höre ich, daß ein Widerstand besteht gegen die Einmischung der Gesundheitsbehörde in die Diskretion.
Viele Ärzte sind der Ansicht, daß das ein Eingriff in die ärztliche Ethik sei. Aber bedenken Sie, wie indiskret wir hier mitunter auch sind, und bedenken Sie, daß der Doktor in einem Dorf im Wirtshaus dem Amtsrichter, dem Apotheker aus seiner Praxis allerhand erzählt. Die Indiskretion ist riesengroß. Und wenn bei uns z. B. ein Mädchen auf die Ortskrankenkasse geschickt wird mit einem Arztschein, auf dem steht »Frl. X.: Schwangerschaft«, dann weiß evtl. morgen »ganz Heidelberg« davon.
Das ist also das Thema, das ich wenigstens mal berührt haben wollte. Wir schließen daraus aber auch, daß die Art, wie jemand gefragt wird, oder die Art, wie man ihm erlaubt, alles zu erzählen,

keine anthropologische Medizin, keine Anthropologie ist. – Es ist vielleicht kein so großes Unglück, wenn wir bei diesem Kranken, auf den ich jetzt eingehe, die Lebensgeschichte nicht kennenlernen, obwohl sie vorliegt. Es handelt sich um einen 1907 geborenen Mann, der als Beruf Bauführer angibt, aber schon alles mögliche getan hat und in der Hauptsache über Angina pectoris-ähnliche Zustände zu klagen hat. Er hat Ihnen erzählt, daß er mit Atemnot kämpft, daß es ihm leicht übel und schwindlig wird. Das volle Syndrom, das in den Büchern steht, ist zwar nicht vorhanden, insbesondere ist dieses Gürtelgefühl, dieses Umpanzerungsgefühl offenbar nicht sehr ausgeprägt, und ich habe am Schluß auch noch erzählt, daß uns dieses Herz bei der Röntgenaufnahme besonders Eindruck gemacht hat. Sie sehen hier das Röntgenbild, bei dem ich auf den ersten Blick gesagt habe: »Das Herz ist zu groß.« Ich habe dann gehört, daß die Messungen, die daran vorgenommen wurden, das bestätigen, daß nämlich die Durchschnittswerte überschritten sind. Es ist kein sehr ausgeprägtes Bild, und was man eigentlich ein großes Herz nennen soll, das ist nun in der Tat auch für die organische Klinik nicht so ganz einfach zu sagen. Ludolf KREHL (1898) schreibt in seiner Pathologischen Physiologie, daß auch Menschen ohne einen Herzschaden eine Herzvergrößerung haben können, z. B. die Brauer, die täglich etwa 30 Liter trinken, oder Sportsleute.

Eine Messung auf dem Röntgenschirm oder auf der Röntgenaufnahme ist nicht gleichwertig der Messung auf dem Sektionstisch. Auf dem Sektionstisch kann man die Muskelmasse feststellen, und da ist festgestellt, daß nicht jeder Mensch die gleiche Muskelmasse besitzt. Das hat dann der Kliniker HIRSCH (1899, 1900) untersucht.

Sie sehen schon, daß das nicht so ganz einfach ist, und da hat sich sehr viel in der Röntgenwissenschaft herausgestellt, z. B. ob ein Herz sich verlagert hat. Es gibt auch ein Tropfenherz, und es gibt offenbar Menschen mit verhältnismäßig kleinen Herzen, ohne daß wir dabei schon von Pathologie sprechen. Es ist nicht so, daß wir, nachdem die Perkussion durch die Röntgentechnik überholt worden ist, nun ein besonders zuverlässiges Maß dafür hätten, was ein großes und was ein kleines Herz ist. Bei diesem Patienten möchte ich sagen, daß das Herz nur »verdächtig« genannt werden kann, vergrößert zu sein, nicht aber, daß eine Herzerweiterung bewiesen sei. Wir werden dann weitergehen und versuchen, ob die stenokardischen Anfälle vielleicht ein Hinweis darauf sind, daß in dem Herz oder im Kreislauf etwas in Unordnung ist. Das Elektrokardiogramm ist ganz normal, und auch der Blutdruck bei diesem Kranken ist normal, der Rhythmus ist immer regelmäßig gewesen und auch in den elektrokardiographischen Aufnahmen nicht gestört. Wenn wir uns in einer solchen Situation befinden, dann pflegen wir zu sagen, es ist nichts Organisches zu finden, jedenfalls nichts Sicheres; vielleicht hat dieser Mensch eine sogenannte Herzneurose. Was ist das nun eigentlich? Da muß ich Ihnen sagen, daß hier großer Wert auf die Unschärfe dieser Grenze zu legen ist. Am eindrucksvollsten ist vielleicht die Ansicht von der Rhythmusstörung.

Vor einigen Jahren wurde es möglich, die Extrasystolen genauer anzusehen. Ich glaube, es war ein Engländer, der behauptete, daß jeder normale Mensch einmal eine Extrasystole haben kann.

Die Arhythmia absoluta oder die Arhythmia perpetua gelten nun seit langer Zeit nicht mehr als eine irreparable, dauernde Störung. Es handelt sich darum, daß manche Menschen eine Zeitlang Vorhofflattern bekommen.

Wir können sagen: die Rhythmusstörungen, die Blutdruckveränderungen können als solche nur als funktionelle Störungen aufgefaßt werden, und sie scheinen bei nervösen Menschen häufiger vorzukommen. Wenn wir eine Psychoneurose bei einem solchen Menschen finden, sagen wir, das ist selbstverständlich, er hat eben eine Neurose, eine funktionelle Organstörung am Herzen. Das Herz wird bekannt, wird bewußt, jemand merkt überhaupt, daß er ein Herz hat, weil ja nun die Frage aufkommt: ja, kann auch bei der Pumpleistung des Herzens dasselbe angenommen werden? Die Pumpleistung hängt wieder von der Herzgröße ab; kann diese nicht auch eine funktionelle Veränderung sein?

Da möchte ich zurückgreifen, daß die alte Lehre der Herzinsuffizienz, die mit Kreislaufstörungen, mit Atemnot, veränderter Blutverteilung einhergeht, daß diese Herzinsuffizienz keineswegs dann immer auftritt, wenn die Pumpleistung überfordert ist, daß im Gegenteil die Menschen dann ihre Störungen bekommen, wenn sie weniger zu leisten haben.

Ich habe schon einmal einen Fall erwähnt, daß ein schwer Herzkranker in Frankfurt an der Oder zu Bett liegt, dann, als die Russen kommen, aufsteht, sein Gepäck, Koffer usw. trägt und ohne Beschwerden den Marsch bis Berlin übersteht. Ein paar Tage nach dem Marsch sogar bleibt er beschwerdefrei, dann aber erkrankt er wieder und begibt sich erneut ins Krankenhaus. – Sie haben gehört, daß es bei unserem Patienten nach zwei Strophantinspritzen schlechter gegangen ist. Immer mehr zieht es uns zu der Auffassung, daß dieser Mensch, den Sie gesehen haben, auch wenn man sich nicht um seine Biographie bekümmert, abweicht von dem, was sonst ist, daß seine Beschwerden, die sehr heftig sind, die Bestandteile eines ganz andersartigen Vorganges sind.

Jetzt möchte ich gern kurz auf ein weiteres Thema eingehen. Das müssen Sie lernen, das müssen Sie kennenlernen, und das müssen Sie alle durchschauen lernen, daß nämlich ein solcher Mensch, der ein kompliziertes Leben hat, einen Ausweg ins Kranksein findet. Ich möchte also wieder zu dem Thema »Flucht in die Krankheit« kommen. Bedenken Sie, daß es nicht genug ist, zu sagen, daß Krankheiten Ausweichmanöver sind, man muß dazu sagen, daß dieses Ausweichmanöver auch einen Krankheitsgewinn mit sich bringt, indem die Kasse für ihn zahlt, daß sich die Pforten der Klinik öffnen, daß er dabei bleiben kann, sein übriges Leben ganz und gar in Ordnung zu bringen. Das ist deshalb so wichtig, weil nämlich die Dinge gewöhnlich ganz anders laufen, in der ärztlichen Praxis und in der Sozialversicherung. Bedenken Sie, daß hier, wenn Strophantin vierzigmal gespritzt wird, die Firma ein Interesse daran hat, möglichst viel Strophantin abzusetzen, nicht nur wegen des Chefs, sondern wegen der Arbeiter, wegen der Devisen, man denkt auch an das Prosperieren der Klinik; auch der Arzt will leben, er will ein Häuschen haben, er will ein Auto haben, er will eine Frau haben, er will hübsche Bücher haben, und er verdient nichts, wenn er dem Patienten sagt: »Du hast nichts.« Diesem Drang sind wir täglich ausgesetzt, und täglich wird vom Patienten das gefordert, was der Arzt und was darum herum ist, gern liefert, und doch liegt darin ein Schwindel insofern, daß er die viel wichtigeren Fragen, die der Patient zu bewältigen hätte, vertagt, wegschiebt.

Bedenken Sie, daß die Form der Therapie jener Unsicherheitserzeuger ist für die Frage, ob dieser Mensch z. B. seine Familie anerkennt, oder ob er seine Moral so einrichtet, daß er nicht von der Polizei belangt wird, usw.

Das ist die Situation, in der wir uns in vielen Fällen befinden. Jetzt möchte ich noch eine Patientin zeigen.

W: Guten Abend. Wie geht's Ihnen jetzt?
P: Gut.
W: Es geht Ihnen sogar gut, was war es denn überhaupt, weshalb sind Sie in die Klinik gekommen?
P: Wegen Gelbsucht.
W: Wann war denn das?
P: Vor 14 Tagen, das ist ganz plötzlich gekommen.
W: Wer hat es denn gemerkt?
P: Ich selber.
W: Wie haben Sie das gemerkt?
P: Ich hab' in den Spiegel geschaut.
W: Wie war denn der Stuhl?
P: Weiß.
W: (zu den Hörern) Gewöhnlich sagt man, glaserkittähnlich in der Farbe.
(zur Patientin) Was hatten Sie noch?
P: Der Urin war braun wie dunkles Bier.
W: Waren Sie am übrigen Körper nicht gelb?
P: Nein.
W: Haben Sie auch Schmerzen gehabt?
P: Nein. Nur Temperatur um 38.
W: Warum sind Sie denn in die Klinik, wenn es so ein leichter Fall war?
P: Der Hausarzt hat sich Sorgen gemacht wegen der Temperaturen, er wußte nicht, was ich habe.
W: (zu den Hörern) Die Temperatur war am ersten Tag rektal 37,2, dann tritt eine normale Temperatur ein, auch die Pulszahl ist normal, nur die Blutsenkung ist erhöht, wie bei vielen Infektionskrankheiten. –
(zur Patientin) Haben Sie schon mal so etwas gehabt?
P: Nein.
W: Von was kam denn die Krankheit eigentlich?
P: Ich hab' eine Grippe gehabt und auch was an den Nieren.
W: Wann war denn das?
P: Vor dieser Sache. Mitte Januar.
W: Von was kam denn die Grippe?
P: Das weiß ich nicht.
W: Was denken Sie?
P: Von Erkältung.
W: Haben Sie sich erkältet?

P: Daß ich vielleicht mal so rausgegangen bin.
W: Haben Sie sich aufgeregt?
P: Vielleicht.
W: (zu den Hörern) Die Mehrzahl der Menschen hat sich natürlich aufgeregt. –
(zur Patientin) Aber haben Sie etwas Besonderes erlebt, was Sie erzählen können?
P: Ich weiß nicht.
W: Ich danke Ihnen; jetzt können Sie wieder rausfahren.

Die Häufung der ikterischen Erkrankungen ist wohl immer einmal vorgekommen. Im ersten Weltkrieg war das eine sehr ernste und schwere Krankheit, Ikterus infectiosus, der bei fast einem Drittel der Erkrankten tödlich verlaufen ist. Dieser Ikterus infectiosus als schwere Infektionskrankheit ist dann während des ersten Weltkrieges noch von Uhlenhuth und Fromme (1915) aufgeklärt worden, die eine Spirochäte gefunden haben. Im letzten Krieg ist in der Wehrmacht eine kolossale Häufigkeit von Ikterus aufgetaucht, und zwar von neuer Art. Während des ganzen Krieges ist geforscht worden, um 1. den Übertragungsmodus und 2. den Infektionserreger herauszukriegen. In beiden Fragen sind wir nicht befriedigt worden.
Jener Icterus infectiosus ist also eine Infektionskrankheit des ersten Weltkrieges gewesen. Die jetzt immer wieder kommenden Schübe machen den Eindruck, Rezidive oder Nachzügler des gutartigeren, aber verbreiteteren Ikterus des zweiten Weltkrieges zu sein. Sie sind langwierig, aber nicht lebensgefährlich. Jetzt haben wir das Epidemiologische vorangestellt und, um uns das nicht leicht zu machen, das Biographische zurückgestellt.
Nächstes Mal also mehr über die Kranke, die Sie vorhin gesehen haben.

XIX.

Meine Damen und Herren, manchmal befürchte ich, daß es Ihnen schon langweilig wird, die tollen Lebensgeschichten mit anzuhören, die sich nicht immer, aber doch sehr oft ergeben; und dann denke ich, vielleicht geht es Ihnen so wie mir, daß im ärztlichen Beruf eines doch immer großartig und interessant bleibt, nämlich daß das Leben ununterbrochen Neuigkeiten produziert, die uns anziehen. Von unserem Mitleid haben die Patienten nicht viel. Unerschöpflich produktiv ist dieses Leben, und auf diesem Wege kommt es dann doch dazu, solche Eindrücke und Erfahrungen mit der Forschung der Pathologie und der Physiologie in Verbindung zu bringen. Ich habe schon ein paarmal hier erzählt, daß eine so unbedeutende Krankheit wie die Angina tonsillaris sich eben immer wieder als eine Erkrankung darstellt, die einen Sinn in einer Lebensgeschichte hat.

Vor ein paar Tagen – damit will ich heute beginnen – habe ich wieder eine Patientin gesehen, bei der mir das neu aufgegangen ist. Sie wurde von ihrer verheirateten Schwester gebracht, die eine sehr vernünftige, lebenskundige Person zu sein scheint, während die jüngere Schwester furchtbare Anfälle hat, strampelt, schreit, tagelang nichts sagt. Man hat an Epilepsie gedacht, auch an Tetanie usw. Die Betreffende hat mir dann gesagt, daß sie Ausfluß hat, daß sie auch nicht weiß, woher diese Anfälle kommen. Ich bin dann mit ihrer Schwester rausgegangen und habe sie gefragt: »Wie hat denn das angefangen?« – »Ja«, sagte sie, »das ist alles seit der Angina.« Ich sagte: »Was war denn da los?« – »Ja, das war an dem Tage nach der Hochzeit.« – Die Patientin ist mit dem Bruder ihrer Freundin, die geheiratet hat, versprochen. Ich fragte: »Wann ist denn die Angina gekommen?« – »Am Tage nach der Hochzeit.« Die Zeit zwischen dem eindrucksvollen Erlebnis, das gewöhnlich einen Konflikt enthält, und dem Ausbruch der Krankheit ist sehr kurz, 24 Stunden; so ist es auch hier.

Nun, dies als Einleitung.

Jetzt kommt der Patient vom letzten Mal. Das war eine Frau, die im Jahre 1920 in Berlin geboren, also jetzt etwa 29 Jahre alt ist, und die in die Klinik kam, weil sie über Appetitlosigkeit, ständige Gewichtsabnahme in den letzten Monaten zu klagen hatte, in den letzten Tagen mehrfach erbrochen hat und erhöhte Temperatur hatte. Vor drei Tagen wurde der Stuhl weißlich, der Urin dunkelbraun, und sie hat sich elend gefühlt.

Ich habe dann noch darüber gesprochen, daß das das Bild eines Ikterus bei einer Hepatitis sein könnte. Inzwischen höre ich, daß der Ikterus verschwunden ist und sie nun Schmerzen in der Lebergegend hat. Nun will ich Ihnen die Biographie dieser Patientin zum Vortrag bringen und bitte Sie, dabei auf drei Punkte besonders zu achten.

1. daß vor längerer Zeit, vor einem Vierteljahr etwa, die Mutter gestorben ist, an der sie sehr gehangen hat,
2. daß sie nun in einer Ehekrisis lebt, und daß die Scheidung von beiden Ehepartnern beabsichtigt ist. Wie und warum die Ehe sich zersetzt hat, werden wir gleich hören; und
3. was ich nicht genau weiß ist, daß nun auch der Mann bereits Argumente gegen die Scheidung, aber auch Gründe zur Eifersucht angibt.

Die Patientin, die bei uns wegen der Hepatitis epidemica aufgenommen wurde, ist seit vier Jahren verheiratet und hat zwei Kinder im Alter von drei Jahren und vierzehn Monaten. Die Ehe ist schlecht, sie wollen sich scheiden lassen, weil sie einfach nicht zusammen auskommen können, sie seien zu verschiedene Charaktere. Sie könne sehr oft nicht essen, sei abgemagert, bringt dies mit der Ehekrise in Zusammenhang. Das sagen viele, daß die Widerstandskraft des Organismus wohl dadurch abgenommen hätte. Sie kommt aus einer Beamtenfamilie, ist mit ihrer älteren Schwester in guten Verhältnissen aufgewachsen. Die Mutter hat sie sehr lieb gehabt; sie ging mit allen ihren Sorgen zur Mutter, aber auch zum Vater war ein gutes Verhältnis vorhanden. Sie wurde sehr streng erzogen, durfte nicht herumbummeln, arbeitete als Schwester. In ihrer Freizeit ging sie viel ins Theater und ins Konzert. Mit 20 Jahren lernte sie einen Kaufmann kennen, verlobte sich auch, ihr Bräutigam fiel aber drei Jahre später im Feld, und das ging ihr sehr nahe. Sie könne nie wieder einen Mann so liebhaben wie diesen. Es hätten auch nähere Beziehungen bestanden. 1945 hat sie ihren jetzigen Mann kennengelernt und heiratete, obwohl sie sich erst fünf Wochen kannten. Zuerst habe er mit viel Liebe und Geduld versucht, ihr bessere Sitten beizubringen. Ihr Vater habe gleich gesagt: »Paß auf, daß das nicht einmal andere Formen annimmt.« – Am Tage vor der Hochzeit besuchte sie die Mutter des Mannes, die sich hatte scheiden lassen, als der Junge drei Jahre alt war. Diese riet ihr ab, er sei wie der Vater, jähzornig. Sie heirateten doch, wurden evangelisch getraut, obwohl der Mann katholisch ist; auch die Kinder sind evangelisch getauft. Nach der Hochzeit gingen sie aufs Gut des Vaters des Mannes in der Nähe von Prag. Der Mann war als einziges Kind beim Vater aufgewachsen, besuchte höhere Schulen, dann Ausbildung im Bankfach. Von Prag mußten sie im April 1945 fliehen, und bis November 1945 war sie bei den Eltern in Berlin. Inzwischen faßte ihr Mann bei Verwandten in Österreich

Fuß, wohin sie auch ging. Dann wurden sie ausgewiesen, und schließlich fanden sie eine Wohnung in Sch., wo sie jetzt noch wohnen. Der Mann ist Bankangestellter, und sie haben ihr leidliches Auskommen – allerdings ist ihm jetzt wohl gekündigt.
Der Mann sei pedantisch, hart, kalt.
Jetzt kommt also das Bild, das sie in der Entfremdung ausbildet. Kleine Liebkosungen unter Tag sind ihm lästig, er sage selten etwas, man müsse ihm jedes Wort aus der Nase ziehen. In sein Berufsleben lasse er sich nicht hineinreden. »Das verstehst du doch nicht«, sagt er, wenn sie mal versucht, mit ihm davon zu reden. Sie haben nichts Gemeinsames, auch nicht spazieren geht er mit ihr, nicht einmal ins Kino. »Geh doch allein«, sagt er.
Auch während der Schwangerschaft hätte er ihr nichts Gutes angetan, bei der zweiten Schwangerschaft habe er geweint.
In seiner Pedanterie habe er immer etwas auszusetzen. Er ist eine andere Küche gewöhnt und sage oft, wenn ihm etwas nicht passe oder nicht schmecke – z. B. habe er gern Zucker im Kraut –: »Wo hast du denn deine Gedanken?« Er schlägt sie ins Gesicht, bespuckt sie auch. Das Kind würde dann am ganzen Leibe zittern und rufen: »Mein Muttile, mein Muttile.« Neulich sei er früh um acht zurückgekommen, nachdem er gegen sieben Uhr das Haus verlassen hätte. Sie war wieder ins Bett gegangen, und das habe ihn schrecklich geärgert. Die Kinder hätte er sehr lieb, spiele auch viel mit ihnen, aber einmal sei sie dazugekommen, und da habe er gesagt: »Sieh, jetzt kommt die alte Schlampe.«
Sie wollte schon einmal nicht mehr leben, hat Veronal genommen. Danach hätten sie sich wieder vertragen, hätten sich eben zusammengenommen, aber zwei Monate später sei es gewesen wie früher. – Vielleicht kann ich da eine Zwischenbemerkung machen. Schon immer ist es üblich gewesen, auf die Sitten und das Benehmen anderer etwas herabzusehen. Bedenken Sie, daß die Höflichkeit und die Sitte, das anständige Benehmen in den äußerlichen Dingen, nicht etwa nur idealistisch zu begründen sind, sondern das Leben ungemein erleichtern; daß, wenn wir uns ordentlich benehmen, eine Menge Unannehmlichkeiten erspart bleiben.
Was ist, wenn zwei Menschen sich heiraten und dann erklären müssen, sie könnten nicht zusammenleben, was ist die Situation also, die die Juristen mit dem Ausdruck »unüberwindliche Abneigung« bezeichnen und die als Scheidungsgrund angeführt werden kann, wenn Ehebruch und derartige Dinge nicht angeführt wer-

den? Das ist hier unser Problem. Einen bestimmten Anfang dieser Umstände kann die Patientin nicht angeben. Der Spalt war eben erst ganz klein und ist immer größer geworden, so daß sie sich jetzt kaltlächelnd über die Scheidung unterhalten. Der einzige Hinderungsgrund: die Frage der Kinder. Der Mann möchte dies dreijährige Mädchen zu sich nehmen, das möchte aber die Patientin nicht zulassen. – Im Sommer 1949 hatte die Mutter der Patientin einen Schlaganfall. Die Möglichkeit, sie zu besuchen, zerschlug sich aber; im November 1949 schrieb der Vater, daß es wohl bald mit der Mutter zu Ende ginge. Die Patientin fuhr allein hin, und am letzten Tage vor der Abreise starb die Mutter. Das letzte, was sie auf dem Krankenbett gesagt hätte, sei gewesen: »seit der Hochzeit habe es ihr einen Knacks gegeben«. –

Die Patientin erkrankte zwei Tage, nachdem sich ihr Mann für drei Wochen hatte krank schreiben lassen. Er hätte vorher nie geklagt, sondern sei plötzlich zum Arzt gegangen, der eine kranke Leber festgestellt hätte. Ins Bett brauche er sich nicht zu legen. Da hätte sie gesagt: »Was, drei Wochen willst du zu Hause bleiben? Da werde ich ja ganz verrückt.«

Der Mann besucht sie jetzt hier, aber besonders besorgt um ihr Wohlergehen zeigt er sich nicht. Mit der Scheidung wollen sie warten, bis der Mann wieder eine feste Stellung hat.

Ich muß Ihnen sagen, daß ich nicht beweisen kann, aber daß mir auch kein Grund als triftig erscheint, sich nicht vorzustellen, daß diese Patientin in diesem Augenblick und auch an derselben Stelle erkrankt wie angeblich ihr Mann, nachdem ihr Leben auch in anderen lebenswichtigen Beziehungen in einer krisenhaften Katastrophe ist. Ferner kann man wohl sagen, daß sich körperlich etwas Ähnliches abspielt wie menschlich oder psychisch oder geistig. Ich sagte, es mache uns gar keine Schwierigkeit, uns so etwas vorzustellen, und heute möchte ich etwas auf die Argumente eingehen, die gegen eine solche Deutung des Sinnes der Krankheit sprechen, und zwar nehmen wir vielleicht drei Gründe an, die gegen eine solche Determination sprechen:

1. daß eine Epidemie im Lande ist und die Zahl der Gelbsuchtsanfälle in einer historischen Epoche zunimmt und dann der Eindruck besteht, daß es sich nicht um Veränderungen des individuellen menschlichen Lebens handelt, sondern um *ein* Lebewesen. Warum also die Epidemien in Asien aufflackern, eine Zeitlang bestehen und dann wieder verschwinden, das haben mir auch Männer, die

diese Dinge studiert haben, nicht erklären können. Die Frage, warum Epidemien auftreten, die müssen wir ja ins Blickfeld bekommen, und da gibt es nun eine Menge von Fällen, daß Epidemien aufgetreten sind zu Zeiten großartiger, politischer und religiöser Krisen, beispielsweise im 14. Jahrhundert. Vielleicht steht es auch so mit der Syphilis, die ja zu Beginn der Neuzeit eine besondere Rolle spielte, was also auch einen solchen Grund haben könnte. Das ist eine erste Abwehr des Argumentes: »Ja, die hat eben eine Gelbsucht gekriegt, weil gerade eine Epidemie in Heidelberg ist.«

2. Ganz dasselbe ist es mit der Kriegsverletzung. Man kann sagen: »Ich habe mir diese Verletzung doch nicht gewünscht, die Kugel ist zufällig dahin geflogen.« Wenn ich aber frage: »Ja, warum entstehen denn Kriege?«, dann kommen wir wieder auf ein kollektives Verhalten, dessen Natur keineswegs nur biologisch ist. Es hat auch Kriege gegeben, bei denen man gesagt hat: »Das kommt vom Hunger.« Aber das stimmt einfach nicht, wenn man schon den Zufall nennt – man kann also z. B. sagen: »Das ist Zufall, daß der betreffende Mensch von dem Virus getroffen wurde, der zur Hepatitis führt.« – Man ist sehr lange schon darauf aufmerksam geworden, daß diese Zufallserklärungen bei den Infektionskrankheiten nicht ganz richtig sein können, daß nämlich der Zufall kein reiner Zufall ist, und daß da vieles zusammenkommt, z. B. die Anlage, die Bereitschaft, die Vererbung der Empfänglichkeit, psychische Momente usw., und in diesem Sinn hat man gesagt (von Hansemann 1912): Konditionalismus.

Wir müssen die vielen Bedingungen, die kollektiv zusammenkommen, zwar individualistisch, aber auch umsichtig zusammenstellen. Ich halte diesen Konditionalismus wohl für eine gewisse Verbesserung, aber nur für eine scheinbare, denn alle Teilursachen werden ja auch Ursachen. Ein Übergang von der kausalen Erklärung zu der Sinndeutung ist also damit, daß wir Konditionalismus statt Kausalismus sagen, nicht erzielt.

3. Das Letzte, was man dagegen anführt, ist die »Eigengesetzlichkeit«. Man sagt: die Gesetze der Natur sind, wie sie sind, und wenn wir konsequent sind, werden wir die Ursachen alle finden in den letzten Naturgesetzen, die unverrückbar sind.

Nun, meine Damen und Herren, das ist vielleicht der interessanteste Einwand, daß, wenn wir einmal den leisesten Schritt von der physikalischen, der naturwissenschaftlichen Betrachtungsweise wegtun, wir etwas tun, was deren Geist widerstrebt. Eine Einwirkung auf die Naturgesetze ist nicht erlaubt.

Nun, da möchte ich noch eins dazu sagen: Warum wundern wir uns eigentlich, daß trotz dieser Eigengesetzlichkeit der Physis solche Geschichten fortwährend passieren, wie sie so aufregend etwa in einer solchen Biographie passieren? Warum wundere ich mich nicht, daß mein Bart so wächst, daß ich jeden Tag oder jeden zweiten Tag mich rasieren muß; möge da in meiner Umwelt das oder das passieren, mein Friseur muß trotzdem kommen, und er wird feststellen, daß sich da nichts verändert hat, der Bart muß eben rasiert werden, das Haar muß geschnitten werden. Genau dasselbe gilt für den Stoffwechsel, für den Gaswechsel, den Energiehaushalt; warum wundern wir uns eigentlich nicht darüber, daß diese Dinge im Organismus auch alle ablaufen, und warum wundern wir uns nicht, daß Epidemien möglich sind, obwohl die Menschen offenbar so gänzlich verschiedene Dinge erlebt haben? Es ist also nicht zu erklären, daß physische Ereignisse so einwirken können, sondern es ist auch verständlich zu machen, wieso es möglich ist, daß die Gesetzmäßigkeit der Natur so ist, daß sie unterbrochen werden kann.

Das Reichsgericht hatte in der Versicherungspraxis einen eigentümlichen Begriff. Eine »Unterbrechung des Kausalzusammenhanges« ist dann vorhanden, wenn etwas ganz Unerwartetes passiert, wenn z. B. der betrunkene Kutscher die Kutsche umwirft und der Blitz den Fahrgast erschlägt und dann die Frage auftaucht: ist der Kutscher strafbar?

Damit möchte ich heute aufhören. Wir haben also folgendes gemacht: Wir haben einen Fall vorgeführt, in dem eine gesetzmäßige Beziehung zwischen der klinisch-pathologischen Erscheinung, der Hepatitis einerseits und den Lebensentwicklungen andererseits gar nicht herstellbar ist. Die Fälle von Ikterus, die ich früher hier vorgestellt und studiert habe, waren meistens so, daß die Eifersucht dabei eine Rolle gespielt hat, wo man also sagen kann: jemand ist gelb vor Neid geworden. Diese eigentümliche, im Volksmund vorgebildete Bezeichnung (Beziehung zwischen Gelbwerden und Eifersucht oder Neid) kann uns immerhin als Wegweiser zur Entdeckung vielleicht regelmäßigerer Zusammenhänge dienen. Auch in diesem Falle ist etwas Derartiges keineswegs ausgeschlossen worden.

Jetzt möchte ich noch einen weiteren Patienten zeigen.

W: Guten Abend. Wollen Sie uns erzählen, wie es Ihnen jetzt geht und was Ihnen wehtut, was Ihnen fehlt?
P: Ich habe hier einen Druck.
W: Woher kommt der Druck?
P: Das sind Blähungen nach Erbsensuppe, die ich heute mittag kriegte.
W: So, und Sie deuten auf die linke Bauchseite?
P: Ja, da ist der Druck.
Ja, dann habe ich eine Abneigung gegen tierische Fette, außer Butter.
W: Butter ist aber auch ein tierisches Fett.
P: Ja, aber Butter vertrage ich, aber kein Schmalz usw., da krieg ich Schmerzen.
W: Wo kriegen Sie denn da Schmerzen?
P: Da tut mir die Galle weh.
W: Ist der Schmerz heftig?
P: Ja, das ist verschieden.
W: Aber da braucht man doch nicht in die Klinik?
P: Ich bin in die Klinik gegangen, weil mein Hausarzt gesagt hat, ich hätte eine Leber- und Milzschwellung. Er wollte mich nach Schwetzingen einweisen, aber da bin ich schon mal gewesen, voriges Jahr, deshalb hab' ich ihn gebeten, mich hier einzuweisen.
W: Haben Sie eine Vermutung?
P: Der Chefarzt hat gesagt, sie hätten ein altes Krebsleiden festgestellt, von einem Krebsgeschwür wurde nicht gesprochen; wenn das irgendwo festgestellt worden wäre, hätten sie es wegoperiert. Ich mußte heimgehen und Diät halten.
W: Jetzt kommt Ihre Meinung?!
P: Ja, weil wir Krebs in der Familie haben. Meine Mutter ist an Krebs gestorben, meine Großmutter ist an Krebs gestorben, meine Schwester hat ein Leberleiden, und da hab ich mir gedacht, ich möchte wissen, was mit mir los ist.
W: Sie schauen eigentlich ganz gut aus. Wie geht's Ihnen?
P: Mir geht's gut. Meine Mutter war bis kurz vor ihrem Tode sehr mobil.
Also ich möchte wissen, was mit mir los ist, weil man Krebs doch jetzt heilen kann.
W: So?
P: In Amerika hat man ein neues Mittel gefunden. Ich hab's im Radio gehört, da war eine Übertragung.

W: Was haben Sie denn da gehört, erzählen Sie mal.
P: Ein Mann fiel auf der Treppe, man stellte fest, daß ein Wirbel überdeckt war, und man nahm an, daß eine Wirbelzertrümmerung vorlag und dadurch die Lähmung eingetreten sei. Der Mann wurde entlassen aus der Klinik (in Amerika), er war vollkommen gelähmt. Ein Krebsforscher guckte die Platten an und sagte: »Das stimmt nicht, da liegt ein Krebsgeschwür über diesem Wirbel. Wo wohnt der Mann, geben sie mir seine Adresse.«
W: Das war alles im Rundfunk?
P: Ja. Dann wurde die Behandlung gemacht, es war eine Trinkkur gewesen.
W: Was mußte er denn trinken?
P: Es hieß, da seien Abfälle von der Atombombe drin.
W: Wie wird getrunken?
P: In Abständen von 14 Tagen.
Und dann sei der Mann vollständig geheilt gewesen, die Geschwulst sei vollständig weg gewesen.
W: Wie war denn die Art der Verabreichung?
P: Das erstemal wurde der Trunk so gereicht, der zweite in einem Lederhandschuh und das drittemal wurde mit einer Zange gereicht.
W: So. Und geht Ihre Erwartung jetzt daraufhin, daß wir so etwas bei Ihnen anwenden?
P: Ja, ich sagte mir, wenn es ein Leberkrebs sein sollte, würde ich das Risiko auf mich nehmen, das zu probieren.
Die Unterlagen dafür habe ich von Bremen.
W: Was für Unterlagen?
P: Von dem Amerikaner. Ich fragte an, ob das Präparat nach Deutschland geliefert würde, und es wurde mir erwidert: Ja, wenn es von einer deutschen Klinik angefordert wird.
W: Haben wir jetzt alles besprochen? Dann scheiden wir ohne Zorn und ohne Voreingenommenheit.
P: Ja. Ich möchte weiter nichts als Gewißheit.
W: Ja, Gewißheit, da müßten Sie auch Vertrauen zu mir haben.
P: Selbstverständlich habe ich das.

Ich werde die ganze Angelegenheit das nächste Mal ausführlich besprechen.

XX.

Meine Damen und Herren, der Kranke, den Sie am Schlusse der letzten Vorlesung gesehen haben, 1893 geboren, also jetzt 57 Jahre, nennt sich Mechaniker und ist verheiratet. Die Unterhaltung hat vielleicht mehr den Eindruck gemacht, daß hier ein menschlicher Typus erschien, den wir noch näher beschreiben wollen.

Man hat in der psychosomatischen Medizin in den letzten Jahren oder Jahrzehnten namentlich von amerikanischer Seite besonderen Wert auf den Typus gelegt; in der inneren Klinik suchte man einen charakterologischen Typus zu ermitteln, und man ist dabei bis zu einem gewissen Grade auch zu einem Resultat gekommen. Es sind da verschiedene Arten, die beschrieben werden, z. B. so, als ob alle Diabetiker besonders schüchterne Menschen wären.

Ich möchte Sie davor etwas warnen. Ich habe nichts dagegen, daß man solche Sachen probiert; aber die grundsätzlichen Bedenken will ich jetzt nicht zurückzustellen versuchen. Die Ausnahmen von der Regel finden sich eben auch sehr häufig.

Da ist also ein Diabetiker, der wirklich nicht schüchtern ist, auch nie schüchtern gewesen ist. Was soll man mit dem anfangen? Es ist da vielleicht eine ähnliche Situation entstanden wie seinerzeit, als Kretschmer (1921), der jetzt wieder in Tübingen lehrt, beschrieb, er finde sowohl körperlich als auch seelisch zwei Typen, die einander gegenüberstehen. Die einen nannte er *Pykniker.* Diese sind Menschen, die oft etwas dick sind, vielleicht kurz, eine Haartolle haben, die bis weit in die Stirn hineinreicht, die beweglich sind, einen Stummelpenis haben, die eigentümlich zu Bauchansatz neigen und bald lustig, bald traurig sind, während die anderen, die *Schizoiden*, die mehr dem Jungschen Typus der Introvertierten zugehören, grüblerisch sein können, sich in der Auseinandersetzung mit der Welt schlecht anpassen können; da war es nun mit der körperlichen Beschaffenheit etwas schwieriger; denn da waren Astheniker, Athletiker und Dysplastiker, so daß man sah, daß sie im Körperlichen uneinheitlich sind. Es besteht aber fort, daß die von C. G. Jung (1921) unterschiedenen psychologischen Gegensätze der Introvertierten und Extrovertierten sich ins Körperliche verfolgen lassen. Man kann nun ohne weiteres erwarten, daß ein seelischer Gegensatz, der dynamisch ist, auch beim gleichen Menschen vorkommt, sich körperlich nicht so auswirkt wie etwa die zoologischen Unterschiede von Hund und

Katze. Ein genauer Parallelismus von psychischer Dynamik und anatomischer Struktur besteht zunächst nicht, und darum liebe ich die Typenlehren nicht besonders und glaube auch nicht, daß ihre Erfolge in der psychosomatischen Medizin besonders einleuchtend sind.

Das ist eine Abschweifung, die davon ausging, daß unser Patient auch als Typus betrachtet werden kann. Ich werde Ihnen zunächst sagen, warum er in die Klinik gekommen ist. Er kam vor einiger Zeit mit Leibschmerzen im Oberbauch; herausgestellt hat sich dann eine Gastritis und vielleicht eine Cholangitis. Außerdem hatte er Eiter in den Stirnhöhlen, und dieser greifbare Befund hat uns dann auch veranlaßt, etwas zu vermitteln, was er schon immer angestrebt hat; die Herren in der Ohrenklinik haben das ausgeräumt. Und dann, so hat er Ihnen und uns angegeben, sind die Stirnschmerzen gut geworden.

Hier sagte er dann noch etwas anderes: Er möchte wissen, ob er nicht leberkrank sei, ob er nicht einen alten Leberkrebs habe. Der Ausdruck »alter Leberkrebs« stammt wohl nicht aus einem ärztlichen Munde, denn wir wissen, daß diese Karzinome progredient wachsen und dann zu einer Katastrophe führen. Ein alter oder veralteter Leberkrebs ist also keine Vorstellung, die sich aus der Pathologie stützen ließe. Außerdem hat er eine Geschichte erzählt, die Sie auch gehört haben, er hat im amerikanischen Rundfunk eine Mitteilung gehört, in Amerika habe man jetzt eine Erfindung gemacht, den Krebs zu heilen, bestehend aus Wassertrunken, die aus Abfall der Atombombe gemacht würden, und die in verschiedener Weise zu reichen seien.

Jetzt werde ich Ihnen noch einiges Weitere erzählen, was den Eindruck, der sich durch eine solche Geschichte aufdrängt, noch verstärkt. Er wurde als Sohn eines Fabrikbesitzers geboren. Als Kind war er rachitisch, lernte erst mit zweieinhalb Jahren gehen. Er war Stotterer. Später, hören wir, war dieses Stottern plötzlich verschwunden, nachdem er vor einer kriegsgerichtlichen Verhandlung gestanden hatte. – Außerdem habe ich gehört, daß er als Kind Bettnässer war. Es sind also einige Sachen berichtet, die in die neurotische Symptombildung gehören. Er meldete sich freiwillig zum Militär, damit er nicht zum Train eingezogen wurde. Er wurde nach München zu den Skiläufern versetzt. Beim Militär sei er einmal mit einem schlechten Mittel geimpft worden.

Diese Dinge liegen immer so, daß sie richtig sein können und nicht richtig sein müssen. Diese eigentümliche Zwielichtsituation wirkt ein bißchen phantastisch. Namentlich wenn die Entstehung der Krankheiten immer wieder auf die Ärzte und auf die ärztlichen Institutionen geschoben wird, erregt das besonderes Nachdenken.

Jetzt kommt das Gefühl von Unrecht in sein Leben. Er drückt sich so durch, bekommt einen Rückfall im Lazarett. Wegen verweigerter Zustimmung zu einer Operation im fremden Land sei er vors Kriegsgericht gestellt worden. Nach dem Kriege gründete er ein gutgehendes Automobilgeschäft, war selbst Motorradrennfahrer, konnte dadurch gut noch etwas zuverdienen. – Er heiratete, kam mit seiner Frau gut aus, sie hatten auch Kinder. 1933 wurden sie aber geschieden. In dieser Zeit hatte er erstmalig Leberbeschwerden. Er war jetzt Gemüsewagenfahrer. Er trug sich mit dem Gedanken, selbst ein Fuhrgeschäft anzufangen, es fehlte ihm aber an Kapital. Da lernte er eine Hausgehilfin mit Ersparnissen kennen, sie heirateten, 1936 begann er das geplante Fuhrgeschäft.

Immer wieder hat ihn seine Krankheit gequält. Er erhielt dann einen Kz-Häftling als Chauffeur, den er zum Teilhaber machte, und der dann sein Geschäft an sich riß. Seine Eltern hatten sich zur Ruhe gesetzt, eine Schwester sei eine Frau Direktor gewesen. Sein Vater starb bald, die Mutter lebte dann allein, starb 1945 an Leberkrebs. Nach dem Zusammenbruch stellte er seinen Wagen der Polizei als Streifenwagen zur Verfügung. In der zweiten Ehe hat er keine Kinder, da seine Frau eine Gebärmutterknickung habe. Darüber seien sie froh. (Zufällig habe ich in den letzten Tagen in einem Buch eines Landarztes gelesen, daß er die Vorstellung, Kinderlosigkeit komme durch Gebärmutterknickung, durchaus ablehnen müsse, denn er habe viele Fälle in seiner Praxis gehabt, in denen Frauen, die Gebärmutterknickung hatten, fortgesetzt Kinder kriegten.) Unser Patient stellt jetzt Rollskis her, eine Art Ski, mit denen man ohne Schnee auf Rollen fahren kann.

Sein größtes Interesse gilt jetzt einem Hubschrauber – das hat er hier auch erzählt –, den er erfunden und auch schon konstruiert hat. Er sagt: »Ich wette 1:1000, sowie es hier erlaubt ist, stelle ich einen Hubschrauber her, der auch noch als Fallschirm verwendet werden kann.« Ferner werde er ein fliegendes Motorrad konstruieren. Diese Beschäftigung mit der Technik sei für seine Frau in ihrer Primitivität das rote Tuch – sie stamme aus einem einfachen Haus und im Gegensatz zu seiner ersten Frau würde sie für diese

Dinge nie Verständnis finden können, es komme laufend zu Streitereien. Sie verdiene wöchentlich 25 Mark, davon gebe sie ihm 1 Mark. Diese Frau hat anscheinend eine Lösung gefunden, die wir noch suchen. Ich glaube, es ist genug. Es geht noch viel aus der Krankengeschichte hervor. Das, was vorgelesen wurde, ist der Versuch, ein Bild eines Menschen zu geben, von dem aus nun sein Verhältnis zu seiner Krankheit in einem neuen Lichte erscheint. Nämlich, es sieht jetzt so aus, als ob er ein Erfinder von technischen Erfindungen sei und auch seine eigenen Krankheiten dabei erfinden müsse; er kann gar nicht anders. Auch eine Entschuldigung, daß er nichts Rechtes vollbringt, kann er vorbringen, indem er seine Krankheit erfindet. Alles bildet er sich nicht ein; die Stirnhöhleneiterung bestand wirklich. Es ist jetzt aber doch eine Parallele zum Wahn der Psychiater vorhanden, wenn die Realität so oft aus Einbildungen besteht. Ich sage nicht, daß er ein Paranoiker ist, sondern ein Mensch, auf den andere Menschen oft hereinfallen müssen.

Meine Damen und Herren, es ist an der Zeit, daß wir uns solchen Krankheiten wieder zuwenden, bei denen die klinische Untersuchung mit der Methode der Inneren Medizin etwas Greifbares ergibt. Wenn ich überblicke, was sich in letzter Zeit ergeben hat, muß ich feststellen: wir sind auf der Suche nach dem »Warum gerade hier?« immer mehr in diese mehr neurologisch oder psychologisch oder charakterologisch zu verstehenden Fälle hineingeraten, bei denen sich dann eine schärfere Kritik ergibt. Ich sage: Auf der Suche nach dem »Warum gerade hier?«, das ja die Überschrift zu diesem Semester ist. Da könnte man sagen: Wir haben nicht nichts, aber auch nichts Einheitliches gefunden.

Ich möchte Sie ganz kurz daran erinnern, was da alles vorkommt. Eine Wirkung eines körperlichen Traumas scheint zwar ein sehr klarer, aber verhältnismäßig nicht sehr häufiger Fall in der inneren Klinik zu sein, wenn nicht etwa passiert, daß z. B. ein Hirntumor sich an ein Trauma anschließt und eventuell auch gerade an der Stelle entsteht, an der der Stoß an der Schädeldecke erfolgt ist. Die Konstitution ist dann ein Ausdruck dafür, daß man nicht weiß, woher etwas kommt. Sagt dann jemand: »Meine Mutter, meine Schwester hat das auch gehabt«, dann neigt man zur Verlagerung in die Erblichkeit. Konstitution ist also oft ein Armutszeichen der Erkenntnis, und wir sprechen oft von der Konstitution, wenn wir nichts anderes wissen.

An eine zweite Art, wie etwas lokalisiert werden kann, kann z. B. das Rotwerden bei der Scham erinnern. Wird dann jemand rot, wenn kein Grund für die Scham da ist, dann kann man das tiefenpsychologisch aufklären.
Die Auffassung, daß es hinzunehmende Ausdruckserscheinungen gibt, würde man auch übertragen können. Das ist sehr intensiv geschehen, z. B. in der BERGMANN'schen Schule beim Magengeschwür, wonach eben der Magen an einer bestimmten Stelle blaß oder rot wird, so daß eine Ernährungsstörung eintritt. Wenn ein Mensch seine Lebenssuppe nicht essen will, dann kann er am Magen diesen Prozeß bekommen. Auch wir haben solche Fälle betrachtet. Wenn etwa bei der Angst das Herzklopfen als Ausdrucksvorgang angenommen wird, dann akzeptieren wir das als nun einmal so Seiendes. Wir behandeln dann die Körpervorgänge als Effekte, die einen roten Faden und einen Pfad anzeigen, auf dem man weiterkommt. – Hilfreich ist ferner zuweilen die Formähnlichkeit zwischen einer psychischen und einer physiologischen Struktur. Nehmen Sie z. B. das Bild der Muskelspannung, also etwa der Versteifung der Rückenmuskeln bei jemand, der nicht fähig ist, beweglich zu bleiben, sich zu bücken, sich zu beugen, einen Widerstand hat, sich anzupassen. Der Antagonismus der Beuger und Strecker gestattet dann, daß die Innervation nicht mehr alternierend in geregeltem Rhythmus abläuft, sondern simultan. Dann werden die Glieder steif, das ist bei manchen Hysterien sehr deutlich. Zuletzt, und das ist das, was in den letzten Stunden vor allem geschehen ist, studieren wir die allgemeine Biographie. Da waren Fälle von furchtbaren Lebensschicksalen, da waren aber auch Fälle wie dieser hier, wo es sich um eine persönliche, aber typische Eigenart, mit sich und der Welt umzugehen, handelt.
Die ärztliche Diskretion entstammt einem Sicherheitsbedürfnis der Menschen, ist also ein Sekuritätsprinzip. Obwohl diese Dinge scheinbar auf einem anderen Gebiet liegen als dem der Biographie, wurzeln sie doch wahrscheinlich im Lebensvorgang und seiner Bedrohung. Wie in der sozialen Sekurität, so geht es auch im Organismus darum, was erhalten und welcher Teil geopfert werden soll, ob das bei dem einen und dem anderen Menschen derselbe sein muß oder verschieden sein muß usw. Diese ganze Übersicht ist für den nicht befriedigend, der zu einer substantiellen Ordnung kommen will; aber man kann nicht sagen, daß das Studium der einzelnen Fälle nichts zeigt, es zeigt im Gegenteil sehr

viel. Das ist die Erfahrung, die bei diesem Suchen findend gemacht werden kann. Das müßte wohl ausführlich besprochen werden, ich kann Sie heute nur kurz darauf hinweisen. Das erste ist nun, daß auch in körperlichen Ereignissen, in Prozessen einerseits und dem Bewußtwerden andererseits (wenn jemand seine Biographie erzählt), die *gegenseitige Verborgenheit da ist.* Dies ist in keinem Fall zu vermissen, man weiß nicht, was man ist, und es gibt Momente, in denen man zu wissen meint, was man ist. Das zweite habe ich eigentlich schon besprochen, daß wir suchen müssen: was ist denn eigentlich das in einer Biographie Entscheidende dafür, daß ein Mensch diese oder jene Krankheit bekommt? Drittens möchten wir schließlich doch gerne annehmen, daß hier ein sehr präziser Zusammenhang ist und nicht nur Allgemeines gesagt wird; daß es sehr präzise Dinge sind, die wir in einzelnen Fällen finden und die uns ermutigen, diese auch in anderen Fällen zu suchen.
Nun will ich das abschließen und noch eine Kranke hereinbitten.

W: Nun, Sie sind doch aus dem Bett herausgestiegen?
P: Ja.
W: Dürfen Sie schon aufstehen?
P: Nein.
W: Was sind Ihre Beschwerden?
P: Kopfschmerzen.
W: Sie sind deswegen zum Arzt?
P: Ja.
W: (zu den Hörern) Ich habe einmal im Kolleg gefragt, wer noch nie Kopfschmerzen gehabt habe, da meldeten sich eine ganze Menge. –
(zur Patientin) Wie kam denn das Kopfweh?
P: Abends meistens hat's angefangen.
W: Auf was haben Sie es denn zurückgeführt?
P: Ich hab' gemeint, ich bin überarbeitet, ich hab' so viel zu tun. Ich bin dann zum Arzt gegangen und der sagte, ich hätte einen hohen Blutdruck.
W: Wann war das?
P: 1945.
W: Haben Sie noch andere Krankheiten gehabt?
P: Das könnt' ich net sagen.
W: Gar keine?
P: Nein.

W: Und das ist das einzige, was Sie zu klagen haben?
P: Schwindel hab' ich noch.
W: Na, das ist doch etwas. Was ist Schwindel?
P: Ich konnte nicht mehr grade gehen.
W: Wie meinen Sie das, wie bezeichnen Sie das?
P: Na, wie wenn man einen Rausch gehabt hätt'.
W: Sind Sie auch mal hingefallen?
P: Das könnt' ich net sagen.
W: Gebrochen haben Sie auch nicht?
P: Nein.
W: Wenn Sie Schwindel haben, ist das im Kopf?
P: Ja.
W: Nicht in den Beinen?
P: Nein.
W: Was tut Ihnen gut?
P: Die Ruhe.
W: Haben Sie es auch mit Diät versucht?
P: Ja, ich hab's empfohlen gekriegt vom Doktor.
W: Können Sie laufen?
P: Ja.
W: (zu den Hörern) Sie geht sehr vorsichtig.
(zur Patientin) Sie fühlen sich nur noch ein bißchen unsicher?
P: Ja, schwindlig bin ich nicht mehr.
W: Ich danke Ihnen, jetzt dürfen Sie wieder runter.

Ich möchte noch kurz bemerken, daß im Urin kein Eiweiß ist, es sind auch keine Formbestandteile darin. Das spezifische Gewicht des Urins ist ziemlich verschieden, es geht herunter bis auf 1007 und hinauf bis zu 1027. Es liegt also keine Nephritis vor. Die Angabe aber, daß der Blutdruck erhöht sei, ist richtig, das ist mehrfach festgestellt worden. Der systolische Druck ging bis zu 250 mm Hg; der diastolische Druck ist nicht besonders hoch, um 140, aber doch erhöht. In der zweiten Woche ging der Blutdruck herunter auf etwa 220/110, und vorgestern ist der systolische Druck sogar auf 160 heruntergegangen.
Man kann also sagen: hier ist etwas geschehen, hier ist etwas verändert worden, eine Krankheit, die man als Blutdruckkrankheit bezeichnen kann. Es wird Sie also sicher interessieren, jetzt zu hören, was hier geschehen ist, denn im allgemeinen gelten viele von den Hypertonien als unbeeinflußbar.

XXI.

Meine Damen und Herren, das Semester nähert sich jetzt dem Ende, und der Versuch einer Bilanz, einer Übersicht, der soll doch noch kommen. Wenn ich überlege, ob es nun eigentlich gelungen ist, und wie weit es gelungen ist, eine Deutung der einzelnen Organkrankheiten fertigzubringen, dann bin ich nicht so sehr entzückt von dem Erfolg, wenn er auch da und dort gelingt.

Der Fall, den ich heute zu besprechen habe, wird sich auch eignen, diese Lokalisation, das Spezifische, das »gerade hier« schärfer anzusehen. Es ist wahrscheinlich eine Folge der Situation, daß bei der Auswahl der Kranken, die ja unvermeidlich der Vorlesung vorausgeht, diese sogenannten Neurosen oder Organ-Neurosen doch einen großen Raum eingenommen haben, und daß es mir nicht gelungen ist, nur Fälle vorzustellen, in denen der organische Zusammenhang und das Bild der Symptomatik ganz und gar das Feld beherrschen. Das hat natürlich einen Grund. Das hat eben seinen Grund darin, daß schließlich die Organneurose eher Anhaltspunkte und Einleuchtendes sichtbar macht als etwa das Karzinom. Ich möchte gerade heute auch darauf eingehen, daß man in den letzten Jahrzehnten meistens die Sache so vorgestellt hat, daß jemand eine Art Neurose hat, dann eine Funktionsstörung bekommt und daß dann die Funktionsstörung schließlich zu einer Organveränderung führt. Das kann so sein, aber es muß nicht so sein. Wenn man genau zusieht, welche *Beweise* dafür vorliegen, daß jemand, der zunächst nur eine Angina pectoris nervosa hat, später, wenn das lange genug geht, eine Erkrankung der Kranzgefäße bekommt, sind diese sehr spärlich, vor allem weil man auf dem Sektionstisch immer nur das Endergebnis sieht und nicht genau weiß, wie das vor sich gegangen ist. Ich muß Herrn von Bergmann auch Schuld daran geben, daß man sich nicht mehr vorgestellt hat, daß ein Organprozeß stattfindet und dann doch andere subjektive und objektive Erscheinungen kommen, sondern daß man umgekehrt sagt. Warum eigentlich? Wenn selbst das so historisch richtig beschrieben wäre, dann bliebe immer noch die Frage: warum ist denn ein Gefäß derartigen Erkrankungen ausgesetzt, die man als Arterio-Sklerose bezeichnet? Wir haben also jetzt seelische Konflikte, und dann geht die Geschichte weiter, und es sieht jetzt so aus, als ob in dem Maße sich nun körperliche Veränderungen einstellen; das Seelische wird unverständlicher,

unsicherer in seiner kausalen Beziehung und so, als ob das doch etwas Neues bedeute, wenn schließlich jemand ein Magengeschwür oder eine Arterio-Sklerose hat.
Nun möchte ich den Fall vom letzten Mal mit Ihnen besprechen. Da war eine im Jahre 1905 geborene Frau, die zu uns mit einem sehr hohen Blutdruck gekommen ist – 240 mm Hg systolisch. Und es war auch zu sagen, daß es sich um einen dauernden Hochdruck handelt. Sie hat auch ein paar Schlaganfälle hinter sich und einige Erscheinungen, die auf Veränderungen im Hirn hinweisen. Wie denken Sie sich das? Das bildet sich die Naturwissenschaft so und so ein, als ob eine bestimmte Kausalkette vorläge; es könnte aber auch anders sein, und es ist auch anders, es passiert etwas *Neues*, etwas Unerwartetes; das ist etwas, was uns die Lebenserfahrung auch zeigt. Die Folge ist die Wirkung der Ursache, also etwas Spezielles. Ich habe hier die Aufzeichnungen, aus denen sich der internistische Befund ergibt. Es sei hier auch nochmals wiederholt, daß an den Nieren nichts vorliegt. – Jetzt von der Anamnese: Da kommt zunächst die Familiengeschichte. Der Vater ist mit 57 Jahren im Herbst 1938 nach einem Schlaganfall gestorben, er habe hohen Blutdruck gehabt. Der Bruder des Vaters ist mit 66 Jahren an hohem Blutdruck gestorben. Das wäre also von väterlicher Seite her »erblich«. – Als siebenjähriges Kind hat diese Frau, die jetzt 45 ist, einen Unfall mit einer folgenden Bewußtlosigkeit gehabt und dann später, wie sie schon Anfang 20 war, ihre erste Geburt gehabt, ein Junge nach achteinhalb Monaten, in Querlage. Drei Jahre später war ein Abortus. Sieben Jahre später eine Nierenbekken- und Blasenentzündung. Dann hat sie noch einen zweiten Partus gehabt, mit 31 Jahren, sie hat etwas zu früh geboren; im Wochenbett bekam sie eine Gastritis. Nach dieser zweiten Geburt hatte sie zum ersten Male Kopfschmerzen in der Schläfengegend und im Hinterkopf; man fand einen sogenannten Fundus hypertonicus. Im Herbst 1945 wurde gelegentlich einer Untersuchung auf Kopfschmerzen nun eben der Hochdruck zum ersten Male festgestellt. Da ist nun sicher vor vier Jahren die Blutdrucksteigerung gefunden, und sie ist daraufhin auch behandelt worden. Das Herz war ein bißchen verbreitert nach links, und man hat auch die Anzeichen eines Myokardschadens zu finden geglaubt. 1948, also drei Jahre später, hat sie gemerkt, daß die rechte Kopfhälfte wie leblos war. Sie konnte auch auf dem rechten Bein nicht stehen, auch der rechte Arm war wie leblos, der rechte Mundwinkel war

verzogen. Nach 14 Tagen ging das etwas zurück. Da muß also wohl zum ersten Mal ein apoplektischer Insult stattgefunden haben. Im Juli 1949 kamen dann auch Schmerzen.
Darüber haben wir uns schon unterhalten, daß bei einer Apoplexie Schmerzen sich dann einstellen, wenn die Thalamusregion beteiligt ist. Sie hat auch Schmerzen im rechten Schienbein gehabt und später Blasenschwäche. Jetzt ist noch nachweisbar, daß der Fußklonus geblieben ist.
Beim ersten Befund hat sie bis 250 Blutdruck gehabt. Ich habe Ihnen auch gesagt, daß in den ersten Wochen der Blutdruck hoch blieb, dann aber herunterging. Es ist also nicht ganz richtig, von einem stabilen Hochdruck zu sprechen; aber da könnte vielleicht unser Therapeut eine Rolle gespielt haben.
Nun möchte ich aus der Biographie noch etwas berichten. Da ist auf den ersten Blick nichts Auffallendes. Von sich sagt die Patientin, daß sie als Kind sehr brav gewesen sei, in der Schulzeit habe es dann begonnen, daß sie ein halber Bube war, sie tauchte den Mitschülerinnen die Haare ins Tintenfaß und band die Zöpfe an die Schulbank fest, war überall dabei. Auch als junges Mädchen sei sie viel ausgegangen, habe gern getanzt. Dann kam die Ehe, sie dachte bald sterben zu müssen, weil der Mann so wortkarg war und es noch ist. Mit 22 Jahren, als sie auf einen Maskenball ging, hat ein Bekannter ihrem Mann ihr Kostüm verraten, seither ging er nicht mehr von ihr. Den Fußboden mußte sie immer scheuern, das sei wie eine Leidenschaft bei ihr. Beim Geschlechtsverkehr hatte sie immer Schmerzen. Als ihr Mann zurückkam – er war vermißt, sie glaubte schon, er sei in der SS-Uniform erschossen worden –, war ein Streit zwischen ihm und der Mutter der Patientin. Ihr Mann sagte ihr auch, warum. Die Mutter hätte versucht, die Familie aus dem Haus zu setzen. Am nächsten Morgen konnte sie nicht aufstehen.
Auf die Frage: Fühlten Sie sich eigentlich von der Mutter gedemütigt?, antwortete sie: »Nein, das gerade nicht, aber heruntergesetzt.«
Sie werden gleich sehen, warum ich das erwähne. Die eigene Mutter war offenbar der Meinung, sie hätte etwas Besseres heiraten können, die anderen Kinder hätten sich alle besser verheiratet. Sie aber hat das Klassenbewußtsein mißbilligt. –
Die Behandlungsversuche der Inneren Klinik sind auch nicht besonders verlaufen. Angefangen hat man vor allem mit der inter-

nen Therapie, man hat also Diät vorgeschrieben, besonders wasserarme, salzarme Kost, bis gefunden war, daß beim Salz vor allem der Chlorbestandteil wichtig sein soll. VOLHARD (1939) zeigte, wenn man das Chlor aus der Nahrung ausscheidet, nur noch 0,3 g pro Tag, daß dann der Blutdruck herunterzubringen sei. Diese Diät ist schwierig durchzuführen. Man hat also gefunden, daß namentlich die Salze auf den Blutdruck pressorisch wirken sollen, immer von dem Gedanken ausgehend, daß die Krankheit in dem Blutdruck liegt. 1904 wurde ein barometerähnliches Instrument erfunden, mit dem man den Blutdruck messen kann, vorher wurde er anders gemessen. Also seit man den Blutdruck messen kann, gibt es eine Blutdruck-Krankheit, wie VON BERGMANN (1924, 1928, 1932) das genannt hat.

Ich habe Ihnen schon gesagt, daß es nicht immer, und keineswegs immer befriedigend gelingt, diesen Blutdruck herabzusetzen, und somit hat man sich von der diätetischen Therapie der chirurgischen Behandlung zugewendet.

Merkwürdig ist, daß sich manche der Patienten dann doch wesentlich besser fühlen, und deswegen hat sich diese operative, chirurgische Behandlung durchgesetzt.

Dann fand GOLDBLATT (1937), daß der Blutdruck, wenn man an einer Niere eine Arterie abklemmt, ansteigt. Es wurde aber bezweifelt, daß damit das klinische Krankheitsbild erklärt ist. Inzwischen hat man sich auch um die Psychologie bekümmert. Ich glaube, im alten Strümpell wird gesagt, daß besonders die Bankdirektoren und Politiker Hochdruck bekämen.

Da sieht man einen Versuch, die andere Seite der Welt auch einmal in Betracht zu ziehen.

Franz ALEXANDER (1939a, b), der an die Fälle herangegangen ist, hat den Eindruck gewonnen, daß da etwas Besonderes ist, daß also die Leute, die früher oder später eine Blutdrucksteigerung bekommen, in ihrer Psyche etwas haben, das etwas Ähnlichkeit mit der Psychoneurose hat. Es schien ihm, als ob besonders solche Menschen, die einen Zorn, und zwar einen dauernden Zorn verdrängen müssen, aus irgendeinem Grunde ihn nicht in Wutanfällen oder ähnlichen Handlungen austoben können, die also Dauerverdränger sind, solche Blutdrucksteigerung bekommen. Er ist ein sehr kritischer Mensch und hat dann auch einmal gesagt (1950), es gebe ja auch andere Leute, die dauernd Zorn haben, aber keine Blutdrucksteigerung kriegen, da muß also noch etwas anderes mitspielen.

Eine gewisse Rolle hat wohl auch gespielt, daß zwischen Hochspannung im physischen Sinn und im psychologischen Sinn eine naheliegende Vergleichbarkeit besteht; das Wort Spannung kann beides bedeuten. Man stellt sich dann vor, daß jemand, der innerlich gespannt ist, auch Blutdruckerhöhung bekomme, da ja im gleichen Dialog die Innervation mitwirke. Ich muß sagen, daß diese verdienstvollen Beobachtungen nicht solche sind, daß sie abschließende Bedeutung haben, sondern sie sind eben eine Stufe auf der Treppe der fortschreitenden Erkenntnis.

Ich möchte Sie darauf hinweisen, daß diese Frau so furchtbar gern den Fußboden scheuert, also in der knieenden, niedrigen Haltung verharrt, nicht herrenmäßig ist, und daß sie auf die Frage: »Fühlen Sie sich von der Mutter gedemütigt?« antwortete: »Nein, nur zurückgesetzt.« Da ist die Beziehung zu dem, was ALEXANDER sagt, insofern als man nicht nur eine Demütigung einsteckt, sondern die Herabsetzung sich zu eigen macht und den Impuls hat, das noch in anderer Weise zu betätigen, z. B. wie beim Bodenscheuern. Das Gedemütigtsein hat sich auch noch in anderen Fällen hier in der Klinik ergeben, so daß die seelische Spannung sich körperlich auswirkt. Jetzt sieht es so aus, als ob die moralische Erniedrigung das sei, was jemand im Blutdruck zu kompensieren versucht.

Wenn wir diese Sachen besprechen, kann ich Ihnen nichts sagen, was Sie in Ihr Heft schreiben können, ich muß zufrieden sein, wenn Sie diese Dinge aufnehmen; es sind nicht Dinge, die man an die Tafel schreibt. Aber daß nicht die seelische Hochspannung, sondern die Erniedrigung das ist, was bei solchen Menschen kompensiert werden soll, daran zweifle ich nicht. Herr Dr. WILKEN hat uns das gezeigt.

Die Amerikaner haben noch verschiedene Dinge festgestellt; z. B. daß die Neger der Südstaaten zu Blutdrucksteigerung neigen, in Afrika bei ihnen aber gar keine Neigung zu Blutdrucksteigerung besteht (SCHULZE, SCHWAB 1936). Eine andere Beobachtung ist die, daß neuerdings chinesische Generäle im Gegensatz zu früher in großen Mengen Angina pectoris bekommen haben, so ähnlich hat JORES den Begriff der »Zivilisationskrankheit« benutzt.

Wenn Sie solche Geschichten anhören, wie in dieser Vorlesung, können wir nicht etwa den sozialen, wirtschaftlichen Hintergrund, der etwa in den USA gegeben ist, übertragen. Es ist ganz logisch, daß jemand, der in Amerika arbeitet, etwas anderes voraussetzt, als

jemand, der in Deutschland gearbeitet hat. Mit anderen Worten: Der Hintergrund dieser Art ist gar nicht überall derselbe, und trotzdem bekommen die Leute drüben wie hier Blutdruckerhöhungen, wenn auch nicht alle.
Ich erinnere mich, daß hier die Leute vor etwa 15 Jahren anfingen zu sagen: »Ich habe einen zu niedrigen Blutdruck.« Es gibt also zwei verschiedene Arten der Anpassung. Es ist in den psychologischen Forschungen nun ja auch sonst so gewesen, daß man eigentlich ganz verschiedene Dinge als letztverantwortlich herausstellt. Ich will ein paar Beispiele geben. In der FREUDschen Forschung ist es der Narzißmus, die Regression auf das Narzißtische, auf die Selbstbezogenheit; und in diesem Narzißmus, in dieser Regression kommt dieser in seinem Teil, seiner Persönlichkeit infantil gebliebene Mensch in eine schlechte Anpassung seines Trieblebens. Die Neurose bei den Menschen entsteht so, daß sie einen Trieb nicht ausleben können, und daß sie erkranken. Woraus sich dann das Mißverständnis ergab: lebt euch aus, dann wird's besser gehen.
Bei JUNG war das schon ein bißchen anders. Er hat mir einmal erzählt, wie er vor dem 1. Weltkriege in der Eisenbahn sitzt, eine Landkarte ansieht und plötzlich eine Vision bekommt, daß das alles blutrot ist. Diese Geschichte zeigt, daß hier ein Mensch ist, der so empfindlich, empfänglich, wahrnehmungsfähig ist für ein großes Weltunglück, das nicht einzelne Individuen, sondern eine ganze geschichtliche Weltanschauung betrifft. JUNG hat immer die Anschauung vertreten und auch speziell ausgeführt, daß ein Kulturunglück Europas etwa gegenüber Asien oder anderen Weltteilen bevorsteht und immer weiter schreiten wird, innerhalb dessen sich nun Neurosen bilden müssen.
Diese sozusagen die Menschheit oder einen großen Teil der Menschheit umfassende Form ist etwas anderes als die von FREUD. Jetzt möchte ich noch einen anderen Kranken zeigen.

W: Wie alt sind Sie jetzt eigentlich?
P: Sechzehn.
W: Darf ich da noch du sagen?
P: Ja.
W: Wie geht's denn?
P: Es geht so.
W: Hast du Beschwerden?
P: Herzklopfen.

W: Was hat Sie in die Klinik geführt?
P: Ich weiß es nicht genau.
W: Was spüren Sie denn?
P: Herzklopfen.
W: Ist das immer?
P: Gegen Abend.
W: Was spüren Sie denn gegen Abend?
P: Es ist mir so heiß im Kopf.
W: So haben Sie eine Vorstellung, woher Sie das haben?
P: Nein.
W: Seit wann?
P: Juni 1949, es hat langsam angefangen und ist immer ärger geworden.
W: Wo waren Sie damals?
P: Im Lehrerseminar.
W: Da hat das angefangen?
P: Ja.
W: Haben Sie da nicht mehr lernen und arbeiten können?
P: Doch. Aber zu Allerheiligen ist es so stark geworden.
W: Wo waren Sie denn da?
P: Zu Hause, in Urlaub.
W: Nicht in der Kirche?
P: An der Kirchentür wurde mir schlecht.
W: Was war denn da gerade los?
P: Beim Hinknieen und auch beim Stehen.
W: Ich habe verstanden, beim Stehen und beim Knieen in der Kirche; was kommt zuerst?
P: Das kann man machen, wie man will.
W: Und da ist das Herzklopfen so stark geworden?
P: Ja.
W: Haben Sie noch andere Krankheiten gehabt?
P: Diphtherie.
W: Wie alt waren Sie da?
P: Sieben Jahre.
W: Noch etwas?
P: Coxitis.
W: Das ist ja ein ganz feiner Ausdruck. Wann haben Sie denn das gekriegt?
P: Im Oktober 1948.
W: Bei welcher Gelegenheit?

P: Das ist von selber gekommen.
W: Ich weiß mehr, als Sie selber wissen – haben Sie die Coxitis nicht vor einer Reise bekommen?
P: Nein, ich war daheim.
W: So, und da haben Sie Schmerzen in der Hüfte bekommen?
P: Ja, und Fieber.
W: Konnten Sie gar nicht laufen?
P: Nein.
W: Wie lange hat das gedauert?
P: Acht Wochen.
W: Haben Sie sonst noch was?
P: Strumitis.
W: Was ist denn das?
P: Am Hals.
W: Haben Sie das selbst gemerkt?
P: Der Arzt hat das gesagt.
W: Haben Sie schon aufstehen dürfen?
P: Bis jetzt noch nicht.
W: Wie lange sind Sie schon hier?
P: Drei Wochen.
W: Haben Sie sich beruhigt, ist es besser geworden?
P: Das könnte ich auch nicht sagen.
W: Ich danke schön, jetzt dürfen Sie wieder runterfahren.

Nun, das ist eine Unterhaltung, die natürlich ein bißchen gelenkt und gesteuert ist, und nur soviel möchte ich sagen, daß, wie bei allen solchen Unterhaltungen, die Menschen, wenn man auf die Situationen anspielt, in denen solche Sachen auftreten, dann auch reagieren.
Er sollte also ins Internat, stattdessen hat er die Coxitis bekommen, das hat acht Wochen gedauert, schließlich ist er doch ins Internat gekommen, und dann ist das Herzklopfen aufgetreten. Der Erfolg der Coxitis war der, daß er die Reise ins Internat acht Wochen verschieben mußte. – Das möchte ich also das nächste Mal noch besprechen.

XXII.

Meine Damen und Herren, bevor ich den jungen Menschen noch einmal bespreche und auf ihn eingehe, lassen Sie mich ein paar allgemeine Sachen sagen. Ich glaube nicht, daß wir uns der Aufgabe entzogen haben, das Allgemeine der körperlichen und die seelischen Beziehungen zu vertiefen und zu spezialisieren und den Versuch, ganz bestimmte körperliche Veränderungen, die man physiologisch oder pathologisch, pathologisch-anatomisch und pathologisch-physiologisch analysiert, auch zu interpretieren. Die Frage aber, die durch das ganze Semester hindurch uns beschäftigen muß, »warum gerade hier?« hat sich doch als sehr mühsam und ein nur Stück für Stück begehbarer Weg erwiesen. Bevor ich den letzten Patienten besprach, haben Sie einen Fall von Blutdrucksteigerung kennengelernt; es war eine nicht mehr junge Frau, die einen erhöhten Blutdruck mit in die Klinik brachte. Der Druck war inzwischen auch heruntergegangen. Sie bot also das Bild, welches in der Klinik als Hypertonie bekannt ist. Und hier sowohl wie in unserem Seminar haben wir uns auch etwas Mühe gegeben, nun diejenigen Befunde und Eindrücke zu betrachten, welche eben bei der tiefenpsychologischen Erkundung solcher Kranken sich gezeigt haben, so als ob man doch mehr noch über dieses sehr rätselhafte Entstehen und Bestehen einer solchen arteriellen Hypertonie erführe, wenn man sich die Menschen in ihrem Werden und in ihrem charakterologischen So-Sein ansieht. Das kann ich nicht alles wiederholen, aber der Eindruck mag Ihnen geblieben sein, daß wir an sich gar nicht wissen, was der Blutdruck für eine Bedeutung hat. Gewiß kann man sagen, daß ohne einen Druck das Blut nicht richtig zirkulieren würde. Aber warum ein Druck zu hoch ist, das würden wir erst dann verstehen können, wenn wir wüßten, warum man den Druck von 120 bis 130 mm Hg beim sogenannten normalen Erwachsenen hat. Dazu wäre an sich gar nichts zu sagen, aber mir ist dabei eingefallen, daß in den Jahren, als die politische, die Staatsform des Nationalsozialismus sich bemerkbar machte, die Menschen zu klagen hatten, sie hätten einen zu niedrigen Druck. Sie kamen damit in die Sprechstunde, und ich habe sonst nichts gefunden. Die Hypotonie schien ihnen ebenso wichtig zu sein wie die Hypertonie. Die Leute mit zu niederem Blutdruck gehen zum Arzt, weil sie sich elend fühlen. Das würde besagen, daß ein noch zu suchender Vorgang in der

Drucksteigerung und in der Drucksenkung sich ausdrücken kann. Wenn das so ist, würde man sagen: ein noch nicht erkannter seelischer Vorgang kann sich auf zweierlei Weise äußern. – Den seelischen Vorgang der verhaltenen Wut, des verhaltenen Zorns, die chronisch gewordene Unterdrückung der Aggression, die man für die Hypertonie gefunden hat, könnte man vielleicht auch für Hypotonie annehmen. Nun kommt etwas, was im naturwissenschaftlichen Sinn unverständlich ist, nämlich diese gegensätzliche Art und Weise, sich zu entledigen; die muß uns doch interessieren. Zuerst sagt man: das ist eine seelische Spannung, und die Spannung wird nicht ausgelebt, sondern nach innen, nach Art einer hysterischen Symptombildung abgeführt, dann sieht das ganz plausibel aus. Diese Spannung sei gleichsam suggestiv; Tonus, Hypertonus, Spannung klingen gleichartig. Sprachlich besteht irgendwie eine merkwürdige Art von Ähnlichkeit. Wenn ich aber nun sage, diese Ähnlichkeit des körperlichen und seelischen Zustandes kann sich auch in gegensätzlicher Art ausdrücken, etwa so, daß ich zu viel an verhaltenem Zorn habe, so daß ich zu wenig Motorik in Sprache, Sichtbarmachung habe, dann kann auch so ähnlich sein, daß ich das, was ich auf der einen Seite zu viel habe, auf der anderen Seite zu wenig habe. Dann haben wir die Hypotonie.

Ich habe Ihnen schon von einem Falle berichtet, der vor allem durch Dr. Wilkens Untersuchung darauf hinweist, daß Menschen, die sich erniedrigten, die im Leben zu kurz weggekommen sind, eine Hypertonie bekommen. Denn diese Frau hat mir heute morgen nochmals bestätigt, daß sie furchtbar gern den Boden aufwischt, sich klein macht, sich niederbeugt, das Erniedrigendste von frühester Kindheit an mit Leidenschaft gern getan hat.

Die Äußerung des Körpers, die hier ersetzt, was seelisch vor sich gehen *könnte*, kann in zwei gegensätzlichen Richtungen erfolgen, nämlich durch die Steigerung und durch die Herabsetzung des Blutdrucks. Wenn z. B. jemand einen Zorn hat und hysterisch befähigt ist und nun einen Schreianfall bekommt, dann kann man wirklich sagen, hier sei eine seelische Erregung »abgeführt« worden. So hat sich seiner Zeit Breuer (1895) ausgedrückt. Wenn er aber eine hysterische Lähmung bekommt, wie ist es denn dann? Dann ist ja nicht das Plus, sondern das Minus die Art, wie »abgeführt« wird. Wenn ein Hysterischer in der freien Bewegung seiner Hand gehemmt ist, so kann das ja auch so geschehen, daß er die Hand zusammenballt, dann hat er einen Krampf. Es kann aber auch sein, daß er erschlafft, dann hängt die Hand herunter. Beides haben wir oftmals gesehen. Entweder also eine übermäßige Innervation, oder eine Denervation. Jetzt wollen wir eine Folgerung ziehen.

Jemand kann im Zorn blaß werden, aber er kann auch rot werden; er kann sozusagen ein Hochstapler und ein Tiefstapler sein. So auch die Gegensätzlichkeit der Ambivalenz in Gefühlen, so daß Liebe in Haß umschlagen kann.

Diese Einführung der Ambivalenz ist offenbar die Bereicherung, die wir durch die psychologische Betrachtung bekommen haben. Es ist nicht schwer, dies aufs Körperliche zu übertragen. Jedenfalls ist dies das eine, was eine solche zwar zunächst komplizierte, dann aber auch wieder einleuchtende Einführung des dialektischen oder polaren Gesichtspunktes mit sich bringt.

Vielleicht darf ich jetzt, auch wieder mehr theoretisch, daran erinnern, daß wir uns in dem ganzen somatischen Umgang mit Kranken in gewissen Formen halten. Man muß zur Krankheit sagen: »Ja, aber nicht so«, und: »Wenn nicht so, dann anders«, und: »Also, so ist das«.

Wir würden sagen, dieser Mensch ist also so, daß er eine Hypertonie bekommt, und der andere ist so, daß er eine Hypotonie bekommt.

So weit wollte ich das einmal explizieren, weil wir nämlich jetzt zu einem Thema kommen, in dem diese Doppelart in der Symptombildung eine Rolle spielt.

Jetzt komme ich zurück auf diesen jungen Menschen; er ist im Jahre 33 geboren, ist jetzt erst 16 Jahre alt – Sie erinnern sich vielleicht, daß er etwas älter aussah, und daß er nicht besonders klinisch gebessert ist, daß er Anfälle bekommt von furchtbarem Herzklopfen, auch ohnmächtig geworden ist – das erste Mal in der Kirche und das zweite Mal auch, zu Allerheiligen. Dann haben wir uns ein bißchen weiter mit ihm unterhalten. Er hält sich in einem Internat auf, hat aber acht Wochen wegen Hüftgelenkentzündung zu Bett gelegen.

Was sich jetzt entfaltet, ist die Lebensgeschichte eines jungen Menschen, der sich bereits in einem konfliktähnlichen Zustand befand. Die Art seiner Erziehung und die Art seines künftigen Berufs paßten ihm nicht.

Jetzt will ich Ihnen etwas von der näheren Exploration vorlesen. Sein Vater war Schlosser, auch ein kleiner landwirtschaftlicher

Betrieb war da. Er ist das vierte Kind. Die Familienverhältnisse scheinen gesicherte zu sein. Vom Vater hat er viel Schläge bekommen; wenn er versuchte ihm zu entwischen, warf ihm der Vater einen Bengel (Stock) nach. Die Mutter hatte ihn verwöhnt und verzärtelt, um die Strenge des Vaters auszugleichen. 1947 ist der Vater an Gehirnschlag gestorben. In den nächsten Jahren ist er viel von seinen Brüdern verprügelt worden. Seine früheste Kindheitserinnerung ist die an einen Fastnachtszug, in dem er mit Bonbons beworfen wurde. Sein Vater hatte ihn auf den Arm genommen. Vor Polizisten hat er sich gefürchtet, als Kind hat er schon immer vor der Dunkelheit Angst gehabt; wenn er ins Bett ging, zog er die Decke über den Kopf, weil er befürchtete, jemand würde ihn kaputtschlagen. Bis zu 7 Jahren war er Bettnässer; er wurde, wenn er eingenäßt hatte, geschlagen.
Seit einigen Jahren onaniert er. Der Pfarrer hat ihm vorgehalten, wie schädlich das sei, nun habe er seit einem Jahr nicht gebeichtet, mit seinen Kameraden hat er nicht davon gesprochen. (Zu Ihrer Information sei erwähnt, daß in einem Jugenderziehungsheim der nationalsozialistischen Zeit einmal durch Rundfrage festgestellt wurde, daß 96 oder 98% der Insassen die Onanie bereits kannten.)
Der Patient sollte in einem Seminar eine Volksschullehrer-Ausbildung bekommen, nach Pfingsten 1949 traten die ersten Herzanfälle auf. Ein halbes Jahr später ebenfalls, er wurde ohnmächtig. Seit diesem Zeitpunkt hat er nun beständig Herzbeschwerden; wenn er längere Zeit steht, wird es ihm schwarz vor den Augen, dabei besteht eine Tachycardie. – Ich möchte die Ohnmacht kurz besprechen. Es gibt eine Anzahl von Menschen, die nicht längere Zeit stehen können. In jener Zeit, in der so große Versammlungen auf Wiesen waren, war immer schon eine Ambulanz bereitgestellt für diejenigen, die umfielen. Es gibt namentlich jüngere Menschen, die einen sogenannten »orthostatischen Kollaps« bekommen, umfallen und ohnmächtig sind. Also so etwas hat er anscheinend auch. Vor einem Jahr auch Asthma. In seiner Kindheit hätte der Arzt schon prophezeit, daß er einmal Asthma bekäme. –
Nachdem Sie dieses Bild aufgenommen haben, möchte ich über die Untersuchung berichten. Es ist eine elektrische Kurve aufgenommen, in liegender Ruhe und im Stehen. Normalerweise ist beim Stehen eine etwas größere Blutförderung nötig, da geht manchmal die Pulsfrequenz und die Herzfüllung etwas in die Höhe. Bei ihm ist das nun so, daß er in Ruhe diese Werte hat, während sie, wenn

er aufsteht, sehr stark heruntergehen, und zwar etwa auf ein Drittel des ursprünglichen Wertes. Es tritt also eine schlechtere Versorgung ein statt einer besseren, er reagiert also paradox und er reagiert so, daß wir vermuten könnten, vielleicht sei hier in der Tat eine schlechte Blutversorgung des Gehirns eingetreten. Das muß ich aber nicht annehmen. Was wichtig scheint, ist, daß die Reaktion wie eine Sabotage ist. Ein Verhalten, das nicht im Anfall beobachtet wurde, das aber im Anfall vermutlich auch so sein wird. Jetzt haben wir einen Fall, in dem die körperliche Verhaltungsweise entgegengesetzt der biologischen Nützlichkeit ist.
Bei dem früher gesehenen Kranken war eine paroxysmale Tachycardie vorhanden; da geht der Puls plötzlich in die Höhe und man kann also nicht sagen, daß dort eine Sinndeutung der hysterischen Reaktion auch gelungen wäre. Ich habe Ihnen damals von der CANNONschen Notfallreaktion erzählt; da ist alles bereitgestellt, was für Flucht oder Kampf in der Bedrohung dienlich ist, und ich habe Ihnen gesagt: nun bekommt dieser Mensch offenbar diese Reaktionen, er bekommt auch eine Blutdruckerhöhung wie ein abgerissenes Stück der ganzen Reaktion. Das ist eine Interpretation, die mir damals auch nicht besonders gefallen hat. Die ausgesprochen konträre Verhaltungsweise des Körpers, wenn er in einer unangenehmen Situation ist, ist doch aufschlußreicher. Denn Sie haben jetzt einen jungen Menschen gesehen, bei dem sich der seelische Konflikt ohne weiteres auffinden läßt, bei dem eine körperliche Reaktion, die zum Arzt führt, biologisch unsinnig ist. Es scheint wichtig, solche Betrachtungen anzustellen, wenn wir in der Frage, »Warum gerade hier?«, weiterkommen wollen. Aber es fehlt uns noch eine ganze Menge. Wissen wir eigentlich, was Blutdruck ist, wissen wir, was Pulsfrequenz ist, wissen wir, was der Blutzucker und dergleichen ist?
Wenn wir einen solchen Fall vom körperlichen Phänomen her interpretieren, und das ist jetzt das Bestreben, dann möchten wir darüber noch mehr wissen, und das ist das nächste Ziel. Das ist offenbar die Betrachtung, wenn wir sagen: also, so ist das.
Dann bekommen wir vom Körperlichen eine neue Bereicherung, wenn wir vom Psychologischen nicht so ganz zufrieden sein können.
Jetzt will ich Ihnen noch einen Patienten vorstellen.

W: Wie geht's denn?
P: Gut.
W: Was hat Sie ins Krankenhaus geführt? Sie sind doch schon oft bei uns gewesen.
P: Ja, zum fünften Mal.
W: Was ist denn nun diesmal passiert?
P: Ich bin ins Koma gekommen.
W: Was heißt das, wie ist das gekommen?
P: Ich weiß ja nichts mehr.
W: Haben Sie denn vorher etwas gemerkt? Daß etwas kam?
P: Ich habe vorher erbrechen müssen.
W: Wie lange ist das her?
P: Drei Wochen.
W: Und dann?
P: Es war mir übel.
W: Und dann wurden Sie bewußtlos?
P: Ja.
W: Und wann sind Sie wieder zu sich gekommen?
P: In der Klinik.
W: Nun bitte erzählen Sie mir etwas weiter. Es war Ihnen nicht so unbekannt, daß Sie vom Koma bedroht sind?
P: Ich habe nicht ans Koma geglaubt.
W: Aber Sie wußten, daß Sie zuckerkrank sind?
P: Ja.
W: Wann ist das entdeckt worden?
P: Vor drei Jahren.
W: Wie ist das entdeckt worden?
P: Ich habe dicke Füße bekommen, hatte Wasser in den Füßen, ich bin erst von Dr. W. mit Spritzen behandelt worden, dann bin ich zu Dr. N. gegangen, es wurde Zucker im Harn festgestellt.
W: Also sie ist vor drei Jahren entdeckt worden, die Zuckerkrankheit. Haben Sie noch andere Erscheinungen gehabt?
P: Ja, ich war müde und hatte sehr viel Durst. Ich bin dann hier eingestellt worden, dann war es besser.
W: Dann sind Sie aber noch dreimal in die Klinik gekommen, was war da los?
P: Ich hab' ein paar Tage nicht gespritzt, und da ist es schlechter geworden.
W: Was ist schlechter geworden?
P: Ich hab mich schlechter gefühlt.

W: Haben Sie nichts gehabt?
P: Doch, aber ich hab nicht gespritzt.
W: Hören Sie, ich hab da aber noch etwas gelesen, einmal sind Sie gegen ärztlichen Rat aus der Klinik.
P: Ja, das letzte Mal.
W: Warum haben Sie das gemacht?
P: Ich wollte wieder zur Arbeit.
W: Und diesmal, wie war denn das, daß Sie reingerutscht sind ins Koma? Haben Sie nicht selber den Urin untersucht?
P: Doch, aber es war nichts drin.
W: Es war so, daß Sie den negativen Urinbefund so gedeutet haben, daß keine Gefahr ist, ins Koma zu kommen?
P: Ja.
W: Hatten Sie an den Beinen nicht auch noch etwas anderes?
P: Ja, eine Neuritis.
W: Schwitzen Sie eigentlich immer so stark?
P: Manchmal.
W: (Untersuchung – zu den Hörern) Ich kann heute den Achillesreflex nicht ohne besonderen Kunstgriff auslösen.
(zu der Patientin) An ein paar Stellen haben Sie doch Dellen.
P: Ja, wo Insulin eingespritzt wurde.
W: (zu den Hörern) Schwund des Fettpolsters, kommt zuweilen vor, worüber wir gar nichts Wissenschaftliches wissen. Wenn einer von Ihnen das herausbekommt, wird er vielleicht auch ein berühmter Mann.
(zur Patientin) Haben Sie auch sonst noch Störungen?
P: Nein.
W: (zu den Hörern) Die Ansammlungen von Wasser in den Beinen sind offenbar Zeichen, die dafür sprechen, daß eine Generalveränderung des Organismus da ist, die sich an ganz anderen Stellen ausdrücken kann.
(zur Patientin) Geht's besser jetzt?
P: Ja.
W: Sie sagten vorhin, es ginge Ihnen gut.
P: Ja.
W: Haben Sie noch Beschwerden?
P: Nur müde bin ich.
W: Haben Sie viel Hunger gehabt?
P: Ja, früher, in letzter Zeit weniger.
W: Haben Sie noch andere Krankheiten gehabt?

P: Nein, außer den Gelenkschmerzen keine.
W: Sonst nichts?
P: Nein.
W: Danke, jetzt können Sie wieder runter.

XXIII.

Meine Damen und Herren, heute ist also die letzte Vorlesung in diesem Semester. Ich habe ein paarmal schon in meinem Leben Gelegenheit genommen, an den bekannten Ausdruck des HIPPOKRATES anzuknüpfen: Kurz ist das Leben und lang ist die Kunst. Gut: aber wie lange dauert eine Kunst? Als ich vor etwa 20 Jahren Sigmund FREUD zum letzten Mal gesprochen habe, da meinte er, die Psychoanalyse werde noch so ungefähr 50 Jahre lang interessant bleiben. Wir sprachen damals über Anwendungen. Er freute sich über das durch die Psychoanalyse ermöglichte Verständnis gewisser Riten und Ordnungen in der sogenannten primitiven Welt der Afrikaner, wo das Recht gelte, daß der Bruder der Mutter die Autorität in der Familie ist. Ich glaube, man sollte diese Sache überhaupt nicht kurz formulieren: so und so lange dauere eine Bewegung und dann sei sie aus.

Was wir hier betrieben haben, ist ja auch nicht eine Anwendung der Analyse auf die Medizin, es ist mehr ein Versuch, zu sehen, was herauskommt, wenn man auch diese neuen Erkenntnisse berücksichtigt, und ich habe ja auch einen anderen Namen dafür gewählt. Im Vorlesungsverzeichnis finden Sie »Anthropologische Medizin« angeführt. Das würde also heißen: menschenkundliche Form der Medizin. In diesem Semester haben wir uns besonders darum bemüht, zu erfahren, warum ein Mensch gerade diese Krankheit bekommt. Dann stellte sich ein Ausdruck her, der jetzt von Amerika zurückkommt, nämlich die »psychosomatische« Medizin. Der Ausdruck hat viele Vorteile und viele Nachteile. Er bezeichnet ein Verhältnis von Körper und Seele. Es gibt ja auch grüblerische Menschen, die wissen wollen, was denn nun eigentlich das sei.

Die Kranke, die ich Ihnen das letzte Mal zeigen konnte, werden wir heute unter diesem Gesichtspunkt besprechen müssen. Sie ist sehr für die Frage geeignet, ob diese psychosomatische Medizin etwas zutage fördert, und da möchte ich Ihnen zeigen: es geht weiter. Es geht Schritt um Schritt, aber man kommt immer ein Schrittchen weiter.

Aber vielleicht darf ich Ihnen, ehe wir damit anfangen, einen Rat geben. Ich habe eine ganze Reihe von Fällen gesehen, daß jüngere Ärzte sich dieser Erkenntnismöglichkeit mit der breiten Brust zuwendeten und dann kehrtmachten und davonliefen. Dies ist eine Reaktion, eine Umkehr auch von der anthropologischen zur naturwissenschaftlichen Betrachtungsweise. Und Sie können sich denken, daß diese Weggenossen mir nicht so viel Freude machten wie andere, die bei der Stange geblieben sind. Es ist das auch eine Frage des Charakters. Es ist eine Charakterfrage, ob man im Leben einer schwierigen Situation ausweicht. Mein Rat lautet also: nicht abspringen; nicht auf einen Mißerfolg hin die Kehrtwendung machen.

Nun der Fall. Das war eine jetzt bald achtundzwanzigjährige junge Frau, die keinen Beruf angibt und die in die Klinik eingeliefert worden war wegen eines Coma diabeticum. Ich habe sie damals nicht gesehen. Sie ist bewußtlos gewesen, ist dann mit Mühe mit hohen Insulindosen wieder zurückgebracht worden, und jetzt geht es ihr eigentlich ganz ordentlich. Ich habe sie heute gesehen. Sie liegt ganz munter im Bett, hat auch die Temperaturen, die sie damals hatte, nicht mehr. Diese Patientin geht also unter dem Namen des Diabetes mellitus in die Klinik, und die ganze Behandlung war zunächst darauf gerichtet, dieser Stoffwechselkrankheit Herr zu werden. Nun, in diesem Falle ist es so gewesen, daß die Exploration, die Erzählung, das Biographische – Träume habe sie nicht gehabt – eigentlich nichts Rechtes ergeben hat. Das soll uns willkommen sein, weil ja diese Krankheit lange Jahre nicht von der psychologischen Seite her betrachtet worden ist, weil sie auch hier nicht etwas Besonderes darzubieten scheint. Sie war Kind einer Familie, deren Beschreibung, wie das so oft ist, lautet: »Wir hatten es gut, wir haben uns gern gehabt«. Der Vater ist Maschinist geworden, sie hat ihn nicht oft gesehen, und da glaubt sie, daß es daran liege, daß sie ihm nicht so nahegekommen ist. Die Mutter liebt sie mehr. »Das Schlimmste, was ich mir vorstellen kann, wenn meine Mutter sterben würde.« Ich sagte, daß sie einen Beruf nicht angegeben hat, aber vielerlei gemacht hat; sie war Zahnarztassistentin, dann ist sie auf den Gedanken gekommen, Säuglingsschwester zu werden, war auch Straßenbahnschaffnerin; 1942 verlobte sie sich mit einem Stukaflieger, der aber bald abgestürzt ist und von dem man nichts mehr gehört hat. Das ist acht Jahre her, daß sie das erlebt hat. Jetzt ist sie in einer amerikanischen Familie, zuletzt aber zu Hause tätig gewesen, weil die Mutter sehr krank war. Nun ist es merkwürdig gekommen, daß diese Krankheit als Diabetes zunächst nicht erkannt wurde. Sie ist müde gewesen, sie hatte Amenorrhoe, Durst, Schmerzen in den Beinen (1947). Da waren also zwischen den Krankheitserscheinungen und dem Tode des Verlobten vier Jahre. Der Krankheit gegenüber ist sie völlig ruhig, wie sie sich überhaupt durch nichts aus der Ruhe bringen läßt. Auch die Möglichkeit, aus dem Koma nicht mehr herauszukommen, läßt sie unberührt, sie sagt: »Das kann man ja doch nicht ändern.« Sie ist mit der Fassade eines Gleichmuts ausgestattet; das ist oder wurde schon eine Haltung und nicht bloß eine gelegentliche Äußerung.

Nun, meine Damen und Herren, möchte ich über das diabetische Problem ein paar Sachen sagen, um an diesem Beispiel zu zeigen, daß die psychosomatische Medizin das Anthropologische nicht ersetzen kann in der Lehre von der Krankheit. Ich habe heute nachgelesen, was ich vor zwei oder drei Jahren über Diabetes gesagt habe. Eine Patientin fiel mir auf, die in den Keller geflüchtet war, als gleich die zweite Granate in ihr Zimmer fiel, in dem sie gerade saß und ihr Kind säugte. Sie blieb in dem Keller mehrere Tage versteckt, hat dort furchtbaren Durst bekommen. Dann ist auch sehr bald der Zucker entdeckt worden. Eine seelische Erschütterung ist unmittelbar vorausgegangen. Ich habe bei Grafe (1938) gesucht, er zitiert eine Erzählung von Umber (1927), in der ein Bruder eines im russischen Gefängnis umgebrachten Mannes einen Diabetes bekam. Ich habe dann von anderen Kollegen gehört, daß die Fälle, bei denen ein psychisches Trauma am Anfang der klinischen Erscheinungen des Diabetes steht, nicht so selten sind. Anders, wenn man als Trauma die körperliche Erschütterung in die Ätiologie des Diabetes einzuführen suchte. Da haben kritische Beobachter gesagt, daß es nicht angehe, den Ausbruch eines Diabetes auf ein Kopftrauma zu beziehen, und man hat dann auch im Versicherungswesen zugrundegelegt, das Trauma sei als Ursache des Diabetes abzulehnen. Ich habe unter Tausenden von Hirnverletzten im Kriege nicht einen einzigen Fall gesehen, wo nach einer Hirnverletzung ein Diabetes aufgetreten wäre. Aber die psychotraumatische Auslösung der Krankheit muß man wohl in einigen Fällen zugeben. Der nächste Schritt ist dann eigentlich älter, nämlich, daß, wenn man einen Diabetiker behandelt, man beobachten kann, daß seine Zuckerausscheidungsverhältnisse und auch sein Befinden sehr abhängig sein können von der Stimmungslage. – Sie haben KREHL nicht mehr gekannt, aber ich sehr gut. Mit manchen Patienten war er höchst charmant und mit manchen ziemlich ruppig, und ich erinnere mich, daß ein Patient auf der KREHLschen Privatabteilung nicht zuckerfrei wurde, der aber zuckerfrei wurde, als ich KREHL vertreten habe, weil er verreist war. Ein psychosomatisches Moment im Verlauf einer solchen Behandlung ist also nicht zu bestreiten. Von amerikanischer Seite war schon damals die Frage aufgetaucht, ob denn die Diabetiker vielleicht ganz besondere Leute sind, was das eigentlich für menschliche Typen sind, und man hat versucht, herauszubekommen, ob das nicht ein besonderer Menschentypus ist. F. DUNBAR (1938, 1947, 1948) schrieb, das seien zurückhaltende, hilflose Typen.

Sofort sieht man etwas vor sich; es fielen mir auch einige Leute ein, auf die das Bild paßt, bei denen offensichtlich war, daß sie sehr stimmungsabhängig waren, bald kolossal explosiv, bald außerordentlich gehemmt und unbeweglich sind, so daß also ein Alles-oder-nichts-Gesetz des psychologischen Verhaltens auffällt. Das ist der dritte Schritt. Ich muß sagen, daß mir diese dritte Sache besonders mißfällt, weil immer Menschen da sind, die ganz anders sind. Das Mädchen, das ich eben schilderte, ist z. B. gar kein solcher Typus. Die Ausnahmen bestimmen die Regel in diesem Fall in solchem Maße, daß die Regel gar nicht mehr gültig ist. Überhaupt ist der Weg, Charaktertypen zu bestimmten Krankheiten in Beziehung zu setzen, die charakterologische Methode an sich und in Anwendung auf bestimmte Krankheiten in eine Sackgasse gelangt und verdient, kritisiert zu werden. Also da ist eine Entwicklung, da sind auch positive Dinge, und man hat den Eindruck, daß man sich in einem Wald bewegt, wo eben der Weg sich mal spaltet und man nicht weiß, ob es richtig ist, daß man sich rechts oder links hält. Aber man muß den richtigen Weg suchen. So ist es auch hier in der Medizin.

Jetzt kommt die vierte Form, das ist wohl die interessanteste und wohl auch am wenigsten bekannte. Das ist, daß man überhaupt nicht von der Psychologie, sondern von der Physiologie ausgeht.

Ich erinnere Sie an den Pankreas-Diabetes. Der Zuckerstich wurde vorher von Claude BERNARD (1850) gefunden; am ältesten und bekanntesten ist, daß im Urin Zucker ist. Das war schon früh bekannt. Wenn wir uns das alles genau ansehen, ist ja auch der Zucker nur ein Symptom, ein Endprodukt. Was liegt dem zugrunde? Zwei Dinge müssen unter allen Umständen berücksichtigt werden, nämlich, daß die Zellen den Zucker schlechter verwerten, und daß die Produktion von Zucker besonders stark ist (GRAFE, 1931 und NOORDEN, 1907), ja, daß auch von Eiweiß und Fett Zucker hervorgebracht wird. Eine Unordnung im Stoffwechsel entsteht, so daß die Zuckerproduktion besonders stark, zugleich aber die Zuckerverwertung schlechter wird. Wie kommt es, daß beide Dinge zu gleicher Zeit auftreten, und wie kommt es, daß die Anwesenheit des Insulins heilsam für den Verbrauch und hemmend für die Bildung ist? Wollen wir vielleicht dabei bleiben, daß also die Zellen ein ganz eigentümliches besonderes Verhalten, ein besonderes Benehmen zeigen. Die Gefahr besteht darin, daß bei diesem qualitativen und quantitativen Anderswerden des Stoffwechsels es zu einer Selbstvergiftung kommen kann. Sie haben ja gesehen, daß die Kranke beinah gestorben ist an einer solchen Selbstvergiftung.

Beschwerden und Selbstvergiftung. Ja, meine Damen und Herren, jetzt muß ich darauf hinweisen, das ist ja ein Wort, das wir auch in der Umgangssprache immer zu verwenden geneigt sind. Auch das, was dieses Mädchen hier am Schluß äußert – sie zuckt mit den Schultern und sagt: »Das kann man ja doch nicht ändern« – gehört dazu: die Resignation. Es sieht jetzt so aus, darauf möchte ich eigentlich hinaus, daß, wenn man den Stoffwechsel pathologisch betrachtet, man dann zu eigenartigen Worten und Charakteristiken kommt, die in einem ganz anderen Sinn anwendbar und sinnvoll sind. Man kann das nicht an die Tafel in einer chemischen Formel schreiben, man kann nur sagen, diese Menschen gehen sehr verschwenderisch um mit dem Zucker, die Zellen sind Verschwender, nicht Geizige, und sie setzen sich durch dieses Benehmen noch in Gefahr; nicht geizig, im Gegenteil großartig, verschwenderisch sind sie und dabei ihrer Zukunft nicht achtend. Das hat Ihnen die Patientin gesagt, das haben auch andere Patienten gesagt. Die Patientin sagte: »Lieber heut' als morgen.« Das ist die verschwenderische, nicht geizige, ich möchte sagen, positive Resignation. Also das ist jetzt ein Weg gewesen; nur eine Andeutung, ein spekulativer Versuch, den wir in anderen Fällen viel besser durchführen können, daß man nämlich vom Chemismus, von Zellen, von der Analyse des körperlichen Organismus zu einer Schilderung kommt, die mehr hinführt auf dieses Menschliche des Daseins. Der Psychoanalyse ist es ja auch so gegangen, daß sie von Emotionen, Typen, Archetypen aus des Menschen Werdegang in seinem Bewußten und Unbewußten klarzumachen versucht und schließlich auf Bilder kommt, die aus der Physik stammen.

Nun sind wir fertig damit, daß auch in der genauen Überlegung und Kenntnisnahme der Literatur des Diabetes zu beweisen wäre, daß die sogenannte psychosomatische Medizin eine junge Wissenschaft ist, die aber weitergeht und über Irrtümer zu Erkenntnissen kommt. Das emotionelle Ausbrechen, die Abhängigkeit von der Stimmung, die Charaktereigentümlichkeiten, der Stoffwechsel, die gehören alle zusammen, um ein solches Bild auszufüllen. Das ist, wie wenn man einen kleinen Fleck mal anmalt und im übrigen noch nicht sehr viel sieht auf dieser Leinwand.

Das sieht doch jetzt etwas anders aus, als ich es mir auch noch vor fünf Jahren vorgestellt habe, daß man sehr überrascht ist, und wie häufig und wie beinah regelmäßig man findet, daß eine Angina oder ein Asthma-Anfall usw. anfängt wie eine Neurose, daß also die Symptombildung, die Materialisierung, wie sie auch bei den Neurosen (besonders bei der Hysterie) vorkommt, erfolgt. So sieht es aus, als ob auch die organischen Krankheiten einen eigenartigen, eigentümlichen Eindruck der Pathogenese geben, als ob die dieselbe wäre wie bei der Neurose. Also das war das erste, daß die Pathogenese sich doch so merkwürdig leicht dem Schema und den Erfahrungen bei der Psychoneurose anschließt, so daß man fragen könnte: ja ist vielleicht die organische Krankheit auch eine Art von Neurose? Dann kommt aber eine ganz deutliche Störung dieser Betrachtung insofern, als man eben nun nicht versteht – das habe ich schon so oft gesagt –, warum der eine Mensch ein Asthma bronchiale bekommt und keinen Diabetes. Also da würde die Psychoneurosebetrachtungsform in der Inneren Medizin versagen, wenn ich auch frage: »Warum gerade hier?«

Was ist denn nun Besonderes an den organischen Krankheiten? Da darf ich vielleicht anknüpfen an das, was ich in früheren Jahren neurologisch zugelernt zu haben glaube, nämlich daß im Reflexvorgang der Gegenstand nicht dargestellt werden kann. Man kann darum herumgehen, es zerschlagen, in es hineinsehen. Freud sagt, es gibt ein Bewußtes und ein Unbewußtes. Die Wirkungen würden nicht sein, wenn nicht die Ursache da wäre. Diese Verdrängung, diese Spaltung in der biologischen, der tierischen und menschli-

chen Existenz muß in Betracht gezogen werden. Zwischen dem, was ein Mensch erlebt und dem, was er nicht erlebt, ist eine gegenseitige Verborgenheit. Da herrscht jenes »Drehtürprinzip«, man muß entweder reingehen, da sieht man das Innere, oder man muß rausgehen, da sieht man das Äußere, man kann also in einem Akt nicht gleichzeitig wahrnehmen, was innen und außen ist.
Und nun ist die nächste Frage, wie ist es denn eigentlich bei den Krankheiten; ist es da so, daß wir die gegenseitige Verborgenheit zwischen Körper und Seele aufgeben müssen, und dann wird der Mensch gesund? Bedeutet Therapie diese Aufgabe oder nur eine Verschiebung derselben, weil ja die gegenseitige Verborgenheit eine unübersehbare Struktur unseres Daseins ist?
Das ist ungefähr das, was diesmal herausgekommen ist, was wir dann sehr genau ansehen müssen, wenn wir weiterkommen wollen. Noch eins gibt es zu bedenken zum Schluß. Diese wissenschaftlichen Analysen, diese wissenschaftlichen Klärungen scheinen ja immer davon auszugehen, daß diese Klärungen logisch zu erfahren und zu erfassen sind. Ich glaube nicht, daß wir, wenn wir mit einem kranken Menschen oder mit einer Krankheit umgehen, erwarten dürfen, daß das, was da vorgeht, logisch sei, und immer stehen wir vor etwas noch nicht Rationalisiertem.
Lassen Sie mich dafür ein Beispiel aus der Psychoanalyse nennen: den Sadismus. Das ist doch ein Verhalten, ein menschliches, sittliches, körperliches, geistiges Verhalten, das auf Quälen ausgeht. Der Sadismus ist eine Haltung, bei der die Lust nur auf dem Wege der Qual zu erreichen ist, so als ob der Sadist die Qual, die er bereitet, genießen müßte und er eigentlich schon zum höchsten Genuß käme, wenn er quält. So etwas gibt es, und vielleicht gibt es das sehr oft. Nehmen Sie den Liebestod von Tristan und Isolde; es ist so, daß in der höchsten Liebesnot die Zerstörung mit drinnen steckt, darin, daß man liebend auch sterben und töten darf.
Diesen letzten Hinweis brauchen wir, um zu verdeutlichen, daß es nicht so sein kann, daß wir annehmen dürfen, die Physiologie habe deswegen schließlich und endlich immer mehr recht, weil sie ja vernünftig ist, weil der Gegenstand vernünftig wäre und ein Kampf zwischen Vernunft und Unvernunft bestände.
Diese Patientin, vermutlich ein verlorener Fall, wird wahrscheinlich sterben, weil sie eine Tendenz zur Selbstvernichtung hat; sie geht darum leichtsinnig mit ihrem Diabetes um. »Da kann man ja doch nichts ändern«, das ist ihre Auffassung.

Ich möchte damit schließen und wünschen, daß Sie Ihre Ferien ordentlich benutzen können, und vielleicht auch der eine und der andere im nächsten Semester wiederkommt.

II. Teil

Einführung in die medizinische Anthropologie

Einleitung

1. Kapitel
Die Zuwendung zum Arztberuf und zur Medizin

Auch wenn die Wahl des ärztlichen Berufes frei zu geschehen scheint, sind Motive dabei wirksam, die nicht alle so frei entstehen, wie es scheint. Eine Anlage oder Neigung sieht wie angeboren aus. Aber das Bild des Vaters, Großvaters oder Onkels, wenn sie Ärzte sind, hat doch oft dem kindlichen Gemüte ein Vorbild bedeutet. In anderen Fällen waren dieselben Bilder, aber im abstoßenden Sinne, wirksam. Doch es muß auch etwas wie eine angeborene Neigung oder Neugierde für die Natur geben; sie äußert sich in frühem Eifer, Pflanzen oder Tiere zu sammeln, in einem sonderbaren Hang, Eingeweide und Skelette zu erkunden, anatomische Abbildungen zu betrachten. Der Hang zur Natur ist der Neigung für Geschichte, Politik und Sprache wie entgegengesetzt, und die meisten sind wie vorbestimmt fürs eine, und dann unbegabter fürs andere. Das Interesse für Philosophie gesellt sich dem für die Natur öfter bei als dem für Geschichte und Sprache; bei der Wahl der Theologie ist es häufig umgekehrt. Die Natur aber ist es, der man als Arzt treu zu bleiben hofft.

Fragt man dann einen Bewerber zum Studium, so hört man oft etwas ganz anderes; es klingt ethisch oder religiös: Ich möchte kranken Menschen helfen, oder ich will der leidenden Menschheit helfen. Das letztere ist gerade kein kleines Vorhaben; wenn wir es belächeln, so wollen wir den zarten Keim des höchsten Strebens doch auch nicht schädigen.

Das alles ändert sich, wenn die Fachschule des Unterrichts ihr Tor geöffnet und die sanfte Fessel des wissenschaftlichen Lehrplanes angelegt ist. Von kranken Menschen und vom Helfen ist da nicht mehr viel die Rede. Die interessante, staunenswerte und wunder-

bare Einrichtung der Natur fasziniert. Gefesselt ist der Hörende und Sehende von der Klugheit und Exaktheit der Forschung, berauscht von dem Geist und der Erfindung derer, die der Natur ihr Geheimnis zu entreißen oder abzulisten wissen. Der Intellekt wird aufgeregt und die Sentimentalität wird verächtlich. Jetzt beginnt eine verborgene Veränderung des Gemütes.
Ich halte die so erfolgende Veränderung des moralischen Bewußtseins für ein Unglück. Während im Unterrichte über Geschichte, Sprache, Kunst und Gesellschaft die moralische Beschaffenheit vom Gegenstande nicht trennbar bleibt, ist der Gegenstand der Naturwissenschaft als kein selbst moralischer vorgestellt. Die Folge ist die, daß der Student die moralische Beschaffenheit statt im Gegenstande in der Person des Lehrers, oder auch im Zustande der Lehranstalt oder, noch entfernter, in der Politik wahrnimmt. So kommt es zu einer Trennung der moralischen von der gegenständlichen (objektiven) Welt. Die Natur erfährt er wissenschaftlich als eine nicht-moralische Welt; und leicht erscheint ihm die ganze Welt nur als Natur.
Interessant sind alle Fälle von im Jargon so genannten »Umsatteln«. Der häufige Übergang von der Theologie zur Medizin hat oft Ähnlichkeit mit der immer noch von vielen als typisch angesehenen Französischen Revolution von 1789; es sei besser, für Freiheit, Gleichheit und Brüderlichkeit zu wirken, als der hartherzigen Macht der Kirche zu dienen. Entnehmen wir diesem überlieferten Mißverständnis nur so viel: die Illusion, der Beruf könne eine verhinderte Freiheit befreien, bedient sich einer Ideologie, und die Ideologien werden so zu Illusionen der Freiheit.
Wer sich also dem Berufe des Arztes zuwandte, ist in die Fessel der Medizin geraten. Und wer sich der Medizin anvertraute, geriet in die Medizin seiner Epoche. Welche besonderen Merkmale hat die Medizin des gegenwärtigen Zeitalters und welche Hülle breitet sie über das Arzttum?
Die auffallenden Merkmale der gegenwärtigen Medizin sind ihre Technisierung, ihre Politisierung und ihre Psychologisierung. Wir betrachten sie zunächst der Reihe nach.
1. Die in den letzten Jahrzehnten rasch fortschreitende *Technisierung* der Medizin wird oft als eine Folge der Naturwissenschaften und ihrer Vorherrschaft angesehen. Richtig ist daran nur, daß die Naturwissenschaft die Voraussetzung der Technik ist. Aber die übermäßige Technisierung sieht man außer in der Medizin auch

auf anderen Lebensgebieten, und sie hängt unzertrennlich mit der Wirtschaft und dem Geldverkehr zusammen. Wenn jemand das Übermaß der Schlafmittel bekämpft, so schädigt er das Interesse der chemischen Industrie, und wenn jemand das überflüssige medizinische Schrifttum bekämpft, dann muß er auch mit der Entlassung von Druckern und Buchbindern rechnen. Ähnliches gilt für Röntgen-Apparate, chirurgische Instrumente und Krankenhäuser. Es ist aber nicht so, daß die Übertechnisierung ein Merkmal kapitalistischer Wirtschaftssysteme wäre, denn sie ist vielleicht noch auffallender in den kommunistischen Staaten. Vielmehr ist es überall die Behandlung des Lebens nach den Begriffen der Mathematik und Naturwissenschaft, welche die Technisierung ermöglicht, anregt und rechtfertigt. Der Sowjet-Staat legt noch mehr als seine Gegner Wert auf die Naturwissenschaft, und der überall bevorzugte Begriff des »Lebensstandards« ist ein ökonomischer und keiner der Bildung. Die Erwartung, daß mit dem Standard die Bildung von selbst käme, ist irrig. Wenn dann die Technik ihrerseits ihre Mutter, die Wissenschaft, zu dirigieren anfängt, dann ist offenbar, daß diese von Anfang an verwandt und beide mit der Ökonomie verwandt sind. Der humane Bildungswert der Naturwissenschaft ist zweifelhaft und ließ sich nur im 19. Jahrhundert noch einigermaßen rein darstellen. Ob man ihm nachtrauert oder nicht – seine Realisierung ist eine Illusion geworden.

2. Mit der Technisierung der Medizin stellt sich zunehmend deren *Politisierung* ein. Auch diese zu leugnen, würde eine Illusion bedeuten. Ihre erste Offenbarung sind das Versicherungswesen und die Sozialmedizin, die ein Teil der Sozialpolitik ist. Aber auch die ärztliche Privatpraxis ist ein politisches Phänomen, insofern sie ein Beweis für die Erhaltung bürgerlich-individualistischer politischer Formen ist. Die Beurteilung der Arbeitsfähigkeit und Wehrfähigkeit durch den Arzt zwingen diesen zu einer politischen Handlung. Der Kontrollarzt, Betriebsarzt, Sanitätsoffizier und Gesundheitsbeamte, der Gutachter im zivilen und im Strafprozeß sind zwar Sonderformen des politischen Mediziners, aber jede ärztliche Handlung enthält ein politisches Element, weil der Gesundheitsbegriff jedesmal eine politische Seite angenommen hat. Dies erhellt besonders dort, wo eine Beziehung zu Arbeits-, Erwerbs- oder Wehrfähigkeit keine Rolle zu spielen scheint, wie bei der Zeugungs- und Ehefähigkeit, Genußfähigkeit, Harmonie-

fähigkeit, Lebensfähigkeit. Denn diese müssen ebenfalls unter dem Gesichtspunkt einer auch politischen Verwertung beurteilt werden, wenn die Gesundheit nach einer »Fähigkeit« definiert ist; und sie werden es. Denn »Fähigkeit« ist dann der Inbegriff beliebiger Verwertungen; daß sie beliebig gedacht werden, gibt den Raum frei, in dem sich bestimmte politische Zwecke wie Arbeit, Dienst, Bevölkerungszahl, Volksvermögen usw. festsetzen. Die Zeugungsfähigkeit ist keine private Eigenschaft mehr, sondern eine sozialstaatliche, bei der zunächst nicht gefragt wird, ob der zu Zeugende leben soll oder nicht. Eben darauf beruht dann das Postulat, daß auch er »gesund«, das heißt jetzt, politisch verwertbar sei. Man sieht, daß die Abstraktion der Zeugungsfähigkeit der konkreten politischen Verwertung den Weg bereitet hat.

3. Das dritte, die *Psychologisierung* der Medizin, ist unzweifelhaft eine Ergänzung zum 1. und 2., zur Technisierung und zur Politisierung. Wenn man diese beiden als gefahrdrohend oder mindestens auch mit Kritik ansieht, dann kann man die Psychologisierung als eine Reaktion auf die Schäden der beiden ersten betrachten, welche deren Gefahren bannen solle. Nämlich so, daß durch eine psychologische Auffassung der Kranke in seiner Innerlichkeit, Menschlichkeit, Subjektivität wieder ins Gesichtsfeld komme und dadurch die Gleichgültigkeit der objektiven Naturwissenschaft gegen humane, moralische, persönliche Werte korrigiert werde. Der Kranke wird nicht nur als Objekt behandelt, die Krankheit als eine Weise des Menschseins erfaßt. Es ist klar, daß nur eine bestimmte Art von Psychologie diese Aufgabe übernehmen kann, nämlich eine nicht nach dem Denkschema der Naturwissenschaften verfahrende, sondern eine der Innerlichkeit und der Menschlichkeit zugewandte. Eine solche ist die Psychoanalyse, die auch als Tiefenpsychologie bezeichnet wird, hauptsächlich wegen ihrer Anerkennung eines unbewußten Seelenlebens. Es gibt aber Formen der Psychologie, welche eine solche humanisierende Wirkung nicht haben können, weil sie selbst im Dienste der technischen Bewältigungsform der mannigfaltigen Wirklichkeit stehen. Die als Psychotechnik sich bezeichnende Methode bringt dies schon in ihrem Namen zum Ausdruck. Solche typisierende, schematisierende, normierende Psychologien können auch der Herrschaft der Bürokratie dienstbar werden. Damit ist noch nicht gesagt, daß sie den, der sie verwendet, schon als inhuman charakterisieren. Aber man kann nicht sagen, daß von solchen Psychologien die Humani-

tät schon darum ausgehe, weil sie der Seele und nicht dem Körper ihre Aufmerksamkeit schenken; sie verhindern die Humanität nicht, aber sie erzeugen sie auch nicht. Nicht die Ergänzung der Körperwissenschaft durch die Seelenkunde ist das, was den sogenannten Materialismus überwindet. Sondern die Einführung des Subjekts in den Gegenstand ist der Schritt, mit dem wir die Gefahr der bloßen Objektivität zu bannen hoffen können. An dieser Stelle beginnt die Aufgabe einer Medizinischen Anthropologie.

Eine Medizinische Anthropologie würde also der in der überstarken Technisierung und der in einer medizinfremden Politisierung drohenden Gefahr begegnen können, wenn sie Technik, Politik und Psyche in der Medizin zusammenfaßt, umfaßt, also den möglichen Gegensatz der dritten gegen die beiden ersten überwindet. Nicht weil durch vollständige Addition von Körper, Seele, eventuell auch Geist, man den »ganzen« Menschen oder die »Ganzheit« der Person zusammenbekäme, verdient eine Anthropologie der Medizin Beachtung. Jene Umfassung bedeutet vielmehr eine Richtung, ein Ziel, und dies wird am deutlichsten, wenn wir jetzt aussprechen, daß das Ziel einer medizinischen Wissenschaft gar nicht sie selbst, sondern die Aufgabe des Arztes ist. Therapie, nicht Erkenntnis allein, ist dieses Ziel. Es war ein voller Irrtum, daß eine zutreffende Wissenschaft ganz von selbst in der Anwendung den Wunsch der Therapie (in dem Arzt und Kranker einig sind) befriedigen würde. Auch hierin hat die Psychoanalyse ihrer Idee nach einen Vorsprung vor anderen Psychologien, weil Psychoanalyse ipso facto Psychotherapie sein muß. Diese Andeutungen sollen auch klarmachen, daß eine Medizinische Anthropologie und eine in ihr entstehende allgemeine Lehre vom kranken Menschen nicht dann und dort sich entwickelt, wo von außen ein Einbruch in die Heilkunde dadurch entsteht, daß etwa Religion oder Metaphysik von der Medizin Besitz ergreift. Auch eine religiöse Erfahrung, nach Art einer Bekehrung oder allmählichen Wandlung, wie sie ein Einzelner oder eine Gruppe haben, oder eine metaphysische Blickänderung, wie sie im Studium der Philosophie oder bei philosophischer Existenzerhellung erfolgen kann, können nicht das hervorbringen, was im Folgenden Medizinische Anthropologie und Allgemeine Medizin genannt wird. Sondern *intraterritorial*, auf dem Boden wissenschaftlicher Forschung, praktischer Heilkunde und erziehender Lehre allein kann das entstehen. Wir wissen, daß die Medizin eine Geschichte hat, in der

trotz aller Parallelen mit anderen Wissenschaften und bei allen Einflüssen aus anderen Berufen immer ein eigenständiger Werdevorgang zu Fortschritt, Umbildung, Entwicklung führt, und in diesem Weitergang fühlt sich die Medizinische Anthropologie als ein Teil eines größeren Zusammenhanges.
Obwohl mit dem letzten Gedanken die zeitbedingte und historische Art unseres Unternehmens hervorgehoben wird, ist doch die Forderung einer Überschau des gerade jetzt Vorhandenen damit nicht abgewiesen. Man kann dem beständig fließenden Fluß doch an bestimmten Stellen eine Strömungsform, eine Biegung oder einen Wasserfall abmerken, so als ob hier die Zeit stillstände. Man kann das Strömende wie ein konstant Gestaltetes auffassen und sich zu ihm verhalten, als ob es für einige Zeit wie geronnen wäre. So entsteht dann ein ruhendes Bild; wir nennen es in der wissenschaftlichen Lehre ein System. Ich versuche, einleitend einen Überblick über dieses System zu geben, ohne ihm besonderes Gewicht beizulegen, und behalte im Auge, daß es mehr zur Erleichterung für den Lernenden als zur Erleuchtung des Gegenstandes gemacht ist. Es hat also den Wert des Schemas.

2. Kapitel
Die Systemfrage

Der erste Anlauf zu einer Einteilung und Systematisierung wird meistens nicht auf das stoßen, was im Reifestadium den Namen System verdient. Auch ist zu bedenken, daß wir den Weg von Wahrnehmen, Beobachten, Experimentieren, von *Erfahrung* aus also festhalten, auch wenn wir Denken, Verallgemeinern, Vereinheitlichen in ihre vollen Rechte einsetzen. Mit einem Worte, das Prinzip des Empirismus gilt uns nicht als überholt. Das bedeutet nun für die Medizin, daß sie von konkreten Fällen und Kranken ausgehen muß, auch wenn sie zu einer Allgemeinen Krankheitslehre weiterstrebt. Soll nun diese Lehre eine Anthropologie werden, dann muß der Medizinischen Anthropologie eine anthropologische Medizin vorangehen. Das soll heißen: die Vorschule der systematischen Lehre ist eine unsystematische medizinische Tätigkeit, sei es in der Sprechstunde, Hausbehandlung, individuellen oder kollektiven Therapie, sei es in Krankenhaus oder Klinik. – Schon hier aber erhebt sich alsbald übermächtig ein bisher nicht berührtes Thema: das der Methoden. Ob ich jemanden ausfrage, sprechen lasse, ihm zuhöre, oder ihn betrachte, betaste, behorche, ob mit unbewaffneten Sinnen oder mit Instrumenten, ob ich radioskopische, chemische, physikalische, bildliche oder messende, rationalistische oder intuitive, erklärende oder deutende Untersuchungs- und Behandlungsmethoden anwende, ob ich mit physischen Kräften oder mit Worten behandle – das alles drängt sich von Augenblick zu Augenblick, von Fall zu Fall zur Wahl und fordert Entscheidung. In dieser Wahl der Methoden aber erfolgt bereits ein Vorgriff auf meine Gedanken vom Wesen der Krankheit und vom Ziel der Behandlung. Was also einmal Ergebnis sein wird, das wird vorweggenommen – irgendwie –, und das Resultat wird zur Grundlage gemacht. Wir nennen solche Vorwegnahme, die unvermeidlich ist, Prolepsis. Am Problem der Methode wird die proleptische Situation der anthropologischen Medizin sehr deutlich. Die Fehler, die hier entstehen können, kann man nur verbessern, wenn man später Anfang und Ende von neuem vergleicht, also immer wieder hin- und hergeht zwischen anthropologischer Medizin und medizinischer Anthropologie. Wenn nun im Folgenden hauptsächlich eine medizinische Anthropologie vorgetragen wird, so wird unsere empiristische Einstellung bedingen, daß sie nur die Bedeutung eines Entwurfes hat, aber immer neuen Korrekturen offen bleiben muß. Der Entwurf darf nicht den Charakter einer Vorschrift annehmen, und seine Verwendung muß sich der Starre zu entziehen wissen.

Um dies gleich zu verdeutlichen, werde ich jetzt einen vorsystematischen Einteilungsversuch vorlegen, der sich mir in der bisherigen Arbeit ergeben hat, aber bereits nicht mehr, aber auch noch nicht Systemcharakter hat. Er ist entstanden in der geschilderten Situation der Technisierung, Politisierung und Psychologisierung der überkommenen, hauptsächlich naturwissenschaftlichen Medizin.

Wenn wir uns bemühten, das Zustandekommen einer Entzündung zu verstehen, die Entstehung eines Schmerzes zu erklären, eine abnorme Bewegung zu analysieren, eine Krankheit überhaupt zu begreifen, dann versuchten wir, dies mit den Vorstellungen und Begriffen zustande zu bringen, welche die auf Anatomie und Physiologie gestützte Pathologie der neueren Zeiten uns zur Verfügung stellte. Dabei geschah es dann, daß weder die Erkenntnis noch die Behandlung befriedigte, vor allem aber, daß die Überzeugung sich befestigte, der Mißerfolg beruhe nicht auf der Unvollständigkeit jener Pathologie, sondern darauf, daß die anzuwendenden Vorstellungen gar nicht zutreffend und die Begriffe gar nicht richtig – für das Krankheitsgeschehen nämlich – waren. So zeigte sich zum Beispiel die Vorstellung des Reflexes als unzutreffend, der Begriff des Elementes als unrichtig für das Geschehen einer Tabes. – Dem sollte dann eine andere Art zu forschen und eine neue Weise zu beschreiben und zu begreifen abhelfen. Gleichzeitig aber mußte man erkennen, daß bereits das Bild der Krankheit, ihres Entstehens und Fortschreitens ein anderes geworden war und daß dieses veränderte Bild natürlich auch eine andere Pathologie herausforderte. Wenn die Krankheit als eine Weise des Menschseins aufgefaßt wurde, dann mußte die Pathologie selbstverständlich auch eine etwas andere werden. Nicht das einzige, aber ein wichtiges und hilfreiches Mittel zur anthropologischen Erfassung war die Psychologie, genauer: die Hinzunahme der Psychologie zur Pathologie des Körpers. Aus dieser Verbindung von Psyche und Soma konnte eine bessere Pathogenese erwachsen; Forschung, Klinik und Therapie konnten auch eine psychosomatische werden.

Wenn man nun an der Idee festhielt, daß die Medizin sich ihre Zuverlässigkeit hauptsächlich aus der Wissenschaft zu holen hat, und wenn diese Wissenschaft nicht oder nicht nur die bloße Körperwissenschaft der naturwissenschaftlichen Pathologie sein dürfte, dann mußte eine wissenschaftliche Forschung einen Vorrang haben, in der Physisches (Physiologisches) mit Psychischem streng verbunden war. Solche Untersuchungen erfolgten denn auch, und zum Beispiel im besonderen Bereiche der Neurologie betrafen sie Sinneswahrnehmungen und Willkürbewegungen. So entstand hier auch der Begriff des Funktionswandels, der aber ganz gut mit Ergebnissen auf anderen Organ- und Funktionsgebieten übereinstimmte. Zur psychosomatischen Klinik trat so eine psychophysische Forschung.

Indem man so den Krankheitsfall psychologisch, aber auch soziologisch, biographisch (kurz: »anthropologisch«) befragte und zur besseren Sicherung eine psychophysische Forschung heranzog, mußte sich etwas Weiteres ergeben, freilich nur, wenn eine nachhaltige und konsequente Denkarbeit stattfand: die Grundbegriffe, mit denen Medizin und Wissenschaft arbeiten, schienen ihren Sinn entweder zu verändern oder zu verlieren. Solche Grundbegriffe sind zum Beispiel der Raum, die Zeit, die Kraft, die Materie, die Kausalität, die Zahl, die Logik. Insofern sie als Grundlagen der

Wissenschaft und der wissenschaftlich versicherten Medizin gelten, muß ihre Veränderung oder Unbrauchbarkeit eine fundamentale Erschütterung und die Aufgabe eines Neubaus von unten her hervorrufen. Wie andernorts, so wurde auch hier die Grundlagenforschung ein weiteres wichtiges Thema. Es ist klar, daß bereits die nähere Verbindung mit der Psychologie für die Körperwissenschaft eine Menge sehr ernster Probleme heraufbeschwor. Aber diese Verbindung mit der Psychologie war nicht der eigentliche und einzige Grund solcher Wandlung; sie war Symptom, nicht Ursache, denn eine medizinische Anthropologie entsteht nicht durch Addition der psychischen zur physischen Erscheinung, diese Verbindung wird nur unausweichlich.

Wir haben jetzt, mit einiger Gewaltsamkeit freilich, *drei* Teile unterschieden: 1. eine psychosomatische Medizin, 2. eine psychophysische Biologie, 3. eine Grundlagenbegriffsforschung. Es wäre wahrheitswidrig zu behaupten, daß auf das 1. das 2. und auf das 2. das 3. der Zeit nach gefolgt sei und daß diese Zeitfolge durch eine verstandesmäßige Schlußfolgerung hervorgebracht worden sei. Diese drei Seiten haben sich meist gleichzeitig, mit gegenseitiger Motivierung und daher eigentlich auch als Einheit herausgestellt. Darum ziehe ich es vor, sie nicht unter- oder übereinander zu schreiben, sondern bevorzuge die Dreiecksform zur Darstellung, etwa so:

(1) Psychosomatische Medizin – (2) Psychophysische Biologie

←——————→
↓

(3) Grundlagenbegriffe

Wenn nun trotzdem die Bezifferung mit Vorbehalt eine bestimmte Ordnung andeutet, so bedarf dies einer Erläuterung. Sie stammt nämlich, so wie sie dasteht, aus einer ganz bestimmten und überlieferten Erwartung, derzufolge in der Wissenschaft bestimmte *Fundierungsverhältnisse* zu gelten haben. Welche aber sind hier gemeint? Dies läßt sich am Beispiel der in den letzten Jahrhunderten die Naturwissenschaften führenden Physik leicht zeigen. Hier nämlich begründet Logik die Mathematik, Mathematik begründet die Physik, Physik begründet die Biologie, Biologie die Pathologie, Pathologie die Medizin, Medizin die Heilkunst. Schreiben wir diese wissenschaftliche Fundierungsordnung so an, daß das jeweils Fundierende unter dem Fundierten steht, dann ist die Ordnung zugleich als Grundlagenordnung sinnfällig zum Ausdruck gebracht:

↑ 7. Heilkunst
6. Medizin
5. Pathologie
4. Biologie
3. Physik
2. Mathematik
1. Logik

Daraus erhellt, daß in dem vorigen Dreieckschema eine solche Fundierungsordnung insofern mitwirkend war, als schon das Wort »Grundlagenbegriff« eine ähnliche Vorstellung andeutet, als es auch zuunterst steht (wenn es auch als drittes und letztes beziffert wurde). Wirksam war hier doch der Gedanke, die Versicherung der Erkenntnis stamme aus einem solchen Fundierungsverhältnis gedanklich-wissenschaftlicher Art.

Jetzt ist deutlich, wie nahe auch die *Einteilungen* des Stoffes und das *System* der Lehre mit solchen Fundierungen zusammenhängen. Aber wir weigern uns der Annahme, daß gerade diese und keine andere Fundierung die einzig richtige und dadurch auch Einteilung und System diskussionslos vorgezeichnet seien. Wie wenig dies notwendig und berechtigt ist, kann ein Blick auf andere Wissenschaften lehren. Wir haben nämlich eines ganz aus den Augen gelassen, nämlich daß die Erkenntnis noch eine andere Quelle hat: Erfahrung. Die Erfahrung ist aber üppig und vielfach. Die naturwissenschaftlichen Forscher schöpfen aus einer Sinneswahrnehmung, die man besser Beobachtung nennen sollte. Sie beachten in der Wahrnehmung gerade das, was dann im Fortgange von Logik über Mathematik zu Physik, Biologie usw. in dem Aufbau einer Naturwissenschaft tauglich ist. Aber anderes wird wahrgenommen, wenn anderes beachtet wird, wie zum Beispiel vom Literaturhistoriker, der einen Text liest. Wenn er dann aber ein Theologe ist, der die Schrift als Offenbarung (oder gar als Verbal-Inspiration) voraussetzt, dann ist hier eine völlig andere Fundierung angenommen, die ja dann auch zu einer Wissenschaft und weiter zu einer Ethik, auch zu einer Gemeinde und zu bestimmten Handlungen hinführt.

↑ 5. Handlungen
4. Ethik
3. Theologie
2. Text
1. Offenbarung.

In diesem Beispiel lernen wir etwas kennen, was zwar ebenfalls bestimmte Fundierungen enthält, auch eine nicht einfach umkehrbare Richtung der Fundierung aufweist, und doch kein System abgibt wie das zuvor angeführte. Zwar werden auch hier, namentlich in einer Theologie, bestimmte wissenschaftliche Methoden notwendig, wie zum Beispiel die der Philologie, Literaturwissenschaft, Geschichtsforschung. Aber sie sind nur Hilfswissenschaften, bedeuten nicht die Wahrheit der Erkenntnis begründende und so systematisch ordnende Fundierungen.
Nun erhebt sich die Frage, ob das System der Medizinischen Anthropologie dem ersten oder dem zweiten Beispiel folge, oder keinem von beiden, sondern, wenn sie überhaupt systematisch gebaut ist, einen dritten Typus darstellt. Da sie der empirischen Ausgangspunkte offenbar nicht entraten kann, so wird eine Methodenlehre auch hier den Weg zur Erfahrung offenhalten müssen. Eben aus diesem wird die Lösung der Systemfrage füglich an den Schluß dieses Lehrbuches gesetzt werden müssen. Auch ist zu bedenken, daß es in gegenwärtiger Zeit keine Medizinische Anthropologie gibt, welche von allen Seiten (Universitäten, Ärzteschaften, Öffentlicher Meinung) allgemein anerkannt wird. Auch mag uns die Vergangenheit darüber belehren, daß es immer wieder Wissenschaften gegeben hat, die nur darum auftauchten, weil ein Gelehrter da war, der seinem Bedürfnis nach eigenen Gedanken nachgab, während die Natur der Dinge selbst gar keine solche Wissenschaft nötig gemacht hatte.

3. Kapitel
Die Wirksamkeit

Der natürlichste, aber auch der naivste Wegweiser ist für Kranke und Ärzte der, daß irgendeine Maßnahme »geholfen hat«. Wenn also wie im gleich zu schildernden Beispiel die Behandlung einer Zuckerkrankheit zur Beseitigung eines unausstehlichen Juckens geführt hat, dann wird man solchen Erfolg immer wieder herbeizuführen suchen. Eben diese praktische Erfahrung ist es aber, die auch die Hoffnung auf theoretische Erkenntnis in eine ganz bestimmte Richtung lenkt: jene soll den Wegweiser für diese abgeben, und das Resultat wird also einen bestimmten Zusammenhang, schließlich eine Kausalverknüpfung kennen lehren. Unser Beispiel wird aber zugleich die schwierigere Problematik der *Wirksamkeit* allgemeiner verdeutlichen. Was ist wirksam und was steckt hinter einer Wirksamkeit?

Diese achtundfünfzigjährige Frau bekam vor 14 Jahren schon einmal dieses unerträgliche Jucken an den äußeren Geschlechtsteilen, und damals wurde entdeckt, daß sie Zucker ausscheidet und an einem Diabetes leidet. Wie heuer konnte schon damals die Behandlung des Diabetes das Jucken wegbringen. Es ist kein schwerer acidotischer, aber auch kein ganz leichter Fall. Sie braucht jetzt 30 Einheiten Insulin, um zuckerfrei zu sein.

Um nun zu verstehen, wieso die Besserung des Diabetes von Beseitigung des Juckgefühls gefolgt ist, können wir auf keine einwandfreie physiologische Erkenntnis zurückgreifen. Man weiß darüber nicht genug, und wir müssen uns zuerst klarmachen, was »Jucken« ist, dann fragen, warum gerade die Genitalien davon befallen sind, und schließlich unser Wissen vom Diabetes heranziehen.

Juckgefühl beruht nach Max von Frey (1922a) auf einer Erregung der Schmerzendigungen der Hautsinnesnerven. Im Gegensatz zum Kitzel, den er auf eine Erregungsweise der taktilen Nerven zurückführt, ist das Jucken den Schmerzerregungen darin verwandt, daß eine besondere chemische Änderung im Säftemilieu der Endigungen nötig ist. Dazu führen Zellzerstörungen wie bei Stich und Schnitt, dazu paßt die Einführung z. B. von Ameisensäure wie beim Insektenstich, dazu auch die gewisse Latenz, die zur Wirkung des Reizes gehört. Die Nachbarschaft von Juck- und Schmerzgefühl zeigt auch unsere Patientin, die neben dem Jucken ein peinliches Brennen empfindet. Auch das Gefühl von Hitze bzw. Brennen beruht nach von Frey (1922b) auf der Erregung der Schmerznerven neben den Temperaturnerven für Wärme und Kälte. – Trotzdem ist Jucken noch nicht Schmerz. Wenn wir seine psychische Qualität betrachten, dann zeigen sich noch andere Gelegenheiten des Vorkommens und andere Seiten. Wann kratzen wir uns zum Beispiel am Kopfe? Wenn wir uns nicht recht erinnern, wenn wir nachdenken, im Zweifel und in Verlegenheit sind. Das Jucken führt in jedem Falle zu motorischen Handlungsantrieben, wie Kratzen, Reiben. Es sind Antriebe, die Aussicht auf Beseitigung des Juckens bieten, Handlungen, die das auch erreichen, vielleicht durch Verteilung (Verdünnung) des reizenden chemischen Agens in der Haut. – Ferner: Ist Jucken ein Lust- oder ein Unlustgefühl? Bei keiner Empfindung liegen beide so nahe beisammen. Während des Kratzens sind sie untrennbar, und man kann nicht sagen, daß bei ihm Unlust verschwinde und dieses Verschwinden allein schon als Lust beurteilt werden müsse; das wäre eine intellektuelle Konstruktion, wir aber fühlen *in* der Unlust die Lust; beide sind hier zur Einheit verschmolzen, und das Kratzen macht Vergnügen; nicht der spätere Zustand der Abwesenheit von Jucken ist diese Lust; die bloße Negation kann erfreuen, ist aber etwas anderes. – Schmerzlust, Verschmelzung von Unlust und Lust ist auch sonst bekannt. Der Sadismus, der Masochismus, besonders im erweiterten Wortsinn der Psychoanalyse, weisen auf die enge Verbindung mit Destruktionstrieben oder aggressiven Regungen hin. Und FREUD hat, als er von der Bedeutung der destruktiven Tendenzen im Seelenleben wie überwältigt war, eine Schrift unter dem Titel »Jenseits des Lustprinzips« (1920) veröffentlicht, in der er den Todestrieb dem Lebenstrieb an Stärke gleichsetzte. Damit hat er die Alleinherrschaft des von G. Th. FECHNER (1848) stammenden Lustprinzips für seine Psychologie beseitigt. Auch beim Kratzen ist diese destruktive Tendenz unverkennbar. Sie wendet sich nicht nur gegen den äußeren Reiz, sondern auch gegen den eigenen Körper. Das bei Jucken und Kratzen auftretende Ereignis ist also Sonderfall einer ziemlich allgemeinen menschlichen Verhaltungsweise. Aber schwerlich ist die Schmerzlust ein besonderes Merkmal des Menschen. Tiere, zum Beispiel Insekten und Weichtiere, sind vielleicht viel überwiegender von Schmerzlust beherrscht, und der Philosoph Hermann VON KEYSERLING hat daraus große Folgerungen gezogen und zur Definition des Lebens benutzt.

Zweitens müssen wir beachten, daß bei unserer Kranken das Juck-Symptom gerade an den Genitalien und in ihrer Nachbarschaft auftrat. Diese Lokalisation ist so häufig und auch so auffallend, weil diese Region biologisch wie psychologisch eine Sonderstellung einnimmt. Es ist aber aus unserer Kenntnis dieses Falles wenig oder nichts zu entnehmen, was diese Lokalisation verständlich macht, und noch mehr als beim Jucken werden wir abwarten

müssen, ob die allgemeine Erkenntnis der Sexualität uns (später in einem Lehrbuch) etwas Brauchbares liefert. Nur soviel ist festzuhalten: die genitale Lokalisierung als solche ist ein Problem von hohem Rang und kann nicht übergangen werden.
Daß nun drittens die diabetische Krankheit den Boden für den lokalen Pruritus bereitet hat, ist so wesentlich und so häufig beobachtet, daß dieses Symptom überhaupt zur Entdeckung der Krankheit und ihrer erneuten Verschlimmerung bei der Patientin geführt hat. Da, wie gesagt, keine zulängliche physiologische Erklärung des diabetischen Pruritus vorliegt, auch durch keine Anwendung der allgemeinen Sexualtheorien die Lokalisation desselben begründet werden kann, und da die Pathophysiologie des Diabetes mellitus ebenfalls recht komplex ist (ein neurologisches, hormonales und biochemisches Moment müssen in jedem Falle verbunden werden), so bleibt als fester Punkt eigentlich nur, daß nach der Behandlung des Diabetes nach internistischer Kunstregel auch das Jucken und Brennen verschwunden sind. Irgendwie, so schließt man im Sinne der Sinnesphysiologie, sind also die diabetischen Stoffwechselverhältnisse solche, daß mit ihnen ein Juckreiz entstand und mit deren Besserung verschwand. Wie dürftig begründet, wie hypothetisch diese Erklärung bleibt, ist unverkennbar. Das Erklärungsschema der Sinnesphysiologie gilt hier a priori als gewiß, seine Anwendung daher als immer erlaubt. Das ist keine gute, keine zulängliche wissenschaftliche Argumentierung. Aber für eine Allgemeine Medizin kann ein anderer Punkt sehr viel wichtiger werden, nämlich die vorhin skizzierte Phänomenologie des Juckens als einer Schmerzlust. Auf sie, aber auch auf die Vorzugsstellung der genitalen Lokalisierung, werden wir noch zurückzukommen haben. Denn was Wirksamkeit der Therapie überhaupt ist, das wird ja erst bestimmbar, wenn man auch weiß, was das eigentlich ist, was da bewirkt worden sein soll. Wenn das Bewirkte ein so eigenartiges Phänomen wie Entstehen und Vergehen von Jucken ist, dann muß das Wirkende Zugang zu diesem Bereich auf irgendeine Art gehabt haben. Die Qualität der Schmerzlust ist es, die diesen Bereich charakterisiert. So hat die Untersuchung der Wirksamkeit an diesem ersten Beispiel wenigstens einen vorläufigen Zugang vom physiologischen zum anthropologischen Bereiche gezeigt. Das folgende Kapitel soll zeigen, ob diese Bereiche weiter zu präzisieren sind.

4. Kapitel
Psychisierung und Somatisierung

Wenn eine Behandlung *hilft*, wie im Falle der Zuckerkrankheit, dann ist der Eindruck davon kräftiger, nachhaltiger und unerschütterlicher, als wenn es sich um eine Wirkung handelte, bei der kein solches unmittelbares Interesse berührt wird. Ob der Donner die Wirkung des Blitzes sei, ob die Erde um die Sonne oder die Sonne um die Erde läuft, ob das Huhn aus dem Ei, oder das Ei aus dem Huhne stammt, das alles braucht mich nicht zu interessieren, wenn es mir doch nichts hilft, daß ich es weiß. Woher aber stammt dann unser Interesse daran, ob das Psychische vom Physischen oder wie das Physische vom Psychischen herkommt?

Woher also, nochmals, stammt das reger werdende Interesse an der Seelenfrage in der Medizin? Eines der Motive ist im 1. Kapitel berührt worden; es ist die Erwartung, daß die mit der übermäßigen Technisierung und Politisierung gekommenen Gefahren durch Psychologisierung gebannt werden können. Das setzt aber bereits voraus, daß man solche Gefahren überhaupt zugibt; und ob sie so zu bannen wären, erscheint nicht einmal gewiß. Dieses Motiv reicht nicht aus. – Es ist erstaunlich, daß die so häufigen Mißerfolge der materialistischen Medizin dem Publikum einen viel geringeren Eindruck zu machen scheinen als deren Erfolge. Aber es ist so. Der Kredit der naturwissenschaftlichen Heilmethode wird wenig erschüttert durch deren Versagen beim Krebs; im Gegenteil: man sah die erstaunlichen Erfolge bei den Infektionskrankheiten und bereits auch beim Carcinom der Gebärmutter; so verstärkt sich die Überzeugung, daß der Weg über die materielle Natur der richtige bleiben wird. Wenn dann auch psychologische Heilmethoden zuweilen helfen, dann, so denkt man, weil sie die materiellen Vorgänge *auch* erreichen, weil es ja psychogene Krankheiten gebe und auch die Psychotherapie den Körpervorgang beeinflusse. Ob nun Suggestion, Hypnose oder Psychoanalyse angewandt wurden – wenn die Behandlung nur hilft, ist der Weg Nebensache. Auch diesmal handelt es sich schließlich nur um Unterschiede der Technik, und die wirksamere Technik ist eben die bessere. Die Korrektur der Technik erfolgt dann nicht so, daß man ihr etwas Nicht-Technisches entgegensetzt, sondern indem man sie verbessert. Die Psychotherapie ist dann und insoweit willkommen, als sie auch den seelischen Bereich technisiert und auf das Körpergeschehen wirkt.

Eine etwas andere Situation tritt erst ein, wenn die Ahnung sich regt, die Menschen seien an ihrer Seele kränker als an ihrem Körper und auf andere Art. Wenn jemand dessen inne wird, daß er darum nicht arbeiten, nicht genießen kann, weil er an Schmerzen, Schwindel, Schwäche leidet, dann ist das Leiden also doch ein seelischer Zustand. Wenn man dieses Leiden beseitigte, dann hätte man der ärztlichen Aufgabe genügt. Zwar ist dies noch eine ziemlich oberflächliche Feststellung, da ja das Leiden eine fruchtbare, erzieherische, zur Schaffung höherer Werte nötige Durchgangsform ist, da das Leiden also selbst einen Sinn und Wert hat und es darauf ankommt, wie wir leiden, nicht ob wir leiden. Aber auch auf diesem als Aufstieg erkannten Wege des Menschen muß die Beseitigung vom Körper stammender Hemmungen als wertvoll, wertvoll für die Seele, anerkannt werden. Und auch bei dieser Überlegung entsteht kein besonderes neues Motiv, die Medizin mehr zu psychologisieren, als sich zur Beseitigung einer Störung zweckdienlich erweist. Auch diesmal wird der Erfolg entscheiden. Trotzdem ändert sich die Situation, wenn das seelische Leiden nicht nur ärger ist als das körperliche, sondern von anderer Art. Es könnte jetzt sogar weniger oder gar nicht gespürt werden, aber trotzdem das bei weitem schlimmere, folgenreichere, ja vielleicht das allein wesentliche und darum zu behandelnde sein.
Dies alles sind nun zunächst nur hypothetische Überlegungen und Gedanken, die sich entfernt vom Orte der Tat fortspinnen ließen. Ist die greifbare Wirklichkeit überhaupt so? Und so, daß wir diese Gedanken auf sie anwenden können? Mit neuer Energie wenden wir uns dem Einzelfalle zu, ob wir an ihm erfahren können, nicht nur *ob* etwas wirkt, sondern *was* da wirkt und *wie* es wirkt. Und dabei lernen wir eben auch was das *ist*, welches wirkt, und was das *ist*, welches bewirkt wird. Der sogenannte reine Erkenntnistrieb ist erfahrungsgemäß sehr stark, und es ist noch nicht klargeworden, ob er seine Stärke nur vom Interesse der Therapie entlehnt hat, oder ob dieser reine Erkenntnistrieb nicht vielmehr ein eigenes höchst wichtiges Anliegen der Menschen bedeutet.
Der zweite hier vorgestellte Kranke kam in die Sprechstunde in ziemlich verzweifelter Verfassung. Flüsternd, aber doch vernehmlich bekundete er, sein Elend komme vom C_2H_5OH. Obwohl er weder Chemie noch Medizin studiert hat, benutzte er diese Formel, um zu bekennen, daß er ein Säufer ist. Diese Offenherzigkeit brauchte ihn vielleicht wenig zu kosten, da dieser Hang ohnehin

stadtbekannt wurde. Er kann mit der chemischen Formel aber auch zum Ausdruck bringen, daß eine toxische Wirkung an allem schuld ist. Die weiteren Gründe, die zu dem Suff führten, werden damit weggedrängt. Aber daß dahinter Gründe liegen, wird auch nahegelegt, da mit dem Alkoholismus sich ein schwerer Mißbrauch von Schlafmitteln und von Zigaretten einstellte; was alles zu einer sinkenden Moral Anlaß wurde, denn die Art der Beschaffung lag dann zuletzt wohl nahe bei Bettelei, die wie eine Variante von Dieberei aussah. – Die Beobachtung in der Klinik brachte dann eine Überraschung. Es gelang zunächst nicht, den süchtigen Lebenswandel zu stoppen, denn der Patient fand auch in der Klinik Mittel und Wege, ihn fortzusetzen, es wurde schlimmer damit. Plötzlich aber war er auf ganz andere Weise schwerkrank: eine akute Auftreibung des Leibes entstand und erwies sich als bedingt durch Flüssigkeitsansammlung in der Bauchhöhle. Der Ascites aber ist die Folge einer Zirkulationsstörung im Pfortadergebiet und diese die Folge einer Leberzirrhose. Die Leber nämlich, das wußten wir schon, war stark vergrößert, höckerig, ihre Funktion verändert (positiver Takata-Ara). – Seitdem der Kranke nun die manifesten Zeichen der Leberzirrhose hat, ist er ganz *anders* krank. Der Mißbrauch von Alkohol und Barbitursäure hat aufgehört, und er hat keine Sehnsucht mehr danach. Seine Verzweiflung verschwand; der Ascites wurde durch eine Punktion entleert, es ging ihm darauf viel besser, seit gestern ist er frisiert, rasiert, sieht wieder ganz menschlich aus, als ob er neugeboren wäre und neu anfinge. Statt der Suchtkrankheit hat er eine Organkrankheit bekommen, und über diese ist er wie genesen. Das ist eine Krankheitsgeschichte, aus der man gewiß einzelne Stücke ausschneiden kann, um kurze Kausalketten zu erhalten; aber eben dadurch verliert man auch den Überblick über den Zusammenhang des ganzen Werdens. So ist es eine bekannte Meinung, daß Alkohol die Ursache der Leberzirrhose sei; freilich gibt es genug Säufer ohne Leberzirrhose und genug Leberzirrhosen ohne Trinksucht. Irgend ein vermittelnder Faktor ist noch unbekannt, und eine statistische Untersuchung könnte zwar seine Mitwirkung, aber nicht seine Art erweisen. Schneiden wir dann ein anderes Stück aus der Krankengeschichte aus, so kommen wir zur Pathologie der Trinksucht. Wie entstand hier der Zwang, Kognak zu trinken, der längst als verderblich erkannt war? Auch hier sind Kausalketten zwischen Charakteranlage und Versagen im Berufs- und Familienleben, zwischen Luststreben und Berauschung, zwischen deprimierter Stimmung und Flucht in den Schlaf usw. herstellbar und weiter zu verfeinern. Auch ist die bis zur Vereinigung gehende Annäherung von Unlust und Lust beim Süchtigen ganz ähnlich wie im Falle von Jucken und Kratzen. Wir stoßen hier auf ein gleichartiges Symbol ursprünglicher Triebverschlingung.

Überblickt man aber diese Geschichte als ganze, dann ist das Hervorstechende doch etwas anderes: es ist die Beseitigung der Psychoneurose durch die organische Krankheit. Gerade umgekehrt wie bei der Beseitigung des Juck-Leidens durch die Besserung des Diabetes ist hier die Besserung der Neurose von der Verschlimmerung des Leberleidens begleitet gewesen. Und diesmal wollen wir uns so ausdrücken: das Leberleiden, die akute Bauchwassersucht sind *an die Stelle* der Trunksucht getreten. Dieser Hergang erinnert uns an viele analoge Hergänge, die alle dies gemein haben: ein seelischer Konflikt wird durch Flucht in eine Organkrankheit erledigt – wenigstens für jetzt einmal ausgeschaltet. Nur am Rande sei noch berichtet, daß in der kleinen Familie sich gleichzeitig bei den anderen Gliedern eine dramatische Entwicklung abgespielt hat. Seine Frau, seit Monaten von einem schweren Hautleiden befallen, ist genesen, seit unser Patient für seine Süchte eine schwere Krankheit eingetauscht hat; und ein Sohn, der unter der häuslichen Unordnung nicht wenig litt, hat kürzlich einen Unfall mit Beinbruch erlitten, der jetzt zu heilen beginnt. Ein allgemeiner Szenenwechsel ist auch für die Familie als solche eingetreten. Es war kein Herr mehr im Hause; aber jetzt zeichnet sich dank der Krankheit des Hausherrn, der keiner war, eine neue Ordnung ab, in der die Glieder sich selbständiger machen.

Wir gewinnen aus dieser Erfahrung etwas für die Pathologie: eine Organstörung hat einen Konflikt der Psyche abgelöst. Die Organstörung ist an die Stelle des seelischen Konflikts getreten, kann als deren Stellvertreter gelten. Diese Stellvertretung können wir nur wahrnehmen, wenn wir die einzelnen Geschehnisse der Krankengeschichte als Ereignisse seines Daseins sehen, die Entwicklung seines Daseins eine Strecke weit überblicken. Noch wagen wir nicht, aus diesem Einzelfall zu schließen, daß in jedem Krankheitsfall eine solche Begebenheit wie Stellvertretung vorkomme. Aber wenn es *einmal* möglich war, daß Organprozesse an die Stelle von Seelenkonflikten traten, dann muß »prinzipiell« so etwas überhaupt realisierbar sein. Die Wirklichkeit muß mindestens so gebaut sein, daß Derartiges möglich ist. Und damit ist nun die Anregung gegeben, die Art, wie Psyche und Soma in Beziehung treten können, genauer zu beobachten. Soweit die beiden hier eingeflochtenen Fälle dazu Gelegenheit geben, kann man sagen: Nach dem ersten kann Körperliches Seelisches bedingen, denn das Juckgefühl kommt und geht mit der Zuckerausscheidung; aber auch Seelisches kann Körperliches bedingen, denn die psychoneurotische Sucht führte zur Leberzirrhose. Hier ist von Bedingungen, noch nicht von Vertretungen die Rede. Faßt man die Bedingtheit schärfer, so ist sie eine Teilursache, und mit dem Begriff der Ursache kommen wir auf bekannten Boden. Denn daß körperliche Vorgänge an der Retina und den Sinnesnerven psychische Empfindungen verursachen, ist anerkannt. Ebenso daß ein Vorsatz, eine Absicht oder ein Wille, ein Psychisches also, Ursache einer Armbewegung, also Muskelkontraktion wird, ist anerkannt. Die psychophysische Kausalität ist also eine zwar gedachte, aber auch als Erkenntnis anerkannte, und zwar in beiden Richtungen. Wenn wir ein pathologisches Geschehen betrachten, dann werden wir diese kausale Denkweise also stets benutzen können, ohne eine in der Physiologie nicht zugelassene Denkweise zu verwenden; denn Sinnesphysiologie und Willkürmotorik sind dort angenommen, wenn auch rätselvoll. In der Pathologie ist die Somatogenie psychischer, die Psychogenie somatischer Erscheinungen auf Schritt und Tritt anerkannt; sowohl wenn ein Nervenreiz Schmerz, wie wenn eine Gemütsbewegung Herzklopfen erzeugt.

Aber diese Kausalverknüpfungen sind doch noch unzugänglich, um das darzustellen, was wir aus jenen zwei Fällen lernten. Wenn das eine das andere bewirkt, so ist damit nicht gesagt, daß im Verlauf der Krankheit eines an die Stelle des anderen getreten sei, um dessen Rolle zu übernehmen, wie bei der Ablösung des Wachtpostens. Und wir sagen auch gar nicht, daß der erste Posten den zweiten verursacht oder sich in ihn verwandelt habe. Der Vergleich lehrt, daß die Stellvertretung in der Krankheitsgeschichte doch noch etwas anderes Besonderes sein muß. Wir behalten den Eindruck, mehr ist es nicht, daß aus dem Seelischen Körperliches (und umgekehrt) »hervorgehen« kann; was das ist, bleibt noch verborgen. Wir drücken dieses »Hervorgehen« mit dem Worte *Psychogenie* aus und müssen ihr sogleich die *Somatogenie* zugesellen, weil wir ja beobachteten, daß auch aus körperlichen Zuständen psychische hervorgehen können. Das ist es, was uns beide Krankengeschichten gezeigt haben, was wir festhalten. Die möglichen psychophysischen Kausalitäten in beiden Richtungen konnten dabei mithelfen, aber sie blieben auf der Stufe des Helfers oder Vermittlers, konnten mitgedacht werden, um etwas zu erklären und für die gewohnte Denkweise anschaulicher zu machen, unfähig den Vorgang der stellvertretenden *Psychisierung* und *Somatisierung* selbst zulänglich darzustellen. Denn, dies ist nun das Ergebnis: in der Krankheit steckt etwas, was sowohl psychisiert wie somatisiert werden kann, und wir werden jetzt weiter suchen müssen, was das eigentlich ist, was in der Krankheit solcherweise durch Stellvertretungen auch verwandelbar ist.

5. Kapitel
Symbol des Lebens

Wissenschaft und einfaches Volksempfinden stehen im Widerspruch. Daß Sorge, Aufregung, schließlich auch Ärger und Verdruß einen krank machen können, ist verbreitetste Meinung. Wieso eigentlich nicht? Nur in der wissenschaftlichen Zunft ist es dann so, daß die »Psychogenie« einer Angina, einer Pneumonie, eines Schlaganfalls oder eines Zuckerleidens als fraglich, unwahrscheinlich gilt, und daß, behauptet sie ein gelehrter Forscher, das sensationell wirkt. Es ist aber kein Zweifel, daß umgekehrt beim »einfachen Volk«, bei den Nicht-Gelehrten, die von der Wissenschaft gestützte Behauptung, daß das rein körperlich, durch Bazillen, durch Drüsen usw. entstanden sei, begierig aufgenommen wird. Es sind im ungelehrten Menschen mehrere Tendenzen vorhanden oder erweckbar, die psychische Verursachung der Krankheiten alsbald fallen zu lassen und sich im Gegenteil an die rein körperliche Theorie zu klammern, möglichst so wie sie von den wissenschaftlichen Ärzten vorgebracht wird.
Dieses Verhältnis braucht nicht zu allen Zeiten so zu sein. Aber in der Gegenwart ist es noch meistens so. Die heutige Medizin, die in der Hauptsache von der Naturwissenschaft des 19. Jahrhunderts bestimmt ist, steht der Psychogenie der organischen Veränderungen skeptisch gegenüber. Es könnte sein, daß die Körperlehre beim Laien ihren Erfolg auch gerade dadurch hat, daß sie der naiven oder Volksmeinung widerspricht: man kommt der höheren Wahr-

heit doch nur näher, wenn man seine erste ungebildete Meinung aufgibt.
Aber jetzt ist doch auch etwas Entgegengesetztes zu bemerken: eine wachsende Zahl von Menschen horchen auf, wenn der wissenschaftliche Arzt von psychischer Krankheitsentstehung spricht. Ich kann auch versichern, daß, wenn einmal in einer Gruppe von Ärzten die Erwartung Fuß gefaßt hat, daß Krankheiten psychisch entstehen, diese Erwartung sich ganz von selbst ausbreitet; ohne Beweise zur Überzeugung wird; durch Mißerfolge der neuen Theorie gar nicht zu entmutigen ist. Die Psychogenie wird Mode, aber auch ernste Aufgabe. Spiel wie Ernst sind geschäftig, der Lehre der Psychogenie Geltung zu verschaffen.
Auch dann, wenn von Psychogenie körperlicher Krankheit die Rede ist, hat der Körper ein Übergewicht. Die körperlichen Vorgänge sind das Realere bei der Krankheit, sind das eigentlich Kranke; sie sind nur von der Seele her entstanden. Wenn wir dann freilich sagten, ein seelischer Vorgang sei somatisiert worden, dann haben wir doch eine Tür zu der Auffassung geöffnet, die Krankheit habe schon im psychischen Bereich begonnen, also dort schon gewohnt. Und wenn wir schließlich denken, die körperlichen Prozesse seien die Stellvertreter der psychischen und lösten diese ab, dann ist es mit diesem körperlichen Übergewichte vorbei, und es wird zu einer terminologischen Konvention, was ich daran pathologisch nenne, was nicht: das Ganze ist eben ein Krankheitsgeschehen. Eine scharfe Grenze, wo das Gesunde aufhört und das Kranke anfängt, ist nicht zu ziehen; das äußert sich auch darin, daß die Begriffe »normal« und »abnorm« sinnlos werden und verlassen werden. Denn in diesen Begriffen steckt eine quantitative Meßbarkeit, die uns völlig im Stiche läßt, wenn wir von seelischen Vorgängen wie Gefühl, Wille reden, und die auch in der Vorstellung einer Stellvertretung gar nicht anwendbar ist.
Nun ist die Psychogenie ganz in den Vordergrund geraten, und von der Entstehung seelischer Erscheinungen aus körperlichen Vorgängen war gar nicht mehr die Rede. (Dieser Modus wurde auch durch den ersten Fall von diabetischem Pruritus nahegelegt). Der Sprung vom Seelischen ins Körperliche ist ja in *beiden* Richtungen wissenschaftlich *gleich* anstößig. Trotzdem erträgt es die gegenwärtige allgemeine Meinung ohne Verwunderung und Sensation, wenn sie denkt, daß ein Messerschnitt Schmerzen »macht«, oder wenn eine hohe Temperatur Hitzegefühl »macht«. Eine

sonderbare Rolle spielen dabei die Psychiater, die behaupten, sie wüßten, daß Hirnprozesse Geisteskrankheiten »machen«. Man pflegt ihnen nicht zu widersprechen, während die Gegenbehauptung, daß seelische Konflikte oder Vorstellungen oder Willensakte Hirnveränderungen »machen«, sofort auf Ablehnung stößt. Man sieht also, daß diese Psychiater keinen Beruf in sich fühlen, die Psychogenie als Naturvorgang durchzusetzen.

Diese ganze Schilderung einer zur Zeit vorwaltenden Gedankenbildung wird nebensächlich in dem Augenblick, da wir gelernt haben, in jeder Krankheit eine Geschichte zu sehen, in deren Verlauf das eine wie das andere, Psychogenie körperlicher und Somatogenie seelischer Erscheinungen vorkommt und die Krankheit ausmacht. Wenn beide einander wechselseitig vertreten können, dann wird man, indem man an irgend einer Stelle der Geschichte gerade halt macht, entweder die Psychogenie oder die Somatogenie erblicken und bei kausalem Erklärungsversuch die psychophysische Kausalität in beiden Richtungen denken. Aber nun ist doch weiter zu fragen, auf welche Art wir diese Geschichte eigentlich beschreiben können. Und bei dieser Frage werden wir gewahr, daß bisher nur ein gewisser Formalismus zutage trat. Daß dabei eine Art der Stellvertretung vorkam, wurde sehr beachtet. Aber *was* das ist, was in solcher Stellvertretung einerseits dasselbe bleibt, andererseits sich doch wandelt, darüber kamen wir zu keiner Klarheit. Man kann sagen: die Form ist deutlich, der Inhalt bleibt dunkel.

Zwar könnte man die Frage nach dem Inhalt auch an die beiden hier eingestreuten Krankengeschichten stellen, aber sie ermuntern zu keiner leichten Antwort. Dies ist anders bei der jetzt folgenden Skizze:

Dieses junge Mädchen mußte vor einem Jahr bemerken, daß es sich schwach und müde fühlte, auch mager wurde. Eine Untersuchung ergab dann, daß auf seiner rechten Lunge sich Schatten und Streifen im Röntgenbilde fanden, die nur als Tuberkulose zu deuten waren. Ein längerer Aufenthalt in einem Sanatorium gab ihm dann die Gesundheit und Tüchtigkeit wieder, so daß es wieder in seinem Berufe gut arbeiten konnte. – Vor 14 Tagen nun wurde der Patientin beim Ankleiden am Morgen plötzlich heiß, und alsbald hustete sie etwa eine Kaffeetasse voll rotes Blut aus. Am Abend wiederholte sich dasselbe. Nun hatte sie also einen Blutsturz bekommen und liegt deshalb in der Klinik. Eine Untersuchung des Kehlkopfabstriches hat säurefeste Stäbchen, also Erreger

der Tuberkulose, ergeben. Diese ist mithin eine sogenannte offene und nötigt uns zur Verlegung auf eine besondere Abteilung.
Seitdem wir uns gewöhnt haben, bei solchen Kranken auch auf das sonstige Lebensschicksal zu achten, finden wir bei jungen Menschen sehr häufig, daß gerade zu dieser Zeit auch andere wichtige Dinge passiert sind. So ist es auch hier, und das ist eigentlich nichts so Seltenes, obwohl es einschneidend genug war. Unsere Patientin nun hatte gerade voriges Jahr sich einem Liebhaber hingegeben, und eine beginnende Schwangerschaft war die Folge. Zur gleichen Zeit wurde die Lungentuberkulose entdeckt, wie schon berichtet, und nun geriet sie nicht nur in den inneren Konflikt, sondern auch in die Meinungsverschiedenheit der Ärzte. Die einen sagten, eine Unterbrechung der Schwangerschaft würde nichts helfen, vielleicht schaden, sei unbegründbar und daher zu unterlassen. Die anderen rieten im Gegenteil zur Unterbrechung und sie behielten die Oberhand: der künstliche Abortus wurde vorgenommen. In der Tat schien sie dann genesen. Aber jener Liebhaber hatte inzwischen sich anderen Mädchen zugewendet, von Heiraten war nicht mehr die Rede. Als jedoch unsere Patientin wieder so gesund schien, kam er zu ihr zurück und nun geschah wieder, was eine erneute Schwangerschaft zur Folge haben konnte. Zwei Tage vor dem Tage, an dem die Periode eintreten sollte, an dem sich also entscheiden würde, ob Schwangerschaft oder nicht, bekam sie den Blutsturz.
Hier finden wir also des Aufregenden genug; und auch der Bereich, in dem sich das abspielt, scheint präzise: es sind Liebessachen und vieles, was sich in solchen Sachen an Problemen zu entwickeln, zur Denkarbeit aufgegeben zu werden pflegt. Eros hat Psyche besucht. Aber *was* ist dabei wirksam gewesen, und *wie* soll man sich eine Wirkung im Organ vorstellen, und was geht im Organ vor sich? War es der dramatische Formalismus, oder war es der erotische Inhalt – solange diese Frage unentscheidbar bleibt, wird man beides nicht trennen. Das Aufkommen eines Gegensatzes, das Anwachsen der Spannung, die Zuspitzung zur Krise, der Eintritt der Katastrophe, das Abfließen der überschwemmenden Gewässer, die allmähliche Herstellung einer neuen, zweiten Ordnung – diese ganze Zusammensetzung eines Dramas (einer Tragikomödie) aus Szenen ist freilich so allgemein und wiederholbar, daß wir daraus nicht leicht die spezifische Natur der Krankheit zu verstehen hoffen. Aber ist es mit dem erotischen Inhalt anders?

Auch er ist allgemein verbreitet, und wo nicht offen, da vielleicht versteckt. Nehmen wir einmal versuchsweise an, daß es die Kraft der geschlechtlichen Anziehung sei, welche auch die Kraft zur Pathogenese lieferte, dann haben wir uns der Libidotheorie der Psychoanalyse genähert. Nach ihr wäre zu erwarten, daß libidinöse Energie ihre Erscheinungsweise ändern kann, daß sie ins Organische »konvertieren« kann, daß die verdrängten Triebe (und Wünsche) in der Tuberkulose wieder erschienen sind; darüber hätte nicht ein anerkanntes Gesetz, sondern eine konkrete Erfahrung zu entscheiden, und die liegt hier vor.

Kaum hat man sich mit dieser Darstellung einen Augenblick lang begnügt, so kommen andere gleichwertige Überlegungen. Die Schwangerschaft, die Tötung der Frucht, die erneute Besorgnis vor Schwangerschaft – das ist der Bereich der Fortpflanzung; er ist auch ein materieller, ein biologischer und einer, der auch dann noch faßbar ist, wenn schon sehr fraglich wurde, ob Sexualität und Liebe im Spiele sind. So empfiehlt sich das generativ-biologische Geschehen als ein Inhalt jener Geschichte, der ganz gewiß auch eine und vielleicht noch verläßlichere Realität enthält als die Libido-Lehre und die »Triebschicksale«. – Aber man kann nicht übersehen, daß die Schwangerschaft auch ein moralisches Faktum ist, und wenn es die Angst vor ihr war, welche zum Blutsturz führte, dann müssen wir auch den Aufbau dieser Angst ansehen. Wir wissen darüber in diesem Falle wenig; aber die Zukunftssorgen, die soziale Beurteilung, die gesellschaftliche Reaktion auf das uneheliche Kind, das alles muß wohl neben der Furcht vor neuer Tuberkulose seine Rolle gespielt haben. Und zu den Gesetzen der gesellschaftlichen Moral, der kirchlichen Befehle, die alle hart und streng sind, kommen oft gleichgerichtet die der inneren Angst vor Enttäuschung, Verlassenheit, Entwertung. Wie leicht folgt aus diesen Ängsten dann die Regung der Vergeltung, Rache, Aggression und Destruktion. Und wie oft wendet sie sich gegen das eigene Dasein, wenn sie das fremde nicht treffen kann oder will.

Sowohl wenn wir die Libido, als auch wenn wir die Schwangerschaft und die seelische Leidenschaft als das Reale und Wirksame als Inhalt nehmen, haben wir jedenfalls *Symbole des Lebens* genommen. Nicht die Ursache von irgendeiner Einzelheit, sondern das Wesen des Vorgangs hat uns interessiert. Nicht das kausale Denken, sondern das sinnvolle Erkennen geht uns etwas an, wenn wir nicht Stümper sind. Wie auch der Inhalt und das eigentlich

Wesentliche benannt werde – Trieb, Fortpflanzung oder Gefühl –, immer ist ein Lebenssymbol für das Dasein eines Menschen, für die Geschichte, die da sich ereignet hat, aufgefaßt worden. Die Frage, ob die kausale Analyse und die Erkenntnis eines sinnvoll-wesentlichen Zusammenhanges verschmelzbar sind, oder ob sie im Gegenteil einander ausschließen, auch die weitere Frage, ob sie als Wissenschaft betrachtet einen Rangunterschied haben und welchen – diese Fragen müssen wir noch etwas verschieben; sie haben erkenntnistheoretischen Wert. Der Schritt, den wir an Hand eines neuen Beispiels vorwärts tun, ist der, daß es nicht nur darauf ankommt, die Psychisierung eines somatischen Vorgangs, die Somatisierung eines psychischen Erlebnisses zu beweisen, also Psychogenie und Somatogenie aufzuzeigen. Sondern in jedem Falle tun wir, wenn wir anthropologische Medizin treiben, den Schritt zur Erkenntnis des Wesens eines Vorganges. Dabei wird uns, sobald etwas sinnvoll durchschaut wird, zunächst ein Symbol des Lebens in Händen bleiben. Das Dasein des Menschen erscheint in solchen Symbolen, zwischen denen wir bisher nicht gewählt haben.

6. Kapitel
Ordnung und Einordnung

Die Situation, in der wir ein krankhaftes Lebensgeschehen als ein Symbol des Lebens selbst zu verstehen beginnen, hat etwas Hoffnungsvolles, Bezauberndes, Verführendes, jedenfalls etwas selbst auch Belebendes an sich. Aber sie bringt uns auch Verlegenheiten; denn wir ahnen einen Sinn der pathologischen Erscheinungen, nämlich einen Lebenssinn, doch kennen wir den Sinn des Lebens? Und ist er immer derselbe oder immer wieder ein anderer? Wir fürchten da eine Unordnung. In dieser Verlegenheit kam uns eine Hilfe, nämlich die ärztliche Zuwendung zum gegebenen Fall und das heißt das Angebot der Erfahrung. Nicht ein System, sondern die Erfahrung einer Wirksamkeit gab den festen Punkt, der ein Anhaltspunkt sein kann. Dabei gibt es Psychisierung und Somatisierung, beides weist darauf hin, daß Psyche und Soma einander im Drama des Lebens vertreten können, und beide benehmen sich dabei als Symbole des Lebens. Was aber ist das, was so symbolisch erscheint? In einer völligen Unordnung bliebe das ungewiß und wir fürchten die Festigkeit des Anhaltspunktes wieder zu verlieren.

Wenden wir uns also von neuem einem Falle zu; wir tun es bereits bereichert um gewisse Erfahrungen von Wirksamkeit, Psychosomatik und Symbolismus in der Psychosomatik.
Da ist ein Siebzehnjähriger, der an Schmerzen in der unteren Brustbeingegend beim Schlucken leidet, der nicht ordentlich essen kann, weil er auch die unverdauten Speisen, so wie er sie geschluckt hat, wieder von sich gibt; er »regurgitiert«. Die Untersuchung zeigt eine enge Stelle über dem Magenanfang; er hat offenbar einen Kardiospasmus. – Diese Störung begann vor vier Jahren, als die Russen seine böhmische Heimat besetzten, wobei es zu Plünderungen seines väterlichen Bauerngutes kam. Sie wiederholte sich ein Jahr später, nachdem er und die Seinen von Haus und Hof vertrieben und alles wertvollen Mitnehmbaren beraubt wurden. Seitdem sind die Beschwerden nie ganz verschwunden, verschlimmerten sich aber kürzlich, als nun, in dem Flüchtlings-Asyl, beim Vater ein Magenkrebs entdeckt wurde.
Wir ermittelten und beachteten alles dieses, weil wir doch auf der Suche nach einem Krankheits-Sinne sind und uns mit der internistischen Diagnose nicht begnügen wollen. Da sind wir nun gleich in dieser Verwirrung, die wie eine Unordnung aussieht, wie ein unaufgeräumtes Zimmer, in dem Bücher, Bett- und Kleiderstücke, Eßgeschirr und Möbel durcheinanderliegen. Denn nur im ersten Augenblick kann man denken: natürlich, diese Aufregungen konnten und mußten vielleicht sich körperlich auswirken. Aber was ist denn eigentlich eine »Aufregung«? Und warum entsteht gerade ein Kardiospasmus? Überdies bestreitet unser Patient ganz bestimmt, daß diese Schicksale etwas mit seiner Krankheit zu tun hätten. – Unsere Verlegenheit wird noch größer, wenn ich erzähle, was mir gerade von Fällen von Kardiospasmus im Gedächtnis geblieben ist. Da fällt mir eine ältere Dame ein, die eine große Bühnensängerin gewesen war. Die Regisseure meinten immer, sie würde noch Größeres leisten, wenn sie einmal die volle Leidenschaft der Liebe mit dem eigenen Leibe gekostet hätte; aber diesen Weg hatte sie nie gefunden, und so verblieb ihr etwas zu Damenhaftes und zu Altjüngferliches. Eine spastische Störung am Enddarm trat auf und später der Kardiospasmus. Nach einer für kurze Zeit befreienden gewaltsamen Erweiterung der Kardia bekam sie von dort aus eine Mediastinitis und starb. Der betreffende Arzt-Operateur aber buchte einen Erfolg seiner Methode. – Einen zweiten Fall von Kardiospasmus sah ich auftreten, nachdem die Patientin aus Armut

in einer Hafenkneipe ein Fleischgericht zu sich genommen, dann aber aus Gesprächen am Nachbartisch zu entnehmen geglaubt hatte, es sei ihr Menschenfleisch vorgesetzt worden. Furchtbarer Eindruck, Ekel und – kardiospastische Erkrankung. – Im dritten Falle kam die Krankheit nach einer heftigen Szene zwischen Sohn und Vater; der Patient hatte den Vater mit dem Messer gestochen und erkrankte daraufhin. – In unserem, dem vierten Falle, kommt eine Verschlimmerung ebenfalls anschließend an ein aufwühlendes Erlebnis mit dem Vater zustande, aber es ist keine Wut gegen ihn, sondern wohl ein Mitgefühl mit ihm gewesen. Man kann denken, das schon lokalisierte Leiden sei wie in einer Art von Nachahmung (Identifikation) aufgeflammt.

Diese vier Fälle sind also psychogenetisch betrachtet so verschieden wie möglich. Die Psychologie, wie es scheint, ist es, die nur Verwirrung und Unordnung in die Pathogenese bringt. Es ist ganz die Situation, die wir vorhin schilderten. Der feste Punkt ist hier nun wirklich das Symptom: Kardiospasmus findet sich jedesmal. Wenn er also Symbol eines Lebensgeschehens ist, müssen wir von ihm nochmals ausgehen. Der Kardiospasmus soll als Mitspieler im Lebensdrama gelten. Kann er da denn jede beliebige Rolle übernehmen? Offenbar nicht. Ein Baßsänger kann keine Sopranrolle übernehmen. Und auch im Alltag muß jeder reden, wie ihm der Schnabel gewachsen ist. Die Drossel kann nicht bellen, und der Hund kann nicht sprechen wie ein Mensch; der Chinese hat auch nicht die Sprache der Neger. Wenn also ein Organ mitspricht, dann muß es sprechen wie es kann, nicht anders. Das Organ und seine Funktion sind auf ihnen eigentümliche Art im Ausdrucksmittel beschränkt und festgelegt. Wenn sie »mitschwätzen«, dann je auf ihre Art. Dies ist ein fester Punkt, an den wir uns zu halten haben.

Ösophagus und Kardia enthalten Muskeln zur Beförderung des Inhaltes und zum Verschluß, der die Beförderung hindert. Mehr können diese Muskeln nicht. Ihr Organdialekt hat sozusagen nur zwei Worte. Ihre Sprache kann zur Beförderung der Speisen ja und nein sagen, sonst nichts. Und auch dieses beides nur, nachdem die Speisen verschluckt und bevor sie im Magen gesammelt und verdaut werden. Dieser Stellenwert ist nun allerdings ein sehr beachtenswerter. Wir erfahren so, wozu ja oder nein gesagt wird. Dies kann sogar über Leben und Tod entscheiden, denn es handelt sich um die Ernährung, genauer: um die Zufuhr der festen und flüssigen Nährstoffe. Die Stelle an der Kardia liegt am Ende des Zufuhraktes und am Anfang der Verdauung, welche Voraussetzung des Stoffwechsels ist; sie ist also eine kritische Stelle. Voraus gehen Beschaffung, Appetit, Kauen; nach folgen Verdauen, Resorbieren, Trennen und Verbrennen. Wir befinden uns jetzt in einer Betrachtung, die fast ganz von der Anatomie und Physiologie her zu ordnen ist. Ein *Ordnungs*faktor ist dadurch bereits gegeben.

Betrachtet man die Sache noch näher, so zeigt sie sich noch umfassender. Wozu ist Aufnahme, Ernährung nötig? Der Organismus hat eine Innenwelt, befindet sich aber in einer Umwelt. Leben heißt für ihn also eine Innenwelt in einer Umwelt herstellen, erhalten. Es gibt also eine Beziehung von Umwelt und Innenwelt, und diese Beziehung ist also etwas anderes als die vorhin betrachtete Ordnung, denn auch die Umwelt hat ihre Ordnung, aber anderer Art. Die Beziehung ist also, vom Organismus als dem Innen her ausgedrückt, eine *Einordnung*. Aufnahme wie Ernährung müssen wir als Einordnung auffassen. (Man drückte dies seit Darwin auch als »Anpassung« aus.) Sogleich erinnern wir uns, daß die als Ernährung bezeichnete Einordnung nur eine von vielen ist, denn es gibt auch die Atmung, das Gleichgewicht, das Sehen und das Hören usw. Der Begriff der Einordnung ist viel weiter als der der Ernährung. Jedesmal präsentiert sich hier Einordnung als Beziehung einer äußeren zu einer inneren Ordnung. Aber auch die isolierte innere Funktion, wie in unserem Falle die Fortbewegung der Nahrung, muß eingeordnet sein, und das heißt, mit anderen Ordnungsbezirken im Organismus in Beziehung gebracht werden. Wir sagen auch, eine Funktion müsse mit einer anderen koordiniert werden. Die Koordination ist also eine Einordnung.

Noch nie bisher sind wir so nahe an die naturwissenschaftliche Erkenntnis, und zwar sowohl des Organismus wie der ihn umgebenden Welt herangekommen. Zugleich aber scheint unser früherer Gedanke von dem Symbolcharakter der Krankheit weit verlassen. Wir kamen dazu, die krankhafte Erscheinung, den Kardiospasmus, als Mangel einer Einordnung zu verstehen. Hat das noch Symbolcharakter? Bei dieser Frage entsteht sogleich die Versuchung, zu denken: »Selbstverständlich, der Junge verlor die Heimat; jetzt droht noch dazu der Verlust des Vaters; das ist beides ein Verlust einer Einordnung und dieser wird symbolisiert durch einen Einordnungsverlust der Ernährung, genauer des eigenen Organismus in die Umwelt, in der er sich behaupten muß.« Eine

solche Deutung wäre aber die schlechteste denkbare, und wir müßten ihr ein ganzes Heer von Einwendungen entgegenstellen. Und doch kann jedes dieser Bedenken zum Anlaß neuer Forschungen werden. Wir haben diese Sache näher zu betrachten.
Ein anziehender Fernblick eröffnet sich, wenn wir das Fenster der symbolischen Deutungen öffnen. Ein Symptom, dessen Sinn bisher rätselhaft war, fängt an, sprechend zu werden. Was bisher stumm und blind war, scheint reden zu können, und der bewußtlose Organismus erwiese sich hellsehend. Wir meinen zu ahnen: die Muskulatur an der Kardia sagt aus, was das Bewußtsein sich noch verbergen möchte. Sie will, auf ihre Weise und in ihrem Organdialekt, sagen: »Wenn ich die Heimat und den Vater nicht mehr habe, dann will ich lieber gar nicht mehr leben.« Ohne nun geradezu mit dem Leben gleich aufzuhören, versucht sie (diese Muskulatur) es mit einem Hungerstreik. Eine Ordnung ist nicht mehr da, also wäre auch Einordnung eine Illusion; vielleicht wird aber der Hungerstreik die Welt doch noch dazu zwingen, sich mir anzupassen, wenn ich aufhöre mich ihr anzupassen? Eine solche Deutung ist wirklich verführerisch; sie hat nur den einen Mangel, nicht eindeutig zu sein. Ist es denn wirklich so? Es könnte ja auch etwas ganz anderes der Sinn des Symptoms sein, zum Beispiel eine Abwehr bestimmter ungewohnter Speisen oder ein Protest gegen die Person, welche die Speisen bringt; auch solche Fälle haben wir gesehen. Und ferner hätte auch ein ganz anderes Symptom den Effekt eines Hungerstreiks bringen können, zum Beispiel eine Angina oder ein Durchfall. – Die Sache ist nicht eindeutig, und die Deutung ist nicht bewiesen.
Solche und andere Bedenken machen wenigstens klar, daß auf den Fortschritt, den die Beachtung der Ordnung im Organismus und seiner Einordnung in die Umwelt mit sich bringen, ein Rückschlag erfolgt. Denn nachdem wir die organische Ordnung und die funktionelle Einordnung als festen Ausgangspunkt begriffen haben, müssen wir sehen, daß da doch noch nicht sicher genug war, welche Einordnung eigentlich gemeint ist und in welche Umwelt sie erfolgen soll. Zwar scheint die Nahrungsaufnahme ein präziser Akt zu sein; aber inwiefern gerade er und warum er gerade an dieser Stelle Symbol werden mußte und nichts anderes, das bleibt doch dunkel und unbestimmt. Und auf solchen Einspruch gründet sich überhaupt der Protest vieler gegen die psychologische Deutung organischer Tatsachen.

In dem Augenblick, in dem dieser Rückschlag unserer Forschung eintritt, wenden sich daher viele, ich möchte sagen, die meisten wissenschaftlich Erzogenen zurück zu den rein physikalischen Betrachtungsweisen. Aus dem Psychosomatiker wird jetzt wieder ein Physiologe. Man kann den kaum tadeln, der bei einer Bergbesteigung auf halbem Wege umkehrt, weil das Weiterklettern zu gefährlich wird; man kann so etwas höchstens beklagen. Wirklich schlecht handelt nur der, welcher nachher behauptet, er habe den Gipfel erreicht. Freilich kann eine Selbsttäuschung vorkommen, und die gegenwärtig häufigste soll doch noch aufgedeckt werden. Sie besteht darin, daß man das Nervensystem, namentlich das anscheinend unbewußte vegetative heranzieht. Man sagt dann etwa, die Innervation des Ösophagus, der Kardia sei inkoordiniert geworden, so daß der Schließmuskel am Mageneingang jedesmal, wenn Speisen ankommen, sich zukrampft statt sich zu öffnen. Das Nervensystem nun steht in ganz anderer und nächster Beziehung zur Psyche, ist immer ein Spiegel der seelischen Vorgänge. So also erkläre sich doch die Reaktion der Muskeln aus ihrer nervösen Abhängigkeit vom psychischen Geschehen. Es ist nun ein voller Irrtum, daß dies eine Erklärung wäre. Wir verstehen die Beziehung der Psyche zu den nervösen Funktionen genau so wenig wie die der Psyche zu einer Sekretion, Zellteilung oder Muskelkontraktion. Alle unsere früheren Bedenken gegen Deutungen bestehen auch fort, wenn statt der Muskulatur ihre Innervation und das Nervensystem eingesetzt werden.
Es bleibt danach nur ein einziger Weg übrig, nämlich der, daß die organischen Vorgänge etwas anderes sind, als wir bisher angenommen hatten, und daß auch die psychischen Vorgänge nicht das sein könnten, was wir bisher von ihnen gedacht haben.

7. Kapitel
Medizinische Anthropologie

Da die Krankheit unangenehm ist, wird sie auch zum Fragezeichen. Woher sie kommt, wohin sie führt, was dahinter steckt – das alles will man auch wissen, und damit wäre viel gewonnen. Noch mehr: wenn man das alles wüßte, dann wäre auch ein Weg zur Beseitigung gefunden, und wenn man erführe, die Krankheit sei unheilbar, so wüßte man wenigstens, wie man sich zu verhalten hat. Das alles ist einfach und leicht zu verstehen. Wenn man sich einmal dem Arztberufe zugewandt, die technischen, politischen und auch menschlichen (psychologischen) Begleiterscheinungen erkannt und einen systematischen und dadurch auch begründenden Zusammenhang gefunden hat, dann bleibt der Einzelfall doch immer eine harte Nuß. Wir wollen uns da keine unnötigen Schwierigkeiten machen, aber den unvermeidlichen auch nicht ausweichen. Und dann ist da auch ein bezauberndes und verzauberndes Wort, es heißt: Fortschritt. Eine Medizinische Anthropologie würde keine Beachtung verdienen, wenn sie nicht auch nützlich wäre und einen Fortschritt brächte. Bringt sie einen?

Wir interessieren uns zum Beispiel für einen schwer an Bronchialasthma leidenden Kranken. Trotz mancher Behandlung ist die Krankheit in acht Jahren immer schlimmer geworden. Das Asthmolysin brachte immer nur vorübergehende Erleichterung. Eine kurze Beurlaubung aus der Klinik nach Hause genügte, um einen schweren Rückfall auszulösen. Er hat den Verdacht, daß sein Bett schuld ist, das er aus Trier gerettet hat. Die Testversuche ergaben eine Überempfindlichkeit gegen Federn. Als ich ihn frug, ob seelische Erlebnisse an der Krankheit schuld seien, verneinte er das aufs bestimmteste. Zur tiefenpsychologischen Prüfung dieser Behauptung hatten wir keine Zeit. – Was ist ein Bronchialasthma? Was geht in der Lunge vor? Ein Krampf der Bronchialmuskeln und eine Sekretion der Bronchialschleimhäute. Beides wirkt zusammen, um die Luftbewegung herein und heraus zu drosseln. Die Atmung wird mühsam, fast verhindert. Mehr kann dieses Organ, dieses Röhrensystem nicht tun; seine Organsprache ist beschränkt. Aber mit diesem einfachen Dialekt tut es doch viel: es sagt nein zum Gasaustausch, verursacht äußerste Beschwernis und Angst. Wir wissen nicht warum das Organ sich so verhält, nur wie es sich benimmt. Es benimmt sich wie ein Streikender, ja ein Saboteur und droht mit Gefahr. Warum es das tut, wissen wir nicht, und wenn wir erklären wollen und sagen, es sei das eine Vagusneurose, wissen wir es ebensowenig. Wir können sein Verhalten mit dem eines Kindes vergleichen, welches schreit und weint, wenn ihm Unrecht geschieht, wenn es meint, ihm geschehe Unrecht. Es preßt die Kehlkopfmuskeln zusammen und sezerniert Tränen. Etwas ähnliches machen die Bronchien im Asthma, nur tiefer in den Atmungswegen und weit weg vom Erlebnis der Gekränktheit. Allerdings haben manche Asthmakranke eine besonders gekränkte

Miene, aber nicht alle. Aber bei allen wird der natürliche Lebenslauf, die unbewußte und die freie Atmung sabotiert; steckt dahinter eine dem Leben feindselige Richtung?
Man kann sagen, die Lebensminderung, -bedrohung und -vernichtungen sind Tatsachen, nicht Bewertungen. Zu Werten würden sie erst, wenn etwa das Leben als wertvoller wie der Tod beurteilt würde; auch das Umgekehrte kann geschehen und wird in der Verehrung von Märtyrern und Helden regelmäßig vollzogen. Die spekulative Annahme eines dem Lebenstrieb entsprechend gleich starken Todestriebes ist gut begründet und durch Beweise nicht widerlegbar. Der Satz, der Sinn des Lebens sei das Leben, ist damit entkräftet. Eine Medizinische Anthropologie kann, wenn sie sich neben einer allgemeinen halten will, dies nur tun, wenn sie die Lebensminderung, -bedrohung und -vernichtung als gegeben annimmt. Das ist natürlich kein Argument, sondern es wäre, als Schluß ausgesprochen, ein Zirkelschluß: Weil das Leben (angeblich) dem Leben dient, darum ist der Tod eine Vernichtung des Lebens. Man hat in der Definition des Lebens bereits die Tendenz zu seiner Erhaltung, den Selbstzweck, eingeschlossen und schließt daraus auf die Funktionen. Das ist die Schwäche der biologischen Lebensbegriffe, die Armseligkeit des Darwinismus. Von hier aus muß jede krankhafte Funktion eine negative Bedeutung bekommen; irgend eine positive Wertung der Krankheit ist dann ausgeschlossen. In dem Augenblick nun, in dem ich das Krankheitsgeschehen psychologisch interpretiere, ändert sich dies. Wenn zum Beispiel der Hungerstreik des Kardiospasmus (s. 6. Kapitel) oder die Sabotage der energieliefernden Verbrennungen beim Bronchialasthma einen seelischen Sinn, den der Lebensbedrohung nämlich, bekäme, wäre dieser Sinn der positive Zweck der Krankheit. Es geschieht also wirklich etwas Umwälzendes mit der Einführung der Psychologie in die Innere Medizin.
Deswegen, und nur wenn diese Sinndeutung und Sinnesänderung damit verbunden ist, verlohnt sich die sogenannte Psychosomatik. Solange Psychologie nur im naturwissenschaftlichen Sinne der Biologie betrieben wird, entsteht nichts grundsätzlich Neues. Wenn aber die Sinndeutung unternommen wird, dann gerät der Arzt in ein Dilemma. Seine Einstellung wird zweiseitig, seine Methode eine zweifache, seine Beanspruchung verdoppelt. Jetzt verhält er sich zu jedem Kranken und auch zu jeder Krankheit wie ein Mensch, der nun einmal zwei Hände hat. In jeder Hand trägt er

ein Gewicht, gleichsam eine Kugel, und er muß ihre Gewichte fortwährend gegeneinander abwägen. Er selbst ist zwar auch in jeder der zwei Hände, steht aber doch in der Mitte zwischen ihnen. Eine Medizinische Anthropologie wird nötig, in der die Besonderheit jeder der beiden Leistungen unterschieden, verglichen und womöglich zur Einheit gebracht werden soll. Obwohl wir meistens nicht mit der einen Hand Klavier spielen, mit der anderen schreiben können, sondern nur eins nach dem andern, wird die getrennte Betätigung, die sukzessive Beschreibung nicht durchgehend genügen. Die Hauptsache bleibt immer das Verhältnis beider, die Vereinigung in einer Mitte. Deshalb zeigt die nun folgende Übersicht über Hauptgegenstände einer Medizinischen Anthropologie wenig von einem Dualismus. Die ältere Psychophysik und die neuere Psychosomatik sind nur die Veranlassung zu einer allgemeinen Lehre vom kranken Menschen.

In einem *I. Abschnitt* wird eine Methode zu entwickeln sein. Das Abwägen und Ausgleichen mit zwei Händen, bisher nur im Bilde dargestellt, wird hier am konkreten Falle zu versuchen sein. Dabei stoßen wir auf Schwierigkeiten, die, so wie sie erscheinen, offenbar mit der traditionellen Art des Fragens zusammenhängen. Diese traditionelle Art zu fragen, frägt: Wo? Wann? Wie oft? Wie stark? Das sind Fragen, die entstehen müssen, wenn ich mir vorstelle, der Gegenstand sei im Raum, in der Zeit, zählbar und habe Kräfte. Das ist das naturwissenschaftliche Weltbild und die naturwissenschaftliche Art des Erkennens. Im Abwägen und Vergleichen dieser Art von Umgang mit dem Gegenstande gegenüber der Sinnfindung menschlicher Werte entsteht dann die bezeichnende Schwierigkeit, die fruchtbar ist. Denn jetzt ist nicht mehr zu übersehen, daß das Menschliche durch die naturwissenschaftliche Analyse nicht ausdrückbar ist und doch entsteht, vergeht, wirksam ist. In dem Maße als der menschliche Wert sich durchzusetzen weiß, wird das naturwissenschaftliche Bild zerstört. Der Prozeß dieser Zerstörung ist nun selbst eine *Methode*. Wir kommen darauf alsbald zurück.

Nun machen wir im Umgang mit Menschen, auch mit kranken Menschen, eine zweite Erfahrung. Sie begegnen uns nicht nur als Etwas, sondern als Jemand. Und wir fragen nicht nur was ist, sondern auch was wird. Und sie sind nicht nur ein werdender Gegenstand, sondern auch Subjekte, die wollen, können, sollen, müssen und dürfen. Das Objekt enthält ein Subjekt, welches nicht ist, sondern das nicht ist, was es will, kann, soll, muß oder darf.

Diese übrigens auch von den Existenzphilosophien betonte Situation steht im entschiedensten Gegensatz zu der im Erkennen von Gegenständen. Im *II. Abschnitte* wird von diesen Gegensätzen die Rede sein. Die Anerkennung des Subjekts im Objekt hat zur Folge, daß wir auch die Verhältnisse von wollen, können, sollen, müssen und dürfen untereinander erwägen. Da sie von leidenschaftlicher Art sind, so fassen wir sie als *pathische* Kategorien zusammen. Und weil sie nicht etwas bezeichnen was ist, sondern etwas was nicht ist, aber vielleicht wird, so ist alles Pathische, als Nicht-Seiendes, ein Gegenstück zum Ontischen als dem Seienden.

Mit dieser Unterscheidung tritt aber keine Ruhe ein. Wir machen die Erfahrung einer Hin- und Herbewegung zwischen Pathischem und Ontischem. Diese Unruhe ist selbst der Ausdruck eines Ruhestrebens. Aus ihnen entstehen wieder neue Bildungen, die sich als Ausgleich, Gleichgewicht, Zielrichtung, Synthese oder Verwandlung vorstellen. Eines ist gegen das andere verborgen und doch mit ihm verbunden. So kommt, wenigstens gelegentlich, etwas zustande, worin die Hin- und Herbewegung wie ein Kreisen aussieht; ich habe das früher als Gestaltkreis (1933 c, 1940) bezeichnet. Bald scheint das Ontische aus dem Pathischen hervorzugehen, bald umgekehrt das Pathische aus dem Ontischen zu entstehen. Die unlösliche Verknüpfung zeigt sich in solchem Hervorgehen auseinander und so entsteht der Zustand, in dem man zu denken versuchen kann, daß die Entstehung des einen aus dem andern und des andern aus dem einen eigentlich ein und dasselbe sei. Das onto-pathische Bild dieses Zustandes ist aber nicht mehr Bild des Gegenstandes, denn der Gegenstand und der Umgang mit ihm sind dasselbe. Indem ich zum Beispiel etwas denke, wahrnehme, fühle, will, kann, darf, muß oder soll, bildet sich ein Es nicht nur, sondern Es entsteht. Die Es-Bildung ist auch Es-Entstehung. Es entsteht zugleich mit dem Subjekt, und die Es-Bildung ist zugleich die Subjekt-Bildung, insofern beider Entstehung ein und dasselbe ist. In einem *III. Abschnitt* werden also die Bilder der *Es-Bildung* und *Subjekt-Bildung* beschrieben.

In dem Versuche, einen Zustand mit einem Gegenstand, eine Pathie (Leidenschaft) mit einem Sein gleichzusetzen, liegt aber ein Aufbegehren, und dieses Aufbegehren ist Mystik. Da der Mensch Gott nicht versteht, sondern ahnt, muß er mißtrauisch gegen sein Denken bleiben. Ebenso mißtrauisch bleibe der Mensch aber auch gegen das Denken eines anderen Menschen. Was aber vom Denken gilt, das gilt für alle pathischen Kategorien. Gemeinsam ist den Menschen aber der Tod, und die Solidarität des Todes ist daher ein Ordnungsprinzip für alle Lebenserscheinungen. Im Umgang der Menschen untereinander gibt es keine solche Übereinstimmung und keine solche Gemeinsamkeit, sondern nur eine Ordnung nach dem Prinzip der Gegenseitigkeit. Liebe, Gerechtigkeit, Vernichtung, Kunst und Wissenschaft, Politik und Heilhandlung sollen Lebensordnungen sein, die auf Gegenseitigkeit beruhen. Die *Solidarität des Todes* und die *Gegenseitigkeit des Lebens* sind also die Ordnungen, welche ein *IV. Abschnitt* behandeln wird.

Damit sind die vier Abschnitte einer Anthropologie vorgestellt, welche eine medizinische dadurch ist, daß sie die Beispiele aus einer Erfahrung nimmt, welche der ärztlichen Handlung und medizinischen Stoffkunde entnommen wurde. Das Verhältnis einer allgemeinen Anthropologie zu der medizinischen ist trotzdem nicht etwa das von einer allgemeingültigen, notwendigen Wahrheit zu einem zufällig gegebenen Beispiel. Denn es ist notwendig, dem Zufall eine Stelle zu geben, um die Wahrheit der Wirklichkeit anzunähern.

I. Abschnitt

Wo, Wann, Was, Warum

Daß »doch der Leib das größere Geheimnis ist« (Lou ANDREAS-SALOMÉ) – diese Vermutung kann uns jedenfalls ermutigen, die wenn auch schwachen Kräfte für die allmähliche Ergründung dieses Geheimnisses zu verwenden. Die Frage ist aber, wie dies geschehen kann. Der mächtig entfaltete Baum der Naturwissenschaften wird sich nicht so leicht in eine andere Wachstumsrichtungen biegen lassen; müssen wir ihn darum umhauen? Es gibt aber noch eine andere Möglichkeit: die, daß der Baum abstirbt; aber bis zuletzt treibt er Blüten und verstreut er Samen, aus denen ein neuer Baum wachsen kann.

Man kann nicht behaupten, man wisse von vornherein, welche Art von Krankheit und Kranksein die ursprüngliche, vorbildliche, allgemeingültige sei. Es scheint zwar Leute zu geben, die zum Beispiel behaupten zu dürfen meinen, alle Krankheiten seien körperlich bedingt. Sie sagen: »Ich lehre«, und die anderen sagen: »N. N. lehrt«. Damit ist dann schon eingestanden, daß man das lehrt, was man nicht so gewiß weiß, daß nur dann alle es annehmen müssen, wenn es unwiderleglich bewiesen ist, so daß ein Zweifel nicht möglich und eine autoritäre Bekräftigung ganz überflüssig ist. Wenn es auch voraussetzungslose Wissenschaft gar nicht geben mag, so ist doch unvoreingenommene Haltung erwünscht. Diese nehmen wir ein, wenn wir nicht von einer Wissenschaft, sondern von irgend einer Begegnung zwischen Krankem und Arzt ausgehen, zum Beispiel vom Anfang einer Unterredung mit einem erwachsenen, sprechenden kranken Menschen. Da zeigt sich zum Beispiel eine Wechselfolge von Rede und Gegenrede, Frage und Antwort.

»Ich habe Schmerzen«; – »Wo haben Sie Schmerzen?« – »Hier an dieser Stelle«; – »Seit wann haben Sie Schmerzen?« – »Seit 14 Tagen«; wir wollen sehen was es ist; »Woher kommt das?« – »Vielleicht von der Leber« usw. Wir bemerken jetzt, es waren gleich vier Fragen zu beantworten: Wo? Wann? Was? Warum? Wir behaupten nicht, daß diese vier Fragen notwendig sind und immer gestellt und beantwortet werden müssen, sondern nur, daß sie ziemlich häufig vorkommen. Schon aber fällt auch auf, daß diese vier Fragen weite Prospekte ahnen lassen. Das »Wo« blickt in den Raum, das »Wann« horcht in die Zeit, das »Was« ahnt ein Wesen und das »Warum« vermutet einen Zusammenhang. Der Prospekt, die Voraussicht fällt also in eine ungleichartige Welt, bei der es nach räumlichen, zeitlichen, wesentlichen und zusammenhängenden Bestimmungen zu fragen gilt. – Die nächste Erfahrung ist dann die, daß das, was es zu fragen gibt, auch Zweifel aufgibt, die überwunden sein wollen. Aus der Art der Zweifel und der Weise des Überwindens entstehen dann Erkenntnisse und Entschlüsse, weiterzuerkennen und weiterzuhandeln. Mit der Überwindung aber sind auch Verbesserungen, teils Zerstörungen, teils Schöpfungen verbunden, und das Ganze könnte man Fortschritt, mindestens ein Weiterschreiten nennen. Ob man dabei einem Ziel näherkommt, ja es erreicht, und ob es das Bessere ist, bleibt ungesagt; wir begnügen uns damit, es zu probieren. Dabei bekommen wir eine sehr präzise Folge von Zweifel, Zerstörung und Schöpfung zu Gesicht. Wir beginnen also, der Reihe nach, mit der Frage nach dem Wo.

1. Kapitel
Die Lokalisation

Ein Siebzehnjähriger bekam vor sieben Wochen auf dem Wege zu der Bäckerei, in der er Lehrjunge ist, einen Anfall von Herzjagen und wurde dabei ohnmächtig, so daß man ihn heimfahren mußte. In der Folgezeit wiederholten sich solche Anfälle, aber ohne Ohnmacht, teils im Gefolge angsterregender Träume, teils nach furchterregenden Gesichten, teils ohne solche Antecedentien. Die Klinik stellte die Diagnose einer »paroxysmalen Tachykardie«. Anfallweise stieg die Herzfrequenz auf 200 in der Minute. Ungewöhnlich war, daß dabei auch der Blutdruck von 125 auf 170 mm Hg ansteigen konnte, doch waren die Tachykardie und Hypertonie nicht regelmäßig verbunden. Eine Senkung der S-Zacke im EKG konnte auf einer Hypoxämie im Anfall beruhen und bewies keinen sogenannten Myokardschaden, wie auch sonst keine organische Veränderung beim Patienten auffindbar war. – Des Berichtes wert erscheinen aber zwei Träume, in deren Gefolge der Kranke mit Herzjagen erwachte. In einem träumte ihm seine eigene Beerdigung; die Dorfgemeinde war da und sang. Dann wurde er im Sarge versenkt, hörte die fallenden Erdschollen, bekam schreckliche Angst, rief: »Ich muß die Bäckerei doch haben«, hämmerte gegen die Sargwand und erwachte. – Zur Deutung dieses Ausrufes mag dienen, daß der Junge, entgegen seinem Wunsche, Pfarrer zu werden, von seinem Vater gezwungen worden war, das Bäckerhandwerk zu lernen. (Die absurde Angst vor dem Tode in unserer Kultur äußerte sich auch in der früher verbreiteteren Angst vor dem Scheintod und dem Lebendig-begraben-werden; viele Menschen verfügten, daß deshalb nach ihrem Tode die Pulsadern geöffnet und der Herzstich vorgenommen werde. – RATHENAU (1898) hat eine schaurig-lustige Satire geschrieben, in der ein amerikanischer Verein gegen das Lebendigbegraben-werden geschildert wird. Man bekommt gegen Bezahlung ein Telephon in den Sarg, und auf der Friedhofzentrale wird eifrig von den »Toten« angeklingelt.)

Unser Patient spürt beim Anfall Herzklopfen, aber auch Klopfen am Halse und im Kopfe. Wo sitzt seine Krankheit? Sitzt sie im Reizbildungszentrum des Sinusknotens oder in dem Herznervensystem, das beschleunigend oder verlangsamend wirkt, oder zentraler, etwa in der Oblongata, da ja auch die Vasomotoren, die den Blutdruck erhöhen, beteiligt sind, oder ist das Nervensystem psychogen vom Angsteffekt erregt worden? In dem Augenblick, in dem die Lokalisation versucht wird, da wird sie auch schon zweifelhaft. Dieser Zweifel in der Lokalisation ist nun typisch.

Der Zweifel an der Lokalisation, der zu jeder Lokalisation gehört, soll jetzt näher untersucht werden. Wenn die Lokalisierung einer Sensation wie Klopfen, Schmerz, Schwindel oder Schwäche versucht wird, so fällt als erstes die *Unschärfe* der Ortsbestimmungen auf. Sie haben oft keine scharfen Grenzen, tauchen an mehreren Stellen auf, sie »irradiieren«, »strahlen aus«, ändern den Platz oder verlagern ihren Haupt- und Mittelpunkt. Verengung und Verbreiterung bestätigen die Unschärfe.

Bedeutet dann die Lokalisation Ortsbestimmung nicht der Sensation sondern von deren Ursache, dann zeigt sich statt deren Unschärfe deren *Verschieblichkeit*. Sie ist bereits erwähnt: Das Reizbildungs»zentrum« ist nicht isoliert im Organismus, es hängt ab *von* ... Aber diese Verschieblichkeit kehrt wieder im uneigentlichen Raum des seelischen Zusammenhanges. Der Kranke weiß nicht zu entscheiden, ob die Angst im Herzen, oder in den Traumbildern oder in der unerwünschten Berufstätigkeit ihren Sitz hat. Irgendwo macht er halt mit diesen Verschiebungen und sagt: »Mit dieser Aufregung hat das nichts zu tun«; und er hat auch erfahren, wie der Anfall aus heiterem Himmel kommt und ihn überfällt.

Der Zweifel an der Ortsbestimmung hängt mit einer Besonderheit des Körpers besonders deutlich zusammen: Der Körper ist teilbar. Die *Teilbarkeit*, die ja besagt, daß die Teile doch Bestandteile von einem, dem Ungeteilten oder Ganzen sind, bewirkt nämlich, daß der Ort des Teiles als Beziehung zu anderen Orten anderer Teile bestimmbar ist. Wenn also das Herz hier klopft, dann nicht der Bauch oder der Fuß: das Klopfen ist über diesen, auch unter dem Hals und Kopf, zwischen linker und rechter Seite usw. Mit der Teilbarkeit des Organismus läßt sich nur etwas anfangen, wenn eine Ordnung besteht, und der Ort ist nur als Ort in der Ordnung bestimmter Ort.

Es gibt aber noch eine andere Nötigung, mit dem Lokalisieren auch ein Teilen zu verbinden, nämlich die in der Aussage »hier« liegenden Zweifel, ob das »Hier« ein Da oder ein Dort ist. Dieses Da kann ich vom Dort nur unterscheiden, wenn ich etwas über *mein* Verhalten zum Ort aussage: wenn er da ist, dann bin ich *näher* bei ihm als wenn er dort ist. Die Kranken antworten auf die Frage, wo sie etwas spüren, mit »da« oder mit »nein, dort«. Diese Nähe geht nie so weit, daß sie sagen: »Ich tue weh« usw., d. h. sie identifizieren niemals den Ort der Sensation mit dem Ort ihres Ichs. Ihre Anwesenheit ist höchstens eine Gegenwart »bei« und allerdings werden sie stets in einen Zweifel gestürzt durch die Zumutung zu urteilen, ob das, was gespürt wird, in ihrem Subjekt *oder* in ihrem Körperteil lokalisiert ist, denn dieser ihr Teil wird von ihnen gespürt. (Der Zweifel bliebe auch dann bestehen, wenn man die schlechte Theorie annähme, daß das Ich an einer Stelle des Körpers lokalisiert sei. Denn dann ist die Verbindung mit dieser Stelle ein neues Rätsel, bei dessen Lösung dieselben Zweifel auftreten, und zwar als Problem der Berührung [s. u.]. Das Problem der Berührung als reines Raumproblem ist bereits von den sogenannten Vorsokratikern, u. a. PARMENIDES und ZENON, in seiner paradoxen Unlösbarkeit durchgedacht worden.)

Die Bestrebung zur Lokalisation führt also jedesmal und unter mehrfachen Figuren zum Zweifel an der einmal ausgesprochenen Lokalisation. Die Ursache dieses Verlaufs ist aber die folgende: Wir können nicht ohne weiteres lokalisieren, weil es keinen vorgegebenen Raum gibt, in dem wir etwas lokalisieren könnten; sondern ein Raum entsteht jedesmal mit dem Akte des Lokalisierens, und wir haben vorerst keine Gewähr, daß dieser Raum derselbe sei wie bei irgend einer anderen Lokalisation. Da uns die anthropologische Theorie des Raumes in einem anderen Abschnitte beschäftigt, wird hier nur noch etwas von der medizinischen Lokalisation besprochen, was erklärt, wie die Raumbestimmung hier entsteht. Sie entsteht nämlich aus einem Zustande, in dem Subjekt und Objekt gar nicht geschieden sind, gleichwohl aber ein »Hier« der Sensation stattfindet. Diesen Zustand habe ich gelegentlich als die Kohärenz von Empfindung und Gegenstand bezeichnet, um das Haften auszudrücken; aber der Terminus verführt dazu, von einem Haften des einen an einem andern auszugehen, als ob da zwei wären, die aneinander haften, und auch die Silbe Ko... bringt diese Suggestion herein. Aber gemeint ist etwas Ursprüngliches, das keinen Dualismus enthält. Der Zweifel, ob das Hier ein Da oder ein Dort bedeute, oder die Entscheidung, daß das Da im Verhältnis zum Dort bestimmt sei, kann erst entstehen, wenn der Ursprung verlassen wurde, in dem noch »Kohärenz« besteht.

Wir erwähnen zum Schluß noch zwei Begriffe, welche, wie mir scheint, im status nascendi der Lokalisation einen Vortritt in der Anthropologie haben: die Unterscheidung von innen und außen und die Zeit.

Die Bezeichnung der »Inneren Medizin« erweckt den Anschein, als gäbe es innere und äußere Krankheiten; letztere fielen etwa ins Gebiet der Chirurgie. Daß hier aber nicht die Krankheiten, sondern die Behandlungsmittel gemeint sind, zeigt bereits der nächste Blick, und dies bestätigt auch die Disziplin der Hautklinik, welche geschichtlich ein losgelöster Teil der Inneren Medizin ist. Arznei und Messer charakterisieren den Gegensatz, nicht äußeres oder inneres Organ des Körpers. Eben darin aber wird bemerkbar, daß es sich um eine fast noch vorräumliche Bestimmung handelt; wenigstens eine, die gerade in dem Augenblick der Raumentstehung möglich ist, nicht nach bereits entstandener Räumlichkeit des Körpers. Während allerdings der chirurgische Eingriff in jedem Falle wissen muß, wo er anzugreifen hat, ist bei der Einverleibung einer chemisch wirksamen Substanz die Überschwemmung des ganzen Körpers zu erwarten wie bei einem Nährstoff. Was beiden gemeinsam bleibt, ist nur die allgemeinste Beziehung zu einem Körperlichen: Eingriff im ersten, Einverleibung im zweiten Falle.

Und etwas von außen Kommendes dringt nach innen; der therapeutische Akt selbst schafft diesen Gegensatz von außen und innen. Dies ist nun ein Merkmal der Räumlichkeit, die zwar in einer Philosophie des Raumes meist, an einem physikalischen Objekt aber streng genommen niemals von Bedeutung ist. Eben darin wird bemerkbar, daß die Lokalisation im anthropologischen Körperraum etwas anderes ist als die philosophische oder physikalische Bestimmung: eben der Status nascendi einer Natura naturans, nicht Natura naturata. Die erste hier erscheinende Bestimmtheit ist diese: außen und (oder) innen. Wenn der Status nascendi der Lokalisierung als Zustand und als Akt vorhin bezeichnet wurde, so läßt sich hier zweitens eine noch schwierigere Bemerkung machen. Wir sagten, es sei nicht vorauszusetzen, daß der jedesmal entstehende Raum derselbe sei, wie der ein andermal entstandene oder künftig kommende. Um diese Mannigfaltigkeit auszudrücken, bietet sich als bequemstes Mittel also das dar, jenem Zustande oder Akt eine Stelle in Gegenwart, Vergangenheit oder Zukunft, mithin in der Zeit anzuweisen. Da auch diese Verteilung zwar nicht vorgegeben, aber durch eine Eigenart im lokalisierenden Erlebnis (»hier«) doch ermöglicht ist, so können wir sagen, daß die Lokalisierung im Erlebnis »hier« zu einer Trennung von Raum und Zeit, zu einer Ablösung der Zeit vom Raum weiterführe, nachdem diese beiden ursprünglich in einer Einheit verbunden gewesen. In der Kohärenz wären dann Räumlichkeit und Zeitlichkeit noch ungeschieden gewesen. Wir werden eine Bestätigung dieser Auffassung sogleich erhalten, wenn wir zur Zeitbestimmung der Krankheit weitergehen.

2. Kapitel
Der Beginn

Wir nehmen die zwanglose erste Unterredung von Arzt und Krankem so wichtig und ernst, daß aus dem scheinbar Selbstverständlichen das Zweifelhafte und aus diesem das grundlegend andere schimmert. Auf die Frage: »Wo spüren Sie das?« folgt die zweite: »Seit wann spüren Sie's?« Schon können die ersten Schwierigkeiten auftauchen, denn der Patient muß sich besinnen, um sich zu entsinnen. Die Frage nach dem Beginn ist nicht leichter zu beantworten als die nach dem Wo. Der Zweifel muß nicht gleich auftauchen, aber er kommt mit dem Versuch zur Präzision unabwendbar. Denn die Zeitbestimmung enthüllt dann ihre Unschärfe. Datum, Tageszeit, Uhrzeit können fraglich sein, und selten ist der Beginn ein so plötzlicher gewesen, daß Exaktheit auch nur möglich und richtig wäre; ein gewisser Grad von Allmählichkeit ist viel häufiger. Wenn auch ein Hexenschuß, ein Gewehrschuß, ein Schlaganfall oder eine Ohnmacht als die höchsten Grade der Präzision vorkommen, so wird physikalisches Denken dem Vorgang doch immer eine endliche, wenn auch kleine Erstreckung in der Zeit zusprechen müssen. Dabei zeigt sich schon, daß das Momentane, als ein unendlich Kleines, der Wahrnehmung entzogen, also verborgen bleibt. Wenn aber ein Durstgefühl, ein Schmerzzustand, eine Angst oder eine Schwäche sich allmählich entwickelt haben, so muß der Befragte sich überlegen: Worauf kommt es dem fragenden Arzte eigentlich an? Zur Unschärfe der Erinnerung tritt die Ungewißheit übers Wesentliche. Auch kann ungewiß sein, wo eigentlich das Normale aufhört und das Krankhafte anfängt. Die Feststellung einer Beschwerde braucht nicht zusammenzufallen mit dem Beginn einer Krankheit; dieser kann vorher oder nachher liegen.

Das Ausgehen von der Unterhaltung kann so ausgehen, als liege die Schwierigkeit nur so lange vor, als wir uns mit den subjektiven Eindrücken und Erinnerungen des Kranken aufhalten; mit der objektiven Pathologie würde die Zeitfrage entschieden oder auch als unentscheidbar erkannt. Betrachten wir dann diese, so taucht aber genau das gleiche wieder auf. Man kann an dem Sektionsbefund und dem histologischen Bild nur eine ungefähre, keine präzise Dauer des Prozesses ablesen. Verzichtet man auf die Präzision und hält sich in Grenzen, dann kommt die in der Pathologie ganz zentrale Frage zu Gesichte: war die Krankheit durch eine vorher schon angelegte Konstitution, Erbanlage, Empfänglichkeit oder Disposition oder durch den Angriff des bakteriellen Erregers, das Wirken eines Giftes oder eines übermäßigen Anspruches an die Funktion bedingt? War sie mehr endogen, also schon vorher, oder mehr exogen, also erst dann verursacht? Hier zeigt sich eine Verschlingung der zeitlichen mit der räumlichen Lokalisation, eine Verstrickung beider auch mit der Kausalität. Eben diese Verwickelungen sind es, welche die Zeitbestimmung des Anfanges so zweifelhaft machen.

Das, was die Klinik die *Anamnese* nennt, ist nun bereits ein spätes

Produkt dieser Verwirrungen, insofern die schulmäßige Anamnese die Mehrzahl dieser Zweifel als beseitigt behandelt. Die Anamnesen unserer Krankenblätter verhalten sich wie ein Historiker, der sich einbildet, es gebe eine Geschichtsphilosophie, welcher Gesetze des historischen Ablaufs und Prinzip des geschichtlichen Werdens von vorneherein bekannt sind. Solche Gesetze wären die Erblichkeit, die Krankheitseinheiten, die Wirksamkeit bestimmter äußerer und innerer Faktoren; und solche Prinzipien wären die Erscheinungsweise des Vorganges in Symptomen, Beschwerden, ferner der Zusammenhang in kausalen Ketten und der Unterschied zwischen normalen und pathologischen Zuständen, ferner zwischen individueller und genereller Ausbildung der Krankheiten. Die Summe dieser Gesetze und Prinzipien ist aber eine ganz bestimmte Theorie der Krankheit, die als selbstverständlich dort vorausgesetzt wird, es in Wahrheit aber keineswegs ist.

Wir sind hier weit über die Aufgabe der Zeitbestimmung hinausgeschossen, und doch sind es deren Schwierigkeiten, an denen erkennbar ist, daß eine solche theoretische Geschichtsphilosophie problematisch, wenn unentbehrlich, so doch aus *so* erhobenen Tatsachen nicht erweislich ist. Es zeigt sich nämlich weiter, daß die Temporalisierung der Erscheinungen von jener antizipierten Theorie abhängt. Was heißt hier aber abhängen? Ist es so, daß die antizipierte Theorie die Struktur oder das Wesen der Zeit aussagen kann? Ohne Zweifel haben Philosophen wie Parmenides, Descartes, Kant, Bergson, Heidegger und Sartre eine Ontologie der Zeit vorgetragen. Aber der Irrtum der Ontologie beginnt, wenn sie die Strukturen oder das Wesen des Seins als die unausweichliche Voraussetzung aller anderen Zeitbestimmungen behaupten, während diese anderen Zeitbestimmungen sich gerade als ungebärdige und gegen die Ontologie gleichgültige Urteile und Verhaltungen benehmen. Das wird zum Beispiel deutlich bei unserem Beispiel des Krankheitsbeginnes. Kranker und Arzt werden einig, daß die Krankheit am 6. Dezember 1948 morgens halb acht Uhr begonnen hat. Aber damals hat etwas *begonnen*. Der *Anfang* jedoch ist nicht damals zu lokalisieren, denn was da geschah, hatte eine vorhergehende Ursache, und diese Ursache hatte wieder eine Ursache usw. Und daß es gerade damals geschah, lag auch daran, daß der Erkrankende die Absicht hatte, zur Arbeit zu gehen, deswegen aufstand, deswegen seine Muskeln in Bewegung setzte, deswegen verdrießlich war usw. Sowohl Vorhergegangenes wie

Erwartetes wirkten zusammen, um das Ereignis gerade damals zustande zu bringen. Der Beginn ist nur ein Hinweis, und das Ereignis nötigt so, dem Problem des Anfanges nachzugehen. Gibt es überhaupt so etwas wie einen Anfang in der Welt? Hat die Welt selbst einen Anfang? Gibt es einen Anfang in der Zeit, oder hat die Zeit selbst einen Anfang? Das sind die Fragen, die gewöhnlich nur in Philosophie und Theologie behandelt werden, aber sie werden auch in der Anamnese zu lösen versucht; genauer: man entscheidet sie, ohne ihre philosophische oder theologische Lösung abzuwarten. Die Anamnese tut so, als sei der Beginn ein Anfang, und die Forschung korrigiert dies und gerät dabei in die Verwirrung, daß jeder andere Beginn kein eigentlicher Anfang wäre, die Suche nach dem Anfang also vergeblich bleibt. Man kann jetzt sagen, daß die wissenschaftliche Methode in der Herstellung dieser Verwirrung besteht, indem sie die Gültigkeit der naiven Aussagen zerstört und keine feste Ordnung an ihre Stelle setzt. Denn ihre neuen Festsetzungen erweisen sich als ebenso naiv wie die vorigen.

Um diese Destruktion durch die Wissenschaft deutlicher zu machen, werden wir sie in einzelnen Beispielen zeigen. Das erste ist die Behauptung, die Anlage zu einer Krankheit sei vererbt. Indem wir den Beginn so entweder auf die Voreltern verlagern oder in einen unendlichen Regreß verschieben, erlangen wir gerade keinen Anfang. Die Behauptung der Vererbung ist ein Mittel, die Bestimmung eines Beginnes zu vermeiden, nicht ihn zu bestimmen.

Ein zweiter vergeblicher Versuch, mit dem Beginn zur Ruhe zu kommen, ist die zeitliche Nachbarschaft. Wenn der Kranke aus seinem Angsttraum mit Herzjagen erwacht, dann könnte ja der Angsttraum die Ursache des Herzjagens sein, also seinen Beginn markieren. Warum aber kommen die Anfälle bei verschiedenen Träumen, warum auch ohne Träume, warum gerade am Herzen? Es könnte also eine zufällige oder nur gelegentliche Nachbarschaft sein, der Beginn wäre doch nicht der eigentliche Anfang. Die zeitliche Berührung ist trügerisch, post hoc ist nicht propter hoc. Die Nachbarschaft verhüllt mehr den Anfang, als daß sie ihn offenbarte; selbst wenn die Sukzession regelmäßig sich wiederholt, genügt sie nicht, wie Kant (^{2}1787) gegen Hume bewiesen hat, um den eigentlichen und wesentlichen Zusammenhang, der den Anfang macht, zu erweisen.

Dasselbe zeigen die Fälle, in denen zwischen Ursache und Wirkung eine beliebig lange Zeitspanne der Latenz liegt. Der Zeitabstand zwischen zwei Erscheinungen beweist nicht, daß sie nichts miteinander zu tun haben. Auch hier ist es dem Denken zunächst gleich, ob physische oder psychische Erscheinungen oder eine Mischung beider in Betracht kommen. Physisch hat man, etwa seit LEIBNIZ, potentielle und lebendige Kräfte unterschieden und erkannt, daß sie ineinander überführbar sind. Metaphorisch sprechen wir von angestautem Groll, aufgespeichertem Haß, die sich plötzlich im Affekt entladen.

3. Kapitel
Die Diagnose oder das Was

Wie das Lokalisieren und Datieren nur durch eine Flucht vor ihrer ursprünglichen Einheit möglich sind, wie Stelle und Beginn der Krankheit zusammengehören, wie Raum und Zeit erst durch die Scheidung des Ereignisses (Erlebnisses) als getrennte entstehen – so ist auch das Was und Warum ursprünglich eine Einheit. Wir begreifen dies aber erst, wenn wir sie zuerst getrennt zu bestimmen suchen und über Zweifel und Verwirrung ihrem Ursprung uns wieder nähern. Ein rasch geheilter und verhältnismäßig wenig untersuchter Fall, kann uns die Zweifel über sowohl Was als auch Warum leichter vor Augen führen. Ein Siebzehnjähriger spürte plötzlich Schmerzen in der rechten Oberbauchgegend. Ein Freund riet ihm, zur Chirurgischen Klinik zu gehen. Er tat es, wurde aufgenommen, und man fand nichts, vermutete aber eine Störung an den Gallenwegen und verlegte ihn zur Medizinischen Klinik. Er scheint etwas von dieser Vermutung aufgeschnappt zu haben, denn auf die Frage, was ihm fehle, sagte er: »Vielleicht Gallenleiden«. Auch jetzt wird nichts mehr gefunden, und er sieht blühend aus und ist munter. Wir werden ihn morgen gesund entlassen. Die Frage, ob er sich über etwas geärgert habe, beantwortet er zuerst mit nein, dann mit ja. Durch Zufall erfuhren wir dann von anderer Seite, daß ihn der Bäckermeister, zu dessen Lehrlingen er zählt, schwer verdrossen hat. Dieser fromme Mann habe einen kostbaren Kruzifix aus seiner Tasche gestiftet, um als Stifter in der Kirche zu glänzen, aber seinen Lehrlingen gäbe er nichts zu essen und miserable Bezahlung. War das die Ursache einer Störung der Gallenwege? Ich weiß es nicht, er weiß es nicht, niemand weiß es. Weder wissen wir, ob er wirklich eine Cholecystopathie hat, noch

ob ihr Grund dieser Ärger war. Es könnte so sein, aber es braucht nicht so zu sein. Übrigens hat er gelegentlich leichtes Stechen schon seit einem halben Jahr gespürt. Jetzt waren die Schmerzen aber sehr heftig. Alle Mängel der Lokalisation und Beginnbestimmung finden wir auch hier: die Unschärfe, die Verschieblichkeit, die Teilbarkeit in Anamnese und Befund. Dazu kommen aber die zweifelhaften Nebel über der Diagnose und der Ursache.
Bei einem zweiten Falle ändert sich das mit einem Schlage. Hier wird alles handgreiflich und präzise – so scheint es zunächst. Dieser intelligente und objektive Mann bekam vor fünf Wochen einen harten Stoß gegen die linke Weichengegend. Nach einigen Stunden, als die Aufregung nachließ, spürte er dort Schmerzen, bemerkte er über der Crista iliaca einen Bluterguß und entdeckte, daß sein Harn blutrot war. Etwa drei Wochen dauerte die Hämaturie und verschwand dann. Nun aber spürte er Schluckschmerzen, die nach einigen Tagen der Besserung heftig wurden und jetzt wurde eine Tonsillitis gefunden, deren Abstrich eine Plaut-Vinzentsche Angina ergab. Als diese dann abgeklungen war, wurde der Patient gelb, sein Harn wurde braun, er bekam Schmerzen in der rechten Oberbauchgegend und leichte Temperaturen. Jetzt bietet er also das Bild einer leichten Hepatitis und steht darum in der Behandlung der Medizinischen Klinik. – Ist das alles? Man redet oft davon, die Basis des ärztlichen Tuns sei das Vertrauen. Ich behaupte, was in den modernen Kliniken gefragt und beantwortet wird, ist gerade das, was man auch dann mühelos erzählen zu können glaubt, wenn man *kein* Vertrauen hat, und man nennt es dann das »Objektive«. Hören wir aber nun auch das, was dieser Mensch nur im Vertrauen erzählt. Da sieht die Geschichte noch anders aus: der Stoß in die Weiche war ein Kolbenstoß. Er war dienstlich zur Aufsicht auf einem Parkplatz beauftragt. Als er einen falsch parkenden Angehörigen der Okkupationsmacht zurechtwies, protestierte dieser und holte *seine* Polizei. Einer von dieser gab im Wortwechsel ihm den Stoß, es folgten Festnahme, Verhör, Freilassung gegen Kaution. Darauf kam die Nierenblutung. – Nach einigen Wochen erfolgte ein erneutes Verhör durch Organe der Okkupationsmacht, und weniger als 24 Stunden nach dieser Vernehmung zeigte sich die Angina. – Die fieberhafte Gelbsucht aber brach auf die Nachricht hin aus, daß seine Wohnung, die er, um in die Klinik zu gehen, hatte verlassen müssen, inzwischen vom Hauswirt ausgeräumt und in ein Tanzlokal ver-

wandelt wurde, seine Kleider verstreut und beschmutzt worden seien.
Unser Patient hat viel Haltung, er erweckt Vertrauen, und man schenkte ihm Vertrauen, indem man ihm ein solches Amt gab. Wenn in einem solchen Falle ihm Unrecht geschah, oder er meinen mußte, ungerecht behandelt zu werden, dann ist ein innerer Kampf unvermeidbar gewesen. Aber es gibt keinen Meterstab, um zu messen, wie stark der innere Kampf war, wie sehr er imstande war, die Organprozesse auszulösen; wir wissen nicht, auf welche Weise dies geschah, wenn es geschah, und ob dabei bewußte oder unbewußte Seelenvorgänge die Hauptsache waren. Wir werden nicht übersehen, daß dieser Mensch Frau, Heim, Besitz und Beruf bereits verloren hatte, daß er überreichlich das Unglück im Leben kennengelernt hat, und daß er auch gelernt hat, die kleinen und die großen Schläge, den Kolbenstoß vom Schicksalschlag zu unterscheiden. Aber gerade hier wissen wir wieder nicht, ob die alten großen die neuen kleineren Ereignisse gefördert oder gehemmt haben, ob jene ihn für diese empfindlicher gemacht oder abgestumpft haben.
Warum aber wirkt die mutmaßliche Psychogenie so erregend, so sensationell in solchem Falle? Weil die Denkart der Psychogenie insgeheim eine Umwälzung der Medizin ankündigt, bei der sich das Was der Krankheit ändern wird. Wenn die Nierenblutung *auch* zustandekam, weil der Kolbenstoß (der eigentlich nicht die Nierengegend, sondern deren Nachbarschaft traf) zugleich als eine Beleidigung empfunden wurde, wenn die Angina nicht nur infolge des Bacillus fusiformis oder der Mundspirillen, sondern *auch* wegen des im Verhör usw. empfundenen Unrechtes ausbrach, wenn die Hepatitis nicht nur infolge eines mutmaßlichen Infektes, sondern *auch* wegen der beschämenden Ausräumung seiner Wohnung entstand, dann bietet sich hier eine Konkurrenz materieller und psychischer Faktoren dar, und diese Konkurrenz, dieses mögliche Zusammenwirken muß nun schärfer betrachtet werden. Beachten wir aber gleich hier, daß mit dem Wie auch das Was des Krankheitsvorganges ins Feuer der Wandlung kommen wird.
Wenn wir beim Werden einer Krankheit sowohl mechanischen Stoß oder Infekterreger als auch Ärger, Kränkung, Ohnmacht und Rechtsgefühl, Zorn und Verzicht wirksam vermuten müssen, dann tauchen sogleich neue Fragen auf, und als erste diese: Wer hat angefangen? (wie beim Streit). – Was hat angefangen? (das Körper-

liche oder das Seelische?) Die Frage nach dem Anfang kennen wir bereits; sie kann lokalisatorisch oder zeitlich zu lösen versucht werden, aber beidemale kommen wir in die Zweifel und die Verwirrung, die weiter oben beschrieben wurden. Diesmal nimmt sie zunächst die Zeitform an. Wir stehen aber vor einem neuen Problem: es gibt keine Methode, um zu entscheiden, was angefangen hat, das Körperliche oder das Seelische. Der Anfang, genauer das Vorher-nachher, der Vortritt ist *unentscheidbar*. Die Unentscheidbarkeit ist praktisch alltägliche Erfahrung, theoretisch nicht leicht zu nehmen und von großer allgemeiner Bedeutung. Sie wird eine besondere Darstellung finden müssen.

Die erste Folge der Unentscheidbarkeit, ob Körperliches oder Seelisches angefangen hat, ist die, daß eine Beliebigkeit besteht, das psychophysische Kausalverhältnis *umzukehren*; also sowohl zu unterstellen, daß z. B. die Angina von der Kränkung kommt, als auch, daß die Kränkung von der Angina kommt. Nun wissen wir weder zulänglich, *was* eine »Angina« ist, noch *was* eine Kränkung ist. Je nachdem, ob wir die erste oder die zweite als das prius nehmen, ändert sich auch deren Begriff. In jedem Fall erfolgt ein Vorgriff auf die Begriffe. Aber die *Umkehrbarkeit* der Kausalität hat auch bedeutende Folgen für den Umgang mit dem Patienten und die Art der Behandlung. Einige Kranke bringen eine feste Meinung mit, die einen zum Beispiel, daß ihre Krankheit von Sorge, Not oder Aufregung komme, die andern, daß sie von Erkältung, Ansteckung oder Körperschaden komme. In beiden Fällen werden sie bereits der Doppelverursachung, noch mehr der Umkehrung der Kausalität Widerstand leisten.

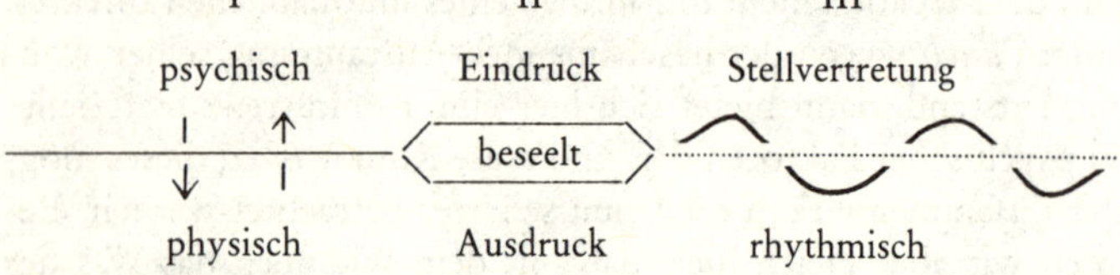

Aus dem Dilemma, in welches sowohl die Unentscheidbarkeit wie die Umkehrbarkeit der Verursachung führt, gibt es einen Ausweg. Der Ausweg ist, daß der psychophysische Zusammenhang überhaupt nicht ein kausaler ist, sondern in der *Genese* der Krankheit nur als vorübergehende Durchgangsform entsteht, aber auch wieder vergeht. Wir können dann sowohl die Gedanken der Kranken wie die Formulierungen der ärztlichen Wissenschaft als eine unvermeidliche Reihe darstellen, die man in einem Schema vorstellen kann. Das *erste* Glied dieser Reihe ist die psychophysische Kausalität, aber in beiden Richtungen zu denken. Das *zweite* betont die Einheit; hier wird das Seelische zum Ausdruck des körperlichen Eindrucks oder auch der Körper zum Ausdruck des seelischen Eindrucks; der Körper ist eben »beseelt«, und beide sind im Grunde eins. Das *dritte* Glied aber repräsentiert in entschiedener Weise statt des kausalen Zusammenhanges die Genese, das heißt das produktive, wandelnde Werden eines Neuen in der Krankheit, wobei Körper und Seele beide zur Genese beitragen. Dies ist in schematischer Zeichnung eigentlich nicht darstellbar aber wird angedeutet dadurch, daß ein rhythmisches Hin- und Herschwingen vom einen zum andern erfolge, wobei aber der Körper immer nur der Stellvertreter der Seele, die Seele immer nur die Stellvertreterin des Körpers ist. Sie sind einander zwar äquivalent, aber doch verschieden. Es gibt keine Gleichung zwischen beiden, weil sie Gleichnis eines des andern sind.

Was ist nun eine Genese? Die Pathogenese zeigt zunächst nur die Mittel, durch welche ein Effekt hervorgebracht wird, sagt aber nicht, was Krankheit eigentlich sei. Auf diese Frage kann erst das folgende Kapitel mit seiner Frage nach dem Warum eingehen. Zunächst können wir aber die Veränderung im Denken der Medizin genauer analysieren. Wir werden dabei sowohl die Worte und Begriffe untersuchen, mit deren Gebrauch wir unsere Erkenntnisse bekommen, wie auch den Schock beachten, den die Einführung der Psychogenese in der Medizin hervorruft. Es wird also ein erkenntnistheoretischer und ein historischer Exkurs erforderlich sein, um die genetische Betrachtungsweise zu klären.

a) Erkenntnistheoretischer Exkurs über Erklären, Verstehen und Begreifen

Mit einer gewissen Annäherung läßt sich sagen, daß die naturwissenschaftliche Analyse zunächst nur beobachtbare Tatsachen *erkläre*. Zum Beispiel erklärt ein Herzklappenfehler, daß der Kreislauf gestört und demzufolge Atemnot und Zyanose auftreten. Die anatomische und physiologische Erkenntnis, deren berühmter Anfang durch HARVEY (1628) begründet wurde, zeigt wirklich, wie Blutrückfluß, Stauung und schlechtere Versorgung der Organe zustande kommen. Man kann nicht behaupten, daß diese Erklärungen den Sinn der Krankheit aufdecken; die Krankheit ist hier eigentlich sinnwidrig, ein Unsinn im Sinne der Blutversorgung. Und auch die Tatsache, daß das Herz so zweckmäßig gebaut ist, dem Blutkreislauf so sinnreich dient, kann weder die Anatomie noch die Physiologie erklären. Was sie erklärt, ist, wie der Sinn erfüllt wird, und nicht der Sinn selbst.

Von einem Sinn*verständnis* dagegen ist zu reden, wenn eine widrige Beschwerde die Folge hat, größeres Übel zu verhindern. Ein Schmerz in der Haut kann dazu führen, das von einem Stich bedrohte Glied aus der Gefahr zu ziehen. Die mit einer Begattung verbundene Lust, die Lustprämie, kann verständlich machen, daß dadurch die Fortpflanzung und Arterhaltung gesichert wird. Die Schlaflosigkeit, die Arbeitswut, die Trinksucht eines Menschen kann verständlich scheinen als Ausdruck eines Haders oder Kummers, der nicht zu beseitigen ist. Meist sind es psychologische, nicht physikalisch-chemische Beobachtungen, welche den Sinn einer Erscheinung verständlich machen sollen.

Aber diese Beispiele führen bereits darauf, daß Erklären und Verstehen in einem Zusammenhang stehen. Er ist fast eine Verstrickung zu nennen und hat überraschende Folgen. Wenn wir die Atemnot durch den Klappenfehler erklären, dann wird uns diese Atemnot als »Störung« dadurch verständlich, daß wir den Sinn der Atmung in der Lebenserhaltung erblicken. Hier steht die Erklärung also im Dienste eines Sinnverstehens. (Man pflegt diese Art, Bau und Funktion der Organe zu betrachten, die teleologische zu nennen. Das Ziel ist aber nur dann sinnvoll, wenn Lebenserhaltung als Lebensziel gilt.) Wenn andrerseits ich den Sinn einer hysterischen Gangstörung verstanden habe (als Meidung der Fortbewegung, um einer Aufgabe auszuweichen), dann erklärt dies, warum gerade die Koordination der Beinmuskeln so und nicht anders verläuft. Diesmal steht das Verstehen im Dienste des Erklärens. – Man kann die verstrickte Verbundenheit von Erklären und Verstehen also in beiden Richtungen einsehen. Und dies ist es nun, was wir drittens ein *Begreifen* nennen. Wir begreifen, daß und wie der Mechanismus der Materie dem Sinne des Lebensvorganges und wie die wertenden Urteile, leidenschaftlichen Gefühle und vorsätzlichen Willensakte den Abläufen im Körper dienen, indem sie jeweils deren Rolle übernehmen, sie vertreten. Dieses Begreifen geschieht durch Begriffe. Durch Begriffe allein umgreifen wir den Gegenstand unseres Umgangs in Erkennen und Behandeln von Kranken. Umgreifendes Begreifen ermöglicht eine Begegnung mit dem Subjekt im Objekt, ist Umgang mit dem subjekthaltigen Objekt. Während das Erklären, als »objektives«, den Kranken von mir entfernt, und während Verstehen ihn auf sich beruhen läßt, ohne ihn zu verändern, also ebenfalls in sich zurückwirft, ist allein das Begreifen ein Umgang mit ihm, der umgreifend ihn in mich hineinzieht, um ihn mit mir zu verändern, zu wandeln, zu gestalten. Wir sollen daher auch Erklären und Verstehen nicht unterscheiden und trennen, sondern so verbinden, daß ein Begreifen geschieht.

Man kann aber erkennen, daß die erste Stufe der psychophysischen Beziehungsformen, nämlich die psychophysische Kausalität in beiden Richtungen, etwa dem Erklären entspricht, die zweite des Ein- und Ausdruck-Verstehens, bei der das Lebewesen als Körper-Seele-Einheit, als beseelter Körper (=Leib) genommen wird, etwa dem Verstehen gleichkommt, während erst die dritte Stufe, auf der eines das andre in rhythmischem Wechsel vertritt, dem Begreifen entspricht. Im Begreifen sind das Erklären und das Verstehen einbegriffen, verbunden und als Vorstufen überwunden.

b) Historischer Exkurs über das Was der Krankheit

Eine geschichtliche Erinnerung fällt eigentlich als Überleitung von der *Wesens*bestimmung zur Aussage über die *Herkunft* aus. Denn das Was und das Warum sind hier nicht zu trennen. Wenn Krankheit von den Göttern gesandt, vom Schicksal vorbestimmt, von Dämonen herbeigeführt ist, dann enthält dies auch eine Vorstellung vom Wesen. Auch kann man sagen, daß wir mit der Vorstellung eines Grundes uns wieder der Erklärung durch eine Kausalität annähern, denn bei der Frage: Warum? fragt man nach einer Ursache, welche die Ur-Sache wäre. Freilich hat eine rationalistisch gesonnene Epoche objektiver Forschung die Geschichte der Medizin im Lichte einer allmählichen Annäherung auf ihre eigene Form der Sachlichkeit aufgefaßt und sie als fortschreitende Trennung von göttlichen, dämonischen oder magischen »Vorstellungen« als deren zunehmende Ausscheidung darstellen wollen.

Schon das Entstehen des Arztes, schon sein Begriff könnte als Beweis einer solchen Abhebung der Sache, als solche Ausarbeitung der Sachlichkeit in der Krankheitserkenntnis aufgefaßt werden. Aber dies ist eben nur eine Deutung des Geschichtlichen vom eigenen Standpunkte aus. Es zeigt sich dann, daß die angeblich ausgeschiedenen Vorstellungen doch nicht verschwunden sind, daß eine mythische und magische Wirklichkeit offen als Glaube oder verhüllt in moderner Begrifflichkeit erhalten blieb. Die mythisch-magische Realität bleibt koexistent mit der wissenschaftlichen.

Was wir hier in wenigen Zeilen berühren, ist der Inhalt der sogenannten Geschichte der Medizin. Wir werden diese Bemerkungen also nicht überschätzen. Es genügt, wenn sie die Einsicht bewirken, daß es sich nicht nur um ehemalige Vorstellungen, sondern um gegenwärtige Mächte handelt, die im geschichtlichen Ablaufwandel verschiedene und konsequente Gestalten angenommen haben, die als abgeschlossene und gewesene eine Analyse erlauben, die wir mit der eigenen selbstverborgenen Gegenwart nicht vornehmen können. Wenn diese Einsicht zustande kommt, können wir uns kurz fassen.

Asklepios ist ein mantisch-chthonischer Gott oder Heros, der Krankheiten heilt und die Zukunft kennt. Um dieser Erhebung willen traf Zeus ihn mit dem Blitzstrahl, wodurch er aber aus seinem Höhlendasein in ein unsichtbares Dasein in den Höhen entrückt wurde, um überall weiterzuwirken. Auch die spätantike und die christliche Ära lassen den gefallenen Göttern sowohl ihre dämonische Wirklichkeit (»falsche« Götter), wie sie auch die Krankheit selbst neu mit der nunmehr höchsten Instanz in Verbindung bringen. Jesus treibt aus den Besessenen die Dämonen aus; diese fahren in die Säue, die sich in den See stürzen. Moira aber, übersetzt mit Geschick, oder die Lenkung Gottes sendet den Menschen Krankheit und Tod. Wo aber der Gott einkehrt, wird der menschliche Gastgeber, vom Unglück, betroffen zum Heros erhöht.

Immer wieder, nun schon schwerer zu durchschauen, sind irdisches Mißgeschick und göttliche Lenkung verschränkt bis zur Vertauschung. Wir zeigen das am mittelalterlichen Begriffe der Kontingenz. Sie bedeutet das Nun-einmal-so-Seiende. Wo thomistische Theologie der Hinfälligkeit der Kreatur die in Gott verborgene Notwendigkeit entgegensetzt, da ist die Natur der Kreatur das Zufällige, der Ratschluß Gottes das Gesetz. Jene selbe Natur aber gilt der Naturwissenschaft als die gesetzmäßige Bestimmtheit, die Weltschöpfung und -lenkung aber als das unerkennbar Willkürliche. So kann die Kontingenz einmal den Sinn von Zufall, ein andermal den von Notwendigkeit im Seienden bedeuten. – Wenn dann Theologie und Naturwissenschaft zum Entscheidungskampf antreten, dann scheinen sie schlüssig zu werden, ob Natur das Seiende oder Gott der Seiende sei. In diesem Stadium kann die Naturwissenschaft sich bereit finden, das eigentlich und letztlich Bestimmende nicht in der Physik, sondern bei Metaphysik zu suchen. Und wenn Naturwissenschaft ermüdet und von manchem Mißerfolg enttäuscht ist, wie nach der Wende vom 19. zum 20. Jahrhundert, dann entläßt einer oder der andere ihrer Vertreter die Metaphysikfeindlichkeit und verweist auf Metaphysik, freilich oft in Halbherzigkeit auch der Theologie und Religion ein Stück überlassend. Jetzt sind Naturwissenschaft, Metaphysik und Religion um das Krankenbett versammelt und scheinen von einer Zerstückelung und Zusammenstoppelung der Krankheit ein Heil zu erwarten. Die Schwäche der Person dabei ist aber in Wahrheit unpersönlich, denn sie ist nur eine Beschaffenheit der jetzt allgemeinsten geschichtlichen Lage von Kultur, Gesellschaft und Politik.

Inzwischen waren hybride Bildungen auf den Plan getreten, an denen sich der Vorgang der Veränderungen besonders gut ablesen läßt. Die Lebensgeister des DESCARTES (1662), die Nervengeister folgender Jahre sind Beispiele, wie sich die übersinnliche Wirklichkeit aus dem Organismus wenigstens nicht ganz verdrängen ließ. Es kommt dann zu einer neuen Verschränkung. Die naturgesetzlich bestimmte Materie wurde selbst in das Recht eingesetzt, das Wesen auch der Lebewesen zu sein. Daß der Mensch eine Maschine sei (18. Jahrhundert) wird eine so frohe Botschaft, daß sie das Heil bringen konnte. Die 100 Jahre später als »Mechanismus« verklagte Ansicht bekam die volle Macht, die einst dem Schicksal, Gott oder Dämon gehört hatte, wurde diese Macht; und sie erhielt das Recht, die Forschung und die Methode der Therapie völlig zu leiten. In unserer Auffassung ist dieser Mechanismus, auch Materialismus genannt, selbst nun der Rechtsnachfolger und eigentliche Repräsentant der mythisch-magisch genannten und sogenannten Vorstellungen und besitzt deren Merkmale der Herrschaft, der man Furcht und Liebe zuwendet. Aber bald zeigt sich, daß diese

Nachfolge oder Stellvertretung nie ganz gelang, und die Schatten der Ahnen waren auch dann noch gegenwärtig.
Es wäre unbillig, die Realität der Schatten nur in jenen sozial und kulturell oft niedrig eingeschätzten Bereichen zu erkennen, die als Aberglaube, Zauberei und Köhlerglaube eine regional gewaltige Verbreitung behalten. An sie sind ja angeschlossen Bildungen, die sozusagen an der Berührungsfläche mit Bürgertum, Halbbildung und Populärwissenschaft auftreten und die man nach der Seite der Schulmedizin als paramedizinische, nach der Seite der Kirche als ketzerisch-esoterische Formationen bezeichnen kann. Solche sind Naturheilkunde, Homöopathie, Christian Science, Anthroposophen-Medizin usw. Auch die Vegetarianer, Astrologen, Tauf- und Vereins-Sektierer finden sich hier ein. Diese, von manchem Leser bereits anstößig empfundene Zusammenstellung hat kein Vorrecht des Protests, im Alleinbesitze esoterischer Wahrheit sich zu wähnen. Denn auch die geistige Hochform der Philosophien und der olympische Rang der Dichtungen haben teil an dem Verhängnis, daß die Schatten der Ahnen mit den Leibern der noch Lebenden in unentschiedenem Kampfe stehen und der Gegenwart den Glauben rauben, die wahre Wirklichkeit zu sein. Das Gemeinte wage ich an den letzten Versen des Faust zu exemplifizieren. Indem hier das gegenwärtige Ereignis das Unzulängliche genannt, das Vergängliche nur Gleichnis, das Ewig-Weibliche aber das Hinanziehende genannt wurde, trat der Geist als Bild auf den Boden der Erde, verkleidet als Dichtung und entwirklicht als Schattenwort. So stirbt er, ungleich Antäus, in dem Augenblick, als seine Füße den Boden berühren.
Die Medizin also hat nichts geholfen, es sei denn als tödliches Gift. Weder der Tiefflug noch der Höhenflug hat uns etwas anderes gezeigt, und GOETHE hat es als Junger schon gewußt. Der Exkurs in das Was der Krankheit hat das Ergebnis, daß er kein Ergebnis hat. Wir müssen fliegen, um das Ferne vom Nahen recht abzuschätzen und erfahren, daß der Flug das Gleiche zeigt wie der Fußmarsch: die rechte Proportion, nicht mehr. Die Proportion aber ist hier dies: das Was der Krankheit ist die Proportion der Schatten zu dem Lebenden. Das Was ist nicht nur der Schein und nicht nur die Wirklichkeit, ist nicht entweder der Körper oder die Seele, ist nicht entweder objektiv oder subjektiv. Sondern das Was ist ihr Verhalten zueinander, und dies ist nun die erste Ordnung auch unserer Medizinischen Anthropologie.

In dem kursorischen Überblick über die Medizingeschichte ist die Seelenforschung und -heilkunst nicht aufgetaucht. Diese Lücke hat keine Bedeutung als die, daß die Verbindung und Verschmelzung der psychischen und der somatischen Pathologie und Therapie ein heute so wichtiges Thema ist, daß es in diesem Buche darum eine Bevorzugung genießt und unverhältnismäßig breit und oft zu behandeln ist. Schon die beiden Fragen nach Wo und Wann stehen in enger Beziehung und sind aufeinander mehr angewiesen als bisher zutage trat. Ähnlich ist es mit der Verknüpfung des Was mit dem Warum; auch sie sind meistens nur in einer Abstraktion zu trennen. Schließlich erweisen alle vier Themen sich auch als Einheit und zeigen gemeinsame Züge. Je mehr wir uns ihrer vollständigen Erledigung nähern, um so mehr wird ihre Verflechtung spürbar, und darum folgt hier ein Zwischenstück, in welchem der Übergang vom Was zum Warum ausdrücklich behandelt wird.

Wenden wir uns auch hier zur klinischen Beobachtung, so eignet sich ein Beispielfall von einfacher hysterischer Symptomatik. Eine Kranke wird wegen polyarthritischer Beschwerden aufgenommen. Aber in dem Maße wie ihre Gelenkerscheinungen verschwinden, zeigt sich eine Gangstörung, als sie anfangen soll aufzustehen. Der Gang durchs Zimmer ist halb hinkend oder humpelnd, halb hüpfend und schwankend. Die Gangart ist nicht die der spastischen Hemiplegie, nicht die der multiplen Sklerose, nicht die der Tabes dorsalis, nicht die der Gelenkversteifung und nicht die der Parese oder Lähmung wie nach einer Poliomyelitis. Die Gangart ist grotesk, gekünstelt, und die Kranke findet trotz ausschweifender Bewegungen immer wieder das Gleichgewicht, als ob sie nur mit der Gefahr zu fallen spielte, und das reizt manche Zuschauer zum Lachen. Der Gang ist also das beste Beispiel der hysterischen Art. – Was wir sonst von ihr wissen, ist nicht zum Lachen. Sie hat ihre Heimat in Serbien gehabt, ihr Mann ist im deutschen Heer gefallen, ihr einziges fünfjähriges Kind hat eine doppelseitige Lungentuberkulose, von ihren Eltern weiß sie nichts. Sie ist als Flüchtling hier dürftig untergebracht, spricht nur gebrochen Deutsch, ist mehr als schmächtig und ungebührlich klein geraten. Sie ist auch nicht hübsch, und sie ist schüchtern, primitiv und von hilfloser, ängstlicher Art.

Was ist die Hysterie? Sie hat auch zahlreiche Anginen gehabt, und mit der Polyarthritis ist ein leichter Herzfehler verbunden. Während wir aber bei den meisten Medizinern mit der Ansicht, daß auch in der Pathogenese von Angina und Gelenkentzündung die Psychogenie ihren Platz habe, auf kräftigen Widerstand stoßen (wenn auch deren Zahl etwas abnimmt), ist die Psychogenie einer hysterischen Gangstörung heute ein fester Bestandteil der Schulmedizin. In diesem Falle also wird die seelische Verursachung einer körperlichen Erscheinung allgemein angenommen, sie ist hier sozusagen legal. Man sagt auch, das Wesen der Störung sei, daß sie psychogen ist, hat also das Was durchs Warum definiert. Hier sieht man die Verknüpfung von Was und Warum in der Pathogenese und diese führt dann zur Einreihung in den Katalog der Krankheiten, zur Diagnose: »Hysterie«.

Indem wir diesen Fall heranziehen, bahnen wir unseren Weg also, indem wir zuerst einen schon ausgetretenen Pfad der Medizin aufsuchen. Daß damit, nämlich mit der seelischen Entstehung eines körperlichen Vorgangs, freilich ein unerhörter Einbruch in die Konsequenz naturgesetzlichen Zusammenhanges erfolgt ist, dies machen sich die wenigsten klar. Der physikalische Determinismus würde eine solche Inkonsequenz nie zulassen. Aber das Gewissen des Mediziners ist ja schon vorher längst erweicht oder zur Inkonsequenz gewöhnt worden, da er an der »willkürlichen Bewegung« so wenig Anstoß nimmt wie an der »Sinnesempfindung« – weder innerhalb noch außerhalb der Wissenschaft scheint man den Protest zu bemerken, den die Physik erhebt. Der Weg vom Was zum Warum ist hier also bereits hinter uns, und er nimmt für die Medizin der Schule gewöhnlich die Form an: *weil* die Störung psychogen ist, darum ist sie eine Hysterie. Man kann daher auch sagen, daß hier der Weg zum Was über das Weil gefunden wird: weil die Störung daher *kommt*, darum *ist* sie eine Hysterie. Dieser Weg wird nun aber in der modernen Medizin fast überall gegangen. Ihre Krankheiten sind ätiologisch definiert und ihre Diagnosen sind kausale. So kompliziert das System der Krankheitseinheiten zustande kam, der vorwaltende Gesichtspunkt ist doch: so was kommt von so was. Wenn wir die Einteilung nach Ursachen überblickt haben, dann werden wir freilich noch einige andere Grundbegriffe gewahr, die sich nicht kausal auflösen ließen.

Der Überblick zeigt zuerst die äußeren Ursachen in Führung: Infektionskrankheiten, Vergiftungen, traumatische Veränderungen. Dann innere Ursachen: Disposition, Konstitution, Erbanlage. Die Scheidung in exogene und endogene Krankheiten ist freilich eine, die an Wert und Schärfe im Laufe der letzten 50 Jahre immer mehr verloren hat, indem zum Beispiel die Infektion meist sowohl einen äußeren Erreger wie ein inneres Entgegenkommen voraussetzt, der traumatische Unfall öfters als eine Fehlhandlung erkennbar ist, die Vergiftungen auch endogen als »Selbstvergiftungen« entstehen können. Diese Duplizität ist sowohl der pathologischen Anatomie bei der Deutung des Entzündungsbildes wie der pathologischen Physiologie bei der Auffassung von Allergie und Immunität willkommen. Man bekommt dadurch die Freiheit, die Vorgänge als Abwehrkampf, also dualistisch im Bilde von Reiz und Reaktion, Angriff und Gegenangriff vorzustellen.

Allerdings ist eine solche Auflösung in Ursache und Wirkung, in Angriff und Verteidigung, actio und reactio nicht ohne Rest durchzuführen. Die Organe wie die Funktionen sind schließlich auch Einrichtungen, die *gegeben* sind, ohne daß man sie als entstehende, werdende und nur dadurch vorhandene ableiten könnte. Herz und Niere, Atmung und Verbrennung sind solche Gegebenheiten ohne zulängliche Kausalität. Da nun die Analyse überhaupt ein Bemühen ist, dessen Erfolg seine Grenzen hat, so setzt man als Grenzstein der kausalen Ableitung gerne diese Gegebenheiten der Natur, wie umgekehrt die gegebene Struktur (von Organen, Funktionen, Organismen) ihre Grenze darin hat, daß das Leben zwar nicht alles, aber viel Verschiedenes ausrichten kann. Dazu ist aber zu erinnern, daß diese Grenzsteine beiderlei Art im Laufe der Forschung versetzt werden, also nicht unbeweglich sind. Das geschah zum Beispiel, als die Entwicklungsmechanik die embryonalen Formen durch äußere Kräfte modifizieren lehrte, also Funktion als die Ursache von Strukturen aufgezeigt wurde (so im Darwinismus, in der funktionellen Pathologie), so auch, als die Funktion im Funktionswandel als eine Freiheit von der Struktur, diese also als beweglich erkannt wurde.

Unsere Lehrbücher etwa der Inneren Medizin führen ein System der Krankheiten vor, welches eine Mischung doch recht verschiedener Gesichtspunkte zeigt. Einer ist der, daß der Reihe nach die Organe im Sinne der normalen Anatomie mit den daran auftretenden Krankheiten aufgeführt werden. Hier ist also das lokalisatorische Prinzip herrschend. Dann finden wir Krankheiten, die nur bedingt oder gar nicht lokalisierbar sind, wie die Stoffwechsel- und die hormonal bedingten Krankheiten. Die Mischung der Prinzipien ist unvermeidlich, ja sie ist der höhere Gesichtspunkt, obwohl Einsicht oder Zweckmäßigkeit bald dieser bald jener Lösung den Vorzug geben, so etwa wenn die Herzkrankheiten bald selbständig bald unter den Kreislaufstörungen auftreten, oder wenn die Psychiatrie sich bald primär als Lehre von Gehirnleiden, bald primär als Psychologie von Unlokalisierbarem gibt. – Diese Einteilungsfragen haben hier wenig Interesse als solche; was bedeutsam daran ist, bleibt die Frage, ob wir eigentlich vom Warum oder vom Was ausgehen sollen, um dann zum jeweils andern zu gelangen. Und obwohl die klinischen Pathologen dazu neigen, dies als eine rein formale Umkehrung zu bagatellisieren, da es nur darauf ankomme, sowohl ätiologisch als auch wesensmäßig zu forschen, nur im Ganzen eben »ganzheitlich« zu denken, so verbirgt sich doch eben in diesem Ganzheitsbegriff eine schwere Verkennung. Es ist nämlich nicht gleich, ob ich von der Ursache zum Wesen oder umgekehrt gehe, denn das Was und das Warum sind eben etwas ganz gründlich Verschiedenes. Man muß auch anmerken, daß die Antwort auf die Frage: Warum? mit dem kausalen Weil bereits eine Vergewaltigung des Sinns und Wesens enthält – einen Rückschritt. Dies wird bei der nun folgenden Darstellung des Warum klarer hervortreten.

4. Kapitel
Der Sinn oder das Warum

Der neugierig Lernende muß an einem Punkte des letzten Kapitels enttäuscht geblieben sein: als was nun eine Hysterie eigentlich hier aufgefaßt wird, ist unerörtert geblieben. Indem wir dies nachholen, mag sich auch die Rechtfertigung ergeben, daß dieser Punkt vernachlässigt blieb. Um eine Hysterie zu verstehen, muß man nämlich mit dem Was auch das Warum erkunden und aus dem Warum das Was bestimmen.

Mehr als einer von unseren Patienten hätte Gründe, sich den Aufenthalt in den Mauern des Krankenhauses so lange wie möglich, auch endlos lange zu wünschen. Unsere kleine Jugoslawin mag zu diesen gehören. Sie erwartet draußen nichts Gutes. Hat sie nun eine so starke Gangstörung, dann können wir sie nicht entlassen, sie gewinnt einen triftigen Grund, das Elend zu Hause noch hinauszuschieben und findet in sich selbst einen Weg, das Unerträgliche aus dem Bewußtsein zu verbannen. Das alles ist so durchsichtig, daß ein intelligenter Mensch den Selbstbetrug durchschauen würde, und ein solcher bekommt auch in der Regel keine solche primitive Hysterie. Aber bei unserer Patientin wäre überhaupt nicht zu entscheiden, ob sie intelligent oder dumm ist. Sie gehört einer Art von Menschen an, bei denen dieser Unterschied noch gar nicht vorkommt. Wäre sie schon intelligent, so wirkte dies Bild des Ganges schon wie eine Simulation, aber wie sie ist, erweckt sie nicht Kritik, sondern Teilnahme. Immer ist da aber eine Unzulänglichkeit. Und warum geht bei ihr der Weg aus irgendeiner Notlage ins körperliche Symptom? Warum findet das alles überhaupt statt?

Es gibt überhaupt nur *eine* plausible Art, den ganzen Vorgang zu begreifen, nämlich daß man versteht: es wird mit ihm etwas erreicht. Die Antwort auf das Warum ist ein Wozu. Weil die Kranke mit ihrer Gehstörung einen Aufschub der ins Elend zurückführenden Entlassung erreicht, darum bildet sich das Symptom. Ob man sie, ihr Ich, ihr Bewußtsein oder ihr Unbewußtes, oder ihr Es, ihren Körper, ihre Psychosomatik dafür beansprucht, das alles ist nur im Interesse einer Erklärung. Und ob man sie im Bewußten oder im Unbewußten verantwortlich macht oder sie als unverantwortlich erkennt, weil die Sache im Körper vor sich geht, das ist nur im Interesse des Verstehens. Denn wenn ich so etwas verständnisvoll verzeihe, dann verstehe ich sie, wenn ich so etwas unverzeihlich finde, dann habe ich mein Verständnis moralisch umgrenzt. In jedem Falle ist das eine Frage der Moralität und zwar meiner eigenen. Denn ich kann meine Moral zur Barmherzigkeit oder zum Richten verwenden. Wenn ich aber die Tatsache, daß der Körper das tut, was die Seele braucht, anerkenne und somit mit dem Erklären wie mit dem Verstehen von den Tatsachen als Gegebenen ausgehe, dann habe ich Aussicht, das Ganze zu begreifen.

Nun ist dabei zu bemerken, daß bei den verschiedensten Kranken solcher Art doch eines sich immer wiederholt: es spielt sich da eine Geschichte in einer bestimmten Struktur ab. Welches ist diese Struktur? Eben dies, daß eine Not in ein Leben tritt, neue Erlebnisse und deren Ausdrucksformen erscheinen und schließlich ein veränderter Zustand, ein Ergebnis der Verwickelungen eintritt. Das ist wie ein Drama in drei Akten: Not, Verwicklung, Ergebnis.

Diese dramatische Struktur ist das immer Wiederholte, und wir können sie den *Formalismus* der Krankheit nennen, insofern nicht gesagt zu werden braucht, was für eine Not, welche Verwickelungen, was für ein Ergebnis vorlag. Und es ist offenbar, daß der *Inhalt* erst begreiflich macht, was da eigentlich vorgeht. Die Form wird durch den Inhalt erst kräftig und belebt, der Inhalt durch die Form erst wirksam und gestaltet.

Wir können also darauf verzichten, die geschichtlich aufeinanderfolgenden Hysterielehren aufzuführen, wenn wir wenigstens betrachten, wie Form und Inhalt in typisch verschiedener Weise einander tragen. Und diesmal soll jedesmal der bezeichnende Inhalt die Führung haben. Die Frage nach dem Warum, welche hier die nach dem Wozu einschließt, konnte ungleich beantwortet werden. Wir heben vier Typen aus der Masse heraus und gehen dabei vom Gegenwartsnahen rückwärts in die Geschichte. Die eigentlich moderne Beschreibung ist die psychologische. Ihr vorher geht die moralische. Die Stellung der Alten nennen wir heute gewöhnlich eine mythische. Aber wir vergessen nicht, daß eine vierte, die christliche aus dem Altertum hervorging.

Die *psychologische* Deutung der Hysterie ist dieselbe, welche wir, im Einklang mit der modernen Medizin, schon angenommen hatten, als wir ihre Psychogenie gelten ließen. Diese Deutung ist zunächst eine natürliche, ja sogar eine an die mechanisch-materielle Auffassung des Körpers angelehnte. Dies kommt etwa zum Ausdruck, wenn irgendeine Art von Energieübertragung von der Psyche auf den Körper angenommen wird, wie dies in der von Breuer und Freud (1895) vorgeschlagenen »Konversion« bei der Hysterie der Fall ist. Dabei verliert das physikalische Wort Energie seinen Sinn und nimmt einen symbolischen Wert an.

Freud nun war der, dem nicht entging, daß auch bei dieser psychologisch-naturalistischen Deutung eine völlige Vernachlässigung der geistigen Kraft untunlich wäre. Die Verdrängung einer vom Gewissen mißbilligten Regung zielt zwar auf deren Entfernung aus dem Bewußtsein, geschieht aber durch eine Instanz, die man bisher und sonst eine moralisch-geistige nannte. Und Freuds Struktur von Ich, Über-Ich und Es ist eine metapsychologische, wird von ihm selbst der psychologischen also entgegengesetzt. Man kann jetzt von einer Wiedereinführung der Moral oder des Geistes in die Medizin reden. Ehe wir auf diese zu sprechen kommen ist aber zu beachten, daß genau in dem Augenblick, in dem der Formalismus sich deutlich abzeichnet, nämlich im Begriffe der Verdrängung, auch der Inhalt nun klar genannt wird. Es sei, so findet, so behauptet FREUD, der *Sexualtrieb*, Libido genannt. Diese Triebpsychologie bleibt also nicht bei einer formalen Struktur des Kräftespiels stehen, sie nennt das Was beim Namen.

Wenn aber fast gleichzeitig die Instanz des Menschen, welche die Verdrängung bewirkt, im Gewissen gefunden wurde, so konnte man von diesem aus diese Psychologie auch als eine Gewissenspsychologie auffassen. Die Psychoanalyse wird dann zum Erben der *Moralwissenschaften*. Historisch darf man sagen, daß sie ihren Höhestand bereits durch MONTAIGNE (1580), oder im Zeitalter von SPINOZA und LEIBNIZ erreicht haben. Auch hier holen wir uns nur das eine heraus: zum Formalen gehört auch da ein bestimmter Inhalt, nämlich das *Böse und das Gute*. Die Form ist ein Kampf, aber das, worum gekämpft wird, ist gut oder böse, sind Begriffe oder Ideen, die Nachkömmlinge von Engeln und Teufeln. Zwar ist hier nur an Bildungen der Philosophie erinnert worden, aber es sind dieselben, die sich in der Medizin wiederfinden. In jenen Zeiten aber ist nicht gewiß, ob die heute hysterisch Genannten in die Hände der Gerichte oder der Ärzte fallen werden.

Bei aller Verstrickung und Vertauschung im einzelnen ist dann doch erlaubt, als dritte Darstellung desselben Gegenstandes die antike des *Mythos* anzuführen. Ein Übel, auch das der Krankheit, ist im Mythos der tragische Zusammenhang des Geschlechtes; des Geschlechtes, dem man als Nachfahr angehört, und der Bestimmung, die einem als Mann oder Weib zufiel. Das Übel kann von mancherlei Art sein, aber die tragische Verknüpfung dürfen wir als die immer gleiche Form bezeichnen, die zum Leben gehört als das Leben selbst. Der Inhalt sind hier aber die ganz bestimmten Personen, es mögen Götter, Heroen oder Sterbliche sein. Sie sind das Konkrete, um das der Kampf geht.

Nach dem psychologischen, moralischen und mythischen Bild sei hier als viertes das *religiöse* der *christlichen* Religion genannt. Zwar nimmt das Christentum genug von den drei andern in sich hinein. Aber das Eigentümliche christlicher Krankheitsauffassung scheint mir doch zu sein, daß hier die Krankheit als in eine bestimmte Heilsgeschichte eingeflochtene Unzulänglichkeit des Menschen genommen wird. Der Ursprung der Krankheit ist ein Abfall des Menschen von Gott, ihre Wirkung ist ein Stück des Weges zum

Ziel, seiner Versöhnung und Erlösung durch den Mittler. Historisch, freilich in besonderem Sinne, menschlich, aber nur im Bezuge auf Gott, ist diese Darstellung eine solche, daß die Form des Heilprozesses den bestimmtesten Inhalt, nämlich den Abfall des Menschen einschließt. Krankheit ist eine Art dieses Abfalles.

Im Sexualtrieb, im Bösen und Guten, im mythischen Verhängnis und im menschlichen Abfall kann man also vier scharf verschiedene Inhalte möglicher Krankheitsbegriffe nebeneinanderstellen, gerade als ob sie auf gleicher Ebene stünden, was aber nun nicht berechtigt wäre. Ein beschränktes Recht hat solche Gleichstellung nur so lange, als sie mit dem Inhalte auf das Warum der Krankheit antwortet. Nicht die Form, sondern der Inhalt der Darstellung ist es, der einmal antwortet: für den Trieb, einmal: für Gut und Böse, einmal: für Erfüllung, und einmal: für Erlösung. So enthüllt sich das im Warum versteckte Wozu. Die Kranken begreifen nicht, warum sie das betroffen hat, weil sie das darin versteckte Wozu nicht kennen. Wenn dann ein Arzt sich einbilden sollte, er kenne das Wozu, dann wird ziemlich regelmäßig erfahren, daß der Kranke nicht versteht, ablehnt oder empört ist. Das wird bei allen unseren vier Darstellungen ähnlich sein. Das Sinnbild des Arztes ist für den Kranken nur sein, des Arztes, Zweckbild. Wir können aber diese versteckte Situation an unserem Beispiel hysterischer Dysbasie am leichtesten aufzeigen.

Es ist nur dadurch eine Schwierigkeit entstanden, diesen Vorgang zu begreifen, daß man ihn wissenschaftlich zu verstehen und zu erklären unternimmt. Was ist begreiflicher, als daß die Unglückliche sich in eine Krankheit flüchtet. Wenn dann ein auf den Stelzen psychophysischer Wechselwirkung Einhergehender diese Art Wirkung erforscht, dann wird der Fall schon so gut wie unverständlich, und wenn schließlich ein Neurophysiologe die abnorme Koordination erklären will, so wird die Sache schließlich total verwirrt und unerklärlich. Man darf sagen, mit solcher Art Wissenschaft wird ins Schlicht-Begreifliche das dunkel Komplizierte erst hineingebracht. Was wir aber ohne Mühe begreifen, ist doch dies, daß diese Kranke ihre verschwindende Gelenkerkrankung ganz einfach durch die hysterische Gangstörung *ersetzt* hat. Beide machen einen schlechten Gang, der wenigstens oberflächlich verwandt aussieht, in der Lokalisation und der Hinderung freier Bewegung sogar gleichsteht. Sie ersetzt eine Krankheit durch eine andere, aber mit gleichem Erfolg bezüglich der Gangfreiheit, mit gleichem auch für die Abwehr der unerträglichen Misere, zuletzt mit gleichem für ihr Pflichtgewissen. Beide entschuldigen sie vor der Umgebung, vor sich selbst – vorausgesetzt, daß gerade dieses Motiv als Motiv verborgen bleibt. Wir können uns also überlegen, wie diese Verborgenheit eigentlich gemeint ist und wie sie erfolgt. Die beiden Begriffe, mit denen wir die Aufgabe zunächst lösen, sind also Stellvertretung und Verborgenheit.

Mit dem Begriffe der *Stellvertretung* landen wir dort, wo wir schon einmal, nämlich bei der dritten Stufe der Genese im psychosomatischen Zusammenhange angekommen waren. (Vgl. S. 503 f.) Hier ist nun nicht die Einschränkung gegeben, daß ein psychischer Vorgang durch einen physischen oder umgekehrt vertreten werde, sondern es ist nur gesagt, daß eine Krankheit durch eine andere ersetzt wurde. Warum dieser Mensch gerade krank und nicht etwas anderes, zum Beispiel verhaftet oder verheiratet oder schwanger oder sonst etwas wurde, dies lernen wir daraus nicht. Aber wir ahnen, daß wir vom Wesen und damit vom Warum der Krankheit etwas mehr begreifen, wenn wir erfahren, daß eine Art Krankheit an die Stelle einer andern treten und sie so vertreten kann. Denn nun richtet sich die Aufmerksamkeit darauf, was diese Stelle eigentlich ist. Wir ahnen, daß Kranksein einen allgemeinen Sinn haben könnte, und daß derselbe Sinn unter verschiedenen Verhältnissen zwar auf verschiedene Weise doch als derselbe erfüllbar ist. Das Was ist dann verschieden, das Wozu oder Wohin im Warum aber doch dasselbe. Mit Hilfe des Inhaltes im Formalismus nähern wir uns so der Allgemeinen Medizin, die uns schließlich die letzte Bestimmung zeigen soll. Wenn dies auch erst am Schlusse unseres Unternehmens, in der Vergleichung von Leben und Tod gelingt, so ist doch schon jetzt eine Richtung gegeben.

Schwieriger ist dann der Gebrauch des anderen in der Untersuchung des Warum zugekommenen Begriffs: der *Verborgenheit*. Gehen wir von der Behauptung aus, diese junge Frau würde, wenn sie begriffe, daß ihre hysterische Lähmung entstand, weil sie ihr einen Vorwand, in der Klinik zu bleiben, gibt, dieses Motiv als bewußtes verwerfen und dann gar keine solche Dysbasie mehr zustande bringen. Diese Behauptung ist zwar jetzt nur eine Hypothese, aber wir haben durch unzählige Erfahrungen gelernt, daß die volle Einsicht in diesen Zusammenhang das hysterische Symptom verschwinden läßt. Hier handelt es sich nun in der Hauptsache um eine Frage des Bewußtseins; das dem Bewußtsein verborgene

Motiv ist ihm doch gerade bei solcher Hysterie recht nahe, kann leicht in es eintreten und ist dann auch leichtverständlich. So einfach liegt der Fall bei anderen Krankheiten aber nicht, so daß auch neue Zweifel auftreten und größere Anstrengungen nötig sind, die Zweifel zu zerstreuen. Und diese Anstrengungen können dann ganz vergebliche bleiben. Dann behalten wir zwar das volle Recht zu sagen: dem Kranken ist der Sinn der Krankheit verborgen; aber nun hat auch jemand Grund genug zu sagen: der Sinn ist nicht verborgen, weil man ihn nicht erkennt, sondern weil er nicht existiert: die Krankheiten sind sinnlos, unsinnig. In diesem Falle befindet sich so ziemlich die ganze naturwissenschaftliche Medizin.

5. Kapitel
Stellvertretung, Verborgenheit, Überleitung

Die vier Hauptfragen, nämlich nach Wo, Wann, Was und Warum sind nunmehr untersucht. Ein undeutlicher Umriß der Kategorientafel, die KANT (1781) in der »Kritik der reinen Vernunft« aufgestellt hat, schimmert durch: Quantität, Qualität und Relation. Quantifizierbar sind das Wo und das Wann, wenn sie in den Anschauungsformen von Raum und Zeit messend bestimmt werden. Qualitativ ist das Was, wenn es als Empfindung gegeben, als Psychisches oder Physisches eingeteilt, als Organdiagnose oder Funktionsanalyse in einer Diagnose benannt wird. Eine Relation wird immer vorausgesetzt, wenn Motiv und Erfolg, Ursache und Wirkung, wechselseitiges Verhältnis von Wirkung und Gegenwirkung konstatiert werden. Das alles enthält KANTische Worte und Begriffe und doch liegt unsere Untersuchung bereits in einer völlig anderen Sphäre. Wir haben ein völlig anderes Verhältnis zur Wissenschaft als KANT.
Mit dem Fortschreiten von Wo und Wann zu Was und Warum hat sich manches verändert. Es ist gleichsam ein anderes Klima entstanden; während die Antworten auf Wo und Wann trotz mancher Zweifel (Unschärfe, Verschieblichkeit usw.) im Anschaulichen zu erwarten waren, stellt sich mit denen auf Was und Warum eine Mehrschichtigkeit, Dialektik und auch wieder Begrifflichkeit ein, welche den Frieden viel mehr stört. Das Was und das Warum lassen sich zusammenfassen in die Frage: »Was steckt dahinter?«, und dies weist ins Verborgene, das unsichtbar, vielleicht selbst

unsinnlich, jedenfalls aber erst zu erobern ist. Wenn wir jetzt abschließend darangehen, uns in diesem neuen Klima zu akklimatisieren, dabei an die Fallstricke denken, welche Phantasie, Spekulation, Dogmatik und unverbindliche persönliche Meinung werden könnten, dann mag auch diesmal die Begegnung mit einem Kranken uns zum Anhalt dienen.

Während jene Kranke mit hysterischer Gangstörung uns durch die ungesuchte Erzählung ihrer schrecklichen Schicksale verrät, welches Motiv hinter ihren krankhaften Produktionen steckt (wenn auch nicht so bewußt, daß man von planmäßig bewußter Simulation zu sprechen wagen könnte), begegnen uns doch andere Kranke, die auch rein gar nichts von solchen Motiven, Gründen oder Zielen ahnen lassen. Sie stehen also am äußersten Gegenpol zu jenem Fall, wo Motiv und Ausdruck so greifbar nahe beisammenliegen. Ein solches Gegenbeispiel ist der folgende Patient.

Als er vor sieben Wochen in die Elektrische stieg, bemerkte er ein Versagen seiner linken Hand. Ungeschicklichkeit und Schwäche waren zu bemerken. Später war auch das linke Bein betroffen, er konnte es nicht mehr in die Höhe heben. Dann fand seine Ärztin auch eine Art »Schwellung« der linken Gesichtsseite und erklärte sie als Folge einer Facialisparese. Auch eine Taubheit des Gefühls von linker Hand und linkem Fuß fiel ihm auf; wir stellten selbst fest, daß auch die Berührung seines linken Mundwinkels undeutlicher empfunden wird als rechts. – Das alles, obwohl es sich besserte, hat unsere Untersuchung auch heute bestätigt. Es besteht eine Hemiparese links. Wir hören ferner, daß er im Anfang eine Woche lang von einem heftigen Schluckser, Singultus, befallen war, und einmal hat er auch hier schlucken müssen. Er hat auch über Kopfweh zu klagen, und die Untersuchung des Augenhintergrundes ergab eine beidseitige Stauungspapille von 3 Dioptrien. Schließlich hören wir, daß früher auch Sprachstörungen vorkamen, und endlich, daß er mehrmals, sogar schon vor mehreren Monaten, einige typische Anfälle von Jackson-Epilepsie hatte, bei denen bei vollem Bewußtsein die linke Hand zuerst krampfte. Es besteht jetzt gar kein Zweifel, daß ein ernster organischer Prozeß in der rechten Hirnhemisphäre in oder in der Nähe der motorischen Region vorliegt, und daß Hirndruck dabei entstand. Die Diagnose eines Hirntumors ist fast sicher, und in der Tat wurde der Kranke zu uns auf die Medizinische Klinik verlegt, damit gesucht werde, ob dieser primär entstanden oder sekundär, als Metastase einer

sonst vorhandenen Neubildung zu denken sei. Denn davon würden die Aussichten einer Operation abhängen.
Ein solcher Befund pflegt von vornherein keinen Gedanken an Psychogenie auszulösen. Warum eigentlich nicht? Doch nur, weil die moderne Medizin, obwohl sie die Entstehung der Geschwülste nicht erklären kann, über keine Beobachtungen ihrer Psychogenie zu verfügen glaubt. Sie wäre ihr mehr als unwahrscheinlich. Da ich anderer Ansicht bin, weil ich mich gegen Eindrücke von auffallender seelischer Vorgeschichte bei Tumoren nicht zu verschließen pflege, habe ich doch wenig Zuversicht auf irgendwelches Gehör bei meinen Kollegen. Ich bestreite aber nicht nur nicht, ich behaupte, daß die Psychogenie hier und in der Mehrzahl der Fälle eine radikal verborgene ist. Im Gegensatz zum vorhin erwähnten Falle von Gangstörung ist sie hier so unerforscht, daß sie dann geleugnet wird. Auch dieser Mann hat, wie hierzulande fast alle, die furchtbarsten Schicksalsschläge erlitten. Wozu aber soll ihm dieser Hirntumor dienen? Welches Motiv sollen wir gelten lassen, daß er in die Krankheit, und diesmal eine hochgefährliche, toddrohende, flüchte? So etwas, urteilen auch wir, steckt hier nicht dahinter. Also gar nichts? Und wir fragen, ob die recht haben, die in solchem Falle sagen: »Das ist gar nichts als ...«, oder aber die, welche sagen: »Etwas muß doch dahinterstecken, man weiß nur noch nicht was«. Und auch zwischen diesen zwei Haltungen können wir nicht sofort entscheiden; die Zeit muß es bringen ...
Dieser letzte Stoßseufzer – der vage Blick in eine unbekannte Zukunft – kann uns gleichsam aufwecken. Der Kranke, er kann nicht warten. Kann etwas geschehen oder nicht, um dem Übel Einhalt zu gebieten? Außerdem: selbst wenn der Tumor psychogen entstanden sein sollte, jetzt ist er da, wird weiterwachsen und die Psychotherapie käme zu spät. Das ist seine Situation, und die ist also anders wie jene des forschenden oder grübelnden Geistes. Das ist auch der Unterschied jener zwei Gangstörungen, der hysterischen und der organischen. Jene ist reversibel, diese irreversibel; wenn überhaupt, dann muß gleich etwas geschehen. Und wieder scheinen die Krankheiten in zwei grundverschiedene Gruppen zu zerfallen; die Hoffnung auf die einheitliche Allgemeine Medizin wäre zunichte.
Wir finden uns jetzt in einer Lage, die eine besondere Aufmerksamkeit fordert und deren Verständnis zum nächsten, dem II. Abschnitte, überleitet. Diese Lage entsteht so, daß wir in der Begeg-

nung mit einer Beschwerde, einem Symptom, den Eindruck bekommen oder den Verdacht schöpfen oder die Vermutung bestätigt finden, nicht sie, die Beschwerde, und nicht es, das Symptom, seien die Krankheit selbst, diese liege noch dahinter. Nun sind Beschwerde und Symptom nur Zeichen von etwas dahinter Verborgenem, sie seien dessen Stellvertreter (Vgl. Einl. 5. Kap.: Symbol des Lebens). Damit dann, daß jene zunächst verborgene Ursache ans Licht gezogen wird, kommen wir aber in keine endgültige neue Lage, denn auch dieses erweist sich wieder als Vordergrund, hinter dem sich ein anderer Hintergrund verbirgt – und so weiter. Man sieht, daß das Prinzip der Vertretung mit dem der Verborgenheit zusammenhängt, und die beiden Prinzipe gehören zusammen. Die hysterische Lähmung vertritt eine andere Not, die nur wenig verborgen ist, man braucht nur zuzuhören. Aber welche Not der Hirntumor vertritt, ist überhaupt nicht ohne weiteres zu erraten, man wird besorgt, es könnte nur eine wilde Phantasie oder vorgefaßte Meinung anstelle der Erkenntnis treten. In jedem Falle aber wäre der Sinn der Krankheit schwer zu enträtseln und seine Aufklärung eigentlich kein erreichbares Ziel, sondern ein langer Weg. Das Was und das Warum lockten dann zu weitausgreifenden Betrachtungen, deren Wichtigkeit aber nicht zu leugnen ist. Mit alledem befinden wir uns dann mehr in einer schwankenden Schwebelage, die sich zu verbergen nicht aufrichtig wäre.

Die nächste Aufgabe ist, diese Schwebelage auch dort wiederzuerkennen, wo sie in anderer Weise auftritt. Wenn wir hier auch nicht auf eine vollständige Aufzählung aller Arten rechnen, so sollen doch einige der in der Medizin vorkommenden genannt sein. Immer tragen diese Arten das Kennzeichen, daß ein Phänomen etwas anderes vertritt, dieses also verbirgt und doch zugleich andeutet. Am meisten zeitgemäß ist die Beachtung, daß Psychisches etwa Physisches vertritt und verbirgt, aber auch Physisches ein Psychisches (1). Aber eine analoge Lage findet man bei dem Wo, Wann, Was und Warum. Immer wieder verweist da das zunächst Gegebene auf etwas anderes dahinter Kommendes, auch dann, wenn man zunächst beim Räumlichen im Raum, beim Zeitlichen in der Zeit, beim Wesentlichen im Wesen und beim Ursächlichen im Grunde verbleibt; erst recht dann, wenn man von einer dieser Kategorien aus zur anderen übergreift (2). Was aber in Klinik und Pathologie sich so verhält, ist nicht anders gestellt in einer Biologie, die sich nur für den biologischen Akt interessiert.

Wenn man hier die Wahrnehmungen und die Bewegungen der Lebewesen erforscht, dann zeigt auch hier sich das Wahrnehmen vom Bewegen getrennt, aber auch mit ihm verbunden. Sie vertreten einander, sind aber auch gegeneinander verborgen (3). Dieses Verhältnis, als ein biologisches, müßte in der Pathologie wiederkehren, wenn Biologie die Voraussetzung der Pathologie sein sollte. Auch wenn man sich unter den Krankheiten die sogenannten Psychoneurosen absondert und sie psychologisch studiert, muß man erkennen, daß die bewußte Psyche die Psyche unvollständig auffaßt, denn ein Teil ist ihr verborgen. Dieser dem Bewußtsein verborgene Teil der Seele wurde das Unbewußte genannt, und es ist feststellbar, daß das Bewußte das Unbewußte vertreten kann, aber auch umgekehrt (4). Die erkenntnistheoretische oder philosophische Art, wissen zu wollen, hat dabei schon längst abstrakte Termini gefunden, die im Lichte der mehr positiven wissenschaftlichen oder alltäglichen Erkenntnisse nun auch als sowohl einander verborgene wie auch aufeinander weisende und angewiesene Instanzen wiederzuerkennen sind: es ist dies das Verhältnis von Subjekt und Objekt (5). Aber bei philosophischen wie bei empirischen Verfahren wurde nun ein Bedenken laut, nämlich ob der logische Verstand oder die begreifende Vernunft überhaupt mit ihrem Gegenstande zulänglich verkehren könne, wenn sie selbst oder ihr Gegenstand gar nicht von reiner Beschaffenheit sein, sondern mit Unlogischem oder Unvernünftigem gemischt sein sollten. Eine verbreitete Benennung dieser Beimischung ist die des »Irrationalen«. Rational und Irrational sind jetzt miteinander verkettet wie voreinander verborgen (6). Man kann im Weiterspinnen aller dieser Gegenüberstellungen sich schließlich den assoziativ einfallenden Wortpaaren überlassen und stößt auch dann auf Verwandtes und Ähnliches. Ein Gegensatz von Verbergen ist Zeigen, und in räumlicher Anschauung stellt man sich diesen Unterschied als den von Innen und Außen wie bei einem Gefäß am leichtesten vor. Abstrakter ist dann wieder der von Form und Inhalt, ein Begriffspaar, das in Logik, Metaphysik und Grammatik angewandt wird (7). Wir sind auch in der Pathogenese darauf gekommen, als es galt, den Formalismus der Dramatik vom psychologischen, moralischen, mythischen und religiösen Inhalt zu sondern. Wenn ein moderner Arzt eine Krankengeschichte liest, so wird er bei sich selbst die rastlose Tätigkeit des Geistes gewahren, der unablässig bestrebt ist, das Gelesene in Richtung auf eine Diagnose zu bearbeiten. Anders wie beim Lesen eines Geschichtswerkes oder Romans suchen wir modern Ausgebildeten in der Krankengeschichte die Typik und sogar die Abstraktion der Krankheitseinheiten, um diesen dann die individuellen und nur einmaligen Besonderheiten des Falles gegenüberzustellen; und das obwohl der Ausdruck »Krankengeschichte« sich immer noch erhält. – Schließlich gipfelt das Prinzip eines Dualismus im Unterschiede von gesund und krank (8). Wenn wir auch hier uns auf die Eigentümlichkeit der Verborgenheit voreinander und der Stellvertretung voneinander beschränken, dann gelangen wir allerdings noch mehr als schon bisher über die Grenze einer Voruntersuchung des Ärztlichen und stoßen zu einem theoretischen Kern vor, den man gewöhnlich als »Krankheitsbegriff« oder »Gesundheitsbegriff« glaubt, in einer Art von Isolierung behandeln zu sollen. Sich darauf einzulassen wäre ein Unterfangen, welches der ganzen Absicht dieses Buches zuwiderläuft. Daß nämlich auch das Begriffspaar gesund-krank zu denen gehört, deren Glieder im Verhältnis der Stellvertretung und Verborgenheit stehen, eben dies besagt, daß eine synthetische Definition von Gesundheit und Krankheit unmöglich und verfehlt wäre.

Mit allen diesen Beispielen, die sich noch vermehren ließen, konnte die »Schwebelage« unseres Unternehmens von wenigstens einer Seite her charakterisiert werden. Mit Vertretung und Verborgenheit sind wir auf etwas Wichtiges gestoßen. Suche ich unter den in der Geschichte des Geistes vorkommenden Produktionen nach etwas Vergleichbarem, so begegnet mir da jene als *Mystik* bezeichnete Art des theologischen Denkens, deren Name, obwohl sie gerade auch eine eminent rationale Bemühung ist, bezeichnenderweise im 19. Jahrhundert den Beigeschmack der schwächlich-verworrenen Gefühlshaltung erhielt. Hier liegen so grobe und unberatene Mißverständnisse vor, daß wir uns von diesem Vergleich gerne schleunigst zurückziehen möchten. Das ändert aber nichts daran, daß wir aufrichtigerweise nun im nächsten Abschnitt vor allem nach weiteren Gründen zu suchen haben, woher die Verborgenheit des eigentlichen Grundes der Krankheit stammt, und wir werden da etwas finden.

Mit einigen Worten sei aber noch ein Ertrag des I. Abschnittes ausgesprochen, der sich auf das Schicksal der vier »Kategorien« wo, wann, was und warum bezieht. Von vornherein sind wir ihnen im ersten Gespräch und Umgang mit Kranken begegnet. Sie helfen die sogenannte Anamnese unserer Krankenblätter mitzukonstituieren. Es war aber bald zu merken, daß der moderne Arzt zu ihrer Anwendung vorzugsweise diejenigen Begriffe benützt, welche in der neuzeitlichen Naturwissenschaft sich ausgebildet haben, nämlich Raum, Zeit, Qualität und Kausalität. Dieser moderne Arzt bringt ja als Ausbildung (nicht: Bildung) die naturwissenschaftliche mit. Er überträgt damit auch ein naturwissenschaftliches Weltbild auf den kranken Menschen, selbst wenn er im übrigen solchen Übertragungen abschwört. Nun haben diese Kategorien und dieses Weltbild in der Medizin aber ein neues Schicksal. Es gibt da eine Aus-einander-setzung.

Diese ist von vielen Seiten oftmals zu beschreiben versucht worden, wobei sich dann Kämpfe entwickelt haben. Unsere Darstellung hat sie nur als eben ein bestimmtes Schicksal jener Begriffe selbst vorführen wollen. Hier ist nicht von etwas die Rede, wofür man sich interessieren oder nicht interessieren kann, sondern von etwas, was sich überall begibt. Die Frage ist nicht, ob man sich dem zuwendet oder nicht, sondern die Tatsache ist, daß etwas geschieht. Was geschieht? Eine Selbstzerstörung im Gebrauche der Naturgeschichte. Das ist ein Thema dieses Buches, aber nicht nur dieses Buches sondern der praktischen Medizin. Der erste Anblick hiervon ist ziemlich nüchtern gewesen. Jene Kategorien waren es, die in der Anwendung durch die Medizin sich zerstören oder zerstört werden. Das ist aber nur die eine Seite. Nur wenn sie angewendet und zerstört werden, kommt die Medizin voran. Man kann sie also nicht weglassen und andere nehmen, denn sie sind nicht ersetzbar. Sie erleiden also einen notwendigen Tod, den man sogar als Euthanasie benennen darf[4], weil wir durch ihn vorankommen. Das Interesse einer nominalistischen Philosophie wäre es, diesen Untergang der Kategorien des klassischen Naturbegriffes schärfer und ausführlicher darzustellen. Und das Untergehen des naturwissenschaftlichen Weltbildes setzt auch viele Federn in Bewegung, welche der Not der Menschen unserer Zeit durch Denken und Schrifttum steuern, einem Verhängnis in die Arme fallen wollen. Aber an dieser Stelle wird der Vorgang nur dann und insoweit wieder aufgenommen werden, als wir beizutragen wünschen zu einer Fortbildung der Medizin.

4 Dieser geistreiche Wortgebrauch stammt von KANT: Kritik der reinen Vernunft (1781) (KEHRBACH).

II. Abschnitt

Das Pathische

6. Kapitel
Gesundungsstreben

Im I. Abschnitte folgten wir den Spuren des ersten Gespräches, das sich zwischen Arzt und Krankem abspielen mag, und dabei tauchten der Reihe nach die Fragen nach Sitz, Beginn, Art und Ursache der Krankheit auf. So einfach die Antworten auf den ersten Blick aussehen, so wenig halten sie einem Bedürfnis nach Verläßlichkeit und Klarheit stand. Je weiter man ins Dickicht vordringt, um so dunkler wird es und um so beschränkter der Blick, um so kräftiger der Widerstand, der sich uns entgegenstellt. Diese Gegenüberstellung zu einem Verborgenen erwies sich dann geradezu als ein Kennzeichen des Menschen, konnte als 1. Hauptsatz einer Anthropologie gelten.

Es ist unleugbar, daß damit eine graue Stimmung sich über das Unternehmen der Erkenntnis senkt. Was nun im II. Abschnitte zur Sprache kommt, wird bunt genug sein: es sind die Leidenschaften. Ob der Mensch oder ein Mensch eigentlich von der Logik oder von den Leidenschaften regiert wird, das mag zweifelhaft sein; vergessen wir nicht, daß die Logik selbst eine Leidenschaft sein könnte, und dann wäre der Fall zugunsten der Leidenschaften schon entschieden. Aber wenn es nicht möglich sein sollte, *sich für* die Leidenschaften ganz sicher zu entscheiden, dann käme es wohl überhaupt nicht auf die Tatsache des Kampfes an, sondern darauf, wer siegt. Zwar wäre die Leidenschaftlichkeit eine Tatsache, aber eben eine dumme. Wenn es also weiter darauf ankommt, die Leidenschaften klug zu machen, dann bekommt doch wieder so etwas wie Vernunft die Führung.

Schon diese Überlegungen zeigen, daß die Leidenschaft die Logik nicht los wird, aber die Logik auch nicht die Leidenschaft. Gewiß kann man die Vernunft rein zu halten suchen, wie das Innere eines Hauses, und behaupten, dies sei die Philosophie; die Politik, die leidenschaftlich ist, habe draußen zu bleiben. Aber einem Diktat akademischer Einteilungen wollen wir uns nicht unterwerfen; nicht nur, weil manche Leute die Prätention haben, »ganze«

Menschen sein zu wollen, sondern weil uns die Trennung von Politik und Philosophie schon in jedem Einzelfall nicht einleuchtet. Dagegen brauchen wir uns nicht gegen die Einführung einer nützlichen Terminologie zu sträuben. Wenn gefragt wird, was etwas *ist*, dann nennen wir Frage und Antwort *ontisch*; und wenn gefragt wird, was jemand *möchte*, dann nennen wir Frage und Antwort *pathisch*.

Als Frage-Antwort-Spiel hat sich auch unser erstes Gespräch von Arzt und Krankem entwickelt. Aber die Themen des Wann, Wo, Was und Warum sahen jedenfalls wie intellektuelle, nicht wie leidenschaftliche aus und waren deshalb ohne Zweifel ontisch, nicht pathisch gefärbt. Sobald wir aber nun in die pathische Landschaft kommen, in der also Stimmungen, Passionen, Affekte die Farbe ausmachen, verschwindet ein Verbum: es ist das Verbum *sein*. Der Kranke sagt es schon durch sein Erscheinen, oder sogar ausdrücklich mit Worten: »Ich möchte gesund werden.« Er *ist* also das *nicht*, was er werden möchte. Das ist die pathische Situation unseres Daseins, die hier der Kranke als Wunsch, Hoffnung, Absicht erfährt: er möchte nicht sein, was er ist, sofern er krank ist. Aber eine pathische Situation ist auch sonst in unserem Leben immer wieder gegeben: wenn ich etwas will, so ist es etwas, was nicht ist, sonst würde ich es nicht wollen (gar nicht wollen können); wenn ich etwas kann, so ist es wiederum etwas, was zwar möglich, aber nicht wirklich ist; ebenso, wenn ich darf, ist es nur erlaubt; wenn ich soll, ist es geboten; wenn ich muß, ist es unausweichlich – in jedem *ist* aber dies Gewollte, Gekonnte, Gedurfte, Gesollte und Gemußte *nicht*. Diese gemeinsame Stellung zum Sein, nämlich daß das Sein selbst fehlt und gemeint ist, ohne zu sein, bezeichnen wir als eine pathische. Die pathische Stellung ist eigentlich nur ein Umgang mit etwas, was eben nicht ist.

Diese Umgangsart hat nun nicht nur ihren Hauptplatz in unserem Alltag, sondern sie ist als solche auch in der Geschichte der Philosophie in verschiedener Weise ausgearbeitet und begrifflich zu fixieren versucht worden. Betrachten wir nur die neuere und neueste Philosophie seit KANT, so ergibt sich eine ziemlich präzise Entwicklung. Zu jeder Entwicklungsstufe gehört auch eine bestimmte Darstellungsform, Terminologie und Methode. *Antithetisch*, das heißt entgegen-setzend, verhält sich das Denken, wenn zwei einander widersprechende Aussagen über den gleichen Gegenstand einfach gegenübergestellt bleiben. Da Wahrheit mit Widerspruch unverträglich scheint, gelangt die Philosophie zu weiteren, auch die Gegensätzlichkeit oder Widersprüchlichkeit erklärenden Einsichten. So lehrt KANT (1781), daß die miteinander unverträglichen Aussagen der Vernunft gleich notwendig seien, sich aber im *richtigen* Gebrauche nicht zu stören brauchten. Die unabänderlich widersprechende Beschaffenheit der Vernunft bestimmt dann den Namen *Antinomien* für jene Antithesen (z. B. Endlichkeit und Unendlichkeit der Welt). Da die Vernunft sich hier zu sich selbst widersprechend verhält, als ob zwei Redende verschiedener Meinung wären, so gebraucht er für dieses Selbstgespräch den Ausdruck dialektisch, welcher der alten Streitkunst entstammt. Aber auf andere Weise schöpferisch wird dieser Zustand erst dort, wo Thesis und Antithesis zur Synthesis führen. Wenn dann in solcher logischen Selbstbewegung nicht nur die produktive Beschaffenheit der Vernunft, sondern die der Wirklichkeit selbst, als einer werdenden begriffen wird, wie von HEGEL (1812/16), dann wird *Dialektik* Methode und Entwicklung der Wirklichkeit in einem. Dialektik ist jetzt das Wesen aller Ontologie. – Aber erst wenn erneuter Zweifel die obzwar antithetische so doch immer logische Beschaffenheit des Wirklichen in Frage stellt und sogar verneint, erst dann wird die aus Vernunft und Unvernunft zusammengesetzte Wirklichkeit ein voller Gegensatz zum Logischen, und jetzt nennen wir sie *antilogisch*. Denn der unvernünftige Teil benimmt sich unvermeidlich als wahrer Bruch des vernünftigen, benimmt sich auch als Vertragsbrecher dort, wo ein zeitweiliger Friede zwischen Vernunft und Unvernunft hergestellt war. Das Wort Antilogik bekommt so einen gegen Logik feindseligen Charakter.

Die Reise ins Land der Leidenschaften macht das Klima des Pathischen so jedenfalls fühlbar. Ein Ausgang des Kampfes ist damit nicht prophezeit, oder eben noch nicht entschieden. Das eben ist im pathischen Umgang enthalten, daß Wünsche und Ängste so unsinnig verbunden sind, daß wir sogar das fürchten was wir wünschen. Nicht in reiner oder objektiver Erkenntnis, aber im Umgang mit Unseresgleichen oder anderen Dingen ist solch antilogisches Verhalten erfahrbar. Kernbegriff der Wissenschaft ist hier überhaupt ein bestimmter Umgang geworden, und die pathische Situation ist dabei nicht einfach zu ignorieren. (Mir scheint der Ausdruck »pathischer Umgang« hier besser gewählt als der HEIDEGGERsche (1927) der »Existenzialien«, in denen etwas Ähnliches, aber eingeschränkt als Geworfensein des Daseins in die *Zeit* bezeichnet wird. Die weitere Einsicht, daß in solchem Dasein das Sein nicht nur der Zeit, sondern überhaupt dem Nichts gegenübergestellt ist, hat dann SARTRE (1943) noch unbedingter an den Rand der logischen Philosophie gebracht. Aber sein Versuch, doch immer noch philosophierend zu existieren und eine Ontologie zu schreiben, hat ihn dann wieder zu dialektischen Formulierungen zurückgebracht, wie dies zum Beispiel in den oft wiederholten Sätzen: »Je suis ce que je ne suis pas, et je ne suis pas ce que je suis« zum Ausdruck kommt. Solche im formal logischen Sinne unlogischen Widerspruchsätze sind nicht antilogisch, sondern kontradiktorisch, und sie sind unbrauchbar für die Deskriptionen, die eine Anthropologie braucht. Das Wort Anthropo»logie« ist freilich ebenfalls unvollkommen, denn es könnte die falsche Erwartung suggerieren, als sollte hier das Wesen des Menschen logisch ausgesprochen werden. Es ist aber nur eine wissenschaftliche, keine logische Beschreibung des Menschlichen gemeint. Darum werden wir hier auch den Terminus Existenz zu vermeiden haben.)

Um aber die Landschaft des pathischen Umganges durch einige vorbereitende Reiselektüre sozusagen vorvertraut zu machen, werden hier noch ein paar Eigentümlichkeiten des Reiseverkehrs besprochen. *Erstens* muß sich der Umgang mit dem Gegenstand wie überall, so auch hier in bestimmten *Formen* abspielen. Zum Beispiel wird es sich im leidenschaftlichen Verkehr nicht darum handeln, daß der Reisende nur seine Leidenschaftlichkeit, etwa Liebe, Angst, Zorn auslebt, oder in solcher Weise einfach reagiert. Sondern zur Leidenschaft gehören immer mindestens zwei Vorhandene, es handelt sich ja um eine Beziehung zwischen ihnen, man hat mit einer Anregung und einer Gegenwirkung in der Begegnung zu rechnen, und dieser pathische Inhalt hat die Form der Gegenseitigkeit. Die *Gegenseitigkeit* kann Übereinstimmung, Polarität oder Gegnerschaft bedeuten; immer steckt etwas hinter dem einfachen Affekt, und dies Dahintersteckende imprägniert die Beziehung mit einer Form. – *Zweitens*, und dies ist eine der Formen, handelt es sich im pathischen Umgang um *Partnerschaften*. Ein Ich begegnet einem Du, oder ein Ich bezieht sich auf ein Es, oder mehrere verhalten sich als Kollektiv, indem sie etwa ein Wir bilden usf. Mit der Partnerschaft ist auch die Beziehung von Subjekten und Objekten gegeben; im Pluralis können mehrere Objekte ein »sie« oder ein »ihr« darstellen. – *Drittens* bleibt der character indelebilis im pathischen Umgang, daß nichts als Seiendes festgestellt, sondern alles als Nichtseiendes vielmehr erst Werdendes gewählt oder verworfen wird. Da ist nichts gegeben, da gibt es keine Tatsachen, so daß es in der Beziehung nur darauf ankommt was gilt, nie was ist. Da aber hierin eben Schwindel, Lüge, Illusion, Irrtum möglich ist (denn gerade hinter dem, was da ist, steckt ja erst das was werden könnte), so kann jede Beziehung vergiftet und so unecht sich abspielen. Was äußerlich erscheint, kann innerlich morsch, leer, unwert oder irrig sein. Äußerlichkeit und Innerlichkeit müssen in der Beziehung und dem Umgang immer zu unterscheiden versucht werden, und als dritte Kategorie im pathischen Umgang werden wir die der *Echtheit* stets antreffen. – *Viertens*, und dies führt zu der im »Gestaltkreis« vorangestellten Umgangsform zurück, wird eine endgültige Trennung von Handeln und Erkennen, Bewegen und Wahrnehmen, Praxis und Theorie hier nie möglich und nie erstrebt werden. Im Gegenteil: die *Verschränkung* von Handeln und Erkennen wird, wo sie vernachlässigt wurde, wieder herzustellen sein und vor allem *anerkannt* werden müssen. Diese Verschränkung von Praxis und Theorie ist im ärztlichen Berufe so greifbar und aus sittlichen und ökonomischen Zusammenhängen so unausweichlich, daß wir der Anknüpfung an gerade diesen Beruf dankbar sein dürfen. Hier ist es den meisten gar nicht freigestellt zu wählen, ob sie nur Tatsachen feststellen oder nur Tatsachen herbeiführen. Der Arzt hat immer sowohl etwas zu ermitteln als auch etwas zu bewirken. Das ist auch der Grund, warum die sogenannte psychosomatische Medizin sich nicht als einfaches Hinzufügen eines psychischen Tatsachengebietes zu dem physischen erledigen läßt, und warum sie so viel mehr Staub aufwirbelt als sonst die Hinzukunft eines neuen positiven Wissenschaftsbereiches oder Behandlungsverfahrens. Denn die historische Situation teilte dem psychischen Bereiche die Subjektivität, dem physischen die Objektivität zu. So unrichtig das nun schließlich ist, so wird doch auch im Mißverständnisse in der Einführung der Psychologie vornehmlich die Einführung des Subjektes geahnt oder gespürt. So kommt es, daß diese sogenannte psychosomatische Medizin wie eine Anwendung des pathischen Prinzips aussieht. Das ist aber nur ein zeitgeschichtlich bedingter Schein, denn man konnte die Subjektivität und Leidenschaftlichkeit ja schon immer nur verdrängen, nicht vernichten. Die Neuanerkennung des Pathischen kam über die Klinik der Neurosen in die

Medizin, und sie beginnt mit der Psychoanalyse, nicht mit der Psychosomatik. In jener war freilich die Physis zunächst jahrzehntelang ebenfalls fast ignoriert, jedenfalls nicht eigentlich beachtet worden.
Nicht die psychosomatische Medizin, sondern die anthropologische ist es nun, welche den pathischen Umgang für die ganze Heilkunde und Heilkunst anerkennt und herstellt, und der Hauptunterschied ist dieser: die psychosomatische Medizin fragt meistens: was ist dieser Mensch?, die anthropologische aber: was wird dieser Mensch? Aber freilich wird das Pathische das Ontische nie los, und das Verhältnis von beiden wird später voll zu würdigen sein. Zunächst aber ist der pathische Umgang für sich ins Auge zu fassen. Man könnte denken, dies geschehe am besten, indem die verschiedenen Modi des Pathischen, etwa das Will, Kann, Darf, Soll und Muß der Reihe nach untersucht werden. Aber schon beim ersten Versuch zeigt sich deren fortwährende Verflechtung und wechselseitige Bedingtheit. Wir ziehen es deshalb vor, mit irgend einem konkreten Beispiel, also mit einem Krankheitsfall zu beginnen.
Ein Knabe von 13 Jahren erkrankte vor einigen Monaten akut an dem, was die klinische Pathologie Poliomyelitis anterior acuta, was die Öffentlichkeit spinale Kinderlähmung nennt. Diese Diagnose ist gut gesichert durch den plötzlichen Beginn mit meningitischen Erscheinungen, Kopf- und Gliederschmerzen und Berührungsempfindlichkeit, worauf in wenigen Tagen schwere Lähmungen der Gliedmaßen, des Kopfes, selbst der Atmung eintraten. Nach Abklingen dieses akuten Bildes erfolgte eine sehr langsame Wiederherstellung; heute finden wir Areflexien, Muskelatrophien, Paresen, Bewegungsmängel und keinerlei Sensibilitätsstörungen. Bei unserer Unterhaltung finden wir einen liebenswürdigen fröhlichen Jungen. Er kann ohne Stock wieder gehen, obwohl er ein Bein in Bettlage nicht hochziehen kann; er kann den Arm nicht erheben, und doch gelingt es ihm, ein Pfundgewicht auf dem Umwege über eine werfende Armbewegung nach der Seite bis über den Kopf zu bringen. Nachdem er umhergegangen ist, vermag er nur über höchst komplizierte Wälzungen und Krümmungen sein Bett und seine Ruhelage darin wieder zu erreichen. Auf die Frage, wie er diese schönen Fortschritte erreicht habe, sagte er: »Durch Massage, Gymnastik, Bäder und« – (strahlend) – »durch Energie!«
Auch wir haben erfahren, daß nicht die chemische Behandlung,

etwa mit Betaxin, Glykoll, Physostigmin, sondern die »physikalische« mit Massage, Gymnastik und Bädern hilfreich ist. Die Anklammerung an die Chemie ist hier wie öfters ein Zeitübel, hinter dem die zeitgenössische Apathie, die Neigung, alles von einem Mittel, nichts von eigener Mitwirkung zu erwarten (wenn Sie wollen eine »bürgerliche« Mutlosigkeit) steckt. Denn »physikalisch« heißt hier soviel wie tätiger Umgang mit einer Umwelt. Und der führte hier weiter. Betrachten wir den Vorgang näher. Der Junge hat viel geübt, die Gymnastin hat mit ihm geübt, und so hat er gelernt.

Was ist Lernen? Dies ist wieder ein Fall, auf den Ihnen die klassische Physiologie überhaupt keine Antwort gibt. Denn diese lehrt Reflexe, Reflexgesetze und Zusammensetzung von Reflexen kennen. Im Lernen aber verhält sich ein lebender Organismus erfinderisch, improvisierend, schöpferisch; das kann er nicht durch gesetzmäßige Funktionen, sondern durch Funktionswandel erreichen. Nicht die Einhaltung, sondern die Durchbrechung oder Erweiterung des Gesetzmäßigen ist beim Lernen realisiert. So ist es auch im beschriebenen Falle. Wir ziehen daraus im Augenblicke keine weiteren Folgerungen, die sich ergeben würden, wenn jemand verlangt, der Begriff des Schöpferischen müsse nun bestimmter interpretiert werden. Es gibt selbstverständlich darauf gläubige und skeptische, erkenntniskritische und nihilistische, resignierte und extrapolierende Antworten. Auf alle diese Möglichkeiten der Frage und Antwort erwidern wir nur, indem wir sagen: *wer* darf so fragen und *wer* darf von *wem* eine Antwort verlangen?

Wir brauchen uns aber nicht in ein Zwangsverhör zu stürzen, in dem jemandem religiöse Bekenntnisse abgepreßt werden, zu welcher Abpressung keine Vollmacht vorliegt. Wir können einen anderen Weg gehen, nämlich den der weiteren redlichen Befragung der Natur. Dabei hat sich zweierlei ergeben.

1. Im 18. und 19. Jahrhundert ist der Versuch besonders weit getrieben worden, auch die Lebewesen mechanisch, als Maschine oder physikalisch und chemisch zu erklären. Aber die Lebewesen setzten dem doch immer noch einen Widerstand, eine Eigenart entgegen, so daß man zwischen belebter und unbelebter Natur einen Wesensunterschied bestehen ließ. (Daß der Mensch, der all dies erklären möchte, selbst ein Lebewesen ist, wurde dabei weniger beachtet.) Man hatte die Vorstellung, das belebte Wesen habe

in einer unbelebten Natur zu existieren und habe dieser sich anzupassen. Eben von dieser Anpassung ist auch das Lernen ein gutes Beispiel. Indem man nun gerade diese Anpassung wieder als einen mechanischen, maschinellen oder physikalisch-chemischen Vorgang zu verstehen suchte, sollte das der Erkenntnis allein zugängliche Bild des Unbelebten in den Organismus noch ein Stück weiter eingeschmuggelt werden. Zum Beispiel sollten die Regulationen diesen Dienst tun; der Versuch ist mißglückt, denn die Vitalität behauptete sich und blieb letzten Endes unverständlich. Anpassung, Regulation und Lernen blieben etwas physikalisch Unbegreifliches.

Dabei wurden die einen Leistungen, wie die Sinneswahrnehmung, von den Physiologen zu einem physikalisch-chemischen Vorgang gestempelt und so vergewaltigt, oder die anderen, wie die Willkürbewegungen und die natürlichen Handlungen, gar nicht untersucht. Man kann aber diese natürlichen Leistungen sehr wohl in ihrem Ablauf beobachten, registrieren, analysieren und dabei zeigt sich nun, daß ein eigenartiger Aufbau, eine bestimmte Struktur vorliegt, nämlich die gegenseitige Ersetzbarkeit oder Stellvertretung zwischen psychischen und körperlichen Gebilden, wie zum Beispiel zwischen Wahrnehmungen und Bewegungen. Da diese Vertretung in beiden Richtungen erfolgt, und Gestalten der einen Art mit solchen der anderen Art gleichsam wie in einem Kreise aufeinanderfolgen, so haben wir diese Struktur den Gestaltkreis genannt. Man kann nicht sagen, daß damit ein ruhendes oder in einem Gleichgewicht verharrendes Verhalten gefunden und erwiesen worden sei. Aber man kann sagen, daß an die Stelle einer aussichtslosen Teilung in das, was physikalisch und erkennbar und das andere, was vital und physikalisch unerkennbar ist – daß eine solche Teilung in unbelebt und belebt überwunden war und der biologische Akt integriert und zusammenhängend darstellbar wurde.

2. Dann fanden wir noch etwas anderes. Das Verhalten des Organismus im praktischen, tätigen und natürlichen Umgang mit der Umgebung war weder im Falle der Sinneswahrnehmung noch im Falle der motorischen Handlung ein insofern improvisiertes, als es ohne Regel wäre und niemals vorauszusehen, wie es sich abspielen, zu welchen Ergebnissen es führen würde. Zwar ist von einer strikten Erfüllung physikalischer oder anderer Gesetze keine Rede, aber eine scharfe Tendenz auf bestimmte Lösungen der gestellten

Aufgaben ist doch festzustellen, wenn auch immer etwas dazwischenkommen kann, was diese Erfüllung hintertreibt. Die Tendenz nun, die hier zum Ausdruck kommt, und die auch bei Instinkthandlungen, Morphogenesen und Triebhandlungen sich durchzusetzen weiß, geht auf eine Vorliebe für die Erfüllung möglichst physikalisch sparsamer, auf dem nächsten Wege, in der kürzesten Zeit, mit dem geringsten Energieaufwande hergestellter Leistungen, in denen sich also gewisse von der Physik bereits gefundene Gesetze so rein wie möglich darstellen. Das, was die Theoretische Physik als den »Wirkungssatz« (Leibniz, Maupertuis 1746) bezeichnet hat, wird hier bevorzugt und wir nannten dieses Verhalten lebender Organismen Nomotropie oder Nomophilie. Es handelt sich hier um den Befund, daß die Leistungen, zum Beispiel in Wahrnehmungen und Handlungen oft (nicht immer) eine Vorliebe für einen Physikalismus im Darstellen haben. Es handelt sich um Formen, nicht nur um Größen.
Dieser zweite Befund ist ebenso wie der erste geeignet, die Naturvorgänge bei Organismen jener planlosen Willkür und jener Auslieferung an das Entweder-Oder (entweder wissenschaftlich erkennbar oder überwissenschaftlich unerkennbar) zu entziehen. Die Lebensvorgänge werden dabei darstellbar, erforschbar, begreifbar und offenbar auch besser beeinflußbar.
Noch aber ist dabei nicht aufgeklärt, ob die pathische Umgangsweise, die offenbar auch als Umgang von Subjekt und Objekt begriffen werden muß, mit solcher Auffassung vereinbar ist. Dazu müssen wir das Eigentümliche des Pathischen viel genauer untersuchen.

7. Kapitel
Krankheitsstreben

Es stimmt uns fröhlich und hoffnungsvoll, wenn wir sehen, wie ein Kranker, Gelähmter sich zum Leben wendet. Jung und bereit zur Freude, macht er aus der Not eine Tugend. In der hinreißenden Heiterkeit der Vorpubertät, noch ganz in der Knospe verschlossener Erwartung und jungenhafter Zuneigung ⟨, *in der*⟩ gespannten Kraft der Seele, *lernt* er *spielend*, *erfindet* er sich *leitenlassend*, was seiner freieren Bewegung frommt.
Ganz anders sieht aber das aus, was wir in einem anderen der Klinik übergebenen Falle zu sehen bekommen. Diese fünfunddrei-

ßigjährige Frau hat wirklich das Unglück erfahren. Sie ist nicht besonders gescheit, eher könnte man sie dumm nennen. Sie war die Frau eines Gastwirtes mit nicht unbedeutendem Landbesitz in Mähren. Dieser Mann ist verschollen. Sie aber wurde von Haus und Hof vertrieben und verlor alles. Ihr einjähriges Kind starb auf der Flucht. Sie sagte hier, es sei »verunglückt«. Wir ahnen den Grund dieser Wortwahl: sie macht sich, ob mit Recht oder unnötig wissen wir nicht, Vorwürfe, sie habe zu wenig für das hungernde Kind gekämpft; es starb, es ist kein Unglücksfall passiert. – Dann sollte sie als Flüchtling ihren Unterhalt mit bescheidener Näharbeit verdienen. Als sie dazu zum ersten Mal niedersitzen sollte, spürte sie einen heftigen Schmerz am Steißbein, der seitdem immer auftritt, wenn sie sich setzen soll. Zu sitzen weigerte sie sich auch hier, als ich sie dazu einlud. Untersucht man die Gegend des Steißbeins, dann findet man eine starke Schmerzüberempfindlichkeit (Hyperpathie bei Berührung) und eine Narbe. Wir hören, daß sie anderwärts operiert und das Steißbein entfernt wurde. Darauf wurden die Schmerzen noch schlimmer, und die Ärzte stritten sich: die einen meinten, es sei eine Psychogenie, eine Neurose; der Kontrollarzt aber verlangte Einweisung in unsere Chirurgische Klinik. Aber dort teilte man auch die Ansicht von der psychischen Bedingtheit, und so kam die Patientin zu uns.

Das hier vorliegende Bild führt in den Kliniken den Namen Coccygodynie. In älteren Lehrbüchern, wie dem von Strümpell (1883/84), wird erwähnt, daß diese Krankheit auf psychisch-nervösen Störungen beruht. Später, seit 30 Jahren etwa, verschwindet diese Erkenntnis aus den Büchern: man merkt den wachsenden Materialismus und das größere Mißtrauen gegen die Auffassung der Psychogenese. Daß aber die Operation mehr als umsonst war, wundert mich keinen Augenblick und obwohl ich über die seelischen Zusammenhänge in diesem Falle nur Vermutungen aussprechen kann: wenn auch das Unglück nicht krank macht, so ist doch der soziale und wirtschaftliche Abstieg ein Erlebnis, das viele Menschen mit Krankheit beantworten. Und wir erfuhren auch, daß unsere Kranke, wenn sie durch Krankheit arbeitsunfähig ist, eine kleine Rente bekommt. Es ist schwer, sich dem Eindruck zu entziehen, daß kein Symptom sie so unmittelbar passend von der verhaßten Sitzarbeit abhalten würde wie eben dieses. Das ist also der sogenannte Krankheitsgewinn. Er ergibt sich, ob dieses Leiden nun psychogen oder nicht psychogen entstand. Wer dann etwas

Psychoanalyse kennt, dem fällt auch ein, daß Sitzen mit Besitzen zusammenhängt, und der Besitzverlust hat die Kranke in diese Lage gebracht. Ich weiß nicht, ob dieser Zusammenhang hier determinierend wirkte, aber ich wage nicht, den Gedanken ganz zu unterdrücken.

Weiter kommen wir im Augenblick nicht. Einige freundlich zuredende Gespräche haben eine Besserung wenn auch keine Heilung herbeigeführt. Das übrige muß das Schicksal tun; wir können nicht völlig in Ordnung bringen, aber wir können verhängnisvolle Fehler vermeiden, und solche wären Operationen, Einspritzungen und Verführung zum Glauben, es gäbe doch noch Mittel, welche der Kranken den bitteren Weg der Anpassung an ihr Schicksal ersparen.

Was uns hier interessiert, ist der Gedanke, daß eine Krankheit einen Vorteil bringen kann. Diese Idee des Krankheitsgewinns ist viel älter als die Psychoanalyse: alle die, welche intuitiv das Wesen der Hysterie begriffen, haben bemerkt, daß diese Menschen mit der Krankheit etwas erreichen, sei es auch nur das Mitleid oder die Rücksicht der anderen Menschen. Es lohnt aber, dem Krankheitsgewinn überall einmal nachzugehen, und man wird über seinen Umfang erstaunt sein. Noch ausgedehnter ist das Prinzip, wenn man einfach das Nein zur Gesundheit beachtet.

Spuren eines Neins zur Gesundheit sind im ärztlichen Alltag vielfach anzutreffen. Daß Kinder nicht gesund werden wollen, um nicht in die Schule gehen zu müssen, um der mütterlichen Pflege und Bevorzugung möglichst lange teilhaftig zu bleiben, das ist so bekannt, wie immer wieder mit Erfolg exerziert. Aber hier sind Schicksal und Absicht verbündet; was die Situation darbietet, das läßt sich von überlegtem Zweck mühelos einbauen und verwenden. Etwas undurchsichtiger sind die Fälle, in denen ein dem Bewußtsein unverständlicher Kampf zwischen Gesundsein und Kranksein stattfindet, so, wenn ein Mensch zweifelt, ob er gesund oder krank sei und nun eine Art moralischer Kampf in ihm anhebt: »Bin ich nicht ein Schwächling, daß ich diese Müdigkeit, diese Schmerzen, diese Schwäche nicht überwinde – oder habe ich durch Krankheit ein Recht, ja eine Pflicht nachzugeben und mich zu legen«. Solcher Kampf mit sich selbst ist auch am Anfang und am Ende, im Prodromalstadium und der Rekonvaleszenz (z. B. einer Infektionskrankheit) etwas gewöhnliches. Hier entsteht bereits die Vermutung, daß etwas im verborgenen Wesen des Krankheitsprozesses selbst liege, was diesem Streit Vorschub leistet, ja ursächlich zugrundeliegt. – Wenn dann jemand zum Beispiel sagt: »Solange ich krank bin, kann ich nicht heiraten«, dann bedarf es schon einer tiefenpsychologischen Schulung, um versuchsweise umzukehren und die Deutung zu probieren: weil sie sich vor der Heirat fürchtet, darum ist sie krank (obwohl der gesunde Menschenverstand solche Deutung oft ausspricht, ohne psychologisch geschult zu sein).

Wenn Freud (1920), als er den Lebenstrieben den Todestrieb als ein allgültiges Gesetz gegenüberstellte, sich begnügt hätte vom »Krankheitstrieb« zu sprechen, so hätte er vielleicht weniger Widerspruch gefunden. Der Widerspruch erhob sich ja unter den eigenen Schülern. Aber es war einmal nicht seine Art, sich mit abgeschwächten Bezeichnungen die Zusammenstöße mit der öffentlichen Meinung zu erleichtern. Außerdem erleichterte ihm die Beschränkung aufs Psychische die radikalere Denkungsart. Wie dem auch sei: daß in den körperlichen Krankheiten etwas wie eine Tendenz des Organismus zum Erkranken liege, das wurde auch in der Organpathologie immer mehr anerkannt, denn was liegt in der »Disposition«, der »Konstitution«, der »Erbkrankheit« anderes als die Anerkennung solcher Tendenzen zum Kranksein. Und viele Krankheiten sind ja mit der Todesgefahr, ja der Tödlichkeit eng verbunden. Überhaupt: daß alle Organismen sterblich sind, wurde eigentlich nie bestritten, und diese Sterblichkeit als allgemeinstes Lebensgesetz ist doch mit dem »Todestrieb« der Psychoanalyse so verwandt wie möglich und einleuchtender, als ein fraglicher, verschieden dosierter Krankheitstrieb sowie eine überall geltende Krankheitsdisposition wäre. Wir haben den Blick auf verschiedenartige Tendenzen zu Krankheit und Tod, auf »Neine« zur Gesundheit geworfen. Dabei sind wir immer vom andern, dem kranken Menschen ausgegangen, stillschweigend annehmend, daß wir selbst, die denkenden Betrachter, gesund seien. Diese einseitige Inkonsequenz wird aber sehr kraß offenbar, wenn wir selbst Ärzte sind. Es ist unvermeidlich, hier daran zu erinnern, wie äußerst mächtig im Arzt, in der Berufsgruppe der Ärzte, die Tendenz ist, daß wenigstens soviele andere krank werden, daß den Ärzten die materiellen Grundlagen ihrer Existenz erhalten bleiben. Man braucht gar nicht boshaft zu sein, um das Interesse der Medizin in Arzttum und Forschung einmal zuzugeben; man braucht gar nicht die unmoralische Exzesse der Krankheitszüchter, die zu Tage liegen (Sanatorium, Klinik, Privatpraxis, Berühmtheit), vorzuführen. Interessanter wäre, die unbewußte Ausdehnung dieser Interessenverkettung einmal zu studieren. Es käme dann deren Verknüpfung mit der chemischen und Instrumenten-Industrie zutage. Es genügt zu wissen, daß die Tendenz zur Krankheit nicht nur in der Krankheit, sondern auch im Arzte besteht und wirksam sein muß.

Krankheits*gewinn* im psychologischen Sinne, Krankheits*tendenz* im biologischen Bereich und Krankheits*interesse* im Arzte werden hier als drei Spielarten eines Krankheitsstrebens angedeutet, das wir nun nicht mehr bagatellisieren können. Daß etwas Einheitliches zugrunde liege, ist zwar eine naheliegende Verallgemeinerung zerstreuter ähnlicher Tatsachen. Aber Verallgemeinerung und Abstraktion sind doch immer nur formale Leistungen der Reflexion. Blut und Wärme bekommt der Gedanke des Krankheitsstrebens dann, wenn es als etwas wirklich Vorhandenes und Wirkliches sich darstellt, nicht nur als heuristisches Prinzip. Denn dann müssen wir auch die Materie, zum Beispiel die Zellen und Gewebe als pathisch miteinander umgehende anerkennen, und dies bedeutet eine ganz andere Auffassung als die der Naturwissenschaften. Auch darum muß das Pathische mit unermüdlicher Sorgfalt weiter studiert werden.

Beim ersten Anblick des pathischen Verhaltens werden wir die vielfältige (mindestens fünffache) Modalität gewahr. Die im ärztlichen Umgang imponierendste ist das »Ich möchte gesund werden«; mit diesem Verbum ist klar bezeichnet, daß das *nicht ist*, was vielleicht werden könnte. Aber schon in diesem ersten Beispiel stößt schärfere Beobachtung auf die gegensätzliche Tendenz: gegen den Gesundheitswillen steht das Krankheitsstreben, und beide streiten miteinander. Die antithetischen, polaren oder dualen, wiewohl auch vielstimmigen und sehr nuancierten Zustände würden uns bei allen Gängen durch die pathische Landschaft begegnen, und dies muß hier unbewiesen bleiben; der Leser muß es hinnehmen oder sich selbst davon überzeugen. Immer würde er finden, daß Lebewesen miteinander im Kampf oder mit sich selbst in Streit liegen. Das bringt nicht nur die Tiefenpsychologie mit der Aufdekkung der ambivalenten Gefühle und der Gegensätzlichkeit der Triebe, sondern das bringt auch die Beobachtung der Leiber, der Organismen und ihrer Teile an den Tag.

Nun aber: woher kommt der Kampf und Streit? Kommt der Streit von der Krankheit oder die Krankheit vom Streit? Und um was wird gestritten? Wenn, wie wir früher behauptet haben, der Körper die Seele und die Seele den Körper vertreten kann, wenn sie einander also erläutern können, dann ist solche Stellvertretung ein, vielleicht das einzige Mittel, um auf solche Fragen Antwort zu erhalten und nicht nur formale und dynamische, sondern auch inhaltliche und konkrete Einsichten zu gewinnen.

8. Kapitel
Die Verlagerung des Streites

Das Pathische ist mehrstimmig, aber es ist auch antithetisch. Dem Streit begegnen wir sowohl bei psychologischer wie bei biologischer Forschung, aber damit ist noch nicht bewiesen, daß er so allgegenwärtig und so fundamental und alles bewegend sei, wie man, übrigens nicht mit Recht, dem HERAKLIT zugeschrieben hat. Wenn nun der Körper mitredet (»mitschwätzt«), so sind wir etwa in dem Falle des Übersetzers eines Gedichtes aus einer Sprache in die andere, der entdeckt, erst jetzt begreife er eigentlich den Sinn des Gedichtes. Während die letzten Jahrzehnte mehrere, meist nicht sehr gute Versuche aufweisen, das Körpergeschehen psychologisch zu interpretieren – die sogenannte Psychogenie ist nur ein Ableger davon –, ist es jetzt an der Zeit auch das Umgekehrte zu probieren, nämlich die Seele durch den Leib zu interpretieren. Dabei wird man gewahr, daß dergleichen unter der Hand schon immer geschah; offenbar war nach der Natur der Sache dieser Weg gar nicht zu vermeiden. Der sogenannte Materialismus oder Mechanismus ist gar nichts anderes als ein angeblich mehr erkenntnistheoretischer oder metaphysischer Versuch, die Phänomene der Seele und die Setzungen des Geistes aus der Materie abzuleiten, also somatogen oder physiologisch zu interpretieren.
Wenn wir von den Voraussetzungen des Pathischen aus an die psychophysische Frage herantreten, dann ist manches anders als bei den gewohnten Versuchen einer Psychophysik oder Psychosomatik. Wir sind nämlich ganz frei geworden von dem Zwange, diese Verhältnisse als solche von Sachen, Substanzen oder seienden Dingen darstellen zu müssen. Es gehört auch eine Kraft der Abstraktion dazu, sich von der Vorstellungsgewohnheit zu enthalten, die Psyche oder das Soma seien positive Dinge, die aufeinan-

derwirken. Man kann nicht sagen, daß die Zumutung, davon zu abstrahieren, uns ganz unvorbereitet und uneingeübt träfe. Zum Beispiel ist die Lokalisation von Seelischem im Raum schon seit einigen Jahrhunderten als untunlich erkannt worden. Moderner und deshalb schwieriger ist die Revolution im Zeitbegriff, nach der vieles, das Geistige, das Historische und zuletzt das Biologische nicht mehr auf der mathematischen Zeitachse vorstellbar ist. Eine Hilfe dabei wäre, wenn die eigentümliche Unanschaulichkeit, welche das neuere physikalische Weltbild bekam, Allgemeingut würde; denn sie enthöbe von dem Zwang, das Wirkliche innerhalb der Anschauungen von Raum und Zeit vorstellen zu müssen. – Ist damit eine Befreiung angebahnt, so scheint die Annahme der pathischen Umgangsweise zunächst eine große Einengung mit sich zu bringen: der Begriff des Streites imponiert zunächst als ein sehr eingeschränkter und einschränkender, und wir sträuben uns unwillkürlich, in allem immer nur den Streit als wesentlich anzuerkennen. Aber dieses etwas sterile Bild der pathischen Landschaft belebt und färbt sich sehr bald, wenn wir uns aufmachen, den Streit hier und dort und immer wieder zu suchen. Und dabei kommt es dann zu einer bemerkenswerten Entdeckung: der Streit kann sich verlagern, und eben dabei wird dann auftauchen, um was eigentlich gestritten wird.

Ich zweifle, ob der Ausdruck »Streit« dem Ausdruck »Kampf« vorzuziehen ist oder umgekehrt. Wir bleiben bei der Bevorzugung von »Streit«, weil dieses Wort wirksamer verhindert, daß die Subjektivität übersehen wird. Man kann, wenn man vom Kampfe der Schwerkraft mit der Fliehkraft bei der Planetenbewegung spricht, allzuleicht die leidenschaftliche, pathische und subjektive Art des Gemeinten unterdrücken und vergessen. Beim Worte »Streit« ist das nicht so leicht möglich. Unsere Entscheidung für dies letztere Wort hat also einen sozusagen taktischen Grund; worauf es ankommt ist natürlich der Geist, in dem Worte benutzt werden.

Nachdem also das Mitreden des Körpers im Lebensdrama mehr begriffstheoretisch untersucht wurde, wobei die Vielstimmigkeit, Antithetik, überhaupt die pathische Natur hervorzuheben war, sehen wir uns jetzt nach einem Beispiel um, an dem diese Art der Körperbeteiligung konkret zu sehen ist. Wenn es sich um eine für alle Krankheiten gültige Regel handelt, dann ist es ganz gleich, welches Beispiel wir wählen; ein Prinzip der Allgemeinen Medizin muß sich in jedem Falle bewähren. Da aber, wie gesagt, die Wissenschaften und die Medizin schon bisher die subjektive und lebensdramatische Seite der Vorgänge gar nicht ganz übersehen konnten, so ist in bestimmten Fällen auch im Schoße der Klinik so etwas wie eine unbewußt-anthropologische Diskussion entstanden. Das auch wegen der großen Häufigkeit der Krankheit bekannteste Beispiel ist die Entstehung des Magengeschwürs.

Der dreiundsechzigjährige Herr, den wir als Beispiel wählen, war schon vor 22 Jahren magenleidend. Nach manchem Hin und Her wurde ein paar Jahre später ein Ulcus duodeni durch Röntgenbild festgestellt. Er hat dann auch beschwerdefreie Zeiten gehabt, aber vor 14 Tagen ist aus völligem Wohlbefinden eine Ohnmacht und zweimaliges reichliches Bluterbrechen eingetreten. Er ist beinahe gestorben. Seitdem ist die auf die Hälfte verminderte Hämoglobinmenge wieder angestiegen, und es geht ihm jetzt leidlich. Welche Bedeutung mag dem chronischen Magenleiden, welche der überraschenden Blutung zukommen? Es wäre zwar noch manches Interessante aus der Lebensgeschichte des Kranken zu erzählen. Aber wir wollen ja diesmal von der Rolle des Körpers und der körperlichen Vorgänge ausgehen. Gerade beim Magengeschwür und überhaupt den Magenkranken ist nun die menschliche Eigenheit dieser Patienten schon früh aufgefallen, und die Art, wie einige bekannte Internisten dem im Laufe der Zeit gerecht zu werden suchten, hat einiges Interesse.

Bald sah man, daß nicht wenige dieser Kranken einen verdrossenen Zug um ihren Mund haben, daß sie mit vielem unzufrieden sind, daß sie bald reizbar, bald anspruchsvoll sind, besonders in der Auswahl ihrer Speisen, ohne daß man immer ganz überzeugt war, daß ihre Beschwerden allein das zureichend begründen. Wenn ihr Magen so empfindlich war, warum hatte er solche Empfindlichkeit? War ihr Magen es, der sie empfindlich machte, oder war ihre Empfindlichkeit das, was auch den Magen so machte? Eine Zeit, die nicht gerne von der Psyche sprach, bediente sich gerne des Nervensystems, um das auszudrücken: die »Nervosität« schien sich als die Formel anzubieten, mit der man die seelische Unruhe objektivieren konnte. Also spricht 1879 Leube von »nervöser Dyspepsie«. Zehn Jahre später (1888) hören wir Ewald von »Neurasthenia gastrica« und nach einem weiteren Jahrzehnt Strümpell (1902) von »psychogener Dyspepsie« sprechen. Man spürt die größere Annäherung an psychologische Einsichten, aber diese selbst bleiben noch sehr im Banalen und Unbeholfenen, wie sich dann nach weiteren zehn Jahren beim Ausbau einer neurogenen Ulcuslehre durch von Bergmann (1913a,b) zeigt, welcher dem physiologischen Ausbau große Sorgfalt, dem Studium der seelischen Grundlagen dagegen Betrachtungen widmet, die flüchtig und oberflächlich bleiben. Was dabei näherkommt ist nicht ein psychosomatisches Verständnis, sondern die ansprechende Erklärung, daß ein Geschwür dort entsteht, wo die Durchblutung der Magenschleimhaut infolge von Fehlinnervation der Gefäße gestört wurde: eine »Funktionelle Pathologie« statt einer nur-anatomischen. Durch die Verlegung des primären Vorganges ins Nervensystem verliert das Ganze nichts von seiner rein materiellen Definition, gewinnt es nichts an psychologischer Verständlichkeit.

Aber bemerkenswert war in dieser Entwicklung die dauernde Nachbarschaft psychogener, organneurotischer, funktioneller und destruktiv-anatomischer Bilder. Indem die Kliniker sie zu unterscheiden streben, bringen sie sie auch in Verbindung, so daß fast eine Kontinuität entsteht. Auch im gleichen Falle sieht man das eine aus dem anderen Bilde hervorgehen. Was aber bei solchem Bildwechsel immer gleich bleibt, ist die Störung einer Harmonie, ist die sozusagen polemische Art der Vorgänge: der Widerstreit der Gefühle, Strebungen; ist der Antagonismus der Innervationen, der Kampf der Funktionen. Streit ist die Signatur der Vorgänge, mögen wir die psychischen oder die somatischen ins Auge fassen, und Streit ist daher das, was von einem zum andern übergeht, übertragen wird und also verschieblich ist. Ob man sich nun vorstelle, daß ein Konflikt zuerst geistiger Art (etwa um Autorität und Selbstbehauptung) sich dann materialisiere, oder ob man sich vorstelle, daß umgekehrt eine primär organische Störung (etwa der Innervation oder Sekretion) sich hernach spiritualisiere – allemal setzt man eine Verschieblichkeit der polemischen Zustände in einen anderen Bereich voraus, und nur der Anteil, der gerade in Erscheinung tritt, ist bald mehr von der einen, bald mehr von der anderen Art. In der Tat, unser Kranker bekommt die Magenblutung aus völligem Wohlbefinden, wohingegen andere Kranke ratlos, unruhig, verdrossen und unzufrieden sind, bis schließlich das Ulcus gefunden wird.

Diese Kontinuität der Bilder und diese Verschieblichkeit des Polemischen kann nicht nur, sie muß verhindern, daß wir eine psychologische Spezifität zu Gesichte bekommen. Wer erwartet, bei

jedem Ulcuskranken die gleiche seelische Qualität etwa des sogenannten Charakters oder des besonderen Konfliktes zu finden, muß also enttäuscht werden. Ebensowenig bekommen alle gleichartigen seelischen Typen ein Ulcus. Vielmehr hat unser Studium der Fälle gerade gezeigt, daß infolge der Verschiebung des Streites von der psychischen auf die physische und von der physischen auf die psychische Seite der Konflikt bald ganz innerlicher Art zwischen zwei unvereinbaren Wünschen, bald ganz äußerlicher Art zwischen zwei Organfunktionen manifest wird. Das sieht dann so aus, daß Ursache, Anstoß, Auslösung von den verschiedensten Ereignissen kommen können: einmal von einer Verbrennung der Haut, einem Stoß gegen den Magen, ein andermal von einem Geldverlust, einer Dienstentlassung.
Dies ist nun ein Sachverhalt, der in der ärztlich-klinischen Beobachtung so allgemein gefunden wurde, daß ihm der Rang einer pathologischen Grundregel zukommt. Wenn wir von dieser an Bronchialasthma leidenden Kranken hören, daß sie die ersten Anfälle in der Heuernte, die späteren in den Spannungen mit ihrem Ehemann, die weiteren bei der Vertreibung von Haus und Hof und die jüngsten beim Kampf um ihre armselige Flüchtlingsexistenz bekam, so wird auch hier die bei dieser Krankheit ja berühmte Mannigfaltigkeit der allergischen, psychischen, klimatischen Auslösungen offenbar. Je weiter die Ursachenforschung in der klinischen Pathologie vorangetrieben wurde, um so allgemeiner erkannte man diese Vielfalt möglicher Anlässe. Sie ist aber keine rätselhafte »Kompliziertheit« der organischen Verhältnisse, sondern der einfache Ausdruck der durchgehenden Übertragung des Streitfalles, ja des Streites selbst, für den wir die Benennung des Pathischen gewählt haben und den wir nun immer näher untersuchen müssen.

9. Kapitel
Naturphilosophische, magisch-dämonische und primitive Deutung

Die Mehrdeutigkeit der Symptome, die antithetische Stellung der Strebungen, die Verschieblichkeit des polemischen Geschehens – das sind Charakterzüge der pathischen Landschaft, in die wir nun eingetreten sind. Man mag sich verwirrt von deren Anblick fühlen und die Elemente einer Ordnung vermissen. Das ist für viele in der Tat der Zustand, in den sie vom Ausbruch der Leidenschaften versetzt sind; und doch ist es wieder der Blitz der Leidenschaft, der die dunkle Landschaft plötzlich erhellt und die Orientierung auf dem Wege entscheidet. Es ist ja immer wieder der Weg in die Natur, den wir suchen und auf dem wir fragen: wo ist sie, was ist sie, wie ist sie zu fassen?

Wenn wir nacheinander den Bürger einer alten deutschen Stadt, den Flüchtling aus Böhmen, den Verschleppten aus der Ukraine behandeln, so stehen wir vor Verschiedenheiten, über welche die Physiologen nichts, die Pathologen selten etwas zu sagen haben. Die Physiologen wollen mit Geschichte und Geographie nichts zu tun haben, und auch die Pathologen finden es erlaubt, an hohen und niederen Tieren die Vorgänge zu erforschen, die prinzipiell bei Tier und Mensch dieselben seien; von den Physiologen haben sie gelernt, daß die Naturgesetze unabhängig vom Ort und zu allen Zeiten die gleichen seien und gelten. Trotzdem bleibt da ein ungeklärter Punkt. Auch wenn wir uns den Naturvorgang als einen durch entgegengesetzte Kräfte erst zustande kommenden vorstellen, bleibt da eine Frage unentschieden. Wenn zum Beispiel die Bewegung der Planeten um die Sonne als Resultante zweier in entgegengesetzter Richtung wirkender Kräfte, einer Fliehkraft und einer Anziehungskraft, erklärt wird, dann bleibt immer noch offen, ob die Kreisbewegung in der einen oder der anderen Richtung erfolge – im Sinne des Uhrzeigers rechts herum oder aber links herum. Die Richtung bleibt unbestimmt, weil kein Ziel gegeben ist.

Auch in unserer pathischen Anthropologie bleibt ein solches Unbehagen, wenn wir und solange wir nicht wissen, wohin ein Mensch gehen wird. Im pathischen Zustande sein, heißt für ihn Ungewißheit über seine Bestimmung, seine letzte und sogar seine nächstliegende, die aber zur letzten einen Bezug hat. Es ist eine unangenehme Situation, wenn das Ziel nicht handgreiflich ist. Wenn wir der Pathologie zumuten anzuerkennen, daß jemand die Krankheit nicht nur bekommt, sondern (in irgendeinem Sinne) auch macht, – *was* macht er da eigentlich? Man kann nun beobachten, daß immer wieder die Medizin versucht, die Krankheiten ohne eine inhaltliche Angabe ihres Zieles zu verstehen, rein sachlich, beschreibend, erklärend; teleologische Erwägungen werden als nicht streng wissenschaftlich ausgeschlossen, und mit guten Gründen. Trotzdem ergibt eine genaue Beobachtung, daß die Medizin solchem Vorsatz nie ganz treu blieb, und daß sie nebenbei, unter der Hand, verschiedenen nicht streng objektiven Momenten immer wieder Zutritt erlaubt. Die Geschichte der Medizin zeigt vieles davon, und man kann sie auch als allmählichen Ausscheidungsprozeß solcher mehr inhaltlicher Sinn- und Ziel-Vorstellungen darstellen. Versuchen wir zu unterscheiden, in welchen Arten diese auftreten.

Gesucht also sind solche Auffassungen der Krankheit oder des Krankseins, in denen Menschen sich nicht damit begnügen, die Krankheit als nun einmal vorhanden hinzunehmen, sondern zu wissen, zu ahnen oder zu begreifen meinen, was das eigentlich bedeutet, woher es kommt, wohin es führt. Zwar kann man in der Geschichte auf die Suche gehen, was hier alles vorkam; aber gleich hier soll darauf aufmerksam gemacht sein, daß die hauptsächlichen Arten der Beantwortung nie ganz auszurotten waren und, als Überbleibsel oder Auferstehungen, auch in unserer Gegenwart anwesend sind und wirksam blieben. Auch wollen wir nicht übersehen, daß jeder Kranke und wir selbst in diesem Falle Menschen werden, die sich der wissenschaftlich bereits verpönten Auffassung des Krankheitswesens mit doppelter Kraft hingeben. Dies wird deutlicher beim Eingehen auf die besonderen Arten, in denen dies geschieht.

Wir wollen drei Hauptarten der Deutung unterscheiden: die naturphilosophische, die magisch-dämonische und die primitive. Während man die erste als verhältnismäßig jüngste geschichtliche Gestalt annimmt, kann man die letzte als die älteste ansehen. Aber es ist weniger Interesse dabei, das in historischer Abfolge zu trennen, was doch immer und bis heute wohl zusammenhängt.

Die kürzeste Aussage der *Naturphilosophie* lautet: »Die Natur ist ein Lebewesen«; sie machte sie im Gegensatz zur exakten Naturwissenschaft oder Physik. Eine Allbeseelung, Allbelebtheit bis zu Sternen, Wasser und Luft – das gibt einen Naturbegriff, der sich in den neueren Wissenschaften nicht halten konnte, die ihn entweder mißbilligten oder ins Exil eben der Philosophie abschoben. Wenn nun die Natur im ganzen ein Lebewesen ist, dann bleibt die Frage, ob Teile von ihr unbelebt sein können. Dies ist dann die Problematik solcher Naturphilosophie, und nun entsteht die Frage, wie das Verhältnis von Ganzem und Teilen gedacht werden müsse. Die Monadologie des LEIBNIZ (1714) ist ein Höhepunkt, der Vitalismus einiger Naturforscher (BLUMENBACH 1781, 1786; DRIESCH 1909) ist, ebenso wie der Spinozismus SCHELLINGS, ein nicht mehr geglücktes Unternehmen, Naturphilosophie und ihren Hauptsatz mit der Naturwissenschaft in Einklang zu bringen. GOETHES (1810) Farbenlehre und sein jahrzehntelanger Kampf gegen NEWTON zeigen, daß dies auch dann nicht mehr gelang, wenn man die Anwendung der Mathematik opferte und statt der philosophischen Spekulation die experimentelle Erfahrung als den Mittler zwischen Objekt und Subjekt gelten ließ.

Überhaupt zeigt sich gerade die Naturphilosophie nicht fähig, ein handgreifliches Ziel der Lebensvorgänge zu zeigen. Wie man auch den Untergang der Naturphilosophie, der sich nach dem ersten Drittel des 19. Jahrhunderts abspielt, auffassen möge – was sich damals als Umschwung der herrschenden Meinung vollzog und wie eine Art von Sieg der einen Macht über eine andere empfunden wurde (die »strahlenden Erfolge« der Naturwissenschaft und Medizin spielten die Hauptrolle), das würde heute nur vom Sieger, nicht vom Besiegten anerkannt. Die Erfolge der einen sind die Mißerfolge der andern, und die Kranken fragen wieder, unbekümmert um die Beweise und ungerührt von dem Glück der anderen, was und wer ihnen denn nun helfe. Die Aktualität hat sich gegen Universalismus und Idealismus neu durchgesetzt, und so kommt es, daß wir heute vor einer Auferstehung solcher Meinungen stehen, welche die größte Ähnlichkeit mit dem *magisch-dämonischen* Glauben früherer Geschichtsepochen haben. Da ist es dann so, daß die Krankheit einfach von bösen Geistern, Dämonen kommt. Es können Teufel, unsichtbare Geister Verstorbener sein; die Heilung ist ein Wunder, und wer sie bringt, ist ein Wundertäter. Wir können darauf verzichten, die Varianten in der Volksmedizin, Zauberei, Aberglaube, Exorzismus und die Spielarten in Christian Science, Anthroposophie, Homöopathie (die paramedizinischen Lehrsysteme) einzeln zu betrachten. Von ihnen kann ein einzelner sich distanzieren oder sich ihnen hingeben. Ist der Blick einmal geschärft von der Einsicht, daß es sich überall um eine realistische Anerkennung irrationaler Mächte handelt, dann entdeckt er bald, daß auch die von einer öffentlichen Meinung getragene rationale Medizin der Schule (Schulmedizin) selbst durchsetzt ist vom magisch-dämonischen Elemente des Naturbegriffes.

Wir denken dabei auch – aber nicht nur – daran, daß die Infektionserreger auch in der Schulmedizin als Lebewesen gelten. Auch Krankheiten, die keine Infektionskrankheiten sind, wie Erbleiden, Stoffwechselleiden, Alterskrankheiten (Sklerosen) und Geschwülste werden irgendwie personifiziert, indem der Vorfahre oder die eigene Person an ihrem Auftauchen Schuld trägt. Immer noch bleibt hier ein Rest, der als Zufall, Schicksal, unbelebter Mechanismus unpersönlich, unbelebt und rein kausal wirksam ist, ohne als mächtiges Subjekt gedacht zu werden. Fernliegender, weil unbewußter ist die Tatsache, daß gerade hier, wo die Natur unabänderlich objektiviert, materialisiert, mechanisiert, funktionalisiert und entlebendigt schien, sich die Dämonen nur als verdrängt aus dem Bewußtsein, in Wirklichkeit aber wirksam in neuer Form erhalten haben. Diese Behauptung, daß also die entdämonisierte Natur in Wirklichkeit gar nicht existiere, läuft dann darauf hinaus, daß das Weltbild der objektiven Naturwissenschaften nicht nur unvollendet, sondern daß es geradezu falsch ist. Die Anerkennung einer magisch-dämonischen Natur erfaßt hier also nicht einen Bereich neben, unter, hinter oder über der naturwissenschaftlich erforschten Natur, sondern geradezu diese selbst. Weil nun diese Behauptung der geltenden Wissenschaft auf den ersten Blick widerspricht, so würde sich hier sogleich ein Streitverfahren eröffnen, bei dessen Fortführung alle Bedingungen eines Streites in Betracht zu ziehen sind. Dies ist weit mehr, als die gegenwärtigen Aufgaben einer Medizinischen Anthropologie fordern, wenngleich sie ohne den Naturbegriff zuletzt nicht lösbar sind. Nachdem wir auf die pathische Struktur der Krankheit aufmerksam wurden, soll uns die Entdeckung (oder Wiederentdeckung) des magisch-dämonischen Naturbegriffes jetzt nur dazu dienen, das Wesen des Pathischen noch deutlicher zu machen: es zielt auf den dämonischen Begleiter des Menschen, der ihn auch dort heimsuchte, wo er sich durch Logik, Mathematik, Physik, Physiologie vor ihm geborgen wähnte, von ihm befreit glaubte. Dies ausführlich und beim Gebrauch jeder dieser Wissenschaften nachzuweisen ist eine Aufgabe für sich. Im Umgang mit der Krankheit ist der Weg scheinbar kürzer. Denn in der Krankheit ist das Objektive selbst listig und tückisch oder schlau und freundlich; ist die Materie ein Traum, ein Wahn, ein Irrsinn; ist die Bewegung leidenschaftlich, feindlich oder freundlich; ist die Funktion sinnlos, unverständig, hilfreich oder bösartig; ist der Lebensvorgang verlogen und vernichtend oder aufklärend, bildend und bewährend. Jede dieser Feststellungen kann einmal im Umgang mit dem Kranken gemacht werden und wird gemacht. Und jede dieser Feststellungen gibt ein Ziel, eine ziemlich genaue Angabe des Inhaltes von der Therapie und eine Deutung des Krankseins an die Hand.

Man sieht dabei, daß im pathischen Umgang sich gar nichts Allgemeingültiges herausstellt. Sobald ein bestimmtes Symptom erscheint, beginnt die Klärung in Richtung auf etwas Spezielles. Bei Zahnweh geht man zum Zahnarzt, beim Beinbruch zum Chirurgen, bei Mattigkeit zum Internisten. Dann bringt die Diagnose noch Spezielleres. Und die Bedürfnisse nach einer allgemeinen Krankheitsdefinition treten, waren sie je vorhanden, ganz zurück. Es gibt gar kein Motiv und keinen Grund zur Annahme, daß da überhaupt eine Gemeinsamkeit vorliege, und die Forderung einer Allgemeinen Medizin kann nichts für sich anführen. Wo ist geschrieben, daß es so etwas wie eine allgemeine übereinstimmende Wesenheit aller Krankheiten überhaupt gebe? Eine gelehrte Schrulle – nichts in der Wirklichkeit ist der Begriff der Krankheit jetzt. Eine richtige Deutung, was dahintersteckt, ist nötig, aber daß es immer dasselbe sei, ist nicht gesagt und jetzt immer unwahrscheinlicher geworden. Wenn das dahinter Steckende ein mächtiger Dämon ist, so mag es immer wieder ein anderer sein.

In dieser Hinsicht ist es auch wichtiger, daß man die pathische Begegnung ernst nehme, als daß man sich dabei aufhalte, den Grad der begrifflichen Verallgemeinerung zu prüfen. Dieses Ernstnehmen haben wir jetzt eben dort gefunden, wo jemand in der Krankheit nicht eine bloße Steigerung oder Abschwächung schon immer vorhandener Funktionen erblickt, sondern die Macht eines feindlichen Begleiters erkennt. Wir haben behauptet, dies geschehe auf verborgene Weise auch dort, wo sich jemand streng auf die naturwissenschaftliche Analyse der Funktionen zu beschränken glaubt. Der Mode der Zeit entsprechend und in Unkenntnis der logischen Konsequenzen halten heute viele es für zulässig, so etwas wie eine psychische Überlagerung oder die Mitwirkung psychischer Faktoren anzuerkennen. Die psychomotorische Ganglienzelle und die sensiblen Felder der Hirnrinde sind Begriffe, welche die meisten Materialisten der Physiologie nicht berücksichtigt haben. Trotzdem sei hier gesagt, daß jede solche Vorstellung streng genommen das ist, was man sonst das Okkulte nennt. Jede solche Vorstellung enthält nolens volens ein Zugeständnis an physikalisch unzulässige Naturphilosophie und ist bereits ein Anfang eines magisch-dämonischen Naturbildes. Wenn wir nun wissenschaftliche Psychosomatik treiben und sowohl die Psychogenie körperlicher wie die Somatogenie seelischer Vorgänge zum eigentlichen Thema wissenschaftlicher Darstellung und Erklärung machen, dann haben wir das magisch-dämonische Weltbild bereits angenommen. Nehmen wir es einmal ernst, dann ist auch ein einziges Mal und damit ein für allemal dieses neue Naturbild angenommen.

Nun ist noch eine dritte Art, die Krankheit zu deuten, zu betrachten: die *»primitiv«* genannte. Sie ist leicht aufzufinden, sehr verbreitet und gilt als vorwissenschaftlich. Jemand sagt, er sei durch Aufregung oder Überarbeitung krank geworden. Liebessachen, Geldsachen, Religionssachen und Rechtssachen haben ihn aufgeregt oder verdrossen. Es gibt auch den Gewissenswurm bei wirklicher Schuld und die Angst vor wirklicher Gefahr, die schnell oder auf die Dauer so wirkten. Gefühle und Gedanken können verbündet sein und in der gleichen Richtung wirken. Auch Mangel von Nahrung, Wärme und Schlaf, eine Erkältung oder ein Trauma werden angeklagt: fast jeder Mensch bildet ein primitives Bild der Ursache oder wendet ein konventionelles Schema der Ätiologie an. So was kommt von so was. Meistens ist es eine ichfremde Macht, die da angeklagt wird; seltener herrscht eine Selbstanklage vor, und auch dies kann primitiv, unzutreffend oder übertrieben sein. In jedem Falle verhält man sich pathisch, nicht ontisch. – Dazu kommt, daß wir, wenn wir uns krank fühlen, selbst primitiver werden. Wir werden da zärtlicher, aber auch böser als sonst; wir sind ein besserer oder ein erst recht ungeduldigerer, gereizter oder ergebener Geselle geworden. Wir verhalten uns jetzt also pathischer als sonst, sind mehr von der Stimmung beherrscht, weniger objektiv, weniger sachlich, weniger diszipliniert, weniger rational als sonst. Dieses Bild ist nicht immer da, es kann auch zu fehlen scheinen oder in der Gegenrichtung überkompensiert sein; seine Zugehörigkeit zum Kranksein ist nicht zweifelhaft. Der Anspruch auf Pflege und die Bereitschaft der anderen zu pflegen besagen dasselbe. – Dies »Primitivierung« zu nennen ist freilich schon ein Vorgriff auf die Deutung, daß mit der Krankheit etwas bloßgelegt wird, was originaler, einfacher und urmäßiger ist, als was man sonst sieht. So als ob wir für gewöhnlich verhüllt wären von sekundären Formationen, die den Blick auf die primären verstellen. Zwar fällt überhaupt beim modernen Menschen auf, wie unvermittelt er von subtilen Urteilen in die banalsten Gedanken und Gefühle zu fallen vermag, und gerade dies sieht man im Krankheitsfalle bei ihm oft genug. Daß wir alle uns der kindlichen Stufe nähern, wenn wir krank werden, bedarf keiner näheren Beschreibung. Es wird jetzt klar geworden sein, daß dieser Infantilismus und diese Primitivierung in der Tat zur Charakteristik des Pathologischen gehören. Die »Regression« ist denn auch in pathologischer Anatomie, in der Hysterie- und Psychosenlehre längst beachtet worden. Hier fassen wir dies alles als Modus des Pathischen auf, und hoffentlich bringt uns die Richtung aufs Pathische schließlich auch seiner Deutung näher.

Wenn es die pathische Haltung ist, welche zur naturphilosophischen Spekulation, zur magisch-dämonischen Wirklichkeit und zum primitiven Verhalten führt, dann werden diese drei nicht nur als Begleiter der pathischen Haltung vorgefunden, sondern sie selbst werden als Repräsentanten der leidenschaftlichen Wirkungsart interpretiert. Es ist dann so, daß pathisch und antilogisch nahezu identisch sind. Ohne Kunstausdrücke gesagt heißt das: wenn wir leidenschaftlich sind, dann gehen wir mit dem Geistigen, den Geistern und dem Ursprung um. Bisher ist das nur eine Feststellung, bei der wir nicht zu entscheiden brauchen, ob es auch wünschenswert ist. Ob wir damit der Wahrheit oder der Wirklichkeit oder der wahren Wirklichkeit näher als sonst rücken, bleibt offen. Eine Hemmung, so weiterzugehen, stellt sich jedenfalls ein. Aber worauf die Hemmung beruht, sehen wir noch nicht; das nächste Kapitel soll davon handeln.

10. Kapitel
Die Akkuratesse und die Nuance

Wir müssen rückwärts ausholen und den bisher durchmessenen Weg überblicken. Die Reise ins Land der Leidenschaften versprach veränderliches Wetter, buntere Farben. Die Symptome der Krankheit wurden vieldeutig, antithetisch, streitartig, und trotz der Ungewißheit über das Ziel der Reise blieb uns wenigstens immer etwas Greifbares in der Hand: der Umgang mit einem Menschen, der etwas will, was er und wir am Können, Wollen, Sollen, Müssen und Dürfen zu messen haben. Die pathische Verstrickung, streithaft und unentschieden wie sie ist, hat den Reiz der Praxis, vor der die graue Theorie zurücksinkt; und schließlich zeigen sich hohe Gipfel der Spekulation, vor denen wir uns nicht fürchten, weil sie locken, Gespenster und Dämonen, die wir ernster nehmen, wenn wir sie hassen, und kindliche Paradiese, die uns aufnehmen, wenn wir nur frisch fürs Ursprüngliche sind. Die Frage, ob das alles auch wirklich wahr ist, stört uns nicht, solange kein Stimmungsrückschlag eintritt, und schließlich haben wir auch Angst vor der Polkälte der sachlichen Reflexion, und diese Angst hält die Unruhe wach, ohne die wir die Leidenschaften nicht einmal begreifen. Ob die Wirklichkeit ein Traum oder der Traum die Wirklichkeit »ist« – diese Frage stellt man nur im trägen Halbschlaf; ob die Erkenntnis das Richtige oder das Falsche traf, diese Sorge überlassen wir den gähnenden Richtern der Erkenntnis, die ohnehin von dem tollen Tanz der Angeklagten leben, die sie nie verstehen werden, ehe sie selbst einmal Angeklagte werden.

So dionysisch ist die Welt, in die man dionysisch reist. Aber es passieren nun Zwischenfälle, die uns aufhalten. Mitten in Venedig oder Rom werden wir krank. Warum? Wozu? Ist es dasselbe oder etwas Neues? Gehört es zur Reise oder nicht? Werde ich den Humor verlieren? Sollte der Streit, der bisher zur Verlagerung des Schwerpunktes neigte, nun mesquin werden und am gleichen Ort verharren? Oder soll ich sterben und damit alles am Ende sein? Ist das der Ernst der Situation?

Und nun soll das Wort fallen, um dessentwillen dies Buch geschrieben wurde: das Schwere soll leicht werden. Durch Sympathie, und das ist schon eine Halbierung der Last. Durch nützliche Unterstützung, und das kann schon der Entlastung nahekommen. Und durch Abwerfen von Ballast, und damit kann der Ballon steigen. Es handelt sich nämlich bei der pathischen Reise durch die pathische Landschaft nicht ums Schwere, sondern ums Leichtere, nicht ums Grobe, sondern ums Feine, nicht um den Ernst, sondern ums Heitere. Nicht um das senkrechte Falten, sondern um die horizontale Frage. Nicht um die Fundamente, sondern um den Opferrauch.

Die armen Sterblichen haben keine Zeit, um sich hinreichend zu vervollkommnen. Noch leben wir in der Zeit, in der die politisch zur Tätigkeit Veranlaßten den Geist meiden, und die geistig Arbeitenden Stücke schreiben oder Bilder malen, welche jene anderen nicht verstehen. Wer beides ethisch zu vereinigen sucht, muß

untergehen, und der Untergang ist, wie der Selbstmord, eine Frage, keine Antwort auf die Frage. Denn die Antwort: »Wir können *nicht* zusammenleben« ist keine Antwort, sondern eine Entscheidung: *ihr* könnt es nicht.
Also: hört auf die Nuance, hört nicht aufs Absolute. Werdet feiner, nicht gröber, werdet empfindlicher, nicht unempfindlicher.

Es ist aber mitnichten so, daß die somatische Betrachtung die gröbere, die psychologische die feinere wäre. Überhaupt müssen wir uns jetzt ganz von der Auffassung trennen, als ob die Medizin dadurch eine anthropologische würde, daß sie, durch Hinzufügen der seelischen Erscheinungsreihe, eine psychosomatische würde. Die Erforschung des Seelenlebens ist manchmal nicht möglich, manchmal unergiebig, und dann fällt alles Psychosomatische dahin – ebenso übrigens wenn die körperliche Untersuchung nichts Krankhaftes ergibt wie bei Psychosen und Neurosen. Wir verstehen das rasch, wenn wir Kranke sehen. Da war eine Herzkranke, die im Verlaufe eines Bronchialasthmas eine Blutdruckerhöhung, Angina pectoris und zuletzt Dekompensation des Kreislaufs mit Ödemen bekam. Was sie erlebt hat, war schlimm genug: ein Mann, der mehr Konflikte als Erfüllung in ihr Leben brachte. Nach dem Verlust des Elternhauses auch den des eigenen Herdes und Hofes, der Heimat, des Vaterlandes; sie ist Ostflüchtling. Aber dann finden wir doch das Körperlich-Spezifische: die Asthmaanfälle begannen immer beim Heuen, also doch wohl allergisch. Und dann entdeckten wir eine Lues. – Dann sahen wir einen jüngeren Mann mit einer Pneumonie. Gar keine seelischen Vorgänge, die im Zusammenhang stehen, sondern die Angabe, daß die Pneumonie am Tage nach einem Hufschlag seines Pferdes gegen die Stelle der Lungenentzündung kam, also als sogenannte Kontusionspneumonie. (Erst hinterher kann man sich Gedanken machen, daß das körperliche Trauma auch ein seelisches gewesen sein dürfte, da es sein Lieblingspferd war, von dem geschlagen zu werden wohl kein gleichgültiges Erlebnis war und sein Verhältnis zum Tier an verwundbarer Stelle traf.) – Dann sahen wir eine Frau, auf deren Abdomen fünf große Operationsnarben sich befanden – ein Bild, das wir fast automatisch als Hysterie ansehen, da es doch immer noch Hysterische gibt, die mannigfache Abdominalbeschwerden produzieren und immer noch die Chirurgen finden, die ihrem Strafbedürfnis zu Willen sind und unnötige Operationen machen.

Aber die genauere Befragung zeigt doch ganz anderes. Drei von den Narben waren Kaiserschnitte, die wegen engen Beckens nötig waren, und sie hat die drei Kinder; sie sind gesund. Eine Narbe ist durch Blinddarmentzündung und eine durch Bruchbildung nötig geworden. Wir hören auch, daß wegen Mittelohreiterung eine Radikaloperation, wegen Hirnabszeß eine weitere Schädeloperation nötig war. Mit der oberflächlichen Hysterie ist es also nichts. – Schließlich sahen wir ein seltenes Bild von Knochenverkalkungen im Becken und einigen Wirbelkörpern durch Metastasen eines Seminoms. Dieser seltene maligne Tumor von Hodengewebe war zuerst im Abdomen entstanden und enthielt dort noch Bestandteile von Haut, Haaren, Muskeln, war also eine Art Teratom. Auch hier bot sich zunächst eine Vermutung seltsamer Psychogenie an, denn der Kranke selbst glaubte, diese Geschwulst sei die Folge davon, daß er im Mutterleib sozusagen einen Zwillingsbruder aufgegessen habe, der sich nun an ihm räche. Er sei nämlich zusammen mit einem sogenannten Foetus papyraceus geboren worden, den er in utero »an die Wand gedrückt habe«. Später ergab sich diese ganze Geschichte als ein Schwindel: es war da gar kein Foetus papyraceus und keine Zwillingsgeburt; irgend jemand hatte ihn aus irgend einem Grunde mit dieser Erfindung mystifiziert.

Diese vier Fälle sollen zeigen, daß die sorgsamere Erforschung der Wahrheit wirkt wie eine Entpsychologisierung: die wirklichen Zusammenhänge sind, genau betrachtet, andere als psychische; sie weisen auf natürlich-körperliche Verhältnisse hin. Woher kommen diese Krankheiten also? Bei feinerer, genauerer und präziserer Untersuchung entfernen wir uns vom psychologischen, nähern wir uns dem somatischen Bereich. Und welcher Methode verdanken wir dies? Der Akkuratesse verdanken wir diese Annäherung an die Wahrheit. Die Sorgfalt, die minutiöse Beachtung der feineren Details hat diese Wirkung. Und welche Eigenschaft braucht der Untersucher um diesen Erfolg zu haben? Er muß empfindlich sein für die kleinen Warnungen des Verstandes, er muß mißtrauisch sein gegen die ersten groben Eindrücke, er muß alle Hilfsmittel der verfeinerten Untersuchung in der Anamnese, in der Blutuntersuchung (Wa. R.), in Anatomie (Seminom; Mikroskop), in der Kritik (Glaubwürdigkeit der Aussagen), er muß auch die entlegenere Literatur und die seltenen Beobachtungen anderer heranziehen.

Nichts ist es diesmal mit Naturphilosophie, nichts mit Teufeln, Dämonen, magisch-mythischer Wirkung, nichts mit dem Primitiven. Diesmal ist es die intellektuelle Akkuratesse, die kritischlogische Verfeinerung, die Nuance und das Mißtrauen gegen die Vergröberungen und Vereinfachungen, die Liebe zum komplizierten und differenzierten Denken, welche die Wahrheit der Erkenntnis, aber dadurch die sachgerechte, die wirksame Therapie leiten muß. So intellektuell diese Leistung aussieht, so ist sie doch gerade auch eine, die ein pathisches Vermögen des Untersuchers verlangt und auf ein pathisches Verhalten des Organismus hinweist.

Unser Gedankengang wirft uns also hin und her. Die Dämonie des Dramas ist sicher ein pathisches Element, aber die Leidenschaft zur Logik auch. Und diese zweite fordert die Akkuratesse, die Nuance und die Bevorzugung des Kleinen vor dem Großen, des Feinen vor dem Groben und das beides, ganz gleich, ob wir uns den seelischen oder den körperlichen Erscheinungen zuwenden. Die Winzigkeit ist die Wirksamkeit geworden: ein kleinstes Blutgerinnsel hat im Gehirn die größten Wirkungen, und die Nuance der Neugierde, der Langeweile kann seelisch viel Entscheidenderes bewirken, als die großen Passionen des Hasses, der Liebe, des Todesverlangens und der Lebensangst.

Wir nähern uns damit der Grenze des pathischen Landes. In diesem ist alles zweideutig, mehrdeutig, vieldeutig, und hinter jedem Phänomen steckt etwas, etwas anderes. Vor allem haben wir zu lernen: Das Gegenteil kann dahinter stecken, die Struktur der Gefühle ist ambivalent, das Lebensgeschehen schreitet antithetisch fort. Es kann so aussehen, als steckte etwas *darunter*, ein böser Trieb, ein Teufel der Lüge, ein Dämon der Vernichtung. Es kann auch aussehen, als schwebe etwas *darüber*, eine höhere Einheit, eine künftige oder noch geheime Harmonie, ein Weg zur Erlösung, eine himmlische Befriedung im Ewigen. Eine philosophische Weisheit oder ewiges Leben, eine himmlische Verklärung. Es könnte auch etwas *dahinter* stecken, eine Vergangenheit, die wir verlassen müssen, eine vis a tergo, ohne die wir nicht vorwärts kämen. In jedem Falle also etwas Verborgenes, mögen wir nun unsere naturphilosophische Neigung, unsere magisch-dämonische Kehrseite oder unseren primitiven Zugriff zum Nächstliegenden bevorzugen.

Aber in jedem Falle nähert sich hier das pathische Werden wieder dem ontischen Sein. Denn was uns auf der pathischen Reise fehlte, war das *Ziel*; wohin soll der Reiseführer? Die Systeme der Naturwissenschaften zeigen angeblich das Ziel der Wahrheit; aber was *wird* Wahrheit? Die Kämpfe der Passionen finden statt; aber welche wird die gültigste, die siegreiche? Unsere weiteren Studien müssen also das Verhältnis des Pathischen zum Ontischen festzustellen suchen.

III. Abschnitt

Gestaltkreis und Es-Bildung

Überleitung

Wenn wir die Skizze der pathischen Umgangsweisen abschließen, so nehmen wir damit nicht Abschied von der pathischen Landschaft. Die Frage ist ja nur, sollen, müssen die Leidenschaften oder Dränge uns beherrschen, oder können, sollen wir sie beherrschen? Schon diese Fragen bewegen sich wieder oder immer noch in der Form der pathischen Kategorien. Und weiter: können wir so ziellos reisen, und ist das Ziel nicht doch das Sein, das ontische Sein?

Wir sind zuletzt in eine einigermaßen unerwartete Situation geraten. Die Tendenz zur Nuance, zum Verfeinern, zur Akkuratesse ist es, die uns in Händen bleibt, nachdem sich zeigte, daß die Abwendung vom Körperlichen und die Zuwendung zum Seelischen gar nicht so wesentlich ist, wenn wir erfahren wollen, was hinter den Erscheinungen steckt. Viel wichtiger ist, daß wir genau, subtil, aufrichtig und redlich das Wirkliche erfassen wollen, um wirklich zu wirken.

Die Frage, was die Leidenschaft wert ist, ist natürlich nicht neu. Die Stoa und nach ihr die mittlere, neue und sogar die neueste Philosophie haben der Vernunft den Vorrang gegeben. Aber in Spinozas (1677) geheimnisvollem Begriff des Amor intellectualis Dei haben sich Liebesleidenschaft und Vernunfterkenntnis verschmolzen. Die Überwältigung, Verachtung oder Ignorierung der Leidenschaft sieht philosophisch, ihre Beschimpfung und dann wieder Verklärung sieht oft christlich aus. Wo aber stehen wir jetzt?

Die Frage der Gegenwart ist oft: befindet sich die europäische Kultur im Abstieg, oder in der größten Chance des Aufstiegs, und könnte es sich so verhalten, daß wenn wir den Abstieg deutlich erkennen, wir eben darum schon uns bereits im Aufstieg befinden? Dieser Ansicht bin ich, dies bejahe ich. Ich gehöre zu denen, die die Überrationalisierung für eine »Krankheit zum Tode«, die begleitende Unordnung und Ziellosigkeit der Triebe, Leidenschaften und der Motorik für ein bedenkliches Symptom halten. Aber daraus folgt durchaus nicht, daß das Pathische im Menschen das Stärkere geworden sei. Es könnte vielmehr sein, daß nicht eine Stärke, sondern eine Schwäche der Leidenschaftlichkeit uns zum Verhängnis wurde. Und je länger ich beobachte, um so mehr urteile ich, daß diese Schwäche eben es ist, welche die schädigende Übermacht der Technokratie, Bürokratie, Logokratie ermöglicht.

Was man jetzt oft beklagt, ist die Brutalität der rationalisierten Verhaltungsweisen. Aber es handelt sich um eine kalte, keine heiße Brutalität. Der »Kalte Krieg« zeigt es mehr, aber schon der Krieg hatte diese Kälte. Und wir dürfen den bisher vorgetragenen Überlegungen dasselbe unbedenklich vorwerfen: wir haben mehr die Struktur des Pathischen als das Leidenschaftliche selbst ins Auge gefaßt. Die Vieldeutigkeit, die Antithetik, die Übertragbarkeit des Streites, die Ersetzbarkeit des Anwendungsbereiches sind Beispiele der leidenschaftslosen Verschiebung, nicht Beispiele der eigentlichen Wandlung zum völlig anderen Bild und Ziel. Die Nervosität ist ansteckend (der Chef steckt seine Sekretärin, diese das Publikum mit Nervosität an). Der Befehl, aus Überlegung statt aus Herzhaftigkeit geboren, wird weitergegeben und ist in der Handlung sachlich-vernünftig, in der Wirkung grausam und herzlos.

Untersuchen wir dies noch näher. Ein wichtiger Punkt wurde übergangen. Soviel vom Pathischen die Rede war, so trat doch nicht hervor, daß schließlich im konkreten Falle alles davon abhängt, ob mir ein Mensch oder Ding sympathisch oder antipathisch ist. *Sympathie* und *Antipathie* stiften doch die Richtung meiner Gefühle, Gedanken und Bewegungen. Wenn wir in eine Partei eintreten, einen Wahlzettel abgeben, eine Filmschauspielerin, ein Volksempfinden, beurteilen, so entscheidet doch fast jedesmal die Sym- oder Antipathie. Was ist das? – Dabei ist eines sehr auffallend. In meiner Jugend las man eine Novelle, ich glaube von Otto Erich HARTLEBEN (1893), die »Geschichte vom abgerissenen Knopfe«. Das trennende Unglück zweier Liebenden wurde *eine Kleinigkeit*: sie erschien immer mit einem abgerissenen Knopfe und war nicht zu bewegen, ihn anzunähen. Diese Kleinigkeit wird entscheidend, weil sie offenbar symbolisch für die hinter der Sympathie lauernde Antipathie ist, und damit gelangen wir wieder zum Thema des letzten Kapitels, der Mikrostruktur des Wesentlichen in der Klinik gerade auch psychologisch uninteressanter, jedenfalls psychologisch nicht durchdringbarer Fälle. Diese Fälle »klären sich« nicht nur, sie werden durch Erkenntnis realer durch die Verfeinerung der Hilfsmittel beim Untersuchen. Die Fehldiagnose beruht nicht nur darauf, daß die Hilfsmittel zu grob, zu unfein waren. Die Natur spielt uns dabei einen Possen, indem sie sich benimmt, als wollte sie uns täuschen. Die Hysterie und die Epilepsie produzieren zwar nicht genau die gleichen, aber oft fast die gleichen Symptome. Der Natur beliebt eine Mimikry, sie betreibt unsere Mystifikation, vertauscht sogar die Erscheinungen von Leben und Tod: das geschieht in großem Maßstabe dann wieder in der Physiologie, auch in der Anatomie.

Wir führen den Kampf gegen diese Täuschungen mit der Verfeinerung der Hilfsmittel und mit der Steigerung der Objektivität. Es ist das ein Kampf gegen die Borniertheit, und jetzt wird merklich: das Bornierte ist auch das Grobe, und das Grobe ist das Rohe, das Rohe ist schließlich das Grausame, und das Grausame das Unmenschliche und Böse. Das Ende ist im Anfang: die objektive Sachlichkeit, die techno- und bürokratische Unmenschlichkeit, die den Menschen zum bloßen Objekt macht, ist *dieselbe*, welche im Umgang mit ihm die Individualisierung, die Humanität, die Menschlichkeit und die besseren Umgangsformen hervorbringt.

Ist diese verfeinerte Objektivität also nicht sehr zweiseitig gebaut? Bewirkt sie nicht sowohl die Unmenschlichkeit wie die Menschlichkeit, und müssen wir nun nicht nach einer Auflösung dieses Rätsels, nach einer Aufklärung dieses Widerspruches suchen? Es sieht so aus, als läge hier ein Problem, und in der Tat ist es als Problem schon im ersten Beginne der naturwissenschaftlichen Neuzeit, in der Vorpubertät des Modernen entdeckt und formuliert worden: die *coincidentia oppositorum* des Nikolaus von Cues ist die einprägsam-einfache Formulierung. Les extrêmes se touchent: diese Einsicht ist wirklich eine Erkenntnis, eine Formel, die das Problem festhält.

Nun aber sind wir dabei zu begreifen, daß diese Weisheit, indem sie logisch formuliert, metaphysisch zum Seinsgesetz gesteigert wurde, noch keine Beruhigung herbeiführte. Sondern diese Koinzidenz des Feinen mit dem Groben, des Unendlichkleinen mit dem Unendlichgroßen, des Menschen mit Gott – diese Koinzidenz ist, als erkannt und gedacht, von bösartiger, dämonischer und verhängnisvoller Wirkung. Die philosophisch-theologische Weisheit weist auf eine spirituale Meditation, aber sie wirkt sich in der

Praxis als Verständigung aus, und dies Verhängnis wird durch seine Spiritualisierung nicht beseitigt. Damit ist uns eine neue Aufgabe gestellt, sind uns Ansatz und Absprung zu neuen Arbeiten am ärztlichen Verhalten und medizinischen Erkennen aufgegeben.

11. Kapitel
Die Verknüpfung des Pathischen mit dem Ontischen

Die überleitenden Bemerkungen machen deutlich, daß das pathische Verhalten nicht isoliert dasteht und nicht absolut zu nehmen ist. Indem es ein pathisches ist, kommt es von einer Parteinahme nicht los, die zugleich Voraussetzung wie Ziel anzeigt – auch wenn es sich nur um eine Kleinigkeit handelt und so die äußersten Gegensätze sich berühren. Gerade indem wir uns nuanciert, schattiert verhalten und die letzten Unterschiede mehr leiden als bestimmen, finden wir das Pathische vor als ein Gegebenes, so als ob seine Macht irgendwo existierte. Ob nun das Pathische im Ontischen geborgen, ob das Ontische im Pathischen enthalten sei, bleibt eine offene Frage, die zu beantworten wohl so unmöglich oder fruchtlos wäre wie die, ob das Huhn aus dem Ei oder das Ei aus dem Huhn stamme. Nur die untrennbare Verknüpfung ist gewiß, und mit dieser Einsicht ist der Übergang eben schon vollzogen.

Da aber die ganze Aufmerksamkeit bisher dem Drange, dem Werden, dem nicht, noch nicht und vielleicht niemals und nirgends Vollzogenen und so Seienden galt, soll nun zunächst an ein paar Beispielen die konkrete und alltägliche Wichtigkeit des Seins zur Anschauung gebracht werden. In der ärztlichen Tätigkeit ist dies vielleicht besonders unerwartet, denn Behandeln heißt doch wohl immer zunächst, daß etwas herbeigeführt werden soll, was nicht vorhanden ist: die Genesung, die Gesundheit. Hier gilt, so scheint es, nichts was da wäre, hier gilt das was werden soll. Und doch wäre ein Arzt, der nicht mit dem was da ist, rechnete, der nicht das Gegebene respektierte, nicht die Tatsachen wahrnähme, der kein Realist wäre, verloren. Wer da nicht auf dem Boden der Wirklichkeit steht, kann auch nicht bauen – so sagen wir. Um diese Verknüpfung des Werdenden mit dem Seienden zu erfassen, können wir weit ausholen, denn sie findet sich in allen Lebensbereichen wieder.

Kann man denn etwas anderes sein wollen, als das, was man ist? Kann ein Mann ein Weib, ein Weib ein Mann sein wollen? Die Erfahrung lehrt, daß dergleichen tatsächlich vorkommt; bei Kindern nicht ganz selten, bei Erwachsenen auch, aber selten, bei Schizophrenen ebenfalls und dann als Wahn ins Krankhafte verwiesen. Aber die leise Tendenz ist auch bei den Gesunden dem schärferen Blick noch wahrnehmbar. – Ganz ähnlich steht es mit unserem Verhältnis zum Geburtsland, zur Muttersprache, zur Volkszugehörigkeit. Niemand scheint sich davon eigentlich je ganz trennen zu können. Zwar wählte Houston Stewart Chamberlain Deutschland, Joseph Conrad England als zweite Heimat. Napoleon war kein Franzose, Hitler kein Deutscher von Geburt. Die Amerika teils freiwillig, teils gezwungen bevölkernden Europäer wurden stolz auf ihre Emigration. Die Juden der Diaspora sind Vorbilder alles späteren Weltbürgertums geworden. Die Rassenmischung wird dann sowohl als Verhängnis wie als Steigerung und Hoffnung eingeschätzt. Die Überwindung von Kaste, Klasse, Nationalismus und Ideologie geschieht, wenn überhaupt, am siegreichsten durch Ehe verschieden Hergekommener. Adel, Bürgertum und Proletariat sind in Getrenntheit und Verbundenheit durch Haßliebe verknüpft, und die Sage von Spielmann und Prinzessin, Fürst und Dirne vollzieht mythologisch und poetisch, was politisch nicht zu verwirklichen ist. Und die tollste Rassenmischung bleibt immer die Vereinigung der so verschiedenen Geschlechter mit dem Erfolg der Zeugung, die allein den Tod fraglos überwindet. Die Vereinigung von Menschen und Göttern aber erzeugte die Heroen und die Gottgleichheit des Menschensohn; die Gottähnlichkeit der Heiligen und Mönche, der Genies und der Entdecker, Erfinder, Könige und Professoren bis zum Bürgermeister und Feldwebel ist Ordnungsregel der Gesellschaft.
Solch assoziativer Flug der Gedanken ist möglich, weil wir das Gewünschte und das Vorhandene nicht trennen können. Es ist nicht so, daß man den Wunsch nicht immer verwirklichen kann, sondern man kann das Wirkliche nicht haben, ohne es zu wünschen, und man kann nichts wünschen ohne eine Wirklichkeit, von der aus man wünscht. Von Erfüllung zu träumen ist nicht nur banal, es ist auch falsch; denn der Wunsch ist bereits (wie die Angst, das Gebot, die Hoffnung und der Wille) eine Wirklichkeit, und die Wirklichkeit (die Tat, Tatsache, Realität) ist nichts als ein Sprung ins Nichts und aus der Wirklichkeit heraus. In diesem

Augenblick verschwindet jeder Unterschied zwischen Pathischem und Ontischem. Es ist von großer Bedeutung, daß wir uns dies nun ganz klarmachen, und ich wähle dazu wieder eine ärztliche Situation.

Sie liegt vor mit dieser jungen Frau, die blühend und heiter vor uns liegt. Sie kam wegen unstillbaren Erbrechens in die Frauenklinik und ist uns übergeben wegen der Frage, ob um dieses Erbrechens willen eine Schwangerschaftsunterbrechung befürwortet werden solle. Ich verachte ein wenig die Autoren, die sich streiten, ob das Schwangerschaftserbrechen rein physiologisch oder rein psychologisch zu erklären sei. Warum soll denn nicht beides in jedem Falle richtig sein? Ich sehe keinen Grund, ein Entweder-Oder zu verlangen. Es gibt gesunde Ehefrauen, die nach der Hochzeit zum ersten Male den Mann empfangen haben und alsbald zu erbrechen anfangen. Es ist doch kein Widerspruch, wenn wir erkennen, daß hormonal, anatomisch und nervös eine Neuordnung entsteht und zugleich seelisch und unbewußt triebhaft eine Revolution eintritt, die besagt, mit dem Selbstgenügen und Selbstvertrauen, mit der einzigartigen Hingabe an den Geliebten sei es bereits zu Ende, denn ein dritter Mensch beginnt, von seinen Erzeugern Liebe und Rechte zu erwarten. Und auch, daß im Kampfe zwischen Annahme und Abwehr dieses neuen Dritten eine symbolische Geste, ein halber und gemäßigter Ausdruck der Ablehnung und des Ausstoßens des Zudringlings gefunden wird, daß das Brechen nur eine erleichterte Geste der Unterbrechung ist, das versteht der wissenschaftlich Ungebildete sofort, nur der Wissenschaftler versteht es nicht, wie es scheint. Schließlich hat das Volk, welches meint, die Schwangere breche, weil die Haare der Frucht den Magen der Mutter kitzeln, mehr von der Sache begriffen, als die Physiologen. Das Schwangerschaftserbrechen ist eben eine symbolische Fruchtabtreibung.

Nun ist da doch ein Unterschied zwischen dem Symbol und dem wirklichen Tun. Das Symbol ist nur stellvertretend; die Abtreibung hat Hand und Fuß, Körper und Moral. Und genau in diesen Unterschied sind wir gestoßen, indem wir ärztlich-verantwortlich aufgefordert sind, die Abtreibung medizinisch zu empfehlen oder zu verweigern. Und dies zwingt uns zur Genauigkeit der Forschung. Was dabei herauskommt ist wirklich eine Überraschung. Diese junge Frau wurde wenige Wochen vor der Heimkehr ihres Mannes aus der Kriegsgefangenschaft von einem ungarischen Poli-

zisten vergewaltigt. Sie weiß nicht und wir wissen nicht, ob das Kind das des Ehemanns oder das des Polizisten ist. Und was heißt Vergewaltigung? Wir sind nicht dabei gewesen, und wir wissen nicht, was in der Frau vorging. Weiß sie selbst es so genau? Wissen wir, warum sie sich bisher fürchtet, ihrem Manne den Vorfall zu gestehen? Es gibt keinen Weg, keine Möglichkeit, diese unabsehbaren Fragen objektiv zu beantworten. Wenn Vergewaltigung vorliegt, erlaubt das Gesetz die Fruchtabtreibung, wenn keine, nicht. So zweifelhaft sind die Dinge.
Verzichten wir lieber darauf, die Vorschriften der katholischen Kirche und die Psychologielosigkeit der bürgerlichen Gesetze zu kritisieren. Der Arzt befindet sich hier zum Glücke gar nicht in der Lage, sie anzuwenden oder brechen zu können. Die klare Situation, die Enzykliken und Strafgesetze voraussetzen, ist nämlich gar nicht gegeben. Und ich kann bekunden, daß in den meisten, wenn nicht allen Fällen die Lage, die jene Gesetze voraussetzen, gar nicht vorliegt. Es ist also langweilig, wenn jemand seine Meinungen, zustimmende oder ablehnende, zu jenen Gesetzen bekanntgibt. Der entscheidende Arzt hat davon keine Hilfe, es sei denn, daß er mit ihrer Hilfe sich seinem inneren Konflikte entzieht und diese Frau damit zum puren Objekt macht. Blut muß er schwitzen, um jedesmal die Entscheidung zu treffen, für die ihm kein Alibi und kein Asyl in einer allgemeingültigen Vorschrift zur Verfügung steht, wenn er deren Wirklichkeitsferne einmal erkannt hat.
Dieses Beispiel ist nun ein erster deutlicher Beweis für die eigentümliche Undurchdringlichkeit der Wirklichkeit. Es gibt, so können wir jetzt verstehen, keinen statischen Ausgleich zwischen pathischem Benehmen und ontischem Verhalten, durch den ein Gleichgewicht zwischen beiden entstünde. Hier zeigt sich freilich die Übermacht des pathischen Zustandes: es wäre ein Schwindel, zu sagen: diese junge Frau *ist* konstitutionell so veranlagt, daß sie eine zweifelhafte Vaterschaft ihres Kindes nicht ertragen kann, folglich müssen wir ihr die Frucht nehmen. Die Erfahrung springt uns bei, um diesen Schwindel zu entlarven. Erstens sind die meisten Frauen nach den ersten drei Schwangerschaftsmonaten anders gestimmt. Ihr innerer Widerstand gegen das Kind weicht, und beherrscht sind sie jetzt von der Liebe zu ihm: sie lieben es, sie wollen es – ehelich oder unehelich, gewünscht oder vergewaltigt. Jetzt würden sie dem Arzte, der die Abtreibung empfahl oder vornahm, sagen: Warum hast du das gemacht? Ferner: was kann

eigentlich der Embryo dafür, daß er erzeugt wurde? Will er nicht leben wie ein anderer? Abtreibung, das ist offenkundiger Kindsmord, Überwältigung des Schwächeren durch den Stärkeren, des Ahnungslosen durch den Überlegten. Also Kindsmord. Es gibt vom Standpunkte der Frucht aus kein Recht, sie zu töten. Es gibt für die Mutter und den Vater kein Mordrecht. Es ist ein flagranter Mangel aller bisher bekannten Rechtsordnungen, daß sie das Opfer des Lebens nicht befehlen, sondern nur loben.

Wir sind jetzt bis zu der Frage nach Leben und Tod getrieben worden. Eine Einschaltung mag diese atemberaubende Frage lindern. Denn die Schuldfrage ist es, die dem Begegnen mit dem Tode seine spiritualistische Vertagung leiht. Da erinnert man sich der berühmten Novelle von Franz WERFEL (1920): »Nicht der Mörder, der Ermordete ist schuldig.« Diese sittlich an die Gesellschaft gerichtete Mahnung hat ihren Sinn, sobald wir an das Strafurteil und die Todesstrafe denken. Derselbe Satz aber wird gegenüber dem ohne seine Schuld gezeugten Embryo zur widerlichen Grausamkeit. Solange ich die Hinrichtung des Mörders der treulosen Geliebten ansehe, hat der Satz: »Der Ermordete ist schuldig« recht; sobald ich ihn aber auf den Kindsmord anwende, hat er unrecht. Auch diese Beispiele beweisen, wie abstrakte Sätze der Ethik (natürlich auch der Strafgesetze) in sich keine Wahrheit haben, sondern zur Einsicht aufregen, daß in der Abstraktion selbst schon die Wurzel des Unrechtes liegt. – Übrigens handelt es sich hier nicht um den Vorzug der individuell-persönlichen Methode gegenüber der kollektiv-totalen, sondern um die Gleichartigkeit der Ethik sowohl im Individualismus wie im Kollektivismus. Beide wandeln zum Unrecht, wenn sie sich nicht gegenseitig erkennen.

Das Verhältnis von Ontischem und Pathischem ist uns hier zuerst in der Weise begegnet: die Leidenschaft ist Sympathie oder Antipathie, immer also Parteinahme und oftmals, vielleicht auch immer, für etwas Gegebenes, etwas Nun-einmal-so-Seiendes, für eine Kontingenz, für eine Tatsache, eine Faktizität. Dann stürzten wir uns in eine konkrete ärztliche Situation, einen Fall von Schwangerschaftserbrechen, und finden da das gleiche: die besonderen Verhältnisse ziehen uns mit sich fort und führen uns, aufregend genug, vor juristische, psychologische, menschliche Fragen. Da zeigt sich dann, daß die Faktizität zweifelhaft, der Entschluß schwierig ⟨*ist*⟩, der Kampf auf Leben und Tod geht. Überall ist der Weg von der

Unreinheit zur Reinheit ein schwerer Weg. Wie in allen Rassen-, Geschlechter- und Heimats-Fragen ist es die Trennung des Reinen vom Unreinen, was gefordert wird, und doch so schwer ist. Natürlich habe ich ein Wunschbild. Es wäre mir am liebsten, wenn das Leben des Kindes erhalten bliebe, die Wahrheit an den Tag käme; wenn dies unmöglich ist, wenigstens die Wahrhaftigkeit triumphierte, also die Frau dem Manne alles erzählte, der Mann der Frau hülfe in ihrer Lage usw. Aber es bleibt die Frage, wie wir zur Erfüllung dieses Wunschbildes am besten gelangen können. Immer aber ist hier die Sympathie auch die Mutter der Objektivität, die pathische Haltung der Kamerad der ontischen. So ist das erste Ergebnis also eine Verknüpfung der Gegensätze. Die coincidentia oppositorum ist auch eine Berührung von Pathischem und Ontischem.

12. Kapitel
Der Weg ins Es

Wenn die Sympathie die Mutter der Objektivität ist, dann könnte die Antipathie ihr Vater sein. Dafür spricht vieles. Die Sympathie wendet sich zu, öffnet Auge und Hand, denkt nicht an sich, aber identifiziert sich mit dem Gegenstande, als ob er das Ich wäre, studiert ihn und hält ihn von sich weg, um ihn genauer zu betrachten, nähert ihn an, um ihn besser zu sehen. Die Antipathie aber wendet sich ab, schließt das Auge, um besser zu überlegen, mißtraut und denkt nach, projiziert ihr eigenes Gefühl in den Gegner, sieht was sie sich vorstellt im Feind, läßt *ihn* sein wie *sie* ist, erwartet von ihm was sie in ihrem Hasse wünscht. Das Experimentieren, Arrangieren, Bewegen und Handeln richtet den Gegenstand zu, bis er etwas Bestimmtes ist, erzeugt das Objekt, indem es den Gegenstand stört, reizt, erregt; das ist das Verfahren von Observation und Experiment in den empirischen und den theoretischen Naturwissenschaften. Auch in allem Normativen steckt zugleich ein Aggressives, die Bevormundung durchs Apriori und der Befehl aller Gesetze verhüllen uns den gewaltsamen Charakter, den die Macht so leicht annimmt.

Aber man sollte den Vergleich nicht zu weit treiben und auch die dialektische Unergründlichkeit des Väterlichen wie des Mütterlichen erwägen. Wenn wir in ständiger Fühlung mit dem Erfahrbaren bleiben, uns dabei klarmachen, daß wir uns abwechselnd zwar, aber doch im Wechsel beständig um dasselbe kreisend, sowohl pathisch wie ontisch verhalten, dann vollziehen wir damit die am Schlusse des letzten Kapitels gesuchte Verknüpfung der Gegensätze. Ein Gegensatz ist damit an die Stelle eines Unterschiedes gerückt, und das ist der wichtige, aber schwierige Fortschritt einer Untersuchung, die offenbar von Denkgewohnheiten ausgeht, die wir haben, aber verlassen müssen.

Selbstverständlich ist es ein Unterschied, ob jemand seelisch leidet oder körperlich krank ist; selbstverständlich auch ein Unterschied, ob wir seelische oder geistige Abnormitäten finden oder körperliche Veränderungen sehen. Aber daraus folgt noch nicht, wie Körper und Seele zusammenhängen und nicht einmal, daß sie immer zusammenhängen müssen. Das Problem des leibseelischen Zusammenhanges ist nicht schematisch lösbar; GOETHE macht sich im Faust, bei Gelegenheit der alchemistischen Herstellung des Homunkulus, durch den Mund des Mephisto kräftig lustig über dieses Problemhaschen. Was wir problemlos aber erfahren, das ist dieser fortgesetzte Wechsel von Wahrnehmen und Bewegen, von subjektivem und objektivem Verhalten, von dem was einmal auch psychisch und einmal physisch aussehen kann.

Diese Art von wechselhaftem Verhalten ist nun in der Tat in den neueren Naturwissenschaften zugunsten der Objektivität unterdrückt worden, und darauf sei wissenschaftsgeschichtlich kurz eingegangen. Denn die Schwierigkeit, der Medizinischen Anthropologie Gehör zu verschaffen, kommt von solchen angelernten und einseitigen Denkgewohnheiten. Man setzt hier nämlich gewaltsam Ungleiches gleich. Dies zeigt sich in dem Grundgesetze der Allgemeinen Mechanik von NEWTON (1687): der Gleichheit von actio und reactio. Es ist nicht falsch, daß Stoß und Widerstand stets gleich stark sind, und doch bleibt es ein unauslöschlicher Unterschied, ob ich eine Ohrfeige erteile oder bekomme. Diesen Gegensatz kann die Allgemeine Mechanik nicht ausdrücken. Mache ich aber diesen Unterschied, dann bediene ich mich einer Freiheit, welche die Mechanik nicht hat. Eine Anthropologie erstrebt und besitzt also eine Freiheit, welche die Mechanik nicht einmal beschreiben kann, deren Denkgewohnheit uns erstarren läßt.

Wenn es sich hier darum handelte, Philosophie zu treiben, dann wäre der Reihe nach zu zeigen, daß alle großen Philosophen ein einziges Problem zu lösen hatten: die Einheit von Denken und

Sein. Soviel ich sehe, ist PARMENIDES der erste, der es klar ausspricht: Logos und Einai sind dasselbe; das Nichts kann nicht sein und Sein ist Denken, Denken ist Sein. Halten wir diese Erkenntnis, die in aller Philosophie die zentrale ist, fest; führen wir sie in den Alltag ein, was schwer ist, dann kommen wir von der Identitätsphilosophie zum Gestaltkreis des ontischen und pathischen Verhaltens. Wir stürzen uns also kopfüber wieder in unsere Krankheitsfälle.

Da war zuerst die junge Frau, die Erbrechen bekommt; dann erkennen sie und wir: sie ist schwanger, und bei ungewisser Vaterschaft hat sie einen Grund, die Schwangerschaft, wenn es nicht mehr anders geht, zu unterbrechen; symbolisch dafür (denn es verstieße gegen das Gesetz wie Muttergefühl) wählt ihr Organismus das Erbrechen. – Dann sahen wir einen Mann in mittleren Jahren, dem gleichfalls eine Materialisierung seelischer Konfliktspannung widerfahren ist. Er wurde uns überwiesen wegen Angina pectoris. Aber dieses Krankheitsbild tritt bald zurück, und wir erfahren: Er hat eine schwere Platzangst, die seit der Jugend besteht, aber eben jetzt so schlimm wurde, daß er sich nicht aus dem Krankensaal herauswagen kann. Warum bildete er schon als Junge diese sonderbare Art von Angst? Sein Vater war ein frommer, schwacher und im Dorf für den rechten Glauben missionierender Mann. Die Mutter nannten sie »Feldwebel«. Aber mit der Frömmigkeit verknüpfte der Vater doch seine eigene Art von Tyrannei. Wenn Kirchweih im Dorfe war und alt und jung sich bei Musik vergnügte, wurden die Kinder ins Nachbardorf gebracht, damit sie keine solchen Exzesse sehen sollten. Überhaupt: jede Musik war schon eine Art Teufelswerk. – Die ersten Angina pectoris-Anfälle bekam unser Patient nun aus musikalischen Anlässen. Nämlich als er, durch Denazifizierungsspruch aus seinem technischen Beruf verdrängt, seinen Unterhalt durch Musizieren in Restaurants zu erwerben gezwungen war. Denn heimlich hatte er Geige spielen gelernt, aber geliebt hatte er nur Musik von Bach. Hier kommt zur Platzangst die demütigende, kränkende Situation. Jetzt wandelte sich die Flucht vor den Menschen (die von der Flucht vor dem Vater abstammte) in die Flucht in die Herzkrankheit. Was ist eine Angina pectoris? Ein Versuch der Kranzgefäße, die Herzernährung zu drosseln, die Herztätigkeit zu verhindern – eine Art von Selbstverfolgung, von Selbstvernichtung des Herzens. Schon in der Platzangst hatte dieser Mensch mehr sich selbst als die andern beschädigt, indem die Angst ihn um die Gemeinschaft betrog, die die andern unter sich behielten. Jetzt wird sein Herz das Opfer, ohne das freilich auch die übrigen Organe nicht leben könnten. – Wir haben noch eine dritte Phase erlebt. Solange der Kranke bei uns lag, wurde er psychotherapeutisch behandelt. Die Patienten bekommen dabei Gelegenheit, ihre Lebensgeschichte zu erzählen, manches Vergessene, Verborgene und Verdrängte auszusprechen, zuweilen plötzlich im »Aha-Erlebnis« zu verstehen, wie daher das Krankheitssymptom entstand. Am Tage nachdem er solcherweise zum erstenmale die Abstammung der Platzangst und Herzbeklemmug von der Vaterangst verstanden hatte, bekam er eine Angina tonsillaris mit Fieber und Halsschmerzen. Wir nennen das eine »Behandlungsangina« und kennen sie von vielen ähnlichen Fällen.

Diesmal lernen wir die Somatisierung des psychischen Konfliktes (Erregung, Affekt, Angst, Aggression – wie wir's nennen wollen) in zwei Stufen kennen; das einemal im Zuge der Pathogenese, das anderemal im Zuge bewußtmachenden Therapieversuchs. Heute nun ist die Angina pectoris fast verschwunden, die Angina tonsillaris abgeklungen. Nur die Platzangst besteht fort.

Ein weiterer Fall führt uns nun dieselbe Erkenntnisbahn, aber sie endet gleichsam wie im Blindsack. Dieser Kranke kam zwar auch mit anginösen Herzbeschwerden, aber sein Blutdruck war erhöht, das Herz organisch verändert, vergrößert und durch Flimmerarhythmie koordinativ gestört, der Kreislauf dekompensiert, was in Ödemen sich zeigte. Es gelang, dieses Herz zu bessern, den Kreislauf zu bessern, die Ödeme zu entfernen. Dabei aber erkannte man eine ungewohnte Komplikation: der Kranke litt an einer Durstkrankheit, hatte dabei von Anfang an bis zu zehn Litern Urin, denn triebhaft trank er ganz unmäßig viel Wasser, Selterswässer, Tee. Wir erfuhren, daß Symptome des Diabetes insipidus bis in seine Kindheit zurück reichten. Was lag hier vor?

So sorgfältige psychoanalytische und bis in die Kindheit zurückstoßende Studien, wie A. Mitscherlich (1947) sie erreicht hat, haben wir hier nicht vorgenommen. Aber wir fanden bedeutsam, wann und wie die Durstsucht bei dem Kranken einen ganz unerträglichen Grad angenommen hat. Auch er erzählt, schon als Kind das Bedürfnis, schnell ein paar Gläser Wasser hinunterzustürzen, gehabt zu haben. Auch später hat er sich niemals für alkoholische Getränke interessiert. Aber unerträglich, wie gesagt, wurde die

Durstsucht, als er wegen seiner Parteizugehörigkeit verhaftet, ins Lager transportiert, mißhandelt, gestoßen, beleidigt und gekränkt wurde. Danach war er gezwungen, ganz schlechtes Wasser trinken zu müssen. Denn, wie schon immer, saß der Durst in den trockenen Lippen, im Munde ist es wie ein Feuer, als ob er es wie ein Ding herausreißen müsse, um es los zu werden (regelmäßig begleitet er diese Schilderung durch eine anschauliche Geste der Hand). Das waren denn doch Vorgänge, die nach Rache schreien, und – so fügen wir hinzu – der Durst ist ein Durst nach Rache, ein Rachedurst. »Denn wissen Sie, Herr Professor, ich war immer ein Soldat«. Aber die Ohnmacht war dabei; er konnte sich ja nicht wehren noch rächen; so hat sich das nach innen geschlagen.
(Ich kann nicht unterdrücken, daß ich einen ganz ähnlichen Fall von Diabetes insipidus vor 16 Jahren gesehen und publiziert (1935) habe. Dort war es ein Beamter, dem durch das Dritte Reich sein Amt genommen, die gleichartige Kränkung nur in der spiegelbildlichen politischen Situation zugefügt wurde. »Rachedurst« war auch damals die kürzeste Bezeichnung der Lage.)
Nun aber kam noch etwas Unerwartetes, was ich noch nie gesehen habe. Es wurde bei unserem Kranken ein Diabetes mellitus entdeckt. Eine Krankheit, die sich auch oft und nicht unverstehbar mit Durst ankündigt. Aber ihren Hauptnamen haben beide Krankheiten von dem Abweichen großer Harnmengen; wann die fade von der honigsüßen Form zuerst unterschieden wurde, müssen Sie in einer Geschichte der Medizin nachsehen. Erst seit TROMMERS Erfindung kann dies bequem durch eine chemische Reaktion (Reduktion) geschehen. Hier hat sich die gute Regel bewährt, diese Probe bei jedem Kranken anzustellen. Aber diese Vorsicht ist nur ein Beispiel jener Sorgfalt, jener Akkuratesse, die wir auch darin bewähren sollen, daß wir das in einem Menschen Zusammentreffende und aufeinander Folgende nicht trennen. Die Entstehung des Diabetes mellitus nach dem insipidus ist eine, wenn auch neue, Forschungsaufgabe; aber auch, daß Kränkung, Trotz und Protest hier eine Rolle gespielt haben, gehört in den Zusammenhang, und ich hatte die volle Zustimmung des Mannes, als ich ihm zusammenfassend sagte: »Sowas kommt von sowas«. Ich bin dieser Meinung und er auch.
Ich sagte vorhin, diesmal ende der Weg vom Erleben zum Es wie in einem Blindsack. Weder eine psychologische noch eine pathophysiologische Erklärung finden wir dafür, daß nach der insipiden die

mellitische Form des Diabetes kam. Diese Materialisierung der Leidenschaft bleibt unverständlich: die organische Krankheit wirkt wie etwas schlechthin Fremdes. Man kann auch sagen, sie sei für ihn ein Es. Auf diesem Wege ins Es können wir ihn nur anfänglich zuweilen für eine Strecke begleiten, dann aber nicht mehr. Die Reise in die pathische Landschaft trägt uns ganz gewiß ein Stück weit in Gebiete, wo vorher nur Mechanismus, Chemie und objektive Naturgesetze zu gelten schienen. Dann aber verlieren wir die leidenschaftliche, die seelisch-sinnvolle Spur, und alles ist wie fremd. Es ist wie eine Reise nach Tasmanien. Wo ist Tasmanien? Suchen wir's auf der Karte des Globus, dann merken wir: der nächste Weg wäre senkrecht in die Tiefe, zum Erdmittelpunkt, und immer geradeaus weiter würden wir in der Gegend von Australien auftauchen; dort in der Nähe liegt Tasmanien, eine unbekannte Insel. Versuchen wir im weiteren, diese Lagebestimmung der Insel, die wir Es nannten, zu verstehen. Wir müssen versuchen uns klarzuwerden, wo dieses Es liegt, wie wir zu ihm gelangen.

13. Kapitel
Die Logophanie

Wenn jemand ernst damit macht, daß er selbst am Zustandekommen seiner Krankheit tätig teilnimmt, dann ändert sich damit nicht nur eine Krankheitstheorie, sondern das Weltverhältnis dieses Menschen. Auch seine moralischen, religiösen, politischen Einstellungen müssen sich ändern. Daraus erklären sich die kriegerischen Gefühle, von denen der Weg der psychosomatischen Medizin begleitet ist, und darauf will ich etwas näher eingehen. Denn offenbar gibt es da zwei Arten psychosomatischer Medizin, eine, welche dem bisherigen oder sonst üblichen Denksystem der Schulpathologie nicht widerstreitet und dann als ein zusätzliches Stück derselben anzusehen ist; und dann aber eine andere, die nicht verwischen, sondern betonen will, daß jede Krankheit ein Ausdruck des Menschseins ist, daß die aktiven Kräfte des Menschen, die alle untereinander zusammenhängen, auch alle an ihrem Zustandekommen beteiligt sind. Wenn dies letztere der Fall ist, dann reichen auch die Verantwortungen viel weiter, sind die Behandlungsmöglichkeiten viel weitere, ändert sich auch der Begriff von Krankheit und Gesundheit.

Es ist klar, daß eine solche Auffassung zu verschiedenartigen Zusammenstößen führt und daß sie von anderer Art sind wie Meinungsverschiedenheiten in objektiven Fragen, wie etwa der, ob eine Infektion durch Bakterien oder durch Virus bedingt ist. Nicht nur wird die Ausdehnung auf moralische, religiöse oder politische Fragen eine andere Art und einen höheren Grad der Courtoisie, Toleranz und Umgangsform nötig machen; *die* psychosomatische Auffassung, welche in der Krankheit den Ausdruck einer ganzen Menschlichkeit und so einen tieferen Sinn erblickt, wird diesen tieferen Sinn auch als höheren Sinn verstehen, wird *ihre* Art Medizin als die fortgeschrittenere, bessere, wertvollere betrachten, und sie wird also den Gegner von vorneherein in Nachteil zu bringen trachten, von diesem wieder als anmaßend und überheblich empfunden und mit allen möglichen Vorwürfen bedacht werden.
Diese Situation ist nicht ganz neu, hat sich neuerdings aber verschärft. Die bedeutenden Kliniker des 19. Jahrhunderts, namentlich französische wie TROUSSEAU (1861) und CHARCOT konnten noch viel unbefangener seelische und körperliche Erscheinungen zusammenstellen und unangefochten kausal verbinden. Sie waren sozusagen unbewußte Psychosomatiker. Inzwischen ist man empfindlich geworden gegen die Behauptung, jemand habe seine Angina pectoris oder sein Ulcus durch Haßverdrängung oder Liebesverlust bekommen, und man unterscheidet wissenschaftliche, hypothetische und phantastische Annahmen.
Wie ist das gekommen? Stofflich gesehen hauptsächlich durch die Psychoanalyse FREUDS, geschichtlich gesehen aber durch eine geistige, kulturelle und biologische Krise der europäischen Tradition, damit wohl auch der ganzen Menschheit. Das alles klingt so, als sei es ein geistesgeschichtlicher Vorgang und als solcher hinlänglich beschrieben. Aber mit den Werten ändern sich auch die Handlungen und mit den Worten auch die Taten. Mit der Entwicklung eines Ich bildet sich auch ein Es. Wenn wir auf den Umgang mit unserem Gegenüber achten, wenn wir die Leidenschaft in diesem Umgang anerkennen, das Subjekt einführen, die ambivalente Zwiespältigkeit in allem was Charakter heißt wahrnehmen und trotz ihrer Verborgenheit bejahen, dann müssen wir auch anerkennen, wahrnehmen und bejahen, daß in jedem solchen Urteil sich jedesmal auch ein Objekt gebildet hat, ein Seiendes entstanden ist. Das Faktum eines Urteils ist unzertrennlich von der Faktizität des

Beurteilten. – Freilich, das Urteil muß sich auf etwas Tatsächliches beziehen. Das ist es, was in der Forderung der Wissenschaft steckt. Dann aber geht es auch nicht an, sich so zu verhalten, als ob es sich um irgendeine Meinung von irgend jemand handle, zu der man mit einer anderen Meinung »Stellung nehmen« könnte, als ob es keine Wahrheit gäbe und darum viele; als ob die Toleranz geböte, neben der eigenen auch die anderen Meinungen bestehen zu lassen. Als ob man nichts beweisen könnte, als ob es sich nur darum handle, ob jemand den anderen verführen, nicht aber zur Erkenntnis gelangen könne. Aber hier ist es wie mit der Sinneswahrnehmung. Es kommt nicht darauf an, ob jemand das für wirklich hält, was er sieht, sondern darauf, ob er es sieht oder nicht sieht. Hier ist keine Toleranz zulässig, und wir wenden uns damit ebensowohl gegen das »Toleranzprinzip« wie gegen das »Autoritätsprinzip«. Wenn demokratische Freiheit bedeuten sollte, daß jedermann über das, was Tatsache ist, seine eigene Meinung behalten dürfe, dann müßten wir sie ebenso ablehnen wie das Führerprinzip, wodurch jemand zur Wahrheit der Tatsachen gezwungen werden müßte.

Wir greifen nicht zurück auf das im letzten Kapitel gestreifte Hauptproblem der Philosophie, sondern suchen weiterzuentwikkeln, was die Identität von Logos und Einai für Folgen hat, wie sich diese Verklammerung erfassen läßt. Eine greifbare Erscheinung ist das Auftauchen eines Begriffes, die *»Logophanie«*. So nenne ich das Auftreten eines Begriffes, Urteils, Denkaktes im Zuge eines psychosomatischen Ereignisses. Wenn also jemand eine Zahnerkrankung hat und dann feststellen muß: »Es tut weh«, dann ist dieser, übrigens ganz normale Denkakt aus einem Geschehen hervorgegangen. Da sich nun dieses »Hervorgehen« so sehr häufig in der Kausalform präsentiert, sei diese, als ein Beispiel, näher untersucht.

Je länger ich mir die triumphierenden Mienen von Industriellen, Forschern und Ärzten über ihre Erfolge mit dem kausalen Beurteilen betrachte, um so lächerlicher finde ich sie. Da nur wenige von ihnen das lesen werden, was ich hier schreibe, so wird auch keine ausgedehnte Wirkung dieser ungebundenen Worte zu befürchten sein. Statt aber der Ungleichmäßigkeit, ja Widersprüchlichkeit des kausalen Denkens auch bei sehr sorgfältigen und bescheidenen Forschern nachzugehen, werden wir einen schlichten Patienten vorführen, in dem freilich ein jeder wie im Spiegel seine eigene Inkonsequenz erblicken kann.

Dieser Bürger eines nahegelegenen Ortes sieht aus wie einer jener Schweizer Recken, die Ferdinand Hodler in seiner »Schlacht bei Marignano« gemalt hat, oder wie Wilhelm Tell. In der Tat hat er viele Jahre in Zürich verbracht und die Luft der hohen Berge als die für ihn beste erkannt. Dieser unser Wahlschweizer hatte aber immer ein besonderes Verhältnis zu seinem schönen Vollbart. Über alles hat es ihn geschmerzt, als er, Soldat im 1. Weltkrieg, zum 27. Januar 1915, also zu des Kaisers Geburtstag, diesen Bart auf höheren Befehl abscheren mußte. Die grimmige russische Kälte hätte ihm sicher geschadet, wenn er diesen Bart nicht durch einen mit Watte gepolsterten »Maulkorb« ersetzt hätte. Aber später und bis heute konnte er sich doch durch seinen Bart gegen alle Erkältungen schützen. Und doch ist es ihm passiert, daß er, der fieberfrei und wegen einer schmerzenden Spondylitis in die Klinik aufgenommen wurde, hier nach 14 Tagen an der Grippe erkrankte (wie übrigens am gleichen Tage fast die Hälfte aller Kranken). Der Hinweis, daß die Grippe, wie ja in der Zeitung zu lesen, ganz Europa überziehe, macht ihm keinen Eindruck; »von der Zeitung bin ich doch nicht krank geworden«, sagt er mit einer Schlagfertigkeit, von der wir uns alle verdutzen lassen. »In der *Klinik* bin ich krank geworden«, sagt er mit unverkennbarem Hinweis, nur die Klinik sei schuld.

Da haben wir nun den beängstigend-subjektiven Gebrauch der Kategorie der Kausalität. Was sonst der Bart verhindert, das verursacht »die Klinik«. So denkt er nun einmal. Und die wissenschaftliche Pathologie? Der hypothetische Erreger ist ihr noch immer unbekannt. Die Ursache der Grippe-Epidemien – unbekannt. Die Ursache, warum ein Teil der Bevölkerung erkrankt, ein anderer nicht – unbekannt. Warum im Saal nur die Hälfte erkrankt – unbekannt. Und doch scheint die Pathologie auf ihr Kausalprinzip stolz zu sein. – Was hier nötig scheint, ist nicht die Anwendung, sondern die Art der Anwendung dieser Kategorie; die Anwendungsart der Kausalität müsse vom primitiv-magischen zum höheren logischen Gebrauch erhoben, also *gereinigt* werden. Der Besen solcher Reinigung ist nötig, um logische Sauberkeit ins Haus der Wissenschaft zu bringen. Verkennen wir aber nicht, daß dieser Besen nur Mittel zum Zweck ist, daß er selbst nicht in die aufgeräumte Stube gehört und wieder weggestellt werden muß; auf die Reinigung *mit* der Logik müßte die Reinigung *von* der Logik folgen? Sowohl das »primitive« wie das wissenschaftliche Kausal-

denken ist demnach angetrieben von Wünschen, Gründen, vielleicht Interessen, die wir noch nicht kennen, die wir aber aufsuchen können. Beim Patienten mag das Verhältnis zu seinem Bart eine tiefe Bedeutung gehabt haben, bei der Wissenschaft gewisse Ideale, darunter die Logik. Aber hinter den Idealen können sich auch Interessen verbergen und die Logik ist selbst eine Leidenschaft. Partikulare, soziale, kollektive Wünsche also in allen Fällen nehmen die Kausalität in Gebrauch, und wenn sie auch keine Alleinherrschaft ausüben, so doch eine mitwirkende. Und so ist auch der Erfolg nicht nur die reine Erkenntnis: mit Hilfe der Kausalität gelingt es, Situationen zu beherrschen, und dies mag wieder bald zum Lobe, bald zur Entschuldigung dienen. Denn die Naturbeherrschung kann wiederum die Befreiung, aber auch die Vergewaltigung, ja Vernichtung bedeuten.
Damit sind wir der Beschreibung der Logophanie an Beispielen des Kausalurteilens nahegekommen. Es hätten viele andere Beispiele gewählt werden können, so etwa die frühkindliche Entstehung des Gedankens aus einem Liebesverlust, wie die Psychoanalyse sie zeigt, oder die Entstehung eines philosophischen Gedankens aus dem Ekel. In jedem Falle sind es körperlich-seelische, also zumindest *auch* körperliche Verfassungen, aus deren Veränderung ein neuer Gedanke entsteht. Das alles fällt unter unseren Begriff der Logophanie. Sie erweist sich hier als ein Bestandteil unserer Medizinischen Anthropologie und zugleich als Stück einer Lebenserkenntnis, freilich so, daß ein Lebensvorgang erkannt wird, die Erkenntnis aber auch aus dem Lebensvorgang stammt; wechselseitig ist dieses Verhältnis, und betrachtet man es genetisch, so ist jedesmal das Bild einer Abstammung oder Herkunft gegeben, aber in beiden Richtungen als wie im Kreise vereint. Das ist wieder das Bild des »Gestaltkreises«. Wir ahnen, daß das Ganze, wenn überhaupt, nur auszugleichen wäre und in ein Gleichgewicht käme, wenn diese Verbundenheit und Verschränkung paritätisch, wir sagen: in Gegenseitigkeit stattfände.

14. Kapitel
Vom Es zum Ich und vom Ich zum Es

Es muß jetzt deutlich geworden sein, daß in dieser Medizinischen Anthropologie das Verhältnis von Körper und Seele nicht die letzte Instanz ist. Psychosomatische Medizin ist nur ein Beispiel; sie ist in anderen Fällen nicht hilfreich. Es gibt genug Fälle, in denen wir entweder mit der körperlichen Untersuchung nichts finden, so bei Psychoneurosen und Psychosen; wir treffen andere an, bei denen weder die oberflächliche noch die tiefe Psychologie etwas hergeben will, so zum Beispiel bei Infektionen, Traumen, vielen Organkrankheiten, wie Carcinom und Blutkrankheit. Freilich ist in dem Urteile »nichts zu finden« große Vorsicht nötig. Denn täglich verschieben sich die Grenzen der Erkennbarkeit und viel hängt von der Einstellung, der Erwartung und der Bereitschaft, viel auch von unserer Sehkraft ab. Halten wir nur soviel fest: die Suche nach einer »Psychogenie« bleibt in vielen Fällen heute ebenso vergeblich wie die nach einer »Somatogenie«.
Dann aber ist die Pathogenese überhaupt nicht das einzige, was uns angeht. In der Genese steckt freilich mehr als in der Kausalität. Aber doch ist im Umgang mit dem Kranken für ihn meist wichtiger die Frage, wohin so etwas führt, nicht wie es so kam. Und mit der Beachtung gerade des Umganges mußte etwas erfolgen, was im Laufe des 19. Jahrhunderts vielen Medizinern fremd geworden war: die Einführung, die Anerkennung des Subjektes. Und das Subjekt wirkt nicht bloß in der psychischen, nein, auch in der somatischen Sphäre, und in *beiden* also entsteht der neue Gegensatz von Subjekt und Objekt; so entsteht ein neuer Schnitt, der quer durch beide Bereiche läuft. In der Psychoanalyse bezeichnete FREUD (1923) den Gegensatz mit Ich und Es, in der Physiologie der Sinneswahrnehmungen und Willkürbewegungen bekommt er keine so prägnante Benennung, existiert aber im Gegenüber des Subjektiven und Objektiven oder auch des Seelischen und des Körperlichen. – Dann war ein weiteres Merkmal zu beschreiben: Die leidenschaftliche Unruhe und die leidenschaftslose Sachlichkeit sind *beide* da. Wir wählten für diesen Unterschied die Ausdrücke pathisch und ontisch. Wieder ist zunächst ein Dualismus festgestellt und mehr ein Trennen als ein Verbinden betätigt. Aber nach der Beschreibung (oder wenigstens Andeutung) der pathischen Landschaft zeigt sich bald, daß eine Ablösung vom Gegen-

stück des Ontischen nicht möglich ist. Auch wo wir die seelische Dramatik nicht bis dorthin begleiten können, wo sie ins Körperliche überzugehen, vielleicht in ihm stellvertretend sich fortzusetzen scheint, auch wo die Erklärung des Körpergeschehens nichts mehr erklärt oder klärt, wo die seelische Erscheinung alles gestaltet und beherrschend vortritt – auch an diesen Grenzen der Psychosomatik möchten wir einen verborgenen Zusammenhang nicht leugnen; ja wir sind irgendwie gedrungen, ihn weiter zu suchen. Und außerdem ist die Kraft, welche nicht nur Körperliches und Seelisches, welche auch Ontisches und Pathisches, Subjektives und Objektives zusammenzieht, nicht nur spürbar und stark, unentrinnbar und notwendig, sie ist überdies eine produktive: sie bringt hervor. Die Logophanie, die wir zuletzt untersuchten, ist dabei nur wie ein Beispiel, etwas besonders leicht Faßbares. Und zuletzt fanden wir in diesem Beispiel die ständige Gegenseitigkeit: es gibt eine Es-Bildung, aber unabdingbar ist sie zugleich Ich-Bildung. In den Krankheiten läßt sich eine Materialisierung oder Somatisierung erkennen, aber eben damit geschieht auch eine Spiritualisierung oder Psychisierung.

Soweit war die Untersuchung gelangt. Jetzt betrachten wir, nachdem das Ganze als ein Werden deutlich wurde, dieses gegenseitige, oft spiegelbildliche, oft nur als Kreis im Gestalten Vorstellbare noch weiter. Und zwar sollte jetzt auch deutlich werden, daß die einander entgegengesetzten Momente sich suchen, aber auch voreinander fliehen. Um diesen Zug zu erkennen, dienen uns gerade die zuletzt vorgestellten Fälle besonders gut, weil in ihnen weder Psychogenie noch Somatogenie sich aufdrängt, und im Gegenteil die Krankheit sich als sinnlos, fremd präsentiert. Kein Sinn ist evident, wenn die Grippe wütet, kein Sinn ersichtlich, wenn der Lungenkrebs insgeheim anfängt und wächst. Die Krankheit, fremd wie sie erscheint, ist hier als ein *Sprung* ins schlechthin *andere* geschehen. Erfahren wird sie diesmal rein als Zufall, Schicksal und nicht als Eigenes oder Eigentum.

Es gibt Anläufe und Vorstufen zu dieser Einsicht, aber man erkennt bei ihnen noch nicht die Hauptsache. Ein Beispiel ist der am Anfang der Psychoanalyse auftauchende Begriff der Verdrängung. In ihm wird sichtbar die eigentümliche Selbstverborgenheit der Psyche in der Hysterie, dann auch in anderem Bewußtsein. Jemand weiß nichts, erinnert nimmer einen früher zugänglichen und betretenen Teil seiner Psyche, und es ließ sich zeigen, daß das

einstmals bewußt gewesene Psychische nur durch Verdrängung ins Unbewußt-Psychische geschoben war. *Wie* es dort war, ist direkt nicht zu sehen, aber da es wiederkehren kann, wird es dort wohl zumindest ähnlicher Art gewesen sein. Der Bau des unbewußt Psychischen ist also analog gedacht, wenn auch manches anders strukturiert sein dürfte. Hier wird also nicht deutlich, daß eine völlige Verwandlung, ja Fremdheit vorgefallen sein könnte (nur bei dem psychoanalytisch inkonsequent gedachten Begriffe der »Konversion« im Körpervorgang taucht so etwas auf). Trotzdem ist die Psychoanalyse bezeichnenderweise nicht ganz ohne solche Analogien ausgekommen, die Unvergleichbares ähnlich machen sollen, aber nicht können, und zwar in Begriffe der Sexualität. Denn im Begriffe der Libido vollzog sie so etwas wie die Analogie von seelischer Anziehung und chemischer Verbindung. Ein begründetes Mißtrauen begleitet solche wie viele andere Analogien; sie vollziehen alle etwas intellektuell Unerlaubtes: die Gleichsetzung von Ungleichem, die Verwendung von Ähnlichkeiten zur Überrumpelung von Verschiedenheiten.
Trotzdem würde eine völlige Unterdrückung der Analogie nicht zu rechtfertigen sein. Die Betrachtung des Körpergeschehens nach Analogie des Seelischen ist nicht nur unausrottbar, sie ist auch belebend im Denkbetrieb und verhindert den gröbsten Materialismus. Wenn man vom Kampf des Organismus gegen seine Feinde oder von seiner Tendenz zur Wiederherstellung spricht und dergleichen, so sind solche Redewendungen nicht besonders aufschlußreich, aber darum nicht eben falsch. Freilich, wenn dann das Gehirn mit Denkvermögen, das sympathische Nervensystem mit Gefühlsvermögen, die nervösen Reflexe oder Zentren mit Regulationsvermögen ausgestattet werden, dann dienen solche sonderbaren Begabungen mehr als Feigenblatt über der Blöße der Einsicht, denn als brauchbare Erklärungen. Auch verdeckt dieses Feigenblatt sowohl die völlige Fremdheit des Einflusses, etwa die Fremdheit des körperlichen im Verhältnis zum seelischen Wesen, der ontischen gegenüber der pathischen Umgangsart. Und wie im Falle der Grippe-Infektion der Erreger ein *Fremdling* im Organismus ist, so ist beim Karzinomkranken der Tod dem Lebenden schlechthin unsichtbar. Die Fremdheit des Ursprungs und die schlechthinnige Unsichtbarkeit des Ausgangs in den Tod, dies sind zwei Merkmale beim kranken Menschen, die im analogischen Denken maskiert werden und dadurch eben allzuleicht der Verleugnung

anheimfallen. Wir kommen bei der Erörterung des Todes darauf sogleich zurück.

Erst nachdem die Fremdheit in der Krankheit wahrgenommen oder wenigstens anerkannt ist, kann man erkennen, daß ihr Wesen in einer Art von Selbstentfremdung besteht und die Therapie möglicherweise die Aufhebung dieser Selbstentfremdung sich zum Ziel zu setzen hätte. Daß gerade dies der Zweck der Therapie wäre, ist freilich keineswegs selbstverständlich, zumal schon der gesund genannte Mensch keineswegs ohne Selbstverborgenheit besteht. Weder sind wir zum Beispiel mit unseren inneren Organen und ihren Funktionen so verbunden, daß wir sie wahrnehmen oder verstehen, noch kennen wir unser eigenes Unbewußtes von Natur, noch dürften wir sagen, dies sei überhaupt auch nur wünschenswert. Dazu kommt, daß wir keinen Grund zu der Annahme haben, daß unsere Körperzellen, Gewebe und Organe viel von unserem bewußten oder unbewußten Seelenleben wissen, obwohl ein gewisser Konnex damit ziemlich evident und interessant ist. Aber wie weit er geht und worin er besteht, ist doch ziemlich unbekannt. Trotzdem ist dieser Konnex deshalb gerade für die Medizin so wichtig, weil guter Grund zur Annahme besteht, die Krankheiten bestünden irgendwie in einer Störung des Zusammenklanges von Körper und Seele, ja sie hätten sich gebildet, indem dieser Zusammenklang gestört wurde, und also hätte auch die Therapie eben denselben Weg zu gehen, und gerade auf diesem Weg könne die Gesundheit wieder hergestellt werden.

Diese letzte Auffassung macht nun aber große Schwierigkeiten, und man kann nicht sagen, die psychosomatische Therapie sei heute »konkurrenzfähig« mit den Methoden der Chemotherapie, der physikalischen Therapie und der sogenannten reinen Psychotherapie. Den Grund dafür möchte ich nun, trotz bedeutsamer Erfolge eines psychosomatischen Verfahrens, darin sehen, daß dieses weder theoretisch noch praktisch schon richtig entwickelt wurde. Und im folgenden soll ein Gesichtspunkt gezeigt werden, der vielleicht nützlich ist.

Freud (1933) hat für seine Psychoanalyse einmal den Satz geprägt: Aus Es soll Ich werden. Darin kommt zum Ausdruck, daß die Bewußtwerdung und die Herrschaft über die unterirdischen Gewalten in der Psychotherapie Ziel und Preis ist. Man kann aber sagen, daß dies das genaue Gegenteil der somatischen Medizin ist. Denn diese sucht zu helfen und hilft durch Anwendung materieller

Mittel; diese »bringen in Ordnung«, ohne daß sie das Ich bemühen. Sie sind eine einzige große Anstrengung zu verdrängen, ein Verdrängungsapparat. Hier heißt es durchweg: Aus Ich soll Es werden. Wer dann beides zu verbinden sucht, gerät in die Lage eines Mannes, der den Wagen, der im Kot oder Schnee steckenblieb, durch Vorwärtstreiben immer tiefer in den Grund treibt. In diesem Dilemma also hält er Ausschau nach anderen Methoden. Vielleicht müßte er zuerst zurückfahren, um dann weiterzukommen. Wenn beides richtig ist, nämlich sowohl »aus Es soll Ich werden«, wie auch »aus Ich soll Es werden«, dann muß offenbar nicht nur eine elegante Lösung, ein rhetorischer Erfolg, sondern eine eigene neue Methode gefunden werden. Aber diese Methode setzt voraus, daß sehr präzise Erkenntnisse zuvor gewonnen werden.

Die entgegengesetzten Bewegungen können unmöglich als solche zu Bewegung in gleicher Richtung zusammengesetzt werden. Man kann nicht dieselbe Verdrängung zugleich aufheben und herbeiführen wollen. Sind beide in beiden Richtungen gleich stark, so ist das Ergebnis Stillstand. Es gibt aber eine ganz andere Lösung. Sie besteht darin, daß die in einer Weise aufdeckende analytische Psychotherapie *zugleich* eine in anderer Weise verdrängende ist; und daß die in einer Weise verdrängende Somatotherapie eine in anderer Weise aufdeckende ist. Das würde eine Lösung ermöglichen. Wir können aber eigentlich nicht sagen, daß dem eo ipso so *ist*; wir können nur sagen, es müßte in der gesamten Medizin künftig so werden. Die Psychoanalyse also müßte sich sagen lassen, daß es gesund machende Verdrängungen gibt, die sorgfältig herbeizuführen, die Aufgabe des Psychotherapeuten ist. Die interne Medizin aber müßte sich sagen lassen, daß es gesund machende Bewußtheiten gibt, die zu fördern die unerläßliche Pflicht des Arztes ist. Das sind die Forderungen, welche sich aus dem Studium der Krankheitsfälle schließlich ergeben haben. Aber etwas fordern, was man selbst nicht gibt, heißt nehmen ohne zu geben. Und wir müssen noch einiges tun, ehe wir wagen können, eine so hohe Forderung im Ernste zu stellen.

15. Kapitel

Das Fremde und seine Rolle

Man beleidigt fast jeden Kranken, wenn man ihm zumutet, einzusehen, er selbst habe Anteil an der Entstehung seiner Krankheit. Auch dann, wenn er selbst der ist, welcher vorbringt, er sei schuld, so wird er doch immer ein Reservat vorbringen, wonach ihm ein Mißgeschick, sei es durch seine Anlage, sei es durch Zeitumstände, sei es durch unglückliche Umstände, zugestoßen sei. Nach dem Grundsatze, wonach »der Kranke immer recht« hat, müssen wir irgend etwas davon respektieren wie als eine Wahrheit. Wenn auch nicht so, wie er sich das denkt, so doch irgendwie sonst. Als wir darangingen, diese Aussagen der Kranken als einen Ausdruck von etwas Realem ernst zu nehmen, da begegnete uns als Hindernis der »Todestrieb« Freuds (1920), insofern ein Trieb zwar auch als etwas Reales, aber doch etwas zu Meisterndes erschien. Sollte es nicht so sein, daß ein jeder Mensch einen Trieb zur Selbstvernichtung in sich hat, mit dem er sich auseinanderzusetzen hat, den er aber in Schranken halten könnte? Dann wäre ja wenigstens der Geltungsbereich dieses Triebs immerhin einzuschränken. Freilich: der Tod ist doch ein Gesetz, dem niemand sich auch nur entziehen zu wollen wagt.

Eine so philosophierend anmutende Überlegung erwies sich dann aber als ein Bestandteil ganz unphilosophischer Forschungen. Insofern nämlich, als die pathologischen Anatomen ja den Gewebstod zu erkennen meinen: eine Verkalkung, eine Zelldegeneration, eine Narbe zeigt nichts anderes als den *lokalen* Tod. Meist starb sogar der Mensch, dessen Organe so mikroskopiert wurden, aber dies war nebensächlich. (Man ist versucht zu lachen, wie gleichgültig hier der Tod eines Menschen gegenüber einem Gewebstod war!) Jedenfalls ist die Lokalisation ein geläufiges Mittel, den Tod durch den Teiltod wissenschaftlich zu ersetzen. – Es gibt hier also so etwas wie einen Sprung in einen Ersatz, der Teiltod ist kein Zeichen mehr des Gesamttodes, sondern die lokalisierende Wissenschaft bringt fertig, aus dem Symbol ein Faktum zu machen, das ganz allein und für sich Geltung hat. Trotzdem wagen wir zu behaupten, daß ein Teilvorgang es übernimmt, den Gesamtvorgang – als pars pro toto – zu vertreten, also eine Rolle zu spielen. Damit, daß hier eine Rolle nur gespielt wird, daß ein Komödiant das Leben selbst vertritt, geht etwas verloren – selbst wenn gleichzeitig etwas gewonnen würde, was dem Leben selbst fehlt. Aber mit diesem Verlieren entsteht auch eine frostige Entfremdung: wenn zum Beispiel einige Organzellen mich im Stiche lassen, dann kann etwas geschehen, was viel mehr Ähnlichkeit mit dem Treubruch meines Freundes wie mit dem Tode meiner Geliebten hat. Beide Fälle können zur Entfremdung führen, obwohl in der Entfremdung ein Stachel der Erinnerung fortlebt, als wäre dieser Stachel selbst ein Lebewesen.

Was in einem anderen Lebewesen vor sich geht, ist ein neues Thema, dem wir uns, systematisch, wie wir uns in dieser Schrift nun einmal zu verhalten uns vornahmen, erst später zuwenden. Dahin zu gelangen wird uns ohne Innehaltung auf den Poststationen, ohne Pferdewechsel kaum gelingen. Kurzum: die Erscheinung des Fremden ist nur wahrzunehmen, nur auszuhalten, wenn wir die Rolle annehmen. Und in der Forschung der Pathologie, so erkennen wir nun, ist massenhafter Anlaß, ein spezielles Geschehen als Rollenträger großer Ereignisse zu erfassen – das ist das unbewußte Motiv pathologischer Forschung. Erkunden wir also die besonderen Formen dieser unsymbolischen, rein sachlichen Übernehmung der Rolle, das *Fremde* zum Vertreter des *Großen*, Lebenswichtigen zu nehmen. Es seien Hauptformen unterschieden und in Kürze besprochen.

Man findet die Rolle, welche die Fremdheit spielt, ziemlich leicht überall dort, wo ein *Widerstand* sich dagegen zeigt, die *Selbsttätigkeit* in der Krankheit (Autopathie) anzuerkennen. Wenn ich jemandem zumute, er habe bei seiner Angina, seinem Gelenkrheumatismus selbst mitgewirkt, dann erscheint die Fremdheit als Verständnislosigkeit, Ablehnung, Protest usw. – Ähnlich leicht, aber jedermann gleich einleuchtend ist dann das Fremde überall dort zu erkennen, wo eine Gesundheitsstörung gleichsam einen Pfeil auf *Verlust*, sei es der Integrität, sei es des Lebens, an sich trägt. Dies sind dann Zwischen- oder Vorstufen des Todes, des teilweisen oder ganzen. Zum Beispiel sind Zustände mit Lebensgefahr oder lebenbedrohender Krise zu nennen: nach schwerem Unfall und Verwundung, bei Blutungen, Vergiftungen, Herzinsuffizienzen, Pneumonien, Typhus, auch bei Geburten bleibt eine Zeitlang fraglich, ob der Tod kommt oder nicht. Ein vergleichbarer, doch anderer Fall ist der, in dem nach Nekrose, Amputation, bei Sklerose oder selbst Narbe ein Stück des Körpers unwiederbringlich abgetrennt, abgestorben, verloren ist. Es gibt irreversiblen Teiltod, und dergleichen kann auch auf seelischem Gebiet (z. B. Verblödung) geschehen, und der Defekt kann auch angeboren sein. Manche Zellen, wie die des Nervensystems, zeigen ein Höchstmaß von Unfähigkeit zur Regeneration; andere, wie die der Haut, gerade eine hohe Fähigkeit zur Teilung und zum Ersatz. Wenn die Zeugungsfähigkeit betroffen ist, so wird noch ein anderes Kapitel aufgeschlagen. Einige Leiden sind dann so gebaut, daß zu dem irreversiblen Verlust eine fortschreitende Tendenz zum Untergange hin besteht; so entsteht das Bild der unheilbaren Krankheiten. Beispiele sind Fälle von chronischer Nephritis, Lebercirrhose, Epilepsie, Paralyse des Gehirns und dergleichen. Die Progredienz ist dann besonders deutlich mit dem Pfeil zum Tode hin ausgestattet, enthält ihn sozusagen potentiell. Alle diese Beispiele von Eintritt des Fremden – sei es als Widerstand gegen Autopathie, sei es als Verlust von etwas Zugehörigem – sind nun hier als Kostüm oder als Rolle aufgeführt worden. Wenn man so fortfährt, kommt man schließlich dahin, Leiden und Krankheit schlechtweg und immer als eine Rolle im Szenarium des Lebens zu fassen. Daraus entsteht nun aber ein ernstlicher Konflikt für die Medizin. Denn einerseits sieht sich der Arzt gedrungen, die Krankheit zu entlarven und herauszubekommen, »was dahinter steckt«. Anderseits aber soll eine Rolle bis zu Ende gut gespielt werden; die Illusion soll erhalten bleiben, sonst verfehlt das Stück die Wirkung. Wenn nun das, was hinter den Symptomen steckt, der Tod ist; wenn der Tod es ist, der so gut (als Teiltod, Selbstzerstörung) *gespielt* werden soll, daß *er selbst* nicht auftritt, dann entpuppt sich die ganze Heilkunst als eine Euthanasie, das heißt wörtlich: als eine gute Art von Sterbehilfe.

Man hat dieses Dilemma oft bemerkt. Die religiöse Höherbewertung des Himmels über der Erde, des Lebens nach dem Tode, des Friedens, der Ruhe, der Erlösung geben dem *andern*, dem nichtirdischen Leben den Vorzug. Wenn sich der Arzt also der Religion zuwendet, so wird sein lebenverlängerndes Wirken, sein ganzer Patriotismus in der Welt eine Art von Schwindel. Resignation vor dem Widerspruch, Skepsis und Nihilismus sind ein Merkmal vieler guter Ärzte. Man kann auch der Philosophie manche Tröstung über solch negative Einsicht entnehmen, und wo Kant verehrt wird, nimmt man sich seine bedenkliche Konstruktion des »Als-ob« (Kritik der Urteilskraft, 1790) heraus und sagt, der Arzt müsse und dürfe so handeln, als ob das Leben in diesem Jammertale das bessere wäre, obwohl dies gar nicht wahr sei. Ich glaube nun, daß diese Als-ob-Lösung des Dilemmas halb, nicht gut und unnötig ist. Die Berufspflicht des Arztes ist nämlich wirklich gar keine andere als diese Eu-Thanasie – im Gegensatz zur Kakothanasie, zu der auch der gemeine Mord zählt. Aber, und dies ist nun das Ergebnis dieses Kapitels, diese ärztliche Eu-Thanasie ist nur ins Werk zu setzen, wenn die Rolle, das schlechthin Fremde zu spielen, gut gespielt wird, und das heißt, wenn aus Es Ich und aus Ich Es wird. Um dies zu verstehen, müssen wir noch einige Schritte weiter tun.

IV. Abschnitt

Die Solidarität des Todes und die Gegenseitigkeit des Lebens

16. Kapitel
Die Solidarität des Todes

Niemand soll glauben, er habe *originelle* Gefühle oder Gedanken. Ein gutes Beispiel ist der Tod. Der ist sicher ein großer Gegenstand und ein würdiges Thema. Und es läßt sich nicht leugnen, daß der Arzt auch mit ihm etwas zu tun hat. Den Tod zu verjagen? Gewiß, ja. Aber auch so wie – GOETHE zufolge – die Tochter des Äskulap zu ihrem Vater betet, daß »Er endlich doch der Ärzte Sinn verkläre / Und vom verwegnen Totschlag sie bekehre«. Zum Thema der Euthanasie lassen sich hier manche nachdenkliche Betrachtungen anknüpfen, die das fröhlich-dumme Selbstgefühl eines Arztes korrigieren könnten.

Es ist richtig, daß ein Mensch, dem Außerordentliches widerfährt, wie etwa der Pfeil des Amor, die höchste Lebensgefahr, das seltenste Glück, daß ein solcher dies Erlebnis als einmaliges erfährt, als etwas was nur ihm und nur so und nur diesmal begegnet in unvergleichbarem Zusammentreffen von Außen und Innen. Das wäre so etwas Originelles. Worte wie Wunder, Schöpfungswunder und verbindlichere drängen sich solchen Menschen auf. Sobald wir uns aber von diesem Quellpunkte, in dem Geschehnis und Erlebnis vereint waren, entfernen, dann sind, wie gesagt, Gedanken und Gefühle schon weniger original, und näheres Besinnen zeigt sie verwandt, ja übereinstimmend mit Ausdrucksformen, welche aus der Geschichte der Religionen, Künste, Philosophien gut bekannt und dort großartiger gestaltet worden sind. Die Vorstellungen des Hades, Tartarus, der Hölle, das Unglück der Schatten, die Seligkeit der Bewohner des Elysiums oder Himmels, sie alle sind wörtlich und bildlich in unübertrefflicher Form dargestellt worden, bevor der einzelne Mensch aus sich zu produzieren sucht, was sich dann als nur reproduktiv erweist. Man betrachte etwa die Gräbersymbole der Alten, die Mythen der Völker über Tod und Leben nach dem Tod.

Unter den von der Geschichte mit Grund als groß bezeichneten

Ärzten haben einige dem Todesgedanken eine Form abgerungen, die dann auch ein naturwissenschaftliches und psychologisches Gesicht annimmt. Als Beispiele nennen wir hier PARACELSUS und FREUD. Der erstere, mitten im Übergang vom Mittelalter zur Neuzeit, zeigt sich als gleichsam geborgen in der astrologischen Vorstellung einer schon bei der Geburt vorhandenen Vorbestimmtheit der Todesstunde. Wie jemand auf die Welt kommt, so ist auch schon sein Tod vorbestimmt. PARACELSUS scheint, obwohl er die Astrologie bekämpft, doch an eine Art innerer Konstellation zu glauben. Die inneren Verhältnisse (heute würde man sagen: die Konstitution) sind an die Stelle des Planetenstandes getreten, besagen aber dasselbe. Das Lebewesen ist also hier nicht als ein sich selbst erhaltendes und behauptendes in eine Welt gestellt, gegen die es kämpft, teils sich ihr anpassend, teils sich von ihr isolierend (wie später im Darwinismus und der Biologie). Sondern Lebewesen und Welt verhalten sich wie Mikrokosmos und Makrokosmos, also der eine den andern spiegelnd und so unzertrennlich, ja harmonisch mit ihm verbunden. So kann PARACELSUS auch den uns merkwürdigen Gedanken denken, daß alle Leben gleich lang währen: ob der Tod nun den Menschen als Kind, Jüngling, Mann oder Greis ereilt, sein Leben dauert gleichlang, denn immer – und darauf kommt es allein an – reicht es von der Geburt zum Tode, immer ist es dadurch ein Ganzes und durch seine Grenzpunkte in sich geschlossenes. Der Zeitbegriff ist selbstverständlich hier ein völlig anderer als in der Überzeitidee der mathematischen Zeit. Wie hier Geburt und Tod zusammen das Leben konstituieren, so kehrt im späteren naturwissenschaftlichen Zeitalter ein vergleichbarer Dualismus wieder bei FREUD.

FREUD, sich beschränkend auf Psychologie und der Physik dadurch entrinnend, entdeckt hier das Verhältnis zum Tode in den Todeswünschen und Mordgelüsten des Unbewußten im Menschen wieder. Die Allgemeinheit des Ödipuskomplexes macht uns vertraut mit der Allgegenwart des Todeswunsches. Richtet er sich beim Ödipuskomplex nur gleichsam rückwärts gegen den Vater, so scheint er mir damit nur die halbe Wahrheit ausgesprochen zu haben. Denn auch vom Vater vorwärts gegen den Sohn richtet sich dieselbe Tendenz, worauf die Psychoanalytiker später aufmerksam wurden, und wofür sie den Namen Kronoskomplex fanden. Der Gott, der seine Kinder auffrißt, kehrt im Mythos in mancherlei Gestalt wieder. Atreus, Abraham, selbst die christliche Opfertodlehre enthalten oft mehr als Spuren davon. Immer ist der Tod nicht nur ein Gegenspieler des Lebens, sondern ein Teil des Lebens selbst, ohne den Leben nicht Leben wäre. Das GOETHEsche »Stirb und werde« drückt das gleichsam in milder Weise, aber vollkommen aus; aber es handelt sich nicht um eine empfehlenswerte Lebensregel, sondern um eine unerbittliche Realität. Sie, diese Realität, nicht mehr zu verstehen, ist freilich zur besonderen feigen Bewußtseinshaltung moderner Menschen geworden, die ein unbefangenes und natürliches Verhältnis zum Tode nicht zustande bringen. Oftmals produzieren diese dann eine sinnlose Angst vor dem eignen Tode, einen kühlen Rationalismus beim Tode anderer. Als FREUD (1920) dann später den unentrinnbaren Dualismus in die Spekulation vom Lebenstrieb und Todestrieb einfing, da kam es ihm wohl weniger auf solche Verlagerung in die Trieblehre an, als vielmehr darauf, die große Fülle der Beobachtungen in irgend einem Allgemeinbegriffe unterzubringen; denn die lebensfeindlichen psychischen Tendenzen, die Aggressionen in Traum, Gedanke und Tat waren so zahlreiche, daß er bekannte, sich die Psyche nicht mehr anders vorstellen zu können, und wesentlich war dann das noch immer unentschieden gleiche Gewicht der Lebens- und der Todestriebe. Denn welche von beiden die stärkeren sind, vermag die Beobachtung nun nicht mehr zu entscheiden.

In dieser unentschiedenen Schwebelage möchte ich aber doch einen Gedanken aussprechen, der zur Ordnung des Beobachtbaren vielleicht nützlich sein kann. Bei aller Feigheit vor dem eignen Tode bleibt ja den Bewußtseinen eine nie bewiesene Überzeugung treu: alle Menschen sind sterblich. Es ist klar, daß dieser Satz banal ist und merkwürdig nur dadurch, daß eben etwas nie Beweisbares so unerschütterlich wie ein Axiom geglaubt, a priori wie eine mathematische Deduktion angenommen wird. Indes entsteht durch eben diese rationale Verallgemeinerung auch die Gleichgültigkeit gegen die Todesart und das Eigene in jedem Einzeltod. Tot ist tot. So als ob es zum Beispiel gleichgültig wäre, ob ich jemand töte oder von jemand getötet werde. (Der Fall liegt ähnlich wie bei der Ohrfeige.) Nun sind freilich Töten und Getötetwerden Varianten der Todesart, aber zugleich auch die beiden Aspekte derselben alles umfassenden Lebensordnung; wir nennen sie die Solidarität des Todes. Diese Ordnung bestimmt, daß Leben soviel wie Töten (nicht: Sterben) ist. Dies findet sich bei Ernährung, Wachstum und Zeugung. Denn jedes Lebewesen, das ißt oder frißt, muß töten, um

zu leben. Wer sich dem Vegetarismus zuwendet, entrinnt dieser Ordnung nicht, denn auch die Pflanzen sind Lebewesen. Die Abwendung vom Kannibalismus, das Verbot des Fleischgenusses, die Vergeistigung der »primitiven« Bräuche kann daran nichts ändern. Wo dann Wachstum auftritt, ist diese mörderische Ernährung nicht aufgehoben. Der Zuwachs, den das wachsend Lebende an Raum und Kraft erfährt, steigert noch die Verdrängung und die Vernichtung der andern. Mit der Zeugung aber, die ein multipliziertes Wachstum ist, wird diese Tendenz vermehrt. Und bei der Fortpflanzung werden die schon vorhin als Ödipus- und Kronoskomplex vermerkten Todeswünsche in körperliche Realität zurückübersetzt. Eltern und Kinder, Alte und Junge stehen auch in einem geschichtlichen Verhältnis des sich gegenseitig Ausschließens. Was aber den Eltern widerfährt, das wird den Kindern widerfahren, wenn sie Eltern werden. Und was im Aufbau der Sippe gilt, das gilt auch für das Verhältnis von Rassen, Nationen und Völkern. Was in den Generationen waltet, das auch in den Zeitaltern, was im Kleinkrieg der Hausgemeinschaft und Nachbarschaft, das gilt auch für den Landbesitz und Kulturbesitz. Land, Geld und Macht, als halb oder ganz vergeistigte Materien sind derselben Ordnung unterworfen wie der Organismus, und man kann diesen Satz auch umkehren: er ist dann nicht spiritualistischer als er vorher materialistisch war.
Diese biologische Einrichtung, wonach Organismen sich nur von organischem Material ernähren können, gilt vielleicht nicht absolut. Es wäre möglich, daß sehr niedere Lebewesen aus der Assimilation von Anorganischem leben, und man kann sich vorstellen, daß in einem künftigen Jahrtausend die Menschen lernen, sich Lebensmittel aus anorganischer Materie (nicht nur aus Leichen) herzustellen. Es fragt sich aber, ob Leben *durch* Töten nur eine Sonderform des allgemeinsten Lebens *als* Töten sei. Dieser spekulative Gedanke findet aus biologischer und psychologischer Erfahrung reiche Stoffe. Alle diese Stoffe enthalten die Erfahrung, daß ein Individuum, indem es lebt, eben dadurch tötet, daß ein Kollektiv, indem es lebt, eben dadurch tötet, daß ein Subjekt, indem es sich behauptet, sich selbst mordet, daß ein Objekt, indem es objektiv ist, sich dadurch umbringt. Da diese Spekulation also zugleich eine Beobachtung ausdrückt, wird sie dem empirisch gestimmten Leser von heute zugänglicher durch konkrete Beispiele als durch philosophische Deduktionen sein.

Ein Beispiel ist in der Pathologie die *Entzündung*. Deren neuere Untersuchung durch ROESSLE (1923, 1944) zeigt, daß es sich nicht nur um einen Abwehrkampf der Körperzellen gegen körper- oder artfremde Feinde mit dem Ziel der Selbsterhaltung handelt, sondern eben damit um einen Zell-Suizid. *Endogen* bildet sich ein Fremdkörper, und dieser ist es dann, welcher »responsiv« (nicht reaktiv), einen eigenen Bestand opfernd, die Feindtötung über die Selbsttötung versucht – lebensgefährlich und in der Zeit zunächst unentschieden. – Ein anderes Beispiel ist in der sogenannten politischen Sphäre der *Krieg*. Aber es ist nicht berechtigt, im Zusammenleben der Zellteile, der Zellstaaten, der Organe und Organismen die Erfolgseite als die einzige zu erkennen, den Mißerfolg der Anpassung, den Untergang der Strukturen und Funktionen sozusagen optimistisch als die zu vernachlässigende Größe anzusehen. Die Lebewesen und ihr Verhalten sind genau ebenso unzweckmäßig wie zweckmäßig; man kann diese Hervorhebung eigentlich nicht als eine überwiegend pessimistische ansprechen, denn es ist nur gesagt, daß die »pessimistische« Beurteilung der optimistischen gleich stark gegenübertreten sollte, um ihr die Waage zu halten. – Ein psychologisches Beispiel ist dann die Aufdeckung der *Todeswünsche* in der Psychoanalyse. Sie beziehen sich, zum Beispiel in den Träumen, auf die Eltern, die Kinder, und bei narzißtischer Struktur auf das eigene Subjekt. Sie sind die Quelle der unbewußten (und bewußten) Schuldgefühle, sie erscheinen wieder in den Mythen, Legenden und Gebräuchen der verschiedensten Arten von Opfer. Der Ausgleich erfolgt dann jedesmal so, daß der Mord am andern Menschen durch Selbstmord gesühnt werden kann. Aber dieser Ausgleich ist es dann, der in der Solidarität des Todes allein endgültiger Ausgleich wird; diese Solidarität ist zwar Verhängnis, aber auch Sühne. – Ein letztes, das neueste Beispiel ist dann der *Untergang des Subjektes*, den P. CHRISTIAN und R. HAAS (1949) in der Analyse motorischer Zusammenarbeit gefunden haben. Hier verschwinden zwei Subjekte, indem ein drittes, neues Subjekt gebildet wird. Diese Keimzelle der Kollektivarbeit zeigt wieder den Untergang des Einzelnen in der Gemeinschaft. Aber man kann diesen experimentell bewiesenen Vorgang auch umgekehrt lesen: in der Bildung des Einzelsubjektes muß jedesmal die Gemeinschaft untergehen.

Solches Nachsinnen über die Solidarität des Todes könnte noch lange fortgesetzt werden. Es ist aber schon bisher an einigen Stellen merkbar, daß dieses Prinzip ein Licht auf das Lebensgeschehen wirft, in dessen Beleuchtung der Sinn des Lebens sich ändert. Nachdem wir eine Zeitlang anzuhören hatten, der Sinn des Lebens sei die Erhaltung des Lebens, sieht man jetzt, daß diese Deutung unhaltbar wurde. Im Kampf ums Dasein, in der Anpassung, in Ernährung und Fortpflanzung und von da aus in Politik und Ethik hat sich eine Art der Bejahung festgesetzt, die wir nicht mehr vollziehen können. Wir finden jetzt, es sei ebenso berechtigt, ja wirklichkeitsgerechter, den Sinn des Lebens im Opfer, die Selbsterhaltung auch als Selbsttötung, die Fremderhaltung als Fremdtötung, das Gebot der Selbstverteidigung nicht nur als sittlich anfechtbar, sondern als sachlich irrig zu verstehen. Wenn es sachlich irrig ist, dann kann es aber auch sittlich nicht wahr und gut sein. – Für unser gegenwärtiges Vorhaben ist dann am wichtigsten daran, daß mit dieser Reform des Lebensbegriffes sich auch eine des Krankheits- und Gesundheitsbegriffes vollzieht. Wie die Biologie zu optimistisch, so war der Krankheitsbegriff zu pessimistisch gefaßt. Wenn Kranksein eine Weise des Menschseins ist, dann hat es vollen Anteil an der wirklichen Identität von Leben und Tod, Anteil auch an der Verschlungenheit von Untergang und Aufgang. Wir müssen daher die Solidarität des Todes weiter untersuchen, und zwar im Lichte des Lebensgeschehens. Denn schließlich ist auch der Tod doch etwas anderes als das Leben.

17. Kapitel
Die Gegenseitigkeit des Lebens

Wenn wir den Schlaf den Bruder des Todes nennen, so stellen wir uns wohl vor, daß Leben und Tod nicht identisch, aber brüderlichähnlich, ähnlich wie Brüder seien. Die Dichter, die Künstler und der Volksmund haben auch diesmal offenbar mehr gesehen als die Wissenschaften, die eine lange Zeit das organisch Lebende und das anorganisch Tote auf keine Weise zu verbinden wußten, ja mit einer gewissen Obstinatheit zu trennen sich verpflichtet fühlten. Aber auch sie werden dafür Gründe haben und sollten dafür nicht getadelt werden.

Mit der Erinnerung an den Schlaf bekommt der bleiche Tod wieder etwas Farbe. Auch entsteht etwas wie jene liebliche Verwirrung, jene Anmut, die zu künden scheint: noch sei nichts entschieden. Es

gehört zu den unser aller natürliches Verhältnis zum Tod kennzeichnenden Erfahrungen, daß wir zwar den Tod für gewiß, die Sekunde des Todes aber für unbekannt halten. So ist es auch möglich, daß die Mehrzahl der Menschen – die, die wir für gesund halten – eigentlich nicht den Tod, sondern nur das Sterben fürchten. SCHELLING hat die sonderbare Verwandtschaft in den Begriffen Tod und Nichts einmal behandelt: Wir scheinen da etwas zu wissen, wovon wir nichts wissen – der einzige Fall von einem das Nichts Wissen. Hat aber der Tod auch nur *eine* Ähnlichkeit mit dem Schlaf, dann rückt er für das Bewußtsein in die Reihe der Selbstverborgenheiten, die auch einmal auf Aufdeckung hoffen können: in die Reihe der rhythmischen Unterbrechungen, die ebensowohl wiederkehrendes Wachen wie wiederkehrende Lükken bezeichnen. Die Todeserweckung, gewöhnlich den religiösen und nicht den natürlichen Vorstellungen zugeschoben, ist, freilich bis zur Unkenntlichkeit verbogen, selbst in der Biologie nicht ganz zu vertreiben gewesen. Nicht nur durch Fortpflanzung, sondern auch durch potentielle Unsterblichkeit soll nach gewissen Experimenten alles lebende Gewebe und Zellige ausgezeichnet sein. Die Rhythmizität der Lebensvorgänge ist eine andere Art, in der Vergehen und Werden sich überall vorfinden und so eine Art von Beständigkeit im Wechsel, eine symbolische Unsterblichkeit zu zeigen scheinen. So wie Wachen und Schlafen, so lösen einander ab auch Hunger und Sättigung, Einnehmen und Ausgeben, Zerstören und Aufbauen und vieles andere. In die Beschreibung der geschlechtlichen Handlung, die selbst im Rhythmus erfolgt und rhythmisch wiederkehrt, hat die alte Sprache noch einen anderen Gegensatz aufgenommen: die Worte »Beischlaf« und »Erkennen« stellen die zwei entferntesten Zustände des Bewußtseins nebeneinander für denselben Akt, der so einmal als höchst unbewußter und einmal als höchst bewußter hingestellt wird.
Für das Krankheitsgeschehen scheint dieses Echo, welches der Tod im Leben hervorruft, zunächst nicht hörbar zu sein. Aber bald finden wir es auch hier. Zwei Krankheitsbeispiele sollen dies erläutern. Da war zunächst ein nicht mehr junger Ehemann mit Kindern, der wegen fieberhafter Gelbsucht überwiesen wurde. Die Erkundigungen ergaben, daß er diese Erscheinungen, die von denen des auch epidemisch jetzt so bekannten Icterus infectiosus, der Hepatitis epidemica nicht verschieden sind, unmittelbar nach einer Neosalvarsan-Injektion bekam – der dritten, die angewandt

wurde, weil ein Primäraffekt am Übergang von Glans und Praeputium aufgetreten war. Die Wassermannsche Reaktion im Blute ist positiv. Zuerst schien er es zuzulassen, daß wir erwogen, er habe die Syphilis durch seine Ehefrau bekommen. Später gestand er, schon vor einem Jahre eine Gonorrhoe gehabt zu haben, und jetzt ist uns am wahrscheinlichsten, daß er diese Geschlechtskrankheiten sich im außerehelichen Sexualverkehr zuzog, zumal seine Frau gesund befunden wurde. Nunmehr ergibt sich hier eine wahre Kette, geradezu eine Schlange von Kausalitäten; sie sieht etwa so aus: Geschlechtsverkehr → Syphilis → Salvarsanbehandlung → Icterus. Kein Glied der Kette ist ohne das vorhergehende realisiert worden, jedes ist spezifisch und eigentlich unersetzlich. (Eine Diskussion der interessanten Salvarsanschäden kann hier unterbleiben.) Was aber in dieser Kette in die Augen springt, das ist, daß bei der Verursachung jedes ihrer Glieder nicht nur eine Kausalfrage, sondern zugleich eine Schuldfrage auftaucht. Um dies zu verdeutlichen, nennen wir einige Gebote mit, die man (neben anderen) heranziehen kann und deren Nichtbefolgung solche Folgen hatte. So verstößt der außereheliche Geschlechtsverkehr gegen das mosaische Gebot, so die Verbreitung der Syphilis durch den Geschlechtsverkehr gegen ein Gebot der Vorsicht; daß aber die Lues mit Salvarsan behandelt werden mußte, ist nur die Folge des Vorangegangenen. Indes ist nicht zu übersehen, daß die Salvarsanschäden einen Mangel dieser Chemotherapie darstellen, den zu beseitigen ein Gebot der therapeutischen Forschung bleibt; einige glauben, daß dieser Schaden durch Penicillin-Anwendung zu vermeiden wäre und wir so forschen müssen, was schuld ist, wenn dieser Fortschritt noch nicht allen Kranken zugute kommt. Schuldfragen kann und muß man also in solchem Falle bei jedem Kausalnexus dieser Reihe aufwerfen, und das eben sollte gezeigt werden. Die Sprachwendung »dies ist schuld« ebnet eben durch den Doppelsinn des Wortes »schuld« die Verbindung der moralischen mit der logischen Kategorie.

Und nun kommt dem das Bewußtsein vieler Kranken und, wie ich überzeugt bin, das Unbewußte aller Kranken entgegen. Denn die Frage, was schuld sei, hat von Urbeginn jenen Doppelsinn, und von hieraus wandelt sie sich so leicht in die schon anklagen wollende, »wer« ist schuld? Freilich wird in unserem Beispiel der moralische Aspekt noch dadurch geradezu ans Licht gezogen, daß die Syphilis nicht immer, aber meistens durch Sexualverkehr übertragen wird. Diese sonderbare Eigenheit kommt schon zu einer Zeit zum Ausdruck, als dieser Zusammenhang noch nicht erkannt, aber die Krankheit in Deutschland als Franzosenkrankheit bezeichnet ist (statt was schuld ist, scheint man zu sagen, wer schuld ist). Als dann der Ausdruck »Lustseuche« die Kausalität deutlich bezeichnet, ist auch die Verschränkung von Sexualität und Moral offenkundiger, und trotz aller Objektivität ist eine Farbe des Unsittlichen von dem Begriffe der Geschlechtskrankheiten nie ganz abzuwaschen gewesen. So bleiben auch die Folgen von dem Begriffe der Strafe nicht ganz zu trennen. Es ist auch zu beachten, daß diese Folgen bei der Gonorrhoe im weiteren Verlaufe die Zeugungsfähigkeit, bei der Syphilis aber (über Paralyse, Arterienkrankheit usw.) das eigene Leben bedrohen, Nachkommen im einen, die eigene Gesundheit im anderen Falle vernichten können.

Daß nun ein Schuldgefühl mindestens im Unbewußten jedes Kranken schlummert, ist wie gesagt eine Behauptung, die ich nur als Hypothese aufstellen kann. Ein breiter Nachweis fehlt, und er hätte zu beachten, daß es auch beim Gesunden kein Unbewußtes ohne Schuldgefühl gibt. Dagegen gibt es eine ziemlich lange Reihe von Psychoneurosen und Psychosen, in denen man sich das unbewußte Schuldgefühl in irgendeiner entstellten Art ins Bewußtsein durchgebrochen vorstellen muß. Solche Fälle sollen wenigstens gestreift werden. Die eine Gruppe wurde in der älteren Klinik unter dem Namen »Sexuelle Neurasthenie« zusammengefaßt. Man findet darunter Fälle von Onanie, Impotenz der Männer, Frigidität der Frauen usw. In ihnen allen ist das Phänomen der Schuld sehr bekannt; in einigen ist die Angst vor Infektion oder die Angst vor der Schwangerschaft vorwaltend und eine tiefere Beziehung von Angst und Schuld nahegelegt. In der zweiten Gruppe nimmt dieser Komplex wahnhafte Form an, und er läuft unter dem Namen Luophobie. Diese Kranken setzen ihre schon paranoide Überzeugung, geschlechtskrank zu sein, allen objektiven Tatsachen und Beweisen zum Trotze durch, und sie liegen auf der Grenze von Neurose zu Psychose. Die dritte Gruppe findet sich bei den Geisteskranken, am meisten den melancholischen, welche den vollen Betrag der Aggression gegen ihr Ich und oft ihren Körper wandten, und bei denen das Schuldbewußtsein den Hauptraum einnimmt. Sie scheinen den ganzen Begriff des Krankseins in Schuldsein umgesetzt zu haben.

Diese eine Steigerung zeigende Reihe kann wenigstens hier soviel nützen, als sie ein sozusagen reziprokes Verhältnis von Krankheit und Schuld aufdeckt; ein Verhältnis, das jeder mit Kranken Umgehende genau studieren sollte. Wir gelangen aber damit zu einem zweiten Typus von Krankengeschichten, bei denen zwar die Schuld sich nicht vordrängt, aber doch auch ein Überschreiten des natürlichen Kausaldenkens stattfindet, nur in anderer Richtung. Diese Kranken fühlen keine Schuld, sondern ein Schicksal.

Die Kranke, welche subjektiv und objektiv das Schicksal, besser die Denkweise des Schicksalgedankens herausfordert, hat folgende Geschichte. Sie kannte weder Vater noch Mutter; sie weiß nicht einmal, wer sie waren. Die ersten Lebensjahre verbrachte sie in einem Waisenhause, die nächsten in der Betreuung anscheinend guter Bauersleute. Aber auf der Schule mußte sie vielen Spott der Mitschülerinnen wegen ihrer elternlosen Herkunft dulden. Mit der Pubertät kam der erste Unfall. Beim Tragen eines schweren Holzkorbes stolperte sie und brach den Fuß. Ein paar Jahre später mußte sie Äpfel pflücken; sie suchte einen ganz entfernten heranzuziehen, glitt aus, der Ast, auf dem sie stand, brach, sie stürzte sechs Meter hoch herab, brach die Wirbelsäule. Eine Paraplegie war die Folge. Heute nach sieben Jahren ist sie noch halbgelähmt, kann nur mit Krücken ein wenig humpeln, die Blase ist noch schlußunfähig. Sie bekam jetzt wieder eine Cystopyelitis, wegen der die Klinik sie aufnahm. Sonst ist sie im Krüppelheim, wo sie die Schneiderkunst lernt. – Diese Krankengeschichte also ist ein Schicksal in einer Kette. Es fängt gleichsam schon vor ihrer Geburt, ja vor ihrer Zeugung an. Aber ich würde nicht wagen, jede aktive Teilnahme der Patientin an den beiden Unfällen zu leugnen. Je mehr wir durch Psychoanalyse und neuerdings durch Unfallstatistik über das Vorkommen der Fehlleistung bei Unfällen gelernt haben, um so größeren Eindruck empfingen wir davon, daß verdrängte Tendenzen zur Selbstschädigung und Selbstvernichtung an deren Zustandekommen Anteil haben können. In beiden Unfällen ist ein solcher Vorgang möglich und nicht auszuschließen. Von den mythologischen und philosophischen Darstellungen des Schicksalsbegriffes aber ziehen wir nur das eine Moment heran: Äußeres und inneres Schicksal sind da so verbunden, daß sie die Plätze tauschen können, und viele Denker glaubten zu erkennen, daß ein Mensch das Schicksal, das er hat, auch macht. Der Amor fati, Glück oder Unglück bringend, umschließt dann beides, das Zusto-

ßende und das Gemachte mit demselben Ja, wie der Horror vacui die Abwendung vom Grundlosen beweist.
Obwohl hier Schuldfrage und Schicksalsfrage getrennt und in zwei klinischen Fällen weit auseinanderliegend erscheinen, so haben beide doch das Gemeinsame, daß sowohl mit Schuld wie mit Schicksal die nüchterne und sinnlose Kausalität weit überschritten wurde. Ohne daß dem Kausalzusammenhang Abbruch geschähe, wird er doch transzendiert. Transzendent zum Materiellen verhält sich der moralische wie der fatalistische Aspekt; beidemale wird eine höhere Gewalt anerkannt, der man sich zu beugen habe. Ob krank durch Schuld oder krank durch ein Geschick, ob durch eigenes Mitwirken oder durch fremdes, jedesmal ist es mehr als nur natürlicher Eingriff in die Natur. Zu solcher Transzendenz gehört ein Dualismus, also zwei Sphären oder zwei Wesen. Dieses Gegenüberstellen wird vom menschlichen Gemüte nun sehr leicht persönlich erfaßt – so sehr, daß gar leicht auch die Personenbegegnung als das Primäre vorgestellt wird. Dann sind es ursprünglich zwei persönliche Wesen und nicht Personifikationen von ursprünglich Unpersönlichem, die einander begegneten. Damit ist ein neues Problem gegeben: Nach welcher Regel oder Ordnung geschieht die Begegnung? Oder auch: Wer hat wen krank gemacht?
Das Thema, auf das wir damit stoßen, ist ein neues. Unter dem Begriffe der Begegnung kann man einen Zusammenstoß zweier Kugeln, ein feindliches oder freundliches Begrüßen, auch einen Haß oder eine Liebe umgreifen. Wir folgen einer im philosophischen Denken schon lange vorbereiteten Entwicklung, wenn wir die Begegnung nicht als äußerliche, sondern als eine in *beiden* einander Begegnenden zugleich geschehende innere fassen, also als spiegelbildliche, polare, wechselseitige, gegenseitige verstehen. In jedem der beiden einander Begegnenden geschehe etwas, und dies Etwas sei durchs andere bestimmt. Um aber eine konkrete Vorstellung davon zu gewinnen, wird diese Gegenseitigkeit gleich an dem beobachteten Beispiel von Arzt und Patient betrachtet.
Die im sogenannten ärztlichen Dienste zu bemerkende Gegenseitigkeit wird leicht bemerkbar in der Bezahlung des Arztes. Der Kranke bezahlt den Arzt, und zwar kauft er sich dessen Hilfe zur Gesundheit mit Geld. Ein Kaufvertrag ist also eigentlich dies Verhältnis, und was gekauft wird, so kann man es auch ausdrükken, ist Gesundheit. Zwar sind die Modalitäten in Privatpraxis, Kassenpraxis, Sozialversicherung und beim Heeres-Sanitätswesen

nicht dieselben, und der Charakter des persönlichen Kaufvertrages kann sehr indirekt und verschleiert sein. Wesentlich ist die Ungleichartigkeit von Leistung und Wirkung, sowie, daß diese Ungleichartigkeit durch den abstrakteren Begriff des Geldes überbrückt wird. Das Wissen und die Geschicklichkeit des Arztes soll in Gesundung sich transformieren, und dies wird bewerkstelligt durch die Gegenleistung von Geld.
Eine zweite Form der Gegenseitigkeit kommt zutage in dem gemeinsamen Eingehen auf Risiko und Gefahr. Diese Form ist durch Geld kaum darstellbar, die Differenz im Risiko ist nicht durch Geldwert ausgleichbar. Die Differenz ist auch sehr verschieden.
Eine andere Art der Gegenseitigkeit im ärztlichen Dienst ist also die Übernahme des Gefahrenrisikos. Es wird ja häufiger so sein, daß der Patient mehr riskiert: durch die Krankheit, die er hat und der Arzt nicht hat, auch durch sein blindes Vertrauen und den »verwegenen Totschlag« (GOETHE) von seiten der Ärzte. Aber es gibt auch den Fall, in dem der Arzt sich in die gleiche Gefahr begibt, wenn er das Seuchenlazarett betritt, wenn er mit dem Geisteskranken die Höllenfahrt antritt. Auch hat er sich zuweilen überarbeitet. Und mehr als einer hat sein Leben bei dem allem verloren. – Noch an eine Form der Gegenseitigkeit ist zu erinnern. Der Patient kann ein lehrreicher sein, wie es lehrreiche Schüler gibt. Diesmal schenkt er seinem Arzt unabsichtlich, was dessen Erkenntnis vermehrt, was ihn so befriedigt. Daraus kann sich auch weitere Übertragung zum allgemeinen Vorteil ergeben und das, was man »Fortschritt« nennt, entstehen. – Die endlich wichtigste Gegenseitigkeit sieht dann wieder mehr psychologisch als moralisch aus. Es ist der Genuß der Macht, die der Arzt über den Kranken hat. Die Lust zu befehlen, zu herrschen und zu besitzen, machen eine Stütze des Arztberufes aus, die man durch sentimental-ethische Worte nicht maskieren sollte. Der »Dienst am Kranken«, das »der leidenden Menschheit helfen« sind psychologisch betrachtet mehr als zweideutige Formeln. Dem Lustgewinn des Beherrschens kommt ein »masochistisches« Bedürfnis vieler Kranker entgegen: sie wollen beherrscht, besiegt, zuweilen gequält sein, wenn ihr Bedürfnis sich hinzugeben nur unter der Bedingung der Überwältigung befriedigt werden kann. Bei Frauen mag dies offenbarer, aber bei Männern verborgen auch nicht so selten sein. Der Herrscherlust auf der einen entspricht die Dankbarkeit auf der

andern Seite; beide gehören dann zusammen wie Schlüssel und Schloß.

Aber die ärztlichen Gegenseitigkeiten kommen in ein besonderes Licht, wenn man sie als Sonderformen der überärztlichen im Leben der Staaten und Gesellschaften wirksamen sieht. Die Gerechtigkeit, die Geschlechtlichkeit und die Opferordnung verdienen hier wenigstens erwähnt zu werden. Die Kampf- und Grundworte der amerikanischen Verfassung und der Großen Revolution der Franzosen sind es, welche auch heute manchen Gesetzgebern unveränderte Bedeutung zu haben scheinen. Freiheit, Gleichheit und Brüderlichkeit sollen sie ausdrücken. Aber wie soll es Brüderlichkeit geben, da doch Gleichheit, wenn sie erzwungen wird, Feindschaft erzeugen muß? Und wie soll es Freiheit geben, da doch jedes gute Zusammenleben soviel Verzichte auf Freiheiten verlangt? Nun wird die Kraft eines großen Staatsgrundgesetzes vor allem aus den Spannungen stammen, die in ihm zusammengefaßt werden, und mit der Spannweite der Brückenbogen wächst auch der Abstand der Ufer. Aber angesichts der gegenwärtigen Beliebtheit der »Menschenrechte« sind deren innere Widerhaken doch beachtlich. Wo Gegenseitigkeit gesucht wird, da wird die Tatsache der Ungleichheit anerkannt; wo Ungleichheit besteht, wird Brüderlichkeit aus Gegenseitigkeit erwachsen; und wo Freiheit nicht erstrebt, sondern auferlegt ist (J.-P. Sartre, 1943: »Wir haben nicht die Freiheit unfrei zu sein«), da ist die Unfreiheit Sicherung und Beruhigung. Ein wenig mehr Psychologie ist seit der Verkündung der Menschenrechte unentbehrlich geworden, um das hohe Gute zu erreichen.

Dabei ist die Kategorie, welche am meisten der Korrektur bedarf, für alle von der Naturwissenschaft beeinflußten Gebiete die der Gleichheit. Indem die Naturwissenschaft das Gleichnis durch die Gleichung ersetzte, verleugnete sie auch die originale Ungleichheit, welche in der Gegenseitigkeit nicht toleriert, sondern anerkannt wird. Sie anerkennen, heißt sich der Wirklichkeit nähern, und dem Wirklichen näherkommen, heißt auch dem Guten näherkommen, welches das Wahre und das Schöne einschließt. Was in der Politik geschah, nämlich eine gefährliche Übermacht des Gleichheits-Ideals, das geschah auch für die Stellung von Mann und Weib. Nach der Gerechtigkeit werfen wir einen Blick auf die Geschlechtlichkeit.

Hier ist es der erst im 19. Jahrhundert allgemein werdende Begriff der Sexualität, in dem die Gegenseitigkeit und die in ihr liegende Ungleichheit untergingen. Wenn man FREUDS Psychoanalyse einen Vorwurf machen wollte, dann hätte man ihr nicht die Betonung der Geschlechtlichkeit, sondern die Verwischung des männlich-weiblichen Gegensatzes vorwerfen sollen. Es geschah nicht, und dies beweist, daß FREUDS Kritiker noch mehr als er im naturwissenschaftlich-positivistischen Denken befangen waren. (Eine erste Korrektur stammt aus der Psychoanalyse selbst: C. G. JUNGS Unterscheidung von Animus und Anima.) So wie die Physiologie erst spät auf den Gedanken kommt, eine Physiologie des Menschen müßte vielleicht auf anderen Grundlagen erbaut werden als die der Tiere, so hat auch die Psychologie der Psychoanalyse, erst nachdem sie aufgebaut war, ins Auge gefaßt, daß vielleicht die des Weibes anders als die des Mannes gebaut sein müßte. Der anatomische Unterschied der Geschlechter wirkt dann wie eine Differenz von außen, auf die dasselbe Wesen verschieden reagieren müßte. Die Ausdrücke »Geschlechtsmerkmale« und »sekundäre Geschlechtsmerkmale« stammen ebenfalls aus einer Vorstellung von etwas in der Hauptsache Gleichem, das nur da und dort modifiziert wäre. Und sicher steht auch diese unsere Darstellung einer Anthropologie noch im Zeichen solcher Gleichmacherei und Geschlechtslosigkeit, wenn erst jetzt gegen ihren Schluß die Frage auftaucht, ob das System nicht von Anfang an die Gegensätzlichkeit, die Gegenseitigkeit der beiden Geschlechter hätte zugrunde legen sollen?

Dabei ist auffallend, daß vieles in diesem System dualistisch, ja polar gebaut ist. Es könnte sein, daß die Zweiheit der Geschlechter und die Dichotomie einiger unserer Begriffe etwas miteinander zu tun haben. Es könnte sein, daß die Entgegensetzung von ontisch und pathisch, die Gegenüberstellung von Soma und Psyche, der Gegensatz von gesund und krank, von Nuance und Akkuratesse, von Es und Ich, von Objekt und Subjekt – daß alle diese dualen Antithesen auch den Gegensatz der Geschlechter irgendwie repräsentieren und als Gegenseitigkeit von männlich und weiblich besser gedeutet, bedeutender begründet werden könnten. – Da dies aber eine neue Untersuchung erfordern würde, stellen wir sie noch zurück. Sie müßte vom konkreten Stoffe ausgehen und auch empirisch verfahren. Es gibt dafür viele Anlässe; ein solcher wäre zum Beispiel das hier bisher ebenfalls anatomisch behandelte Thema der Logophanie. Daß der Gedanke aber im Weibe anders entstehe als im Manne, ist so bekannt, daß sich die Untersuchung wohl bald vom vorwissenschaftlichen Beobachten zum wissenschaftlichen Erweisen wenden könnte.

18. Kapitel
Aus Ich soll Es werden

Eine begrifflich-systematische Darstellung muß immer einen Nachteil gegenüber dem lebensvollen Fortgang einer praktischen Therapie haben, denn in dieser begegnet etwas, was in der bloß gedachten Darstellung verloren gehen *muß*. Es gibt in der Therapie die Überraschungen, welche dem System fehlen müssen, und es gibt da die Begegnungen, die das schlechthin Andersartige vors Auge werfen. Darum habe ich öfters von der »Reise in eine andere Landschaft« gesprochen. Gemeinsam ist der Systementwicklung und der Praxis nur, daß wir in beiden Fällen inne werden, die Welt hänge noch ganz anders zusammen als die überlieferte und gesicherte Wissenschaft zeigen können, anders auch als das ungebildete Gestammel im Alltag uns zeigt. Hinter dieser Welt existiert eine Hinterwelt, Anderswelt, Unter- oder Überwelt – das, was die Philosophen die transzendente, die Frommen die jenseitige, die vom Absoluten Berauschten die ewige Welt nennen mögen.

Es gab nun zwei Versuche, dieser Anderswelt habhaft zu werden, und sie in der allzu geistig beherrschten gleichsam zu inkarnieren: die Ordnung, die wir die Solidarität des Todes und die, welche wir die Gegenseitigkeit des Lebens nannten. Die erstere breitet eine düster-nächtliche Stimmung über unser Dasein, die zweite erhellt sich in der Weise, daß das Licht den Schatten braucht, gleichsam zu seinen Gunsten verbraucht. In den Verordnungen der Gerechtigkeit – etwa der Menschenrechte – und in den Gesetzen des mosaischen Dekalogs, ja den Seligpreisungen der Bergpredigt will mir nichts anderes erscheinen als eine verbesserte Beschreibung der Wirklichkeit und keineswegs die Hinweisung auf etwas, was sein sollte, aber leider nicht ist. Was aber in der Gerechtigkeit sich nun erwies – die unvermeidliche Gegenseitigkeit –, das, was dann auch in der tiefer in unser persönliches Dasein noch eingreifenden Geschlechtlichkeit wiederzuerkennen ist, das ist die Verbündung des *Ungleichen*. Was aber ungleich ist, das kann sich nur verbinden

(»verbrüdern«, »fraternisieren«) durch Verzicht auf Freiheiten. Freiheit wäre nur zu haben durch Verzicht auf Freiheiten, also Unfreiheiten. Wir können uns aber des Eindruckes nicht erwehren, daß diese »Medizinische Anthropologie« sich in der Illusion entfaltet hat, als ob die Gedankenbildungen in ihr *zu wenig* berührt von dem Unterschiede geschehen seien. Daß der Begriff zum Beispiel der Sexualität sich erst unter der Vormundschaft der mathematischen Gleichsetzung dessen entwickelt habe, was doch qualitativ ungleich ist. Ein Verdachtsmoment ist dabei, daß alle jene Begriffsbildungen – ontisch und pathisch, Psyche und Soma, krank und gesund, Nuance und Akkuratesse, Ich und Es –, daß alle diese Begriffs-Antithesen sich dual und nicht trial, quaternal usw. vollzogen, auf eine eigentliche Verbundenheit von Begriffsbildung und Geschlechtlichkeit zurückwiesen, vielleicht, daß hier der Begriff eigentlich aus dem Geschlecht, daß hier die Gerechtigkeit aus der Geschlechtlichkeit abstamme oder jedenfalls mit ihr noch verbunden sei.

Das bleibt hier eine Hypothese, die nur zu wagen ist im Hinblick auf nächste Aufgaben. Kehren wir zur ärztlichen zurück. Da sieht die Erfahrung anders aus, weniger gedanklich und dringender gegenwärtig. Woher kommt das? Daher, daß in der naturwissenschaftlichen Medizin nicht nur eine Selbstüberschätzung, sondern ein Versuch zur Askese, zur Desexualisierung enthalten ist. Auch wenn er, wie die duale Antithetik der Philosophen zeigt, nicht gelungen ist, so ist er dort wenigstens gemacht. Auf der anderen Seite hat FREUD die Dringlichkeit der Aufgabe der Askese gleichsam durch die Übertreibung seiner Libido-Lehre zum Bewußtsein gebracht.

Dieser Versuch zur desexualisierenden Askese muß nun unvollständig bleiben, solange die Antithesen der Naturwissenschaft zu Philosophie einerseits, Religion andererseits aufrechterhalten bleiben. Im praktischen Betrieb kommt es in der Regel nicht einmal zur Dialektik, sondern einfach zur Gebietstrennung. Statt der Gebietstrennung machen dann einige Menschen den Versuch, beides oder die drei in sich zu vereinigen. Dabei kommen sie zuweilen zu einer Entscheidung, die aber auch keine Vereinigung ist, wie zum Beispiel zu der Rangordnung, Philosophie stehe höher als Wissenschaft, oder Religion stehe höher als diese beiden. Wir betrachten hier einen solchen Versuch, den ich selbst gemacht habe. Er knüpft an ein Wort an, das Sigmund FREUD (1933) gelegentlich gebrauchte, als er bemerkte, daß seine Psychotherapie der Neurosen auf der Einführung des Subjektes in die Therapie beruhte. Das Wort lautet: »Aus Es soll Ich werden«. Wie läßt sich diese Anweisung gegen die Spiritualisierung schützen? Er versuchte es, indem er eben nicht Objekt und Subjekt, auch nicht Materie und Geist unterschied, sondern Ich und Es. Aber es hat sich gezeigt, daß das nicht genügt, und daß dabei die Inkarnation des Geistes übergangen werden konnte. Dann sah es wieder so aus, als ob die Freiheit und die Herrschaft des Geistes über die Materie die Hauptsache dabei wäre. Deshalb fügte ich hinzu: Es soll nicht nur aus Es das Ich werden, sondern auch aus Ich das Es werden. Das Rätsel, was mit der Gegenseitigkeit eigentlich gemeint sei, scheint sich dann zu lösen. Denn nur wenn beiderseits sowohl die Spiritualisierung als auch die Materialisierung erfolgt, ist aus einer Gleichsetzung ein Gleichnis geworden; nur dann könnte die Inkarnation beiderseits stattfinden.

Jetzt soll zu zeigen versucht werden, inwiefern die Antithese vom Ich und Es, die gegenläufige Bewegung in der Therapie noch eine unvollständige ist. Vollständig wäre sie nur, wenn der Lauf vom Ich zum Es den anderen vom Es zum Ich ergänzte. Aber er kann es nicht. Weil es nicht klar wurde, wie das Ich dem Es überhaupt begegnen könne. Das merkt man in der Entwicklung von Freuds Psychoanalyse bald, wenn man zuschaut, wie in Traumdeutung, Neurosenanalyse und Verstehen der motorischen Fehlleistung sich analytischer Geist des damals sogenannten Unbewußten zu bemächtigen unternimmt. Da zeigt sich bald, daß man diesem Unbewußten mit den Mitteln des Bewußtseins schwer beikommt. Die sogenannte Deutung soll etwas anderes sein als die wissenschaftliche Erkenntnis, und es gibt genug Leute, die in der Deutung sogar eine minderwertige und ungeschätzte Geistestätigkeit erblicken. Geht man dann daran, und Freud selbst hat das ein paarmal versucht, das Unbewußte vom vernünftigen Bewußtsein aus zu charakterisieren, dann gelingt das eigentlich nur in repulsiver Art und mit negativen Aussagen. So wenn er konstatiert, daß im Unbewußten der Satz des Widerspruches und das Gesetz der Zeit *nicht* gelte. (Ich bin deshalb dazu gelangt, die Kräfte des Geschehens nicht nur alogische, sondern antilogische zu nennen.) Noch mehr gerät man in den Widerspruch mit bis dahin geltenden Ordnungen, wenn man überlegt, ob beim Zustandekommen einer Handlung das Unbewußte eines Menschen verantwortlich zu machen sei. Wenn es sich um strafbare Handlungen dreht, dann gerät der Psychoanalytiker alsbald in Konflikt mit Vertretern geltender Strafgesetze, und ich kann mir denken, daß FREUD sich vom Thema der Verantwortlichkeit des Unbewußten zurückzog, teils aus eigener Unklarheit, teils aus ökonomischer Beschränkung auf bestimmte Kampffelder, deren er sowieso genug antraf. Denn es ist klar, daß er mit seiner Entdeckung des unbewußten Strafbedürfnisses (1915), dem zu seiner Zeit geglaubten und geltenden Begriffe von Verbrechen, Schuld und Strafe Boden entzog. – Endlich ist unklar geblieben, ob mit der Einsetzung des Es in die allgemeine Anthropologie die Bahn frei wäre, die von den Naturwissenschaften konstruierte Materie zu diesem Es zuzulassen, ihm einfach zuzuschlagen. Eine nähere Überlegung zeigt, daß das nicht möglich ist. Die mechanische Körperlehre, die klassischen Naturbegriffe stellen die Natur in Zeit und Raum vor, und diese Natur hat die vorhin erwähnten Merkmale des Unbewußten, also der Zeitlosigkeit und der Nichtgeltung des Widerspruchsatzes nicht. Wenn ich noch weitergehend das Wesen des Es als antilogisch bezeichne, so ist also die naturwissenschaftlich konstruierte Natur des Körpers dafür nicht einzusetzen. Ob es, in Verbindung mit der nachklassischen Physik, gelingen wird, die Grundlagenbegriffe als Begriff so umzuformen, daß sie fähig werden, eine neue Physiologie zu tragen, ist noch nicht entschieden. Über die Aussage, daß die klassische Physiologie falsch ist und den Körpervorgang im beseelten Körper nicht zutreffend darstellt, sind wir außer fürs nervöse Organ noch wenig hinausgekommen.

Eine Erklärung dafür, daß die mit dem Worte »Aus Es soll Ich werden« bevorzugte Spiritualisierung sich mit keiner entsprechenden Materialisierung verbinden konnte, ist nun darin zu erkennen, daß FREUD in der Begegnung mit dem Tode keine Klarheit finden konnte. Diese Erklärung besagt also, daß sein »Todestrieb« (1920) ein Surrogat der Begegnung mit dem Tode war (was sich dann auch so äußerte, daß er in dummer Weise »an« einem Sarkom starb). Mit der ihm eigenen Sicherheit vollzieht er eine Kontinuität seiner Lebensarbeit, indem er den Trieb damit betraut, die Begegnung mit dem Tode aufzunehmen. Aber wie die Trieblehre »das dunkelste Stück« der Psychoanalyse blieb, so ist der Triebbegriff selbst immer ein Notbehelf in dieser Psychologie geblieben, indem er eigentlich ein Grenzbegriff ist, der an der Grenze von Psyche und Soma verbleibt und so eine eigentümliche Schwebelage dieser

Wissenschaft bedingt. Es wäre aber gut, wenn auch die anderen Wissenschaften sich solcher Schwebelage bewußt würden.
Unser Resultat ist nun, daß die Formel »Aus Ich soll Es werden« nur eine Vorbereitung sein kann, den Tod in die Anthropologie einzuführen und die Begegnung mit dem Tode zu ermöglichen. Jene beiden entgegengesetzten Formeln werden dann ersetzt durch: Aus dem Tode soll Leben, und aus dem Leben soll Tod werden. Dann wird auch zu überlegen sein, was mit dem Wörtchen »soll« eigentlich gemeint ist. Die Einführung des Subjektes zieht diese Einführung des Todes nach sich.

19. Kapitel
Einführung von Leben und Tod

GOETHE schrieb: »In der Jugend sind wir monoton, im Alter wiederholt man sich.« – Da hat er ironisch und gewahr einer Gefahr gedichtet, die er abwehrte. Ich lerne daraus, daß ich zu vermeiden habe, mich zu wiederholen. Es wurde im zweiten Teil dieses Buches der Versuch gemacht, die kasuistischen Vorstellungen des ersten Teiles in einer abstrakten Begriffslehre darzustellen, also dort in Anwendung Gebrachtes theoretisch zu wiederholen. Diesmal also wäre die Wiederholung sogar erwünscht und gerechtfertigt; es soll kein wesentlicher Unterschied zwischen Anwendung und Theorie sein. Nur dann hat ein Begriff die Würde der Objektivität; nur dann entspricht ihm hier etwas Wirkliches. Da nun aber die Solidarität des Todes und die Gegenseitigkeit des Lebens als Hauptsätze der Medizinischen Anthropologie hier angeführt wurden, ohne daß sie in meinen klinischen Vorlesungen sichtbar hervortraten, so sei jetzt noch besprochen, was jene Hauptsätze in der Praxis eigentlich bedeuten. Der Gegensatz von Kasuistik und System darf nicht so groß werden, daß die innere Ähnlichkeit und die Wiederholung des Gleichen in den zwei Hauptteilen ganz unsichtbar würde.
Wenn ein klinisch nachweisbarer und menschlich erfreulicher Erfolg, der bisher durch organische Therapie nicht erreichbar war, nun durch Psychotherapie eintritt, so ist das nach unserer Erfahrung zur Propaganda der Psychotherapie nicht immer ausreichend. Man verlangt, wenn man skeptisch gegen sie ist, statistische, also meistens nicht zu erbringende Beweise. Wichtiger ist, wenn der

Psychotherapeut zu seiner eigenen Stärkung mehr, nämlich wissenschaftliche und systematische Einsichten und nicht nur befriedigende Erfolge sucht. Das führt dann unter anderem zu dem Verlangen nach einer Präzision der Methode. Im Augenblick liegt das nun so, daß wir von der Psychoanalyse der Psychoneurosen eine Methode lernen konnten; daß die Anwendung derselben auf organische Krankheiten zu Modifikationen derselben führte und daß dann sich wieder eine mehr psychosomatische Medizin und eine anthropologische Medizin entwickelten. In der letzteren besonders wurde statt der Psychoanalyse die biographische oder auch die psychobiographische Methode heimisch. Davon war im ersten Teil viel, im zweiten Teile wenig oder nicht die Rede. Statt dessen tauchen Begriffe wie pathisch, Gestaltkreis, Es-Bildung, Tod, Solidarität, Gegenseitigkeit, Leben auf. Bedenkt man dann weiter, daß sich das alles in einer Medizinischen Universitätsklinik abspielt, dann hat man auf den ersten Blick nicht den Eindruck eines geschlossenen Rahmens, eher den einer Zersetzung. Es ist – braucht man ein Bild aus der Sinnesphysiologie – so, daß mit zwei Augen gesehen wird, und daraus ergibt sich die Hoffnung, daß kein Schielen, auch keine Diplopie entstehen müsse, sondern eine einheitliche, aber durch die Tiefendimension bereicherte Wahrnehmung möglich, sogar gesünder wäre. Ohne bildlichen Vergleich gesprochen: es kommt nicht auf die psychosomatische, also zweifache Sehweise an, sondern auf die einfache und vertiefte. Das spielt sich nun so ab, daß wir nicht nur sowohl psychisch oder psychobiographisch oder biographisch und dabei auch organisch oder naturwissenschaftlich, im ganzen also dual beobachten, sondern daß wir den Sinn der Krankheit durch beides in seiner Vereinigung begreifen. Wir interpretieren also nicht nur das materielle Geschehen (die Fettsucht, das bronchiale Asthma, die Blutkrankheit) durch Wahrnehmung des psychologischen oder biographischen, sondern auch dieses letztere durch Wahrnehmung des Körpervorganges. Mit anderen Worten: Wir interpretieren sowohl den körperlichen Vorgang durch den psychobiographischen, als auch den psychobiographischen durch den körperlichen. Wenn also jemand ein Magengeschwür hat, dann suchen wir auch aus dem organischen Prozeß abzulesen, was eigentlich mit dem seelischen Leben dieses Menschen los war. Diese Einstellung zu den Phänomenen ist also eine zweifache, und erst durch und nach dieser Zweifachheit suchen wir nach der richtigen und einfachen

Einschätzung dieses Falles. Das ist es dann, was in der Verdoppelung jener Anweisungen zum Ausdruck kam: aus Es soll Ich, aber auch aus Ich soll Es werden.

Das Wort »soll« betrifft also die Untersuchungsmethode, aber auch das therapeutische Objekt. Die ganze Unternehmung der Medizin wird durch dieses »soll« in eine bestimmte Richtung gelenkt werden, wobei das ärztliche Verfahren sich nach einer bestimmten Erkenntnis richtet. Die vorangehenden zwei Kapitel haben dem aber noch etwas hinzugefügt. Es genügt nicht zu sagen, aus Es solle Ich und aus Ich solle Es werden, und es genügt nicht, in einer anthropologischen Medizin das Körperliche durchs Seelische *und* das Seelische durchs Körperliche zu interpretieren. Denn was heißt hier »interpretieren«? Dieser aus der Philologie entnommene Ausdruck wird in einer Medizin (und ich halte die »anthropologische« für *die* Medizin) einen eigenen Sinn bekommen. »Interpretieren« also muß jetzt präzisiert werden, und das ist das Thema dieses Kapitels.

Die Antwort ist bereits vorbereitet. Die Interpretation hatte ein unbestimmtes Gesicht, solange nur gesagt war, ein Mensch sei auch in seiner Krankheit als ein auf dem Wege zu seiner eigentlichen Bestimmung gehender zu betrachten, aber nicht dazu gesagt war, welches denn diese eigentliche Bestimmung nun sei. Es ist ganz dasselbe, nämlich eine Unbestimmtheit geblieben, wenn gesagt wurde, jede Krankheit habe einen Sinn, aber nicht dazu gesagt werden konnte, welches dieser Sinn eigentlich sei. Und wiederum muß bekannt werden, die Forderung der Einführung und Anerkennung des Subjektes sei sehr bald als eine unklare Forderung empfunden worden, wenn nicht hinzugefügt wurde, welcher Art und Prägung dieses Subjekt eigentlich sei. – So nützlich also diese Vorschläge sind, so bleiben sie doch formale ohne einen präzisen Inhalt. Das könnte zwar auch ein Vorteil gewesen sein, wenn nämlich die Frage nach einem Inhalt nicht nur verfrüht, sondern schon als Frage falsch, obszön oder aus irgendeinem Grunde verpönt war.

In der Praxis hat sich dann ein großer Mangel herausgestellt. Mit der Frage nach dem Sinne einer bestimmten Krankheit stellte sich nämlich als Haupthindernis ein, daß wir nicht begreifen können, warum gerade dieses Organ ergriffen, diese Funktion gestört war. Auch in den vorstehenden Vorstellungen stand die Frage: »Warum gerade hier?« im Vordergrunde, und wir können mit dem Ergebnisse nicht besonders zufrieden sein. Man kann nicht sagen, daß da gar kein Fortschritt zu verzeichnen sei; aber befriedigen kann er uns doch nicht, und die Situation ist etwa die eines hoffnungsvollen Anfangs. Aber doch nur eines Anfanges. Weiterzuforschen verlangt Mut, Kraft, Glauben. Die letzten Kapitel sollen nun eine kleine Hilfe bringen. Es ist in ihnen nämlich vorgeschlagen, wir sollten nicht nur das Subjekt einführen und anerkennen, sondern den Tod und das Leben. Das ist bedeutend konkreter und inhaltschwerer als das Subjektive. Der Weg zum Sinn, der Weg zur Bestimmung wird wirklichkeitsnäher und bestimmter, wenn wir in jeder gegebenen Krankheit eine Modifikation des Weges zum Tode und zum Leben sehen.

Auch diese genauere Präzision könnte ins Nur-Formale verflacht werden. Es ist ja selbstverständlich, daß jeder Hautausschlag, jeder leichte Schnupfen auch zur Sepsis und zum Tode führen kann. Und ebenso ist selbstverständlich, daß jeder Mensch irgendwann einmal stirbt. Und wieder kann jedem Menschen überlassen bleiben, ob er an ein Leben nach dem Tode glaubt oder nicht. Dieses Herausnehmen des Zufalls, des Schicksals und der Religion aus der Medizin sichert ihr also gewiß ihre praktische Einschränkung auf das ihr zuerteilte Geschäft. Aber eben dadurch wird sie formal. Und der durch Krankheit Bedrohte will nicht eine wissenschaftliche oder theologische Frage erledigt wissen, sondern er möchte so geholfen bekommen, daß er sich mit jenen Fragen auseinandersetzen kann – früher oder später, jedenfalls nicht jetzt und sofort.

Es gehe also in jedem Falle um Tod und Leben. Das ist der Schritt, den wir in diesem Kapitel tun, und das Ergebnis dieser Überlegungen ist, daß der Kern der bisherigen Bemühungen um die Einführung des Subjektes dieses ist: die Einführung von Tod und Leben. Wir haben die Einführung des Todes aber unter der Devise »Solidarität«, die des Lebens unter der Devise »Gegenseitigkeit« vorgenommen. Jetzt sind wir dabei, auch diese zwei Forderungen noch einmal in einer einzigen zusammenzufassen und damit diese kurze Einführung in ein System der Anthropologischen Medizin zu beenden. Das ist die Einführung einer Medizin in die Medizin. Ich sah vor kurzem in dem El retiro benannten Parke der Stadt Madrid ein Denkmal des berühmten spanischen Forschers Ramón y Cajal, in das, die Bedeutung dieses Gelehrten überhöhend, die Worte fons vitae und fons mortis geprägt waren. Es möge dies als Symbol für den eigentlichen Sinn der Medizin auch hier gelten: Die Medizin hat in gleicher Kraft dem Leben und dem Tode zu dienen.

20. Kapitel
Die Verschmelzung von Tod und Leben

Ohne Zweifel klingt es paradox, wenn die Medizin nun auch noch als Helferin zum Tode bezeichnet wird. Denn auch wer sich mit seinem Tode befaßt, erwartet vom Arzte dessen Vermeidung. Es ist nichts damit. Nicht Kampf mit dem Tode, sondern Pakt mit ihm ist die Aufgabe des Arztes. Der Arzt kann den Tod nicht töten, sondern mit ihm Frieden schließen und dabei ihn auch für eine Weile zu überlisten suchen. Dabei kann ein Dilemma entstehen, indem die Hilfeleistung auch einem als lebensunwert beurteilten Leben gewährt wird. Viele Tendenzen zur mehr oder weniger legalen Euthanasie stammen aus der Ansicht, jemand könne diesen Wert oder Unwert beurteilen und dann Kraft seines Verfügungsrechtes über Leben und Tod das eigene oder fremde Leben beenden. Ich bin nun ein Gegner aller bisherigen Euthanasien, weil mir jenes Urteil über den Lebenswert nicht einleuchtet, und weil ich nur einzelne Lebenswerte, nicht aber einen Lebenswert überhaupt für beurteilbar halte. Diese Stellungnahme resultiert außerdem daraus, daß alles Leben ein Sterben ist und keine ärztliche Handlung sich dem Gesetze der Verknüpfung von Leben und Tod entziehen kann. Darum ist jede ärztliche Handlung an sich schon eine Art von Euthanasie, und die Frage lautet daher nicht: Euthanasie oder nicht?, sondern: Welche *Art* von Euthanasie?

Ich hoffe, daß das eine nützliche Klärung bringt. Hier wird es nur als Einleitung benutzt zu einer abschließenden Überlegung über diese Einführung des Todes in die Medizinische Anthropologie, die ja eine Lebenslehre ist. Es gibt nun keine verstandesmäßige Verbindung von Leben und Tod außer der, daß beide zwei Seiten derselben Sache sind. Alle philosophischen, religiösen und biologischen Ansichten darüber müssen, halten sie sich im Verstande, konstruieren, daß ein Rhythmus, eine Abwechslung, eine in der Zeit oder jenseits der Zeit geschehende Verschmelzung beider statthabe. Es ändert sich daran nichts, ob man die Vorstellung von

Individuum oder Person oder Subjekt dabei zu erhalten sucht oder nicht. Auch nichts, wenn man Form, Gestalt dabei zu konservieren sucht oder preisgibt. Insofern ist die Verschmelzung von Leben mit Tod stärker, umfassender als das Weltbild. Sowohl wenn dieses atomistisch strukturiert wird, wie wenn es gleichsam wässerig oder luftig konstruiert wird, muß es den Tod ins Leben hineinnehmen. Insofern ist unser Satz über diesen strukturierenden Weltbildern mächtig. Er steht am Ende und am Anfang.

Natürlich erfolgt mit der Einführung des Todes nicht nur eine etwas andere Schattengebung, sondern eine grundsätzliche Veränderung der Einstellung der Medizin. Denn seit HIPPOKRATES (und wahrscheinlich schon vor ihm bei der Trennung von Priester und Arzt) verhält sich die Medizin so, als ob sie den Tod gleichsam ausklammern und ins Gebiet der Religion verweisen könnte. Das kann nun nicht mehr geschehen. Da es leicht so aussehen könnte, als sei dies alles eine kulturgeschichtliche Betrachtung, so soll an einem noch aktuellen Thema gezeigt werden, daß jene Ausklammerung nicht mehr gelingen kann und daß mit der Einführung des Todes eine unausweichliche Entscheidung getroffen wird. Es ist das Thema der Fortpflanzung. Diese kann als ein Versuch zur Unsterblichkeit mit Hilfe der Überwindung des individuellen Todes beschrieben werden. Alles, was zu ihr gehört, kann als, muß als solcher Versuch angesehen werden.

Es gibt nur eine schon innerweltliche Art, auch die Überwindung des Todes durch die Fortpflanzung zu überwinden: die Askese. Von den drei Mönchsgelübden, Gehorsam, Armut und Keuschheit, ist zwar keines von den anderen zu lösen. Jede Fortpflanzung vernichtet alle dreie. Nicht ob sie vollziehbar, sondern ob sie zu erstreben seien, wird hier gefragt. Ich meine nun, daß auch in dieser Frage man weder die Geschichte noch die Natur, weder die Erfahrung noch die Überzeugung befragen kann. Die Antwort kann nicht von irgendeiner dieser Instanzen abgeleitet werden, sondern wenn jemand sie ableitet, dann hatte er schon zuvor entschieden. Und ich habe mich und entscheide mich hier nochmals gegen die Askese. Sicher kann Geschichte, Natur, Erfahrung und Überzeugung vieles zu diesem Entscheid beisteuern. Aber der Entscheid selbst ist nicht sekundär, sondern primär. Er gehört nicht in irgendeine Anthropologie, obwohl er sie ermöglicht. Er ist auch ein Entscheid gegen den Primat des Geistes, gegen die sogenannte Transzendenz, gegen jede Art von Idealismus. Das auszusprechen ist nötig in einem Buche, in dem so viel gegen den naturwissenschaftlichen Materialismus gesagt wurde. Es mag praktisch nicht falsch sein, wenn in einer zeitgenössischen Epoche die geistigen, die transzendenten und die idealistischen Bemühungen geschont werden. Aber auf die Gefahr der Mißverständnisse hin muß doch an dieser entscheidenden Stelle das Votum gegen die Askese fallen. Es wird ihr ein historischer, also vorübergehender Wert beigemessen – mehr nicht. Er gehört in die »Erziehung des Menschengeschlechtes«, wohl noch weiterhin für geraume Zeit – mehr nicht. Auch nicht weniger. Gestern noch mag ich anderer Ansicht gewesen sein. Die Ursachen und Gründe solchen Schwankens sind erforschbar. Sie berühren aber den Entscheid selbst nicht. Er könnte wankend nur unter einer einzigen Bedingung werden, und diese wäre, daß ein Mensch der Askese nicht stürbe. Ich habe ihn noch nicht gesehen.

Den Abschluß dieser kurzen Einführung bildet nur noch ein Problem. Das Problem ist, ob die Form der Medizinischen Anthropologie eine duale oder eine plurale zu sein habe. Mir scheint, die Menschen sind in der Welt dual gebaut, aber es gibt darüber hinaus viele Typen, Arten und Individuen, und dies ist eine plurale Form. Die Lösung unseres Problemes fällt also nicht aus einer Überlegung über das Wesen der Vernunft (erkenntnistheoretisch), sondern aus dem Gegenstande derselben.

21. Kapitel
Einheit der Krankheit und Krankheitseinheiten

Zum System[4] gehört, daß es weder nur ein Chaos von Einzelnem noch, daß es nur ein starres Gesetz gibt. Beides soll in einem System verbunden werden. Diese Verbindung ist also etwas Besonderes, Schwieriges, wozu eine besondere Anstrengung, Leistung, Arbeit nötig ist. Dies wird hier versucht. Man kann diese Aufgabe also auch als eine der Einteilung auffassen, womit freilich nur eine Seite erfaßt wäre, denn weder was einzuteilen, noch wozu das erwünscht wäre, wird gesagt. Dieser Mangel wird noch offenbarer, wenn man statt »Einteilung« das Wort »Ein-Teilung« schreibt. – Am Beispiel der Medizin läßt sich dann gleich erken-

4 System = »jede nach einer durchgreifenden Regel geordnete Menge von Einzelheiten« (Meyers Konversations-Lexikon 1909).

nen, daß man verschieden einteilen könnte, und auch daß nicht nur eine äußerlich-formale Aufgabe gemeint ist, sondern die Teile, die zu einer Summe aneinandergereiht werden, sollen etwas zeigen, was es wirklich gibt oder sich dem Wirklichen wenigstens annähern soll. Zum Beispiel ist nicht von vorneherein klar, ob die Klassen, Arten wirklich existieren, oder ob es nur Einzelfälle gibt, die doch etwas ihnen gemeinsames enthalten.

Wenn man die Krankheitseinteilungen, die in den Lehrbüchern der Inneren Medizin, die auch heute gebräuchlich sind, betrachtet, so erkennt man ein überwiegendes, aber nicht ausschließendes Vorwalten der Anatomie. Es gibt da Mundkrankheiten, Magenkrankheiten usw., dann aber auch Infektionskrankheiten, Stoffwechselkrankheiten usw. Man kann sagen, das Lokalisieren, daneben auch das Funktionalisieren hat die Vorhand. Allerdings liegt dem zugrunde, daß mit beträchtlicher Häufigkeit typische Krankheitsbilder sich in der Erfahrung wiederholen, wie z. B. die Angina tonsillaris, die sowohl lokalisierend wie funktionalisierend erklärt werden könnte. Schon hier wird deutlich, daß das Einteilen vom Gesichtspunkt abhängig ist. Allerdings: es gelingt eben nicht, diese Typen auf bestimmte anatomische oder funktionelle allgemeine Naturgesetze zurückzuführen, und wo man dies versuchte, da ergaben sich eben Lücken oder Widersprüche. Zum Beispiel ist eine Angina tonsillaris sowohl anatomisch wie pathogenetisch mit Appendizitis verwandt. Es kann eine Halsangina einmal besonders durch Staphylokokken, dann durch Streptokokken, dann wieder durch eine Spirille (Plaut-Vincent), auch durch Diphtheriebazillen verursacht scheinen. Es gelingt *nicht*, die klinischen Typen auf eine eindeutige Pathogenese zurückzuführen. Versucht man dies doch, dann muß man die Einheitlichkeit des klinischen Bildes zerschlagen. So ist es auch mit Hypertonien, Schrumpfnieren; und dieses Zerschlagen hat fortwährend um sich gegriffen, so daß wir heute beim Diabetes, bei der Pneumonie, ja sogar beim Bronchialasthma und so weiter einer Art von Auflösung älterer Krankheitseinheiten zusehen, wobei nicht zu übersehen ist, daß neben solcher (pathogenetischer) Divergenz – auch eine Konvergenz auffällt, insoferne namentlich gewisse Endstadien verschiedenartig entstandener Prozesse einander wieder viel ähnlicher, ja uniform werden. Den Gipfel solcher Konvergenz bildet allemal der Tod und die ihm nachfolgende Auflösung des toten Organismus, die in der Hauptsache unabhängig von der Todesursache und den zu ihr führenden

Prozessen ist. Die Fäulnis ist nicht nachweislich verschieden, wenn eine Verletzung oder wenn eine Infektionskrankheit oder wenn ein Gehirnschlag zum Tode geführt haben.

Das Resultat ist bisher, daß Unterschiede in der Systematik der Krankheiten auch auf Unterschieden der Betrachtungsform beruhen. Freilich ist auch die Betrachtungsform eine Wirklichkeit. Während dies nun noch keine Neuigkeit ist, so ist es eine, wenn nun behauptet wird, die Wirklichkeit selbst sei historisch wandelbar, veränderlich und die Krankheiten selbst änderten sich mit der Betrachtungsform. Gewöhnlich nimmt man an, daß in »historischer Zeit« sich die Krankheiten nicht ändern; alles, was man da wisse, sei, daß das Vorkommen, die Häufigkeit usw. sich ändern könnten. So etwa, wenn der Erreger der Syphilis in einem Lande eindringe; so wenn die Hygiene den Pestbazillus verhindere einzudringen. Die Pocken, überhaupt die Infektionskrankheiten sind für diese Auffassung historischer Veränderungen geläufige Beispiele.

Ganz anders ist es aber, wenn die historischen Veränderungen mit geistigen Wandlungen so verknüpft sind, daß wir nicht entscheiden können, welches von beiden primär ist, dann aber auch die beiden Änderungen sich wechselseitig bedingen lassen, so daß schließlich eine Art gegenseitiger Bedingtheit besteht, so wenn etwa eine Seuche oder die Neurosen als bedingt durch den geistigen Entwicklungsprozeß darstellbar sind. Wenn man dies aber *einmal* zugesteht, dann ist kein Halten mehr für den, der solches *immer* annimmt. Jetzt sind wir soweit, daß *alle* Krankheiten solcherweise wechselseitig bedingt sind. Wenn zum Beispiel die Psychoneurosen als Ausdruck einer bestimmten Kulturstufe oder Bewußtseinsstufe verstanden sind, wenn dann auch alle Krankheiten ein psychosomatisches Wesen haben, dann verändert sich ganz gewiß unsere Vorstellung von der Struktur des Lebewesens. Aber damit ist nicht genug gesagt.

Denn das Umwälzende und Neue ist nicht eine Vorstellung von Gegenständen, sondern, daß Vorstellung und Gegenstände *beide* sich ändern. Man kann nicht eins in Ruhe lassen und das andere verändern. Dies läßt sich am Begriffe der »Tatsache« zeigen; es kommt auch zum Vorschein, wenn man das Unbewußte wirksam, das Es als das immer Wirksame versteht. Tatsachen sind dann nämlich ohne Ausnahme getane, und man kann sich nicht auf sie berufen, ohne sie zu machen. Es gibt daher Verantwortung, aber stets als Mitverantwortung. Das heißt, der Richter ist nicht nur für sein Urteil verantwortlich, sondern in anderer Weise für die Tat mitverantwortlich. Der Arzt ist nicht nur für seine Behandlung verantwortlich, sondern in anderer Weise für die Krankheit mitverantwortlich. Und so weiter in anderen Berufen und Tätigkeiten.

Auch kann man sich dieser Mitverantwortung weder durch Schweigen noch durch Sterben entziehen, denn auch dann ist wirksam das Unbewußte, wenn ich psychologisch, das Es, wenn ich psychosomatisch, das Ungelebte, wenn ich geschichtsphilosophisch mich ausdrücke. Das hat nun auch für die im Einteilen bekundete Veränderung der Medizin eine Folge. Es handelt sich nicht darum, an die Stelle einer Art von Einteilung eine andere Art zu setzen – auch das kann einmal folgen – sondern zunächst handelt es sich darum, an die Stelle der Krankheitseinheiten die Einheit der Krankheiten zu setzen, also eine veränderte Haltung zum Krankheitsbegriff einzuführen. Das besagt dann, daß mit anderem Krankheitsbegriffe auch die Krankheiten selbst andere werden. Die Leute, welche Jean Paul noch als Käuze beschrieb und welche heute Neurosen haben, *sind* jetzt auch andere Leute. Das heißt, mit den Erkenntnissen haben sich die Tatsachen geändert und mit diesen Tatsachen die Erkenntnisse.

Die Einheit aller Krankheiten ist nur herstellbar über die Auflösung der Krankheitseinheiten wie Bronchialasthma, Diabetes usw. Diese Auflösung erfolgt schon lange. Ein erster Schritt dazu ist die Funktionalisierung einiger Krankheiten, bei denen man vorher sedes et causae lokalisiert hatte. Ein zweiter ist die Unterscheidung von akut und chronisch. Ein dritter ist die Pathogenese, ein vierter die Stellvertretung in der Krankengeschichte; ein fünfter die Auseinandersetzung von eigen und fremd (endogen und exogen); ein sechster die Statistik von Epidemien, die Trennung von individuell und kollektiv.

Die Einheit aller Krankheiten wird dann in einer Abweichung von der Lebensordnung gefunden. Lebensordnung ist aber die Verschmelzung von Solidarität des Todes und Gegenseitigkeit des Lebens als Ziel. Wobei es geschieht, daß der »Höhepunkt« des Lebens der Tiefpunkt des Todes und umgekehrt ist.

Wir haben jetzt entschieden, daß die Krankheiten darin einheitlich gebaut sind, daß es sich bei ihnen nicht um ein schlechthin von der Norm abweichendes objektives Geschehen handelt, sondern nur um eine von einer Lebensordnung abweichende Verschiebung im Lebensvorgang selbst; statt daß diese Lebensordnung erreicht würde, wird in der Krankheit ein Ersatz derselben hergestellt. Welches aber ist diese Lebensordnung? Ist es die Fortpflanzung, ist es das Lebenswerk, oder ist es die Transzendenz in ein Leben nach dem Tode? Gibt es gesunde und kranke Menschen, oder ist jeder Mensch unzulänglich, suchend und krank? Die Antwort auf diese Fragen kann man nicht in einer Seinsfrage suchen, sondern auch sie muß, das ist im Geiste aller dieser Ausführungen, herbeigeführt und also durch Entscheidungsakte getroffen werden. Auch handelt es sich dabei nicht um diktatorische und ein für allemal zu treffende Entscheidungen, sondern um das Stück eben, was wir grade jetzt und hier zu treffen haben. Es ist daher zulässig, ein einziges Beispiel heranzuziehen: es soll die Therapie sein.

22. Kapitel
Therapie

Die Solidarität der Tode besagt nicht, daß Sterben und Töten das gleiche seien. Solidarität ist keine Identität.

PLATON sagte, es sei besser, Unrecht zu leiden als zu tun, und er hat damit das Recht zur Notwehr bestritten. Wenn also der Tod ein Unrecht sein sollte oder gelegentlich als solches beurteilt wird, so folgt daraus immer noch kein Recht auf Abwehr desselben auf Kosten anderer. Wenn jemand, oder wenn alle nicht leben können ohne zu töten, so folgt daraus kein Recht und keine Schuldlosigkeit zu töten. Diese Notwendigkeit begründet keine Unschuld. – Ebensowenig aber ist die hohe Form des Selbstopfers eine Art von Tilgung der Schuld. Jedesmal tötet der, welcher es bringt, zum Beispiel in der Art der Selbsttötung, auch ein Lebewesen, nämlich sich selbst. Während also PLATON in der genannten Stelle nur so weit kommt, einen Vorrang des Selbstopfers vor dem Fremdopfer festzustellen, wird hier auch dem Selbstopfer ein solcher Vorrang wieder genommen und als Notwendigkeit, nicht als Tugend vorgestellt. Man kommt hier weiter, nämlich zu einer Notwendigkeit der Schuld – zu dem, was früher Erbsünde hieß. Obwohl also Sterben und Töten nicht dasselbe sind, so bringt doch keines von beiden eine Entschuldung oder Erlösung von dem Übel.

Der bedeutendste Versuch, dem abzuhelfen, ist der der Liebe.

Nachdem die verschiedenen Tugenden der Liebe entdeckt waren, kam dann der neue Rückschlag: die Liebe sei eine unnütze Passion. Was dann von der Liebe gilt, das trifft auch auf deren rationalisierte, ethisierte oder sozialisierte Form, nämlich auf die »Gegenseitigkeit« zu. Diese als Gegenseitigkeit maskierte Liebe ist dann gleichfalls eine unnütze Passion, und jetzt ist nicht nur Gott tot, sondern auch die Liebe stirbt. Der Vorsatz zum Beispiel der Teilung der Risiken oder der Verantwortlichkeiten ist noch löblich, aber diese entlasten niemanden. Diese »Gegenseitigkeiten des Lebens« sind verehrungswürdig, aber sie entschulden nicht. Sie rechnen nicht mit der Beendung durch den Tod und mißachten manchmal die Solidarität des Todes. – Eine Kritik der Gegenseitigkeit des Lebens bringt auch noch einiges andere mit sich.
Wenn, wie hier gelehrt wird, jede Krankheit einen Sinn hat (und sei es den, mit dem Unsinn zu kämpfen), dann ist dieser Sinn nur auffindbar oder anstrebbar nach Einsicht in die Solidarität des Todes und nach Kritik der Gegenseitigkeit des Lebens. Die praktische Konsequenz ist erstens, daß wir als Ärzte uns nicht einbilden, wir kämpften mit dem Tode. Wer's doch versucht, wird zum Schwindler und stirbt daran. In einem der von den Brüdern GRIMM nacherzählten Märchen (»Der Gevatter Tod«) steht das ganz so, wie es hier gemeint ist. Auch die Gegenseitigkeit im Leben entbindet nicht von der Lebensordnung des Todes. – Die andere Konsequenz ist, daß die Gegenseitigkeit praktisch eine gesuchte, nicht eine gesetzte Lebensordnung ist. Wenn wir uns hier unterwerfen, dann dem, daß Gegenseitigkeit wird, werden müßte, könnte, dürfte, sollte, nicht aber ist. Die Solidarität des Todes ist ontisch, die Gegenseitigkeit des Lebens pathisch zu nennen. Jene kann thetisch, diese muß kritisch ausgesprochen werden. Wenn also die Allgemeine Pathologie ihren Inhalt ausspricht, so muß es so geschehen.
Das hat nun sehr präzise Folgen für das Aussprechen des Gesundheits- und des Krankheitsbegriffes. Jenen kann man nicht definieren, explizieren, analysieren usw., diesen dagegen nur alles dieses: definieren, explizieren, analysieren, kurz: bestimmen und mit Begriffen begreifen. Man hat Gesundheit und Krankheit trotz dieser Verschiedenheit zu parallelisieren versucht mit den Worten normal und abnorm. Aber dieses Unternehmen diente immer nur der Vernichtung jener fundamentalen Verschiedenheit. Es zerstört jene Verschiedenheit, gehört also den destruktiven Akten an. Ich höre

die Worte normal und abnorm gar nicht gerne. – Im besonderen ist jede Krankheit ein Teiltod. Das ist nicht schwer zu verstehen. Aber indem sie ein Teiltod ist, ist sie eben nicht der Tod. Daß wir eine Amputation, eine Wunde, eine Narbe überstehen, führt zu der viel unklareren Situation, was denn das für ein Leben dann wird.
Zunächst wird offenbar, daß es eine restitutio ad integrum niemals gibt: die Wiederherstellung des Gleichen ist eine Illusion. Daß diese Illusion so oft auftaucht, hat seinen besonderen Grund: wir hängen am Leben und verwechseln es mit Gesundheit. Wir wehren uns dagegen, daß jemand das GOETHE'sche »stirb und werde« umkehrt und sagt: werde und stirb. Genau das tue ich.
Ein anderer modus, eine Art von diesseitiger Ewigkeit vorzuspiegeln, ist dann der Ersatz. Man sagt dann sogar, der Amputierte könne mehr leisten, indem er die irreparable Amputation verdränge und geistige Arbeit leiste; wobei die Spiritualität höher geschätzt wird als die Materialität. Aber die Beobachtung der Kranken hat etwas ganz anderes gezeigt. Es hat sich gezeigt, daß zum Beispiel mit der Psychisierung einer Organkrankheit die Depression an deren Stelle tritt. Man kann wiederum eine Psychose beseitigen, indem man sie materialisiert (durch Chemotherapie, durch Schock usw.). Aber man kann im einen wie im andern Falle durch den Eingriff, die »Therapie«, den Weg zum Tode nicht verhindern, sondern nur verlängern. Wenn dies ärztlich ermöglicht wird, so bleibt die Therapie immer eine Euthanasie. Aber da wir darauf verzichten müssen, wertvollere von wertloseren Wesen zu unterscheiden, so kann es auch keine verschiedenen Arten von Euthanasie geben; es ist nicht möglich, erlaubte und unerlaubte Arten zu unterscheiden. Jede Euthanasie ist zugleich unerlaubt und unvermeidlich. Das gilt für jede Therapie.
Trotzdem kann man die Krankheit nicht gewähren lassen und muß man sie bekämpfen. So unvermeidlich die Dialektik (innere Widersprüchlichkeit) des Begriffes der Therapie ist, so ambivalent sich die Struktur der Gefühle erweist, so willkürlich daher die Entscheidung aus der Freiheit ausfällt (in ihr geschieht ja auch der Gehorsam gegen das nun einmal Geschehene), so erlaubt ist doch der Versuch zur Therapie. Da aber jede Therapie eine Art von Euthanasie ist, so kann man auch sagen, dies sei eine Art von Erlaubnis dieser Euthanasie. Es kann jetzt aber klar gesagt werden, welche Euthanasie erlaubt und welche nicht erlaubt ist. Nur insoweit Krankheit als böse erscheint, ist sie ein bekämpfbarer

Gegner. Ob sie aber dem Individuum oder dem Parlamente oder der Regierungsspitze als böse erscheint, das entschied bisher eine Staatsform oder eine Gesellschaftsform. Jetzt sind wir wirklich an dem Punkte, an dem diese Hoffnung auf Staat oder Gesellschaft zuschanden wurde, auch an dem Punkte, wo die ermüdete Resignation oder die Ironie oder der Witz nicht mehr zulangen. Auch wer schweigt, redet durch sein Schweigen mit. Furchtlos behaupten wir das, was doch falsch und gefährlich sein könnte. Zu wenigem ist diese Furchtlosigkeit so nötig wie zu dem Unterfangen der Therapie. Die Therapie ist wirklich ein Unterfangen. Der Absprung dafür ist die Pathologie.

Anhang

Zur Edition

Die Schriften Viktor von Weizsäckers werden in einer Werkausgabe vorgelegt, die die meisten Publikationen enthält. Die nicht aufgenommenen Texte – fremdsprachige Aufsätze, einige Vorworte, Rezensionen, Diskussionsbeiträge u. a. – sind in der Bibliographie nachgewiesen. Die Bände sind unter Leitbegriffen geordnet, mit denen von Weizsäcker selbst »seines Lebens hauptsächliches Bemühen« formuliert hat. In den einzelnen Bänden wurden die Beiträge chronologisch zusammengestellt. Am Ende jedes Bandes steht ein biographischer Abriß. Band 1 enthält eine chronologisch geordnete Bibliographie.

Editorische Notiz

Alle Texte wurden unverändert abgedruckt. Korrigierende Zusätze sind durch Kursivdruck und ⟨ ⟩ gekennzeichnet. Fehler in Zitaten wurden stillschweigend korrigiert. Mit der Ausnahme von Band 1 sind Namen – außer in den Fällen von historischen und literarischen Beispielen sowie unbekannten Personen – in Kapitälchen gesetzt; kleingedruckte Passagen sind in Normaltype gesetzt. Rechtschreibung und Interpunktion wurden behutsam heute gültigen Regeln angepaßt.

Die gewählte Textfassung ist im »Anhang« zusammen mit bibliographischen Angaben und Bemerkungen zur Entstehung des Textes aufgeführt.

Der »Anhang« enthält neben der »Literatur« erläuternde »Anmerkungen« sowie ein »Personen-« und »Sachverzeichnis«. Die Literaturangaben wurden ergänzt und für die jeweiligen Texte gesondert im Anhang zusammengestellt. Ergänzungen sind mit * gekennzeichnet. Das in Klammern hinter die Autorennamen im Text gedruckte Erscheinungsjahr verweist auf das Literaturverzeichnis.

Mehrfach aufgeführte Werkausgaben sind als WW zitiert.

Literatur, Anmerkungen

Fälle und Probleme

Anthropologische Vorlesungen in der Medizinischen Klinik

a) Beiträge aus der Allgemeinen Medizin H. 3, Stuttgart: Enke (1947, ²1951)
b) Klinische Vorstellungen. Psyche 1, 258-93 (1947)
c) Casos y problemas clínicos. Übersetzung, Vorwort u. Anmerkungen von J. Solé Sagarra, Barcelona: Ed. Pubul
b: Vorabdruck aus a, geringfügige Textabweichungen; das Vorwort (ohne Titel) nur in der Psyche; Vorstellung 1 = VIII, 2 = IV, 3 = V, 4 = III, 5 = IX, 6 = XII in a; das Vorwort sowie die Fortsetzung (Psyche 1, 560-81) in diesem Band (S 277 ff)

Literatur

*Aristoteles (1947)
Über Weissagung durch Träume. In: Aristoteles. Die Lehrschriften. Bd 6,2: Kleine Schriften zur Seelenkunde. Hrsg, übertr u in ihrer Entstehung erl v P Gohlke, Paderborn: Schöningh

*Aschoff L (1904)
Zur Myokarditisfrage. Verh dtsch Path Ges 8, 46-53

Augustinus A (1845)
De civitate Dei. In: Patrologiae cursus completus, ed JP Migne, Series latina Bd 41 (Augustinus opera omnia, Tom 7) Paris; (1981/82) Der Gottesstaat. Lateinisch-deutsch, 2 Bde, Deutsche Augustinus-Ausgabe. Hrsg u übers v C Perl, Paderborn: Schöningh

*Babinski JFF (1901)
Définition de l'hystérie. Rev Neurol, 1074-80

*Babinski JFF, Froment E (1917)
Hystérie – Pithiatisme et troubles nerveux d'ordre réflexe en neurologie de guerre. Paris: Masson

*Banting FG, Best ChH, Macleod JJR (1922)

*Banting FG, Best ChH (1922)
Pancreatic extracts in the treatment of diabetes mellitus. Canad med Assoc Journ 12, 41-6

von Bergmann G (1932, ²1936)
Funktionelle Pathologie. Eine klinische Sammlung von Ergebnissen und Anschauungen einer Arbeitsrichtung. Berlin: Springer

*Bernard C (1850)
Chiens rendus diabétiques. Comptes rendus Soc Biol, 1,60 ff

Bleuler E (1916)
Lehrbuch der Psychiatrie. Berlin: Springer

*Breuer J, Freud S (1895, 41922)
Studien über Hysterie. Leipzig, Wien: Deuticke; Freud S (1940 ff) Gesammelte Werke. A Freud (eds) Bd 1, Frankfurt/M: Fischer

*Carrel A, Burrows MT (1910)
Manifested live of tissues outside of the organism. Smithonian institution, Annual report, Washington

*Carrel A, Lindbergh ChA (1938)
The culture of organs. New York: Hoeber

*Charcot JM (1893)
La Foi qui guérit. Arch de Neurol 25, 72-87

Cohnheim J (1872, 21878)
Vorlesungen über allgemeine Pathologie. Ein Handbuch für Studierende und Ärzte. Berlin: Hirschwald

*Delius L (1936)
Statistische und klinische Beobachtungen über Häufigkeit, Erscheinungsform und Verlauf von Kreislaufkrankheiten bei Kriegsteilnehmern. Verh dtsch Ges Kreislaufforsch 9, 247-50

*Descartes R (1637)
Discours de la méthode pour bien conduire sa raison et chercher la verité dans les sciences. (1965) Œuvres de Descartes. Publ par Ch Adam, P Tannery, Nouv prés Tom 6: Discours de la méthode et essais. Paris: Vrin. (1960) Von der Methode. Aufgrund der Ausgaben v A Buchenau neu übers u hrsg v L Gäbe, Philosophische Bibliothek Bd 26a, Hamburg: Meiner

*Descartes R (1641)
Meditationes de prima philosophia in qua dei existentiae et animae immortalis demonstratur. (1964) Œuvres de Descartes. Publ par Ch Adam, P Tannery, Nouv prés, Tom 7, Paris: Vrin; (1960) Meditationen über die Grundlagen der Philosophie. Aufgrund der Ausgaben v A Buchenau neu hrsg v L Gäbe, Philosophische Bibliothek Bd 271, Hamburg: Meiner

*Diels H (81956)
Die Fragmente der Vorsokratiker. Griechisch u deutsch. Hrsg v W Kranz, 3 Bde, Berlin: Weidmann

*Erb W (1898)
Über das intermittierende Hinken und andere nervöse Störungen in Folge von Gefäßerkrankungen. Dtsch Z Nervenheilk 13, 1-76

Ewald CA (1888)
Klinik der Verdauungskrankheiten. Bd II: Die Krankheiten des Magens. Berlin: Hirschwald

Freud S (1900)
Die Traumdeutung. In: (1940 ff) Gesammelte Werke. A Freud (eds) Bd II/III, Frankfurt/M: Fischer

*Freud S (1905)
Drei Abhandlungen zur Sexualtheorie. WW V

*Freud S (1908)
Charakter und Analerotik. Bd VII

*Freud S (1920)
Jenseits des Lustprinzips. WW XIII

*von Gadow E (1948)
Irrenpflege. In: Beiträge aus der Allgemeinen Medizin H 6, Stuttgart: Enke

Gogol NW (1842)
Sinel. Petersburg. (1947) Der Mantel. Übers v R Kassner, Wiesbaden: Insel; in: (1982) Nikolaj Wassiljewitsch Gogol. Gesammelte Werke in 5 Bänden. Hrsg v A Martin, Bd 1: Erzählungen, Stuttgart: Cotta

*Grafe E (1931)
Die Krankheiten des Stoffwechsels und ihre Behandlung. Fachbücher für Ärzte Bd XIV, Berlin: Springer; (²1958) Ernährungs- und Stoffwechselkrankheiten und ihre Behandlung. Berlin, Göttingen, Heidelberg: Springer

*Grafe E (1938)
Zur Frage des traumatischen und Kriegsdiabetes und seiner Begutachtung. Med Klin 34, 403-6, 430-2

*Griesinger W (1845, ⁵1892)
Die Pathologie und Therapie der psychischen Krankheiten für Ärzte und Studierende dargestellt. Stuttgart: Krabbe

Grimm J u W (1812/14)
Kinder- und Hausmärchen. Berlin: Realschulbuchhandlung; (1962) Brüder Grimm. Kinder- und Hausmärchen. Hrsg v F von der Leyen, 2 Bde, Düsseldorf – Köln: Diederichs

*Hippokrates
ὅρκος. In: (1839-1861) Œuvres complètes d'Hippocrate. Ed E Littré, Bd IV, Paris; (1961/62) Amsterdam: Hakkert; Der (Ärzte-)Eid. In: (1933-1940) Die Werke des Hippokrates. Die hippokratische Schriftensammlung in neuer deutscher Übersetzung. Hrsg v R Kapferer unt Mitw v G Sticker, Bd I, 1, Stuttgart: Hippokrates. In: Lichtenthaeler Ch (1984) Der Eid des Hippokrates, Entstehung und Bedeutung. Köln: Deutscher Ärzteverlag; (⁶1985) Eid des Hippokrates. Hrsg v H Schipperges, Heidelberg: Haug

*Hufeland ChW (1796)
Makrobiotik oder die Kunst das menschliche Leben zu verlängern. Berlin: Reimer; (1905) m Einl u Anm hrsg v P Dittmar, Leipzig: Reclam; (1958) Eingel u hrsg v F Lejeune, Stuttgart: Hippokrates

*von Humboldt W (1847)
Briefe an eine Freundin. (Charlotte Diede). Leipzig: Brockhaus; ([15]1925) Neu bearb m Einl u Anm v H Meisner, Leipzig: Brockhaus

*Janet P ([2]1911)
L'État mental des hystériques: Les stigmates mentaux des hystériques; les accidents mentaux des hystériques; études sur divers symptômes hystériques; le traitement psychologique de l'hystérie. Paris: Alcan

*Janet P (1909)
Les névroses. Bibliothèque de Philosophie scientifique. Paris: Flammarion

*Jaspers K (1913, [8]1965)
Allgemeine Psychopathologie. Berlin, Heidelberg, New York: Springer

*Jaspers K (1932)
Existenzerhellung. Philosophie, Bd II, Berlin: Springer; ([2]1948) Philosophie. Berlin, Göttingen, Heidelberg: Springer (Ausg in einem Bd)

Kant I (1781, [2]1787)
Kritik der reinen Vernunft. ([4]1975) Immanuel Kant. Werke in sechs Bänden. Hrsg v W Weischedel, Bd II, Darmstadt: Wissenschaftliche Buchgesellschaft

Kierkegaard S (1844)
Der Begriff Angst. Eine simple psychologisch-hinweisende Erörterung in Richtung des dogmatischen Problems der Erbsünde, von Vigilius Haufniensis; (1965) Gesammelte Werke. 11. und 12. Abt, übers v E Hirsch, Düsseldorf: Diederichs

*Krehl L (1890)
Beitrag zur Pathologie der Herzklappenfehler. Dt Arch Klin Med 46, 454-77

von Krehl L (1898, [12]1923)
Pathologische Physiologie. Leipzig: Vogel; ([13]1930) Entstehung, Erkennung und Behandlung innerer Krankheiten. Bd 1: Die Entstehung innerer Krankheiten: Pathologische Physiologie. Leipzig, Berlin: Vogel

*Lange J (1928)
Verbrechen als Schicksal. Studien an kriminellen Zwillingen. Leipzig: Thieme

*Leibniz GW (1710)
Die Theodicee. In: (1925) G. W. Leibniz. Philosophische Werke. Hrsg v A Buchenau u E Cassirer, Bd IV, neu übers u m Einl Anm u Register vers v A Buchenau, Philosophische Bibliothek Bd 71, Leipzig: Meiner

*Leibniz GW (1714)
Monadologie. ([2]1924) G. W. Leibniz. Philosophische Werke. Hrsg v A Buchenau u E Cassirer, Bd II: Hauptschriften zur Grundlegung der Philosophie

2. Bd, übers v A Buchenau, durchges u m Einl u Erl hrsg v E Cassirer, Philosophische Bibliothek Bd 108, Leipzig: Meiner

Leube W (1879)
Über nervöse Dyspepsie. Dtsch Arch Klin Med 13, 88-114

*Malinowski B (1930)
The sexual life of savages in north-western Melanesia. An ethnographic account of courtship, marriage and family life among the natives of the trobriand islands, British New Guinea. London: Routledge & Paul; (1979) Das Geschlechtsleben der Wilden in Nordwest-Melanesien. Liebe, Ehe und Familienleben bei den Eingeborenen der Trobriand-Inseln, Britisch-Neu Guinea. Hrsg v F Krämer, Schriften in vier Bänden Bd 2, Frankfurt/M: Syndikat

Mann Th (1926)
Unordnung und frühes Leid. Berlin: Fischer

*Marx K (1844)
Ökonomisch-philosophische Manuskripte aus dem Jahre 1844. In: (1966) Karl Marx, Friedrich Engels. Studienausgabe in vier Bänden. Hrsg v I Fetscher, Bd II, Frankfurt/M: Fischer Taschenbuch-Verlag

*von Mehring J, Minkowski U (1890)
Diabetes mellitus nach Pankreasexstirpation. Arch exper Pathol Pharmakol 26, 371-87

*Möbius PJ (1882)
Die Nervosität. Leipzig: Weber

*Möbius PJ (1894)
Zur Lehre von der Nervosität. In: Neurologische Beiträge II. Leipzig: Abel (Meiner)

Molière JB (1673)
Le malade imaginaire. In: (1946) Œuvres complètes de Molière. Nouv ed par MF Lemaistre, Tom 3, Paris: Garnier; (1967) Der eingebildete Kranke. In: Molière. Werke. Darmstadt: Wissenschaftliche Buchgesellschaft.

*Müller J (1840)
Handbuch der Physiologie des Menschen für Vorlesungen. Bd II, Coblenz: Hölscher

*Nietzsche F (1897)
Also sprach Zarathustra. Ein Buch für Alle und Keinen. In: (1955) Friedrich Nietzsche. Werke in drei Bänden. Hrsg v K Schlechta, Bd 2, München: Hanser

*von Noorden C (1898, [2]1907) Die Zuckerkrankheit und ihre Behandlung. Berlin: Hirschwald; von Noorden C, Isaac S ([8]1927) Berlin: Springer

*Oehme C (1944)
Über Altern und Tod. Rede zur Stiftungsfeier der Akademie der Wissenschaf-

ten in Heidelberg am 4. Juni 1944. Sitzungsber Heidelb Akad Wiss, mathnaturw Klasse Jg 1944, 1. Abh, Heidelberg: Weiß

*Paracelsus (1531/32)
Die Bücher von den unsichtbaren Krankheiten. In: (1925) Theophrast von Hohenheim gen. Paracelsus. Medizinische, naturwissenschaftliche und philosophische Schriften. Hrsg v K Sudhoff, Bd 9: »Paramirisches« und anderes Schriftwerk der Jahre 1531-1535 aus der Schweiz und Tirol. München – Planegg: Barth; (1923) Theophrast von Hohenheim. Fünf Bücher über die unsichtbaren Krankheiten. Eingel u hrsg v R Koch u E Rosenstock, Frommanns philosophische Taschenbücher, 4. Gruppe Bd 1: Paracelsus. Krankheit und Glaube. Stuttgart: Frommann

Pius XI. Papa (1931)
Rundschreiben über die christliche Ehe in Hinsicht auf die gegenwärtigen Verhältnisse, Bedrängnisse, Irrtümer und Verfehlungen in Familie und Gesellschaft, 31. Dez 1930: Casti connubii. Autoris Ausg mit auth lat Text u auth dtsch Übers, Freiburg/Br: Herder

Platon (1974)
Φαίδων. Phaidon. In: Platon. Werke in acht Bänden. Griechisch u deutsch. Hrsg v G Eigler, Bd III, bearb v D Kurz, Darmstadt: Wissenschaftliche Buchgesellschaft

*Plügge H (1936)
Über die Psychophysik Herzkranker. Dtsch med Wschr 62, 373-7, 420-3

Sartre JP (1943)
L'Être et le Néant. Essai d'ontologie phénoménologique. Paris: Gallimard; (1962) Das Sein und das Nichts. Versuche einer phänomenologischen Ontologie. Übers J Streller, KA Ott, A Wagner, Hamburg: Rowohlt

*Schneider K (1950, ^{9}1971)
Klinische Psychopathologie. Stuttgart: Thieme

*Schlegel F (1798)
Fragmente. In: Athenäum, Braunschweig: Vieweg; (1969) Athenäum. Eine Zeitschrift, hrsg v AW Schlegel u F Schlegel, Fotomech Nachdr d Ausg Berlin 1798-1800, Darmstadt: Wissenschaftliche Buchgesellschaft; (1967) Athenäums-Fragmente. In: Kritische Friedrich-Schlegel-Ausgabe. Hrsg v E Behler, 1. Abt, 2. Bd: Charakteristiken und Kritiken I (1796-1801). Hrsg u eingel v H Eichner, München, Paderborn, Wien: Schöningh, Zürich: Thomas

*Schmiedeberg JEO (1875)
Untersuchungen über die pharmazeutisch wirksamen Bestandteile der Digitalis purpurea. Arch exper Pathol Pharmakol 3, 16-43

Strümpell A (1902)
Einige Bemerkungen über das Wesen und die Diagnose der sogenannten nervösen Dyspepsie. Dtsch Arch Klin Med 73, 672-86

*Trousseau A (1861)
Clinique médical de L'Hôtel Dieu de Paris. 2 Vol, Paris: Baillière (²1868) Medizinische Klinik des Hôtel Dieu in Paris. Nach der zweiten Aufl dtsch bearb v L Culman, 2 Bde, Würzburg: Stahelsche Buch- und Kunsthandlung

*Umber F, Rosenberg M (1927)
Gibt es einen traumatischen Diabetes? Klin Wschr 6, 5-11

*Vogt, C u O (1922)
Erkrankungen der Großhirnrinde im Lichte der Topistik, Pathoklise und Pathoarchitektonik. Journ Psychol Neurol 28, H 1-6, Leipzig: Barth

*Wallenberg M (1933)
Entstehungsursachen der Herzinsuffizienz bei Herzkranken. Dtsch med Wschr 59, 1280-1

*Weber M (1917/18)
Der Sinn der »Wertfreiheit« der soziologischen und ökonomischen Wissenschaften. Logos 7, 40-88; In: (1922) Gesammelte Aufsätze zur Wissenschaftslehre. Tübingen: Mohr

*Weismann A (1892)
Das Keimplasma. Eine Theorie der Vererbung. Jena: Fischer

von Weizsäcker V (1941, ²1943, ³1947)
Klinische Vorstellungen. Stuttgart: Hippokrates (Bd 3)

*Withering W (1785)
An account of the foxglove and some of its medical uses, with practicel remarkes on dropsy and other diseases. London: Robinson; (1948) London: Broomsleigh Press; (²1962) Bericht über den Fingerhut und seine medizinische Anwendung mit praktischen Bemerkungen über Wassersucht und andere Krankheiten. Übers v F Johannessohn, Mannheim: Boehringer

Anmerkungen

7 *Fälle und Probleme*
Das Buch ist »Richard Siebeck gewidmet«. (s Anm zu S 15).

in der Medizinischen Klinik
»Medizinische Klinik« ist gleichbedeutend mit Klinik für Innere Medizin.

11 *Friedrich Schlegel*
Fragment aus: F Schlegel (1798). – Fragment 53, S 173 in: Schlegel F (1967). Der Text lautet dort: »Es ist gleich tödlich für den Geist, ein System zu haben, und keins zu haben. Er wird sich also wohl entschließen müssen, beides zu verbinden.«

David … Goliath
1. Sam 17.

15 *dank meinem Freunde Siebeck*
Viktor von Weizsäcker wurde 1945/46 auf einen für ihn eingerichteten Lehrstuhl für »Allgemeine Klinische Medizin« an die Universität Heidelberg berufen. Der Ordinarius für innere Medizin Richard Siebeck (Nachfolger von L. von Krehl) unterstützte diese Berufung. Er überließ ihm zwei Stationen der Medizinischen Klinik.

16 *Helmholtz*
Vgl dazu die programmatische Rede: H von Helmholtz (1877) Das Denken in der Medizin. Rede, gehalten zur Feier des Stiftungstages der Militärärztlichen Bildungsanstalten am 2. August 1877. Berlin: Hirschwald; in: (1903) Vorträge und Reden. Bd 2, Braunschweig: Vieweg.

Kant
S 80 (A 33, B 49) in: Kant I (1781) WW II.

17 *Extravertierten ... Introvertierten*
Vgl: CG Jung (1921) Psychologische Typen. Zürich: Rascher.

18 *Medizin der Systeme*
Gemeint sind die medizinischen Systeme der zweiten Hälfte des 18. Jahrhunderts. Reizbarkeit, Sthenie und Asthenie sind Grundbegriffe des Systems von J Brown (1736-1788): Krankheiten entstehen durch Übererregung und Übererregbarkeit (Sthenie) oder durch mangelnde Reize und mangelnde Erregbarkeit (Asthenie) des Organismus.
Zum Begriff der Lebenskraft vgl: H Driesch (1922) Geschichte des Vitalismus. Natur- und Kulturphilosophische Bibliothek Bd 3, Leipzig: Barth.

Romantische Medizin
Vgl: W Leibbrand (1937) Romantische Medizin. Hamburg, Leipzig: Goverts. – von Weizsäcker V (1937) »Romantische Medizin«. Zum Werk von Werner Leibbrand. (Bd 1).

Pathologie der Person
Vgl: F Kraus (1919) Die allgemeine und spezielle Pathologie der Person. Klinische Syzygiologie. Nach gehaltenen Vorlesungen. Allgemeiner Teil. (1926) Besonderer Teil 1: Tiefenperson. Leipzig: Thieme.

19 *»Allgemeine Klinische Medizin«*
s Anm zu S 15.

22 *Mary Baker*
Mary Baker Eddy (1821-1910) gründete die Glaubensgemeinschaft der Christian Science.
Ihr Hauptwerk: (1875) Science and health.
In der Christian Science werden Materie, Tod, Krankheit als Illusion aufgefaßt. Die mentale Heilung besteht in der Einsicht in die geistige Natur des Menschen.

»Dein Glaube hat dir geholfen«
Matth 9,22; Lk 7,50; 8,48; 17,19; 18,42.

23 *Galilei* Vgl S 193.

24 *prima causa*
erste Ursache – Bezeichnung Gottes bei Aristoteles und in der Scholastik.

aus dem Evangelium
s Anm zu S 22.

37 *Orestes freigesprochen*
V 566-777 in: Aischylos: Die Eumeniden. (3. Stück der »Orestie«).

38 *»Die Zähre rinnt ... wieder«*
»Die Träne quillt ... – »Nacht« V 784 in: von Goethe JW (1808) Faust I.

44 *Von altersher*
Vgl 246a in: »Phaidros«: Plato (1983) WW V.

45 *Freud*
zu Freuds Auffassung der Epilepsie vgl S 402 ff in: Freud S (1928) Dostojewskij und die Vatertötung. WW XIV.

47 *alte Theorie von Naunyn*
Der älteren Theorie des katarrhalischen Ikterus wurde unter diesem Begriff vor allem von R Virchow zum Durchbruch verholfen.
Vgl: R Virchow (1865) Über das Vorkommen und den Nachweis des hepatogenen, insbesondere des katarrhalischen Ikterus. Virchows Arch 32, 117ff.
B Naunyn äußert sich eher kritisch zur Annahme eines katarrhalischen Ikterus; er versucht, viele Fälle auf die Cholangie zurückzuführen: B Naunyn (1911) Über Cholangitis. Dtsch med Wschr 37, 2017-21. – (1919) Über Ikterus und seine Beziehung zu den Cholangien. Mitt Grenzgeb Med Chir 31, 537-600.
Vgl Kap »Historische Entwicklung der Lehre vom sogenannten Icterus catarrhalis.« S 271 ff in: Eppinger H (1937) Die Leberkrankheiten. Allgemeine und spezielle Pathologie und Therapie der Leber. Wien: Springer.

49 *Wilhelm von Humboldt*
Wilhelm von Humboldts »Briefe an eine Freundin« (1847) waren nicht an eine völlig Unbekannte gerichtet. Humboldt hatte Charlotte Diede geb. Hildebrandt 1788 für wenige Tage in Bad Pyrmont kennengelernt. Nach dem Scheitern ihrer Ehe erinnerte sie ihn 1814 in einem Brief an diese Begegnung. Der darauf folgende Briefwechsel dauerte bis zum Lebensende von Wilhelm von Humboldt.

Jakob und Lea
Gen (1. Mos) 29,30.

bekanntes indisches Märchen
Möglicherweise ist gemeint »König Wikrama, oder: Die Freigebigkeit« mit den

darin enthaltenen Märchen »Die vertauschten Köpfe«, »Die vier Freier«, »Die belebte Puppe«, »Die vier Väter«.
S 175 ff in: (1959) Indische Märchen. Hrsg v J Hertel, Düsseldorf: Diederichs. Vgl die Erzählung: Th Mann (1949) Die vertauschten Köpfe. Eine indische Legende. Amsterdam: Bermann-Fischer.

Geltungstrieb

Vgl: A Adler (1911) Zur Kritik der Freudschen Sexualtheorie des Seelenlebens. In: Adler A, Furthmüller C (1973) Heilen und Bilden. Ein Buch der Erziehungskunst für Ärzte und Pädagogen. Neu hrsg v W Metzger, Frankfurt/M: Fischer Taschenbuchverlag.

Nietzsche

Adler nimmt Bezug auf Nietzsches Begriff des Willens zur Macht. Z.B.: Theoretischer Teil, Einleitung in: Adler A (1912) Über den nervösen Charakter. Grundzüge einer vergleichenden Individualpsychologie und Psychotherapie. Wiesbaden: Bergmann; (1972) Frankfurt/M: Fischer Taschenbuchverlag.

56 *sexuale und die soziale Problematik*

Vgl: Kap »Einen und Teilen« In: von Weizsäcker V (1949) Begegnungen und Entscheidungen. (Bd 1).

65 *Leibniz*

Zur Erläuterung des principium individuationis berichtet Leibniz, daß die Herzogin Sophie von Hannover bei einem Spaziergang behauptete, daß es keine zwei gleichen Blätter gäbe. Ein widersprechender Begleiter suchte daraufhin vergeblich nach völlig gleichen Blättern.
Kap 27, S 230 f in: Leibniz GW (1962) Nouveaux Essais. In: Gottfried Wilhelm Leibniz. Philosophische Schriften. Hrsg v d Leibniz-Forschungsstelle der Universität Münster, Bd 6, Berlin: Akademie-Verlag.

66 *Leube riet aber*

Das Zitat konnte nicht nachgewiesen werden. Leube verlangte in dem von Weizsäcker durch Jahreszahl nachgewiesenen Aufsatz die Berücksichtigung biographisch-anamnestischer Daten; zugleich betonte er, daß die Anwendung der Magensonde am einfachsten eine sichere Diagnose ermöglicht.

verschiedene Arten

S 112, 191, 249, 276 f, 284, 363 in: Ewald CA (1888).

»Neurasthenia gastrica«

S 391, 395 in: Ewald CA (1888).

Strümpell

Strümpell nimmt an, daß die Mehrzahl der Fälle von »nervöser Dyspepsie« psychogenen Ursprungs sind, er warnt aber davor, das Krankheitsbild der »nervösen Dyspepsie« einfach durch die »psychogene Dyspepsie« zu ersetzen.

Magenneurose

Vgl: Katsch G (1926) Magenneurosen. In: Handbuch der Inneren Medizin,

2. Aufl, Hrsg G von Bergmann, R Staehelin, Bd 3,1: Erkrankungen der Verdauungsorgane, Berlin: Springer.

67 *von Bergmann und seiner Schule*
Vgl: G von Bergmann (1913) Das spasmogene Ulcus pepticum. Münch med Wschr 60, 169-73. – (1913) Ulcus duodeni und vegetatives Nervensystem. Berl klin Wschr 50, 2374-8. – Kap »Magen« in: von Bergmann G (^{2}1936). Dort auch weitere Literaturhinweise, besonders auf G Katsch und K Westphal.

71 *Kant*
Zur Unterscheidung von Verstand und Vernunft bzw Kategorien und Ideen, zB: »Von der Vernunft überhaupt« S 311-4 (A 298-301, B 355-9), »Von den transzendentalen Ideen« S 327-35 (A 321-32, B 377-89) in: Kant I (1781, ^{2}1787) WW II.

76 *»anal-sadistischen Phase«*
S 99, 135 in: Freud S (1905) WW V.

77 *das Grimm'sche Märchen*
»Tischchen deck dich, Goldesel, und Knüppel aus dem Sack« in: Brüder Grimm (1962) Bd 2.

81 *seit dem Altertum*
Die Hysterie wurde bis zu Galen auf Verlagerung der Gebärmutter (griechisch: ὑστέρα – die Gebärmutter) zurückgeführt.

Ansicht eines Psychiaters
Es handelt sich um eine bereits ältere, von verschiedenen Autoren vertretene These. Vgl dazu: S 601 f in: Jaspers K (^{8}1965).

82 *Augustinus*
I, 18 in: Augustinus, A (1845).

84 *Max Weber*
Die Unterscheidung von Tatsachenerkenntnis und -bewertung wurde bereits vor Max Weber diskutiert. Sie wurde aber von ihm 1913 in der Werturteilsdebatte im Verein für Sozialpolitik in einem Gutachten begrifflich formuliert. Auf dieses Gutachten geht der grundlegende Aufsatz zurück: M Weber (1917/18).

88 *Leibniz*
ZB: GW Leibniz (1702) Betrachtungen über die Lehre von einem einigen, allumfassenden Geiste. – (1705) Betrachtungen über die Lebensprinzipien und über die plastischen Naturen. – (1714) Monadologie.
S 55 f, 69 ff, 452 in: G. W. Leibniz (^{2}1924) WW II.

Harvey
Die Formulierung geht zurück auf Francesco Redi (1626-1697), der sich als Parasitologe, Embryologe, Helminthologe mit der Theorie der Urzeugung auseinandersetzte. Ähnlich auch W Harvey: Omne vivum ex ovo – Alles Lebendige stammt aus dem Ei (1651, Exercitationes de generationibus animalium. London).

Pasteur
L Pasteur (1822-1895) widerlegte die Theorie der Urzeugung, indem er bei Gärungsversuchen nachwies, daß in sterilen Nährflüssigkeiten keine Mikroorganismen entstehen (daher das sog Pasteurisieren). Die entsprechenden Arbeiten sind zusammengestellt in: Pasteur L (1922) Œuvres de Pasteur. Réunis par Pasteur Valery-Rodat, Tom II: Fermentations et générations dites spontanées. Paris: Masson.

89 *kürzlich Fälle von »psychogener Angina«*
Kommt in den vorhergehenden Vorlesungen nicht vor.

93 *»Feldnephritis«*
Vgl: H Arnold (1944) Die sogenannte Feldnephritis. Klinische Studie zur Symptomatologie, Pathogenese und Ätiologie einer akuten diffusen Gefäßerkrankung infektiöser Genese. Schriftenreihe zur Deutschen Medizinischen Wochenschrift H 8, Leipzig: Thieme.

96 *Parmenides*
Fragment 3 (in früheren Auflagen Fragm 5) τὸ γὰϱ: αὐτὸ νοεῖν ἔστιν τε καὶ εἶαι –
Dasselbe aber ist denken und sein.
In: Diels H ([8]1956) WW I.
Vgl: Kap 12 »Es-Bildung« in: von Weizsäcker v (1946) Anonyma. (Bd 7).

98 *Duns Scotus*
Konnte nicht nachgewiesen werden.

105 *in der psychoanalytischen Schule*
O Rank (1924) Das Trauma der Geburt und seine Bedeutung für die Psychoanalyse. Internationale psychoanalytische Bibliothek XIV, Wien: Internationaler psychoanalytischer Verlag.
Vgl auch: S Ferenczi (1924) Versuch einer Genitaltheorie. Wien: Internationaler psychoanalytischer Verlag.
Freud lehnte die Theorie von Rank ab: s Abschnitt VIII in: Freud S (1926) Hemmung, Symptom und Angst. WW XIV.

111 *prästabilierte Harmonie*
GW Leibniz erläutert den Zusammenhang von Leib und Seele anhand des Uhrengleichnisses (»zwei Uhren die miteinander vollkommen übereinstimmen«) als »prästabilierte Harmonie«: »... daß durch göttliche, vorausschauende Kunst von Anfang der Schöpfung an beide Substanzen in so vollkommener und geregelter Weise und mit so großer Genauigkeit gebildet worden sind, daß sie, indem sie nur ihren eigenen, in ihrem Wesen liegenden Gesetzen folgen, doch wechselseitig miteinander in Einklang stehen: Genauso, als ob zwischen ihnen ein gegenseitiger Einfluß bestände ...«
S 272 f in: Leibniz GW ([2]1924) Zur prästabilierten Harmonie. WW II.

112 *Folge der Funktionsänderung*
Grundgedanke der funktionellen Pathologie von G von Bergmann (1932).

113 *Experimentalanalysen*
V von Weizsäcker meint seine Gestaltkreisforschung.

117 *Spielmeyer*
ZB: »Die pathogenetische Analyse« S 9-11 in: Spielmeyer W (1930) Zur Einführung. Die anatomische Krankheitsforschung in der Psychiatrie. In: Handbuch der Geisteskrankheiten. Hrsg v O Bumke, 11. Bd. Spez Tl VII: Die Anatomie der Psychosen. Berlin: Springer.

133 *Naunyn*
S Anm zu 47.

134 *Eppinger's Schule*
Vgl S 275 u Kap »Der sogenannte Icterus catarrhalis als seröse Hepatitis« in: H Eppinger (1937). Die Leberkrankheiten. Allgemeine und spezielle Pathologie und Therapie der Leber. Wien: Springer. – H Eppinger, H Kaunitz, H Popper (1935) Die seröse Entzündung. Eine Permeabilitäts-Pathologie. Wien: Springer.

136 *»vorbewußt«*
zB S 546 in: Freud S (1900) WW II/III. – S 434 in: (1913) Einige Bemerkungen über den Begriff des Unbewußten in der Psychoanalyse. WW VIII.

139 *Mutter-Imago ... Anima*
Der Begriff der Imago wurde von CG Jung in die Psychoanalyse eingeführt. Er bezeichnet ein inneres Bild von Personen der frühkindlichen Umwelt, das die Handlungen und Entscheidungen des Erwachsenen beeinflußt. Der Begriff der Anima meint bei CG Jung das unbewußte Bild der Frau im Mann. V von Weizsäcker gebraucht beide Begriffe hier nicht im ursprünglichen Sinne, sie stehen für eine unbewußte Repräsentanz des Selbstbildes.

141 *Dostojewskij*
»Alle sind wir unter dem Gogol'schen Mantel hervorgekommen.« Als Ausspruch Dostojewskijs mitgeteilt von Melchior de Vogué.
S 74 in: Grossmann LP (1919) Biblioteka Dostojewskogo. Odessa.

150 *»Schnell fertig ... Wort«*
2. Akt, 2. Auftritt, V 779 in: von Schiller F (1800) Wallensteins Tod.

157 *seine glänzende Beschreibung*
Kap 54 »Angina seu angor pectoris« in: Trousseau A (1861).

mit der ausführlichen Schilderung
Trousseau übernimmt diese Schilderung von Duchenne, der psychogene Fälle durch Elektrisieren der Brustwarzen geheilt hatte.
Duchenne (de Boulogne) GB (1853) Note sur l'influence thérapeutique de l'excitation électro-cutanée dans l'angine de poitrine. Bull gén Thér, 241 ff.
Kap 54 in: Trousseau (1861) Bd 2.
Vgl S 128 in: von Weizsäcker v (1938) Über seelische Einflüsse auf den Ablauf von Kreislaufkrankheiten. (Bd 6, S 361).

Descartes
Zur Unterscheidung von Leib und Seele als »Grundlage des wissenschaftlichen Denkens«, 4. Teil von: Descartes R (1637).
Zu res extensa (ausgedehnte Substanz) und res cogitans (denkende Substanz) vgl 6. Meditation von: Descartes R (1641).
2. Meditation: »Über die Natur des menschlichen Geistes; daß seine Erkenntnis ursprünglicher ist als die des Körpers« in: Descartes R (1641).

160 *Paracelsus*
Kap »Von der Krankheit, die man nennet Veitstanz« S 278 f in: Paracelsus (1925). Die Schrift ist nach dem »Opus paramirum« entstanden. Paracelsus schreibt in der Vorrede, daß er sich dort mit den Krankheiten des sichtbaren Teils des menschlichen Mikrokosmos beschäftigt, während er hier die unsichtbaren Krankheiten behandelt.
Möglicherweise kannte V von Weizsäcker die Stelle aus: Paracelsus (1923). – Vgl Bd 5, S 370, Anm zu S 153.

161 *Selbstentfremdung*
S 80 in: Marx K, Engels F (1966) WW II.

Erlebnisreaktion
Der Begriff der »Erlebnisreaktion« sowie der »Pathologischen Erlebnisreaktion« wurde von K Jaspers in seiner »Allgemeinen Psychopathologie« (1913) entfaltet. Seine Psychiatrie wird als verstehende bezeichnet, sofern er »die verständlichen Zusammenhänge des Seelenlebens« (2. Teil, aaO) und »die kausalen Zusammenhänge des Seelenlebens« (3. Teil, aaO) unterscheidet. Die »Erlebnisreaktionen« gehören in den Bereich der verständlichen Zusammenhänge. Diese können durch »einfühlendes Verstehen« erschlossen werden. Jaspers lehnt den Begriff der Neurose nicht ab. Dies geschieht bei K Schneider in seiner »Klinischen Psychopathologie«. Schneider bezeichnet mit Bezug auf Jaspers' Begriff der Erlebnisreaktion die Neurosen als »abnorme Erlebnisreaktionen« und betont, daß sie nicht dem Krankheitsbegriff der Psychiatrie entsprechen.
S 253, 275, 305 ff, 319, 481 in: Jaspers K (^{8}1965). – Kap »Abnorme Erlebnisreaktionen« S 41, 49 in: Schneider K (^{9}1971).

Geist, der stets verneint
Szene »Studierzimmer« V 1340 in: von Goethe JW (1808) Faust I.

162 *Triumph des Willens*
Titel eines Propagandafilmes von Leni Riefenstahl (1934) über den Reichsparteitag in Nürnberg.

Gegenwille
S Freud (1892/93) Ein Fall von hypnotischer Heilung, nebst Bemerkungen über die Entstehung hysterischer Symptome durch den »Gegenwillen«. WW I.

französischer Philosoph
»... ich bin verurteilt frei zu sein. Das bedeutet, daß wir für unsere Freiheit

keine andere Grenzen als sie selbst finden können oder wenn man will, daß wir nicht die Freiheit haben, aufzuhören, frei zu sein.«
S 560 in: Sartre JP (1962); S 515 in: (1943).

164 *Goethe*
»Klassische Walpurgisnacht« V 7486 in: von Goethe JW (1832) Faust II.

Tod der Sünde Sold
Röm 6, 23.

169 *Freud*
III. »Der Traum ist eine Wunscherfüllung« in: Freud S (1900) WW II/III.

170 *Kierkegaard*
Kap IV, § 2 »Angst vor dem Guten (Das Dämonische)« in: Kierkegaard S (1844).

der besten aller möglichen Welten
ZB S 101 in: Leibniz GW (1925) WW IV.
Zum Zusammenhang von prästabilierter Harmonie und der Lehre von der besten aller möglichen Welten vgl Nr 52-58 in: Leibniz GW (1714) WW II.

nichts ... ohne Ursache ... in der Mechanik
Vgl S 34, 360 in: Leibniz GW (1925) WW IV.
Vgl den Satz vom zureichenden Grunde: Nr 32 in: Leibniz GW (1714) WW II. – (1715/16) Streitschriften zwischen Leibniz und Clarke. WW I (Briefe 3-5 von Leibniz).

173 *Nietzsche*
»Wollen befreit: das ist die wahre Lehre von Wille und Freiheit – so lehrt sie euch Zarathustra.«
S 345 in: Nietzsche F (1955).

176 *Wer nie sein Brot*
Aus dem Lied des Harfners, 2. Buch, Kap 13 in: von Goethe JW (1795/96) Wilhelm Meisters Lehrjahre. – S 136 in: (1950) Goethes Werke. Hamburger Ausgabe in 14 Bänden. Hrsg v E Trunz, Bd VII: Romane und Novellen 2. Bd, Hamburg: Wegner.

178 *wie dem Mephisto*
Szene »Studierzimmer« V 1393 ff in: von Goethe JW (1808) Faust I.

181 *Pentagramm*
Das Pentagramm diente den Pythagoräern als Erkennungszeichen und zugleich als Symbol für Gesundheit.
Vgl S 350 in: van der Waerden BL (1979) Die Pythagoräer. Religiöse Bruderschaft und Schule der Wissenschaft. Zürich, München: Artemis.

183 *»seid klug wie die Schlangen«*
Matth 10, 16.

Quod erat demonstrandum
Was zu beweisen war – lateinische Übersetzung der Schlußformel, mit der Euklid seine Beweise beendete.

185 *Empedokles*
Empedokles hat keine Temperamenten-Lehre entwickelt. Wahrscheinlich ist hier an den Zusammenhang seiner Lehre von den vier Elementen (Feuer, Erde, Wasser, Luft) über die Vier-Säftelehre (Schleim, Blut, schwarze u gelbe Galle) mit den vier Temperamenten (Sanguiniker, Phlegmatiker, Choleriker, Melancholiker) gedacht. Die Temperamente werden im Corpus Hippokratikum und bei Galen auf Mischungsverhältnisse der Säfte zurückgeführt.

186 *Lessing*
»Kein Mensch muß müssen«. 1. Akt, 3. Auftritt, V 385 in: Lessing GE (1779) Nathan der Weise.

187 *jener französische Philosoph*
s Anm zu S 162.

188 *Der Schlaf ist in jeder Hinsicht*
Vgl zum Folgenden: V von Weizsäcker (1942) Der Schlaf. (Bd 6).

J. S. Bach
zB Kantaten Nr. 56 »Ich will den Kreuzstab gerne tragen« und Nr. 82 »Ich habe genug«.

190 *Umber ... Grafe*
Umber und Rosenberg (1927) und ebenso Grafe (1938) beurteilen den berichteten Fall nicht als traumatische Verursachung, sondern als Auslösung eines Diabetes bei bereits latent erkranktem Pankreas.

191 *unter mehreren Tausend Gehirnverletzten*
V von Weizsäcker richtete während des 2. Weltkrieges ein arbeitstherapeutisches Lazarett für Hirnverletzte in Breslau ein. V von Weizsäcker (1943) Arbeitstherapie bei Hirnverletzten. (Bd 8).

neuere amerikanische Literatur
Vgl Kap XIII in: Dunbar F (1947) Mind and Body. Psychosomatic Medicine. New York: Random House, (1951) Deine Seele, dein Körper. Psychosomatische Medizin. Übers v G Wagner, Meisenheim/Glan: Westkulturverlag. – Kap XIII, in: Alexander F (1951, ²1971) Psychosomatische Medizin. Grundlagen und Anwendungsgebiete. Übers v P Kühne, Berlin, New York: de Gruyter. (Dort weitere Literatur).

192 *E. Lesser*
Gemeint ist EJ Lesser (1879-1928).

194 *zum Beispiel die Farbe*
Vgl: P Christian, R Haas, V von Weizsäcker (1948) Über ein Farbenphänomen. (Polyphäne Farben). (Bd 4).

bei Newton
Nach Newton beruht die Farbwahrnehmung auf der Zerlegung des weißen Lichtes:
I Newton (1704) Opticks or a treatise of the reflexions, refractions, inflexions and colours of light. London: Smith and Walford.
Vgl: von Weizsäcker V (1949) Zur Farbenlehre. (Bd 1).

Joh. Müller
S 249 ff in: Müller J (1840).

195 *C. von Noorden ... E. Grafe*
C von Noorden lehnte zunächst die bereits ältere Theorie der Überproduktion von Zucker ab: 2. Kap in: von Noorden C (²1898).
Später (²1907) differenzierte er seinen Standpunkt: Von Überproduktion könne eigentlich nur die Rede sein, »wenn Substanzen, die physiologischerweise keine Zuckerbildner sind, es im Diabetes werden.« Es kommt zu einer »sekundären« Überproduktion von Zucker. Die Zellen »können aber den Zucker ... nicht ausnützen. Daher werden mittels der gleichen chemischen Erregungen die beim Gesunden, zwecks Bedienung der Gewebe zur Räumung der Glykogendepots und zur Neubildung von Kohlehydrat führen, immer neue Zuckermengen mobil gemacht.«
S 27, 37 in: von Noorden C (²1907).
Vgl auch 4. Kap, 3e »Theorie der Überproduktion von Zucker« S 216 ff in: C von Noorden, S Isaac (⁸1927).
Grafe referiert von Noordens Standpunkt als den der Überproduktion von Zucker. Er vertritt – eigentlich ebenso wie von Noorden –, daß zugleich zuwenig Zucker verbraucht und zuviel Zucker erzeugt wird (1931). In der zweiten Auflage (²1955) seines Buches mißt er diesen Theorien nur noch »historischen Wert« bei.
S 270 f, 281 in: Grafe E (1931), S 568 f in: (²1958).

196 *selbst lange Zeit studiert*
Vgl die Arbeiten in Bd 3.

202 *ihren modernen Namen*
Der Begriff der Schizophrenie stammt von Eugen Bleuler: E Bleuler (1911) Dementia praecox oder Gruppe der Schizophrenien. In: Handbuch der Psychiatrie. Hrsg G Aschaffenburg, Spez Tl, 4. Abt, 1. Hälfte, Leipzig, Wien: Deuticke.

Serenissimus
Von dem Schriftsteller OE Hartleben (1864-1905) um 1900 erfundene Witz- und Kabarettfigur. Ursprünglich Anrede eines regierenden Fürsten.

204 *das empirische Ich ... vom transzendentalen*
Vgl S 174, Anm (A 117) in: Kant I (1781) WW II. – S 110, Anm (A 10) in: Kant I (1788) Kritik der praktischen Vernunft. WW IV.

empirische Spaltung des Ich

Vgl Reflexionen zur Metaphysik Nr 6313, S 615 in: (1925) Kants handschriftlicher Nachlaß Bd 5, Kants gesammelte Schriften, hrsg v d Königlich Preußischen Akademie der Wissenschaften, Abt 3, Bd 18, Berlin, Leipzig: de Gruyter.

205 *von dem Satze Griesingers*

»... so haben wir in den psychischen Krankheiten jedesmal Erkrankungen des Gehirns zu erkennen.« – 1. Buch, 1. Abschnitt »Über den Sitz der psychischen Krankheiten und die Methode ihres Studiums« § 1 in: Griesinger B (1845).

Jaspers

s Anm zu S 161.

213 *der arbeitstherapeutischen Abteilung*

Vgl S 135 in: von Weizsäcker V (1938) Über seelische Einflüsse auf den Ablauf der Kreislaufkrankheiten. (Bd 6, S 370). – Kap »Nach 1933« S 87ff in: (1949) Begegnungen und Entscheidungen. (Bd 1, S 271 ff).

214 *in jüngster Zeit*

Vgl: V von Weizsäcker (1947) »Euthanasie« und Menschenversuche. (Bd 7).

215 *des Impfgesetzes*

Die Pockenschutzimpfung wurde 1874 durch das Reichsimpfgesetz angeordnet.

218 *Arbeits- und Genußfähigkeit*

Freud formuliert »Leistungs- und Genußfähigkeit«. ZB S 8 in: (1904) Die Freud'sche psychoanalytische Methode. WW v. – S 385 in: (1912) Ratschläge für den Arzt bei der psychoanalytischen Behandlung. WW VIII.

die medizinische Psychologie

Der Begriff der medizinischen Psychologie stammt von H Lotze: H Lotze (1852) Medicinische Psychologie oder Physiologie der Seele. Leipzig: Hirzel; (1966) Amsterdam: Bonset.

222 *Ich erinnere mich*

V von Weizsäcker hatte Freud 1926 in Wien besucht.
S 180 in: von Weizsäcker V (1954) Natur und Geist. (Bd 1, S 144). Vgl auch: S Freud (1937) Die endliche und die unendliche Analyse. WW XVI.

224 *Sartre*

s Anm zu S 162.

226 *Luminalvergiftung*

Luminal: Handelsname (Phenyläthylbarbitursäure), Schlafmittel mit erregungsdämpfender Wirkung.

228 *Gretchentragödie*

JW von Goethe (1808) Faust 1.

229 *katholische Kirche*
Die Verweigerung der kirchlichen Bestattung gilt nur für den Fall des freien Entschlusses zum Suizid (c 1240 § 1 Nr 3 Corpus iuris canonici).

In England
Die Bestrafung des Selbstmordversuchs wurde 1961 in England aufgehoben.

230 *audiatur et altera pars*
Auch die andere Seite soll gehört werden. – Römischer Rechtsgrundsatz, geht wahrscheinlich auf den Richtereid in Athen zurück.

231 *da bekannte er*
Wahrscheinlich ist gemeint S 478 f in: Freud S (1930) Das Unbehagen in der Kultur. WW XIV.

ein Lebens- und ein Todestrieb
zB S 46 f, 66 in: Freud S (1920) WW XIII. – S 268 f in: (1923) Das Ich und das Es. WW XIII.

einer schwankenden Waage
V von Weizsäcker gebraucht selbst das Bild der Waage, um die »Einsinnigkeit« des Sexualtriebes zu kritisieren.
S 59 f in: von Weizsäcker V (1949) Begegnungen und Entscheidungen. (Bd 1, S 244).

236 *Das Wort Kains*
Gen (1. Mos) 4,9.

Gebot der Nächstenliebe
Lev (3. Mos) 19,18; Matth 22,39; Lk 10,27.

237 *das mosaische Gebot*
Ex (2. Mos) 20,13; Dtn (5. Mos) 5,17.

239 *Goethe … Kindsmörderin*
Gemeint ist die Hinrichtung von Susanna Margaretha Brandt am 14. 1. 1772. Die Anwesenheit Goethes bei der Hinrichtung ist nicht belegt.
Vgl: S Birkner (1973) Leben und Sterben der Kindsmörderin Susanna Margaretha Brandt. Nach den Prozeßakten dargestellt. Frankfurt/M: Insel.

Sowjetrußland
Die Schwangerschaftsunterbrechung wurde 1917 mit der Einschränkung, daß sie von Ärzten im Krankenhaus durchgeführt werden soll, freigegeben. Nach einer schrittweisen Rücknahme dieser Bestimmung stellte man die Schwangerschaftsunterbrechung 1936 erneut unter Strafe.

242 *in effigie*
Im Bilde, sinnbildlich – im Mittelalter konnte eine Strafe in effigie, d. h. am Bild des entflohenen Verbrechers vollstreckt werden.

249 *O. Vogt*
I. Tl, 2. Kap »Die Pathoklise«, II. Tl, 2. Kap »Das Wesen der Pathoklise« in: Vogt C u O (1922).

251 *Gretchenfrage*
»Nun sag: wie hast dus mit der Religion?« – Szene »Marthens Garten« v 3415 in: von Goethe JW (1808) Faust I.

252 *dialektische Theologie*
Vgl: von Weizsäcker V (1930) Medizin und Seelsorge. (Bd 5). – Kap »Karl Barth« in: (1949) Begegnungen und Entscheidungen. (Bd 1).

256 *den Namen Schizophrenie*
s Anm zu S 202.

Bleuler
Vgl S 412 in: Bleuler E (1916).

259 *»Kommunikation«*
1. Hauptteil »Ich selbst in Kommunikation und Geschichtlichkeit« in: Jaspers K (1932).

Projektion
Vgl S 302f in: Freud S (1911) Psychoanalytische Bemerkungen über einen autobiographisch beschriebenen Fall von Paranoia (Dementia paranoides). WW VIII.

260 *»Der Mensch ... aller Dinge«*
151e – 152a in: »Theaitetos«: Platon (1970) WW VI. – 385e – 386a in: »Kratylos«: Platon (1974) WW III.

261 *Behaviorismus*
Vom Pragmatismus beeinflußt waren besonders JB Watson (1878-1958) und EL Thorndike (1874-1949).

Der Geist bläst
Anspielung auf Joh 3,8: »Der Wind bläst wo er will ...« Das griechische Wort Pneuma (πνεῦμα) kann als »Wind« und als »Geist« übersetzt werden.

262 *im nächsten Semester*
Diese Vorlesungen sind nicht erhalten.

Dr. Ansorge
Assistentin von Viktor von Weizsäcker. Frau Ansorge hat ihre Beobachtung nicht veröffentlicht (mündliche Mitteilung).

267 *Christian Science*
s Anm zu S 22.

269 *In der Stadt Genf*
Wahrscheinlich ist ein von der Stadt Genf im Rahmen der Rencontres Internationales veranstaltetes Treffen (2.-14. 10. 1946) zum Thema »L'Esprit Européen« gemeint.
Benda, Bernanos, Jaspers, Spender, Guéhenno, Flora, Rougemont, Salis, Lukacs (1947) L'Esprit Européen. Textes in extenso des conférences et des entretiens organisés par les Recontres Internationales de Genève. Neuchâtel:

Editions de la Baconnière (Ed O Zeluck Paris: La Presse Française et étrangère).

270 *Platon*
Anspielung auf den Tod von Sokrates am Schluß des »Phaidon«.

271 *Natur als das Nichtseiende*
Platon spricht allein den Ideen Sein zu. Die Natur (φύσις) *ist*, sofern die Dinge der Natur an den Ideen teilhaben (μέθεξις).

273 *»causa sui«*
Ursache seiner selbst – meist als Kennzeichnung Gottes gebraucht, z. B. 1. Tl, 1. Definition in: de Spinoza B (1677) Ethica more geometrico demonstrata.

276 *respice finem*
Vollständig: Quid quid agis, prudenter agas et respice finem. Was du tust, tue es klug und bedenke das Ende. (Gesta Romanorum, Kap 103).

Klinische Vorstellungen

a) (Einleitung zu) Klinische Vorstellungen. Psyche 1,258-60 (1947)
b) Klinische Vorstellungen (VII-X). Psyche 1,560-81 (1948)
a: Einleitung (ohne Titel) zu einem Vorabdruck von 6 klinischen Vorstellungen aus »Fälle und Probleme« (in diesem Band); b: Fortsetzung der von a eingeleiteten Vorstellungen, nicht in »Fälle und Probleme« enthalten

Literatur

*Boerhaave H (1708)
Institutiones medicae in usum annuae exercitationis domesticos digestae. Leyden; (1756) Nürnberg: Felsecker

*Boerhaave H (1709)
Aphorismi de cognoscendi et curandis morbis in usum doctrinae domesticae digesti. Leyden; (1755) Nürnberg: Felsecker

*Christoffel H (1935)
Harntriebäußerungen, insbesondere Enuresis, Urophilie und Uropolemie. Int Z Psychonal 21, 374-88

*Descartes R (1641)
Meditationes de prima philosophia in qua dei existentiae et animae immortalis demonstratur. (1964) Œuvres de Descartes. Publ par Ch Adam, P Tannery, nouv prés Tom 7, Paris: Vrin; (1960) Meditationen über die Grundlagen der Philosophie. Aufgrund der Ausgaben v A Buchenau neu hrsg v L Gäbe, Philosophische Bibliothek Bd 271, Hamburg: Meiner

*Freud S (1894)
Die Abwehr-Neuropsychosen. In: Freud S (1940 ff) Gesammelte Werke. A Freud (eds) Bd 1, Frankfurt/M: Fischer

*Freud S (1895)
Studien über Hysterie. WW 1

*Grimm J u W (1812/14)
Kinder- und Hausmärchen. Berlin: Realschulbuchhandlung; (1962) Brüder Grimm. Kinder- und Hausmärchen. 2 Bde, Hrsg v F von der Leyen, Düsseldorf-Köln: Diederichs

*Hegel GWF (1806)
Phänomenologie des Geistes. In: (³1951) Georg Wilhelm Friedrich Hegel. Sämtliche Werke. Jubiläumsausgabe in 20 Bänden, hrsg v H Glockner, Bd 2, Stuttgart: Frommann

Kant I (1781, ²1787)
Kritik der reinen Vernunft. (⁴1975) Immanuel Kant. Werke in sechs Bänden. Hrsg v W Weischedel, Bd II, Darmstadt: Wissenschaftliche Buchgesellschaft

*Kütemeyer W (1948)
Der moderne Arzt vor den Dogmen der Kirche. In: Medizin und Theologie im Gespräch. Hrsg v O Michel, Tübingen: Furche; In: (1951) Die Krankheit Europas. Beiträge zu einer Morphologie. Frankfurt/M: Suhrkamp

*von Linné C (1763)
Genera morborum, in auditorium usum edita. Upsala; (1774) Hrsg v JCh Kerstens, Hamburg: Müller

Mann Th (1939)
Lotte in Weimar. Stockholm: Bermann-Fischer; (1947) Frankfurt/M: Fischer

*Sydenham Th (1676)
Observationes medicae circa morborum acutorum historiam et curationem. London: Kettilby (= 3. Aufl v 1666: Methodus curandi febres propriis observationibus superstructa); in: (1827) Opera universa medica. Hrsg CG Kühn, Leipzig: Voss; (²1845) Sämtliche medizinische Schriften. Übers v I Kraft, hrsg v RH Rohatzsch, 2 Bde, Ulm: Ebner

von Weizsäcker V (1941, ²1943, ³1947, ⁴1955) Klinische Vorstellungen. Stuttgart: Hippokrates

Anmerkungen

277 *Klinische Vorstellungen*
Titel der ersten Folge in Psyche 1, 258-93 (1947). (Die Einleitung hat dort keine Überschrift.)
Titel der Fortsetzung in Psyche 1, 560-81 (1948): Klinische Vorstellungen VII-X.
In Psyche 1, S 261 steht als Anmerkung zum Titel der ersten Vorstellung:

»Die folgenden sechs Klinischen Vorlesungen sind einer größeren Sammlung entnommen, die unter dem Titel ›Fälle und Probleme‹ bei F. Enke, Stuttgart erscheint und als Fortsetzung der ›Klinischen Vorstellungen‹, 3. Auflage, bei Hippokrates-Verlag, Stuttgart, 1947, gelten können.«

279 *auf Einladung eines der Herausgeber*
Die Herausgeber der Psyche waren anfangs H Kunz, A Mitscherlich und F Schottlaender. Wahrscheinlich ist A Mitscherlich gemeint.

280 *der amerikanischen Literatur*
Die typologische Fragestellung in der Psychosomatik wurde vor allem von F Dunbars Untersuchungen zum Persönlichkeitsprofil psychosomatisch Kranker angeregt, zB: HF Dunbar (1943).

Derartige Beobachtungen
Vgl: von Weizsäcker V (1933, ²1947) Körpergeschehen und Neurose. (Bd 6). – (1935, ²1946) Studien zur Pathogenese. (Bd 6).

283 *Descartes*
1. Meditation in: Descartes R (1641).

fingierten Optimismus
vgl S 5 in: von Weizsäcker V (1948) Geleitwort. Zu: von Gadow, E: Irrenpflege; Schilling, F: Selbstbeobachtungen im Hungerzustand. (Bd 6, S 423 f).

284 *etwa seit drei Jahrzehnten*
Wahrscheinlich meint V von Weizsäcker hier seine eigenen Forschungen. 1917 begann er mit neurologischen Untersuchungen, die zur Theorie des Gestaltkreises führten.
Vgl S 65 in: von Weizsäcker V (1954) Natur und Geist. (Bd 1, S 56).

285 *fünfundzwanzig Jahre*
V von Weizsäcker meint den Zeitraum von 1920 (Übernahme der Leitung der Nervenabteilung der Medizinischen Klinik Heidelberg) bis 1945 (Ende der Tätigkeit als ordentlicher Professor für Neurologie in Breslau).

287 *Krankheit zum Tode*
s Anm zu S 583.

288 *Märchen*
»Der Gevatter Tod« S 173 in: Brüder Grimm (1962) Bd 2.

290 *Fortsetzung der Politik*
»Der Krieg ist nichts anderes als eine Fortsetzung des politischen Verkehrs mit Einmischung anderer Mittel.«
S 640 in: von Clausewitz C (1632/33) Vom Kriege. Hinterlassene Werke Bd 1, Berlin: Dümmler.

291 *In der ersten Vorlesung*
Gemeint ist die vorangehende Vorstellung VII.

295 *Einheit der Person*
»Von den Paralogismen der reinen Vernunft« S 341 ff (A 341 ff, B 399 ff) in: Kant I (1781) WW II.

298 *seit Jahrzehnten*
»Denn Krankheiten gibt es in Wirklichkeit überhaupt nicht; für den Arzt gibt es nur Kranke und erkrankte Menschen.«
S 54 in: Schweninger E (1906) Der Arzt. Die Gesellschaft, Sammlung sozialpsychologischer Monographien, Frankfurt/M: Rütten & Loening.
»Krankheiten existieren nicht, wir kennen nur kranke Menschen.« – S 2 in: von Krehl L ([12]1923) Pathologische Physiologie. Leipzig: Vogel.

303 *im Alten Testament*
zB: 1 Sam 25, 22 u 34; 1 Kön 14, 10, 2. Kön 9, 8 – Die hebräische Wendung מַשְׁתִּין בְּקִיר (maschtin bekir) wird meist nur mit »männlich« übersetzt.

304 *sorgfältige pathologische Studien*
Abschnitte 1-5 in: von Weizsäcker V (1933, [2]1947) Körpergeschehen und Neurose. (Bd 6). – Kap 1, Fall XIII in: (1935, [2]1946) Studien zur Pathogenese. (Bd 6).

305 *Hegel*
»Das Tiefe, das der Geist von innen heraus, aber nur bis in sein vorstellendes Bewußtseyn treibt und es in diesem stehen läßt – und die Unwissenheit dieses Bewußtseyns, was das ist, was es sagt, ist dieselbe Verknüpfung des Hohen und Niedrigen, welche an dem Lebendigen die Natur in der Verknüpfung des Organs seiner höchsten Vollendung, des Organs der Zeugung, und des Organs des Pissens naiv ausdrückt. – Das unendliche Urteil als unendliches wäre die Vollendung des sich selbst erfassenden Lebens, das in der Vorstellung bleibende Bewußtseyn desselben aber verhält sich als Pissen.«
S 270 in: Hegel GWF (1964) WW 2.

308 *Konversion*
S 63 in: Freud S (1894) WW 1. – S 142 in: (1895) WW 1.

Kütemeyer
S 98, 99 in: Kütemeyer W (1951).

Der kranke Mensch

Eine Einführung in die Medizinische Anthropologie

a) Über Psychisierung und Somatisierung. Psyche 5, 81-8 (1950)
b) Stuttgart: Koehler (1951)
c) Arzt und Patient. Der Deutsche Arzt 2, 113-6 (1952)
d) De zieke Mensch. Übers. v. R. de Jong-Belifante, Met een woord vooraf van L. van der Horst, Amsterdam: Veen (1955)
e) Arzt und Patient. Ärztliche Mitteilungen 41, 338-9 (1956)

f) El hombre enfermo. Übers. von V. Schulz, J. Soles, Prologo: R. Sarro, Barcelona: Miracle (1956)
a: Vorabdruck aus b (2. Teil, Einleitung, Kap. 3 u 4); c, e: Abdruck aus b (2. Teil, Einleitung, Kap 1, gekürzt, Titel geändert)

Literatur

*Alexander F (1939a)
Psychoanalytic Study of a Case of Essential Hypertension. Psychosom Med 1, 139-52

*Alexander F (1939b)
Emotional Factors in Essential Hypertension. Psychosom Med 1, 173-9

*Alexander F (1950)
Psychosomatic Medicine. New York: Norton; (1950, ²1971) Psychosomatische Medizin. Grundlagen und Anwendungsgebiete. Übers v P Kühne, Berlin, New York: de Gruyter

*Berg G (1942)
Charakteristische Wesenszüge magenkranker Soldaten. Schriftenreihe zur Deutschen medizinischen Wochenschrift H 7, Stuttgart: Thieme

*von Bergmann G (1913a)
Das spasmogene Ulcus pepticum. Münch med Wschr 60, 169-73

*von Bergmann G (1913b)
Ulcus duodeni und vegetatives Nervensystem. Berl klin Wschr 50, 2374-8

*von Bergmann G (1924)
Blutdruckkrankheit als Problem. Jahreskurse ärztl Fortb 15, 22-34

*von Bergmann G (1928)
Blutdruckkrankheit. In: Neue deutsche Klinik. Handwörterbuch der praktischen Medizin mit besonderer Berücksichtigung der inneren Medizin, der Kinderheilkunde und ihrer Grenzgebiete. Hrsg v G u F Klemperer, Bd 2, Berlin, Wien: Urban & Schwarzenberg

*von Bergmann G (1932, ²1936)
Funktionelle Pathologie. Eine klinische Sammlung von Ergebnissen und Anschauungen einer Arbeitsrichtung. Berlin: Springer

*Bernard C (1850)
Chiens rendus diabétiques. Comptes rendus Soc Biol 1, 60ff

*Binswanger L (1928)
Lebensfunktion und innere Lebensgeschichte. Mschr Psychiat Neurol 68, 52-79; in: (1947) Ausgewählte Vorträge und Aufsätze. Bd 1: Zur phänomenologischen Anthropologie. Bern: Francke

*Blumenbach JF (1781)
Über den Bildungstrieb und das Zeugungsgeschäft. Göttingen: Dieterich

*Blumenbach JF (1786)
Institutiones physiologicae. Göttingen: Dieterich

Breuer J, Freud S (1895, [4]1922)
Studien über Hysterie. Leipzig, Wien: Deuticke; in: Freud S (1940 ff) Gesammelte Werke. A Freud (eds) Bd 1, Frankfurt/M: Fischer

*Cannon WB (1928)
Die Notfallfunktion des sympathico-adrenalen Systems. Ergebn Physiol 27, 380-406

Christian P, Haas R (1949)
Wesen und Formen der Bipersonalität. Grundlagen für eine medizinische Soziologie. Beiträge aus der Allgemeinen Medizin H 7, Stuttgart: Enke

*Descartes R (1662)
De homine. (1664) Traité de l'homme. (1963) Le monde et le traité de l'homme. In: René Descartes œuvres philosophiques. Tom I, Ed F Alquié, Paris: Garnier; (1969) Über den Menschen, sowie Beschreibung des menschlichen Körpers. Nach der ersten französischen Ausgabe von 1664, übers u m e hist Einl u Anm vers v KE Rothschuh, Heidelberg: Schneider

*Diels H ([8]1956)
Die Fragmente der Vorsokratiker. Griechisch und deutsch. Hrsg v W Kranz, 3 Bde. Berlin: Weidmann

*Driesch H (1909, [2]1921)
Philosophie des Organischen. Gifford-Vorlesungen, gehalten an der Universität Aberdeen in den Jahren 1907-1908. 2 Bde, Leipzig: Engelmann

*Dunbar HF (1938)
Emotions and Bodily Changes. Ed 2, with supplementary introduction and additional bibliography, New York: Columbia University Press

*Dunbar HF (1927)
Mind and Body. Psychosomatic Medicine. New York: Random House; (1951) Deine Seele, dein Körper. Psychosomatische Medizin. Übers G Wagner, Meisenheim/Glan: Westkulturverlag

*Dunbar HF (1948)
Psychosomatic Diagnosis. New York, London: Hoeber; (1968) New York, London: Johnson Reprint

Ewald CA (1888)
Klinik der Verdauungskrankheiten. Bd II: Die Krankheiten des Magens. Berlin: Hirschwald

*Fechner GTh (1848)
Über das Lustprinzip des Handelns. Z Philos u philos Kritik, 19, 1-30, 163-94

Freud S (1900)
Die Traumdeutung. In: Freud S (1940 ff) Gesammelte Werke. A Freud (eds) Bd II/III, Frankfurt/M: Fischer

*Freud S (1915)
Einige Charaktertypen aus der psychoanalytischen Arbeit. WW XIV

*Freud S (1917)
Vorlesungen zur Einführung in die Psychoanalyse. WW XI

*Freud S (1920)
Jenseits des Lustprinzips. WW XIII

*Freud S (1923)
Das Ich und das Es. WW XIII

*Freud S (1926)
Hemmung, Symptom und Angst. WW XIV

*Freud S (1930)
Das Unbehagen in der Kultur. WW XIV

*Freud S (1933)
Neue Folge der Vorlesungen zur Einführung in die Psychoanalyse. WW XV

*von Frey M (1922a)
Zur Physiologie der Juckempfindung. Arch néerland physiol 7, 142-5

*von Frey M (1922b)
Versuche über schmerzerregende Reize. Z Biol 76, 1-25

*Glatzel H (1945)
Ulcuspersönlichkeit und Ulcuserlebnis. Die Bedeutung der abnormen Erlebnisreaktion in der Ätiologie des Ulcus pepticum ventriculi et duodeni. Ergebn Inn Med Kinderheilk 65, 504-711

von Goethe JW (1808, 1832)
Faust; ([6]1962) Goethes Werke. Hamburger Ausgabe in 14 Bänden. Hrsg E Trunz, Bd III: Dramatische Dichtungen 1. Bd. Hamburg: Wegner

von Goethe JW (1810)
Zur Farbenlehre. Didaktischer Teil. In: (1955) WW XIII

Grafe E (1931)
Die Krankheiten des Stoffwechsels und ihre Behandlung. Fachbücher für Ärzte Bd XIV, Berlin: Springer; ([2]1955) Ernährungs- und Stoffwechselkrankheiten und ihre Behandlung. Berlin, Göttingen, Heidelberg: Springer

*Grafe E (1938)
Zur Frage des traumatischen und Kriegsdiabetes und seiner Begutachtung. Med Klin 34, 403-6, 430-2

Grimm J u W (1812/14)
Kinder- und Hausmärchen. Berlin: Realschulbuchverlag; (1962) Brüder Grimm. Kinder- und Hausmärchen. 2 Bde, Hrsg v F von der Leyen, Düsseldorf – Köln: Diederichs

*Goldblatt H (1937)
Studies on experimental Hypertension: V. The Pathogenesis of experimental Hypertension due to renal Ischemia. Ann int med 11, 69-97

*von Hansemann D (1912)
Über das konditionale Denken in der Medizin und seine Bedeutung für die Praxis. Berlin: Hirschwald

Hartleben OE (1893)
Die Geschichte vom abgerissenen Knopf. Berlin: Fischer; in: ([2]1920) Otto Erich Hartleben. Ausgewählte Werke. 2. Bd: Prosa. Auswahl u Einl v FF Heitmüller. Berlin: Fischer

*Harvey W (1628)
Exercitatio anatomica de motu cordis et sanguinis in animalibus. Frankfurt: Fitzer; (1910) Die Bewegungen des Herzens und des Blutes. Übers u erl v R von Töply, Klassiker der Medizin Bd 1, Leipzig: Barth

*Hegel GWF (1812/1816)
Wissenschaft der Logik. 2 Bde, Nürnberg: Schrag; (1958) Georg Wilhelm Friedrich Hegel. Sämtliche Werke. Jubiläumsausgabe in zwanzig Bänden. Hrsg v H Glockner, Bd 4, 5, Stuttgart: Frommann

*Heidegger M (1927)
Sein und Zeit. Jahrbuch für Philosophie und phänomenologische Forschung Bd 8, Halle: Niemeyer; (1927) Halle: Niemeyer; ([15]1984) Tübingen: Niemeyer

*Hirsch C (1899, 1900)
Über die Beziehung zwischen dem Herzmuskel und der Körpermuskulatur und über sein Verhalten bei Herzhypertrophie. Dtsch Arch Klin Med 64, 595-634; 68, 55-86

*Hufeland ChW (1796)
Makrobiotik oder die Kunst das menschliche Leben zu verlängern. Berlin: Reimer; (1905) m Einl u Anm hrsg v P Dittmar, Leipzig: Reclam; (1958) eingel u hrsg v F Lejeune, Stuttgart: Hippokrates

*Hume D (1740)
A treatise of human nature, being an attempt to introduce the experimental method of reasoning into moral subjects. 3 Vol, London: Longman; (1923) Traktat über die menschliche Natur. Ein Versuch, die Methode der Erfahrung in die Geisteswissenschaft einzuführen. 2 Bde, Leipzig: Voss

*Jaspers K (1932)
Existenzerhellung. Philosophie. Bd II, Berlin: Springer; ([2]1948) Philosophie. Berlin, Göttingen, Heidelberg: Springer (Ausg in einem Bd)

*Jores A (1951)
Das Asthma bronchiale in psychosomatischer Betrachtung. Med Klin 46, 1217-22

*Jung CG (1921)
Psychologische Typen. Zürich: Rascher; (1960) Gesammelte Werke. M Niehus-Jung (eds) Bd 6, Zürich, Stuttgart: Rascher

Kant I (1781, [2]1787)
Kritik der reinen Vernunft. ([4]1975) Immanuel Kant. Werke in sechs Bänden. Hrsg v W Weischedel, Bd II, Darmstadt: Wissenschaftliche Buchgesellschaft

*Kant I (1786)
Metaphysische Anfangsgründe der Naturwissenschaft. ([4]1975) WW V

Kant I (1790, [2]1793)
Kritik der Urteilskraft. ([4]1975) WW V

Kinsey AC, Pomeroy WB, Martin CE (1948)
Sexual Behavior in the Human Male. Philadelphia: Saunders; (1970) Das sexuelle Verhalten des Mannes. Fischer-Bücherei: Bücher des Wissens. Frankfurt/M, Hamburg: Fischer

*Konjetzny GE (1927)
Die Gastritis in ihrer pathogenetischen Beziehung zum Ulcus und zum Carcinom. Verh Ges Verdauungs-Stoffwechselkr, VI. Tagung, Leipzig: Thieme

von Krehl L (1898, [12]1923)
Pathologische Physiologie. Leipzig: Vogel; ([13]1930) Entstehung, Erkennung und Behandlung innerer Krankheiten. Bd I: Pathologische Physiologie. Leipzig, Berlin: Vogel

*Kretschmer E (1921)
Körperbau und Charakter. Untersuchungen zum Konstitutionsproblem und zur Lehre von den Temperamenten. Berlin: Springer

Leibniz GW (1714)
Monadologie. In: ([2]1924) G. W. Leibniz. Philosophische Werke. Hrsg v A Buchenau u E Cassirer, Bd II: Hauptschriften zur Grundlegung der Philosophie 2. Bd, übers v A Buchenau, durchges u m Einl u Erl hrsg v E Cassirer, Philosophische Bibliothek Bd 108, Leipzig: Meiner

Leube W (1879)
Über nervöse Dyspepsie. Dtsch Arch Klin Med 23, 98-114

*de Maupertuis PL (1746)
Le loi du mouvement et du repos. In: (1768) Œuvres. Nouv ed, Bd II, Lyon: Bruyset; (1965) hrsg v G Tonelli, Hildesheim, New York: Olms

*Mitscherlich A (1947)
Vom Ursprung der Sucht. Eine pathogenetische Untersuchung des Vieltrinkens. Stuttgart: Klett. In: (1983) Alexander Mitscherlich. Gesammelte Schriften. Hrsg v K Menne, Bd I: Psychosomatik I, hrsg v T Allert, Frankfurt/M: Suhrkamp

*de Montaigne M (1580, [3]1588)
Essais; (1976) Essays. Hrsg v R Wuthenow, Frankfurt: Insel

*Newton I (1687)
Philosophiae naturalis principia mathematica. London; (1963) Mathematische

Prinzipien der Naturlehre. M Bemerk u Erl hrsg v JPh Wolfers (unveränd Nachdr d Ausg Berlin 1872) Darmstadt: Wissenschaftliche Buchgesellschaft

von Noorden C (1898, [2]1907)
Die Zuckerkrankheit und ihre Behandlung. Berlin: Hirschwald; von Noorden C, Isaac S ([8]1927) Berlin: Springer

*Pal J (1905)
Gefäßkrisen. Leipzig: Hirzel

*Paracelsus (1531/32)
Die Bücher von den unsichtbaren Krankheiten. In: (1925) Theophrast von Hohenheim gen. Paracelsus. Medizinische, naturwissenschaftliche und philosophische Schriften. Hrsg v K Sudhoff, Bd 9: »Paramirisches« und anderes Schriftwerk der Jahre 1531-1535 aus der Schweiz und Tirol. München-Planegg: Barth; (1923) Theophrast von Hohenheim. Fünf Bücher über die unsichtbaren Krankheiten. Eingel u hrsg v R Koch u E Rosenstock. Frommanns philosophische Taschenbücher, 4. Gruppe Bd 1: Paracelsus. Krankheit und Glaube. Stuttgart: Frommann

*Platon (1973)
Γοργίας. Gorgias. In: Platon. Werke in acht Bänden. Griechisch und deutsch. Hrsg v G Eigler, Bd II, bearb v H Hofmann, Darmstadt: Wissenschaftliche Buchgesellschaft

Platon (1974)
Συμπόσιον. Das Gastmahl. In: Platon. Werke in acht Bänden. Griechisch und deutsch. Hrsg v G Eigler, Bd III, bearb v D Kurz, Darmstadt: Wissenschaftliche Buchgesellschaft

*Rathenau W (1898)
Die resurrection Co. In: (1918) Gesammelte Schriften in fünf Bänden. Bd 4, Berlin: Fischer

*Rössle R (1923)
Referat über Entzündung. Verh dtsch Path Ges, 19. Tagung, 18-69

*Rössle R (1944)
Nachtrag zu den »Serösen Entzündungen« und nochmals zum Entzündungsbegriff. Virchows Arch 311, 281-4

Sartre JP (1943)
L'Être et le Néant. Essai d'ontologie phénoménologique. Paris: Gallimard; (1962) Das Sein und das Nichts. Versuche einer phänomenologischen Ontologie. Übers J Streller, KA Ott, A Wagner, Hamburg: Rowohlt

*Schneider K ([2]1946)
Beiträge zur Psychiatrie. Stuttgart: Thieme; (neuer Titel:) (1950, [9]1971) Klinische Psychopathologie. Stuttgart: Thieme

*Schultz JH (1932)
Das autogene Training. Konzentrative Selbstentspannung. Versuch einer klinisch-praktischen Darstellung. Leipzig: Thieme; ([17]1982) Stuttgart: Thieme

*Schulze VE, Schwab EH (1936)
Arteriolar Hypertension in the American Negro. Am heart journ 11, 66-74

*de Spinoza B (1677)
Ethica ordine geometrico demonstrata. (1955) Die Ethik. Nach geometrischer Methode dargestellt. Übers O Baensch, Einl A Schottlaender, Philosophische Bibliothek Bd 92, Hamburg: Meiner; (1976) Baruch de Spinoza. Sämtliche Werke in sieben Bänden. In Verb m O Baensch u A Buchenau hrsg v C Gebhardt, Bd 2, Hamburg: Meiner

*Storm van Leeuwen W (1926a)
Über Pathogenese und Therapie des Asthma bronchiale. Münch med Wschr 73, 599-603

*Storm van Leeuwen W, Kremer W (1926b)
Die Resultate der Behandlung des Asthma bronchiale im allergenfreien Zimmer. Klin Wschr 5, 691-5

*Strümpell A (1883/1884)
Lehrbuch der speciellen Pathologie und Therapie der inneren Krankheiten. Für Studierende und Ärzte. 2 Bde, Leipzig: Vogel (ab [25]1925: Strümpell-Seyfarth)

*Strümpell A (1902)
Einige Bemerkungen über das Wesen und die Diagnose der sogenannten Dyspepsie. Dtsch Arch Klin Med 73, 672-86

*Uhlenhuth P, Fromme W (1915)
Experimentelle Untersuchungen über die sogenannte Weil'sche Krankheit (ansteckende Gelbsucht) 1.-3. Mitteilung. Med Klin 11, 1202-3, 1264-6, 1375-7; Nachtrag zur Arbeit »Weitere Experimentelle Untersuchungen über die sogenannte Weil'sche Krankheit (ansteckende Gelbsucht) – 2. Mitteilung, Med Klin 11, 1296

*Umber F, Rosenberg M (1927)
Gibt es einen traumatischen Diabetes? Klin Wschr 6, 5-11

*Volhard FC (1939)
Die Behandlung des Hochdruckes. Z ges Neurol Psychiat 167, 485-502; Verh Dtsch Ges Inn Med, 51. Kongreß, 299-316

von Weizsäcker V (1927)
Über medizinische Anthropologie. Phil Anz 2, 236-54; In: (1941) Arzt und Kranker 1. Leipzig: Koehler & Amelang, ([3]1949) Stuttgart: Koehler (Bd 5)

von Weizsäcker V (1928)
Krankengeschichte. Die Kreatur 2, 455-73; In: (1941) Arzt und Kranker 1. Leipzig: Koehler & Amelang, ([3]1949) Stuttgart: Koehler (Bd 5)

von Weizsäcker V (1929)
Über Rechtsneurosen. Nervenarzt 2, 569-81 (Bd 8)

von Weizsäcker V (1930)
Soziale Krankheit und soziale Gesundung. Berlin: Springer; (1955) Bearb v H Piehler, Kleine Vandenhoeck-Reihe Bd 15, Göttingen: Vandenhoeck & Ruprecht (Bd 8)

von Weizsäcker V (1933a)
Körpergeschehen und Neurose. Analytische Studie über somatische Symptombildungen. Int Z Psychoanal 19, 16-116; ([2]1947) Forschungen zur Psychoanalyse und Psychotherapie, Stuttgart: Klett (Bd 6)

von Weizsäcker V (1933b)
Vorlesungen über Allgemeine Therapie. x. Natura naturans. Dtsch med Wschr 59, 1701-3; in: ([2]1935) Ärztliche Fragen. Vorlesungen über Allgemeine Therapie. Leipzig: Thieme (Bd 5)

von Weizsäcker V (1933c)
Der Gestaltkreis, dargestellt als psychophysiologische Analyse des optischen Drehversuchs. Pflügers Arch ges Physiol 231, 630-61 (Bd 4)

von Weizsäcker V (1935)
Studien zur Pathogenese. Schriftenreihe zur Deutschen medizinischen Wochenschrift H 2, Leipzig: Thieme; ([2]1946) Wiesbaden: Thieme (Bd 6)

von Weizsäcker V (1940, [4]1950)
Der Gestaltkreis. Theorie der Einheit von Wahrnehmen und Bewegen. Leipzig: Thieme (Bd 4)

von Weizsäcker V (1941, [4]1955)
Klinische Vorstellungen. Stuttgart: Hippokrates (Bd 3)

von Weizsäcker V (1947, [2]1951)
Fälle und Probleme. Anthropologische Vorlesungen in der Medizinischen Klinik. Beiträge aus der Allgemeinen Medizin H 3, Stuttgart: Enke (In diesem Band)

von Weizsäcker V (1949)
Psychosomatische Medizin. Verh Dtsch Ges Inn Med 55, 13-24; Psyche 3, 331-41 (Bd 6)

von Weizsäcker V (1954, [2]1955)
Natur und Geist. Erinnerungen eines Arztes. Göttingen: Vandenhoeck & Ruprecht (Bd 1)

Werfel F (1920)
Nicht der Mörder, der Ermordete ist schuldig. München: Wolff

*Wilken A (1951/52)
Anamnestische Studien. Zwei Hypertoniefälle. Psyche 5, 219-31

315 *Internist ... Neurologe*
Vgl Kap »Innere Medizin«, »Neurologie« in: von Weizsäcker V (1954) Natur und Geist. (Bd 1).

»Allgemeine Klinische Medizin«
Viktor von Weizsäcker wurde 1945/46 auf einen für ihn eingerichteten Lehrstuhl für »Allgemeine Klinische Medizin« an die Universität Heidelberg berufen. Der Ordinarius für Innere Medizin R Siebeck (Nachfolger von L von Krehl) unterstützte diese Berufung. Er überließ ihm zwei Stationen der Medizinischen Klinik.
Vgl S 160ff in: Henkelmann Th (1986) Viktor von Weizsäcker (1886-1957). Materialien zu Leben und Werk. Berlin, Heidelberg, New-York, Tokyo: Springer.

325 *im Vorlesungsverzeichnis*
Die Vorlesung war angekündigt als: »Medizinische Anthropologie. Klinische Vorstellungen.«

329 *früher einmal veröffentlicht*
Fall 1, IX aus Kap 12 in: von Weizsäcker V (1933, [2]1947) (Bd 6, S 228, 232). – Fall 1, VII aus Kap 1 in: von Weizsäcker V (1935, [2]1946) (Bd 6, S 260, 262f).

330 *Professor Vogel*
Paul Vogel (1900-1979) wurde 1933 Privatdozent an der Universität Heidelberg, ab 1934 war er außerordentlicher Professor in Berlin, ab 1941 ordentlicher Professor für Neurologie als Nachfolger von Viktor von Weizsäcker in Heidelberg.

332 *Shakespeare*
Wahrscheinlich ist gemeint: »He that complies against his will is of his own opinion still.«
3. Part, Canto III, V 547 in: Butler S (1663-1678) Hudibras. (1967) Ed J Wilders, Oxford: Clarendon Press; dtsch (1845) Hudibras, ein schalkhaftes Heldengedicht. Zum ersten Mal vollständig im Versmasse des Originals frei verdeutschet und neu mit Commentar ausgestattet v J Eiselen, Freiburg: Lippe.

eine Monographie
Wahrscheinlich ist gemeint: R Siebeck (1949) Medizin in Bewegung. Klinische Erkenntnis und ärztliche Aufgabe. Stuttgart: Thieme.
Siebeck nimmt Bezug auf (S 297, 322 in: [2]1953, aaO): OH Arnold (1944) Die sogenannte Feldnephritis. Klinische Studie zur Symptomatologie, Pathogenese und Ätiologie einer akuten diffusen Gefäßerkrankung infektiöser Genese. Schriftenreihe zur Deutschen Medizinischen Wochenschrift H 8, Leipzig: Thieme.

339 *Kollege Schneider*
Kurt Schneider (1887-1967) war 1945-1955 Professor für Psychiatrie in Heidelberg.
Vgl den Beitrag »Abnorme Erlebnisreaktionen« in: Schneider K (1946, 1950).

nenne so etwas Neurose
Kurt Schneider lehnt den Begriff der Neurose ab, er bestreitet unter der Voraussetzung seiner somatischen Krankheitsauffassung, daß es sich bei den »abnormen Erlebnisreaktionen« um Krankheiten handelt.
S 49 in: Schneider K ([9]1971).

»Biose«
Kap x, S 90f in: von Weizsäcker V ([2]1935) (Bd 5, S 340). – Vgl Kap 19 »Neurose, Biose, Sklerose« S 103-18 in: (1956) Pathosophie (Bd 10).

341 *Lippmann*
Walter Lippmann (1889-1974) amerikanischer Publizist, schrieb als Kolumnist für die New York Herald Tribune.

346 *die männliche Hysterie*
Vgl Anm zu S 339.
Im Unterschied zur Auffassung der Hysterie als Erbkrankheit behauptete der Engländer H Page (1882), daß angeblich durch den Eisenbahnverkehr geschädigte Personen hysterische Symptome zeigten. Diese umstrittene Hypothese einer posttraumatischen Hysterie wurde von Charcot verteidigt. Die Konsequenz war, daß nun die Diagnose der männlichen Hysterie sehr viel häufiger gestellt wurde.
Dazu S 597 in: Ellenberger H (1985) Die Entdeckung des Unbewußten. Geschichte und Entwicklung der dynamischen Psychiatrie von den Anfängen bis zu Janet, Freud, Adler und Jung. Übers v G Theusner-Stampa, vom Autor durchges u rev Taschenbuchausgabe, Zürich: Diogenes.

347 *Paracelsus*
s Anm zu S 160.

349 *der Charcotsche Kutscher*
Vorstellung des Kutschers Porcz in der 20.-22. Vorlesung des Jahres 1882.
s S 53 in: de Morsier G (1956) Jean Martin Charcot 1825-1893. In: Grosse Nervenärzte. 21 Lebensbilder. Hrsg v K Kolle, Stuttgart: Thieme.

351 *alte Jungfer*
S 2150 in: von Weizsäcker V (1926) Der neurotische Aufbau bei den Magen- und Darmerkrankungen. (Bd 6, S 25).

352 *die Suggestion oder die Gewalt*
Vgl die Beschreibung einer »Übungstherapie« bei einer hysterischen Lähmung, S 63ff in: von Weizsäcker V (1935, [2]1946) (Bd 6, S 308ff).

ältere Methoden
Vgl: W Kretschmer (1959) Protreptik. In: Handbuch der Neurosenlehre und Psychotherapie unter Einschluß wichtiger Grenzgebiete. Hrsg v VE Frankl,

VE Freiherr von Gebsattel, IH Schultz, Bd 4: Spezielle Psychotherapie II und Neurosenprophylaxe, München, Berlin: Urban & Schwarzenberg.

354 *Mord ... am Bruder Gretchens*
Szene »Nacht« V 3618 ff in: von Goethe JW (1808) Faust I.

357 *Schelling*
zB: »Was ist z.B. die Krankheit? Ein Zustand wider die Natur; insofern also ein Zustand, der nicht seyn könnte und doch ist, keine Realität im Grund und doch wieder unleugbar eine furchtbare Realität. Das Böse ist in der moralischen Welt, was die Krankheit in der körperlichen ist; es ist das entschiedenste Nichtwesen von einer Seite betrachtet, und hat doch eine schreckliche Realität.«
S 329 in: von Schelling, F.W.J. (1958) Stuttgarter Privatvorlesungen. 1810. In: Schellings Werke. Nach der Originalausgabe in neuer Anordnung hrsg v M Schröter, 4. Hauptbd: Schriften zur Philosophie der Freiheit. München: Beck. Vgl: von Weizsäcker V (1950) Über F.W.J. Schelling (Bd 1). – Vgl Kap 2 »Naturphilosophische Grundlagen der Medizin« in: Leibbrand W (1937) Romantische Medizin. Hamburg, Leipzig: Goverts.

Hufeland
S 149 in: Hufeland ChW (1905).

Krehl
Vgl die Bemerkungen S 510, 513 in: von Krehl L ([12]1923).
Vgl auch die an Krehls Klinik entstandene Untersuchung: GL Dreyfus (1908) Über nervöse Dyspepsie. Psychiatrische Untersuchungen aus der Medizinischen Klinik zu Heidelberg. Jena: Fischer.

358 *Konjetzny und von Bergmann*
Vgl das Referat von Konjetzny auf der VI. Tagung der Gesellschaft für Verdauungs- und Stoffwechselkrankheiten 1926 in Berlin: Konjetzny GE (1927).
Vgl auch: GE Konjetzny (1926) Entzündliche Genese des Magen-Duodenalgeschwürs. Arch Verdauungskr 36, 189-226.
Ein entsprechender Vortrag von G von Bergmann konnte nicht nachgewiesen werden. G von Bergmann nimmt in einem Vortrag in Berlin beinahe ablehnend zu Konjetznys These Stellung: G von Bergmann (1929) Das Gastritisproblem. Nach einem Vortrag im Verein für Innere Medizin in Berlin am 27.5.1929. Dtsch med Wschr 55, 1741-4.
Vgl auch S 722 in: von Bergmann G ([2]1926) Ulcus pepticum (ventriculi, duodeni, jejuni). In: Handbuch der Inneren Medizin, hrsg v G von Bergmann u R Staehelin, 3. Bd, 1. Tl: Erkrankungen der Verdauungsorgane I, Berlin: Springer.

359 *Berg*
»Ergebnisse« S 53 ff in: Berg G (1942).

Ambivalenz
Der Begriff der Ambivalenz wurde von Eugen Bleuler eingeführt: E Bleuler

(1914) Die Ambivalenz. In: Festgabe zur Einweihung der Neubauten der Universität Zürich. Zürich: Schulthess.

364 *»Die Träne quillt ... wieder.«*

Szene »Nacht« V 784 in: von Goethe JW (1808) Faust I.

368 *Palsche Krise*

Gemeint sind hier die »Krisen durch Gefäßkonstriktion«. – Kap V-VII in: Pal J (1905).

370 *Angst ... Furcht*

S 410 in: Freud S (1917) WW XI. – S 10 in: (1920) WW XIII. – S 198 in: (1926) WW XIV.

Frühzeit der Psychoanalyse

ZB: S Freud (1894) Über die Berechtigung, von der Neurasthenie einen bestimmten Symptomenkomplex als »Angstneurose« abzutrennen. WW I. – (1898) Die Sexualität in der Ätiologie der Neurosen. WW I.

372 *Kant*

2. Hauptstück, Lehrsatz 7, Anmerkung 1 u 2, S 68 in: Kant I (1786) WW V. Mit der »alten Mechanik« ist die Mechanik Newtons gemeint.

Anangke

ἀνάγκη – Notwendigkeit, Zwang, Verhängnis. – S 460, 499 in: Freud S (1930) WW XIV.

379 *die Amerikaner*

E Weiss betrachtet den Asthmaanfall als einen unterdrückten Schrei nach der Mutter:

E Weiss (1922) Psychoanalyse eines Falles von nervösem Asthma. Int Z Psychoanal 8, 440 ff.

JL Halliday macht auf die Beziehung des Asthmas zum Weinen aufmerksam:
JL Halliday (1937) Approach to Asthma. Brit Journ med Psychol 17,1 ff.

Diese Auffassungen werden von anderen amerikanischen Autoren aufgegriffen, vgl dazu:

Kap XII »Allergie con amore« in: Dunbar F (1951). – Kap X »Emotionale Faktoren bei Störungen der Atmungsfunktion. Bronchialasthma«. In: Alexander F (^{2}1971).

380 *Sokrates*

77e in »Phaidon«: Platon (1974) WW III.

383 *Zweck*

Im Grimmschen Wörterbuch wird kein Beleg bei J Böhme aufgeführt. Neben dem von Viktor von Weizsäcker genannten ursprünglichen Sinn des Zweckbegriffs findet sich auch die Bedeutung von Zweck als Ziel beim Armbrust- und Büchsenschießen (15. u. 16. Jh): »... der zweck war dabei entweder der nagel, an dem das blatt, das als zielpunkt diente, aufgehängt war, oder dieser sazs selber in der mitte des weizsen oder schwarzen blattes und galt als das eigentliche ziel«.

Bd 16, Sp 956 in: Deutsches Wörterbuch von J u W Grimm (1954) bearb v G Rosenhagen u der Arbeitsstelle des Deutschen Wörterbuches Berlin. Leipzig: Hirzel.

384/385 *Schlierbach*
Die Orthopädische Universitätsklinik befindet sich in diesem Vorort von Heidelberg.

385 *New Yorker Transportgesellschaft*
Vgl S 129 f in: Dunbar F (1951). – S 164 in: Alexander F (²1971).

387 *Amor fati*
Kap 21 »Amor fati« in: von Weizsäcker V (1946) Anonyma. (Bd 7, S 67 f).

388 *erotische Angina*
Kap 12 in: von Weizsäcker V (1933, ²1947) (Bd 6, S 227 ff). – Kap 1 in: (1935, ²1946) (Bd 6, S 259 ff.).

390 *in der Ostzone*
Die §§ 218-220 StGB wurden aufgehoben und durch unterschiedliche, länderspezifische Bestimmungen ersetzt. Am 27.9.1950 wurde ein für die ganze DDR gültiges »Gesetz über den Mutter- und Kinderschutz und die Rechte der Frau« erlassen, das die Schwangerschaftsunterbrechung nur bei medizinischer Indikation erlaubt.

Ich erinnere an die Studentin
s Anm zu S 329 (Fall 1).

391 *in der ersten Stunde*
Die erste Vorlesungsstunde ist nicht wiedergegeben (s S 325), vgl aber die »Einleitung« (S 315 ff).

396 *»eigentliche Lebensgeschichte«*
Gemeint ist der Abschnitt »Die eigentliche Krankengeschichte« in: von Weizsäcker V (1928) (Bd 5, S. 56 ff).

397 *Schneewittchen*
In: Brüder Grimm (1962) Bd 1.

399 *»Flucht in die Krankheit, Krankheitsgewinn«*
ZB: Vorlesung v, S 52 ff in: Freud S (1910) Über Psychoanalyse. WW VIII. – Vorlesung XXIV, S 396 ff in: (1917) Vorlesungen zur Einführung in die Psychoanalyse. WW XIV.

411 *Professor Hansen*
Gemeint ist Karl Hansen (1893-1962) Professor für Innere Medizin und Neurologie.

414 *Situationstherapie*
Abschnitt II »Zur Therapie dieser Neurosen« in: von Weizsäcker V (1929) (Bd 8, S 15 ff) – Kap 3 »Die Situationstherapie« in: (1930) (Bd 8, S 46 ff).

417 *mit Freud gehabt*
S 179 in: von Weizsäcker V (1954) (Bd 1, S 142).

Faust

»Studierzimmer« V 1410 ff in: von Goethe JW (1808) Faust I.

422 *Freud*

VI, D. »Die Rücksicht auf Darstellbarkeit« in: Freud S (1900) WW II/III.

428 *in mehreren Dialogen*

215a-222c in »Symposion«, 836c, d; 841d in »Nomoi«: Platon (1974) WW III, (1977) WW VIII.

der berühmte Mythos

189c-191d in »Symposion«: Platon (1974) WW III.

Sokrates

Lobrede (215a-222c) des Alkibiades auf Sokrates, 219b, c in »Symposion«: Platon (1974) WW III.

Schopenhauer

Wahrscheinlich ist gemeint 4. Buch, Kap 44 »Metaphysik der Geschlechtsliebe« S 627 in: Schopenhauer A (1972) Die Welt als Wille und Vorstellung. Sämtliche Werke. Bd 2, Brockhaus: Wiesbaden.

Kinsey-Report

»Unter diesen Bedingungen (physischer Kontakt bis zum Orgasmus) zeigen die Daten der gegenwärtigen Arbeit an, daß mindestens 37% der männlichen Bevölkerung irgendwelche homosexuellen Erlebnisse zwischen Beginn der Pubertät und Greisenalter aufweisen ...«
S 582 in: Kinsey AC, Pomeroy WB, Martin CE (1970).

Ich erinnere mich

Viktor von Weizsäcker studierte und famulierte im Wintersemester 1907/08 in Berlin.

431 *Prof. Vogel*

s Anm zu S 329.

432 *etwa in meiner Studienzeit*

Der Zusammenhang von Hyperventilation und Tetanie wurde erstmals beschrieben in: SB Grant, A Goldman (1920) A study of forced respiration: experimental production of tetany. Amer Journ Physiol 52, 209-32.

438 *Jaspers*

s Anm zu S 259.

in Sparta

Öffentliche Nacktheit von Männern und Frauen in Sparta ist nur für sportliche Wettkämpfe nachgewiesen.
Vgl I, 6 in: Thukydides: Geschichte des peleponnesischen Krieges.

Auenbrugger

L Auenbrugger (1761) Inventum novum ex percussione thoracis humani, et signo abstrusos interni pectoris morbos detegendi. Wien; (1922) Faksimile nach der ersten Ausg, hrsg v M Neuburger, Wien: Springer; (1912) Neue Erfindung, mittels des Anschlagens an den Brustkorb, als eines Zeichens, verborgene Brustkrankheiten zu entdecken. Aus d Original übers u eingel v V Fossel. Klassiker der Medizin Bd 15, Leipzig: Barth.

439 *Leibarzt Napoleons*
Gemeint ist JN Corvisart des Marest (1755-1821). Er übersetzte Auenbruggers Schrift und verhalf der Methode der Perkussion zum Durchbruch.

440 *Krehl*
S 392, 396 in: von Krehl L ([12]1923).

441 *ein Engländer*
J Mackenzie (1907/8) The extra-systole. A contribution to the functional pathology of the primitive cardiac tissue. Quart Journ Med 1, 131-49, 481-90.

einen Fall erwähnt
s S 211 in diesem Band.

442 *»Flucht in die Krankheit«*
s Anm zu S 399.

449 *von Hansemann*
von Hansemann versuchte, den Begriff der Ursache in der Medizin durch den der Bedingung zu ersetzen: »Die Ursache hat immer dieselbe Wirkung. Eine Bedingung braucht an und für sich und allein noch keine Wirkung zu haben. Sie hat sie erst in Gemeinschaft mit anderen Bedingungen; aber beim Fehlen einer Bedingung fehlt auch die gesamte Wirkung. Man sieht, daß diese Betrachtung zu zwei wichtigen Begriffen führt, nämlich daß die Bedingungen eingeteilt werden können in notwendige Bedingungen und in Bedingungen, die durch andere substituiert werden können.«
1. Kap »Einleitung« S 26 in: von Hansemann (1912).

453 *von amerikanischer Seite*
s Anm zu S 280.

Diabetiker
s Anm zu S 191.

wieder in Tübingen
E Kretschmer war ab 1946 Professor für Neurologie und Psychiatrie in Tübingen.

zwei Typen
Kretschmer unterscheidet drei »Haupttypen«: Leptosome, Athletiker, Pykniker.

457 *in der Bergmann'schen Schule*
s Anm zu S 67.

460 *Herrn von Bergmann*
G von Bergmann vertrat mit seiner funktionellen Pathologie die These, daß sich aus einer funktionellen Störung eine organische Veränderung entwickeln kann. Zusammenfassend: G von Bergmann (1932, [2]1936).

463 *Volhard*
In dem ermittelten Text ist von 0,5-1 g Chlor pro Tag die Rede.
S 311 in: Volhard F (1939).

1904 ... barometerähnliches Instrument
Die heute übliche Blutdruckmessung wurde durch die Erfindung des italienischen Kinderarztes Scipione Riva-Rocci (1863-1937) ermöglicht:
s Riva-Rocci (1896) Un nouvo sfigmomanometro. Gazzetta Med Torino 47, 981-6.
Riva-Rocci maß den Blutdruck mit der Palpationsmethode. Seine Methode wurde 1905 von Korotkof (1874-1920) durch die Auskultationsmethode verbessert:
NS Korotkof (1905) (On methods of studying blood pressure) Izvest imp voyenno-med Akad St. Petersburg, 11, 305 ff.

von Bergmann
Kap 11 »Hypertonus als Funktionsverhalten und Blutdruckkrankheiten« in: von Bergmann G (1932, [2]1936).

im alten Strümpell
Gemeint ist wahrscheinlich: Strümpell A (1883/84). Konnte nicht nachgewiesen werden.

auch andere Leute
Kap 11,2 »Essentielle Hypertonie« S 113 in: Alexander F ([2]1971).

464 *Herr Dr. Wilken*
Assistent bei Viktor von Weizsäcker. – A Wilken (1951).

Neger der Südstaaten
VE Schultze, EH Schwab (1936).
S 113 in: Alexander F ([2]1971).

Jores
Vgl S 89 in: Jores A (1956, [4]1970) Der Mensch und seine Krankheiten. Grundlagen einer anthropologischen Medizin. Stuttgart: Klett.
A Jores (1959) Zivilisation und Krankheit. Münch med Wschr 101, 145-9.
HC Puchta, A Jores (1960) Zivilisationskrankheiten bei den Eingeborenen Französisch-Westafrikas. Med Klin 55,2145-9.

465 *Freudsche Forschung*
Freud beschreibt die Regression auf die narzißtische Stufe nur im Zusammenhang der narzißtischen Neurosen, die den Übertragungsneurosen gegenüberstehen.
S Freud (1914) Zur Einführung des Narzißmus. WW x. – (1924) Neurose und Psychose. WW XIII.

plötzlich eine Vision
Vgl S 179 in: Jung CG ([9]1977) Erinnerungen, Träume, Gedanken. Aufgezeichnet u hrsg v A Jaffé, Olten: Walter.

468 *in unserem Seminar*
V von Weizsäcker hielt im WS 1949/50 ein »Seminar für Psychosomatische Medizin«.

469 *Dr. Wilkens Untersuchung*
s Anm zu S 464.

Breuer
»Abfuhr der Erregung« zB: III,1. »Die intrazerebrale tonische Erregung – die Affekte«, S 177 in: Breuer J, Freud S (1895).

472 *Ich habe ihnen damals*
Vorlesung VIII, S 369 ff.

475 *Kurz ist das Leben*
»Das Leben ist kurz, die Kunst ist lang, die Gelegenheit flüchtig, die Erfahrung unsicher, das Urteil schwierig.« Aus Aphorismus 1,1 S 23 in: Hippokrates (1930-1940) Die Lehrsätze des Hippokrates (Aphorismoi). In: Die Werke des Hippokrates in neuer deutscher Übersetzung. Hrsg v R Kapferer unter Mitwirkung v G Sticker, Bd III, Tl 14, Stuttgart: Hippokrates.

zum letzten Mal gesprochen
V von Weizsäcker berichtet nur über eine einzige persönliche Begegnung mit Freud.
S 180 in: von Weizsäcker V (1954) Natur und Geist. (Bd 6, S 143).

im Vorlesungsverzeichnis
s Anm zu S 325.

Dann stellte sich ein Ausdruck her
Als Urheber des Begriffs der psychosomatischen Medizin wird gewöhnlich JCh Heinroth (1773-1843) angegeben: »psychisch-somatisch«, § 313 in: Heinroth JCh (1818) Lehrbuch der Störungen des Seelenlebens. Bd 2.
Nach P Hahn sind hier mit gleichem Recht ChF Nasse (1778-1851) und der Autorenkreis seiner »Zeitschrift für Anthropologie« sowie M Jacobi (1775-1858) zu nennen.
P Hahn (1976) Die Entwicklung der psychosomatischen Medizin. In: Die Psychologie des 20. Jahrhunderts. Bd 1: Die europäische Tradition. Tendenzen, Schulen, Entwicklungslinien. Hrsg v H Balmer, Zürich: Kindler.

477 *Grafe ... Umber*
s Anm zu S 190.

unter Tausenden Hirnverletzten
s Anm zu S 191.

478 *F Dunbar*
Kap XII in: Dunbar F (1938). – Kap XIII in: (1947). – Kap VIII in: (1948).

Claude Bernhard
Der französische Physiologe Claude Bernhard (1813-1871) erzeugte durch

einen Stich (piqûre) in den Boden des 4 Ventrikels (Calamus scriptorius) bei Hunden Hypoglykämie und Glykosurie von mehrstündiger Dauer.

479 *Grafe und Noorden*
s Anm zu S 195.

481 *»Drehtürprinzip«*
zB: S 21, 201 in: von Weizsäcker V ([4]1950) (Bd 4).

486 *Psychotechnik*
Der Begriff wurde von William Stern (1903) eingeführt. Stern teilte die angewandte Psychologie in Psychognostik (Menschenkenntnis) und Psychotechnik (Menschenbehandlung) ein: »Liefert die angewandte Psychologie als Psychognostik die Hilfsmittel, persönliche Werte zu beurteilen, so liefert sie als Psychotechnik die Hilfsmittel, wertvolle Zwecke durch geeignete Handlungsweisen zu fördern... Denn ihre Aufgabe ist: Herstellung des Optimums in dem Verhältnis von Mittel und Zweck.« (Zit nach F Dorsch, [10]1982, Psychologisches Wörterbuch. Bern, Stuttgart, Wien: Huber). Hugo Münsterberg definierte die Psychotechnik (1912) als »Wissenschaft von der praktischen Anwendung der Psychologie im Dienste der Kulturaufgaben«. Später bezeichnete der Begriff Psychotechnik vor allem Methoden zur Auswahl und Optimierung von Arbeitskraft.
W Stern (1903) Angewandte Psychologie. Beiträge zur Psychologie der Aussage 1, 4-45.
H Münsterberg (1912) Psychologie und Wirtschaftsleben, ein Beitrag zur angewandten Experimental-Psychologie. Leipzig: Barth. – (1914) Grundzüge der Psychotechnik. Leipzig: Barth.

487 *Existenzerhellung*
K Jaspers (1932) Existenzerhellung. Philosophie. Bd II, Berlin: Springer.

495 *Hermann von Keyserling*
V von Weizsäcker zitiert an zwei Stellen (Bd 1, S 88; Bd 7, S 78) Keyserlings »Südamerikanische Meditationen«. Ohne den Begriff zu verwenden, entfaltet Keyserling in diesem Buch ein Bild des Lebendigen, für das die Schmerzlust wesentlich ist.
H Keyserling (1932, 1951) Südamerikanische Meditationen. Stuttgart: Deutsche Verlags-Anstalt.

496 *(später in einem Lehrbuch)*
Vgl Kap 40 »Sexualität« in: von Weizsäcker V (1956) Pathosophie. (Bd 10).

505 *Eros hat Psyche*
Anspielung auf das antike Märchen von Amor (Eros) und Psyche. Am bekanntesten ist die Darstellung von Apuleius in seinen »Metamorphosen« (4,28-6,24).

der dramatische Formalismus
Vgl S 145 in: von Weizsäcker V ([2]1947) Körpergeschehen und Neurose. (Bd 6, S 233).

506 *»konvertieren«*
Vgl zB S 181 in: Freud S (1895) Studien über Hysterie. WW I. – S 46 in: (1914) Zur Geschichte der psychoanalytischen Bewegung. WW X. - S 300 in: (1934) Psycho-Analysis. WW XIV.

»Triebschicksale«
Vgl S Freud (1915) Triebe und Triebschicksale. WW X.

511 *Organdialekt*
Der Begriff stammt von Alfred Adler:
A Adler (1912) Organdialekt. In: Adler A, Furthmüller C ([3]1918) Heilen und Bilden. Ein Buch der Erziehungskunst für Ärzte und Pädagogen. Red v E Wexberg, München: Bergmann; (1973) neu hrsg v W Metzger, Frankfurt/M: Fischer Taschenbuchverlag.

514 *der Sinn des Lebens*
»Der Zweck des Lebens ist das Leben selbst...«.
Brief von JW von Goethe an JH Meyer vom 8.02.1796 (Weimarer Ausgabe, IV. Abt, Bd 11, S 22).

515 *ältere Psychophysik*
Vgl: V von Weizsäcker (1934) Wege psychophysischer Forschung. (Bd 6).

518 *(Lou Andreas-Salomé)*
Zitat aus einem nicht erhaltenen Brief von Lou Andreas-Salomé an V von Weizsäcker.
S 58 in: von Weizsäcker V ([2]1951) Begegnungen und Entscheidungen. (Bd 1, S 242).

521 *Parmenides und Zenon.*
Zenon: Fragment B 1; Parmenides: Fragment B 8, 21-25 in: Diels H ([8]1856) WW I.
Diskussion der Zenonschen Paradoxien: 4. Buch, 209 A 23 ff-210 B 22 ff; 6. Buch insbes 239 B 10 ff in: Aristoteles (1983) Physikvorlesung. Werke in deutscher Übersetzung. Begr v E Grumach, hrsg v H Flashar, Bd 11, übers v H Wagner, Darmstadt: Wissenschaftliche Buchgesellschaft.
Vgl auch 1001 B 1 ff in: (1924) Aristotle's Metaphysics. By WD Ross, Oxford: Clarendon Press; ([2]1920/21) Metaphysik. Übers u erl v E Rolfes, 2 Bde, Philosophische Bibliothek Bd 2, 3, Leipzig: Meiner.
Zu Parmenides vgl 127d 5 – 128e 4 in »Parmenides«: Platon (1983) WW V.

522 *in einem anderen Abschnitte*
Nicht in diesem Buch enthalten. Vgl dazu Kap III, 3 »Raum, Zeit und Quantität« u Kap IV, 4 »Raum, Zeit und Form« in: von Weizsäcker V (1940, [4]1950) (Bd 4).

Kohärenz
zB Abschnitt »Die Kohärenz« S 640 ff in: von Weizsäcker V (1933c) (Bd 4). – S 202 in: ([4]1950) (Bd 4).

status nascendi
Entstehungszustand – Chemie: Besonders reaktionsfähiger Zustand von Stoffen zum Zeitpunkt ihrer Freisetzung während chemischer Reaktionen.

523 *Natura naturans ... Natura naturata*
Die hervorbringende Natur im Gegensatz zur hervorgebrachten Natur.
1. Tl. Lehrsatz 29, Anm, S 27 f in: de Spinoza B (1955).
Vgl: x. »Natura naturans«. in: von Weizsäcker V (1934, ²1935) Ärztliche Fragen. Vorlesungen über Allgemeine Therapie (Bd 5, S 336 ff).

526 *Kant gegen Hume*
S 47 (B 5) in: Kant I (²1787) WW II. – Analogien der Erfahrung. 2. Analogie »Grundsatz der Zeitfolge nach dem Gesetz der Kausalität.« S 226 ff (A 189 ff, B 233 ff) in: (1781) WW II.
5. Abschnitt in: Hume D (1748, 1964).

527 *etwa seit Leibniz*
Vgl: GW Leibniz (1695) Specimen dynamicum, pro admirandis naturae legibus circa corporum vires et mutuas actiones detegendis, et ad suas causas revocendis; (1982) Lateinisch-deutsch, hrsg u übers v HG Dosch, GW Most, E Rudolph, Philosophische Bibliothek Bd 339, Hamburg: Meiner.
Die Unterscheidung geht auf die Begriffe Dynamis (δύναμις) und Energeia (ἐνέργεια) bei Aristoteles zurück (Metaphysik 1048 a25, 1049 a16, b5).

530 *Widerstand*
Vgl: V von Weizsäcker (1949) Der Widerstand bei der Behandlung von Organkranken. Mit Bemerkungen über Werke von Jean-Paul Sartre. (Bd 6).

534 *Jesus*
Mk 5, 1 ff; Matth 8,28 ff; Lk 8,26 ff.

535 *Lebensgeister*
Lat: spiritus animales; franz: esprits animaux. – Die Vorstellung von den spiritus animales geht auf Galen zurück. Die geläufige Übersetzung »Lebensgeister« wird von KE Rothschuh kritisiert, da sie »ganz falsche Assoziationen« weckt: »Sie sind materieller Natur und schnell bewegt, einer lebhaften und reinen Flamme ähnlich ... Sie sind ihrer körperlichen Natur nach keine Mittelglieder zwischen Leib und Seele.«
S 52, Anm 2 des Hrsg in: Descartes R (1969).

535 *Mensch eine Maschine*
Vgl: JO Lamettrie (1748) L'homme machine. Leyde: Lusac; (1921) Paris: Bossard.

536 *letzte Verse des Faust*
Alles Vergängliche
Ist nur ein Gleichnis;
Das Unzulängliche,
Hier wirds Ereignis;
Das Unbeschreibliche,

Hier ist es getan;
Das Ewig-Weibliche
Zieht uns hinan.
V 12 100ff in: von Goethe JW (1832) Faust II.

Antäus
Griech Mythologie: Gigant, Sohn des Poseidon und der Gaia (Erde). War im Ringkampf unbesiegbar, solange er seine Mutter, die Erde berührte. Wurde von Herakles überwunden, der ihn vom Boden aufhob und erwürgte.

Goethe ... als Junger
Möglicherweise Anspielung auf die Schülerszene, die bereits im Urfaust (1773-1775 entstanden) im wesentlichen enthalten ist.
V 2009ff in: von Goethe J W (1808) Faust I.

funktionellen Pathologie
s Anm zu S 460.

542 *Breuer und Freud*
III. »Theoretisches«, III. »Die hysterische Konversion«, S 177ff in: Breuer J, Freud S (1895). (Dieser Abschnitt ist nicht in S Freud: WW I enthalten).
S 142, 181-3 in: Freud S (1895) WW I.

Freuds Struktur
Vgl S 85 in: Freud S (1925) »Selbstdarstellung«, WW XIV.

543 *Zeitalter von Spinoza und Leibniz*
Gemeint sind die sogenannten Moralisten, besonders in Frankreich und Spanien.

546 *Kategorientafel*
»Des Leitfadens der Entdeckung aller reinen Verstandesbegriffe dritter Abschnitt«. »§ 10 von den reinen Verstandesbegriffen oder Kategorien« S 116ff (A 77, B 102ff) in: Kant I (1781, [2]1787) WW II.

549 *den biologischen Akt*
Kap I, 3 »Der biologische Akt« in: von Weizsäcker V ([4]1950) (Bd 4).

552 *Anm 4 Kant ... (Kehrbach)*
S 401 (A 407, B 434) in: Kant I (1781) WW II.
Karl Kehrbach hat die »Kritik der reinen Vernunft« ediert: ([2]1878) Leipzig: Reclam.

555 *Antinomien*
2. Abt.: »Die transzendentale Dialektik«, 2. Buch, 2. Hauptstück: »Die Antinomie der reinen Vernunft« in: Kant I (1781) WW II.

Endlichkeit und Unendlichkeit
»Erster Widerstreit der tranzendentalen Ideen« S 412f (A 426ff, B 454ff) in: Kant I (1781) WW II.

»Existenzialien«

Zur Bestimmung des Begriffs s § 9 »Das Thema der Analytik des Daseins« in: Heidegger M (1927).

556 *Geworfensein*

Zur »Geworfenheit« vgl §§ 29, 31, 38, 58, 68b in: Heidegger M (1927).

557 *character indelebilis*

Katholische Theologie: Unzerstörbares Merkmal, das bei den unwiederholbaren Sakramenten (zB Taufe, Priesterweihe) empfangen wird.

Verschränkung

S 203 in: von Weizsäcker V ([4]1950) (Bd 4).

561 *»Wirkungssatz«*

Gemeint ist das »Prinzip der kleinsten Wirkung«. Vgl S 738 in: von Weizsäcker V (1948) Zum Begriffe der Arbeit. (Bd 8, S 248) – S 139 in: (1946) Der Begriff des Lebens. (Bd 7, S 36).

Die Priorität von Leibniz oder de Maupertuis bei der Aufstellung des Prinzips der kleinsten Wirkung ist umstritten. S König benutzte einen Brief von Leibniz, um ihm die Priorität zuzuweisen.

»Über das Kontinuitätsprinzip. Aus einem Briefe von Leibniz an Varignon« S 74-8, 556-9 in: Leibniz GW ([2]1924) WW II.

Zur Auseinandersetzung um diesen Brief: S 74, Anm 329 von E Cassirer: aaO. – 2. Buch, 2. Kap, 2. »Der Streit mit König und Voltaire, Maupertuis' Abreise von Berlin und Rückkehr 1751-1754« in: (1900) Geschichte der Königlich-Preußischen Akademie der Wissenschaften zu Berlin, im Auftrage der Akademie bearb v A Harnack, 3 Bde, Berlin: Reichsdruckerei.

561 *Nomotropie oder Nomophilie*

Vgl S XII in: von Weizsäcker V ([4]1950) (Bd 4). – S 45 ff in: ([2]1960) Gestalt und Zeit (Bd 4).

562 *Strümpell*

S 20, 39 f in: Strümpell A ([4]1887) Bd 2: Krankheiten des Nervensystems. 1. Tl.

565 *(mindestens fünffache) Modalität*

Viktor von Weizsäcker meint, die von ihm so genannten fünf pathischen Kategorien: dürfen, müssen, wollen, sollen, können. Vgl zB Kap 12-17 in: von Weizsäcker V (1956) Pathosophie. (Bd 10).

566 *nicht mit Recht ... Heraklit*

Dies kann als Hinweis verstanden werden, daß man Heraklit verkürzt interpretiert, wenn das Prinzip des Streites und des Kampfes nicht auf die Einheit der Gegensätze bezogen wird.

Πόλεμος πάντων μὲν πατήϱ ἔστι – Krieg ist der Vater aller Dinge.

Fragment 53 in: Diels H ([8]1956) WW I. – Fragmente B 8, 10, 41, 50 aaO.

568 *Ewald*

S 391, 395 in: Ewald CA (1888).

572 *»Die Natur ... Lebewesen.«*
Die Aussage geht auf Plato zurück. 37c ff in »Timaios«: Plato (1972) WW VII. Zu Schellings Naturphilosophie vgl: von Weizsäcker V (1950) Über FWJ Schelling. (Bd 1).
Vgl: FWJ Schelling (1798) Von der Weltseele, eine Hypothese der höheren Physik zur Erklärung des allgemeinen Organismus. (1806) Nebst einer Abhandlung über das Verhältnis des Realen und des Idealen in der Natur. In (1958) Schellings Werke. Nach der Originalausgabe in neuer Anordnung hrsg v M Schröter, Bd 1: Jugendschriften 1793-1798. München: Beck.

573 *Goethes Farbenlehre*
Vgl: von Weizsäcker V (1950) Zur Farbenlehre. (Bd 1).

574 *Denn in der Krankheit*
Vgl 1. Teil »Ontisches und Pathisches« in: von Weizsäcker V (1956) Pathosophie. (Bd 10).

575 *psychomotorische Ganglienzelle ... die sensiblen Felder*
Vgl S 35 in: von Weizsäcker V (1947) Der Begriff der Allgemeinen Medizin. (Bd 7, S 182).
V von Weizsäcker führt dort den Begriff der psychomotorischen Ganglienzellen auf Ramón y Cajal zurück. Die Begriffe »psychische Zelle« bzw »psychisches Neuron«: S 1 f, 39 f, 80 in: Ramón y Cajal S (1906) Studien über die Hirnrinde des Menschen. H 5: Vergleichende Strukturbeschreibung und Histogenesis der Hirnrinde. Anatomisch-physiologische Betrachtungen über das Gehirn. Struktur der Nervenzellen des Gehirns. Übers v J Bresler, Leipzig: Barth.
Foerster O (1936) Sensible corticale Felder. In: Handbuch der Neurologie. Hrsg v O Bumke u O Foerster, Bd 6, Berlin: Springer.

577 *in pathologischer Anatomie*
Die Rückbildung von Organen durch Nekrose, Atrophie oder Erbleiden wird in der pathologischen Anatomie als Regression bezeichnet.

578 *mesquin*
französisch (als Fremdwort veraltet): armselig, karg.

581 *vis a tergo*
Kraft von hinten (wörtl: vom Rücken her).

583 *Amor intellectualis Dei*
5. Tl, Lehrsätze 33-37 in: de Spinoza B (1677).

»Krankheit zum Tode«
Kierkegaard S (1849) Die Krankheit zum Tode. Eine christliche psychologische Erörterung zur Erbauung und Erweckung. (1957) Gesammelte Werke. 24. u 25. Abt, Düsseldorf: Diederichs.
Vgl auch: »... wir nennen das eine Krankheit zum Tode, wodurch die Natur so angegriffen wird, daß teils ihre Kräfte verzehrt, teils so außer Wirkung gesetzt

werden, daß sie sich nicht wieder aufzuhelfen, durch keine glückliche Revolution den gewöhnlichen Umlauf des Lebens wieder herzustellen fähig ist.«
1. Buch »Am 12 August« S 48 in: von Goethe JW (1787) Die Leiden des jungen Werther. WW VI.

585 *coincidentia oppositorum*
»Alle Verschiedenheiten und Gegensätze fallen, weil nur durch die Endlichkeit der kreatürlichen Dinge bedingt, in der Unendlichkeit Gottes in eins, gehen in Identität über. Die Einsicht, daß eben deswegen auch der ›tiefgründigste Verstandeskern‹ mit seinen Denkgesetzen scheitern muß, macht den Kern der cusanischen ›Docta Ignorantia‹ aus.«
Sp 1491 in: Seidlmayer M ([3]1960) Nikolaus von Kues. In: Die Religion in Geschichte und Gegenwart. Bd VI, Tübingen: Mohr.

592 *Goethe*
2. Akt, Szene »Laboratorium« V 6819 ff in: von Goethe JW (1832) Faust II.

Newton
3. Newtonsches Axiom der Mechanik im 1. Teil von: Newton I (1687).

593 *Parmenides*
Fragment 3 (in früheren Aufl Fragm 5): τὸ γὰρ ἀυτὸ νοεῖν ἔστι τε καὶ εἶναι. – Dasselbe aber ist denken und sein. In: Diels H ([8]1956) WW I.

594 *»Behandlungsangina«*
Vgl S 254 Anm in: von Weizsäcker V (1937) Über Träume bei sogenannter endogener Magersucht. (Bd 6, S 344).

595 *ganz ähnlichen Fall*
Kap 2, Fall III in: von Weizsäcker V (1935) (Bd 6, S 289 f).

die fade von der honigsüßen Form
Th Willis entdeckte 1675 erneut den süßen Geschmack des Urins bei Diabetes mellitus. M Dobson stellte 1776 fest, daß er durch Zucker bedingt ist.

Trommers Erfindung
Der Chemiker CA Trommer (1806-1879) erfand 1841 die nach ihm benannte Trommersche Probe auf Harnzucker.
CA Trommer (1841) Unterscheidung von Gummi, Dextrin, Traubenzucker und Rohrzucker. Ann Chem 39, 360-2.

599 *Ferdinand Hodler*
Schweizer Maler (1853-1918), Fresko »Rückzug von Marignano« (1898-1900) in Zürich, Schweizerisches Landesmuseum, Gemälde »Tell« (1903) in Solothurn, Museum der Stadt.

600 *aus dem Ekel*
Vgl: V von Weizsäcker (1949) Der Widerstand bei der Behandlung von Organkranken. Mit Bemerkungen über Werke von Jean-Paul Sartre. (Bd 6).
V von Weizsäcker beschäftigt sich dort besonders mit: JP Sartre (1939) La nausée. Paris: Gallimard; (1949) Der Ekel. Stuttgart: Rowohlt.

602 *am Anfang der Psychoanalyse*
Freud S, Breuer J (1893) Über den psychischen Mechanismus hysterischer Phänomene. Vorläufige Mitteilung. Neurol Centralbl 12; 1,44 ff; 2,43 ff; in: (1895) Studien über Hysterie. (auch in S Freud WW I). – S Freud (1894) Die Abwehr- Neuropsychosen. WW I.

603 *»Konversion«*
s Anm zu S 506.
Zu V von Weizsäckers Kritik am Begriff der Konversion: S 231 in: von Weizsäcker V (1954) (Bd 1, S 182). – S 73 in: ([2]1947) (Bd 6, S 175).

604 *Freud*
»Wo Es war, soll Ich werden.« S 86 in: Freud S (1933) WW XV.

606 *pars pro toto*
Ein Teil (steht) für das Ganze. – Vgl: Bilz R (1940) Pars pro toto. Ein Beitrag zur Pathologie menschlicher Affekte und Organfunktionen. Schriftenreihe zur Deutschen Medizinischen Wochenschrift H 5, Leipzig: Thieme. – Dazu die Besprechung: von Weizsäcker V (1940) Dtsch med Wschr 66, 1430-1 (Bd 1).

608 *Kant*
ZB: »... so ist das Prinzip der Urteilskraft in Ansehung der Form der Dinge der Natur unter empirischen Gesetzen überhaupt, die Zweckmäßigkeit der Natur in ihrer Mannigfaltigkeit. D.i. die Natur wird durch diesen Begriff so vorgestellt, als ob ein Verstand ein Grund der Einheit des Mannigfaltigen ihrer empirischen Gesetze enthalte.«
Einleitung, IV, S 253 (A XXVI, B XXVIII) in: Kant I (1790, [2]1793) WW V; vgl auch §§ 68, 75 aaO.
Vgl: H Vaihinger (1911, [10]1927) Die Philosophie des Als Ob. System der theoretischen, praktischen und religiösen Fiktionen der Menschheit auf Grund eines idealistischen Positivismus. Mit einem Anhang über Kant und Nietzsche. Berlin: Reuther & Reichard.

610 *Goethe*
»Klassische Walpurgisnacht« V 7449 ff in: von Goethe JW (1832) Faust II.

611 *Vorbestimmtheit der Todesstunde*
zB: Liber sextus: »De resuscitatione rerum naturalium« S 343 f in: Paracelsus (1928) De natura rerum. In: Theophrast von Hohenheim gen. Paracelsus. Sämtliche Werke. 1. Abteilung: Medizinische, naturwissenschaftliche und philosophische Schriften. Hrsg v K Sudhoff, Bd 11, München, Berlin: Oldenbourg.

Astrologie bekämpft
Paracelsus hat die Astrologie nicht bekämpft. Im Zusammenhang von Mikrokosmos und Makrokosmos sind für ihn astrologische Einflüsse wichtig.

alle Leben gleich lang
Konnte nicht nachgewiesen werden.

Allgegenwart des Todeswunsches
zB S 262-74 in: Freud S (1900) WW II/III.

Kronoskomplex
S Freud erwähnt mehrfach die Kronos-Problematik im Zusammenhang der ödipalen Ängste und Todeswünsche. – Der Begriff »Kronoskomplex« konnte auch bei späteren Autoren nicht nachgewiesen werden.
zB S 262 f in: Freud S (1900) WW II/III – dazu S 243 f in: (1901) Zur Psychopathologie des Alltagslebens. WW IV. – S 240 in: (1926) Die Frage der Krisenanalyse. WW XIV.

Atreus
Griechische Mythologie: Atreus verbannte als König von Argos seinen Bruder Thyestes, weil dieser seine Frau verführt hatte. Thyestes wollte Atreus durch dessen Sohn Pleisthenes ermorden lassen. Nachdem dieser getötet wurde, lud Atreus Thyestes und seine Söhne ein, tötete diese und setzte sie ihm als Festmahl vor. Später heiratete Atreus unwissend die Tochter des Thyestes, die von ihrem Vater schwanger war. Ihr Sohn Aigisthos tötete Atreus.

Abraham
Gen 22 (1. Mos) 1-19.

612 *»Stirb und werde«*
Aus der letzten Strophe von JW von Goethes Gedicht »Selige Sehnsucht« (West-östlicher Divan) S 18 in: von Goethe JW (^{6}1962) WW II.

614 *Rössle*
S 28 in: Rössle R (1923).

616 *Schelling*
Konnte nicht nachgewiesen werden.

»Erkennen«
Hebräisch: ידע (jada') erkennen, auch im Sinne von Beischlaf.
zB Gen (1. Mos) 4,1; 17,25; Ri 11,39.

619 *Amor fati*
s Anm zu S 387.

620 *im philosophischen Denken*
Zum Begriff der Begegnung vgl besonders die Schriften von Martin Buber.
zB: M Buber (1965) Das dialogische Prinzip. Heidelberg: Schneider.

621 *»verwegenen Totschlag«*
s Anm zu S 610.

622 *der amerikanischen Verfassung*
Die »Declaration of Independence« (1776) geht von der Gleichheit der Menschen aus.

»Menschenrechte«
Artikel 1 der allgemeinen Erklärung der Menschenrechte vom 10. Dezember 1948.

Sartre
s Anm zu S 162.

624 *mosaischen Dekalogs ... Seligpreisungen*
Ex (2. Mos) 20, Dtn (5. Mos) 5 – Matth 5,3-11, Lk 6,20-23.

626 *»Aus Es soll Ich werden«*
s Anm zu S 604.

Satz des Widerspruches ... Gesetz der Zeit
zB S 80 in: Freud S (1933). – Vgl auch Freuds briefliche Stellungnahme zu V von Weizsäckers »Körpergeschehen und Neurose«: S 184 in: von Weizsäcker V (1954) (Bd 1, S 147); S 6 in: ([2]1947) (Bd 6, S 122).

627 *Verantwortlichkeit des Unbewußten*
zB: I, F »Die ethischen Gefühle im Traume« in: Freud S (1900) WW II/III. – Abschnitt b »Die sittliche Verantwortung für den Inhalt der Träume« S 565 ff in: (1925) Einige Nachträge zum Ganzen der Traumdeutung. (Zusatz zum XIV. Bande) WW I. – S 252 in: (1926) Die Frage der Laienanalyse. Unterredungen mit einem Unparteiischen. WW IV.

unbewußten Strafbedürfnisses
III. »Die Verbrecher aus Schuldbewußtsein« S 389 in: Freud S (1915) Einige Charaktertypen aus der psychoanalytischen Arbeit. WW XIV.

»das dunkelste Stück«
Vgl S 101 in: Freud S (1933) WW XV. – 22. VIII., S 152 in: (1938) Ergebnisse, Ideen, Probleme. WW XVII.

628 *Goethe*
Motto zu dem Zwischentitel »Chromatik« S 319 in: von Goethe JW (1837) Zur Naturwissenschaft überhaupt. In: Goethes Werke. Hrsg im Auftrage der Großherzogin Sophie von Sachsen, 2. Abt, Bd V, Weimar: Böhlau.

631 *Ramón y Cajal*
Spanischer Anatom und Neurologe, 1906 Nobelpreis für seine Arbeit auf dem Gebiet der Anatomie des Nervensystems.
R Jung (1956) Santiago Ramón y Cajal 1852-1934 in: Große Nervenärzte, 21 Lebensbilder. Hrsg v K Kolle, Stuttgart: Thieme.

633 *seit Hippokrates*
Hippokrates empfahl, die unheilbar Kranken nicht zu behandeln.
ZB Kap 3, S 48 in: Hippokrates (1930 ff) Die Kunst. In: Die Werke des Hippokrates. Die hippokratische Schriftensammlung in neuer deutscher Übersetzung. Hrsg v R Kapferer unter Mitwirkung v G Sticker, Bd 1, Tl 2, Stuttgart: Hippokrates. – 2. Buch, Kap 48, S 61 in: Die Krankheiten. WW III, Tl 18. – 2. Buch, Kap 12, S 81 in: Die Vorhersagungen. WW III, Tl 9.

634 *»Erziehung des Menschengeschlechtes«*
GE Lessing (1780) Die Erziehung des Menschengeschlechts.

637 *sedes et causae*
Anspielung auf den Titel des Hauptwerkes von GB Morgagni (1682-1771) und die durch ihn begründete Krankheitsauffassung der pathologischen Anatomie:
GB Morgagni (1761) De sedibus et causis morborum per anatomen indagatis libri v. Venedig; (1827-29) Leipzig: Voss; (1771-76) Vom Sitze und den Ursachen der Krankheiten, welche durch die Anatomen sind erforscht worden. Jena: Akademische Buchhandlung; (1967) Sitz und Ursachen der Krankheiten, aufgespürt durch die Kunst der Anatomen. Ausgew, übertr, eingel u m Erkl vers v L Premuda, Bern, Stuttgart: Huber.

638 *Platon*
496c in »Gorgias«: Platon (1973) WW II. – Zum Selbstopfer vgl dem Sinne nach: 468e, f aaO.

639 *unnütze Passion*
»... l'homme est une passion inutile.« S 708 in: Sartre JP (1943). – »... der Mensch ist eine unnütze Leidenschaft« S 770 in: Sartre JP (1962).
Vgl S 666 in: von Weizsäcker V (1947) Jean-Paul-Sartres »Sein und Nichts«. (Bd I, S 424).

Gott tot
Vgl Aphorismus 125 »Der tolle Mensch« in: Nietzsche F (1882, [2]1887) Die fröhliche Wissenschaft.

640 *restitutio ad integrum*
medizinische Terminologie: Wiederherstellung des unversehrten Zustandes vor der Erkrankung.

»stirb und werde«
s Anm zu S 612.

Biographische Stationen

1886

Viktor von Weizsäcker, Enkel und Urenkel schwäbischer Theologen, wurde am 21. April als Sohn des späteren württembergischen Ministerpräsidenten Karl Weizsäcker (1916 in den erblichen Freiherrenstand erhoben) und seiner Frau Paula, geb. von Meibom in Stuttgart geboren.

1904

Militärzeit und Beginn des Medizinstudiums in Tübingen.

1906

Fortsetzung des Studiums in Freiburg, Arbeit am Physiologischen Institut bei Johannes von Kries über die Fortpflanzung der Erregung in den Nerven. Beginn der Freundschaft mit Franz Rosenzweig.

1908

Wintersemester in Berlin, Famulatur im Krankenhaus Am Urban, verstärkte Auseinandersetzung mit sozialen Fragen.
Fortsetzung des Studiums in Heidelberg.
Begegnung mit der südwestdeutschen Philosophie, Teilnahme an den Seminaren von Wilhelm Windelband. Freundschaft mit Hans Ehrenberg.

1909

Medizinisches Staatsexamen.

1910

Dissertation: *Beitrag zur Frage der Blutgeschwindigkeit bei Anämie.*
Assistent an der Medizinischen Klinik in Heidelberg bei Ludolf von Krehl. Zunächst ein Jahr (1910) am Physiologischen Institut in Freiburg bei J. von Kries. Experimentelle Arbeiten zur Herzphysiologie.

1914

Beschäftigung mit physikalischer Chemie bei R. Zsigmondy in Göttingen und physiologische Arbeiten in Cambridge bei A. V. Hill und J. N. Langley.
Mit Beginn des Ersten Weltkrieges Truppenarzt in Frankreich und Polen.

1915

Arzt in einem Seuchenlazarett an der Maas.

1916

Kritischer und spekulativer Naturbegriff.

1917

Versetzung in ein Lazarett in Montmédy unter der Leitung von L. von Krehl.
Habilitation für Innere Medizin: *Über die Energetik der Muskeln und insbesondere des Herzmuskels sowie ihre Beziehung zur Pathologie des Herzens.*
Erste neurologische Untersuchungen zur Entwicklung einer pathologischen Physiologie der Sinne.

1918

Französische und amerikanische Kriegsgefangenschaft in Virton (Belgien).

1919

Wieder Assistent an der Medizinischen Klinik in Heidelberg.
Vorlesung: *Am Anfang schuf Gott Himmel und Erde.*
Über einige Täuschungen in der Raumwahrnehmung bei Erkrankung des Vestibularapparates.

1920

Hospitation bei M. Nonne und A. Jakob an der Nervenklinik der Universität Hamburg.
Leiter der Nervenabteilung der Medizinischen Klinik in Heidelberg.
Heirat mit Olympia Curtius, geb. am 26. 12. 1887 als Tochter von Friedrich Curtius, Jurist, Präsident der evangelischen Kirche Augsburgischer Konfession im Elsaß, und Louise, geb. Gräfin von Erlach in Thann im Elsaß.

1921

Geburt des Sohnes Robert.

1922

Außerordentlicher Professor für Neurologie.
Erste Begegnung mit Max Scheler.
Das Antilogische.

1923

Über den Funktionswandel, besonders des Drucksinnes bei organisch Nervenkranken und über Beziehungen zur Ataxie.
Geburt der Tochter Ulrike.

1924

Über eine systematische Raumsinnstörung.

1925

Randbemerkungen über Aufgabe und Begriff der Nervenheilkunde.
Geburt des Sohnes Eckhart.

1926

Besuch bei Sigmund Freud in Wien.
Über neurotischen Aufbau bei inneren Krankheiten.
Der neurotische Aufbau bei den Magen- und Darmerkrankungen.
Psychotherapie und Klinik.
Gründung der Zeitschrift »Die Kreatur« mit Martin Buber und Josef Wittig.
Darin: *Stücke einer medizinischen Anthropologie.*
Seelenbehandlung und Seelenführung.

1928

Auseinandersetzung mit sozialmedizinischen und sozialpolitischen Fragen.
Einrichtung von arbeitstherapeutischen Abteilungen in Heidelberg und Schlierbach.
Weitere Untersuchungen zur Physiologie und Pathologie der Sensibilität und Motilität.

1929

Über Rechtsneurosen.
Geburt der Tochter Cora.

1930

Persönlicher ordentlicher Professor für Neurologie.
Auseinandersetzung mit der dialektischen Theologie.
Medizin und Seelsorge.
Soziale Krankheit und soziale Gesundung.

1931

Ärztliche Gedanken zur Versicherungsreform.

1932

Der Gestaltkreis, dargestellt als psychophysiologische Analyse des optischen Drehversuchs.
Körpergeschehen und Neurose.
Was lehrt die neuere Pathologie der Sinnesorgane für die Physiologie der Sinnesleistungen?

1934

Ärztliche Fragen.

1935

Studien zur Pathogenese.

1936

Verleihung der Wilhelm-Erb-Denkmünze.

1939

Das Nervensystem und seine Korrelationen.

1940

Der Gestaltkreis. Theorie der Einheit von Wahrnehmen und Bewegen.

1941

Berufung auf das Ordinariat für Neurologie und Bestellung zum Direktor des neurologischen Forschungsinstituts in Breslau in der Nachfolge von Otfried Foerster.
Als Sanitätsoffizier Leitung und Beratung von Lazaretten während des Krieges, Einrichtung eines arbeitstherapeutischen Lazaretts für Hirnverletzte in Breslau.
Klinische Vorstellungen.
Arzt und Kranker I.

1942

Gestalt und Zeit.

1943

Wahrheit und Wahrnehmung. Über das Nervensystem.
Sohn Robert vermißt.

1944

Niederschrift von *Natur und Geist* und *Anonyma.*

1945

Verläßt Breslau auf militärischen Befehl, kommt in amerikanische Gefangenschaft in Heiligenstadt, Göttingen, Heidelberg. Niederschrift von *Begegnungen und Entscheidungen.* Verlust seiner Stellung, seines Besitzes sowie zahlreicher wissenschaftlicher Arbeiten. Rückkehr nach Heidelberg.
Sohn Eckhart gefallen.
Im Wintersemester 1945/46 Vertretung des Lehrstuhls für Physiologie an der Universität Heidelberg mit Hauptvorlesung, physiologischem Praktikum und einer Sondervorlesung über »Sigmund Freuds Psychoanalyse«.

1946

Berufung auf ein unter Mitwirkung des Freundes Richard Siebeck (Nachfolger L. von Krehls) eingerichtetes Ordinariat für Allgemeine klinische Medizin an der Medizinischen Universitätsklinik in Heidelberg.

1947

Euthanasie und Menschenversuche.
Fälle und Probleme.
Zum Begriff der Allgemeinen Medizin.
Die Medizin im Streite der Fakultäten.

1948

Zum Begriff der Arbeit.
Tod der Tochter Ulrike.

1949

Der Widerstand bei der Behandlung von Organkranken.
Psychosomatische Medizin.

1950

Funktionswandel und Gestaltkreis.
Diesseits und jenseits der Medizin. Arzt und Kranker, Neue Folge.

1951

Medizin und Logik.
Der kranke Mensch.

1952

Emeritierung nach Parkinsonscher Erkrankung.
Ehrenmitglied der Deutschen Gesellschaft für Neurologie.

1955

Meines Lebens hauptsächliches Bemühen.

1956

Pathosophie.

1957

Am 8. Januar in Heidelberg gestorben.

Personenverzeichnis

Sachverzeichnis

Viktor von Weizsäcker
Gesammelte Schriften in 10 Bänden
Inhaltsübersicht

Band 1
Natur und Geist
Begegnungen und Entscheidungen

Erinnerungen

Besprechung von F. Kraus: Die allgemeine und spezielle Pathologie der Person. Klinische Syzygiologie 1919
Einleitung zu: G. Th. Fechner: Tages- und Nachtansicht 1922
Einleitung zu: Kant: Der Organismus 1923
Besprechung von: E. Dacqué: Urwelt, Sage und Menschheit 1925
Besprechung von: W. von Hauff: Sexualpsychologisches im Alten Testament 1925
Besprechung von: A. Adler: Praxis und Theorie der Individualpsychologie 1925
Besprechung von: G. R. Heyer: Das körperlich-seelische Zusammenwirken in den Lebensvorgängen 1925
Besprechung von: E. Straus: Wesen und Vorgang der Suggestion 1925
Besprechung von: J. H. Schultz: Die Schicksalsstunde der Psychotherapie 1925
Mystik, Magie, Dämonie. Besprechung von: E. Dacqué: Natur und Seele; E. Dacqué: Leben als Symbol; J. von Görres: Mystik, Magie, Dämonie, »Die christliche Mystik« in Auswahl 1928
Besprechung von: R. Siebeck: Über Beurteilung und Behandlung von Kranken 1928
»Romantische Medizin«. Zum Werk von Werner Leibbrand 1937
Besprechung von: R. Bilz: Pars pro toto. Ein Beitrag zur Pathologie menschlicher Affekte und Organfunktionen 1940
Besprechung von: C. Binger: The Doctors' Job 1949
Besprechung von: E. Husserl: Erfahrung und Urteil 1949
Besprechung von: H. Zimmer: The King and the Corpse; H. Zimmer: Der Weg zum Selbst 1950
Vorbemerkung. Zu: G. Groddeck: Psychosomatische Forschung als Erforschung des Es. Aus einem nicht gehaltenen Vortrag 1951
Besprechung von: C. G. Jung: Antwort auf Hiob 1952

Band 2
Empirie und Philosophie
Herzarbeit/Naturbegriff

Herzphysiologie

Beitrag zur Frage der Blutgeschwindigkeit bei Anämie 1910
Neue Versuche zur Theorie der Muskelmaschine 1915

Über die Energetik der Muskeln und insbesondere des Herzmuskels sowie ihre Beziehung zur Pathologie des Herzens 1917
Über das Prinzip der Beziehung zwischen Muskelmasse, Muskelform und Arbeitsform, besonders beim Herzen 1920
Die Entstehung der Herzhypertrophie 1921
Stoffwechsel und Wärmebildung des Herzens 1926
Fortschritte der Physiologie und Pathologie des Herzens 1929

Naturphilosophie

Neovitalismus 1911
Kritischer und spekulativer Naturbegriff 1916
Empirie und Philosophie 1917

Kritische Wende

Am Anfang schuf Gott Himmel und Erde. Grundfragen der Naturphilosophie 1954
Wissenschaft und Volkshochschule. Offener Brief an den Herausgeber 1922
Über Gesinnungsvitalismus 1923
Das Antilogische 1923

Rezensionen

Besprechung von: N. Ph. Tendeloo: Allgemeine Pathologie 1920
Besprechung von: E. Kretschmer: Körperbau und Charakter 1922
Besprechung von: O. Bumke: Kultur und Entartung 1923
Besprechung von: A. Strümpell: Lehrbuch der speziellen Pathologie und Therapie der inneren Krankheiten 1927

Band 3
Wahrnehmen und Bewegen
Die Tätigkeit des Nervensystems

Klinische Vorstellungen 1941

Neurologische Arbeiten

Über einige Täuschungen in der Raumwahrnehmung bei Erkrankung des Vestibularapparates 1919

Neuere Forschungen und Anschauungen über Reflexe und ihre physiologische Bedeutung 1922
Über das Verhalten von Reflex- und Willkürbewegungen bei der Einwirkung äußerer, die Bewegungen störender Kräfte (mit O. Clauss) 1922
Über den Funktionswandel, besonders des Drucksinnes, bei organisch Nervenkranken und über Beziehungen zur Ataxie 1923
Untersuchungen des Drucksinnes mit Flächenreizen bei Nervenkranken. (Phänomen der Verstärkung) 1924
Über eine systematische Raumsinnstörung. (Der Fall H. B.) 1924
Über die raumsinnlichen Leistungen im Gebiete des Drucksinnes der Haut. (mit F. Kronenberger) 1925
Randbemerkungen über Aufgabe und Begriff der Nervenheilkunde 1925
Einleitung zur Physiologie der Sinne 1926
Die Analyse pathologischer Bewegungen 1926
Der Abbau der sensiblen Funktionen. Eine sinnesphysiologische Analyse der Hypästhesie. (mit H. Stein) 1927
Kasuistische Beiträge zur Lehre vom Funktionswandel bei stato-opto-sensiblen Syndromen 1931
Ataxie und Funktionswandel. (mit Bemerkungen zur Frage der Eigenreflexe) 1931
Leitung, Form und Menge in der Lehre von den nervösen Funktionen 1931
Was lehrt die neuere Pathologie der Sinnesorgane für die Physiologie der Sinnesleistungen? 1933
Zur Klinik der Schmerzen 1936
Die Tätigkeit des Zentralnervensystems 1939
Funktionswandel der Sinne 1940
Über die Hirnverletzten 1948
Funktionswandel und Gestaltkreis 1950

Nachruf

Otfried Foerster 1873-1941 1942

Rezensionen

Besprechungen von: E. Kretschmer: Über Hysterie 1923
Besprechung von: J. von Kries: Allgemeine Sinnesphysiologie 1924
Besprechung von: P. Schröder: Bauplan und Verrichtungen der Großhirnrinde des Menschen 1925
Besprechung von: D. Katz: Der Aufbau der Tastwelt 1926
Besprechung von: J. H. Jackson: Eine Studie über Krämpfe 1926

Band 4
Der Gestaltkreis
Theorie der Einheit von Wahrnehmen und Bewegen

Biologischer Akt, Symptom und Krankheit 1931
Der Gestaltkreis, dargestellt als psychophysiologische Analyse des optischen Drehversuchs 1933
Zum Begriffswandel der Biologie. (mit Prinz A. von Auersperg) 1935
Geleitwort zur nachstehenden Abhandlung von Ernst Marx (E. Marx: Die Entwicklung der Reflexlehre seit Albrecht von Haller bis zur 2. Hälfte des 19. Jahrhunderts.) 1939
Der Gestaltkreis. Theorie der Einheit von Wahrnehmen und Bewegen ^{4}1950
Gestalt und Zeit 1942
Über das Sehen figurierter Bewegungen von Lichtpunkten. (mit P. Christian) 1943
Wahrheit und Wahrnehmung 1943
Über das Nervensystem 1943
Über Psychophysik 1943
Über ein Farbenphänomen. (Polyphäne Farben). (mit P. Christian, R. Haas) 1948

Band 5
Der Arzt und der Kranke
Stücke einer medizinischen Anthropologie

Stücke einer medizinischen Anthropologie

Der Arzt und der Kranke 1926
Die Schmerzen 1926
Krankengeschichte 1928

Seelenbehandlung und Seelenführung. Nach ihren biologischen und metaphysischen Grundlagen betrachtet 1926
Bilden und Helfen. (Hippokrates und Paracelsus) 1926
Psychotherapie und Klinik 1926

Über medizinische Anthropologie 1927
Medizin, Klinik und Psychoanalyse 1928
Kranker und Arzt. Eine Wirklichkeit der Gemeinschaft 1929
Medizin und Seelsorge 1930
Ärztliche Fragen. Vorlesungen über allgemeine Theorie ^{2}1935

Band 6
Körpergeschehen und Neurose
Psychosomatische Medizin

Über neurotischen Aufbau bei inneren Krankheiten 1926
Der neurotische Aufbau bei den Magen- und Darmerkrankungen 1927
Epileptische Erkrankungen, Organneurosen des Nervensystems und allgemeine Neurosenlehre 1929
Kreislauf und Herzneurose 1932
Körpergeschehen und Neurose. Analytische Studie über somatische Symptombildung ^{2}1947
Wege psychophysischer Forschung 1934
Studien zur Pathogenese 1935
Entstehung und psychophysische Behandlung sogenannter Organneurosen 1937
Über Träume bei sogenannter endogener Magersucht 1937
Über seelische Einflüsse auf den Ablauf der Kreislaufkrankheiten 1938
Individualität und Subjektivität 1939
Der Schlaf 1942
Von den seelischen Ursachen der Krankheit 1947
Geleitwort. Zu: E. Gadow: Irrenpflege. F. Schilling: Selbstbeobachtungen im Hungerzustand 1948
Der Widerstand bei der Behandlung von Organkranken. Mit Bemerkungen über Werke von Jean-Paul Sartre 1949
Psychosomatische Medizin 1949
Umgang mit der Hysterie 1950
Zwei Arten des Widerstandes 1950
Was fangen wir mit unseren Träumen an? 1950
Das Mißliche am Schmerz 1951
Über Traumdeutung 1951
Über psychosomatische Medizin 1952

Zur Studienreform 1949
Studienreform der Medizin. Eine Reform des Studiums hat nur Sinn, wenn sie aus einer Reform der Lehre erfließt 1950

Band 7
Allgemeine Medizin
Grundfragen medizinischer Anthropologie

Die Grundlagen der Medizin	1944
Der Begriff des Lebens. Über das Erforschliche und das Unerforschliche	1946
Anonyma	1946
»Euthanasie« und Menschenversuche	1947
Der Begriff der Allgemeinen Medizin	1947
Die Medizin im Streite der Fakultäten	1947
Über das Wesen des Arzttums	1947
Zur Frage der »christlichen« Medizin	1948
Der Begriff sittlicher Wissenschaft	1948
Grundfragen medizinischer Anthropologie	1948
An Leib, Seele und Ehre krank	1949
Wert und Unwert der Psychoanalyse	1949
Der Mensch und seine Krankheiten	1949
Das Antilogische	1950
Die Bestimmtheit und Unbestimmtheit in der Medizin	1950
Medizin und Logik	1951
Das Problem des Menschen in der Medizin. »Versuch einer neuen Medizin«	1953
Meines Lebens hauptsächliches Bemühen	1955

Band 8
Soziale Krankheit und soziale Gesundung
Soziale Medizin

Über Rechtsneurosen	1929
Soziale Krankheit und soziale Gesundung	1930
Über den Begriff der Arbeitsfähigkeit	1931
Ärztliche Gedanken zur Versicherungsreform	1931
Versicherung oder Sicherung?	1932
Geleitwort zu: E. Hollmann: Die ärztliche Begutachtung in der Sozialversicherung. Beitrag zu ihrer Reform	1934
Ärztliche Aufgaben	1934

Soziologische Bedeutung der nervösen Krankheiten und der Psychotherapie 1935
Geleitwort zu: K. Hebel: Arbeitstherapeutische Erfahrungen. Eine Studie zur Fragestellung der Leistungspathologie 1940
Über sogenannte Unfallneurosen 1940
Arbeitstherapie bei Hirnverletzten 1943
Zum Begriff der Arbeit. Eine Habeas-Corpus-Akte der Medizin? 1948

Band 9
Fälle und Probleme
Klinische Vorstellungen

Fälle und Probleme. Anthropologische Vorlesungen in der medizinischen Klinik 1947
Vorwort zu: Klinische Vorstellungen 1947
Klinische Vorstellungen VII-X 1948
Der kranke Mensch. Eine Einführung in die medizinische Anthropologie 1951

Band 10
Pathosophie

Pathosophie 1956
Ontisches und Pathisches
Das Pathische
Entwurf einer allgemeinen Krankheitslehre
Entwurf einer Speziellen Krankheitslehre
Versuch einer Enzyklopädie